INFORMATIONS- UND WISSENSTRANSFER IN DER MEDIZIN UND IM GESUNDHEITSWESEN

INFORMATIONS- UND WISSENSTRANSFER IN DER MEDIZIN UND IM GESUNDHEITSWESEN

Herausgegeben von

Karl-Franz Kaltenborn

VITTORIO KLOSTERMANN · FRANKFURT AM MAIN

ZEITSCHRIFT FÜR BIBLIOTHEKSWESEN UND BIBLIOGRAPHIE
SONDERHEFTE
Herausgegeben von Jürgen Hering

SONDERHEFT 73

Die Deutsche Bibliothek – CIP-Einheitsaufnahme

[Zeitschrift für Bibliothekswesen und Bibliographie / Sonderhefte]
Zeitschrift für Bibliothekswesen und Bibliographie. Sonderhefte. –
Frankfurt am Main : Klostermann.
Früher Schriftenreihe. – Früher angezeigt u.d.T.: Zeitschrift für
Bibliothekswesen und Bibliographie / Sonderheft
Teilw. u.d.T.: Zeitschrift für Bibliothekswesen und Bibliographie /
Sonderheft
Reihe Sonderhefte zu: Zeitschrift für Bibliothekswesen und
Bibliographie
ISSN 0514-6364
73. Informations- und Wissenstransfer in der Medizin und im
Gesundheitswesen
**Informations- und Wissenstransfer in der Medizin und im
Gesundheitswesen** / hrsg. von Karl-Franz Kaltenborn. – Frankfurt am
Main : Klostermann, 1998
(Zeitschrift für Bibliothekswesen und Bibliographie : Sonderhefte ; 73)
ISBN 3-465-02948-8

Satz: Fotosatz L. Huhn, Maintal-Bischofsheim
Druck: Hubert & Co., Göttingen
Gedruckt auf alterungsbeständigem Papier ∞ ISO 9706
Printed in Germany

Inhalt

Vorwort

Vor etwas mehr als zehn Jahren haben N. Sohn und R. Robbins (1985, S. 924) im *New England Journal of Medicine* unter der Thematik »computerunterstützte Chirurgie« folgende Akutsituation bei einer Abdominaloperation in ihrer Klinik geschildert: Während einer Operation diagnostizierte der Pathologe bei der intraoperativen Schnellschnittuntersuchung das seltene Krankheitsbild *Sklerosierende Mesenteritis*. Der Chirurg, der aufgrund seiner präoperativen Diagnostik eine Divertikulitis, Morbus Crohn oder ein Neoplasma differentialdiagnostisch in Erwägung gezogen hatte, war von diesem histopathologischen Befund völlig überrascht und sah sich mit dem Problem konfrontiert, daß er nicht über den neuesten Kenntnisstand bezüglich Prognose und Therapie der *Sklerosierenden Mesenteritis* verfügte. Um trotz der zeitkritischen Entscheidungssituation *lege artis* fortzufahren, führte der Pathologe sofort eine Literaturrecherche in der medizinischen Datenbank MEDLINE durch. Die Literaturrecherche erbrachte zehn Zitate, auf deren Basis innerhalb von zwei Minuten folgende Schlußfolgerungen gezogen werden konnten: (1) eine Resektion muß nicht vorgenommen werden, (2) die Prognose ist variabel und (3) eine medikamentöse Behandlung mit Kortikosteroiden oder Azathioprine ist möglich und verspricht, effektiv zu sein. Aufgrund dieser Information und der Einschätzung, der befallene Darmabschnitt sei nicht resektierbar, wurde die Operation beendet. Dem Patienten ist dadurch eine schwierige und unnötige Operation erspart geblieben und bestmöglich ärztlich geholfen worden.

Wenn sich dieses Beispiel auch durch eine besonders diffizile und zeitkritische Entscheidungssituation und die große Eilbedürftigkeit für die benötigte Information auszeichnet, so läßt sich doch generell festhalten, daß die Medizin als ein informationsintensives Fachgebiet auf einen effizienten Informations- und Wissenstransfer angewiesen ist. Um dem Informationsbedarf in der Lehre, Forschung und Krankenversorgung sowie für die Weiter- und Fortbildung gerecht zu werden, hat sich die Medizin über Jahrhunderte hinweg der verschiedensten, meist der in technischer Hinsicht fortgeschrittensten Medien bedient.

Von der mündlichen Weitergabe schamanischer Praktiken über Handschriften, gedruckte Bücher und Zeitschriften bis hin zu den neuen Medien konstituiert sich dergestalt ein Wissensschatz, aus dem die Medizin immer wieder geschöpft hat und nach wie vor schöpft. Das geschriebene oder gedruckte Wort bildet zudem die Basis, auf der sich Skriptorien und Druckereien, Verlage und Bibliotheken als die zentralen Institutionen im Dienste der Weitergabe von Information und Wissen ausdifferenziert und schließlich große gesellschaftliche Bedeutung gewonnen haben.

Mitte der 60er Jahre eröffnete sich eine neue Ära im Informations- und Wissenstransfer durch die Entwicklungsfortschritte der Informations- und Kommunikationstechnologien. Neue Medien wie Online-Literaturdienste, CD-ROM-Datenbanken, Expertensysteme, elektronische Zeitschriften, weltweite Computernetze et cetera ermöglichen die Digitalisierung medizinischer Information und medizinischen Wissens und erlauben die Verbreitung von Information und Wissen in digitaler Form in Echtzeit. Im vergangenen Jahr 1997 hat sich der Informations- und Wissenstransfer in der Medizin und im Gesundheitswesen nochmals geändert: in diesem Fall nicht durch informationstechnologische Neuerungen, sondern durch die informationspolitische Entscheidung der amerikanischen *National Library of Medicine* (NLM) und in deren Folge auch des *Deutschen Instituts für Medizinische Dokumentation und Information* (DIMDI, Köln), einen unentgeltlichen Zugang zu wichtigen Datenbanken der NLM, einschließlich MEDLINE, zu ermöglichen.

Heute finden wir in der Medizin und im Gesundheitswesen eine Situation vor, in der die neuen digitalen Medien parallel zu den konventionellen Printmedien existieren, diese in manchen Fällen substituieren oder völlig neue, mit Printmedien nicht zu realisierende Informations- und Kommunikationsmöglichkeiten schaffen. Die erste Euphorie für die neuen Medien mit ihren Möglichkeiten eines raschen Zugangs wird zunehmend ergänzt durch eine differenziertere Einschätzung der Technikfolgen, welche auch den weitreichenden sozio-kulturellen Auswirkungen Beachtung schenkt. Technologieinduziert und in komplexer Weise von nationalen und internationalen Akteuren – dem Staat, der Wirtschaft und der Wissenschaft – sowie dem (Nicht-)Nutzerumfeld gesteuert, läßt sich ein fundamentaler Strukturwandel des Informations- und Publikationswesens beobachten – mit gravierenden Folgen für die betroffenen Institutionen und damit auch für die Nutzer. Auf seiten der Nutzer manifestieren sich dabei trotz, oder teilweise gerade infolge der neuen elektronischen Medien neue Barrieren und Unsicherheiten beim Erwerb und der Umsetzung von Information und Wissen. Informationsreich und informationsarm stellen dabei die beiden Extrempole ungleich verteilter Zugangschancen zu Information und Wissen dar.

Vor diesem Hintergrund ist die doppelte *Zielsetzung des Buches* zu verstehen. Die Autoren möchten einerseits der interessierten Leserin und dem interessierten Leser Medienkenntnis vermitteln. Andererseits möchten sie einen Beitrag leisten zu einer kritischen Reflexion der Technikfolgen und der Analyse gesellschaftlicher Voraussetzungen und Bedingungen des Informations- und Wissenstransfers in der Medizin und im Gesundheitswesen. Nicht die informatisierte Medizin, sondern die informierte Medizin ist Desiderat und Anliegen des vorliegenden Werkes. Diesem Anliegen entsprechend ist das vorliegende Sammelwerk folgendermaßen konzipiert:

Im ersten Beitrag werden einleitend für das Gesamtwerk die Begriffe Information und Wissen kurz erläutert.

Der historische Beitrag des zweiten Kapitels behandelt die Geschichte des Informations- und Wissenstransfers in der Medizin und im Gesundheitswesen und spannt dabei den Bogen von der Vorzeit, als das gesprochene Wort und die beispielgebende Handlung als Medien des Informations- und Wissenstranfers dienten, bis zur informations- und kommunikationstechnologischen Revolution Mitte der 60er Jahre.

Ethik und Recht formulieren Handlungsregeln beziehungsweise -vorschriften für die Ärztin und den Arzt, aber auch für andere im Gesundheitswesen tätige Professionen. Die Beiträge des zweiten Kapitels über die ethische und rechtliche Dimension des Informations- und Wissenstransfers untersuchen aus der Sicht der Ethik und des Rechts die Implikationen, die sich aus der Entwicklung der neuen Informationsmedien für die in der Medizin und im Gesundheitswesen tätigen Berufsgruppen ergeben.

Die Beiträge des dritten Kapitels gehen auf das Problem des Informationsbedarfs in der Medizin und im Gesundheitswesen ein, beschreiben Formen der Nutzung aber auch Ignorierung medizinischen Wissens und stellen Methoden der Wissensaggregation vor.

Im vierten Kapitel sind die neuen elektronischen Medien, das heißt Online-Dienste, CD-ROM- und Multimedia-Datenbanken, wissensbasierte Systeme und das Internet, ausführlich und praxisgerecht für die Einsteigerin und den Einsteiger beschrieben. Zur Erleichterung des Zugangs zu und der Beschäftigung mit den neuen Medien enthalten die Beiträge zudem in einem Anhang weiterführende Quellenhinweise. Neben internationalen Adressen wurde im Hinblick auf eine deutschsprachige Leserschaft auch Wert auf die Verzeichnung der relevanten Informationsquellen und -materialien aus Deutschland, Österreich und der Schweiz gelegt. Die Anwendungspalette der Informations- und Kommunikationssysteme zum Informations- und Wissenstransfer reicht indes heute so weit, daß auch Professionals nur mit Mühe ihr eigenes Spezialgebiet überblicken und in angrenzenden Bereichen gewissermaßen auch Einsteiger/innen sind. Insofern richten sich die Beiträge auch an Professionals, die für ihr Spezialgebiet einen aktuellen Überblick und für angrenzende Bereiche eine Einführung suchen.

Im vierten Kapitel werden zudem entsprechend der Zielsetzung des Buches, die über die technischen Anwendungsaspekte hinausreicht, die neuen elektronischen Medien im Hinblick auf ihre Möglichkeiten und Grenzen, ihre Chancen und Risiken kritisch behandelt, und es werden Perspektiven aufgezeigt, mit denen diese Medien sowie ihr Produktions- und Nutzungskontext weiterentwickelt werden könnten bzw. sollten, um funktionale Bausteine eines effizienten Informations- und Wissenstransfers zu werden.

Die Beiträge des fünften Kapitels betrachten mit einer institutionellen und gesamtgesellschaftlichen Perspektive verschiedene Aspekte des Informations- und Wissenstransfers in der Medizin und im Gesundheitswesen. In diesem Sinne skizziert der erste Beitrag des fünften Kapitels die amerikanischen Projekte IAIMS *(Integrated Academic Information Management Systems)* und UMLS *(Unified Medical Language System)* als Integrierungsansätze zur Verbesserung des Informations- und Wissenstransfers. Perspektiven für die medizinische Ausbildung vor dem Hintergrund der informationstechnologischen Revolution entwickelt der zweite Beitrag des fünften Kapitels. Im dritten Beitrag wird die Funktion der Digitalen Bibliothek im Wissensmanagement behandelt, den Bogen spannend vom *Information Resources Management* bis zu weltweit vernetzten Informationslandschaften. Im abschließenden Beitrag wird der Versuch unternommen, die verschiedenen, im Buch behandelten Tendenzen der Informatisierung der Medizin zu integrieren und als Konstruktion einer zweiten, digitalen Wirklichkeit beziehungsweise als Konstruktion eines digitalen Informations- und Wissensraumes zu interpretieren.

Mein besonderer Dank gilt den Autoren dieses Buches, die mit großem Arbeitsaufwand und Engagement, aber auch mit Begeisterung ihre Beiträge verfaßt und zu einem aktuellen Buch zu einem zentralen Thema der Medizin und der Wissenschaft beigetragen haben.

Danken möchte ich auch dem Herausgeber der Reihe Herrn Hering, Generaldirektor der Sächsischen Landesbibliothek – Staats- und Universitätsbibliothek, für die Aufnahme des Werkes in die Reihe der ZfBB-Sonderhefte und für sein Verständnis, die unterstützende Begleitung und hilfreiche Kooperation bei der Erstellung des Werkes.

Wehrshausen, im Februar 1998 Karl-Franz Kaltenborn

EINLEITUNG

KARL-FRANZ KALTENBORN

Information und Wissen in der Medizin und im Gesundheitswesen[1]

1. *Medizinische Information und medizinisches Wissen*

Wenn im folgenden der Informations- und Wissenstransfer in der Medizin und im Gesundheitswesen behandelt wird, so ist es angezeigt, die Begriffe Information und Wissen zu erläutern, zur Klärung und Rahmung dessen, was transferiert, was weitergegeben werden soll. Eingedenk der Komplexität des Begriffs Information, auf die Kuhlen (1995, S. 35) aufmerksam macht, wenn er ausführt, „daß dieser Begriff zu vielschichtig und zu umfassend ist, als daß er verbindlich festgelegt werden könnte“, und vor dem Hintergrund der beziehungsreichen Historie und Ideengeschichte dieses Begriffes, das heißt angesichts der Tatsache, daß „der Informationsbegriff ... nicht eine Erfindung der Gegenwart, sondern ... mit einer sehr komplizierten und bis heute wenig beachteten Geschichte befrachtet“ ist (Capurro, 1978, S. VI), stellt dies kein einfaches Unterfangen dar. Es ist einerseits eher ein Dilemma, andererseits aber auch eine Aufforderung und Legitimation, die Reichweite unserer Erörterungen vom Interesse und Gegenstand des vorliegenden Werkes her zu bestimmen. In diesem Sinne bedarf es der Charakterisierung von Information und Wissen aus einer informationswissenschaftlichen und medizinischen Sicht, wobei der vorliegende Artikel die medizinische Betrachtungsweise behandelt, während die informationswissenschaftliche an anderer Stelle erörtert wird.[2]

[1] Für fruchtbare Diskussionen und Anregungen zum Thema danke ich Anita Albert, Dr. Bernd Hornung, Dr. Hans-Helge Müller, Dr. Jörg Nitzsche sowie den Mitgliedern der Gruppe **KAIROS** (Critical **A**nalysis of the **InfoR**matization **O**f **S**ociety, Institut für Soziologie an der Technischen Hochschule Darmstadt).

[2] Die Ausführungen dieses Beitrages über Information und Wissen aus medizinischer Sicht werden ergänzt durch den Artikel von Umstätter in diesem Band, der Information und Wissen aus einer informations- und bibliothekswissenschaftlichen Perspektive beschreibt. Diese doppelte Annäherung an den Informationsbegriff aus informations-/bibliothekswissenschaftlicher sowie medizinischer Sicht wirft die Frage auf, inwieweit der Begriff in den beiden Disziplinen dasselbe,

Für die Medizin siedeln Slawson, Shaughnessy und Bennett (1994) Information und Wissen in einer Hierarchie zwischen medizinischen Daten und Weisheit an, legen Definitionsansätze der jeweiligen Begriffe vor und beschreiben die Verfahren, die zum hierarchisch höher angesiedelten Begriff führen. Hingegen entwerfen Shortliffe und Barnett (1990) für die Medizin ein Modell, in welchem Information als allgemeiner Oberbegriff Daten und Wissen übergeordnet ist und beides umfaßt. Die beiden Konzeptualisierungen[3] erscheinen *prima vista* zwar zunächst als inkommensurabel. Wenn man jedoch davon ausgeht, daß sie unterschiedlichen Betrachtungsperspektiven verpflichtet sind, eröffnet sich in einer Zusammenschau die Möglichkeit, beide für das hier zu behandelnde Thema des Informations- und Wissenstransfers in der Medizin und im Gesundheitswesen nutzbar zu machen. Das Modell von Slawson et al. (1994) akzentuiert in diesem Sinne vorrangig die Prozesse der Wissensgenerierung, von Daten ausgehend über Information zu Wissen fortschreitend. Das Konzept von Shortliffe und Barnett (1990) erscheint für die Distribution von Wissen angemessener. Beginnend mit der Darstellung von Slawson et al. (1994) sollen beide Ansätze kurz skizziert werden.

Als *Daten* können Serien nicht-zusammenhängender Fakten, Beobachtungen oder Instruktionen et cetera verstanden werden. Dem Begriff der Daten wird vorrangig eine syntaktische Auffassung unterlegt, insbesondere auch im Hinblick auf die Erfordernisse einer formalen Verarbeitung (Schneider, 1997, S. 181). Zur Verdeutlichung für medizinische Daten sei die Blutdruckmeßreihe mit den Werten 130/80, 140/80, 140/90 et cetera angeführt.

Durch Auswahl, Organisation, Herstellung von Querbeziehungen, Analyse, Synthese et cetera von Daten entsteht *Information*. Information beschreibt einen Sachverhalt beziehungsweise einen Einzelaspekt. Durch Informationsverarbeitung erlangt Information Bedeutung (semantischer Aspekt der Information) und kann kommuniziert werden (Nachricht). Eine wissenschaftliche Publikation, die zum Beispiel den therapeutischen Einsatz eines Medikamentes bei hohem Blutdruck beschreibt, wäre in diesem Sinne Information.

ähnliches oder etwas ganz anderes beinhaltet. Fleissner und Hofkirchner (1995) haben auf dieses Problem mit dem Vorschlag geantwortet, einen allgemeinen Informationsbegriff mit disziplinspezifischen Einzigartigkeiten zu verbinden: „Ein einheitlicher Informationsbegriff, der Allgemeines und Einzelnes miteinander vermittelt – das Allgemeine als die gesetzmäßigen, notwendigen Bestimmungen jeglichen Informationsgeschehens und das Einzelne als diejenigen Bestimmungen, die bei der konkreten Erscheinungsform hinzutreten und die unverwechselbaren Eigentümlichkeiten des je nach Gegenstandsbereich besonderen Informationsgeschehens ausmachen, wobei Allgemeines und Einzelnes mit der Betrachtungsebene variieren – das ist es, was unseres Erachtens durchaus denkmöglich ist.“ Vergleiche hierzu auch den Beitrag von Koller und Lorenz in diesem Band über die Aggregation medizinischen Wissens.

[3] Diese Konzepte sind keineswegs auf die Medizin beschränkt, sondern weit verbreitet.

Wissen entsteht durch die Analyse und Synthese von Information in einem Prozeß gründlichen und umfassenden Lernens und Verstehens (Slawson et al., 1994). In diesem Sinne ist Wissen strukturierte, vernetzte und komplex organisierte Information (Hornung, 1995). Wissen bezieht sich auf Handlungsbereiche, in denen es als Verfügungswissen ein Handlungsvermögen konkretisiert oder als Orientierungswissen Einstellungen und Haltungen prägt (pragmatischer Aspekt des Wissens) (Schneider, 1997, S. 962). Der Prozeß der Informationssynthese und Wissensgenerierung wird beispielhaft bei der Entwicklung von Behandlungsleitlinien für ein konkretes Krankheitsbild[4] auf der Basis der publizierten Forschungsliteratur deutlich.[5] Als Beispiele für Wissen können Leitlinien, Lehrbuchkapitel oder auch der Inhalt wissensbasierter Systeme, die den gegenwärtigen Forschungsstand zu einem Themengebiet umfassend repräsentieren, angesehen werden.

Weisheit ist die angemessene Anwendung des Wissens auf einen konkreten Sachverhalt auf der Basis erfahrungsbasierter Intuition (Slawson et al., 1994).[6]

Eine sehr anschauliche Charakterisierung der Beziehung zwischen der *Informations-* und der *Wissensebene*, die für das vorliegende Werk von besonderer Bedeutung ist, ist Fleck (1994) zu entnehmen. Was Fleck als *Zeitschriftwissenschaft* benennt, entspricht in dem hier dargestellten Modell der Informationsebene, die von Fleck als *Handbuchwissenschaft* bezeichnete Wissensform der Wissensebene[7]. Fleck (1994, S. 156) führt hierzu aus: „Die Zeitschriftwissenschaft trägt also das Gepräge des Vorläufigen und Persönlichen. Das erste Merkmal zeigt sich zunächst darin, daß trotz der ausgesprochenen Begrenztheit der bearbeiteten Probleme, doch immer ein Streben betont wird, an die ganze Problematik des betreffenden Gebietes anzuknüpfen. Jede Zeitschriftarbeit enthält in der Einleitung oder in den Schlußfolgerungen eine solche Anknüpfung an die Handbuchwissenschaft als Beweis, daß sie ins Handbuch strebt und ihre gegenwärtige Position für vorläufig hält... Das zweite Merkmal, das Persönliche der Zeitschriftwissenschaft steht in gewissem Zusammenhange mit dem ersten. Die Fragmentarität der Probleme, Zufälligkeit des Materials (z.B.

[4] Wie arbeitsintensiv und langdauernd der Prozeß der Informationssynthese und Wissensgenerierung sein kann, wird anschaulich in der Studie von O'Day, Steinberg und Dickersin (1993) beschrieben. Für die Entwicklung der Behandlungsrichtlinen des Katarakts (grauer Star) war eine zweiundeinhalb Jahre dauernde Arbeitsphase notwendig.

[5] Über weitere Formen der Wissensaggregation berichten Koller und Lorenz in diesem Band.

[6] Bei dieser Definition ergeben sich partiell Überschneidungen mit dem pragmatischen Aspekt des Wissens. Insofern können Aspekte der „Weisheit" durchaus auch als Wissensbestandteile aufgefaßt werden.

[7] Angemerkt sei, daß in Zeitschriften durchaus auch Wissen beziehungsweise Wissensbestandteile publiziert sein können, während Bücher auch Informationsartikel enthalten können. Es handelt sich also um eine idealtypische Unterscheidung.

Kasuistik in der Medizin), technische Einzelheiten, kurz die Ein- und Erstmaligkeit des Arbeitsstoffes verbinden ihn unzertrennlich mit dem Verfasser." Das Procedere, in dessen Verlauf Wissen entsteht, und das dergestalt gewonnene Wissen beschreibt Fleck (1994, S. 157 f) wie folgt: „Aus der vorläufigen, unsicheren und persönlich gefärbten, nicht additiven Zeitschriftwissenschaft, die mühsam ausgearbeitete, lose Avisos eines Denkwiderstandes zur Darstellung bringt, wird in der intrakollektiven Gedankenwanderung zunächst die Handbuchwissenschaft... Das Handbuch entsteht also nicht einfach durch Summation oder Aneinanderreihung einzelner Zeitschriftenarbeiten, denn erstere ist unmöglich, weil diese Arbeiten oft einander widersprechen, und letztere auch kein geschlossenes System ergäbe, worauf die Handbuchwissenschaft zielt. Ein Handbuch entsteht aus den einzelnen Arbeiten wie ein Mosaik aus vielen farbigen Steinchen: durch Auswahl und geordnete Zusammenstellung."

Während das Modell von Slawson et al. (1994) die Wissensgenerierung in aufsteigender Linie verdeutlicht, erlaubt es das Konzept von Shortliffe und Barnett (1990), den umgekehrten Prozeß – die Wandlung des Wissens zu kommunikativer Information – zu formulieren. Diese Perspektive nimmt auch Kuhlen (1995, S. 41) ein, wenn er ausführt: „Information ist nicht als Wissen schon verfügbar, sondern muß aus den jeweiligen Repräsentationsformen von Wissen erarbeitet werden. Information erzeugt kein grundsätzlich neues Wissen, sondern wird aus vorhandenem Wissen erarbeitet". Die prägnante Kurzformel von Kuhlen (1995, S. 34) für diesen Prozeß lautet *Information ist Wissen in Aktion*. Dieses Verständnis des Informationsgeschehens soll auch für die vorliegende Arbeit übernommen werden, wobei jedoch das *Wissen in Aktion* zur terminologischen Deutlichkeit auch als Wissen oder Wissensbestandteil bezeichnet wird.

2. *Inhalte des Informations- und Wissenstransfers in der Medizin und im Gesundheitswesen*

Entsprechend den bisherigen Ausführungen ergibt sich für den Informations- und Wissenstransfer in der Medizin und im Gesundheitswesen, daß folgende medizinische Informations- und Wissensformen übertragen werden:

- *Information* als Beschreibung eines Sachverhaltes beziehungsweise eines Einzelaspektes, beispielsweise in der medialen Form einer wissenschaftlichen Zeitschriftenpublikation (entspricht der zweiten Ebene, der *Informationsebene* bei Slawson et al., 1994)
- *Wissen* oder *Wissensbestandteile*, die aus einer komplexen, kohärenten Wissensstruktur stammen, beispielsweise in der medialen Form eines Hand-

buchbeitrages oder einer Leitlinie (entspricht der dritten Ebene, der *Wissensebene* bei Slawson et al., 1994).

Das vorliegende Werk behandelt aber nicht nur den Transfer medizinischer Information und medizinischen Wissens, sondern thematisiert insgesamt das Informationsgeschehen in der Medizin und im Gesundheitswesen. Eine erste Präzisierung und Bestimmung der Inhalte, die zusätzlich zu medizinischer Information und medizinischem Wissen transferiert werden, läßt sich auf der Basis der von Gorman (1995) und Smith (1996) entwickelten Typologie vornehmen. Der klinisch tätige Arzt benötigt demnach folgende Informationen: patientenbezogene Daten, populationsbezogene Information, medizinisches Wissen, logistische Information und Information über soziale Einflußfaktoren auf die Krankenversorgung (siehe Abbildung I).

Typus der Information	**Charakterisierung/Beispiele**
Patientenbezogene Daten	Anamnese, Befunde, Laborwerte et cetera
Populationsbezogene Information	informelle epidemiologische Information, Information über die Inzidenz und Prävalenz einer Krankheit in der lokalen Bevölkerung, Gesundheit der lokalen Bevölkerung, statistische Daten aus dem öffentlichen Gesundheitswesen und der Literatur
Medizinisches Wissen	Wissen über Krankheitsbilder, Therapie, Operationstechniken, diagnostische Verfahren et cetera aus Zeitschriften, Monographien et cetera
Logistische Information	Information über die lokalen und regionalen Gegebenheiten für die Krankenversorgung, zum Beispiel für die Überweisung des Patienten an eine spezielle Einrichtung, Verfügbarkeit von Medikamenten entsprechend einer Medikamentenliste der Klinik, Versicherungsleistungen et cetera
Information über soziale Einflußfaktoren auf die Krankenversorgung	wissenschaftliche, politische, rechtliche, ethische Information sowie Managementkenntnisse mit Bedeutung für die Krankenversorgung; Erwartungen und Haltungen von Kollegen und Patienten in bezug auf Gesundheit, Krankheit und die Praxis der Medizin

Abbildung I: Typologie der Information (modifiziert nach Gorman, 1995, und Smith, 1996).[8]

[8] Die Autoren verwenden in ihrem Modell Information als Oberbegriff und subsumieren darunter Daten und Wissen.

Auch der klinisch-wissenschaftlich tätige Arzt wird diese Informationstypen benötigen, wobei je nach wissenschaftlicher Orientierung zusätzlich wissenschaftliche Information beispielsweise aus der Psychologie, Soziologie, Biologie, Chemie, Physik et cetera notwendig sein wird. In bezug auf die populationsstatistische und logistische Information sowie die Information über soziale Einflußfaktoren mögen die lokalen Informationen für die Belange des praktisch tätigen Arztes in der Regel ausreichen. Der wissenschaftlich-klinisch tätige Arzt wird darüber hinaus diese Informationen mitunter auf regionalem, gegebenenfalls auch auf nationalem oder internationalem Niveau benötigen. Der in der medizinischen Forschung vertretene breite Fächerkanon, der nicht nur medizinische, sondern auch andere Fachwissenschaften umfaßt, und die Beschäftigung von Wissenschaftlern anderer Fachdisziplinen in der Krankenversorgung unterstreicht die Multidisziplinarität in der Medizin und im Gesundheitswesen und verweist zusätzlich auf die Bedeutung fachwissenschaftlicher Information aus nicht-medizinischen Wissenschaftsdisziplinen.

Welche Inhalte werden im Informations- und Wissenstransfer berücksichtigt? Die patientenbezogenen Daten sind zwar von zentraler Bedeutung für den Arzt,[9] im vorliegenden Werk jedoch wird dieser Informationstyp ausgeklammert und nicht behandelt; patientenbezogene Daten bilden allenfalls den Kontext, in dessen Rahmen die übrigen Informationstypen thematisiert werden. Positiv gewendet bedeutet dies, von Interesse ist die medizinische Information und das medizinische Wissen, aber auch das Fachwissen anderer Wissenschaftsdisziplinen insofern als sie für die Medizin und das Gesundheitswesen relevant sind. Zudem wird die populationsbezogene und logistische Information sowie die Information über soziale Einflußfaktoren miteinbezogen, wohl wissend, daß diese Informationsarten besonders schwierig zu recherchieren sind und fast – um es mit einer gebräuchlichen Metapher auszudrücken – den Charakter grauer Information besitzen. Indem wir dergestalt die Reichweite der berücksichtigten Informationstypen abstecken, wird deutlich, daß es nicht allein um den Transfer medizinischer Information und medizinischen Wissens geht, sondern um den *Transfer der medizinischen, fachwissenschaftlichen, logistischen, populationsbezogenen und sozialen Information und des korrespondierenden Wissens in der Medizin und im Gesundheitswesen.* Die Betrachtungsperspektive des Informations- und Wissenstransfers mit seinen vielfältigen innergesellschaftlichen und globalen Verflechtungen sowie den daran beteiligten Institutionen soll hierbei primär die des Endnutzers sein – ist der Endnutzer doch nicht nur Endpunkt dieses komplexen Handlungsgebildes, sondern auch dessen Bewährungsinstanz.

[9] Nach Smith (1996) liegt ein wesentlicher Teil der ärztlichen Kunst gerade darin, diese Daten für den betreffenden Patienten zu erheben.

3. *Die unverwechselbaren Eigentümlichkeiten medizinischen Wissens*

In Ergänzung der bisherigen Erörterung, in der Allgemeines über Information und Wissen für die Medizin dargestellt wurde, muß noch auf die unverwechselbaren Eigentümlichkeiten medizinischer Information und medizinischen Wissens eingegangen werden; das heißt, es müssen die disziplinspezifischen Elemente von Information und Wissen aufgezeigt werden, deren Beachtung erst die Komplexität des Informationsgeschehens in der Medizin erschließt.[10]

In bezug auf die unverwechselbaren Eigentümlichkeiten medizinischen Wissens bieten insbesondere zwei Autoren, Blois (1984) und Fleck (1983), interessante Ansätze, auf die kurz eingegangen wird.

Blois (1984) entwirft ein hierarchisches Modell zur Beschreibung medizinischer Sachverhalte (zum Beispiel von Krankheiten), das sich von der untersten, der atomaren Ebene bis zur höchsten, den Menschen ganzheitlich erfassenden Ebene erstreckt (siehe Abbildung II).

Level	0	Patient als Einheit
Level	–1	größere Teile des Patienten: z.B. Brust, Abdomen, Kopf
Level	–2	physiologische Systeme: z.B. kardiovaskuläres System, respiratorisches System
Level	–3	Teilsysteme oder Organe: z.B. Herz, größere Gefäße, Lungen
Level	–4	Organteile oder Gewebe: z.B. Myokard, Knochenmark
Level	–5	Zelle: z.B. Epithelzelle, Fibroblast, Lymphozyt
Level	–6	Zellteile: z.B. Zellmembran, Organellen, Nukleus
Level	–7	Makromoleküle: z.B. Enzyme, Strukturproteine, Nukleinsäure
Level	–8	Mikromoleküle: z.B. Glukose, Ascorbinsäure
Level	–9	Atome oder Ionen: z.B. Natrium, Eisen

Abbildung II: Hierarchieebenen medizinischer Deskriptionen (Blois, 1984).

Krankheiten sind durch bestimmte Attribute charakterisiert, die auf verschiedenen Ebenen lokalisiert sind; zum Beispiel bei Windpocken: Varicella-Virus auf Level -6; Leukozytose auf Level -5; Juckreiz und rote Papeln auf Level -3; Lymphadenopathien auf Level -2; Kopfschmerz auf Level -1; Anorexie und Unwohlsein auf Level 0. Richtet sich der Fokus nicht nur auf die Krankheit,

[10] Vergleiche Fleissner und Hofkirchner (1995).

sondern auf den kranken Menschen, und wird in diesem Sinne beispielsweise das biopsychosoziale Modell als Paradigma[11] dem Krankheitsgeschehen unterlegt oder bezieht man psychische Störungen und die korrespondierenden Paradigmen[12] mit ein, so wird evident, daß die von Blois (1984) vorgeschlagenen Hierarchieebenen um zusätzliche, die sozialen und gesellschaftlichen Bereiche einschließende Ebenen erweitert werden müssen.[13]

Die Struktur medizinischen Wissens ist dadurch gekennzeichnet, daß Wissensbestandteile über ein weites Spektrum von zahlreichen Hierarchieebenen verstreut sind, im Gegensatz zu anderen Wissenschaften (beispielsweise zur Physik oder Chemie), deren Wissen auf eine geringere Anzahl von Ebenen konzentriert ist. Wesentlich nach Blois (1984, S. 152 ff) ist, daß Naturgesetze Gesetzmäßigkeiten auf einer Ebene beschreiben, das heißt, daß sich ihr Erklärungswert in horizontaler Ausdehnung erstreckt, während in vertikaler Richtung – mit Ausnahme des evolutionären Paradigmas – Gesetze fehlen. Blois (1984, S. 152 f) führt hierzu aus: „But most of the powerful laws of science are those that exhibit themselves in a horizontal fashion... Such laws, however, do not explain matters well when we examine the relations among hierarchical levels. Indeed, we would seem to have almost no laws or rules that describe vertical processes, with perhaps the exception of the evolutionary paradigm... But explanation in medicine is to a considerable extent a vertical affair, and wide gaps in our knowledge across hierarchies are troublesome. To explain a beating heart requires that we establish connections between levels ranging from -2 to -9."

Fleck (1983) unterstreicht die Einzigartigkeit medizinischen Wissens folgendermaßen: „Während der Naturwissenschaftler typische, normale Phänomene sucht, studiert der Arzt gerade die nicht typischen, nicht normalen, krankhaften Phänomene. Und dabei trifft er auf diesem Weg sofort auf einen gewaltigen Reichtum und Individualität dieser Phänomene, die die Vielheit ohne klare, abgegrenzte Einheiten begleiten, voller Übergangs- und Grenzzustände. Es gibt keine genaue Grenze zwischen dem, was gesund, und dem, was krank ist, und nirgends trifft man wirklich ein zweites Mal auf dasselbe Krankheitsbild. Aber diese unerhört reiche Vielheit immerfort anderer und anderer Varianten muß gedanklich bezwungen werden, denn dies ist die Erkenntnisaufgabe der Medizin. Auf welche Weise ist ein Gesetz für nicht gesetzmäßige Phänomene

[11] Siehe den Beitrag von Nitzsche in diesem Band über medizinimmanente und medizintranszendente Determinanten des Informationsbedarfs.

[12] Folgende Modelle beziehungsweise Paradigmen werden zur Erklärung und Behandlung psychischer Störungen herangezogen: das biologische Modell, das psychodynamische Modell, das behavioristische Modell, das kognitive Modell, das humanistisch-existentielle Modell und das soziokulturelle Modell (Comer, 1995, S. 33 ff).

[13] Blois (1984, S. 60) hat hierauf bereits aufmerksam gemacht.

zu finden? – so lautet die grundsätzliche Frage des ärztlichen Denkens“ (Fleck, 1983, S. 37). „Der Gegenstand ärztlichen Denkens, die Krankheit, ist kein dauerhafter Zustand, sondern ein sich unablässig verändernder Prozeß, der seine eigene zeitliche Genese, seinen Verlauf und Hingang hat... Niemals ein status praesens, sondern erst die historia morbi schafft die Krankheitseinheit“ (Fleck, 1983, S. 43).

Medizinisches Wissen zeichnet sich insofern durch seine Komplexität und seine sich Gesetzmäßigkeiten sperrende „Vertikalität“ aus, durch seine Individualität und Vielgestaltigkeit krankhafter Phänomene und die zahlreichen Übergangs- und Grenzzustände zwischen Gesundheit und Krankheit.

4. Qualitätsbeurteilung und -sicherung medizinischer Information und medizinischen Wissens

Die nachfolgenden Beiträge dieses Buches thematisieren die Handlungsrelevanz medizinischer Information und medizinischen Wissens. Das heißt, der Blick richtet sich von der Information und dem Wissen auf das ärztliche Handeln, die jeweils genutzten Informationsmedien werden als Hilfsmittel zur Bereitstellung der benötigten Information und des erforderlichen Wissens behandelt. Wenn dergestalt Information und Wissen für das ärztliche Handeln bedeutsam werden, wenn ärztliches Handeln davon abhängt, ergeben sich Anforderungen an die Qualität medizinischer Information und medizinischen Wissens.

Die *Qualitätsbeurteilung und -sicherung der Information* ist ein Problem, das sich grundsätzlich bei jedem Informationsgeschehen stellt, das somit für den Informations- und Wissenstransfer zentral ist, und ebenfalls an den verschiedensten Stellen dieses Buches thematisiert wird. Die Frage lautet: Wie läßt sich der Bedeutungsgehalt der Information beurteilen? Im Zusammenhang mit diesem generellen Beurteilungsproblem soll auf *eine* Betrachtungsweise näher eingegangen werden, da diese in bezug auf die Generierung neuen Wissens wichtig ist und aus diesem Grund auch für den Informations- und Wissenstransfer in der Medizin und im Gesundheitswesen Bedeutung hat. Vergegenwärtigt man sich den lateinischen Ursprung des Begriffs Information *informare*, was mit formen, gestalten oder bilden übersetzt werden kann, so wird eine grundsätzliche Dimension der Information deutlich: die Tathandlung als Grundlage der Information. Schmiede (1992, S. 55) macht hierauf aufmerksam: „Information ist also Resultat einer Handlung, die die in der Information abgebildete Tatsache erst bildet, sie gestaltet und formt.“ Die primäre *Beurteilung der Information* geschieht insofern auch durch die *Beurteilung der zu ihr führenden Tathandlung*, konkret in bezug auf empirisch gewonnene medizinisch-wissenschaftliche Information durch die Beurteilung der zur Information führenden wissenschaftlichen Tathandlung;[14] das heißt, durch die Beurteilung der Studie, des ihr zugrundeliegenden Forschungsdesigns, der methodischen Vorgehensweise et cetera.[15] Erst wenn die Information dieser Prüfungsprozedur standgehalten hat, kann und darf die Information Handlungsrelevanz erlangen beziehungsweise Eingang in das medizinische Wissen finden.

Die Dominanz methodischer Beurteilungsaspekte sollte den Blick dafür nicht verstellen, daß die methodische Prüfungsprozedur nicht in sich selbst begründet und begründbar ist, sondern Bestandteil eines umfassenderen Systems, das man nach Kuhn (1976) als Paradigma, nach Fleck (1994) als Denkstil bezeichnen kann.[16] Das heißt, der Hiatus zwischen Information und Wissen wird von der Dominanz eines Paradigmas beziehungsweise eines Denkstils bestimmt. „Die ‚allgemeine Überprüfbarkeit' wird als sozusagen demagogisches Postulat offiziell gefordert, doch ist es erstens keine allgemei-

[14] Hier soll nur die primäre Beurteilung angesprochen werden. Selbstverständlich bestehen darüber hinaus noch weitere Beurteilungsmaßstäbe (zum Beispiel der Vergleich mit anderen Studien, mit theoretischen Aussagen und Prognosen, Replikationsstudien et cetera).

[15] Zur Illustration sollen kurz die Erfahrungen von O'Day, Steinberg und Dickersin (1993) bei der Entwicklung von Behandlungsrichtlinien auf der Basis der Forschungsliteratur für die Therapie des Katarakts (grauer Star) geschildert werden. Um die Richtlinien zu formulieren, war eine sehr arbeitsintensive, zweieinhalb Jahre dauernde Literatursuche, -auswahl und -auswertung notwendig. Von insgesamt 8 000 Artikeln zu diesem Thema konnten nur 310, das heißt weniger als 4%, aufgrund ihrer wissenschaftlichen Qualität für die Richtlinien verwendet werden, während die übrigen Artikel wissenschaftlichen Kriterien nicht genügten. Diesen Sachverhalt, der für das hier behandelte Thema der Beurteilung der Information mittels Beurteilung der Tathandlung wesentlich ist, problematisiert O'Day folgendermaßen: „I hope the analysis we performed has been helpful. An important finding was the tendency in the published literature to compress scientific reports because of the cost of space. To achieve this, it appears to be widespread editorial policy to reduce the amount of space devoted to experimental methods and the reporting of results. As a result, when we attempted to analyze the literature, we often found that we were at a loss to determine exactly what investigators had done. Editorial policy, reacting to concerns about the cost of space, is partly responsible for this, but it also appears that many investigators lack an understanding of what constitutes good scientific method. We spent a considerable amount of time endeavoring to reconstruct data in the various papers and in trying to extract from data that might be useful to our analyses... Interestingly, we were not able to perform meta analyses because of the lack of fundamental experimental information in most of the papers."

[16] Auf den Zusammenhang zwischen beiden Ansätzen sei mit einem Zitat aus der Einleitung von Kuhn's Werk *Die Struktur wissenschaftlicher Revolutionen* (1976, S. 8) hingewiesen, wo er schreibt: „Nur durch diese Art einer zufallsbedingten Forschung, wie sie die ‚Society of Fellows' gestattet, konnte ich auf Ludwik Flecks fast unbekannte Monographie *Entstehung und Entwicklung einer wissenschaftlichen Tatsache* (Basel 1935) stoßen, eine Arbeit, die viele meiner eigenen Gedanken vorwegnimmt."

[17] In der Fußnote fügt Fleck (1994, S. 158) hinzu: „Es ist eine charakteristische Eigenschaft geschlossener Gemeinden, sich für ‚tout le monde' auszugeben und die Außenstehenden geringzuschätzen oder einfach für nicht existierend zu erklären."

ne,[17] sondern eine denkkollektive Prüfung, zweitens besteht sie einzig in der Überprüfung der Stilgemäßheit eines Wissens“ (Fleck, 1994, S. 158). „Die disziplinierte, gemeinsame Stimmung wissenschaftlichen Denkens, aus den aufgezählten Elementen bestehend, verbunden mit den praktischen Mitteln und Auswirkungen, ergibt den spezifischen, wissenschaftlichen Denkstil. Gute, stilvolle Arbeiten erwecken sofort entsprechende solidarische Stimmung beim Leser, und sie ist es, die nach einigen Sätzen das Buch zu schätzen zwingt und wirkungsvoll macht. Nachher erst überprüft man die Einzelheiten: ob sie systemfähig sind, d. h. ob die Verwirklichung des Denkstils konsequent durchgeführt, insbesondere auch, ob traditionsgemäß (= vorbildungsgemäß) vorgegangen worden ist. Diese Feststellungen legitimieren die Arbeit zum Wissenschaftsbestand und machen das Dargestellte zur wissenschaftlichen Tatsache“ (Fleck, 1994, S. 189 f).

Literatur

Blois, M. S. (1984). Information and medicine. the nature of medical descriptions. Berkeley: University of California Press.

Capurro, R. (1978). Information. Ein Beitrag zur etymologischen und ideengeschichtlichen Begründung des Informationsbegriffs. München: Saur.

Comer, R. J. (1995). Klinische Psychologie. Heidelberg: Spektrum.

Fleck, L. (1983). Erfahrung und Tatsache. Gesammelte Aufsätze. Frankfurt am Main: Suhrkamp.

Fleck, L. (1994). Entstehung und Entwicklung einer wissenschaftlichen Tatsache. Einführung in die Lehre vom Denkstil und Denkkollektiv. Frankfurt am Main: Suhrkamp.

Fleissner, P. & Hofkirchner, W. (1995). Informatio revisited – Wider den dinglichen Informationsbegriff. Informatik Forum, 9, 126-131.

Gorman, P. N. (1995). Information needs of physicians. Journal of the American Society for Information Science, 46, 729-736.

Hornung, B. (1995). Sociocultural evolution. Towards the merging of material and informational evolution. In 14e Congres International de Cybernetique, Namur (Belgique), 21-25 août 1995. Actes Proceedings (S. 814-819). Namur: Association Internationale de Cybernetique.

Kuhlen, R. (1995). Informationsmarkt. Chancen und Risiken der Kommerzialisierung von Wissen. Konstanz: Universitätsverlag.

Kuhn, T. S. (1976). Die Struktur wissenschaftlicher Revolutionen. Zweite revidierte und um das Postskriptum von 1969 ergänzte Auflage. Frankfurt am Main: Suhrkamp.

O'Day, D. M., Steinberg, E. P. & Dickersin, K. (1993). Systematic literature review for clinical practice guideline development. Transactions of the American Ophthalmological Society, 91, 421-436.

Schmiede, R. (1992). Information und kapitalistische Produktionsweise. Entstehung der Informationstechnik und Wandel der gesellschaftlichen Arbeit. In T. Malsch & U. Mill (Hrsg.), ArBYTE: Modernisierung der Industriesoziologie? (S. 53-86). Berlin: Sigma.

Schneider, H.-J. (Hrsg.). (1997). Lexikon Informatik und Datenverarbeitung. München: Oldenbourg.

Shortliffe, E. H. & Barnett, G. O. (1990). Medical data: their acquisition, storage, and use. In E. H. Shortliffe, L. E. Perreault, G. Wiederhold & L. Fagan (Hrsg.), Medical Informatics (S. 37-69). Reading, Massachusetts: Addison-Wesley.

Slawson, D. C., Shaughnessy, A. F. & Bennett, J. H. (1994). Becoming a medical information master: feeling good about not knowing everything. The Journal of Family Practice, 38, 505-513.

Smith, R. (1996). What clinical information do doctors need? British Medical Journal, 313, 1062-1068.

HISTORISCHE, ETHISCHE UND RECHTLICHE DIMENSIONEN DES INFORMATIONS- UND WISSENSTRANSFERS

HANS H. LAUER

Die Geschichte des Informations- und Wissenstransfers in der Medizin und im Gesundheitswesen

Am Zweckcharakter der Heilkunde allein, dem des Gesunderhaltens und Heilens, mißt *K.E.Rothschuh* (1965) das Bemühen des Arztes, sich das Beste aus den verschiedenen Wissensgebieten, aus der Technik und dem ganzen Arsenal möglicher Heilverfahren und Erklärungen dienstbar zu machen. Dieses Selbstverständnis der Medizin als Aufgabe bedingt für *Rothschuh* geradezu „eine Werthaltung und berechtigt zu Werturteilen: Der Arzt ist verpflichtet, innerhalb des Wißbaren das Wissenswerte vom Wissensballast zu sondern, ... das Nützliche, Neue sich anzueignen und über neue Möglichkeiten auf dem Laufenden zu bleiben.“

Das Problem der Mitteilung, seine Erfahrung zum Wohle des Patienten mit anderen zu teilen, stellt sich dem Heiler dabei zu allen Zeiten: Wichtige Träger der Wissensvermittlung schon in der Vorzeit sind dabei gesprochenes Wort und beispielgebende Handlung. Ethnologische und volkskundliche Studien bei den Naturvölkern der Gegenwart lassen gewisse Rückschlüsse darauf zu, wie schon in vorgeschichtlicher Zeit der Schamane oder Medizinmann sein empirisches Wissen um die Heilkraft der Pflanzen, die Technik von Aderlaß, Schröpfen oder Massage, einem ausgewählten Schüler weitergibt. Die Heilkundigen können zu Medizingesellschaften zusammengeschlossen sein, bisweilen, wie bei den *Tacana* in Ostbolivien, werden die Drogenbereitungen geheimgehalten und an besondere Schüler tradiert (Lind, 1978). Sie sind strenggehüteter Besitz eines einzelnen Spezialisten, der selber dieses Geheimnis teuer gekauft hat und als Betriebskapital verwendet (Sigerist, 1963). Eine derartige Tendenz zur Geheimhaltung medizinischen Wissens findet sich nicht nur bei den Naturvölkern; es kehrt in der Medizingeschichte immer wieder, wenn es gilt sich standesmäßig abzugrenzen: Im hippokratischen Eid wird die ärztliche Unterweisung ausdrücklich auf die eigenen, des Lehrers Söhne und die Schüler „die durch den Vertrag gebunden sind“, beschränkt (Deichgräber,

1955), und noch der große Hallenser Arzt *Friedrich Hoffmann* (*1660-1742*) konnte ohne Schädigung seines Ansehens mit der Veröffentlichung seiner Rezepte aus Gewinnsucht zurückhalten (Diepgen, 1949).

Eine der großartigsten und für die Kulturgeschichte folgenreichsten Erfindungen der Menschheit war die der *Schrift*: Worte und Gedanken konnten nun festgehalten, aufbewahrt, erinnert und über Raum und Zeit hinweg tradiert werden. Aus Vorstufen wie Muschelketten oder Knotenschnüren entwickelten sich Schriften im eigentlichen Sinne, Einritzen von symbolhaften Bildern und Zeichen, die schließlich nicht nur Dinge und damit verbundene Handlungen und Vorstellungen darstellten, sondern auch bereits Lautwerte vermitteln konnten. Eine derartige Entwicklungsstufe zur Wiedergabe wirklicher Sprache läßt sich bereits um 3000 v. Chr. im Zweistromland vermuten. Von der langen Überlieferung auch der Medizin in dieser Hochkultur geben Keilschrifttexte Zeugnis, wie der um 1700 v. Chr. entstandene *Codex Hammurabi,* ein Gesetzestext, der das ärztliche Handeln normiert oder die Tontafel-Bibliothek des assyrischen Königs *Assurbanipal* (*669-627 v. Chr.*) mit ihren zahlreichen diagnostischen und therapeutischen Hinweisen. Auch in der frühen Hochkultur Ägyptens diente der Konservierung und Verbreitung ärztlicher Kenntnisse schon die schriftliche Aufzeichnung. Dabei sind die uns erhaltenen Hieroglyphentexte bereits ausnahmslos Abschriften von Abschriften mit allen Fehlern, Zutaten und Weglassungen einer langen Überlieferungskette. In einer der ältesten uns überkommenen Schriften medizinischen Inhalts, dem *Papyrus Ebers* (um 1500 v. Chr.), wird *Thot*, der Schutzgott der Ärzte, auch als Herr der Wissenschaft gepriesen, „der die Schrift sprechen läßt und die Bücher verfaßt hat" (Sigerist, 1963). Voraussetzung für den Arztberuf war die Kunst des Lesens und Schreibens. Tempelschulen, wie *Saïs*, *Theben* oder *Memphis,* waren als Zentren geistlicher und weltlicher Wissenschaft auch Ausbildungsstätten für Ärzte. Entsprechend ihrem hohen Wissensstand war deren Ansehen in der alten Welt sehr groß. Oft wurden sie ins Ausland gerufen, und die Pharaonen stellten ihre Leibärzte fremden Herrschern als Freundschaftszeichen zur Verfügung: So behandelte ein Hofarzt des *Amenophis II* einen syrischen Fürsten (Sigerist, 1963).

Ein entscheidender Schritt in der Entwicklung der Schrift war der zum Alphabet. Zwar besaßen auch die Ägypter für eine Reihe einkonsonantiger Worte Bilderzeichen, der Übergang zum Phonetischen wurde jedoch nicht vollzogen. Auch die sich aus den Hieroglyphen entwickelnden hieratischen und demotischen Schriften blieben Bilderschriften, wenn auch monogrammatisch verkürzt. Erst die Phönizier erfanden etwa 1300 v. Chr. das Alphabet, das zunächst nur die Konsonanten umfaßte. Die Griechen, die diese Schrift ungefähr im 9. Jh. v. Chr. übernahmen, fügten die Vokale hinzu. Von den Phöniziern übernahmen sie auch den Papyrus als Schreibgrund (Lange, 1951). Es sollte allerdings noch Jahrhunderte dauern, bis sich hier die Schrift als allgemeines Kommunikationsmittel durchsetzte. Dabei handelte es sich auch in der Medizin keineswegs um einen revolutionären Übergang vom Gesprochenen zum Geschriebenen: Im 5. Jh. v. Chr. spielte die mündliche Überlieferung von Wissen noch eine wesentliche Rolle. In einer dem *Hippokrates* zugeschriebenen Abhandlung *„Über die Knochenbrüche"* weist der Autor auf die Schwierigkeit hin, eine Operation schriftlich zu erklären (Jouanna, 1996). Die Medizin war τέχνη, Kunst im umfassenden Sinne des Wortes, die der Schüler beim Meister erlernte. Die meisten Ärzte jener Zeit praktizierten zudem als Reisende, die von einem Ort zum anderen zogen und ihre Dienste anboten. Eine solche Beweglichkeit mußte ebenfalls der intellektuellen Kommunikation förderlich sein. So bestand zwischen Ägypten und Griechenland bereits ein reger Austausch auf heilkundlichem Gebiet. Schon die *Odyssee* (IV, 229-232) rühmt den weltweit herausragenden Kenntnisstand der ägyptischen Ärzte. *Herodot* (II, 84), der im 5. Jh. v. Chr. Ägypten bereiste, beschreibt das dortige hochentwickelte Spezialistentum. Ägyptische Rezepte zur Geburtsprognose kehren fast wörtlich in der medizinischen Literatur der Griechen wieder und werden so weitervermittelt bis ins populär-medizinische Schrifttum Westeuropas (Sigerist, 1963). Diesen Einfluß fremden Gedankengutes auf die Medizin der Griechen mag auch die Tatsache begünstigt haben, daß ihre frühen Ärzteschulen wie *Rhodos*, *Krotona*, *Kyrene*, *Knidos* oder *Kos* sämtlich an der kolonialen Peripherie der griechischen Zivilisation lagen. Ganz besonders *Kos* und *Knidos* hatten strategische Bedeutung für den wissenschaftlichen Austausch mit Ägypten und den geistigen Zentren Kleinasiens. Sicher aber hat man sich unter diesen frühen Schulen des 5. und 4. Jh. vor unserer Zeitrechnung noch keine geordneten Institutionen für Auswertung und Vermittlung medizinischen Wissens vorzustellen. Es war der familiär-dynastische Wirkungsbereich von Fachleuten mit einer gewissen lehrmäßigen Orientierung. Das Interesse war auf Probleme von unmittelbar-praktischer Bedeutung gerichtet (Vegetti, 1996).

Immerhin läßt sich das *Buch* als Mittel zur Sammlung und Weitergabe schriftlicher Informationen schon an der Wende vom 6. zum 5. vorchristlichen Jahrhundert nachweisen: Auf Vasenbildern des 5. Jh. lassen sich bereits Schriftrollen erkennen, wenn auch um diese Zeit das öffentliche Rezitieren von wissenschaftlichen Texten noch üblich war: Der Naturphilosoph und Arzt *Empedokles* (*ca. 495-ca.425 v.Chr.*) ließ in *Olympia* eines seiner Werke durch einen Rhapsoden öffentlich vortragen. Für das Abschreiben der Bücher hielt man sich Sklaven. Buchhändler betrieben die Vervielfältigung und Verbreitung von Büchern schon im 5. Jh. auf geschäftlicher Basis, und von *Athen* aus entwickelte sich ein regelrechter Übersee-Export von Büchern nach den griechischen

Kolonien (Widmann, 1952). Speziell medizinische Werke lassen sich mit Vorbehalten gegen Ende des 5. Jh. v. Chr. ebenfalls ausmachen. Im hippokratischen Schriftenkorpus finden sich Abhandlungen, die wahrscheinlich dem legendären Arzt *Hippokrates* (*460-377 v.Chr.*) selbst zugeschrieben werden können. Sie bildeten den Grundstock der Ärztebibliothek von *Kos*, wohl einer der ersten medizinischen Fachbibliotheken der Antike: Neben Schriften der koischen, an *Hippokrates* und seinen Jüngern orientierten Schule waren hier auch andere Lehrmeinungen, wie die der knidischen Schule vertreten, was auf wissenschaftliche Auseinandersetzungen und gegenseitige Einflußnahme beider Schulen schließen läßt.

Das wohl größte und wirkungsmächtigste Zentrum wissenschaftlicher Kommunikation bis zum Ausgang der Antike, das auch die Entwicklung der theoretischen Medizin nachhaltig prägen sollte, war das *Museion* von *Alexandria*, eine Akademie, die um 280 v. Chr. auf Anregung des Aristotelesschülers *Demetrios von Phaleron* (*ca. 350-280 v. Chr.*) durch die wissenschaftsfreundlichen Herrscher *Ptolemaios I Soter* und *Ptolemaios II Philadelphos* begründet und gefördert wurde. Die Größe und beispielhafte Organisation der angeschlossenen Bibliothek spricht für die Bedeutung, die das Buch als Informationsmittel, gefördert durch allgemeines Interesse und weltweiten Handel, inzwischen gefunden hatte. Man schätzt die Bestände der Bibliothek bis zu ihrem großen Brand 47 v. Chr. auf etwa 700.000 Schriftrollen. Hinzu kamen noch ca. 43.000 im *Serapeion*, einem weiteren Wissenschaftszentrum von *Alexandria* gespeicherten Werke. Selbst die Bibliothek von *Pergamon*, wenig später von den ersten *Attaliden* begründet, konnte sich mit ihrer Zahl von etwa 200.000 Rollen nicht mit *Alexandria* messen. Die Bestände des *Museion* wurden durch die riesigen wohlgeordneten „Verzeichnisse" (*Pinakes*) des Gelehrten und Dichters *Kallimachos* (*gest. nach 245 v. Chr.*) erschlossen, der damit das erste grundlegende Katalogwerk der griechischen Literatur schuf. Gelehrte aller Wissensgebiete mit ihren Schülern fanden hier einen idealen Arbeitsapparat. Über die vorhandene medizinische Literatur geben die überkommenen Reste des Katalogs keine Auskunft. Sicher ist, daß man hier von Anfang an Schriften zur Hand hatte, die mit dem Namen des *Hippokrates* verbunden waren, ob sie aus „Schulbibliotheken" wie *Kos* oder *Knidos* hierher überführt wurden, oder aus Privatbibliotheken stammten, ist nicht mehr nachzuvollziehen (Kudlien, 1989.) Jedenfalls summierte sich unter dem Namen des *Hippokrates* im Laufe der Jahrhunderte hier ein Corpus heterogener Schriften, von denen die jüngsten vielleicht erst aus dem 1. Jh. n. Chr. stammten. Die Zuordnung von bestimmten Autoren und Entstehungszeiten wurde deshalb schon im Hellenismus schwierig, dienten diese Schriften doch praktischen Zwecken: oft war „hier Datenmaterial und Erfahrung eines ganzen Ärztelebens enthalten", hatten fremdes Lehrgut, gemischte Verfasserschaft oder redaktionelle Eingriffe den Ursprungstext verändert (Langholf, 1977). Alles dies war Ausdruck einer lebendigen Medizin, die hier in *Alexandria*, unter dem Eindruck der aristotelischen Naturphilosophie, erstmals eine umfassende theoretische Grundlegung erfuhr. Die Namen großer Ärztepersönlichkeiten wie *Herophilos (um 300 v.Chr.)* und *Erasistratos (um 270 v.Chr.)* mit ihren Schülern stehen für diese Entwicklung, die nicht zuletzt auch eine internationale, für die Medizin der ganzen hellenistischen Welt verbindliche griechische Fachsprache hervorbrachte.

Alexandrien blieb Mittelpunkt wissenschaftlichen Lebens auch nach der Einnahme durch die Römer im Jahre 30. In den Anfängen ihrer politischen Expansion hatten sich die Römer der griechischen Medizin gegenüber reserviert verhalten. Der Fremde, auch der griechische Arzt, besaß eine niedere soziale und rechtliche Stellung. Erst mit dem Beginn des 1. Jh. v. Chr. fand – dem wachsenden Bedarf nach geschulten Ärzten entsprechend – eine Aufwertung dieses Berufsstandes statt: Auch das gebildete Publikum begann sich nun für medizinische Fragen zu interessieren. *Asklepiades von Prusa*, als er mit seiner Lehre um 90 v. Chr. in *Rom* auftrat, fand mit seiner Anlehnung an die epikureische Philosophie besonderen Anklang bei den höheren Ständen. *Cicero* prägte den Begriff der *„artes liberales"*, um zu charakterisieren, was einem Freien im Gegensatz zum Sklaven anstand. *Aulus Gellius* (*ca. 130*) schrieb in seinen *„Noctes Atticae"*, seinem Miscellaneenwerk von 20 Bänden, er fände es beschämend, wenn Männer von Kultur und freiheitlicher Bildung so wenig über ihren Körper und seine Gesunderhaltung wüßten (Bullough, 1966). Ein Gebildeter mußte sich auch über medizinische Fragen informieren, und in den zahlreichen Privatbibliotheken waren auch die Schriften griechischer Ärzte vertreten. Gegen Ende der römischen Republik hatte sich zudem die lateinische Sprache verfeinert und war literaturfähig geworden. Im Sinne einer „umfassenden Bildung" (εγκύκλιοσ παιδεία) entstanden nun große lateinischsprachige Enzyklopädien, wie die *„Disciplinae"* des *M.Terencius Varro* (*116 – 27 v.Chr.*), die *„Artes"* des *A.Cornelius Celsus* (*um 33*), oder die *„Naturalis historia"* des *Caius Plinius Secundus* (*um 23 - 79*). Alle diese Sammelwerke enthielten Abschnitte über die Medizin. Der vom Werk des *Celsus* (einzig erhaltene) medizinische Teil in acht Büchern zeugt von höchstem Sachverstand des Autors, obwohl dieser selber wahrscheinlich kein Arzt war. Eine derartige Tendenz zur Kompilation des Wissens, wie sie bei den römischen Enzyklopädisten in Erscheinung trat, findet sich auch in speziell medizinischen Schriften jener Zeit: Hier ist die fünf Teile umfassende Arzneimittellehre des *Pedanios Dioskurides* (um 70) zu nennen, die wegen ihrer detaillierten Beschreibung der gesamten damals verfügbaren *Materia medica* bis weit in die Neuzeit hinein das beliebteste Handbuch der Pharmakognosie und Pharmakotherapie bleiben sollte. Die größte Wirkung von allen Ärzten der römischen Zeit auf die Nachwelt ist aber zweifellos *Galen von Pergamon* (*129-199*) zuzuschreiben, der die bisherige Medizin und ihre Systeme in einer gigantischen Synthese rezipierte, verfügbar machte und zu einer eigenständigen Theorie verarbeitete. Namentlich das *Corpus Hippocraticum* erfuhr durch ihn eine Neuzusammenstellung, Interpretation und Ergänzung.

Mit dem Zerfall des weströmischen Reiches etablierte sich in *Byzanz* eine neue Kulturmetropole, die das antike Erbe aufnahm und kanonisierte. Hier gründete *Konstantin I d.Gr.* (*ca.280-337*) eine Bibliothek, die zur Zeit des *Malchas* im 5. Jh. 120.000 Rollen umfaßt haben soll. Auch *Caesarea* besaß eine bedeutende Büchersammlung von etwa 30.000 Rollen. Wie andernorts wurde auch hier der zunehmende Übergang von der Rollenform des Buches zum gefalteten Codex manifest, als gegen Ende des 4. Jh. Bischof *Euzoios* schadhafte Rollentexte auf das besser haltbare Pergament umschreiben ließ. (Dziatzko, 1884). Die Medizin beschränkte sich weitgehend auf Kompilation und Kommentierung griechisch-römischer Autoren. Im Vordergrund standen *Hippokrates* und *Galen*. Zu besonderer Bedeutung gelangten dann seit dem 5. Jh. christlich nestorianische Kulturzentren am östlichen Rande des Reiches und in Mesopotamien.

Als die Araber im 7. und 8. Jh. diese Gebiete und den gesamten Mittelmeerraum eroberten, begann ein weitreichender Wissenstransfer in den arabisch-islamischen Kulturkreis (O'Leary, 1957). Zentren des Übergangs vom griechischen ins arabische Geistesgut wurden *Alexandrien* an der Mündung des *Nil*, vor allem aber das Zweistromland mit *Ḥarrân, Nisibis* und *Gondêšâpûr*, wo nestorianische Christen, zum Teil auch jüdische Übersetzer, Texte ins Syrische und Persische übertrugen. Das Erbe der Hochschulen von *Ḥarrân* und *Gondêšâpûr* übernahm schließlich *Baġdâd*. Hier richtete der kulturfreundliche *'Abbâside al-Ma'mûn* um 830 eine regelrechte Übersetzerschule ein, als deren Haupt sich der syrisch-christliche Arzt *Ḥunain ibn Isḥâq* (*808-873 od. 877*) hervortat und zahlreiche Schriften *Galens* ins Syrische und Arabische übersetzte. *Ḥunains* Zeitgenosse, der große Universalgelehrte und Arzt *al-Kindî* (*gest. nach 870*) gab dieser toleranten Offenheit für neue Wissensstoffe beredten Ausdruck: „Es soll keine Schande für uns sein, die Wahrheit zu ehren und sie uns zu eigen zu machen unabhängig woher sie auch kommen mag, selbst von weit abgelegenen Rassen und Völkern, die anders sind als wir (Gibb & Landau, 1968).

Mittelpunkt dieser geistigen Aneignung und Verarbeitung waren überall große Lehranstalten, aus den Moscheeschulen hervorgegangen und meist noch mit einer solchen verbunden. Hier empfing das Kind bereits seine religiöse

Unterweisung und seine Schulung in der Sprache des Qur'ân, die sich in ihrer Plastizität und Formbarkeit auch als ideale Wissenschaftssprache erweisen sollte. Der Unterricht der höheren Semester fand in Nischen, Gängen und zwischen Säulen in lebendigem Wechselgespräch statt. Es gab Wohn- und Leseräume für die Schüler und große Bibliotheken. Die im 10. Jh. von dem *'Umayyaden Ḥakam II* im maurischen *Cordoba* begründete Bibliothek soll 400.000 Bände umfaßt haben. Schon *Ḥakams* Vater *'Abd ar-Raḥmân III* hatte der dortigen Moschee eine medizinische Akademie angegliedert (Lauer, 1967a). Einen großen Aufschwung nahm die Buchproduktion im 9. Jh., als die Araber durch chinesische Kriegsgefangene die Herstellung von Papier kennenlernten und in *Samarkand*, *Baġdâd* und *Damaskus* dafür bald eigene Produktionsstätten entstanden (Lange, 1951).

Während sich so griechische Philosophie, Naturwissenschaft und Medizin nach Osten und in den islamischen Kulturkreis ausbreiteten, wirkten im lateinischen Westen die Wirren der Völkerwanderung zunächst hemmend auf die kulturelle Entwicklung. Die Klöster als Träger der Wissenschaften konnten hier nur Bruchstücke der antiken Medizinliteratur sammeln und bewahren, wie sie aus byzantinischen Quellen gespeist seit dem 5. Jh. wieder in vulgärlateinischen Übersetzungen, Bearbeitungen und Exzerpten verfügbar wurden. Maßgebliche Impulse zur Pflege medizinischer Literatur hatte *Cassiodor* (*ca. 487-583*) gegeben, der im Kloster *Vivarium* auf seinen Gütern in Süditalien eine Gelehrtenschule gründete und sie reich mit Büchern ausstattete (Baader, 1985,1989). Im allgemeinen standen den Klöstern Schriftengruppen niederer Qualität zur Verfügung, wie Kräuterbücher, die zum Teil reich illustriert und bisweilen in Versform an spätantike Autoren anknüpften. Anonyme Kurztraktate zur Harn- und Pulsdiagnostik, Lehrbriefe und Rezeptsammlungen, stark von volkstümlichen Elementen durchdrungen, entsprachen dem Bedürfnis nach praktischer Information (Lauer, 1991). Beliebt waren auch große Sammelwerke, wie die *„Etymologien"* des *Isidor von Sevilla* (*ca.570-636*), oder der *„Liber de universo"* des *Hrabanus Maurus* (*780-856*), die an die Tradition der römischen Enzyklopädisten anknüpften und wesentlich zur Entwicklung einer mittellateinischen Wissenschaftssprache beitrugen (Baader, 1974). Ihren Buchbestand bauten die Klöster durch Schenkungen, Tausch und das Abschreiben in ihren Skriptorien auf. Ausleihverzeichnisse belegen schon für das 9. Jh. einen weitreichenden Leihverkehr zwischen den Klöstern.

Mit der Berührung der christlich-lateinischen mit der islamisch-arabischen Kultur im Mittelmeerraum und Spanien setzte ein Prozeß von Wissenstransfer ein, den man wohl als einen der größten der Geistesgeschichte bezeichnen kann. Diese gemeinhin als „Arabismus" bezeichnete Rezeption und Assimilation griechisch-arabischen Bildungsgutes in das Abendland seit dem Ende des

11. Jh. hatte verschiedene Eingangspforten: Die erste war die laikale Medizinschule von *Salerno,* die sich dort spätestens gegen Ende des 10. Jh. als *„Civitas Hippocratica“* formiert hatte. Für diese Schule begann um 1075 *Constantinus Africanus* (*ca.1010/15-1087*), vom Kloster *Monte Cassino* aus erste praxisorientierte Schriften der Araber ins Lateinische zu übersetzen und so verfügbar zu machen. Dazu gehörten nicht nur kleinere Werke der griechisch-arabischen Tradition, wie sie, als sogenannte *„Articella“* zusammengefaßt, noch im 16. Jh. Lehr- und Prüfungsgrundlage der medizinischen Fakultäten sein sollte; auch größere Kompendien der arabischen Medizin, Werke des *Isḥâq al Isrâ'îlî (Isaac Judaeus*, des *'Alî ibn al-Abbâs* (*Haly Abbas*) oder des *Ibn al-Ǧazzâr* wurden so erschlossen (Baader, 1978). Während dieses frühe Rezeptionsprogramm von *Salerno* zunächst lokal begrenzt blieb und unmittelbar auf die dort praktizierte Medizin wirkte, sollte *Toledo* im Zentrum des westlichen Spanien nach seinem Fall im Jahre 1085 eine weitere noch größere Eingangspforte arabisch-griechischer Wissenschaft und Medizin in den Westen werden. Hier trat vor allem *Gerhard von Cremona* (1114-1187) als überragendes Haupt einer Übersetzergruppe hervor, die nicht nur weitere arabische Praktiker wie *ar-Râzî* (*Rhases*) und *Abû l-Qâsim* (*Abulcasis*) ins Lateinische übertrug, sondern auch das gesamte *Corpus Aristotelicum* und das Werk des für die scholastische *Galen*-Rezeption so bedeutsamen Arztphilosophen *Ibn Sînâ* (*Avicenna*). Ganz besonders *Toledo* und sein wohlstrukturiertes Übersetzungsprogramm sollte die Akademisierung der Medizin an den überall entstehenden Universitäten wesentlich vorbereiten (Schipperges, 1955,1956,1960,1964b,1976). *Toledo* nahm dabei den Hauptstrom der von den Arabern tradierten und umgestalteten Bildungsstoffe auf und leitete ihn weiter an die Schulen von *Chartres, Montpellier, Bologna, Paris* und *Oxford. Schipperges* (1964b) spricht hier geradezu von einer „Wissenschaftlichen Peregrination“, mit der sich die *Juventus mundi* auf eine Pilgerreise zu den Stätten dieser Vermittlung machte. Besonders Gelehrte aus dem angelsächsischen Raum wurden zu Überträgern der neuen Wissenschaften in ihre nördliche Heimat (Lauer, 1967b). Typisch für diese allgemeine Wanderung waren die jahrelangen Bildungsreisen des *Adelard of Bath*, die ihn über die fränkischen Schulen von *Laon* und Tours nach *Salerno* und von dort weit in den Orient führten, bis er um 1120 mit reichen Materialien nach England zurückkehrte. Immer wieder wies er in seinen Schriften auf die Notwendigkeit arabischer Quellenstudien hin. In seiner Tradition standen auch die Engländer *Robert of Chester* (*Ketenensis*), um 1143 Archidiakon von *Pamplona* und Freund des Übersetzers *Hermannus Dalmata*, ebenso *Alfredus Anglicus* und *Daniel of Morley*, die zeitweilig zum Übersetzerstab des *Gerhard von Cremona* in *Toledo* gehörten. Die Namen dieser Gelehrten, deren Reihe sich beliebig fortsetzen ließe, stehen für den internationalen Charak-

ter einer Bewegung, die ganz Europa erfaßt hatte und den neuen Wissenschaften zu einer so schnellen Verbreitung verhalfen (Schipperges, 1964b). So sollte sich nicht zuletzt auch Sizilien zu einem besonderen Zentrum fruchtbarer Rezeption entwickeln. Seit seiner Eroberung durch die Sarazenen war hier eine wichtige Brücke zwischen östlicher und westlicher Kultur entstanden. Die Normannenherrscher umgaben sich mit arabischen Leibärzten und Hofastrologen. Eine von *Roger II.* (*1095-1154*) bereits 1140 erlassene ärztliche Approbationsordnung wurde von dem Staufer *Friedrich II* (*1194-1250*) bestätigt und dahingehend ergänzt, daß für die Zulassung zur ärztlichen Prüfung in Salerno ausdrücklich ein dreijähriges Studium der Logik und ein fünfjähriges der „echten Bücher des *Hippokrates* und *Galen*" zur Bedingung gemacht wurde (Hein u. Sappert, 1957). *Friedrich* stand mit arabischen Herrschern in wissenschaftlichem Austausch und beschäftigte eine eigene Übersetzerschule unter der Leitung seines Hofastrologen *Michael Scotus* (*vor 1200 – ca.1235*) (Thorndike, 1965). *Karl I von Anjou* (*1226-1285*), seit 1266 Herr von Sizilien, setzte den Kulturaustausch mit den arabischen Fürsten fort: So erbat er durch eine Gesandtschaft beim Kalifen von Tunis eine Handschrift des „*Kitâb al- Ḥâwî*" von *Rhases*, um sie dann von dem Juden *Farağ ben Sâlim* übersetzen zu lassen. Mit dem Hof in *Palermo* ist auch der Name des Arztphilosophen *Petrus Hispanus* (*1210/20-1277*) verbunden, eines unmittelbaren Schülers des zwischen 1236 und 1240 dort wirkenden Hofastrologen *Theodorus Physicus*. *Petrus*, der auch in *Paris* und *Salerno* studiert und zuletzt unter dem Namen *Johannes XXI* im Jahre 1276 Papst werden sollte, verkörperte, wie *Schipperges* (1964b, 1967) hervorhebt, mit seiner „universalen Geisteshaltung" auf charakteristische Weise bereits „die engen spanisch-fränkisch-italienischen Assimilationsvorgänge".

Es war ein jahrhundertelanger Weg, fast möchte man sagen Umweg, auf dem, von *Byzanz* ausgehend, griechisch-arabische Wissenschaft in den lateinischen Westen gelangte. Das so transferierte Wissen sollte unmittelbar zur Entstehung der Universitäten beitragen. Im Abendland hatte bis dahin die Medizin nur eine untergeordnete Stellung neben den sieben *Artes liberales* eingenommen – oft wurde sie auch nur als *Ars mechanica* behandelt. Jetzt, in dieser gewaltigen Umstrukturierung des europäischen Bildungswesens, unter dem Eindruck der aristotelischen Wissenschaftstheorie, bekam auch die Medizin einen festen, ebenbürtigen Platz innerhalb der hohen Fakultäten. Wer die neue aristotelische Philosophie lesen und verstehen wollte, mußte *Avicenna* lesen. Erst mit der philosophisch-theoretischen Systematisierung durch die Araber konnte diese zunächst nur praktisch-empirisch verstandene Medizin des Abendlandes zum Selbstbewußtsein erweckt werden. Die Schriften der arabischen Ärzte blieben das ganze Mittelalter hindurch für Praxis und Unterricht verbindlich: Das, was sie als Lehr- und Lernstoff an den Universitäten so beliebt machte, war die gleichgewichtige Ordnung der Wissens- und Erfahrungsstoffe, die es ermöglichte, das Dargestellte mit der Wirklichkeit zu vergleichen und die Wirklichkeit in ein sinnvolles System einzuordnen.

Die Buchbestände der jungen Universitäten selbst waren anfangs nicht sehr groß. Magister und Scholaren mußten sich die Texte der benötigten Quellen, Traktate, Kommentare und Kompendien selber beschaffen. Dabei waren ihnen die *Stationarii* behilflich, vereidigte Vermittler, die für Vervielfältigung und ordnungsgemäßen Verleih von Texten verantwortlich waren. Erste Ansätze wissenschaftlicher Büchereien bildeten sich bald in den Kollegien und Bursen: So vermachte der Theologe *Robert de Sorbon* (*1201-1274*) in *Paris* seinem Kolleg einen bedeutenden Bestand, der von da an „allen Fakultäten als zentrales Bildungsinstitut diente" und schon am Beginn des 14.Jh. über eine „sehr große und planmäßig aufgebaute Zahl an medizinischen, naturwissenschaftlichen und naturphilosophischen Handschriften" verfügte. Nicht minder bedeutsam als Arbeitsinstrument der Mediziner waren hier auch die Bestände der Bibliothek des französischen Königshauses (Seidler, 1967). Zum medizinischen Grundstock späterer Universitätsbibliotheken gehörten bisweilen auch ärztliche Privatbüchereien, die nach dem Tode des Besitzers an die Hochschule übergingen: Der aus Rheinberg bei Xanten stammende Arzt *Amplonius Ratinck (1364-1435*) vermachte am Anfang des 15.Jh. seine einzigartige Büchersammlung der Universität Erfurt. Große Bestände an medizinischer Literatur stellten in der zweiten Hälfte des 15.Jh. auch die Ärzte *Hermann Schedel* (1410-1485) *in* Augsburg *und dessen Neffe* Hartmann Schedel *(1440-1514)* zusammen (Schnell, 1991; Keil, 1997). Unter diesen Schriften befanden sich auch schon gedruckte Werke.

Hatte um die Mitte des 14. Jh. die Einführung des *Papiers* als eines neuen und billigen Schreibgrundes bereits Fortschritte in der Buchproduktion gebracht, so bedeutete die Entwicklung der *Druckkunst* ein Jahrhundert später eine Revolution, was Verbreitung, Nutzung und Sammlung von Wissensstoffen betraf. Die ersten Druckwerke medizinischen Inhalts waren Flugblätter, Einblattdrucke und Aderlaßkalender. Bald folgten auch Texte antiker und zeitgenössischer Autoren, die durch das nun stark aufblühende Verlags- und Buchhandelswesen allenthalben ihren Absatz fanden: Schon 1450 schreibt *Aventin* (*Johannes Turmair,1477-1534)* aus *Abensberg* dazu: „Die literarischen Studien blühn, eine Menge Bücher stehen um billiges Geld auch den Minderbemittelten zur Verfügung; bei so bequemer Möglichkeit des Zugangs zur Welt der Bücher sieht sich jedermann geradezu verlockt, höherer Bildung teilhaftig zu werden"(Widmann, 1977). Freilich beschränkte sich das neue Bildungsideal der Humanisten zunächst auf die Gewinnung eines unverfälschten Zugangs zu den antiken Texten selbst, die es zu reinigen galt von den Fehlern und Mißverständnissen der bisherigen griechisch-arabisch-lateinischen Traditionskette (Baader, 1984). Ganz neue Materialien standen hierzu bereit, wertvolle Sammlungen griechischer Manuskripte waren nach dem Fall von *Byzanz* in den Westen gelangt. Die griechische Sprache wurde nach Italien verpflanzt. Allerdings war man nun zunächst insgesamt mehr an der Textbearbeitung und Verbesserung des bisherigen Schrifttums im philologisch-literarischen Sinne interessiert, als an einem sachlichen Erkenntniszuwachs. Namentlich die Medizin sollte relativ spät in den allgemeinen Erneuerungsprozeß einbezogen werden. Das zeigte sich, wie *Mani* (1977) deutlich macht, nicht zuletzt im Spiegel der gedruckten Werke *Galens*: In der Inkunabelzeit bis 1500 stützte man sich noch weitgehend auf die alte, arabistische Tradition und die frühen griechisch-lateinischen Übersetzungen des 13. – 14. Jahrhunderts. Eine gedruckte Gesamtausgabe des *Galen* auf neuhumanistischer Basis wurde erst 1525 durch den Verleger *Aldus* besorgt. Bei diesen Neueditionen spielte die durch den Buchdruck verbesserte Technik eine nicht zu unterschätzende Rolle: Die Korrektur der Texte wurde erleichtert, es entstand die Fußnote, die dem Autor wie dem Leser ermüdende Textunterbrechungen durch Glossen- oder Nebenbemerkungen ersparte; differenzierte alphabetische Indices ermöglichten ein genaues Auffinden einzelner Textstellen und Begriffe. Insgesamt war diese vermehrte Hinwendung des humanistisch-universalgebildeten Arztes zu Text und formaler Begrifflichkeit des Wortes nur Ausdruck einer neuen allgemeinen Hinwendung zur Wirklichkeit der Dinge und einer damit verbundenen Kritik des Überlieferten. Wenn der französische Arzt *Symphorien Champier* (*1472-1535 od.1540*) seinen Studenten jetzt dank besserer Verfügbarkeit der Texte empfehlen konnte, die unfehlbaren Größen *Hippokrates* und *Galen* „ständig an der Brust zu tragen“, so bedeutete dies auch, daß sich allenthalben „in produktiver Erinnerung“ die „Möglichkeit zu einer Korrektur der Überlieferung und zum Fortschritt der Erkenntnis“ eröffnete (Buck, 1984). So konnte *Niccolò Leoniceno* (*1428-1524*) in seinem vier Bücher unfassenden Werk *„De Plinii et plurium aliorum medicorum erroribus“ (Ferrara 1509)* den antiken und mittelalterlichen Autoritäten nicht nur aufgrund seiner umfassenden Literaturkenntnis, sondern auch durch eigene Naturbeobachtung erhebliche Fehler nachweisen. *Otho Brunfels* (*1488-1534*) und *Euricius Cordus* (*1486-1535*) veranstalteten Exkursionen in die Umgebung von Straßburg bzw. Marburg, um die aus dem vorderen Orient überlieferte Flora mit der tatsächlich dort vorhandenen zu vergleichen (Dilg, 1969, Lauer, 1992), ganz im Sinne der paracelsischen Forderung, nicht Blatt für Blatt die Schrift und ihre Buchstaben, sondern von „lant zu lant“ wandernd die Blätter des *„Codex naturae“* umzukehren (Ed. Sudhoff, XI,145 f).

Es war nicht von ungefähr, daß in den großen Kräuterbüchern der Renaissance, bei *Bock*, *Brunfels* oder *Fuchs,* neue Pflanzenholzschnitte in hervorragender Realistik erschienen. Das *Bild* wurde zu einem wichtigen Informationsträger (Hoppe, 1969): „Ich rate dir, bemühe dich nicht mit Worten, wenn du nicht zu Blinden sprichst", schrieb *Leonardo da Vinci (1452-1519)* in seinen Tagebüchern (Herrlinger, 1967). Für die Darstellung menschlicher Anatomie und Physiologie gelang es ihm in einer für seine Zeit einmaligen Weise „von der bloßen Beobachtung zur Ursache und Gesetzmäßigkeit einer Gestalt durchzudringen und didaktisch folgerichtig organische Zusammenhänge im Bild zu demonstrieren" (Braunfels-Esche, 1984). Blieben die Tagebücher *Leonardos* nur Entwurf, so sollte *Andreas Vesal* (1514/15-1564) mit seinem 1543 erschienenen und durch den Buchdruck weitverbreiteten anatomischen Bildwerk der *„Fabrica"* den Grundstein für die moderne Heilkunde legen. Von da an war die Illustration, ob zunächst Holzschnitt, später Kupferstich oder Foto, als Informationsmittel nicht mehr wegzudenken.

Einen besonderen Zuwachs erfuhr in jenen Tagen auch die *populärmedizinische Literatur*: Die neue Druckkunst mit ihren Möglichkeiten schneller und billiger Verbreitung kam den Bedürfnissen eines zunehmend aufgeklärten und lesekundigen Laienpublikums entgegen. Eine große Zahl von volkssprachigen Arznei- und Hausbüchern, von Leitfäden für Hebammen und Wundärzte erschien in jenen Tagen im Handel (Zimmermann, 1975).

Die Menge der durch den Druck verbreiteten Schriftwerke jedweder Art erforderte schließlich neue Wege, sie als Ganzes oder in Teilbereichen zu erfassen und überschaubar zu machen. Nicht von ungefähr entstanden so an der Wende zum 16.Jh. die ersten großen *Bibliographien* der Neuzeit. Die Geschichte der Bibliographie im Sinne eines „systematischen Bücherverzeichnisses" ließe sich weit zurückverfolgen. Schon die *„Pinakes"* des *Kallimachos*, jener Katalog des alexandrinischen *Museion* im 3. vorchristlichen Jahrhundert, könnte man dazu rechnen. Die großen Kloster- und Kathedralbibliotheken des Mittelalters legten ausführliche Verzeichnisse ihrer Bestände an. Auch die Biographien großer Persönlichkeiten enthielten oft Verzeichnisse ihrer Werke. Das Schriftenverzeichnis im eigentlichen Sinne und unabhängig von einer einzelnen Büchersammlung oder Person entwickelte sich erst seit Einführung des Buchdrucks und der damit verbundenen Zunahme literarischer Produktion. Kommerzielle Frühformen solcher Verzeichnisse waren die Neuerscheinungslisten der Drucker, die als Meßkataloge in *Frankfurt am Main* und *Leipzig* herausgegeben wurden und natürlich nur die für den Verkauf verfügbaren Titel enthielten. Als erste regelrechte Bibliographien kann man zwei Werke des *Johannes Trithemius* (1462-1516) von 1494 bzw. 1495 bezeichnen: der *„Liber de scriptoribus ecclesiasticis"* und der *„Catalogus illustrium virorum"*. Die hier vorhandene biographische Komponente läßt sich auch in der *„Bibliotheca universalis"* des Arztes und

Naturforschers *Conrad Gesner* (*1516-1565*) erkennen. Diese riesige Allgemeinbibliographie, die 12.000 Titel umfaßte und alphabetisch wie systematisch geordnet war, ließ allerdings leider im unvollendet gebliebenen zweiten Teil den Abschnitt Medizin vermissen. Dafür hatte die Zeit auch bereits mehrere rein medizinische Bibliographien aufzuweisen, wie die von *Symphorien Champier* (1506), *Otho Brunfels* (1530), *Remaclus Fuchs* (1541), *Paschalis Gallus* (1590) und *Israel Spach* (1591). In dieser Reihung werden bereits zunehmend die Gliederungsprinzipien moderner Bibliographie erkennbar. Diese Tendenz setzte sich ins 17. Jahrhundert fort, bei *Johannes Antonides van der Linden* (*1609-1664*), *Martin Lipenius* (*1630-1692*) und *Cornelius van Beughem* (*1678-1710*) (Brodman, 1954; Siefert, 1975).

Die Neuorientierung der Naturwissenschaften am Beginn des 17. Jahrhunderts im Sinne methodisch-fortschreitender Ursachenforschung zeigte ihre Wirkungen auch in der Medizin. Große Iatrochemiker wie *Franciscus de le Boë* (*Sylvius 1614-1672*) entwickelten neue Theorien zur Krankheitsentstehung, das Mikroskop verschaffte tiefere Einsichten, die makroskopische Anatomie, zu der *Vesal* die Grundlage geschaffen hatte, entwickelte sich zur Physiologie. So konnte *William Harvey* (*1578-1657*) im Jahre 1628 nach vielen Tierversuchen seine kleine Schrift über die Blutbewegung *De motu cordis et sanguinis in animalibus* veröffentlichen. Wie revolutionär gerade *Harveys* Entdeckung des Blutkreislaufes für die damalige Wissenschaft war, läßt sich sowohl an der Begeisterung messen, mit der sie von einigen Zeitgenossen sehr bald aufgenommen wurde, wie auch an den Widerständen, die sich ihrer Verbreitung entgegenstellten: Wohl der einflußreichste Verfechter der neuen Methode war *René Descartes* (*1596-1650*). Nach Erscheinen seines *Discours de la méthode* im Jahre 1637, in dem er sich ausdrücklich auf *Harveys* Experimente bezog, sollte die Flut der Veröffentlichungen zugunsten der neuen Lehre vor allem im nördlichen Europa merkbar anschwellen (Weil, 1957). Wo der Cartesianismus allerdings nicht als Vehikel diente, wie etwa an den katholischen Universitäten der Iberischen Halbinsel, war die Akzeptanz *Harveys,* wie ein geographischer Vergleich zeigt (Lain Entralgo, 1973) wesentlich verhaltener, und die aristotelisch-galenische Ansicht blieb dort noch für Jahrzehnte weiter vorherrschend.

Harveys Lehre jedenfalls hatte, wie *Albrecht von Haller* (*1708-1777*) formulierte, „ganz Europa zu den Waffen gerufen" und auf Dauer den Primat physiologischer Forschung in der Medizin gefestigt: Das Experiment erhielt eine zentrale Stellung auch im Bereich medizinisch-theoretischer Grundlagenforschung. Der hierdurch bedingte schnelle Wechsel von neuen Ansichten und Einsichten ließ auch ein Problem der Wissensvermittlung in den Vordergrund treten – das der *Aktualität*: Das damalige Universitätswesen und die Publikationsweise wissenschaftlicher Ergebnisse in Buchform erwiesen sich als viel zu schwerfällig. So lassen *Harveys* Vorlesungsnotizen erkennen, daß er seine Theorie bereits 1616 formuliert hatte, aber erst 1628, nach vielen Widerständen, als Druckschrift im deutschen Ausland veröffentlichen konnte. Die persönliche direkte Kommunikation der Gelehrten untereinander begann im Interesse der Aktualisierung gerade zu jener Zeit eine immer größere Rolle zu spielen. War die Gelehrtenkorrespondenz schon in Antike und Mittelalter üblich gewesen, so entwickelte der *Brief* nun bis weit ins 18. Jahrhundert hinein eine entscheidende Bedeutung für den Austausch wissenschaftlicher Erkenntnisse (Schimank, 1965). Auf der einen Seite waren es die personbezogenen intimen Mitteilungen unter Freunden und Kollegen, auf der anderen umfangreiche Korrespondenzen mit zugehörigen Kommentaren, Nachfragen und Debatten, die später gesammelt und gedruckt wurden. Zu letzterem Typ gehörten etwa die 1640 veröffentlichten Briefe, in denen *Jan de Wale* (*1604-1649*) dem *Thomas Bartholin* (*1616-1680*) seine Ansichten über *Harveys* Lehre mitteilte (Bartholin, 1640). Berühmt wurden auch die beiden Briefe des *Marcello Malpighi* (*1628-1694*) über seine Entdeckung des Kapillarkreislaufes, die er 1661 seinem Freund, dem Iatrophysiker *G. A. Borelli* (*1608-1679*) schickte (Malpighi, 1661). Bezeichnend für Umfang und Internationalität solcher Gelehrtenkorrespondenzen noch im 18. Jahrhundert ist die Briefsammlung *Albrecht von Hallers* (*1708-1777*), von ihm selbst von 1773 bis 1775 in sechs Bänden ediert (Haller, 1773-1775; Hintzsche, 1964).

Eine besondere, meist ebenfalls in Briefform verfaßte Mitteilung war damals auch der *aktuelle Fallbericht*, der unter interessierten Kollegen zur Diskussion gestellt wurde. Als beispielhaft in ihrer Art gelten die dramatischen Krankengeschichten zweier Adliger, die *Herman Boerhaave (1668-1738)* 1723 bzw. 1727 an seinen Schwager, den Arzt *Jacob Kaau*, schickte (Boerhaave, 1724; Blank, 1932). Auch das epochemachende Werk *Giovanni Battista Morgagnis (1682-1771) „De sedibus et causis morborum“* (1761) war eine Sammlung von etwa 700 Fallberichten aus dem Nosocomium von *Padua,* wobei die einzelnen Kapitel ebenfalls als Briefe an Kollegen konzipiert waren. Die Beobachtung des individuellen Krankheitsverlaufes, ergänzt durch den postmortal erhobenen pathologischen Befund, sollte in der Folgezeit mehr und mehr Grundlage einer wissenschaftlich-klinischen Kasuistik werden: So war es am Beginn des 19.Jahrhunderts vor allem die Klinik in *Paris,* welche die Krankengeschichte zum unentbehrlichen Informations- und Vergleichsmittel des Arztes machte. Namen wie *Jean Nicolas Corvisart (1755-1821)* und *René Théophile Hyacinthe Laënnec (1781-1826)* stehen hier für die zunehmende Physikalisierung der Untersuchungsmethoden und der damit verbundenen Verfeinerung der Diagnostik. Diesem Ziel diente auch die vergleichende Auswertung tausender von Fallbeschreibungen, mit der *Pierre Charles Alexandre Louis (1787-1872)* an der Pariser Klinik erstmals gezielt die Entwicklung einer streng mathematisch begründeten Statistik der Krankheiten vorantrieb.

Jene literarische Form des gedruckten Briefes oder Krankenberichtes, wie sie im 18.Jahrhundert häufiger wurde, sollte nur die Vorstufe zu einer öffentlich noch wirksameren, periodisch erscheinenden Informationsweise sein, der *Zeitschrift*. Ihr Auftreten als Medium der Wissensvermittlung veränderte die Art zu publizieren grundsätzlich: War zuvor die Monographie die einzig mögliche Form der Veröffentlichung gewesen, erfolgte wissenschaftliche Kommunikation nun wesentlich spontaner und direkter. Jetzt konnten auch vorläufige Ergebnisse und individuelle Entdeckungen, die noch nicht in das Gerüst gesamtwissenschaftlicher Konformität integriert waren, allgemein und mehr, als das im Rahmen brieflicher Korrespondenz möglich war, bekannt gemacht, diskutiert und kritisiert werden. Die erste, enzyklopädisch noch alle Wissenschaftszweige umfassende Zeitschrift war das am 5. Januar 1665 in Paris begründete *„Journal des Sçavans"*, das Vorbild werden sollte auch für andere mehr noch auf Medizin und Naturwissenschaften ausgerichteten Organe. Vor allem die zu diesem Zeitpunkt sich in allen führenden Nationen zusammenschließenden wissenschaftlichen Gesellschaften und Akademien gaben eigene Zeitschriften als Kommunikationsmittel heraus: So erschienen, ebenfalls noch 1665, die *„Philosophical Transactions"* der in London begründeten *„Royal Society"*, in Deutschland 1670 die *„Miscellanea curiosa medico-physica"* der *„Leopoldinischen Academia Naturae Curiosorum"*. Im Anschluß an diese Gründungen vollzog sich sehr bald eine Ausdifferenzierung: *Siefert* (1975) weist hier auf drei von *Deneke* (1969) bereits so definierten „Wachstumsdimensionen" in der Entwicklung des Zeitschriftenwesens hin: Eine „quantitative" Dimension, die sich auf die schon im 18. Jahrhundert zu erkennende rapide Zunahme der Zeitschriftenliteratur bezieht, auf eine „soziostrukturelle" Dimension, die gleichsam „nach unten" auf einen immer größeren Leserkreis zielte und auf eine „thematische" Dimension, die von einer zunehmenden Spezialisierung gekennzeichnet war. Schon ein Vergleich zwischen dem *„Journal des Sçavans"* und den *„Miscellanea"* läßt eine Einengung vom Enzyklopädischen zum Naturwissenschaftlich-Medizinischen erkennen. So gehörten zu den rein medizinischen Zeitschriften in deutscher Sprache bereits die von 1717 bis 1731 in Berlin erscheinenden *„Acta Medicorum Berolinensium"*. Mit der Entwicklung medizinischer Spezialfächer erschienen auch bald Fachzeitschriften und Referatenblätter, so 1771 die *„Chirurgische Bibliothek"* durch *August Gottlieb Richter (1742-1812)*, 1787 das *„Archiv für Geburtshilfe, Frauenzimmer- und neugebohrner Kinder-Krankheiten"*, 1795 das *Reil*sche *„Archiv für die Physiologie"*, um nur einige zu nennen. Eine weitere thematische Einengung im 19. Jahrhundert wiederum war die Behandlung besonderer Fragestellungen in diagnostischer oder therapeutischer Hinsicht: 1885 erschien das *„Archiv für Verdauungskrankheiten mit Einschluß der Stoffwechselpathologie und der Diätetik"*. Bisweilen waren Zeitschriften auch Austragungsort wissenschaftlicher Auseinandersetzungen, von der Propagierung romantisch-naturphilosophischer Ideen bis hin zur Verteidigung der Homöopathie oder der Pockenschutzimpfung. *Wilhelm Roser* (*1817-1888*) und *Wilhelm Griesinger* (*1817-1868*) intendierten mit ihrem *„Archiv für physiologische Heilkunde"* 1842 eine regelrechte „Kampfzeitschrift" für eine neue, naturwissenschaftlich begründete Medizin. Für ein allgemeines ärztliches Informationsbedürfnis hin wiederum, bei aller Tendenz zur Spezialisierung, sprach im 19. Jahrhundert nicht zuletzt der Typ der medizinischen Monatsschrift, wie er bereits seit 1823 durch *„The Lancet"* in England repräsentiert wurde. So erschien seit 1851 die *„Wiener medizinische Wochenschrift"*, aus dem 1854 begründeten *„ärztlichen Intelligenzblatt"* entstand später die *„Münchener medizinische Wochenschrift"*, und seit 1875 erschien die *„Deutsche medizinische Wochenschrift"*. Neben solchen, speziell das ärztliche Publikum ansprechenden Zeitschriften sind auch populär-medizinische Blätter zu nennen, die sich in der aufgeklärt-moralisierenden Atmosphäre des 18. Jahrhunderts großer Beliebtheit erfreuten und jener „sozialstrukturellen Wachstumsdimension" *Denekes* zuzuordnen sind. Beispielhaft kann hier die Zeitschrift *„Der Arzt"* stehen, zwischen 1759 und 1764 von *Johann August Unzer* (*1727-1799*) in Hamburg herausgegeben. Ebenfalls in Hamburg erschien zwischen 1765 und 1768 *„Der patriotische Medicus"* des Arztes *Anton Heins* (*1716-1804*), der den Laien über eine vernünftige Lebensweise und die Wirkung verschiedener Arzneimittel aufklärte (Kircher, 1958).

In der rapiden Entwicklung des Zeitschriftenwesens im 18. und 19. Jahrhundert manifestierte sich ein neues Verhältnis des Arztes zu seinem Beruf: Es galt, das Dogma des überliefertern Buch-Textes und seiner Ableitungen zu überwinden und sich in unvoreingenommener Beobachtung dem gesunden und kranken Menschen selbst wieder zuzuwenden. „Ein Lesen und Schreiben neuer Art", so *Gunter Mann* (1966), „wurde notwendig". Literatur war nicht mehr Selbstzweck, sondern „Mittel", die Probleme der Praxis immer wieder neu zu bewältigen. In diesem Sinne entstanden im 18. Jahrhundert nach dem Vorbild der großen Akademien allenthalben ärztliche Vereine und Lesegesellschaften, die in Eigeninitiative und fern von staatlicher oder universitärer Bevormundung den kollegialen Austausch pflegten und in eigenen Bibliotheken und Lesezirkeln die aktuelle Information ihrer Mitglieder ermöglichten. (Siefert, 1969). Besondere Bedeutung für die naturwissenschaftliche Orientierung der Medizin im 19.Jh. sollte die 1822 von *Lorenz Oken* (*1779-1851*) initiierte *„Gesellschaft Deutscher Naturforscher und Ärzte"* erlangen, die Persönlichkeiten wie *Hermann von Helmholtz* (*1821-1894*) und *Rudolf Virchow* (*1821-1902*) zu ihrem Sprachrohr machten (Lauer, 1968).

Im Verlauf des 19. Jahrhunderts wurde es freilich für den Arzt immer schwerer, sich im ständig wachsenden Zufluß aktueller Informationen zurechtzufinden. Es ging jetzt vermehrt um sachgerechte, schnelle Erschließung und Dokumentation des literarischen Angebotes, und hier war es gerade die Zeitschriftenliteratur, die sich fortlaufend und rapide vermehrte. Verzeichnisse von Aufsätzen verschiedener Akademiemitglieder finden sich neben Monographien erstmals bei *Georg Abraham Mercklin (1644-1702)*, der 1686 die medizinische Bibliographie des *Johannes Antonides van der Linden* als *„Lindenius renovatus“* neu herausgab. Die erste selbständige Bibliographie von Zeitschriftenaufsätzen (*Syllabus recens exploratorum in re medica...*) veröffentlichte 1696 *Cornelius van Beughem* (*1678-1710*). Für die großen Bibliographen des 18. Jahrhunderts wurde es dann selbstverständlich, Zeitschriften in ihre Sammlungen aufzunehmen. *Albrecht von Haller* (*1708-1777*), Besitzer einer der größten Privatbibliotheken seiner Zeit, zitierte in seinen vier Bibliographien zur Botanik, Anatomie, Chirurgie und praktischen Medizin neben 52.000 Büchertiteln auch eine große Zahl von Zeitschriftenaufsätzen. Noch konsequenter bezog der zweite der ganz großen Literaturexperten des Jahrhunderts *Wilhelm Gottfried Ploucquet* (*1744-1814*) die Zeitschriftenliteratur der Zeit in seine achtbändige Bibliographie ein (*Initia Bibliothecae medico-practica et chirurgica realis, Tübingen 1793-1797*). Die Berücksichtigung der Zeitschriftenliteratur sollte „von nun an Prüfstein aller Bibliographien“ werden (Siefert, 1975). Ein Anzeichen dafür, wie schnell inzwischen Literatur veraltete, war das zunehmende Bestreben, sich bibliographisch auf bestimmte, möglichst rezente Zeiträume zu begrenzen, eine Tendenz, die sich schon bei *van Beughem* angedeutet hatte, als er seine 1681 veröffentlichte *„Bibliographia medica et physica novissima“* nur auf die Jahre 1651 bis 1681 eingrenzte. So beschränkte sich auch *Adolph Carl Peter Callisen* (*1786-1866*) in seinem zwischen 1830 und 1845 in 33 Bänden veröffentlichten *„Medicinischen Schriftsteller-Lexicon“* auf die „jetzt lebenden Aerzte, Wundärzte, Geburtshelfer, Apotheker und Naturforscher“, also auf eine Zeitspanne von wenigen Jahrzehnten. Die Literaturübersichten begannen insgesamt periodisch zu erscheinen: Es entwickelte sich der Typ des Referatenblattes, zu dem man bereits die von 1751 -1753 erscheinende *„Medicinische Bibliothek“* des *Rudolph Augustin Vogel (1724-1774)* ebenso wie die *„Bibliothek der practischen Heilkunde“* rechnen kann, die *Christoph Wilhelm Hufeland (1762-1836)* von 1755 an als literaturkritische Ergänzung zu seinem *„Journal der practischen Arzneykunde und Wundarzneykunst“* herausgab. Zu den bedeutendsten Referatenorganen des 19. Jahrhunderts sollten sich dann zwei Periodica entwickeln: *Schmidts „Jahrbücher* *der in- und ausländischen gesammten Medicin*"- zwischen 1834 und 1922 in 336 Bänden erschienen – und *Canstatts "Jahresberichte über die Fortschritte der gesammten Medicin in allen Ländern*", die von 1842 bis 1919 herauskamen.

Die Fülle der Materialien, wie sie diese Jahrbücher verarbeiteten, konnte schon längst nicht mehr von einzelnen Autoren und Referenten bewältigt werden. Ganze Stäbe von Mitarbeitern fanden sich zu redaktioneller Kooperation zusammen, eine Organisationsform, in der *Estelle Brodman* (1954) geradezu den Ausdruck industrieller Revolution schlechthin zu erkennen glaubt. So wurde am Ende des Jahrhunderts auf Initiative des Militärarztes und Bibliothekars *John Shaw Billings (1838-1913)* das bis dahin größte und bis heute wegweisende Unternehmen in Angriff genommen: die Katalogisierung der in der *„Library of the Surgeon-General's Office"* in *Washington* (der heutigen *„National Library of Medicine"* in *Bethesda, Maryland*) vorhandenen Bestände. Die Weiterführung dieses *„Index Catalogue"* scheiterte schließlich an der Menge der von Serie zu Serie wachsenden Bibliotheksbestände. Ein ebenfalls von *Billings* seit 1879 herausgegebener *„Index Medicus"*, der im Sinne größerer Aktualität monatlich fortlaufend die medizinische Gegenwartsliteratur vorstellen sollte, schloß sich 1927, nach drei Serien, mit dem 1916 begründeten *„Quarterly Cumulative Index to Current Medical Literature"* zusammen. Als *„Quarterly Cumulative Index Medicus"* erschien dieser Zusammenschluß dann bis 1959 in 60 Bänden, zunächst vierteljährlich, ab 1949 halbjährlich. In der Kriegs- und Nachkriegszeit kam man mit der Berichterstattung mehr und mehr in Verzug. Zuletzt betrug der Rückstand drei Jahre, so daß auch hier der Auftrag zu aktueller Information nicht mehr erfüllt werden konnte. Man schloß sich deshalb 1960 mit einer anderen, seit 1941 gleichzeitig laufenden Bibliographie, der *„Current List of Medical Literature"*, zusammen. Das Ergebnis dieser Fusion war ein neuer *„Index Medicus"*, gleichsam die vierte Serie jener von *Billings* seinerzeit initiierten Bibliographie. Dieses umfassende Werk, noch heute unentbehrliches Hilfsmittel jeder medizinischen Literaturrecherche, erschien von nun an monatlich und wurde jährlich als *„Cumulated Index Medicus"* zusammengefaßt. Es führte von Anfang an nur Zeitschriften, da die Monographien bereits seit 1948 in einem jährlich erscheinenden Katalog der amerikanischen medizinischen Nationalbibliothek gesammelt wurden. Nach verschiedenen Namensänderungen (*Army Medical Library Catalogue, Armed Forces Medical Library Catalogue, National Library of Medicine Catalogue*) nennt sich dieses Bücherverzeichnis heute *"National Library of Medicine Current Catalogue"*.

Die rapide Zunahme wissenschaftlicher Information brachte zweifellos Probleme mit sich. Zum einen war es die Geschwindigkeit von Erkenntniszuwachs und -wandel, die nicht zuletzt auch die Möglichkeiten einer systematischen und ausführlichen Darstellung eines Faches und seiner Teilgebiete relativierte: Das zwischen 1854 und 1865 von *Virchow* herausgegebene *„Handbuch der speciellen Pathologie und Therapie“* konnte den Zeitgenossen noch einen hervorragenden Überblick über den Stand der damaligen Medizin verschaffen. Als hingegen 1960, zum *„Handbuch der Inneren Medizin“ (4.Aufl.)* endlich der neunte und letzte Band erschien, war der erste Band dieser Auflage aus dem Jahre 1951 längst veraltet und wertlos (Siefert, 1975).

Neben derartigen Problemen der Aktualität wurden auch solche der bloßen Quantität und notwendigen Auswahl des literarischen Angebotes immer dringlicher: Als die Arbeiten zum *Index Catalogue* 1950 eingestellt wurden, verblieben noch 1 750 000 Titel unbearbeitet (Schipperges, 1990). Allein für das aktuelle Schrifttum der Physiologie im Jahre 1950 errechneten *Rothschuh* und *Schäfer* (1955) eine Produktion von 200 000 Seiten, deren Bewältigung ein pausenloses Lesen von 2-3 Jahren erfordert hätte. Auch die zunehmende Reduzierung bibliographischer Dokumentation und Information auf wenige große internationale Literaturspeicher ließ Fragen aufkommen: nicht nur danach, wer für die riesigen Kosten aufkommen sollte, sondern vor allem auch, wer mit dieser Nutzbarmachung von Informationen betraut werden sollte (Kirkpatrick, 1985). Noch 1966 konnte der *Index Medicus* nicht mehr als 2 500 von etwa 15 000 weltweit erscheinenden medizinischen Zeitschriften auswerten (Mann, 1966). Eine Auswahl wissenschaftlich relevant erscheinender Publikationsorgane durch Expertengremien war unvermeidbar, und bei der weitgehenden Monopolstellung des *Index Medicus* konnten demnach viele sicher bedeutsame Arbeiten international niemals zur Kenntnis gebracht werden: Wer über die Validität der jeweiligen Literatur urteilte, entschied letztlich auch über die wissenschaftlichen Schwerpunkte und Tendenzen der Gegenwartsmedizin.

Auf die Notwendigkeit, „für die Erschließung und ‚Utilisation‘ dieser Fluten des Fachschrifttums...ganz neuartige Wege“ zu suchen, wiesen *K.E.Rothschuh* und *A. Schäfer* bereits 1955 eindringlich hin: „Sonst“ werde „ein großer Teil der sich mit großem Aufwand an Zeit und Geld gewonnenen Forschungsergebnisse zu einem ‚ungenutzten Wissen‘, weil es nicht mehr möglich“ sei, „die neuen Ergebnisse in das wachsende Geflecht wissenschaftlicher Kenntnisse wirksam einzufügen.“ (Rothschuh & Schäfer, 1955). So sollten sich dann auch mit den Möglichkeiten eines elektronischen Informations- und Recherchesystems, wie es seit Beginn der 60er Jahre als *Medical Literature Analysis and Retrieval System (MEDLARS)* von der *National Library of Washington* entwickelt wurde, für Informations- und Wissenstransfer in der Medizin völlig neue Perspektiven eröffnen.

Literatur

Artelt, W. (1950): Die moderne Entwicklung der medizinischen Bibliographie. Nachrichten für Dokumentation in Technik und Wissenschaft, Wirtschaft und Verwaltung 1, 8-10.

Baader, G. (1969): Handschrift und Inkunabel in der Überlieferung der medizinischen Literatur des frühen Mittelalters. In Schmauderer, E. (Hrsg.): Buch und Wissenschaft. (Technikgeschichte in Einzeldarstellungen 17). Düsseldorf: Verein deutscher Ingenieure. S. 15-47.

Baader, G. (1974): Die Entwicklung der medizinischen Fachsprache im hohen und späten Mittelalter. In Keil, G., Assion, P. (Hrsg.): Fachprosaforschung. Acht Vorträge zur mittelalterlichen Artesliteratur. Berlin. S. 88-123.

Baader, G. (1978): Die Schule von Salerno. Medizinhistorisches Journal 13, 124-145.

Baader, G., Keil, G. (1982): Einleitung. In Baader, G., Keil, G. (Hrsg.): Medizin im mittelalterlichen Abendland. Darmstadt: Wissenschaftliche Buchgesellschaft. S. 1-44.

Baader, G. (1984): Die antike Rezeption in der Entwicklung der medizinischen Wissenschaft während der Renaissance. In Schmitz, R., Keil, G. (Hrsg.): Humanismus und Medizin. (Deutsche Forschungsgemeinschaft, Kommission für Humanismusforschung, Mitteilung 11). Weinheim: Acta humaniora, Verlag Chemie. S. 51-66.

Baader, G. (1985): Byzantinische Medizin in Norditalien im 5. und 6. Jahrhundert. In Vavrinek, V. (Hrsg.): From Later Antiquity to Early Byzantium. (Proceedings of the Byzantological Symposium in the 16th International Eirene Conference) Praha: Academia.

Baader, G. (1989): Die Tradition des Corpus Hippocraticum im europäischen Mittelalter. In Baader, G., Winau, R. (Hrsg.): Die Hippokratischen Epidemien. Theorie – Praxis – Tradition. Verhandlungen des Ve Colloque international hippocratique 10.-15. 9.1984 Berlin. (Sudhoffs Archiv Beiheft 27). Stuttgart: Franz Steiner Verlag. S. 409-415.

Benz, Ch. (1968): Die ersten pharmakologischen Zeitschriften in Deutschland. (Studien zur Medizingeschichte des neunzehnten Jahrhunderts 2). Stuttgart: Ferdinand Enke Verlag.

Blank, M. (1932): Eine Krankengeschichte Herman Boerhaaves und ihre Stellung in der Geschichte der Klinik. Diss. med. Universität Leipzig.

Boerhaave, H. (1724): Atrocis nec descripti prius morbi historia. Lugduni Batavorum (Facsimile with an introduction by C.A.Lindeboom [1964]. Nieuwkoop: B. de Graaf).

Braunfels-Esche, S. (1984): Leonardo als Begründer der wissenschaftlichen Demonstrationszeichnung. In Schmitz, R., Keil, G. (Hrsg.): Humanismus und Medizin. (Deutsche Forschungsgemeinschaft, Kommission für Humanismusforschung, Mitteilung 11) Weinheim: Acta humaniora, Verlag Chemie. S. 23-50.

Brodman, E. (1954): The Development of Medical Bibliography.(Medical Library Association Publication 1). Baltimore: Medical Library Association.

Brunn, W. v. (1953): Fortschritte der medizinischen Bibliographie. Deutsche medizinische Wochenschrift 78, 490f.

Brunn, W. v. (1963): Medizinische Zeitschriften im neunzehnten Jahrhundert. Beiträge zur Geschichte der allgemein-medizinischen Fachpresse. Stuttgart: Georg Thieme Verlag.

Buck, A. (1984): Die Medizin im Verständnis des Renaissancehumanismus. In Schmitz R., Keil, G. (Hrsg.): Humanismus und Medizin. (Deutsche Forschungsgemeinschaft, Kommission für Humanismusforschung Mitteilung 11). Weinheim: Acta humaniora, Verlag Chemie. S. 181-198.

Bullough, V. L. (1966): The Development of Medicine as a Profession. Basel: S. Karger.

Dilg, P. (1969): Das Botanilogicon des Euricius Cordus. Ein Beitrag zur lateinischen Literatur des Humanismus. Diss. rer. nat. Marburg.

Deichgräber, K.(1955): Der hippokratische Eid. Stuttgart: Hippokrates Verlag.

Deneke, J. F. V. (1969): Arzt und Medizin in der Tagespublizistik des 17. und 18. Jahrhunderts. Köln: Deutscher Ärzte-Verlag.

Diepgen, P. (1949): Geschichte der Medizin. Die historische Entwicklung der Heilkunde und des ärztlichen Lebens. Bd. 1. Berlin: Walter de Gruyter Verlag.

Dziatzko, [K] (1884-1940): Bibliotheken, Buch. In Wissowa, G. (Hrsg.): Paulys Real-Encyclopädie der classischen Altertumswissenschaft, neue Bearbeitung Bd. 1-(19), Supp.Bd. 1-(7). Stuttgart: Alfred Druckenmüller Verlag. Bd. 3/1,Sp. 405-424, 939-971.

Gibb, H. A. R., Landau, J. M. (1968): Arabische Literaturgeschichte. Zürich: Artemis.

Haller, A. v. (1773-75): Epistolarum ab eruditis viris ad Albertum Hallerum scriptarum pars I, Latinae. Bd. 1-6. Göttingen und Bern.

Hein, W. H., Sappert, K. (1957): Die Medizinalordnung Friedrich II. (Veröffentlichungen der Internationalen Gesellschaft für Geschichte der Pharmazie, Neue Folge 12) Eutin (Holstein): Internationale Gesellschaft für Geschichte der Pharmazie.

Herrlinger, R. (1967): Geschichte der Medizinischen Abbildung. Von der Antike bis 1600. 2. Aufl. München: Heinz Moos Verlag.

Hintzsche, E.(1964): Albrecht von Haller – Giambattista Morgagni, Briefwechsel. Hrsg. und kommentiert. Bern: Hans Huber Verlag.

Hoppe, B. (1969): Abbilden und Beschreiben in der Naturforschung. In Schmauderer, E. (Hrsg.): Buch und Wissenschaft. (Technikgeschichte in Einzeldarstellungen 17). S. 71-90.

Jacquart, D. (1996): Die scholastische Medizin. In Grmek, M.D. (Hrsg.): Die Geschichte des medizinischen Denkens. Antike und Mittelalter. München: C. H. Beck. S. 216-259.

Jouanna, J. (1996): Die Entstehung der Heilkunst im Westen. In Grmek M.D. (Hrsg.): Die Geschichte des medizinischen Denkens. Antike und Mittelalter. München: C. H. Beck S. 28-80.

Keil, G. (1997): Gedruckte medizinische Literatur in der Frühdruckzeit. In Gier, H., Janota, J. (Hrsg.): Augsburger Buchdruck und Verlagswesen. Von den Anfängen bis zur Gegenwart. Wiesbaden: Otto Harrassowitz. S. 469-475.

Kircher, J. (1958): Das Deutsche Zeitschriftenwesen, seine Geschichte und seine Probleme. Teil 1. 2. Aufl. Wiesbaden: Otto Harrassowitz.

Kircher, J. (1962): Das Deutsche Zeitschriftenwesen, seine Geschichte und seine Probleme. Teil 2. Wiesbaden: Otto Harrassowitz.

Kirkpatrick, B.A. (1985): History of the Development of Medical Information. Bulletin of the New York Academy of Medicine 61, 230-239.

Kudlien, F. (1989): Hippokrates-Rezeption im Hellenismus. In Baader, G.,Winau, R. (Hrsg.): Die Hippokratischen Epidemien. Theorie – Praxis – Tradition. Verhandlungen des Ve Colloque internationale hippocratique 10.-15.9.1984 Berlin. (Sudhoffs Archiv Beiheft 27) Stuttgart: Franz Steiner Verlag. S. 355-376.

Lain Entralgo, P. (1973): La obra de William Harvey y sus consecuencias. In Lain Entralgo, P. (ed.): Historia Universal de la Medicina. Tom. 1-6. Barcelona: Salvat Editores. Tom. 4, p. 234-245.

Lange, W. H. (1951): Das Buch im Wandel der Zeiten. Frankfurt a. M.: Büchergilde Gutenberg.

Langholf, V. (1977): Syntaktische Untersuchungen zu Hippokrates-Texten. Brachyologische Syntagmen in den individuellen Krankheits-Fallbeschreibungen der hippokratischen Schriftensammlung. (Abhandlungen der Akademie der Wissenschaften und Literatur Mainz, Geistes- und sozialwissenschaftliche Klasse). Wiesbaden: Franz Steiner Verlag.

Lauer, H. H. (1967a): Der Beitrag der Araber zur Entwicklung der Medizin. Medizinische Monatsschrift 21, 66-72.

Lauer, H. H. (1967b): Zur Beurteilung des Arabismus in der Medizin des mittelalterlichen England. Sudhoffs Archiv 51, 326-348.

Lauer, H. H. (1968): Wissenschaftshistorische Aspekte bei Helmholtz und Virchow. In Schipperges, H. (Hrsg.): Die Versammlung Deutscher Naturforscher und Ärzte im 19.Jahrhundert. (Schriftenreihe der Bezirksärztekammer Nordwürttemberg 12). Stuttgart. S. 86-101.

Lauer, H. H. (1991): Klostermedizin. In Lexikon des Mittelalters Bd. 5, Sp. 1224-1225.

Lauer, H. H. (1992): Von der Materia Medica zur experimentellen Pharmakologie. Zur Geschichte des Marburger Pharmakologischen Institutes. In Legrum, W., Al-Toma, A.J., Netter J. (Hrsg.): 125 Jahre Pharmakologisches Institut der Philipps-Universität Marburg, Fachbereich Humanmedizin. Marburg: N. G. Elwert Verlag. S. 1-86.

Lind, U.(1978): Medizin bei den Naturvölkern. In Schipperges, H., Seidler, E., Unschuld, P. (Hrsg.): Krankheit, Heilung, Heilkunst. Freiburg: Karl Alber Verlag. S. 35-89.

Malpighi, M. (1661): De Pulmonibus Observationes Anatomicae. Epistolae Duae ad Borellium in Pisa. Firenze.

Mani, N. (1977): Die Editio princeps des Galen und die anatomisch-physiologische Forschung im 16. Jahrhundert. In Krafft, F., Wuttke, D. (Hrsg.): Das Verhältnis der Humanisten zum Buch (Deutsche Forschungsgemeinschaft, Kommission für Humanismusforschung, Mitteilung 4) Boppard: Harald Boldt Verlag. S. 209-226.

Mann, G. (1966): Der Arzt und die wissenschaftliche Literatur: Probleme der Literaturversorgung- und erschließung. Medizinhistorisches Journal 1, 275-293.

Mück, H. (1984): Medizinische Publikationslawine. Viele Fragen, wenig befriedigende Antworten. Deutsches Ärzteblatt 81, 2873-2875.

O'Leary, D. (1957): How Greek Science Passed to the Arabs. 3rd Ed. London: Routledge & Kegon Paul.

Rothschuh, K. E., Schäfer, A. (1955): Qualitative Untersuchungen über die Entwick-

lung des physiologischen Fachschrifttums (Periodica) in den letzten 150 Jahren. Centaurus 4, 63-66.
Rothschuh, K. E. (1965): Prinzipien der Medizin. Ein Wegweiser durch die Medizin. München: Urban & Schwarzenberg.
Schimank, H. (1965): Mittel und Wege wissenschaftlicher, insbesondere naturwissenschaftlicher Überlieferung bis zum Aufkommen der ersten wissenschaftlichen Zeitschriften. Sudhoffs Archiv 36, 159-182.
Schipperges, H. (1955): Zur Rezeption und Assimilation arabischer Medizin im frühen Toledo. Sudhoffs Archiv 39, 261-283.
Schipperges, H. (1956): Assimilations-Zentren arabischer Wissenschaft im 12. Jahrhundert. Centaurus 4, 325-350.
Schipperges, H. (1960): Die Schulen von Toledo und ihre Bedeutung für die abendländische Wissenschaft. Marburger Sitzungsberichte 82, 3-18.
Schipperges, H. (1964a): Die Benediktiner in der Medizin des frühen Mittelalters.(Erfurter theologische Schriften 7). Leipzig: St. Benno-Verlag.
Schipperges, H. (1964b): Die Assimilation der arabischen Medizin durch das lateinische Mittelalter. (Sudhoffs Archiv Beiheft 3). Wiesbaden: Franz Steiner Verlag.
Schipperges, H. (1967): Grundzüge einer scholastischen Anthropologie bei Petrus Hispanus. Portugiesische Forschungen der Görresgesellschaft 7, 1-51.
Schipperges, H. (1976): Arabische Medizin im lateinischen Mittelalter. (Sitzungsberichte der Heidelberger Akademie der Wissenschaften, mathematisch.-naturwissenschaftliche Klasse Jg. 1976, 2.Abhandlung). Berlin: Springer Verlag.
Schipperges, H. (1990): Geschichte der Medizin in Schlaglichtern. Mannheim: Meyers Lexikonverlag.
Schnell, B. (1991): Arzt und Literatur: Zum Anteil der Ärzte am spätmittelalterlichen Literaturbetrieb. Sudhoffs Archiv 75, 44-57.
Seidler, E. (1967): Die Heilkunde des ausgehenden Mittelalters in Paris. Studien zur Struktur der spätscholastischen Medizin. (Sudhoffs Archiv, Beiheft 8). Wiesbaden: Franz Steiner Verlag.
Siefert, H. (1969a): Rudolf Virchow und das medizinische Schrifttum des 19. Jahrhunderts. In Schmauderer, E. (Hrsg.): Buch und Wissenschaft. (Technikgeschichte in Einzeldarstellungen 17). Düsseldorf: Verein deutscher Ingenieure. S. 315-347.
Siefert, H. (1969b): Das naturwissenschaftliche und medizinische Vereinswesen im deutschen Sprachgebiet (1750-1850). Hannover: Boehringer Mannheim.
Siefert, H. (1975): Das medizinische Schrifttum in seiner historischen Entwicklung. In Koller, S., Wagner, G. (Hrsg.): Handbuch der medizinischen Dokumentation und Datenverarbeitung. Stuttgart: Schattauer Verlag. S. 1177-1199.
Sigerist, H. E. (1958): The Latin Medical Literature of the Early Middle Ages. Journal of the History of Medicine and Allied Sciences 13, 127-146.
Sigerist, H. E. (1963): Anfänge der Medizin. Zürich: Europa Verlag.
Strohmaier, G. (1996): Die Rezeption und die Vermittlung der Medizin in der byzantinischen und in der arabischen Welt. In Grmek, M.D. (Hrsg.): Die Geschichte des medizinischen Denkens. Antike und Mittelalter. München: C. H. Beck. S. 151-181.
Thorndike, L. (1965): Michael Scot. London: Thomas Nelson and Sons.
Vegetti, M. (1996): Zwischen Wissen und Praxis: Die hellenistische Medizin. In Grmek,

M.D. (Hrsg.): Die Geschichte des medizinischen Denkens. Antike und Mittelalter. München: C. H. Beck. S. 81-113.

Wale, J.de (1640): Epistolae de motu chyli et sanguinis ad Th. Bartholinum, I, II, als Anhang zu Bartholinus, Th.(1641): Institutiones Anatomicae. Lugduni Batavorum; deutsche Übers. Gottlieb, B.J.(1942). (Klassiker der Medizin 33). Leipzig.

Weil, E. (1957): The Echo of Harvey's De Motu Cordis (1628) 1628-1657. Journal of the History of Medicine and Allied Sciences 12, 167-174.

Widmann, H. (1952): Geschichte des Buchhandels vom Altertum bis zur Gegenwart. Wiesbaden: Otto Harrassowitz.

Zimmermann, B. (1975): Das Hausarzneibuch. Ein Beitrag zur Untersuchung laienmedizinischer Fachliteratur des 16. Jahrhunderts unter besonderer Berücksichtigung ihres human-medizinisch-pharmazeutischen Inhalts. Diss. rer. nat. Philipps Universität Marburg.

FRIEDRICH HEUBEL

Die ethische Dimension des Informations- und Wissenstransfers in der Medizin und im Gesundheitswesen

Die Frage nach einer „ethischen Dimension" meint mehr als nur die Frage: „Wie soll ich mich als Informatiker/Bibliothekar/ärztlich Tätiger[1] im Hinblick auf Information/Wissen verhalten?" Sie meint auch mehr als die Frage: „Wie sollte der Informations- und Wissenstransfer in Medizin und Gesundheitswesen organisiert sein?" Diese beiden Fragen sind zwar implizit gestellt und verlangen auch nach einer Antwort. „Ethische Dimension" meint aber mehr, nämlich auch den systematischen Zusammenhang zwischen diesen beiden Fragen. Denn der Ausdruck „ethische Dimension" geht davon aus, daß es eine als solche klar unterscheidbare Sicht- oder Frageweise gibt, die wir „ethisch" nennen. Aufgabe dieses Artikels wäre es dann, einerseits diese Sicht- oder Frageweise eindeutig zu beschreiben und andererseits zu zeigen, welche Antworten sie auf die beiden genannten Fragen gibt. Diese Doppelaufgabe nehme ich mir – freilich nur in der Art einer Skizze – vor.

Ethik stellt die Frage nach dem richtigen Handeln und zwar nach dem richtigen Handeln *überhaupt* (was ist richtiges Handeln? Nicht: wie handle ich *in diesem Falle* richtig?). Antwort erhoffen wir uns allerdings auf Fragen nach einem *speziellen* Handeln, nämlich dem Umgang mit Information/Wissen, und zwar in einem bestimmten Sachzusammenhang: Wir wollen erstens wissen, wie unser individuelles Handeln jeweils als Informatiker, Bibliothekar oder Arzt richtigerweise aussähe. Da aber unser je *individuelles* Handeln tatsächlich weitgehend von den Institutionen vorgeformt ist, in denen wir arbeiten, fragen wir zweitens natürlicherweise auch danach, wie diese *Institutionen* richtigerweise aussehen sollten.

Bei allen drei Fragen geht es um Handeln. Ich werde zunächst explizieren, was wir beim Handeln mit „richtig" im ethischen Sinne meinen (Teil I), dann die für uns relevanten Tätigkeitsfelder analysieren (Teil II) und in einem Anhang einen kritischen Blick auf einen bekannten informatischen Selbstverpflichtungskodex werfen. Wenn man so will, schreite ich also von der „Theorie" zur „Praxis" fort. Dafür gibt es allerdings allenfalls einen didaktischen,

[1] Diese Dreiteilung wird im folgenden expliziert.

keinen sachlichen Grund. Der Leser mag ebensogut von der Praxis zur Theorie fortschreiten, also erst Teil II, dann Teil I und schließlich Teil III lesen.

1. Handeln und „richtiges" Handeln

1.1 Eine (formale) Klassifikation von Handlungsregeln

1.1.1 Moralisch versus außermoralisch

Der Satz „Ethik stellt die Frage nach dem richtigen Handeln" ist zwar richtig, aber als Beschreibung von Ethik natürlich unvollständig, weil zu allgemein. Denn mit dem „richtigen Handeln" befaßt sich zum Beispiel auch die Analysevorschrift im Labor, die Übungsvorschrift des Bodybuilders und das Benutzerhandbuch des Textverarbeitungsprogramms. „Richtig" heißt in diesen Beispielen ein Handeln, das zuverlässig zu dem von der handelnden Person gesetzten Ziel führt. Die Person, die so handelt, handelt effektiv, sie hat zur Realisierung ihres Zwecks die richtigen Mittel gewählt. In diesem Sinne richtig ist die Insulingabe, wenn dem Diabetiker vom Typ II geholfen werden soll. In diesem Sinne richtig ist aber auch die Überdosierung von Barbiturat bei einem geplanten Mord. In beiden Fällen führt das gewählte Mittel zuverlässig zum gewollten Ziel. Ob Ziel und Mittel moralisch vertretbar sind, bleibt dabei außer Betracht. Dieser Typ von „Richtigkeit" heißt in der praktischen Philosophie „technisch".

Es kann eine Handlung technisch richtig und doch moralisch verwerflich sein (wie z.B. beim perfekten Giftmord). Regeln, die zum technisch richtigen Handeln anleiten, sind daher auch *keine Vorschriften* im strengen oder eigentlichen Sinne: Man ist zu ihrer Einhaltung nicht verpflichtet (es sei denn, sie sind durch einen öffentlichen Akt verbindlich gemacht worden, z.B.: es ist zunächst nur zweckmäßig, daß alle auf ein und derselben Seite fahren – in Deutschland rechts – durch die Straßenverkehrsordnung wird es aber auch zur Pflicht gemacht). Genau genommen, sind die Regeln für technische Richtigkeit nur *Ratschläge*, in bestimmter Weise zu verfahren, *wenn* man einen bestimmten Zweck oder ein bestimmtes Ziel verfolgt. Sie sind *bedingt* durch das gewählte Ziel (deshalb heißen technische Handlungsregeln in der philosophischen Fachsprache auch *hypothetisch*).

Eine zweite Art von Richtigkeit des Handelns heißt in der Fachsprache *pragmatisch*. Auch hier geht es um das richtige Mittel zu einem nach Belieben gewählten Zweck, also eine bedingte Handlungsregel. Dieser Zweck ist allerdings insofern nicht beliebig, als man ihn bei jedem Menschen voraussetzen kann, nämlich: Zufriedenheit – oder in der Ausdrucksweise praktischer Philosophie: Glück. Das Problem besteht darin, daß es – obwohl jeder diesen Zustand anstrebt – nicht einfach ist, zur Erreichung des Glücks oder der Zufriedenheit das richtige Mittel zu wählen. Denn erstens sucht jeder sein Glück in verschiedenen Zuständen, zweitens ist er dabei nicht sicher, ob er sein Ziel mit dem gewählten Mittel auch wirklich erreicht. Zwischen den Mitteln zum Glück und dem Glück besteht nämlich keine einfache Wenn-dann-Beziehung. Vielmehr ist gereifte Lebenserfahrung nötig, um sich dabei nicht zu verkalkulieren und das größte Glück ist häufig das unerwartete und nicht durch eigenes gezieltes Handeln bewirkte. Daher gelten pragmatische Handlungsregeln nur *bedingt*: sie gelten nur, *wenn* man Zufriedenheit oder Glück anstrebt, und dazu gibt es keine Verpflichtung. Auch pragmatische Handlungsregeln sind daher streng genommen keine Vorschriften, sondern nur Ratschläge. Ihr besonderer Charakter macht sie allerdings geeignet für Konventionen, das heißt bindende Vereinbarungen zwischen vielen, die sich insgesamt mehr Zufriedenheit erwarten und einander in dieser Erwartung auch bestärken. Ebenso wie technische Handlungsregeln können freilich auch konventionell-pragmatische Handlungsregeln immer noch unmoralisch sein, z.B. wenn sie eine Vereinbarung zu Lasten Dritter enthalten.

Erst ein dritter Typ von Richtigkeit des Handelns ist im strengen Sinne „ethisch“ oder besser „moralisch“[2]: Richtigkeit hat hier den Sinn von „gutem“, „rechtmäßigem“, „verantwortlichem“, „lobenswertem“, „vorbildlichem“ oder gar „bewunderungswürdigem“ Handeln. Die Regeln für diese Art von Richtigkeit des Handelns enthalten alle ein Element von Unbedingtheit oder Nicht-Bedingtheit: Es gibt z.B. unveräußerliche Menschenrechte, die jedem zustehen; die drei klassischen Gerechtigkeitsarten Tauschgerechtigkeit, Strafgerechtigkeit, Verteilungsgerechtigkeit enthalten eine Norm (die Gerechtigkeit), die nicht mehr um eines anderen Zweckes willen gilt, sondern die sozusagen ihr eigener Zweck ist. Wir fragen nicht „wozu soll Gerechtigkeit gut sein?“ sondern „ist das wirklich gerecht?“ Gerechtigkeit ist also eine nicht-bedingte, in der Sprache praktischer Philosophie eine kategorische Norm. Oder das Wahrhaftigkeitsgebot: Auch oder gerade wenn es einem keinen Vorteil bringt, soll man nicht lügen (daß moralische Aufforderungen seltener befolgt werden als technische, ändert nichts an ihrem spezifischen Charakter).

Die hier wiedergegebene Klassifikation von Handlungsregeln geht auf Immanuel Kant zurück. Sie eignet sich aber besonders gut dazu, klarzumachen, worin die Spezifität *moralischer* Handlungsregeln besteht, und diese Klärung ist notwendig. Denn wenn wir nach der ethischen Dimension des In-

[2] Ich schließe mich dem überwiegenden Sprachgebrauch an, der „moralisch“ für das richtige Handeln selbst und „ethisch“ für dessen Reflexion reserviert. Für „ethisch“ könnte also auch stehen „moralphilosophisch“.

formations- und Wissenstransfers fragen, fragen wir auch nach der ethischen Dimension des Umgangs mit einer Technologie. Die ethische Dimension dieses Umgangs ist umfassender als die technische: sie kann bestimmte technische Lösungen als unerlaubt oder umgekehrt als geboten auszeichnen. Klarheit darüber, worin das spezifisch Moralische eigentlich besteht, ist deshalb unerläßlich.

1.1.2 Moralisch versus rechtlich

Nachdem wir nun moralische und nicht-moralische (deshalb aber nicht notwendig *unmoralische*) Handlungsregeln unterschieden haben, treiben wir die Unterscheidung im Bereich der moralischen Handlungsregeln weiter. *Innerhalb* der moralischen Handlungsregeln gibt es die Klasse der rechtlichen Handlungsregeln: Diese Handlungsregeln zeichnen sich dadurch aus, daß sie mit Zwangsmitteln durchgesetzt werden dürfen. So macht sich ein Arzt, der einem nicht an der Behandlung seines Patienten beteiligten Kollegen Informationen über diesen Patienten gibt, strafbar: Das Unterlassen des Geheimnisverrats kann durch Strafandrohung, der Schadensersatz aufgrund eines Behandlungsfehlers durch Gehaltspfändung erzwungen werden.

Es kommt für unsere Klassifikation nicht darauf an, daß diese Zwangsmittel immer ihr Ziel erreichen: Selbstverständlich wird trotz Strafandrohung immer wieder gestohlen und betrogen. Entscheidend ist, daß, soweit das Recht reicht, der Zwang, also eine Form der Gewalt, moralisch gerechtfertigt oder sogar geboten ist. Die Rechtfertigung dieses Zwangs ist ein Standardthema der praktischen Philosophie (sie wird in diesem Artikel nicht geliefert; für unseren Zweck genügt die Klarstellung, daß der Zwang einer Rechtfertigung bedarf und daß diese Rechtfertigung eine moralische ist: erstens sind die „rechtswidrigen" Handlungsweisen moralisch verboten, zweitens – sagt die Ethik bzw. praktische Philosophie – ist es erlaubt, zu ihrer Unterbindung öffentlichen Zwang einzusetzen).[3]

Innerhalb der moralischen Handlungsregeln gibt es neben den rechtlichen eine zweite Klasse, denen die Durchsetzbarkeit durch (äußeren) Zwang fehlt. Beispiele dafür sind: Als Ärzte appellieren wir an den „Gesundungswillen" von Patienten: Wir setzen voraus, daß Patienten an ihrer Gesundung aktiv mitarbeiten sollten, aber kein Zwang kann diese Mitwirkung erzeugen; als moralischer Mensch empfindet man etwas wie eine Aufforderung, ehrlich auch gegen sich selbst zu sein, was niemand von außen erzwingen kann; ethisch ist unumstritten, daß Ärzte den Handlungszweck „Gesundheit des Patienten" dem

[3] Electronic Rights and Ethics Version 0.23 (http://www.zip.com.au/-pete/ere.html) versteht sich ausdrücklich als bindende moralische Vorgabe auch für rechtliche Regelungen.

Handlungszweck „mein persönlicher Wohlstand" überordnen sollten, aber welchen Zweck ein Arzt wirklich setzt, kann weder erzwungen noch auch überprüft werden. Die Nomenklatur für diese Art von Handlungregeln ist vielfältig: Die entsprechenden Pflichten heißen in der praktischen Philosophie „strikt ethische" oder „Tugendpflichten" (versus „Rechtspflichten") oder *officia honoris* („Ehrenpflichten") oder werden auch überhaupt nicht als Pflichten, sondern als „lobenswerte Handlungen" oder als „moral ideals" (Beauchamp & Childress, 1994)[4] angesprochen. Ich nenne sie in diesem Artikel „moralische Pflichten", weil sie trotz ihrer fehlenden Durchsetzbarkeit klar von pragmatischen Handlungsregeln (die auf Zufriedenheit oder Glück ausgehen) verschieden sind und einen unbedingten (nicht von einem wählbaren Zweck abhängigen) Charakter haben, der in dem Ausdruck *„man sollte"* zum Ausdruck kommt.

1.1.3 Verlangbar versus verdienstlich

Wir haben moralische von nicht-moralischen und innerhalb der moralischen rechtliche von im engeren Sinne ethischen Handlungsregeln unterschieden. Wir schließen nun die Klassifikation ab, indem wir innerhalb der im engeren Sinne ethischen Handlungsregeln unterscheiden zwischen Regeln für verlangbare Handlungen und Regeln für dasjenige Handeln, das über das von jedem Verlangbare hinausgeht. In der klassischen Moralphilosophie wird von „vollkommenen" versus „unvollkommenen" oder „Achtungs-" versus „Liebes- oder Wohltätigkeitspflichten" oder von „schuldigen" versus „verdienstlichen" Pflichten gesprochen, die unvollkommenen Pflichten heißen auch „acta supererogatoria"[5]. Der Unterschied läßt sich am schärfsten wie folgt formulieren: Man soll einerseits nicht andere (ohne ihre Zustimmung) als Mittel für eigene Zwecke benutzen und man soll andererseits sich selbst zum Mittel für die Zwecke anderer machen. Dabei geht die negative Pflicht (das Verbot) der positiven Pflicht (dem Gebot) vor.

1.2 Zum Handlungsbegriff

Indirekt dürfte im Vorangegangenen deutlich geworden sein, was wir bei dem Wort „Handeln" zwar unerwähnt aber doch de facto – zumindest wenn wir die ethische Perspektive einnehmen – mitdenken: Wir sprechen von Handeln in einem moralisch relevanten Sinne nur dann, wenn ein Handelnder seinem Handeln einen Zweck gesetzt und dafür Mittel gesucht hat, mit anderen Worten, wenn ihm Optionen offenstanden. Denn nur dann kann ihm sein Handeln

[4] S. 483 ff.

[5] supererogatorius = über das hinausgehend, was verlangt werden kann. Im modernen Sprachgebrauch hat das Wort „Verantwortung" einen großen Teil des hier Gemeinten übernommen.

überhaupt zugerechnet, nur dann kann er als verantwortliche Person (in der Fachsprache: als moralisches Subjekt) betrachtet werden. Einen bloßen Reflex sehen wir ebensowenig wie ein Naturereignis als Handlung im moralischen Sinne an. Mit anderen Worten: Wir setzen eine bestimmte Art von Handlungsfreiheit voraus, ohne die sich Verantwortlichkeit und damit auch Moral gar nicht denken läßt. Es macht z.B. keinen Sinn, einem Tumor oder dem vor meinem Fenster wachsenden Baum „bösen Willen" und damit eine Verantwortlichkeit zu unterstellen. Die Natur legt uns zwar technische und pragmatische Handlungsregeln nahe, sie gibt uns aber keine moralischen Handlungsregeln vor. Auch wenn es eine Pflicht zum „Überleben der Menschheit" gibt und das Überleben sich in der Natur abspielt, so gibt es in der Natur doch keine Pflicht.

Andererseits gibt es aber Situationen, in denen der einzelne tätig zu werden hat, aber seine Optionen bereits durch das Handeln vieler anderer vorgeformt findet. In diesen Fällen ist nicht ohne weiteres klar, wofür genau er verantwortlich ist. In welchem Sinne ist z.B. der Bedienstete verantwortlich, der seinen Brief mit „im Auftrag" unterschreibt, oder der Polizeibeamte, der einen abgelehnten Asylbewerber aus dem Kirchenasyl holt, oder der Einsatzleiter, in dessen Einsatz ein Demonstrant zu Tode kommt oder der Richter, dessen Urteil von der nächsthöheren Instanz kassiert wird? Offensichtlich ist es nicht möglich, in diesen Fällen institutionellen Handelns in der gleichen Weise wie beim individuellen Handeln zu urteilen. Oder anders ausgedrückt: Neben den individuellen Subjekten gibt es auch „dividuelle" Subjekte, nämlich Gremien, Behörden, Instanzen, Unternehmen, Institutionen, die zwar aus vielen Individuen bestehen, aber auch als jeweils Ganze richtig oder falsch handeln können. In der juristischen Terminologie kennt man diesen Unterschied als den Unterschied zwischen „natürlicher" Person und „juristischer" Person.

Auch zwischen „Handeln" und „Tätigkeit" besteht noch ein Bedeutungsunterschied: Tätigkeit meint ein auf Dauer gestelltes, spezifisches, nicht in jedem Moment neu bekräftigtes, dennoch insgesamt gewolltes Handeln (wie z.B. eine Berufsausübung), während Handeln allgemein jedes zweckgerichtete, verantwortete Tun und Lassen meint. Insofern ist jede Tätigkeit ein Handeln, aber nicht jedes Handeln Tätigkeit. Die Tätigkeit des Beamten, Lehrers oder Informatikers ist zugleich ein institutionelles Handeln, der Entschluß, eine interessante Datei mit Geheimnissen einer bestimmten Person *nicht* zu kopieren, ein individuelles, direkt moralisches Handeln im emphatischen Sinne. Beide Typen haben uns zu interessieren.

2. *Tätigkeitsfelder, Rollen und Pflichten*

2.1 Die Frage

Nach dieser Erinnerung an den Begriffsinhalt von „Handeln" überhaupt sehen wir uns nun das Handeln speziell in unserem Tätigkeitsfeld an. Dieses Tätigkeitsfeld ist beschrieben als „Informations- und Wissenstransfer". Ist aber „Transfer" überhaupt ein „Tätigkeitsfeld"?

Tatsächlich hat der Ausdruck „Transfer" mehr den gerichteten Übergang oder Transport einer Sache an einen anderen Ort im Auge als die Menschen, die diesen Übergang bewirken oder den Transport durchführen. Der Transfer selbst kann auch ein rein technischer Vorgang sein. Zum Beispiel reduziert der Ausdruck „Kapitaltransfer nach Luxemburg" einen Vorgang auf ein banktechnisches Verfahren und läßt auf dezente Weise im Dunkeln, daß ein Kapitalbesitzer (also ein moralisches Subjekt) Steuern hinterzieht. Demgegenüber ist klar, daß wir uns unter der ethischen Perspektive gerade für das in dem eben genannten Beispiel im Dunkeln Gelassene interessieren: das Handeln von Menschen, deren Tätigkeit der Transfer ist. Wir haben uns also im Hinblick auf Medizin und Gesundheitswesen zunächst zu fragen (a) *zwischen wem* (b) *was* (c) *auf welche Weise* transferiert wird. Anschließend können wir dann die Frage nach der ethischen Dimension stellen. Sie lautet: Unterscheiden sich die Tätigkeiten der an diesen Transfers beteiligten Personen voneinander und von den Tätigkeiten anderer Personen in einer ethisch charakterisierbaren Weise?

2.2 Eine Berufspflicht aller Gesundheitsberufe

Der Ausdruck „Informations- und Wissenstransfer" legt nahe, daß zunächst an den Transfer medizinischen Wissens gedacht ist, das heißt: Ein vom Forscher erarbeitetes Gewußtes wird in Sprache überführt, Sprache in gedruckte Sprache, gedruckte Sprache als Artikel öffentlich gemacht, in einer Bibliothek gesammelt und verfügbar gehalten und schließlich von einer ärztlich tätigen Person abgerufen und als Wissen genutzt. Tatsächlich ist dies aber nicht der einzige Informationstransfer in Medizin und Gesundheitswesen. Zum Beispiel transferieren Ärzte und Pflegekräfte Informationen über Patienten und über Leistungen auch an einander, an kassenärztliche Vereinigungen, Krankenhausverwaltungen, Krankenkassen; staatliche Stellen erhalten von Krankenhäusern Informationen über Patienten, Personal, Mittel, Räume, Bauten zu Aufsichts- und Planungszwecken; Patienten erhalten von Ärzten medizinische Informationen zur Aufklärung, Diagnose, Prognose.

Innerhalb dieser nahezu unübersehbaren Menge von Transferbeziehungen gibt es allerdings – moralisch gesehen – eine Konstante: Alle diese Informations- und Wissenstransfers erfolgen im Rahmen von beruflicher Tätigkeit auf beiden Seiten – mit einer wichtigen Ausnahme: der Kommunikation zwischen den ärztlich oder pflegerisch handelnden Personen einerseits und den Patienten andererseits. Diese besondere Transferbeziehung ist nur auf einer Seite professionell, denn der Patient ist Laie. Daraus ergibt sich eine für die Berufsrolle typische (außerhalb bestimmter Berufe nicht anzutreffende) Pflicht für alle im Gesundheitswesen Tätigen, nämlich die Pflicht, das informationelle Selbstbestimmungsrecht[6] der Patienten zu schützen (Datenschutz)[7]. An diese Pflicht sei hier der Vollständigkeit wegen erinnert, obwohl der vorliegende Band nicht den Transfer von Daten im Auge hat, die personenbezogen sind.

2.3 Ärztlich Handelnde

2.3.1 Information versus Wissen

Wir wenden uns nun dem Transfer medizinischen Wissens zu, wie es der Ausdruck „Informations- und Wissenstransfer" zunächst nahelegt. Hier erfolgt der Transfer in einer leicht erkennbaren, zweckgerichteten Kette: Wie oben schon ausgeführt, wird ein vom Forscher erarbeitetes Gewußtes in sprachliche Form gebracht, die Sprache als gedruckte öffentlich gemacht, in einer Bibliothek oder Datenbank gesammelt und verfügbar gehalten und schließlich von einer ärztlich tätigen Person abgerufen und als Mittel zum Zweck der gesundheitlichen Hilfe von einer ärztlich tätigen Person genutzt.

Was da transferiert wird, heißt „Information und Wissen". Aber das scheint eher eine vorsichtige Umschreibung von etwas in der Tat sehr Komplexem als eine Unterscheidung von Informationstransfer einerseits und Wissenstransfer andererseits zu sein. Mein Eindruck ist jedenfalls, daß auch die Informatiker nicht über eine gemeinsame Definition von „Information" verfügen. Die Frage ist aber: Unterscheiden sich nicht Information und Wissen bereits im Hinblick auf ihre Transferierbarkeit? Oder genauer: Läßt sich „Wissen" überhaupt transferieren?

Beim ärztlichen Handeln soll Information/Wissen dazu dienen, den Zweck eines anderen Menschen zu *erfüllen, den er allein nicht realisieren kann.* Der Helfende macht sich selbst zum Mittel und übernimmt dadurch Mitverantwortung für die Erfüllung des Zwecks eines anderen Menschen. Je existentieller dieser Zweck ist, desto schwerer wiegt die Mitverantwortung. Diese Beziehung gilt für jeden Beruf, der in Person und Lebensumstände eines Menschen eingreift, also etwa auch für Richter, Pfarrer, Lehrer. Der Eingriff in Leib und

[6] Urteil des Bundesverfassungsgerichts vom 15. Dezember 1983 („Volkszählungsurteil"). Bundesverfassungsgerichtsentscheidungen 65, 1-71.

[7] "Datenschutz" ist ein mißverständlicher Ausdruck: Nicht Daten werden geschützt (das wäre eher „Datensicherheit"), sondern Personen.

Leben ist aber der mit der obersten Priorität, weil Leib und Leben für die Handlungsfähigkeit der Person unersetzbar sind.

In dieser Situation erhält „Information“ einen besonderen Stellenwert. Ihr Gebrauch als Mittel und daher auch ihr Erwerb muß dann ebenso sorgfältig abgewogen werden wie der Eingriff selbst. Da die Medizin ständig neue Möglichkeiten entdeckt und alte als obsolet aufgibt und da sich das Verhältnis des sozialen Handelns zum rein medizinischen Handeln kontinuierlich wandelt, wandeln sich die jeweils adaequaten Mittel. Der ärztlich Handelnde ist also – in einem technischem Sinne – auf Information über die sich wandelnden Mittel angewiesen. Auf der anderen Seite ist er aber auch *verpflichtet*, sich „zu informieren“. Denn als Mitglied des ärztlichen Berufs hat er öffentlich versprochen, in Gesundheitsangelegenheiten fachmännische Hilfe zu geben, das heißt, Mittel für einen Zweck des Patienten einzusetzen, die nur ihm als Fachmann zu Gebote stehen. Die fachlichen Hilfsmöglichkeiten nicht auszuschöpfen – auch wenn er sie erst beschaffen muß – würde seinem Versprechen widersprechen, es sei denn, er würde mit dem Patienten darüber Einverständnis erzielen. Aber bereits für die Herstellung dieses Einverständnisses müßte er über die zur Verfügung stehenden diagnostischen und therapeutischen Mittel „informiert sein“.

Der Informationstransfer allein macht den Arzt jedoch noch nicht fähig, seiner Berufspflicht nachzukommen. An diesem Transfer muß der Arzt selbst aktiv mitwirken: Er muß das Transferierte auf Einschlägigkeit, Zuverlässigkeit, Vollständigkeit und Brauchbarkeit beurteilen und muß sein abschließendes Urteil dazu persönlich vertreten können. Er muß sich die nach Lage der Dinge mögliche (subjektive) Gewißheit verschaffen (weil er andernfalls zum Lügner würde). Dabei ist auch das überlegte Sich-Verlassen auf einen kundigen Kollegen ein eigenes Urteil, nicht aber beispielsweise das kritiklose Übernehmen einer medizinischen Mode, einer sich selbst überschätzenden Neuentdeckung oder eines lediglich geschickt vermarkteten Medikaments.

Dieser Prozeß des Beurteilens ist erst dann zu Ende, wenn der Handelnde die (subjektive) Gewißheit hat, nach Lage der Dinge eine adaequate, zuverlässige und wirksame – eben: eine vertretbare – Maßnahme zu ergreifen, mit anderen Worten, wenn die ihm zur Verfügung stehende Information zu verantwortlichem[8], handlungsrelevantem Wissen geworden ist. Das heißt aber: Wissen im Sinne handlungsrelevanter, im Dienste der Hilfe zur Gesundheit von Menschen stehender, kritisch erworbener Kenntnis enthält ein subjektives Moment[9], das beim Transfer nicht mitübermittelt wird: Gewißheit.

[8] Zur Diskussion der Frage, ob auch „Systeme“ verantwortlich sein können, s. Lenk.

[9] Vgl. den m.E. philosophisch herausragenden Artikel von Ekkehard Martens: Das Subjekt der Computer-Ethik, s. Gatzemeier.

Wenn man – ohne daß ich damit einen Definitionsvorschlag machen will – das de facto Übermittelte und Übermittelbare „Information“ nennt, so unterscheidet sich Wissen im oben beschriebenen Sinne von Information dadurch, daß Information bis zu einer bestimmten Stufe subjektiver Gewißheit auf ihre Handlungsrelevanz überprüft, abgeschätzt, beurteilt, bewertet und so von einem Subjekt angeeignet worden ist. Diese Leistung des Subjekts setzt den Transfer (von Information) zwar voraus, geht aber über ihn hinaus. Wissen in diesem Sinne kann nicht transferiert werden.[10]

2.3.2 Ethische Spezifität der Arztrolle

In Medizin und Gesundheitswesen dient die Kette des Informationstransfers dem Zweck „Gesundheit von Menschen“. Wie oben gezeigt, wird Information am Ende dieser Kette zu handlungsrelevantem Wissen in der Hand persönlich verantwortlicher Personen. Das gilt nicht nur für Medizin und Gesundheitswesen, sondern etwa auch für Pfarrer, Richter, Lehrer. In ethischer Perspektive enthält die Arztrolle allerdings eine Besonderheit, die mit dem Eingriff in das Materiale von Leib und Leben zusammenhängt. Sie sei im folgenden erläutert.

Die Pflicht zum Erwerb handlungsrelevanten Wissens via Informationstransfer als Teil von ärztlicher Aus-, Weiter- und Fortbildung ist erstens Rechtspflicht. Diese beruht auf der Verpflichtung, eingangene Verträge zu erfüllen, letzten Endes also auf der Pflicht, Versprechen zu halten. Die juristische Nomenklatur spricht an dieser Stelle von Sorgfaltspflicht: Wer „die im Verkehr erforderliche Sorgfalt außer acht läßt“[11] handelt fahrlässig und muß für daraus entstehende Schäden haften. Diese Pflicht gilt für Verträge generell, also auch außerhalb der Medizin. Zweitens übernimmt die Ärzteschaft über die Berufsordnungen[12] der Landesärztekammern eine Selbstverpflichtung mit dem gleichen Inhalt (Fortbildungspflicht). Auch berufsrechtliche Verpflichtungen sind noch kein Spezifikum der Medizin.

Das Spezifische des ärztlichen Handelns liegt *nicht im Inhalt dieser Verpflichtung (der Fortbildung) sondern in der Art ihrer Verbindlichkeit.* Rechtspflichten reichen nur so weit, wie Handlungen bzw. ihre Folgen äußerlich, d.h. letzten Endes vor Gericht beweisbar sind. Erst die fehlgegangene Operation,

[10] Zur Verdeutlichung dieser Form von Wissen kann man sich klarmachen, daß es noch eine weitere Form handlungsrelevanten Wissens gibt. Bei dieser ist das Wissen nicht Mittel zu einem vorgegebenen äußeren Zweck (wie bei der gesundheitlichen Hilfe für Menschen), sondern es ist Selbstzweck: das Wissen, das in der alten Philosophie „Weisheit“ heißt, ein Wissen also, das zugleich das moralisch richtige Handeln überhaupt ist, ein Wissen, mit dessen Erwerb sich der Mensch selbst ändert.

[11] § 276 BGB. Vgl. im übrigen den Artikel von Meurer in diesem Band.

[12] s. die vom 98. Deutschen Ärztetag verabschiedete Musterberufsordnung; veröffentlicht in: Deutsches Ärzteblatt 1996; *93:* A-407-419.

die unterlassene Aufklärung, die nachweislich falsche Beratung lösen Haftungspflichten aus. Jeder diagnostischen oder therapeutischen Maßnahme geht aber eine Aufklärung und Einverständniserklärung voraus. Der Idee nach begegnen sich hier der über seinen Körper selbst bestimmende Laie und der Hilfe anbietende Experte, was die Entscheidungskompetenz angeht, auf gleicher Ebene. Was der Entscheidung des Patienten vorausgeht, ist ein Verhandeln. Der Experte hat ihm die zur Verfügung stehenden Optionen in Alltagssprache zu erläutern, der Laie hat zu beurteilen, welche Optionen er wie in seine Lebenswirklichkeit integrieren kann und will. Zwar beruht der Vorsprung des Arztes lediglich in seiner fachlichen Expertise, aber die fachliche Expertise ist für den Patienten in aller Regel nicht beurteilbar und der Arzt beeinflußt unausweichlich durch die Art seines Verstehens und Verhandelns – z.B. seinen Umgang mit der Angst des Patienten – die dem Patienten zugänglichen Optionen. Dabei ist es unmöglich, die Grenze zur Manipulation von außen zu erkennen. Deshalb ist der Patient in einer hilfloseren Position als bei anderen Experten, die in Person und Lebensumstände eingreifen: Die Tätigkeit des Lehrers und des Richters z.B. ist wenigstens öffentlich überprüfbar, mit dem Richter und dem Pfarrer verbinden ihn gemeinsame Handlungskriterien (Gesetze oder ein Glaube). Mit dem Arzt verbindet ihn nur die Vorstellung von Moralität überhaupt.

Mit anderen Worten: Nur die moralische Selbstkritik des Arztes selbst kann verbürgen, daß der Arzt sich in dem von außen nicht überprüfbaren Verhandlungsprozeß aufrichtig und ohne verfälschendes Eigeninteresse verhält. Daher sind mit der ärztlichen Rolle automatisch *Erwartungen* von seiten der Patienten verbunden, die über die Erwartungen an andere Berufsrollen hinausgehen. Es wird nicht nur technische Expertise, sondern auch moralische Stärke (in klassisch-ethischer Nomenklatur: Tugend) erwartet. Diese Erwartung bezieht auch die Fortbildungspflicht ein, die also *nicht eine ungewöhnliche Pflicht* (eine Handlung, zu der man ungewöhnlicherweise verpflichtet ist), sondern eine (für Berufe) ungewöhnliche, aber *moralisch begründete Erwartung* des Publikums ist.

Es dürfte diese ungewöhnliche, aber moralisch begründete Erwartung sein, die hinter den zugleich perfektionistischen und unbestimmten juristischen Formulierungen steht: „Der Sorgfaltsmaßstab muß jenes Vertrauen rechtfertigen, das die Medizin als Institution in Anspruch nimmt" (Steffen 1992, S. 40) und der Arzt sei gehalten, sich bis an die Grenze des Zumutbaren über die Erkenntnisse und Erfahrungen der Wissenschaft unterrichtet zu halten[13]. Es gibt

[13] BGH, VersR. 1986, 276, 277; Zitate nach Meurer in diesem Band.

keinen Rechtsanspruch auf Vertrauen, aber einen moralischen Anspruch auf Vertrauenswürdigkeit, und die Vertrauenswürdigkeit des Arztes wird zerstört, wenn er in bezug auf sein handlungsrelevantes Wissen sorglos verfährt.

2.3.3 Informations/Wissenstransfer an Patienten

Wir haben bislang den Transfer betrachtet, der auf den Arzt zuläuft und bei ihm handlungsrelevantes Wissen für die Zwecke des Patienten ermöglicht. Es gibt allerdings auch einen Transfer von Information/Wissen in umgekehrter Richtung: Vom Arzt bzw. von der Bibliothek zum Patienten. Zwei typische Fälle sind zu unterscheiden: Erstens der situative, persönliche Transfer im Rahmen der Aufklärung über Diagnose, Therapie, Prognose und der Ratschläge zum Verhalten gegenüber dem je einzelnen Patienten im ärztlichen Gespräch, zweitens der situationsungebundene, unpersönliche Transfer im Rahmen der an jedermann gerichteten allgemeinen Gesundheitsaufklärung oder Gesundheitsbildung, wie sie etwa von der Hessischen Arbeitsgemeinschaft für Gesundheitserziehung, den Krankenkassen oder den Gesundheitsämtern angeboten wird.

Der Informations/Wissenstransfer im Rahmen des ärztlichen Gesprächs unterscheidet sich von dem im Rahmen der allgemeinen Gesundheitsaufklärung vor allem in drei Punkten: dem Grad der persönlichen Betroffenheit des zu Informierenden, der Verbindlichkeit der Verpflichtung zur Information und dem verpflichteten Subjekt.

Im ärztlichen Gespräch ist der Patient extrem betroffen: Es geht um seinen eigenen Leib und sein eigenes Leben, die er der Expertise einer fremden Person anvertrauen muß. Der oder die ärztlich Handelnde muß sich nicht nur selbst auf handlungsrelevantes Wissen stützen, sondern soll auch die von ihm zu übermittelnden Informationen in handlungsrelevantes Wissen auf seiten des Patienten umsetzen, mit anderen Worten, sie müssen dessen Sprache und dessen Lebenswelt angepaßt sein. Der Patient sollte die Information nicht nur rational (kognitiv) verstehen, sondern sie – trotz seiner Ängste – auch emotional akzeptieren und konkrete Handlungskonsequenzen daraus ziehen können. Der Verbindlichkeitsgrad der Informationspflicht des ärztlich Handelnden ist der höchste denkbare: Diese Information ist Rechtspflicht des Behandelnden im Rahmen des Behandlungsvertrages. Sie geht allerdings nur so weit, wie der Patient informiert werden *will*. Allerdings stellt das keine Erleichterung, sondern im Gegenteil eine zusätzliche Anforderung an die Empathie des Informierenden dar. Es handelt sich hier zwar um eine unbedingte Pflicht, sie ist aber wegen der Subjektivität auf beiden Seiten nur bei großer Einfühlungsfähigkeit und Erfahrung zu erfüllen. Ihre Bedeutung wird in der ärztlichen Aus- und Weiterbildung noch immer unterschätzt. Mit anderen Worten, es hat die ärztliche Profession eine dringende, aber keiner Einzelperson zuzuordnende Aufgabe, Aus- und Weiterbildung in ärztlicher Gesprächsführung zu verbessern.

Der situationsunabhängige Informations/Wissenstransfer im Rahmen der Gesundheitserziehung oder -Bildung ist von der persönlichen Betroffenheit der zu Informierenden deutlich entlastet. Denn der Patient – ebenso wie der interessierte oder auch nur aufmerksame Bürger – hat es in der Hand, den Grad der Information zu bestimmen, der seinem Verständnis und seiner Belastbarkeit angepaßt ist. Ethisch gesehen, ist ein höherer Informationsgrad der Patienten dennoch ein hochrangiges Desiderat. Er würde das Autoritätsgefälle zwischen Arzt und Patient abflachen und den Patienten in seinen ureigensten Angelegenheiten entscheidungsfähiger machen, also seine Autonomie stärken (vgl. a. den Beitrag von Heimpel in diesem Band). Daraus ergibt sich als Aufgabe, daß die zu übermittelnde Information für den medizinischen Laien anziehend, übersichtlich, verständlich und relevant sein muß. Diese Aufgabe ist eine didaktische und außerordentlich komplex. Mehr oder weniger zufällige, ungewichtete Informationen „aus dem Internet“ könnten sie nicht erfüllen. Ärztliche Kompetenz ist zwar unerläßlich, aber von der Sache her ist an ihr auch der Bibliothekar, die oben schon genannten Krankenkassen, die Schulen, die Medien und private Initiativen beteiligt. Es gibt aber kein Subjekt, dem der Koordinationsaufwand für die Gesamtaufgabe zur Pflicht gemacht werden könnte außer einer Institution; die Aufgabe müßte gemeinschaftlich erfüllt werden.

Damit ist die Gesundheitsbildung im hier gemeinten Sinne ein Beispiel für eine spezifische moralische Konstellation. Da eine Institution nicht im gleichen Sinne moralisch verantwortlich ist wie eine Individuum (genauer, da sie kein moralisches Subjekt ist), hat sie auch keine moralische Pflicht im gleichen Sinne auf sich. Man sagt besser, sie habe eine moralische – oder eine moralisch ausgezeichnete – Aufgabe. Die Aufgabe muß organisiert werden. Wird sie organisiert, so geschieht dies de facto durch Individuen, die sich ihrer für und anstelle der Institution annehmen, obwohl sie dazu keine schuldige, allenfalls eine verdienstliche Pflicht trifft.

Ein weiteres Beispiel für diese besondere Konstellation bietet der Datenschutz. Die „ärztliche Schweigepflicht“, das Verbot der Verletzung von Privatgeheimnissen nach § 203 StGB, konnte früher, solange es keine Aufzeichnung und keinen Austausch von Patientendaten gab, durch die Tugend der Schweigsamkeit erfüllt werden. Heute müssen der elektronischen Dokumentationstechnik auf deren eigener Ebene Schutzmechanismen entgegengesetzt werden; da die Daten aber professionell nutzbar bleiben müssen, können die Regelungen nur gemeinschaftlich durch die Profession, nicht durch Einzelne getroffen werden. Daß die moralisch ausgezeichnete Aufgabe „Datenschutz“ eine höhere Verbindlichkeit besitzt als die Aufgabe der allgemeinen Gesundheitsaufklärung, beruht nicht nur auf ihrer rechtlichen Fixierung, sondern auch darauf, daß, ethisch gesehen, hinter ihr ein Verbot (das Verbot, zu schaden) statt eines Gebots (zu helfen) steht.

2.4 Die Rolle des Informatikers

Der oben geschilderte Unterschied zwischen Information und Wissen entspricht einem charakteristischen Unterschied zwischen den an der Kette des Informationstransfers beteiligten Berufsrollen. Die beim ärztlich Handelnden endende Kette beginnt, vermittelt durch den Bibliothekar, beim Wissenschaftler. Eine zweite Kette beginnt beim Patienten und endet bei den verschiedenen Ebenen des Managements. Beide Ketten nutzen die Expertise des Informatikers.

Die Informatiker-Rolle unterscheidet sich von der des Forschers, des Arztes und des Managers dadurch, daß für sein eigenes Handeln die Information nicht handlungsrelevant ist; der Inhalt der von ihm vermittelten Information wird von ihm als Individuum nicht zum Mittel eigenen Handelns gemacht. Insofern verwandelt er Information in eine – oder repräsentiert sie in einer – Form, in der sie – unabhängig von ihrem Inhalt – besonders leicht transferiert und „verarbeitet", geordnet, durchsucht, gesichert oder gefunden werden kann. Für ihn gilt eine berufliche Sorgfaltspflicht wie für jeden Beruf: Er muß sachgerecht und zuverlässig arbeiten; wenn er mit personenbezogenen Daten umgeht – wie im Gesundheitswesen – , gilt zusätzlich eine spezifische Sorgfaltspflicht: der Schutz der informationellen Selbstbestimmung.

Aus ethischer Perspektive ist die berufliche Sorgfaltspflicht, wie jede Berufspflicht, eine Rechtspflicht, hinter der eine schuldige oder vollkommene moralische Pflicht steht (auch wenn es keine Rechtsordnung gäbe, würde sie aufgrund des Versprechens als Angehöriger eines Berufs bestehen). In einem Punkte allerdings hat der Informatiker eine darüber hinausgehende spezifische Verantwortung (in praktisch-philosophischen Begriffen eine unvollkommene, nicht von ihm verlangbare, aber verdienstliche Pflicht), nämlich eine aktive, kritische Nüchternheit gegenüber Ideologisierungsversuchen. Informationstransfer allein führt noch nicht zu handlungsrelevantem Wissen: Information muß kritisch angeeignet werden, um zu mit Gewißheit verbundenem, in verantwortlichem Handeln einsetzbarem Wissen zu werden. Handlungsrelevantes Wissen ist Voraussetzung für verläßliche Kommunikation, und diese ist Voraussetzung für verläßliche Kooperation. Zum handlungsrelevanten Wissen gehört deshalb auch die (subjektive) Gewißheit über die Seriosität des Kooperationspartners und diese kann nur durch eigenen kritischen Aufwand erreicht werden. Hier wiederholen sich alle die Fragen und Kriterien auf anspruchsvollerer Ebene, wie sie auch in der alltäglichen, außerprofessionellen Kommunikationssituation auftreten (z.B.: ist diese Information überhaupt „interessant“; ist sie veraltet; ist sie verständlich; welchen Aufwand braucht man, um sie zu verstehen; welche Absicht verfolgt der Sender, agiert er privat oder in einer Berufs- oder Expertenrolle, publiziert er in einer anerkannten Zeitschrift; ist etwas über seinen Charakter bekannt; was bietet er als Garantie).

Mit anderen Worten: Verläßliche Kooperation setzt zwar Informationstransfer voraus, kann aber nicht durch Informationstransfer ersetzt werden. Jeder Informatiker, dem der Unterschied zwischen Information und handlungsrelevantem Wissen klar ist, ist immun gegen Ideen, die auf naive Weise Information und Wissen gleichsetzen, wie zum Beispiel die Idee von einer durch bloße Informationstechnologie zusammenwachsenden besseren Welt. Denn eine solche bessere Welt würde nur durch gemeinsames, dennoch aber von jedem einzelnen persönlich verantwortetes Handeln zustandekommen. Solche kritische Einsicht entsteht am ehesten beim reflektierenden Informatiker (vgl. Capurro 1995, Capurro, Wiegerling und Brellochs 1995, Gatzemeier 1989, Lenk 1989) und das Publikum traut sie ihm auch am ehesten zu. Daher wäre es für ihn verdienstliche Pflicht, der Schwarmgeisterei (wie Kant sagen würde) entgegenzutreten.

2.5 Die Rolle des Bibliothekars

Auch für den Bibliothekar ist – wie für den Informatiker – die von ihm transferierte Information nicht handlungsrelevant (in dem oben beschriebenen Sinne, daß ihr Inhalt Mittel zu seinem persönlichen Handeln ist). Aber er fährt gewissermaßen zweigleisig: Seine Berufsrolle umfaßt einerseits den Umgang mit Information darüber, wo Information zu finden ist (Bibliothekssysteme), andererseits den Umgang mit der Information selbst (der Bibliothek, sowohl in elektronischer wie in klassischer Form). Er hat sowohl mit elektronisch repräsentierter wie auch mit im Druck repräsentierter Information zu tun und seine Tätigkeit steht im Dienst der Hilfe für den Nutzer, bei dem die Information zu handlungsrelevantem Wissen werden kann. Wegen dieses Hilfecharakters kann er von den Inhalten der Information (dem Repräsentierten) nicht absehen. Ein Nutzer, der ihn um Hilfe bei der Literatursuche bittet, bittet nicht nur um technische Hilfe bei der Beschaffung von etwas im Grundsatz Bekanntem, sondern auch um Beratung dazu, wo noch dem Nutzer Unbekanntes zu finden sein könnte. Der Nutzer gibt Hinweise *inhaltlicher* Art und hofft auf Erfahrung und Überblick des Bibliothekars, die ihm selbst fehlen.

In ethischer Perspektive: Die Sammlung, Erschließung, Verfügbarmachung des Repräsentierten unter Nutzung auch der repräsentierenden Methoden des Informatikers ist Berufspflicht des Bibliothekars (also verlangbare, schuldige, vollkommene Pflicht). Da er aber Vollständigkeit des Repräsentierten nie garantieren kann, ist vollständiger Transfer aller gesuchten Information nicht seine schuldige Pflicht. Der Nutzer wird entzückt sein, wenn ihm der Bibliothekar eine von ihm selbst nicht erwartete, relevante Information zugänglich macht – rechnen konnte er aber damit nicht. Die Leistung des Bibliothekars könnte als verdienstliche, unvollkommene Pflicht angesehen werden, aber ähnlich wie die Sorgfaltspflicht des Arztes läßt sie sich genauer nicht fassen, denn die Suche nach inhaltlich definierter, fachlicher Information ist im mindestens gleichen Maße eine eigene Aufgabe des Nutzers. So handelt es sich auf der Seite des Bibliothekars eher um eine Klugheit oder „Kunst" als um Moral.

Die Zwischenstellung der Bibliothekars zwischen der formalen Technik der Informationsbeschaffung und der inhaltlichen Hilfe für den einzelnen Nutzer macht ihn häufig zum Gegenstand eines institutionellen Konflikts. Jeder Nutzer ist zwar an bibliothekarischer Unterstützung für sich selbst interessiert, nicht aber daran, eigene Mittel für eine Unterstützung zu investieren, die anderen zugute kommt. Die „kluge" Institution wird dafür sorgen, daß die Unterstützung für den einzelnen das Maß erhält, das zugleich Unterstützung für die Institution, also auch für die Kooperation der einzelnen bedeutet. Ethisch gesehen, ist die „kluge" Institution – wie oben – abhängig von Einzelnen, die sich, im Rahmen einer verdienstlichen Pflicht, für die gute Organisation tätig engagieren.

Anhang: Die „Ethischen Leitlinien der Gesellschaft für Informatik" in der Perspektive der hier zugrundegelegten ethischen Konzeption.

Zur ethischen Perspektive gehört auch der Blick auf ethische Konzepte, die die am Informations/Wissenstransfer Beteiligten selbst haben. Deshalb möchte ich zum Abschluß von dem letzten Endes Kantischen Ansatz aus, der diesem Artikel zugrundeliegt, einen kritischen Blick auf die Definition von „Ethik" in den „Ethischen Leitlinien der Gesellschaft für Informatik" werfen. Sie ist nach den Begriffen der oben erläuterten Klassifikation von Handlungsregeln noch zu eng. Sie lautet:

> „Ethik befaßt sich mit dem vorbedachten Verhalten von Menschen, die die Folgen ihres Verhaltens für andere Menschen, ihre Mitgeschöpfe und die Umwelt in noch unerfahrenen, durch Sitten und Rechtsnormen noch nicht geprägten Situationen bedenken (reflektieren). Hierbei können die Folgen des Verhaltens unmittelbar oder über längere Zeiten und größere Räume zu bedenken sein. Was der einzelne Mensch hinsichtlich dieser Verhaltensfolgen bedenken kann, umfaßt die individuelle Ethik"[14].

[14] Gesellschaft für Informatik: Ethische Leitlinien. S. Literatur.

1. Ethik befaßt sich nicht nur mit dem vorbedachten, sondern auch mit dem nachbedachten Verhalten von Menschen, wie das Beispiel von „Gewissensbissen" zeigt, die sich einstellen, nachdem man eine Handlung begangen hat, die man nachträglich als moralisch falsch erkennt.

2. Ethik befaßt sich nicht nur mit durch Sitten und Rechtsnormen noch nicht geprägten Situationen. Tatsächlich hinterfragt sie häufig gerade die scheinbar festen Sitten und Rechtsnormen (z.B. Absage an Sklaverei, an Diskriminierung von Homosexualität, an Diskriminierung von unehelichen Kindern).

3. Es ist zumindest fraglich, ob sich Ethik nur mit den Verhaltensfolgen für andere Menschen, Mitgeschöpfe und Umwelt, und nicht auch mit den Verhaltensfolgen für das handelnde Subjekt selbst befaßt (in der Terminologie praktischer Philosophie: Pflichten gegen sich selbst). Halten wir nicht auch die Unehrlichkeit eines Menschen gegen sich selbst für moralisch problematisch?

4. Ethik befaßt sich keineswegs nur mit den *Folgen* menschlichen Verhaltens, sondern auch mit der *Bewertung* von Folgen. Verhaltensfolgen können technisch, pragmatisch und moralisch bewertet werden und müssen nicht in allen drei Dimensionen zugleich richtig oder allen drei Dimensionen zugleich falsch sein (siehe oben das Beispiel des Giftmords oder den Vertrag zu Lasten Dritter). In Zweifelsfällen beansprucht die moralische Beurteilung die Priorität.

5. Ethik befaßt sich nicht nur mit den Folgen von Verhalten, sondern auch mit den Motiven und Gesinnungen, die dem Handeln vorausgehen oder sich in ihm ausdrücken. Zum Beispiel: Zwei Minister werden der Korruption überführt; der eine tritt sofort zurück, der andere „klebt an seinem Sessel"; wir nehmen zu den beiden Personen automatisch verschiedene moralische Positionen ein, weil wir nicht umhinkönnen, ihre Motive zu hinterfragen.

Zusamenfassend: Der von der Gesellschaft für Informatik beschriebene ethische Ansatz entspricht in Begriffen der Fachsprache einer „teleologischen" (d.h. folgen- bzw. zielorientierten) Ethik". Das bedeutet nicht, daß eine teleologische Ethik „falsch" und das ihr entsprechende Handeln automatisch unmoralisch ist. Es heißt nur, daß eine solche Ethik zu eng ist, weil sie zwischen pragmatischen und im eigentlichen Sinne moralischen Vorschriften nicht unterscheidet. Im Sinne der hier vorgestellten Klassifikation ist sie nicht eigentlich eine Ethik, sondern eine Pragmatik, eine methodisch verfeinerte Klugheitslehre[15].

[15] Der Vertreter einer teleologischen Ethik kann argumentieren, daß es im strengen Sinne moralische (als von pragmatischen verschiedene) Handlungsregeln nicht gebe oder daß sie unwesentlich oder daß sie strittig und daher nutzlos seien. Für eine systematische Klassifikation von Handlungsregeln halte ich aber folgendes Gegenargument für wesentlich: Es ist nicht möglich, ein deontologisches Ethikkonzept in ein teleologisches, dagegen gut möglich, ein teleologisches in ein deontologisches zu integrieren. Daher ist der deontologische Ansatz systematisch vollständiger. Dem Vertreter eines teleologischen Ansatzes bleibt es unbenommen, den systematischen Ort für im engen Sinne moralische (als unterschieden von pragmatischen) Handlungsregeln für leer zu halten. Der Vertreter eines deontologischen Ansatzes findet aber für seine Unterscheidung pragmatisch versus moralisch in einer teleologischen Systematik nicht einmal einen Platz.

Ausblick

Der informationstechnologische Fortschritt setzt sich nicht automatisch in einen Fortschritt für Patienten und Gesundheitswesen um: Nicht jedes als Information vorhandene Forschungsergebnis ist seriös; nicht jedes seriöse Forschungsergebnis hilft den Patienten; nicht jedes hilfreiche Forschungsergebnis erreicht den Arzt, zumindest nicht ohne Zeitverzug. Daher ist die Nutzung des informationstechnologischen Fortschritts eine permanente, moralisch ausgezeichnete Aufgabe. Die Aufgabe ist zugleich eine kritische und eine kreative. Kritisch soll vor allem der Informatiker selbst bleiben gegen die naive Ideologisierung von der Informationstechnologie als Königsweg zu einer besseren Welt – ohne die Mühen verantwortlichen Handelns; kritisch sollen auch alle Beteiligten bleiben gegenüber den Risiken der Verarbeitung personenbezogener Daten für die informationelle Selbstbestimmung. Kreativität scheint mir geboten vor allem für die Weiterentwicklung unserer Institutionen, denn es sind Institutionen, in denen der Informations/Wissenstransfer stattfindet. Kürzere Wege und weniger Zeitverzug auf der Informationskette von der relevanten Erkenntnis zum ärztlichen Nutzer, mehr Anwendungsbewußtsein, mehr kritische Wertung von Information/Wissen (*evidence-based medicine*), mehr allgemeine Gesundheitserziehung, bessere Ausbildung in Gesprächsführung wegen der unausweichlichen Subjektivität beim Umgang mit Information („Wahrheit am Krankenbett") – alles dies sind ethisch ausgezeichnete Aufgaben, die in Institutionen integriert und von ihnen permanent gepflegt werden müßten. Allerdings ist die Weiterentwicklung von Institutionen niemandes schuldige Pflicht, geschweige denn, daß dazu jemand gezwungen werden könnte. Anders als das Recht kann die Ethik keinen Zwang ausüben, sondern nur appellieren. Aber jeder Einzelne, der sich freiwillig unter eine solche ethisch ausgezeichnete Aufgabe stellt, übt – in klassischen Begriffen – eine verdienstliche Pflicht aus. Hier gilt: Es gibt nichts Gutes außer man tut es.

Ein ähnliches Verhältnis besteht zwischen der Aristotelischen und der Kantischen Ethik: Es ist aus Kantscher Sicht gut möglich, Aristoteles zu verstehen und zu würdigen (ähnlich wie wir Schloß Sanssouci genießen können, aber nicht mehr so bauen würden; ähnlich wie die Newtonsche Physik nicht falsch, sondern unvollständig wird); aus Aristotelischer Sicht ist es aber kaum möglich, Kant auch nur zu verstehen; dazwischen liegt die Entdeckung der moralischen Subjektivität.

Auch Capurro (Leben im Informationszeitalter, S. 58, 63) bleibt m.E. einerseits bei Aristoteles stehen und nimmt andererseits dessen Glücksbegriff (der die Moralität mitumfaßt) nicht auf: „Erst auf der Basis einer so verstandenen sittlichen Praxis, können poiesis und techne einen menschlichen oder humanitären – und nicht einen anthropozentrischen oder humanistischen – Charakter gewinnen, indem sie vor einen über die notwendige Partialität ihrer Zwecke hinausführenden Horizont gestellt werden. Dieser Horizont ist nichts anderes als die Möglichkeit der gemeinsamen Suche des nicht aufeinander reduzierbaren, aber immer miteinander verflochtenen individuellen, politischen und allgemeinmenschlichen Glücks".

Literaturverzeichnis

Beauchamp, T. L. & Childress, J. F. (1994). Principles of biomedical ethics (4th ed.). New York/Oxford: Oxford University Press.

Capurro, R. (1995). Leben im Informationszeitalter. Berlin: Akademie Verlag.

Capurro, R., Wiegerling, K. & Brellochs, A. (Hrsg.). (1995). Informationsethik. Konstanz: Universitätsverlag.

Gatzemaier, M. (Hrsg.). (1989). Verantwortung in Wissenschaft und Technik. Mannheim: Wissenschaftsverlag.

Gesellschaft für Informatik: Ethische Leitlinien. http://www.gi-ev.de/uebersicht/ethische_leitlinien.html

Lenk, H. (1989). Können Informationssysteme moralisch verantwortlich sein? Informatik-Spektrum. 12, 248-255.

Steffen, E. (1992). Neue Entwicklungslinien der BGH-Rechtsprechung zum Arzthaftungsrecht. (5. Aufl.). Köln: Verlag Kommunikationsforum GmbH.

DIETER MEURER

Die rechtliche Dimension des Informations- und Wissenstransfers in der Medizin und im Gesundheitswesen

1. Grundlagen in Rechtsprechung und Gesetzgebung

„Spektakulärer Strafprozeß gegen Arzt", „Arzt auf der Anklagebank" sind nicht erst seit der zunehmenden Verbreitung der Boulevard-Magazine und audio-visueller Medien dankbare Themen, mit deren Hilfe sich Auflagen bzw. Einschaltquoten steigern lassen. Doch ist es wirklich die öffentlichkeitswirksame Strafjustiz, die dem Juristen die seltene Möglichkeit gibt, Anforderungen an die Informiertheit eines Arztes aufzustellen? Wie wird die Justiz den Strukturwandel in der Informationstechnologie einschätzen, wenn es für Mediziner immer leichter wird, neue Erkenntnisse zu rezipieren?

Es gilt zunächst zu untersuchen, welche Wege die Rechtsprechung zur Erhellung der Sorgfaltsmaßstäbe kennt und welche Rechtsgrundlagen Sorgfaltspflichten konkretisieren. Erst nach Analyse der Leitlinien des geltenden Rechts wird es möglich sein, die rechtlichen Anforderungen an die Informiertheit eines Arztes im Wandel des Informationswesens zu bestimmen.

1.1 Rechtsprechungsrecht und kodifizierte Normen

Grundsätzlich stehen der Justiz zwei Möglichkeiten offen, Maßstäbe an die Informiertheit des Arztes setzen, der Strafprozeß und der zivilrechtliche Arzthaftungsprozeß. In beiden Fällen knüpft eine Rechtsfolge an einen Verstoß gegen die im Verkehr erforderliche Sorgfalt an. Daher muß jeweils der Maßstab der Sorgfaltspflicht festgestellt werden.

Anders als es wohl die Medien zur Kenntnis nehmen und somit das Bewußtsein der Öffentlichkeit formen, ist es jedoch nicht das Strafrecht, mit dessen Hilfe Qualitätsmängel ärztlicher Versorgung juristisch erarbeitet werden. Eher eine Vielzahl unspektakulärer Arzthaftungsprozesse lassen durch ihre Kasuistik die Leitlinien des geltenden Rechts sowie der Rechtsprechung verfolgen.

Daß der Schwerpunkt hier klar auf seiten des Arzthaftungsprozesses liegt, ist zunächst durch die Interessenlage des klagenden Patienten begründet: Meist geht es ihm nicht um die Ahndung sozialwidrigen Verhaltens, vielmehr um vermögensrechtlichen Ausgleich des durch sorgfaltswidriges Verhalten verursachten Schadens. Zum anderen setzt eine Bestrafung einen erheblich höheren Grad an Gewißheit des Richters voraus als eine Verurteilung zum Leisten von Schadensersatz[1]. Schließlich bedarf es im Strafrecht, anders als im Zivilrecht, auch noch des Nachweises eines subjektiven Sorgfaltspflichtverstoßes, so daß der zivilrechtliche Arzthaftungsprozeß als der erfolgversprechendere Rechtsweg erscheint. Damit sind für die Rechtsprechung jene beiden Wege aufgezeigt, derer sie sich bedienen kann, um die Anforderungen konkretisieren zu können, die an die Informiertheit eines Arztes zu stellen sind.

Gesetzgebung, Ärztekammern und kassenärztlichen Vereinigungen dagegen steht es offen, den Umfang des Informationsbedarfs festzulegen, bevor es zu solchen Straf- oder Arzthaftungsprozessen kommen muß. Dementsprechend finden sich Vorschriften in den verschiedensten Gesetzen, Verordnungen und Satzungen.

Unterschieden wird hinsichtlich des Wissenserwerbs und der Wissensvertiefung grundsätzlich zwischen

- der Ausbildung: Hier geht es um den dem Erwerb eines Grundstocks an Wissen durch universitäres Studium bis zur Erteilung der Approbation.
- der Weiterbildung: Sie dient der Spezialisierung und Vertiefung auf einem eingegrenzten Fachgebiet, die zum Führen einer Facharztbezeichnung berechtigen wird.
- und der Fortbildung: Diese ist eine Berufspflicht, die jeden Arzt trifft, um mit der Entwicklung der Medizin, insbesondere mit der Entwicklung des jeweiligen Fachgebiets Schritt halten zu können und den stetig wachsenden Anforderungen sowie sich verändernden Standards gewachsen zu bleiben.

Insbesondere anhand der allgemeinen Fortbildungspflicht der Ärzte lassen sich die Anforderungen aufzeigen, die Gesetzgebung und Rechtsprechung an Informations- und Wissenstransfer in der Medizin stellen. Gerade dort kann es durch mangelhaften Transfer des wissenschaftlichen und technologischen Fortschritts zu Defiziten kommen, die als Sorgfaltspflichtverletzungen einzustufen sind und damit Schadensersatzansprüche auslösen können.

1.2 Gesetzliche Grundlage der ärztlichen Fortbildung

Den Ländern und Landesärztekammern kommt die Aufgabe zu, die Fortbildung in ihren Kammer- und Heilberufsgesetzen und ihren Berufsordnungen zu regeln. Sie beruhen im wesentlichen auf der vom Deutschen Ärztetag beschlossenen Musterberufsordnung (MuBo).

[1] Isele, in Mergen, Bd. III, S. 11 f.

Dort heißt es in § 7:

(1) Der Arzt, der seinen Beruf ausübt, ist verpflichtet, sich beruflich fortzubilden und sich dabei über die für seine Berufsausübung jeweils geltenden Bestimmungen zu unterrichten.
(2) Geeignete Mittel der Fortbildung sind insbesondere:
   a) Teilnahme an allgemeinen oder besonderen Fortbildungsveranstaltungen (Kongresse, Seminare, Übungsgruppen, Kurse, Kolloquien),
   b) Klinische Fortbildung (Vorlesungen, Visiten, Demonstrationen und Übungen),
   c) Studium der Fachliteratur,
   d) Inanspruchnahme audiovisueller Lehr- und Lernmittel.
(3) Der Arzt hat in dem Umfange von den aufgezeigten Fortbildungsmöglichkeiten Gebrauch zu machen, wie es zur Erhaltung und Entwicklung der zur Ausübung seines Berufes erforderlichen Fachkenntnisse notwendig ist.
(4) Der Arzt muß eine den Absätzen (1) bis (3) entsprechende Fortbildung gegenüber der Ärztekammer in geeigneter Form nachweisen können. Nach § 20 Abs. 4 hat der Arzt sich auch für den Notfalldienst fortzubilden.

Neben dieser allgemeinen berufsrechtlichen Fortbildungspflicht besteht für den Kassenarzt eine in den jeweiligen Satzungen der Kassenärztlichen Vereinigungen kodifizierte Fortbildungspflicht auf dem Gebiet der kassenärztlichen Tätigkeit.[2]

Eine konkrete gesetzliche Festlegung des Umfangs und der Art der Fortbildung, zu der ein Arzt verpflichtet ist, läßt sich jedoch nirgends finden. Weder in Gesetzen der Länder noch in Satzungen der Landesärztekammern konnte bisher positiv bestimmt werden, welche Fortbildungsmaßnahmen in den Heilberufen erforderlich sind. So sehr es auch wünschenswert wäre, hinsichtlich der konkreten Anforderungen mehr Rechtssicherheit zu erzielen, steht zu erwarten, daß aufgrund des stetigen Fortschritts in der Medizin, der Unberechenbarkeit von Forschungserfolgen und des andauernden Streits um neuere und effektivere Behandungsmethoden eine legislative Erarbeitung exakter Verhaltensmaßstäbe unmöglich bleiben wird.[3]

Lediglich ex post kann daher bestimmt werden, was zum Behandlungszeitpunkt gesicherte wissenschaftliche Erkenntnis und Standard der Medizin war und ob ein Unterschreiten dieses Standards aufgrund unzureichender Fortbildung einen Sorgfaltspflichtverstoß darstellt.

1.3 Vorschläge des Deutschen Ärztetages zur ärztlichen Fortbildung

Auch von seiten des Deutschen Ärztetages gab es Versuche, der ärztlichen Fortbildungspflicht und damit dem Informations- und Wissenstransfer feste

[2] Laufs/Uhlenbruck, Handbuch des Arztrechts, § 11 Rdnr. 3
[3] Wilts/Kleinewefers, in Mergen, Bd. III, S. 34

Umrisse zu geben. Im Rahmen des 93. Deutschen Ärztetages 1990 in Würzburg wurde ein Vorschlag der Bundesärztekammer[4] diskutiert, dessen Gegenstand der Nachweis ärztlicher Fortbildung in einem Punktesystem war.

Mit teilweise erbittertem Widerstand aus der Ärzteschaft wurde die Konzeption auf dem 93. Deutschen Ärztetag nachdrücklich zurückgewiesen.[5] Insbesondere wurde angeführt, daß der Beruf des Arztes ein freier sei und die Restfreiheit der eigenverantwortlichen Fortbildung nicht auch noch reglementiert werden dürfe.[6] Das Maß der Bevormundung sei endgültig voll, die Vorschläge der Ärztekammer ineffektiv und überflüssig.[7]

Selbst Landesärztekammern, denen die Vorlage des Vorstandes der Bundesärztekammer mit der Bitte um Stellungnahme und Alternativvorschläge zugesandt wurde, lehnten den vorgeschlagenen Fortbildungsnachweis ab. Die im übrigen unterbliebenen Abänderungsvorschläge hätten im Sturm der Entrüstung wohl noch nicht einmal die Chance gehabt, gehört zu werden.[8] Rechtfertigungen der Referenten oder seitens des Vorstandes der Bundesärztekammer seien auf dem Deutschen Ärztetag nicht selten mit Lachen oder ironischem Klatschen bedacht worden.[9]

1.4 Konsequenz

Festzustellen bleibt daher, daß es bislang weder Gesetzgebung, Rechtsprechung noch Ärzteverbänden gelang, Art und Umfang der Fortbildungsverpflichtung positiv zu bestimmen. Um die Anforderungen an Informations- und Wissenstransfer in der Medizin hinsichtlich der neuen Informations- und Kommunikationstechnologien darlegen zu können, bedarf es aufgrund dieser Problematik der Herleitung der Grundsätze aus der Kasuistik der bisher ergangenen Rechtsprechung.

2. Ausgestaltung der Fortbildungspflicht in der Rechtsprechung

Die allgemeine berufsrechtliche Pflicht des Arztes, sich fortzubilden, ist kein Phänomen, das nur diesen Berufsstand betrifft. Fortbildungspflichten finden sind auch bei anderen Berufen wie z.B. Rechtsanwälten, Architekten, Ingenieuren etc. Bleibt etwa einem Rechtsanwalt ein Urteil verborgen, weil er die

[4] Deutsches Ärzteblatt 1989, Ausgabe C, S. 2179
[5] Deutsches Ärzteblatt 1990, Ausgabe C, S. 1099
[6] Deutsches Ärzteblatt 1990, Ausgabe C, S. 286 f.
[7] Deutsches Ärzteblatt 1990, Ausgabe C, S. 286 f.
[8] Deutsches Ärzteblatt 1990, Ausgabe C, S. 1099
[9] Deutsches Ärzteblatt 1990, Ausgabe C, S. 1100

Lektüre der maßgeblichen Fachzeitschriften vernachlässigt, und rät er einem Mandanten zu einem deshalb aussichtslosen Prozeß, verstößt er gegen seine Sorgfaltspflicht und ist zum Schadensersatz verpflichtet. Entsprechend hat der Arzt mit der Entwicklung der Medizin und insbesondere seines eigenen Faches Schritt zu halten und den sich stetig verändernden Standards gewachsen zu bleiben.[10]

2.1 Sorgfaltsmaßstab der Rechtsprechung in der Kasuistik

Der Bundesgerichtshof stellt an die Informiertheit eines Arztes hohe Anforderungen, denn der Sorgfaltsmaßstab muß jenes Vertrauen rechtfertigen, das die Medizin als Institution in Anspruch nimmt.[11] Insbesondere die von der Rechtsordnung als überragend eingestuften Rechtsgüter der Gesundheit und des Lebens, die der Patient dem ihn behandelnden Arzt anvertraut, rechtfertigen hier besonders strenge Anforderungen. Im Bereich der Humanmedizin ist der Arzt daher gehalten, sich bis an die Grenze des Zumutbaren über die Erkenntnisse und Erfahrungen der Wissenschaft unterrichtet zu halten.[12]

Besonders die ESTIL-Fälle der 60er Jahre verdeutlichen den Aufwand, den ein Arzt betreiben muß, um seinen Kenntnisstand zu sichern und zu vertiefen. ESTIL war ein intravenöses Kurznarkotikum, das im April 1961 auf den Markt kam. Bereits im September 1961 wurde auf dem Kongreß der deutschen, österreichischen und schweizerischen Gesellschaften für Anaesthesiologie in Genf über schwere Gesundheitsbeschädigungen berichtet, später auch in Aufsätzen und Lehrbüchern. Bei intraarteriellen Injektionen kam es zu schweren Durchblutungsstörungen bis zum Gangrän, in vielen Fällen mußten Amputationen vorgenommen werden. Die Herstellerfirma änderte im Oktober 1961 die Gebrauchsanweisung in der Packungsbeilage und wies nun gesondert auf die Gefahren hin. Dennoch wurde das Mittel im Februar 1962 vom Markt genommen.[13] Zahlreiche Arzthaftungsprozesse schlossen sich aufgrund der vorgenommenen Amputationen an und mußten entschieden werden.

Am 7. April 1966 hatte das Landgericht Berlin über eine Schadensersatzforderung gegen den Leiter der Anaesthesieabteilung der Universitätsklinik zu befinden, der zwar den Anaesthesistenkongreß in Genf besucht hatte, jedoch seine Assistenzärzte nicht ausreichend über die dort erörterten Gefahren des ESTIL unterrichtet hatte. Den Ärzten der Anaesthesieabteilung, insbesondere der behandelnden Ärztin konnte kein Vorwurf gemacht werden, da nach An-

[10] Laufs/Uhlenbruck, Handbuch des Arztrechts, § 11 Rdnr. 4
[11] Steffen, Entwicklungslinien, S. 40
[12] Bundesgerichtshof, Versicherungsrecht 1977, S. 546, 547
[13] Bundesgerichtshof, Versicherungsrecht 1968, S. 276, 277

sicht des Gerichts die Kenntnis der Gefahr nicht Stand der ärztlichen Wissenschaft war.[14]

Am 5. Dezember 1967 lag dem Bundesgerichtshof ein Fall vor, in dem ein Patient im Juni 1961 mit ESTIL behandelt wurde und ihm daraufhin wenige Tage später der linke Arm abgenommen werden mußte. Der Hersteller führte in der jeder Packung beigefügten Gebrauchsanweisung aus, eine intraarterielle Injektion müsse mit Sicherheit vermieden werden.[15] Welche Folgen eine derartige Injektion gerade bei ESTIL haben kann, wurde jedoch nicht besonders gekennzeichnet.[16] Der BGH führte aus, dem behandelnden Arzt könne eine versehentliche intraarterielle Injektion dennoch als Sorgfaltspflichtverstoß angerechnet werden: Seit geraumer Zeit sei bekannt gewesen, daß versehentliche intraarterielle Injektion differenter intravenöser Narkosemittel zu Folgen führt, die von vorübergehender Gefäßkontraktion bis zum Gangrän und somit zum Verlust der Extremitäten reichen. Diese mit Literaturangaben zu medizinischen Lehrbüchern untermauerten Erkenntnisse könnten auch dem betreffenden Arzt nicht unbekannt gewesen sein, andernfalls habe er es schuldhaft versäumt, sich über die Erkenntnisse und Erfahrungen der ärztlichen Wissenschaft pflichtgemäß unterrichtet zu halten.[17]

Nur eine Woche später, am 12. Dezember 1967, erging ein ähnliches Urteil, in dem einem Anaesthesisten vorgeworfen wurde, sich nicht ordnungsgemäß fortgebildet zu haben. Ein halbes Jahr vor dem schädigenden Ereignis sei in der Fachzeitschrift „Der Anaesthesist" speziell über die Gefahren einer intraarteriellen Injektion von ESTIL berichtet worden. Obwohl das Gericht die Pflicht des Arztes, sich im Interesse der sich ihm anvertrauenden Patienten beruflich fortzubilden, nochmals besonders betonte, wurde nicht die fehlende Lektüre gerade dieses Aufsatzes als Sorgfaltspflichtverstoß gewertet. Entscheidend war die Tatsache, daß die Folgen versehentlicher intraarterieller Injektionen differenter Narkosemittel zum gesicherten Erfahrungsgut der ärztlichen Wissenschaft gehörten.[18]

Nicht jeder therapeutische Mißerfolg, der durch Lektüre spezieller Literatur hätte vermieden werden können, führt daher zwangsläufig zu einem Sorgfaltspflichtverstoß. Der Arzt muß Schadenslasten nur bei einem Unterschreiten des zu fordernden Qualitätsstandards abnehmen und haftet dann auch nur für iatrogene Risiken. Selbst bei optimaler Behandlung kann kein Arzt das Erreichen des gesetzten Behandlungsziels garantieren.[19] Das Krankheitsrisiko trägt

14 Landgericht Berlin, Versicherungsrecht 1968, S. 286
15 Bundesgerichtshof, Versicherungsrecht 1968, S. 276
16 Bundesgerichtshof, Versicherungsrecht 1968, S. 276, 277
17 Bundesgerichtshof, Versicherungsrecht 1968, S. 276, 277
18 Bundesgerichtshof, Versicherungsrecht 1968, S. 280
19 Steffen, Entwicklungslinien, S. 38

weiterhin der Patient als allgemeines Lebensrisiko. Auch behandlungsspezifische Fehlschlagsrisiken gehen nicht zu Lasten des Arztes, wenn über die Möglichkeit der Komplikation und des Nichterreichen des Behandlungsziels ordnungsgemäß aufgeklärt wurde.

Der Mißerfolg der Behandlung ist auch nicht Beweis für schlechte Behandlungsqualität. Da jeder Organismus anders auf Fehler reagiert, erlaubt die Feststellung eines Behandlungsfehlers nur ausnahmsweise den Schluß, daß er sich in einer Schädigung des Patienten ausgewirkt hat.[20]

Maßstab der Rechtsprechung ist aber auch nicht die übliche, sondern die erforderliche Sorgfalt, die ein besonnener und gewissenhafter Arzt leisten muß. Eingerissene Nachlässigkeiten entlasten ihn nicht.[21] Wenn vielerorten die notwendige Sorgfalt unterschritten wird, rechtfertigt dies schlechterdings nicht auch das Unterschreiten des Standards im zu beurteilenden Einzelfall.

Das Maß beruflicher Sorgfalt wird auch durch die Anschauungen des engeren Verkehrskreises mitbestimmt.[22] An die Fortbildungspflicht eines praktischen Arztes sind daher geringere Anforderungen zu stellen als an diejenige des hochspezialisierten Facharztes einer Universitätsklinik. Keinem Arzt wird es möglich sein, sich auf allen Gebieten auf dem laufenden zu halten, dies verlangt schlechterdings auch niemand. Jedoch hat der Verzicht auf Wissenserfordernis in Spezialgebieten auch eine Kehrseite: Übernimmt ein Arzt eine Behandlung, die nicht in sein konkretes Fachgebiet fällt und normalerweise von Fachärzten anderer Gebiete behandelt wird, so trifft ihn die Pflicht, sich durch eigenes Literaturstudium kundig zu machen.[23] In diesem Falle trifft ihn ein sog. Übernahmeverschulden, dem er nur entgehen kann, wenn er den Patienten an einen zuständigen Fachkollegen überweist oder ein medizinisches Konzil einholt.[24]

Begibt er sich dagegen in Eigenverantwortung ohne profunde Kenntnis auf fachfremdes Gebiet, ist ihm dies im Schadensfall als Sorgfaltspflichtverstoß anzurechnen. So hat das OLG Saarbrücken einen Schmerzensgeldanspruch gegen einen Belegarzt bejaht, der ein Hochfrequenzchirurgiegerät einsetzte, ohne sich über die in der Fachliteratur beschriebenen Gefahren zu informieren.[25] Sein Einwand, es habe sich nicht um für ihn einschlägige Fachliteratur gehandelt, hatte keinen Erfolg: Bedient sich ein Arzt eines Gerätes zur Therapie, ist er verpflichtet, sich zum Zwecke des Ausschlusses vermeidbarer Risiken mit

[20] Steffen, Entwicklungslinien, S. 39
[21] Bundesgerichtshof in Zivilsachen, Band 8, S. 138, 140
[22] Laufs/Uhlenbruck, Handbuch des Arztrechts, § 11 Rdnr. 8
[23] Oberlandesgericht Oldenburg, Versicherungsrecht 1986, S. 69, 71
[24] Ratzel, Ärztliches Standesrecht, S. 30
[25] Oberlandesgericht Saarbrücken, Versicherungsrecht 1991, S. 1289

dessen Funktionsweise jedenfalls so weit vertraut zu machen, wie dies ihm als einem Arzt und mithin einem technisch und naturwissenschaftlich aufgeschlossenen Menschen möglich und zumutbar ist.[26]

Gleiches gilt für Heilpraktiker, die invasive Methoden anwenden: Auch ein Heilpraktiker, für den im Gegensatz zum Arzt keine besondere medizinische Ausbildung vorgeschrieben ist und der nur nach einer Überprüfung seiner Kenntnisse und Fähigkeiten durch das zuständige Gesundheitsamt zur Heilbehandlung zugelassen ist, muß die Voraussetzungen fachgemäßer Behandlung kennen und beachten.[27] Zwar kann von ihm nicht dasselbe Maß von allgemeiner Ausbildung und Fortbildung verlangt werden wie von einem Facharzt. Wenn er aber invasive Behandlungsmethoden anwendet, müssen an ihn bezüglich seines Wissens und seiner Fortbildung die gleichen Sorgfaltsanforderungen gestellt werden wie an einen Allgemeinmediziner, der solche Methoden ebenfalls anwendet.[28]

2.2 *Leseaufwand der Fachliteratur*

Eine Bestimmung, welche Fachzeitschrift oder welches medizinische Lehrbuch ein Arzt beziehen und lesen muß, läßt sich nicht finden und ist nach den oben aufgezeigten Schwierigkeiten, die Fortbildungspflicht zu konkretisieren, auch nicht zu erwarten.

In einem Urteil des Oberlandesgerichts Hamm[29], das vom Bundesgerichtshof bestätigt wurde[30], legte das Gericht dar, es könne von einem Arzt nicht gefordert werden, zu seiner Weiterbildung sämtliche medizinischen Fachzeitschriften zu halten und zu lesen. Es müsse aber verlangt werden, daß er jedenfalls von dem Inhalt der Fachzeitschriften Kenntnis nimmt, die er für so wichtig ansieht, daß er sie hält.[31] Problematisch erscheint diese Entscheidung allerdings insoweit, als nun vom behandelnden Arzt der Sorgfaltsmaßstab selbst bestimmt werden kann, indem er den Leseaufwand zugunsten seiner Sorgfaltspflicht entsprechend einschränkt. Der Bezug einer bestimmten Fachzeitschrift ist dagegen nicht zu verlangen. So hat das Oberlandesgericht Hamburg einen Arzt vom Vorwurf der Sorgfaltspflichtverletzung freigesprochen, weil zwar in der Zeitschrift „Der Chirurg“ die ESTIL-Problematik veröffentlicht war, nicht aber in der von ihm gehaltenen Zeitschrift „Die chirurgische

[26] Oberlandesgericht Saarbrücken, Versicherungsrecht 1991, S. 1289, 1290

[27] Reichsgericht in Strafsachen, Bd. 59, S. 335, 357

[28] Bundesgerichtshof, Versicherungsrecht 1991, S. 469, 470 = Neue Juristische Wochenschrift 1991, S. 1535, 1536

[29] Oberlandesgericht Hamm, Versicherungsrecht 1965, S. 1008

[30] Bundesgerichtshof, Versicherungsrecht 1965, S. 1007

[31] Oberlandesgericht Hamm, Versicherungsrecht 1965, S. 1008

Praxis".[32] Je nach Fachgebiet dürfte daher im Einzelfall zu bestimmen sein, ob die vom behandelnden Arzt gehaltene Literatur ausreicht.

Hinsichtlich ausländischer Publikationen wurde noch 1961 vom Bundesgerichtshof vertreten, von einem Arzt könne die Lektüre amerikanischer Literatur nicht verlangt werden.[33] Ausgehend davon, daß zum Zeitpunkt des dem Urteil zugrundeliegenden Sachverhalts (1953) die Lektüre ausländischer Publikationen eher unüblich und sicher sehr schwierig war, ist nach heutigem Verständnis durchaus auch ein anderes Ergebnis vorstellbar: Insbesondere bei neuen und komplizierten Behandlungsmethoden gerade auch aus dem angloamerikanischen Raum, wo schon seit langem eine länderübergreifende Kommunikation zu beobachten ist, kann in heutiger Zeit auch die Lektüre ausländischer Fachzeitschriften als erforderlich gelten.[34]

In jedem Fall trifft den Arzt aber die Pflicht, die jeweils neueste Auflage eines medizinischen Lehrbuchs zu beschaffen und zu lesen, wenn es sich um ein für sein Arbeitsgebiet unentbehrliches Standardwerk handelt.[35]

2.3 Bestimmung des medizinischen Standards im Einzelfall

Da konkrete Sorgfaltsmaßstäbe fehlen, die der Richter seinem Urteil zugrunde legen könnte, ist er gehalten, den im Einzelfall anzuwendenden Maßstab zu ermitteln. Die berufsspezifischen Sorgfaltspflichten eines Arztes richten sich in erster Linie nach medizinischen Maßstäben. Diese bemessen sich zuerst nach dem Urteil verantwortlicher und kompetenter Mediziner.[36] Der Richter muß daher den berufsfachlichen Sorgfaltsmaßstab mit Hilfe eines medizinischen Sachverständigen ermitteln. Er darf den medizinischen Standard nicht ohne Sachverständigengrundlage allein aus eigener rechtlicher Beurteilung heraus festlegen.[37]

Ob die vorgenommene Therapie dem Erkenntnisstand der medizinischen Wissenschaft zum Zeitpunkt der Heilbehandlung entsprach, wird im Prozeß durch den medizinischen Sachverständigen dargelegt, der in der Regel selbst Arzt ist. Oftmals entsteht daher in der Öffentlichkeit der Eindruck, der begutachtende Arzt werde ein dem Kollegen möglichst wohlgesonnenes Gutachten erstellen: „Eine Krähe hackt der anderen kein Auge aus".

Dieser oft vorschnell vorgebrachten Kritik an einer falsch verstandenen

[32] Oberlandesgericht Hamburg, Versicherungsrecht 1965, S. 861
[33] Bundesgerichtshof, Versicherungsrecht 1962, S. 155
[34] Ratzel, Ärztliches Standesrecht, S. 29
[35] Bundesgerichtshof, Versicherungsrecht 1977, S. 546, 547
[36] Laufs/Uhlenbruck, Handbuch des Arztrechts, § 11 Rdnr. 7
[37] Bundesgerichtshof, Versicherungsrecht 1995, S. 659 = Neue Juristische Wochenschrift 1995, S. 776

Standessolidarität ist der 82. Deutsche Ärztetag mit der Neufassung des § 15 S. 2 BOÄ entgegengetreten: „Die Verpflichtung des Arztes nach § 12 Satz 1, in einem Gutachten auch so weit es die Behandlungsweise eines anderen Arztes betrifft, nach bestem Wissen seine ärztliche Überzeugung auszusprechen, bleibt unberührt". „Cornix cornici nunquam oculos effodit" gilt daher nicht.

2.4 *Zeitlicher Rahmen für die Kenntnisnahme von Behandlungsrisiken und die Anwendung neuer Behandlungsmethoden*

Vielfach wird argumentiert, neue Methoden und Erkenntnisse setzten sich in der Praxis erst nach fünf bis zehn Jahren durch. Diese eher fatalistisch-resignative Feststellung solch langer Fristen findet jedoch weder in Rechtsprechung noch in juristischer oder medizinischer Literatur positiven Widerhall. Teilweise wird als Faustregel sogar vorgeschlagen, die Befassung mit neuen Erkenntnissen könne vom Arzt bereits innerhalb eines Jahres nach ihrer ernsthaften Diskussion in den einschlägigen Fachkreisen gefordert werden.[38]

Zum einen dürfte es in der Praxis unmöglich sein, überhaupt Fristen zur Kenntnisnahme medizinischen Fortschritts festzuschreiben, da die Einführung starrer Fristen der unterschiedlichen Komplexität medizinischer Konzepte nicht gerecht werden kann und unterschiedliche Methoden regelmäßig auch unterschiedliche Entwicklungszeiträume in Anspruch nehmen. Andererseits muß zugunsten des Patienten eine gewisse Aufgeschlossenheit gegenüber neuen Behandlungsmethoden gefordert werden.

Praktikabel dürfte eine Abgrenzung zwischen der Kenntnispflicht der Risiken einerseits und der Anwendung neuer Behandlungsmethoden sein. Hinsichtlich der Kenntnis der Risiken ist dabei ein weitaus höherer Maßstab zu fordern als hinsichtlich des Einsatzes modernster Methoden. In bezug auf die Kenntnisnahme erkannter Gefahren durch Medikamente oder Techniken muß der Arzt auf dem jeweils neuesten Stand sein. Im Hinblick auf die Methode wird aber nicht das jeweils neueste Therapiekonzept mittels neuester apparativer Ausstattung geschuldet, wenngleich die Therapie dem Stand der Medizin entsprechen muß.[39] Strenggenommen bedeutet letzteres nur ein Verbot erwiesenermaßen veralteter Methoden.

Auch steht der Anwendung von Verfahren, die sich noch in der Phase der Erprobung befinden, von rechtlicher Seite dann nichts entgegen, wenn sie im konkreten Fall nicht kontraindiziert sind, Erkenntnislücken durch entsprechende Sicherheitspolster für den Patienten neutralisiert werden und der Pati-

[38] Ratzel, Ärztliches Standesrecht, S. 29

[39] Bundesgerichtshof, Versicherungsrecht 1988, S. 179, 180 = Neue Juristische Wochenschrift 1988, S. 763

ent über die Neuartigkeit und die Möglichkeit unbekannter Risiken ausführlich unterrichtet wird.[40]

Haben jedoch neue Therapien das Stadium der universitären Erprobungsphase verlassen und ist der behandelnde Arzt hinsichtlich vorhandener technischer Mittel in der Lage, das Verfahren anzuwenden, so kommt es nicht darauf an, ob die medizinisch für erforderlich gehaltene Behandlungsmaßnahme in der Praxis bereits flächendeckend durchgeführt wird.[41] Zu prüfen ist dann, ob die Kenntnis der gesundheitlichen Gefahren und das gesicherte Wissen der ärztlichen Maßnahme verlangt werden kann. Ergibt eine Abwägung zwischen neuer und alter Behandlungsmethode in der Nutzen-Risiko-Bilanz zugunsten der neueren bessere Heilungschancen und verminderte Behandlungsrisiken, wird die Verwendung der alten Behandlungsmethode zum Behandlungsfehler. Dem praktizierenden Arzt ist grundsätzlich keine längere Karenzzeit bis zur Aufnahme der wissenschaftlichen Diskussion zuzubilligen.[42]

Mit anderen Worten: „Auf die Trägheit anderer kann man sich nicht berufen“.[43]

2.5 *Leitlinien aus der Kasuistik der Rechtsprechung*

a) Der Arzt hat mit der Entwicklung der Medizin und insbesondere seines eigenen Faches Schritt zu halten und den sich stetig verändernden Standards gewachsen zu bleiben. Er ist verpflichtet, sich bis an die Grenze des Zumutbaren über die Erkenntnisse und Erfahrungen der Wissenschaft unterrichtet zu halten.

b) Die Lektüre bestimmter Fachzeitschriften oder Lehrbücher ist nicht zu verlangen, doch muß der Arzt sich durch geeignete Fortbildungsmaßnahmen auf der Höhe des medizinischen Standards halten.

c) Der Richter muß den berufsfachlichen Sorgfaltsmaßstab mit Hilfe eines medizinischen Sachverständigengutachtens ermitteln, wobei jener durch die Anschauungen des engeren Verkehrskreises mitbestimmt wird. Er darf den medizinischen Standard nicht ohne Sachverständigengrundlage allein aus eigener rechtlicher Beurteilung heraus festlegen.

d) Fristen, ab wann ein Arzt sich mit neuen Erkenntnissen befassen bzw. neue Behandlungsmethoden verwenden muß, lassen sich nicht standardisieren. Eine neue Maßnahme ist dann anzuwenden, wenn der Arzt zu ihrer Durchführung in der Lage ist und eine Nutzen-Risiko-Bilanz für die neue Methode spricht.

[40] Steffen, Entwicklungslinien, S. 57

[41] Bundesgerichtshof, Versicherungsrecht 1983, S. 729, 730 = Neue Juristische Wochenschrift 1983, S. 2080

[42] Oberlandesgericht Düsseldorf, Versicherungsrecht 1987, S. 414, 415

[43] Ratzel, Ärztliches Standesrecht, S. 31

3. Ausblick

Werden die erarbeiteten Leitlinien des derzeitigen Rechts zukünftigen Anforderungen standhalten? Welche Änderungen des Sorgfaltsmaßstabes wird der Strukturwandel in den Informationstechnologien nach sich ziehen?

3.1 Anhebung des Sorgfaltsmaßstabs durch wissenschaftsimmanente Qualitätssteigerung

Nachdem vorwiegend die Erkenntnisse der medizinischen Wissenschaft den zum Behandlungszeitpunkt erforderlichen Standard bestimmen, ergibt sich aus dem zunehmenden Fortschritt der Medizin zwangsläufig auch eine stetige Erhöhung der Anforderungen, die der behandelnde Arzt erfüllen muß. Im Grunde ist dies nichts neues, denn die Berufspflicht der Fortbildung ist seit langem Bestandteil der ärztlichen Tätigkeit.

Während aber weder von Gesetzgebung noch von Rechtsprechung maßgeblich in die ärztliche Tätigkeit eingegriffen wurde, legt sich die medizinische Wissenschaft durch immer schneller fortschreitende Perfektionierung und Spezialisierung ein Korsett von Sorgfaltsregeln zu, dem die Praxis genügen muß.[44] Von immer anspruchsvolleren Maßgaben medizintechnischen Fortschritts gesteigerten Sorgfaltspflichten angetrieben, verrechtlicht sich die Medizin von innen her. Darin wird verschiedentlich schon ein gefährlicher *circulus vitiosus* gesehen.[45]

Der Standard der Medizin ist demnach dynamisch, die Dynamik bestimmt die Medizin selbst.

3.2 Anhebung des Sorgfaltsmaßstabs durch Strukturwandel des Informationswesens

Wo liegen in einer Zeit, in der durch internationale und computergestützte Informationstechnologien der Zugriff auf fachspezifische Informationen immer leichter und zudem preiswerter wird, die Grenzen des Zumutbaren, die die Rechtsprechung als Sorgfaltsmaßstab der ärztlichen Fortbildungspflicht ansieht?

Der Wandel des Standards in der Informationsbeschaffung ist zunächst anhand der Literaturrecherche und -beschaffung festzustellen: War es noch vor zwei Jahrzehnten ein mühsames Unterfangen, anglo-amerikanische Quellen zu finden und dann auch noch zu beschaffen, ist es seit einiger Zeit möglich, mittels CD-ROM-Recherchen wie z.B. Medline Discs das Schrifttum zu sich-

[44] Laufs/Uhlenbruck, Handbuch des Arztrechts, § 99 Rdnr. 4

[45] Laufs/Uhlenbruck, Handbuch des Arztrechts, § 99 Rdnr. 4

ten und anhand von *abstracts* festzustellen, ob die entsprechende Quelle überhaupt aussichtsreich erscheint. Erschien dem Bundesgerichtshof noch 1953 die Lektüre ausländischer Publiktionen als unzumutbar, kann dies anhand der enormen Fortschritte auf dem Gebiet der Informationsbeschaffung so nicht mehr gelten. Dies gilt umso mehr, als in jüngster Zeit die Verfügbarkeit medizinischer Fachinformationen durch die unentgeltliche Zurverfügungstellung von Medline im World Wide Web von der National Library of Medicine erheblich erhöht wurde. Da das Problem der Auffindbarkeit der Information in diesem Fall praktisch kaum noch besteht, dürften als Bewertungsmaßstab der Zumutbarkeit wohl nur noch der finanzielle Aufwand und die Handhabbarkeit in der Praxis eine entscheidende Rolle spielen. Auch hier ist der Stand von Wissenschaft und Technik dynamisch: Je einfacher und preiswerter die Informationsbeschaffung wird, desto höher werden auch die Anforderungen an die Informiertheit.

Die hohen Anforderungen, die in Zukunft an den Einsatz von technologiebasierten Wissenssystemen zu richten sind, bergen jedoch auch Risiken, deren Minimierung Aufgabe zukünftiger Rechtsprechung sein wird. Nicht vorstellbar ist zum Beispiel, daß sich ein Arzt ohne eigene profunde Kenntnis seines Arbeitsgebiets auf die Ergebnisse eines Expertensystems verläßt. Andererseits ist beispielsweise vorstellbar, daß in Zukunft der Einsatz eines pharmazeutischen Expertensystems zum Standard wird, damit die kaum noch zu überschauende Informationsflut über Wirkungen und Wechselwirkungen von Medikamenten auch für Allgemeinmediziner beherrschbar bleibt.

Solche Überlegungen sind jedoch in ihrer juristischen Beurteilung Zukunftsmusik und werden es wohl auch noch für viele Jahre bleiben, wie die Dauer von Verfahren bis zum letztinstanzlichen Urteil vermuten läßt. Eines kann jedoch als gesichert gelten:

Der Strukturwandel der Informationstechnologien verändert nicht nur Effizienz und Qualität ärztlicher Behandlungsmethoden, sondern in erster Linie den Standard des medizinischen Niveaus und damit die Ansprüche, die an eine moderne Medizin zu stellen sind:

Der Fortschritt in der Medizin dient dem Wohle des Patienten.

4. *Literaturverzeichnis*

Isele, H. G. (1971). Grundsätzliches zur Haftpflicht des Arztes. In Mergen, A. (Hrsg.), Die juristische Problematik in der Medizin (Bd. III, S. 11 – 24). München: Wilhelm Goldmann Verlag.

Laufs, A. & Uhlenbruck, W. (1992). Handbuch des Arztrechts. München: Beck'sche Verlagsbuchhandlung.
Ratzel, R. (1990). Ärztliches Standesrecht. Eine Darstellung für Klinik und Praxis. Neuwied/Frankfurt: Kommentator Verlag, Verlagsgruppe Luchterhand.
Steffen, E. (1992). Neue Entwicklungslinien der BGH-Rechtsprechung zum Arzthaftungsrecht (5. Aufl.). Köln: Verlag Kommunikationsforum GmbH.
Wilts, W. & Kleinewefers, H. (1971). Die zivilrechtliche Haftung des Arztes. In Mergen, A. (Hrsg.), Die juristische Problematik in der Medizin (Bd. III, S. 25 – 69). München: Wilhelm Goldmann Verlag.

BEDARF, AGGREGATION UND MISSACHTUNG MEDIZINISCHEN WISSENS

JÖRG NITZSCHE

Medizinimmanente und medizintranszendente Determinanten des Informationsbedarfs in der Medizin und im Gesundheitswesen

Der Informationsbedarf in der Medizin und im Gesundheitswesen wird von medizinimmanenten und medizintranszendenten Gründen bestimmt, also von Faktoren, die innerhalb und außerhalb der Medizin und des Gesundheitswesens liegen. Obwohl sich diese wechselseitig bedingen und beeinflussen, werden aus organisatorischen Gründen Entwicklungstendenzen zunächst innerhalb und dann außerhalb der Medizin skizziert, die zu Veränderungen für den medizinischen Informationsbedarf geführt haben, und am Ende einige Konsequenzen dieser Entwicklungen und Veränderungen für den Informations- und Wissenstransfer in der Medizin und im Gesundheitswesen aufgezeigt.

I. Paradigmenpluralismus innerhalb der Medizin

Für Institutionen mit dem Auftrag, die Informationsvermittlung und Literaturversorgung in der Medizin sicher zu stellen, besteht eine besondere Verpflichtung und Notwendigkeit, engen Kontakt zur medizinischen Wissenschaft und Praxis zu halten und die dortigen Entwicklungen kontinuierlich zu beobachten. Dies kommt beispielhaft in der Erwerbungspolitik der amerikanischen „National Library of Medicine", der größten medizinischen Bibliothek der Welt, zum Ausdruck. Seit 1951 erscheint dort alle fünf bis acht Jahre ein neues „Collection Development Manual" (US Department of Health and Human Services, 1985), das die Sammelrichtlinien entsprechend den Tendenzen der Medizin neu definiert und immer wieder die Aufgabe betont, „to concentrate its collecting efforts on the biomedical literature without being limited by present perceptions or preoccupations as to what constitutes that literature" (US Department of Health and Human Services, 1985, S. 14). Die Kompetenz zur Vermittlung biomedizinischer Information und Literatur darf sich nicht nur auf die Disziplinen beschränken, die bestimmte Teilgruppen aus Medizin und Gesundheitswesen mit dem Anspruch auf Ausschließlichkeit als zur biomedizinischen Literatur gehörig definieren. Sie muß vielmehr darüber hinausgehen und auch die medizinrelevante Literatur berücksichtigen, die sich außerhalb der momentan vorherrschenden biomedizinischen Forschung befindet, aber für die medizinische Praxis eine große Bedeutung hat.

In Deutschland werden die Veränderungen und Entwicklungstendenzen in der Medizin unter anderem von dem alle drei bis vier Jahre erscheinenden Bericht der Deutschen Forschungsgemeinschaft „Perspektiven der Forschung und ihrer Förderung. Aufgaben und Finanzierung“ (Deutsche Forschungsgemeinschaft [DFG], 1992) analysiert. Aufgrund internationaler Tendenzen und der eingereichten beziehungsweise bewilligten Forschungsanträge hat die DFG für die 1990er Jahre drei Schwerpunkte der biomedizinischen Forschung diagnostiziert, die auch vom Gesundheitsforschungsrat (GFR) des Bundesministeriums für Bildung, Wissenschaft, Forschung und Technologie als prioritär förderungswürdig beurteilt werden (Altenmüller, 1996):

1. Die Ausbildung und Entwicklung der Medizin zu einer Spezialdisziplin der Biologie, besonders der Zell- und Molekularbiologie, verstärkt sich (DFG, 1992, S. 154, 162 und 204), ebenso wie die Zusammenarbeit zwischen Biotechnologie und Medizin (DFG, 1992, S. 173), mit Forschung zu Themen wie Molekulare Epidemiologie, Evolutive Biotechnologie und Bioinformatik.
2. Während die 1980er Jahre im Zeichen der nach wie vor bedeutsamen Genforschung standen, sind die 1990er Jahre von der Hirnforschung geprägt (DFG, 1992, S. 154 und 174). Damit geht einerseits eine Schwerpunktverschiebung einher hin zur angewandten klinischen Forschung (DFG, 1992, S. 190-193), andererseits erfordert dies neue methodische Ansätze.
3. „Nur über die Erforschung der integrativen Zusammenhänge ist Einsicht in zahlreiche Krankheiten zu finden“ (DFG, 1992, S. 200). Die Medizin ist keine reine Wissenschaft wie Biologie, Chemie oder Physik. „Gerade die Erfolge der letzten Jahre zeigen die Grenzen des Reduktionismus. Man hat einzelne Stollen bis in die letzte Tiefe getrieben und einfache, höchst einleuchtende physikalisch-chemische Prinzipien ans Tageslicht gefördert“ (DFG, 1992, S. 202). Man kommt aber nun „zu der paradoxen und eigentlich peinlichen Aussage: Der Reduktionismus hat uns eine solche Vielfalt von Erkenntnissen geliefert, daß sie sich für die Beantwortung (von) Fragen auf komplexer Ebene immer weniger eignen, es sei denn, man greift erneut auf die Empirie zurück“ (DFG, 1992, S. 202). Die DFG schließt daraus, daß

der Zwang zur Integration von Einzelerkenntnissen zur wichtigsten Triebkraft der Forschung werden wird, daß ein „deutlicher Übergang von einer eher atomistischen Betrachtungsweise auf eine mehr ganzheitliche Auffassung" (DFG, 1992, S. 154) stattfinden wird.

Ohne es explizit zu nennen, weist die DFG damit auf ein anderes bedeutendes Phänomen in der Medizin hin, nämlich den seit einigen Jahren zunehmend Kontur gewinnenden Paradigmenwechsel oder Paradigmenpluralismus, den Verlust eines einheitlichen Paradigmas in der Forschung und die Aufsplitterung in verschiedene therapeutische Schulen und Verfahren in der Praxis (Köbberling, 1992).

Seit der Mitte des 19. Jahrhunderts war die Medizin durch ein materialistisch-mechanistisches Menschenbild geprägt, das Homogenität in Forschung und Praxis gewährleistete. Der Mensch wurde als Maschine begriffen, die nach objektiven naturwissenschaftlichen Gesetzmäßigkeiten funktioniert. In der Grundlagenforschung sind diesem Paradigma bahnbrechende Erkenntnisse zu verdanken, ein wesentlicher Grund für den Erfolg dieser Medizin. In der Praxis verfügten Ärzte über eine klare therapeutische Handlungsanweisung, nämlich die von der Norm abweichenden biologischen Regelmechanismen durch die Methoden der *directio*, *eliminatio* und *substitutio* zu korrigieren, also zum Beispiel durch chirurgische Entfernung kranker Organe oder pharmakologische Verabreichung von Hormonen wie Insulin. Da die naturwissenschaftliche Medizin damit den kranken Menschen wie ein defektes materielles Objekt behandelt, ignoriert sie weitgehend die Lebens- und Selbstheilkräfte lebender Organismen, die schon Kant 1790 in der „Kritik der Urteilskraft" als das entscheidende Merkmal des Lebens benannt hat (Kant, 1983, S. 486-487).

Um diese Unterlassungssünde der naturwissenschaftlichen Medizin zu korrigieren, entwickelten sich im 20. Jahrhundert parallel zu dem naturwissenschaftlichen drei weitere Paradigmen mit einer anderen Konzeption von Gesundheit und Krankheit, so daß momentan vier Paradigmen in der Medizin zu beobachten sind:

1. Das naturwissenschaftliche Paradigma mit einem materialistisch-mechanistischen Menschenbild.
2. Das psychosomatische Paradigma, das seit Anfang des 20. Jahrhunderts die geistig-seelische Dimension des Menschen stärker berücksichtigt (Uexküll, 1990).
3. Seit den 1970er Jahren hat das biopsychosoziale Modell (Engel, 1982) große Bedeutung gewonnen, das davon ausgeht, daß Gesundheit und Krankheit nur zu verstehen sind, wenn man sowohl die biologisch-körperliche als auch die seelisch-psychologische Dimension und zudem das soziale Beziehungs-

netz des Menschen berücksichtigt. Seine Entwicklung hängt eng mit dem veränderten Krankheitsspektrum zusammen, insbesondere der Zunahme chronischer Krankheiten, denen die naturwissenschaftliche Medizin oft hilflos gegenübersteht. Zum anderen entspricht es den Wünschen der Patienten nach Berücksichtigung ihrer Persönlichkeit, es bietet ihnen neben der von vielen als seelenlos empfundenen Apparatemedizin, auf die aber auch wenige nur ganz verzichten möchten, humane Zuwendung im Sinne einer ganzheitlichen Behandlung. Krankheit wird nicht nur von außen korrigiert, sondern auch dadurch, daß die inneren Selbstheilkräfte stimuliert werden.

4. Die sogenannten alternativen Heilverfahren oder „Unkonventionellen Medizinischen Richtungen“ (UMR), wie die offizielle internationale Bezeichnung für diese sehr unterschiedlichen therapeutischen Verfahren lautet, die explizit die Stimulierung der Selbstheilkräfte als ihr therapeutisches Prinzip verstehen.

An der großen Akzeptanz dieser Verfahren bei Patienten und klinisch tätigen Ärzten ändern auch die Versuche der naturwissenschaftlichen Medizin nichts, den „Unkonventionellen Medizinischen Richtungen“ die Wissenschaftlichkeit abzusprechen. Dieser Vorwurf übersieht, daß man Äpfel nicht mit Birnen vergleichen kann, will sagen, daß man die Wissenschaftlichkeit eines anderen Paradigmas nicht mit den formalen und inhaltlichen Wahrheitskriterien des eigenen beurteilen kann. Von den grundsätzlichen Paradigmenunterschieden zwischen der naturwissenschaftlichen Medizin und den „Unkonventionellen Medizinischen Richtungen“ seien exemplarisch nur folgende erwähnt: während die naturwissenschaftliche Medizin einen quantitativen Ansatz mit Beschränkung auf einfache Subsysteme verfolgt und folglich der Kausalität und der Reproduzierbarkeit große Bedeutung zuweist sowie mit den therapeutischen Prinzipien der *directio*, *eliminatio* und *substitutio* arbeitet, verfechten die „Unkonventionellen Medizinischen Richtungen“ einen qualitativen Ansatz, versuchen die Synthese und teleologische Vernetzung von Einzelphänomenen zu begreifen, legen dabei sehr viel Wert auf Individualität und arbeiten mit dem therapeutischen Prinzip der *stimulatio*, also der Anregung der Selbstheilkräfte durch biologische und physikalische Methoden.

Die Unkonventionellen Medizinischen Richtungen und die naturwissenschaftliche Medizin können daher nie komplementär sein, weil die Strukturkerne ihrer Paradigmen inkommensurabel sind. Darüber hinaus genügen auch konstitutive Elemente der naturwissenschaftlichen Medizin nicht ihren eigenen Ansprüchen, sind weder beweisbar noch in ihrer Wirkung kausal eindeutig erklärbar. So wird unter anderem von der DFG zur klinischen Pharmakologie bemerkt: „Wenn Puristen meinen, ein Arzneimittel dürfe nur dann angewandt werden, wenn man seine Wirkungsweise verstünde, dann reden sie auch heute noch an der Historie und an der Arzneimittelgesetzgebung vorbei" (DFG, 1992, S. 201) und „Die Therapie der Psychosen ... ruht noch immer auf der Empirie der fünfziger Jahre. Wir verdanken sie übrigens weder Pharmakologen noch Biochemikern, sondern sorgfältig beobachtenden Ärzten" (DFG, 1992, S. 202).

Zusammenfassend läßt sich also für die Entwicklung innerhalb der Medizin feststellen, daß sich keines der vier Paradigmen im Sinne einer Verdrängung der anderen durchgesetzt hat, sondern daß vielmehr das naturwissenschaftliche und das psychosomatische Paradigma, das biopsychosoziale Modell und die „Unkonventionellen Medizinischen Richtungen" nebeneinander existieren. In allen vier Bereichen publizieren Forscher und Kliniker, in allen vier Bereichen besteht Nachfrage nach Information und Literatur. Man sollte also nicht so tun, als ob mit dem naturwissenschaftlichen Paradigma das Ende der Medizin- und Wissenschaftsgeschichte erreicht sei. Es darf daran erinnert werden, daß schon immer in der Wissenschaftsgeschichte die gesellschaftliche Kompatibilität für die Durchsetzung therapeutischer Systeme entscheidender war als der sogenannte wissenschaftliche Wahrheitsbeweis (Engelhardt, 1979; Freidson, 1972; Starr, 1982).

II. Gesellschaftliche Anforderungen an die Medizin

Da diese Auffassung eines Wissenschaftspluralismus mit konkurrierenden Paradigmen und Therapieangeboten auch mit der gegenwärtigen gesellschaftlichen Situation am kompatibelsten ist, verwundert es wenig, daß die Auseinandersetzungen innerhalb der medizinischen scientific community bereits längst durch politische und gesundheitspolitische Entscheidungen auf nationaler und internationaler Ebene geklärt worden sind.

Für die Bundesrepublik Deutschland hat der IV. Zivilsenat des Bundesgerichtshofs mit seiner Entscheidung vom 23. Juni 1993 die „Wissenschaftlichkeitsklausel" für unwirksam erklärt (Bundesgerichtshof, 1993; Stebner, 1993). Keine Krankenversicherung kann künftig die Leistungspflicht für alternative Heilverfahren mit dem Argument verweigern, Untersuchungs- und Behandlungsmethoden oder die verordneten Arzneimittel seien „wissenschaftlich nicht allgemein anerkannt". Für Europa hat sich das Europäische Parlament dieser Rechtsauffassung angeschlossen und so für die Patienten die freie Wahl der therapeutischen Methode garantiert (Schmitz-Harbauer, 1996).

Der Deutsche Bundestag hat 1988 über das Bundesministerium für Forschung und Technologie die Universität Witten/Herdecke beauftragt, eine wissenschaftliche Bestandsaufnahme der „Unkonventionellen Medizinischen Richtungen" zu erstellen und die Weiterentwicklung der Naturheilverfahren zu fördern. Dieser Bericht wurde 1992 vorgelegt mit dem Fazit, daß weitere Forschung auf diesem Gebiet dringend erforderlich ist (Unkonventionelle Medizinische Richtungen, 1992; Forschungsinstitut Freie Berufe, 1991/92). Das BMFT hat für den Zeitraum von 1993 bis 1995 neun Millionen Mark zur Verfügung gestellt mit dem Ziel, „eine breitere Akzeptanz für wirksame Methoden der unkonventionellen Medizin zu schaffen" und ihnen den „Zugang zum Forschungs- und Lehrbetrieb sowie zum Gesundheitswesen" zu öffnen. Im Zuge dieser Entwicklung sind die Unkonventionellen Medizinischen Richtungen ab Oktober 1993 als Prüfungsfach in den „Gegenstandskatalog für das Studium der Medizin" aufgenommen worden.

Damit wird auch indirekt auf die Ergebnisse einer Studie des New England Journal of Medicine (Eisenberg, Kessler, Foster, Norlock, Calkins und Delbanco, 1993) reagiert, wonach mindestens 34 % der Bevölkerung in den USA allein oder parallel zur Schulmedizin alternative Therapien benutzen. Die „National Institutes of Health" haben im Auftrag des Kongresses der USA das „Office for the study of unconventional medical practices" eingerichtet, um sechzehn Heilverfahren (neben alternativen Methoden wie Akupunktur und Homöopathie auch esoterische Praktiken wie Chakra und Geistheilen) zu untersuchen (Congress wants, 1992). In der Bundesrepublik Deutschland verordnen rund 90 % der Allgemeinmediziner alternative Verfahren, 76 % beklagen mangelnde Informationsmöglichkeiten über diese Verfahren (Akzeptanz von Naturheilverfahren, 1994; Ernst, 1996; Haag, Walach, Erbe und Schrömbgens, 1992). Der Anteil der Patienten, die allein oder zusätzlich alternative Verfahren anwenden, wird auf 75 % geschätzt (Institut für Demoskopie Allensbach, 1989). Es existiert somit eine schulmedizinisch-wissenschaftlich legitimierte Praxis neben einer alternativ-unkonventionellen. In gewissem Sinne erinnert das an die Koexistenz traditioneller und westlicher Heilsysteme in Entwicklungsländern, wo die gleichzeitige Anwendung von schulmedizinischen und naturheilkundlichen Arzneien teils zur Wirkungsaufhebung, teils aber auch zur Wirkungsverstärkung bis hin zur Intoxikation führen kann.

Gerade vor diesem Hintergrund ist zu fordern, daß sich Kliniker über die von ihren Patienten benutzten Therapien informieren können. Zusätzliche Brisanz gewinnt diese Problematik durch die „Industrialisierung der Medizin". Aufgrund der Kostenexplosion im Gesundheitswesen und gleichzeitig gesamtstaatlich knapper werdender Mittel haben sich die Anforderungen des Staates an die Medizin verändert. In bezug auf die Grundlagenforschung wird von staatlicher Seite eine „Bringschuld der Wissenschaft" eingefordert und durch die Verlagerung der Förderung von der Grundlagenforschung zur klinischen Forschung auch erzwungen. Das Gesundheitswesen wird als ein Produktionsfaktor, die ärztliche Versorgung als ein Dienstleistungsgewerbe angesehen, in denen verschiedene therapeutische Angebote unter den Aspekten von Effizienz, Gewinnmaximierung und Schnelligkeit konkurrieren.

Nicht zuletzt aufgrund dieser Anforderungen sind in den letzten Jahren die elektronischen Publikationsformen und insbesondere das Internet als Informationsmedien der 1. Wahl propagiert worden. Es leuchtet unmittelbar ein, daß die neuen Informations- und Kommunikationsmittel den Anforderungen nach Aktualität und Schnelligkeit prinzipiell besser genügen können als die konventionellen Printmedien. Nichtsdestotrotz ist die Akzeptanz und Nutzung der neuen Medien in der Medizin, wenn man sie an den aufgebauten Erwartungshorizonten mißt, insgesamt zurückhaltend. Dafür mag es wenigstens zwei Gründe geben: Erstens scheinen die Vorteile der elektronischen Medien (billige und schnellere Kommunikation, sofortige Publikationsmöglichkeit, ubiquitäre Verfügbarkeit) durch eine Reihe von prinzipiellen Einwänden (schlechte Darstellung von Graphiken, keine fixierte Autorenschaft, programmierte Flüchtigkeit) geschmälert zu werden. Zweitens scheint aber auch die Medizin als Wissenschaft ihren Teil zu diesem Phänomen beizutragen, da sie keine reine Naturwissenschaft mit harten Fakten ist. Selbst scheinbar eindeutigen Forschungsergebnissen begegnen viele Ärzte mit Skepsis; die Angst vor vielleicht erst nach einiger Zeit zu beobachtenden Nebenwirkungen und besonders die Individualität eines jeden Patienten verlangen ein vorsichtig-abwägendes Vorgehen.

Diese Zurückhaltung ist einflußreichen Gruppen aus ökonomischen und wissenschaftlichen Gründen ein Dorn im Auge, wobei die Wechselwirkung zwischen ökonomischer Gewinnmaximierung und therapeutischer Effizienz kaum irgendwo deutlicher wird als in diesem Konnex. Im Namen von wirtschaftlicher Rentabilität und medizinischer Qualitätssicherung werden deshalb intensive und aggressive Anstrengungen unternommen, um das Internet nicht als Medium der 1. Wahl, sondern als Medium der einzigen Wahl zu etablieren (Bey, 1995; Mattelard, 1995). Wenn Informationen nur noch per Internet zu vermitteln und zu erhalten sind, hat es, gemäß der Terminologie der informationellen Revolution, in Kürze eine Monopolstellung, die die bisherigen Vorteile wie kostenlosen Zugang, formale Freiheit und globale Präsenz verschwinden lassen werden. Das Internet wird zum kommunikationstechnischen Pendant des „global capitalism“ und stellt „ökonomisch, sozialpsychologisch und politisch eine unerhörte, quasi erhabene Macht“ (Bredekamp, 1997, S. 35) dar. Es ist eine Machtmaschine, die dem Nutzer nicht mehr eine World-Wide-Waiting-Suche in der enormen Menge der verfügbaren Informationen „zumutet“, sondern ihn gleich zu der einzig richtigen Antwort auf seine

Suchanfrage „führt" (Schiller, 1997). Damit sind zwei Fliegen, die ökonomische und die medizinische, mit einem Internet-Click erschlagen. In der Tat lassen sich in der Medizin nur so, unter Ausschaltung alternativer Informationsmittel, Standards verwirklichen, die wissenschaftlich eindimensional und zugleich ökonomisch profitabel sind. Das Monopol des Mediums korrespondiert mit dem Monopol des Medizinverständnisses (Torres, 1995). Die Therapie, die ökonomisch am rentabelsten ist, ist auch die Therapie, die medizinisch am sinnvollsten erscheint. Und umgekehrt.

III. Konsequenzen aus dem medizinischen Paradigmenpluralismus und den gesellschaftlichen Anforderungen an die Medizin für den Informations- und Wissenstransfer in Medizin und Gesundheitswesen

Welche Konsequenzen resultieren aus den Entwicklungen innerhalb und den Veränderungen außerhalb der Medizin für den Informations- und Wissenstransfer in Medizin und Gesundheitswesen? Wie kann vor diesem Hintergrund der medizinische Informations- und Wissenstransfer so organisiert werden, daß er den Anforderungen einer informationsintensiven Wissenschaft wie der Medizin, in der die richtige Information zur richtigen Zeit Leben retten kann, gerecht wird?

Zum einen ist unter einem medizinimmanenten Gesichtspunkt die Frage zu stellen, ob Institutionen, die für die medizinische Informations- und Literaturversorgung zuständig sind, in dem medizinimmanenten Paradigmenstreit Partei ergreifen dürfen oder sollen, oder ob sie sich einem höheren Gut verpflichtet fühlen, nämlich der Sicherung des ungehinderten Zugangs zu allen medizinrelevanten Informationen, zu Meinungsvielfalt und Wissenschaftspluralismus. Unabhängig davon, welche Meinung sie zur Gentechnologie einerseits oder den „Unkonventionellen Medizinischen Richtungen" andererseits vertreten, sollten medizinische Informations- und Literaturvermittler die Vielfalt medizinischer Theorien nicht ignorieren und in der Lage sein, den Bedarf aller Nutzer nach Informationen aus Medizin und Gesundheitswesen zu befriedigen. Das erfordert, sich von keinem Paradigma instrumentalisieren zu lassen und auch den Zugang zu der Literatur zu ermöglichen, die nicht den mainstream der universitären und industriellen medizinischen Forschung wiedergibt. Dies gilt um so mehr, weil die historische Erfahrung zeigt, daß aus alternativen Ansätzen sehr schnell etablierte Medizin werden kann.

Zum anderen sollten unter einem medizintranszendenten Gesichtspunkt die für die medizinische Informations- und Literaturversorgung zuständigen Institutionen auch hinsichtlich der verschiedenen Medien nach allen Seiten hin offen bleiben. Das Internet und die elektronischen Medien sind für die Medizin unverzichtbar, sie erfüllen in besonderer Weise die Anforderungen nach Aktualität und Schnelligkeit. Ebenso unverzichtbar sind die Printmedien. Ihre Wertschätzung ist Ausdruck einer Wissenskultur, die davon ausgeht, daß Wissen nicht in Echtzeit aus dem Nichts produziert werden kann. Printmedien sind unverzichtbar für ein Wissenschaftsverständnis, das sich von der Illusion eines linear akkumulierenden Wissens befreit hat, und anerkennt, daß es Zyklen und Irrwege medizinischer Forschung gibt, aus denen man möglicherweise nur durch den Rückgriff auf noch nicht im Zuge des letzten update überschriebene Informationen herausfindet. Auch deshalb hält Vittorio E. Klostermann „die Äußerungen über die Entbehrlichkeit des Buches als wissenschaftlichen Mediums (für) fahrlässig" (Klostermann, 1996).

Integration ist also das Zauberwort. Die Heterogenität der Benutzererwartungen erfordert eine Diversifizierung der Inhalte und Formen des medizinischen Informationsangebotes. Die medizinischen Informationsvermittler und Literaturanbieter sollten nicht nur die verschiedenen medizinischen Paradigmen gleichbehandeln, sondern auch den elektronischen und konventionellen Medien die gleiche Wertschätzung geben (Böhme, 1997).

Literaturverzeichnis

Akzeptanz von Naturheilverfahren. Ergebnisse einer bundesweiten Repräsentativ-Befragung Juli/August 1993. (1994). Bergisch-Gladbach: Bundesverband der Innungskrankenkassen.

Altenmüller, G. H. (1996). Neue Akzente für biomedizinische Forschung. Naturwissenschaften, 83, 582-584.

Bey, H. (1995). Der Informationskrieg. Lettre International, 29, 2. Vj./95, S. 29-31.

Böhme, G. (1997, 12. April). Wissen: kulturelles Kapital. Die Wissensgesellschaft zwischen Expertenherrschaft und neuer Aufklärung. Frankfurter Rundschau, S. ZB 3.

Bredekamp, H. (1997, 3. Januar). Leviathan und Internet. Findet Thomas Hobbes' Machtmaschine im Cyberspace ihr Gegenstück? Die Zeit, S. 35.

Bundesgerichtshof. (1993). Urteil vom 23. Juni 1993 (Az: IV ZR 135/92). Karlsruhe: Pressestelle des Bundesgerichtshofs.

Congress wants alternative therapies studied; NIH responds with programs (1992). Journal of the American Medical Association, 268 (8), 957-958 und 268 (21), 3040.

Deutsche Forschungsgemeinschaft. (1992). Perspektiven der Forschung und ihrer Förderung. Aufgaben und Finanzierung 1993-1996. Weinheim: VCH.

Eisenberg, D. M., Kessler, R. C., Foster, C., Norlock, F. E., Calkins, D. R. & Delbanco, T.L. (1993). Unconventional medicine in the United States. New England Journal of Medicine, 328 (4), 246-252.

Engel, G. (1982). The biopsychosocial model: extending the scope of scientific medicine. In L. J. West & M. Stein (Eds.), Critical issues in behavioral medicine. Philadelphia: Lippincott.

Engelhardt, D. v. (1979). Historisches Bewußtsein in der Naturwissenschaft von der Aufklärung bis zum Positivismus. Freiburg: Alber.

Ernst, E. (1996). Wie beliebt ist die Naturheilkunde? Alternativmedizin im Spiegel der Meinungen von Patienten und Ärzten. Naturamed, 11, 29-41.

Forschungsinstitut Freie Berufe der Universität Lüneburg. (1991/92). Dokumentation der besonderen Therapierichtungen und natürlichen Heilweisen in Europa. Lüneburg: VGM-Verlag.

Freidson, E. (1972). Profession of medicine. A study of the sociology of applied knowledge. New York, NY: Dodd, Mead & Company.

Haag, G., Walach, H., Erbe, C. & Schrömbgens, H.-H. (1992). Unkonventionelle medizinische Verfahren. Verbreitung und Verwendung bei niedergelassenen Ärzten. ZFA. Zeitschrift für Allgemeinmedizin, 68 (35/36), 1184-1187.

Institut für Demoskopie Allensbach. (1989). Umfrage Naturheilmittel. Allensbacher Berichte, 17, S. 2.

Kant, I. (1983). Kritik der Urteilskraft (S. 486-487). Darmstadt: Wissenschaftliche Buchgesellschaft.

Klostermann, V. E. (1996, 29. Mai): Durchs Internet zum Medienbruch. Unverantwortliche Prognosen vom Ende des wissenschaftlichen Buches. Frankfurter Allgemeine Zeitung.

Köbberling, J. (Hrsg.) (1992). Die Wissenschaft in der Medizin. Stuttgart: Schattauer.

Mattelard, A. (1995). Von der Kanonenbootpolitik zu einer Diplomatie der Netze. Die neuen Szenarien der weltweiten Kommunikation. Le Monde Diplomatique, August 1995, S. 14-15.

Schiller, D. (1997). Marktplatz Internet. Das Ende einer Utopie. Le Monde Diplomatique, März 1997, S. 1 und 14-15.

Schmitz-Harbauer, W. (1996). Nichtkonventionelle Medizinrichtungen und Therapien in Europa. Die Zukunft hat schon begonnen. Ärztezeitschrift für Naturheilverfahren, 37, 528-530.

Starr, P. (1982). The social transformation of American medicine. The rise of a sovereign profession and the making of a vast industry. New York, NY: Basic Books.

Stebner, F. A. (1993). Zur Wissenschaftlichkeitsklausel. Ärztezeitschrift für Naturheilverfahren, 34, IV-IX.

Torres, A. (1995). Die große Illusion vom demokratischen Internet. Das wirkliche Leben legt die Grenzen des Virtuellen fest. Le Monde Diplomatique, November 1995, S. 4-5.

Uexküll, Th. v. (1990). Psychosomatische Medizin (4. Aufl.). München: Urban & Schwarzenberg.

Unkonventionelle Medizinische Richtungen. Bestandsaufnahme zur Forschungssituation. (1992). Bonn: Schriftenreihe zum Programm der Bundesregierung Forschung und Entwicklung im Dienste der Gesundheit.

US Department of Health and Human Services. (1985). Collection development manual of the National Library of Medicine. Bethesda, MD: US Department of Health and Human Services.

KARL-FRANZ KALTENBORN

Bedarf, Nutzung und Nutzen von Information und Wissen in der Medizin und im Gesundheitswesen

1. Einleitung

Die Medizin als informationsintensives Arbeitsgebiet[1] ist auf einen effizienten Informations- und Wissenstransfer zur Bewältigung ihrer Aufgaben in Krankenversorgung, Forschung und Lehre angewiesen. Zum Verständnis, aber auch zur Gestaltung des Informations- und Wissenstransfers in der Medizin und im Gesundheitswesen sind drei Bereiche von zentraler Bedeutung: (1) der Informations- und Wissensbedarf, (2) die Nutzung von Informationsmedien und -quellen und (3) der Nutzen der Informationsmedien und -quellen. Bedarf, Nutzung und Nutzen sind keineswegs isoliert zu sehen, sondern stehen in einem interdependenten Zusammenhang und entwickeln sich vor dem Hintergrund eines bestimmten, sich selbst wandelnden sozio-kulturellen Umfeldes.[2] Ziel des vorliegenden Beitrages ist es, aus sozialwissenschaftlicher Sicht auf der Basis empirischer Studien den Forschungsstand zu Bedarf sowie Nutzung und Nutzen von Information und Wissen in der Medizin und im Gesundheitswesen darzustellen. Für diesen Zweck ist zunächst eine terminologische Erläuterung der Begriffe angezeigt.

Je nach Subjekt- oder Bereichsorientierung können Informationsbedürfnis und Informationsbedarf unterschieden werden. Informationsbedürfnisse lassen sich wie folgt differenzieren:[3]

- das objektive Informationsbedürfnis bezieht sich auf solche Informationsinhalte, die das Individuum für eine Aufgabenstellung objektiv zur Ergänzung seines Vorwissens benötigt,
- das subjektive Informationsbedürfnis bezieht sich auf solche Informationsinhalte, die das Individuum für eine Aufgabenstellung subjektiv zur Ergänzung seines Vorwissens als notwendig erachtet,
- das geäußerte Informationsbedürfnis bezieht sich auf solche Informations-

[1] Vergleiche Blois (1984, passim).
[2] Vergleiche hierzu den Beitrag von Nitzsche in diesem Band über medizinimmanente und medizintranszendente Gründe des Informationsbedarfs in der Medizin.
[3] In Anlehnung an Wersig (1973, S. 170 ff).

inhalte, die das Individuum für eine Aufgabenstellung zur Ergänzung seines Vorwissens als notwendig darstellt beziehungsweise kommuniziert.[4]

Objektives, subjektives und geäußertes Informationsbedürfnis werden in der Regel divergieren und nur selten koinzidieren. Die Kumulation individueller Informationsbedürfnisse, die sich in einem gesellschaftlichen Bereich – etwa in dem hier behandelten Bereich der Medizin und des Gesundheitswesens – artikulieren, wird je nach zugrundeliegender Bezugsgröße als objektiver oder subjektiver Informationsbedarf bezeichnet.[5]

Während diese Definition Informationsinhalte nicht näher eingrenzt, sind für den vorliegenden Beitrag die in Frage kommenden Informationsinhalte näher zu bestimmen. Das Erkenntnisinteresse richtet sich auf Bedürfnisse und Bedarf an medizinischer, fachwissenschaftlicher, logistischer, populationsbezogener und sozialer Information und entsprechenden Wissensinhalten.[6] Für die Befriedigung des Informationsbedarfs stehen vorwiegend die Medien Bibliographie- und Faktendatenbanken, Zeitschriften und die Institution der Bibliothek zur Verfügung, für den Wissensbedarf medizinische Textbücher, Faktendatenbanken, Zeitschriften[7] (begrenzt), Bibliotheken und insbesondere Kollegen.[8] Bibliographien, Zeitschriften und medizinische Textbücher können als Printmedien oder als neue Informationsmedien (Online-Datenbanken, CD-ROM-Datenbanken, Disketten) vorliegen.

Die Nutzung von Informationsmedien und -quellen zur Befriedigung der genannten Informations- und Wissensbedürfnisse wird im soziologischen Sinne als Handeln[9] begriffen, dem Intentionalität und Sinnbezug sowie Norm-

[4] Vergleiche hierzu Elenz (1992, S. 6), Kuhlen (1995, passim) und Schneider (1997, S. 414 f).

[5] Vergleiche Wersig (1973, S. 174 ff).

[6] Vergleiche hierzu den Beitrag von Kaltenborn in diesem Band über Information und Wissen in der Medizin und im Gesundheitswesen.

[7] Die Zeitschriftenliteratur weist neben Information auch unterschiedlich aggregiertes und verwertbares Wissen auf: zum Beispiel in bezug auf therapieevaluierende Studien die Studientypen der Phasen I bis IV (Verträglichkeitsuntersuchungen an wenigen Probanden/Patienten, Wirkungsuntersuchungen an wenigen Patienten, Studien zur Wirksamkeitsprüfung, Unterstützungsstudien) oder Metaanalysen. Vergleiche auch Koller und Lorenz in diesem Band.

[8] Vergleiche Kaltenborn (in diesem Band) über Information und Wissen in der Medizin und im Gesundheitswesen.

[9] Handeln wird hier in Abgrenzung zu Verhalten gewählt. Feather und Sturges (1997, S. 216), die ebenfalls diesen Handlungsaspekt terminologisch präferieren, führen in diesem Zusammenhang aus: „In this respect expressions such as 'information-seeking activities' or 'information-seeking patterns' distance the notion from that of 'behaviourism' and also link the notion philosophically closer to its true family of concepts connected with reasons and actions and further from concepts of the stimulus and response group." Mit diesem soziologischen Verständnis von Informationshandeln wird der Bezug zu den Ausführungen von Heubel und Meurer (in diesem Band) hergestellt, die Informationshandeln aus Sicht der Ethik und des Rechts erörtern.

und Wertorientierung implizit sind.[10] Das besondere Interesse gilt im vorliegenden Beitrag dem Informationshandeln und dessen Entwicklungsdynamik in einer Umwelt, die durch die Entwicklung und schnelle Verbreitung von Informations- und Kommunikationstechnologien geprägt ist.[11]

Im Sinne einer Evaluation der Informationsmedien[12] fokussiert der Beitrag zudem auf den Nutzen derselben für (1) die Aus-, Fort- und Weiterbildung in der Medizin und im Gesundheitswesen (Strukturqualität), (2) das ärztliche Handeln, das heißt für die klinische Entscheidungsfindung und Problemlösung (Prozeßqualität) und (3) den Patienten, das heißt für die Auswirkungen auf die Qualität und Wirtschaftlichkeit der Krankenversorgung (Ergebnisqualität).

2. *Forschungsstand*

Gemessen an der Bedeutung eines effizienten Informations- und Wissenstransfers für die Medizin und das Gesundheitswesen muß der Umfang der empirischen Forschung zu Bedarf, Nutzung und Nutzen der Information in der Medizin als unzureichend bezeichnet werden. Außerdem weisen, wie Smith (1996) in seiner Übersicht zum Informationsbedarf in der Medizin ausgeführt hat, viele Studien zu diesem Forschungsgegenstand methodische Defizite auf; zudem basieren Studien vielfach auf zu kleinen Stichproben. Da überdies die meisten empirischen Untersuchungen aus dem anglo-amerikanischen Raum stammen, stellt sich das Problem der Übertragbarkeit auf deutsche Verhältnisse. Vor diesem Hintergrund ist es – wie auch Smith (1996) zu Recht darlegt – bei der Darstellung des gegenwärtigen Forschungsstandes wenig ratsam, die bisher publizierten Studien in ein Gesamtergebnis zu zwängen. Als problemgerecht und insofern auch aufschlußreicher für die Leserin und den Leser erscheint es vielmehr, einige wichtige Studien detailliert vorzustellen sowie hieraus soweit als möglich Schlußfolgerungen abzuleiten. Aufgrund der methodischen Probleme und der vorrangig ausländischen Provenienz der meisten Studien zu dieser Thematik ist es zudem angezeigt, auf die dadurch bedingte Rezeptionsproblematik empirischer Sozialforschung einzugehen.

10 In diesem Sinne kann intentionales Handeln im Hinblick auf die Ziele auch dysfunktionale Elemente aufweisen, ebenso wie die Norm- und Wertorientierung die Möglichkeit der Devianz miteinschließt. Vergleiche die Beiträge von Heubel und Meurer in diesem Band über die ethischen und rechtlichen Aspekte des Informationshandelns.

11 Siehe Kaltenborn in diesem Band (Vorwort).

12 Auf wissensbasierte Systeme als Informationsmedium wird hierbei nicht näher eingegangen, da diese an anderer Stelle des Bandes behandelt werden (siehe Eich & Ohmann; Hirsch).

3. *Rezeptionsproblematik empirischer Sozialforschung zu Informationsbedarf, Informationsnutzung und -nutzen*

Während die von Smith (1996) angeführten Probleme methodischer Qualität und problemadäquater Stichprobengrößen generell für empirische Studien gelten und bei der Rezeption Beachtung finden sollten, können in bezug auf wissenschaftliche Studien zu Informationsbedarf, Informationsnutzung und -nutzen in der Medizin zusätzlich spezifische, durch die vorherrschende Forschungstradition und den Untersuchungsgegenstand bedingte Probleme identifiziert werden. Diese gilt es bei der Rezeption und Darstellung des Forschungsstandes kritisch zu reflektieren. Hierauf kurz einzugehen, erscheint im Hinblick auf eine kritische Rezeptionshaltung und eine sorgfältig-abwägende Übertragung der Forschungsergebnisse auf deutsche Verhältnisse geboten. Die zu behandelnden Aspekte lassen sich drei Kategorien zuordnen: (1) standesabhängige Erkenntnisinteressen der Forschung und politische Interessen des Forschers/Auftraggebers, (2) Probleme der Methodenadäquanz in Anbetracht der Komplexität des Untersuchungsgegenstandes und (3) Abhängigkeit des Informationsbedarfs, der Nutzung und des Nutzens von der Struktur des medizinischen Informationswesens und von dem sozio-kulturellen Umfeld. Die beiden erstgenannten Punkte beziehen sich auf limitierende Faktoren bei der Erforschung und wissenschaftlichen Rekonstruktion sozialer Realität, der letztgenannte auf differente Ausprägungen der sozialen Realität selbst.

Bezüglich *standesabhängiger Erkenntnisinteressen* in der Forschung sei darauf verwiesen, daß wissenschaftliche Studien zu Informationsbedarf und -nutzung in der Medizin und im Gesundheitswesen häufig – besonders in den USA – von Medizinbibliothekaren/innen und Medizininformatikern/innen durchgeführt werden. Studien medizinbibliothekarischer Provenienz haben des öfteren die Funktion, die bibliothekarischen Dienstleistungen und Institutionen zu legitimieren, Studien aus der Medizininformatik sind vorrangig von dem Erkenntnisinteresse geleitet, die Informationsbedürfnisse in der ärztlichen Praxis durch den Aufbau geeigneter Informationssysteme zu befriedigen. Diese forschungsleitenden Interessen mögen vor dem Hintergrund der Arbeitsschwerpunkte und Standesinteressen der betreffenden Fachdisziplinen nachvollziehbar erscheinen. Man gewinnt bei einzelnen Studien jedoch den Eindruck, daß infolgedessen bedeutsame Aspekte des Untersuchungsgegenstandes ausgeblendet werden: Dies betrifft insbesondere die Vernachlässigung des sozialen und kommunikativen Kontextes, in dem sich der ärztliche Informationsbedarf entwickelt und eventuell zu Aktivitäten der Informationssuche führt, wie auch die Integrierung der gewonnenen Information in den Entscheidungs- und Problemlösungsprozeß. Dagegen endet der Forschungsprozeß bereits dann, wenn die fachspezifischen Erkenntnisinteressen befriedigt beziehungsweise Standesinteressen ausreichend legitimiert erscheinen, obgleich erkennbar ist, daß der gesamte Handlungszusammenhang nicht ausreichend analysiert ist.

Der Einfluß standespolitischer Interessen auf das „Forschungsergebnis" läßt sich exemplarisch anhand der Rochester Studie (Marshall, 1992) verifizieren. Die amerikanische Gesetzesnovelle aus dem Jahre 1986, welche die Zulassungsvoraussetzungen von Krankenhäusern zu *Medicare* und *Medicaid* modifizierte und nicht mehr an die Existenz einer Medizinbibliothek knüpfte, setzte die Medizinbibliothekare unter Druck, die Servicefunktionen medizinbibliothekarischer Einrichtungen zu evaluieren. Dieser politische Hintergrund stand wohl auch Pate bei der Rochester Studie, in welcher der Einfluß bibliothekarischer Dienstleistungen auf die ärztliche Entscheidungsfindung untersucht wurde (Marshall, 1992). Die Studie gelangte zu der Schlußfolgerung, daß „Ärzte die von der Bibliothek bereitgestellte Information höher bewerteten als andere Informationsquellen wie beispielsweise bildgebende Verfahren, Labortests und Diskussionen mit Kollegen".[13] Ein Untersuchungsergebnis, dem aufgrund der methodisch unsinnigen Kontrastierung diagnostischer, das heißt klinisch-patientenbezogener Information, mit wissenschaftlicher Information, sowie der unglaubwürdig hohen, gewissermaßen „herausgekitzelten" Bewertung der Bibliotheksinformation kaum Relevanz attestiert werden kann.[14]

Ein weiterer Einfluß politischer Interessen läßt sich an der Tatsache festmachen, daß ein großer Teil der amerikanischen empirischen Studien zu Informationsbedarf und -nutzung in der Medizin von der *National Library of Medicine* (NLM) finanziert ist, mit der Folge einer vorrangigen Fokussierung auf Datenbanken der NLM, insbesondere auf MEDLINE.[15] Obgleich die NLM in den einzelnen Studien als Drittmittelgeber genannt und die Interessenlage hiermit expliziert wird, stellt diese auftraggeberinduzierte Bevorzugung bestimmter Datenbanken und die Ignorierung des weiteren, tatsächlich verfügbaren Datenbankspektrums einen informationspolitischen Bias dar.[16]

[13] Das Zitat stammt aus dem Abstract der Studie.

[14] Vergleiche hierzu auch die methodenkritischen Anmerkungen zur Rochester Studie von Urquhart und Hepworth (1995, passim).

[15] So sind von den hier vorgestellten fünf amerikanischen Studien zum Informationsbedarf vier Studien von der NLM mitfinanziert worden, nämlich: Osheroff et al. (1991), Bowden et al. (1994), Giuse et al. (1994) sowie Gorman & Helfand (1995). Die Studie von Ely et al. (1992) wurde vom National Research Service Award unterstützt.

[16] Trotz der zentralen Bedeutung der NLM-Datenbank MEDLINE für die Informationsversorgung in der Medizin ist ein kritisches Urteilsvermögen indiziert. Aus dem Umkreis der NLM wird man selten so kritische Kommentare und vor allem solch offen geäußerte Wertschätzungen von nicht NLM-Datenbanken vernehmen wie von Urquhart und Hepworth (1995), die das später

Das Problem der *Methodenadäquanz* in Anbetracht der *Komplexität des Untersuchungsgegenstandes* ist in der empirischen Sozialforschung generell von Bedeutung, nicht nur bei der hier behandelten Thematik des Informationsbedarfs und der Informationsnutzung. Dennoch sei auf spezifische Probleme einzelner Methoden kurz eingegangen. Eines der grundsätzlichen Validitätsprobleme der Interviewmethode, die Korrespondenz der Antworten mit der tatsächlichen Meinung und den Handlungsweisen des Befragten, stellt sich auch bei der hier behandelten Thematik, und zwar in bezug auf das Verhältnis zwischen geäußertem Informationsbedürfnis und subjektivem Informationsbedürfnis sowie Informationshandeln. In diesem Kontext sei auf die Studie von Forsythe, Buchanan, Osheroff und Miller (1992) verwiesen, die mittels ethnographischer Methoden Informationsbedarfsanalysen durchgeführt und dabei festgestellt haben, daß Ärzte ihren Informationsbedarf auf vielfältige, komplexe Art und Weise kommunizieren, nicht immer in der grammatikalischen Form der Frage und mitunter, ohne ihren Informationsbedarf zu verbalisieren. Daher, so folgern die Autoren, ist die Interpretation der Hinweise auf Informationsbedürfnisse schwierig und nur unter Beachtung des jeweiligen Kontextes und der im ärztlichen Bereich üblichen Diskursgewohnheiten möglich.[17] Deshalb mag es verständlich sein, daß geringfügige Unterschiede im Studiendesign oder auch nur unterschiedliche Terminierung für die Befragung zum Informationsbedürfnis[18] weitreichende Folgen hinsichtlich des Untersuchungsergebnisses zeitigen und zu gänzlich verschiedenen Bestimmungen des ärztlichen Informationsbedarfs kommen: So ergaben sich für die Ärzte in der klassischen Studie von Covell, Uman und Manning (1985) für 1,5 Patienten je eine Frage, während in der Studie von Ely, Burch und Vinson (1992) nur eine Frage pro 15 Patienten auftrat – also eine Differenz des Faktors zehn.[19] Auch

zu besprechende *Value Project* der British Library durchgeführt haben. Urquhart und Hepworth (1995, S. 95, S. 180) führen aus: „MEDLINE is commendably comprehensive, but for some users the coverage is not satisfactory... Researchers need more up-to-date information than MEDLINE can often offer, and for them, services such as Current Contents, Reference Update and EMBASE Alert CD are worth considering. The file formats often provide for bibliographic software as well, an added advantage for the researcher... MEDLINE is not sufficient for the needs of psychiatrists, or for those interested in the psychological, or social aspects of care."

[17] So interpretieren die Autoren die Äußerung eines Arztes „What do you **do** [Hervorhebung im Original] for the treatment of breast cancer?" nicht als Frage nach dem neuesten Wissensstand zur Therapie des Brustkrebs, sondern als Ausdruck des Kummers und der Frustration des Arztes angesichts der Unmöglichkeit, einer Patientin mit Brustkrebs helfen zu können, nachdem bereits alle in Frage kommenden Behandlungsmethoden ausgeschöpft worden waren.

[18] Etwa während oder nach der Behandlung eines Patienten beziehungsweise erst am Ende der Sprechstunde.

[19] Allerdings lag beiden Studien auch eine unterschiedliche Definition von Information zugrunde.

in bezug auf die Validitätsproblematik ist die Studie von Covell et al. (1985) von Interesse. Die Autoren machten in ihrer Untersuchung zur Informationsnutzung von Ärzten die Erfahrung, daß die verbalen Angaben der befragten Ärzte über ihre bevorzugten Informationsquellen sich deutlich von ihren tatsächlichen Handlungsweisen der Informationsgewinnung unterschieden: Die befragten Ärzte überbetonten die Nutzung von Printmedien gegenüber ihrer wirklichen, durch Beobachtung verifizierten Inanspruchnahme derselben, während sie auf der anderen Seite häufiger Informationen von Kollegen und anderen im Gesundheitswesen tätigen Professionen einholten als sie in der Befragung angaben.

Die *Critical Incident Technique*[20], die in mehreren Studien als Methode der Wahl zur Untersuchung des Einflusses wissenschaftlicher Information auf die ärztliche Entscheidungsfindung und auf das Wohlergehen des Patienten herangezogen wird, hängt vom Erinnerungsvermögen des befragten Arztes ab und hat aufgrund selektiver Erinnerungsmuster die Tendenz, die Auswirkung der Information überzubewerten beziehungsweise zu dramatisieren.[21] Diese Methodenprobleme der *Critical Incident Technique* können sich in der empirischen Forschung mit anderen Störgrößen überlagern, insbesondere mit Tendenzen zur Beantwortung der Interviewfragen im Sinne (a) der sozialen Erwünschtheit, (b) des für den Befragten erkennbaren Forschungsinteresses (*demand characteristics*)[22] und (c) der Erwartungen des Interviewers.

Bei der Behandlung der Rezeptionsprobleme ausländischer Sozialforschung sollen solche *Einflußfaktoren* auf den Informationsbedarf und das Informationshandeln in der Medizin erörtert werden, die infolge differenter Ausprägung in den einzelnen Kulturkreisen die jeweilige Informationsrealität in unterschiedlicher Weise beeinflussen. Dem rahmensetzenden Umfang dieses Beitrages entsprechend sollen von dem komplexen Bedingungsgefüge für *nationale* beziehungsweise *kulturkreistypische Ausdifferenzierungen des Informationsbedarfs und der Informationsnutzung* folgende Aspekte ausgewählt und kurz diskutiert werden: (1) unterschiedliche ärztliche Aufgabenfelder im Kontext des jeweiligen nationalen Gesundheitswesens, (2) differente Struktu-

[20] Die *Critical Incident Technique* wurde während des zweiten Weltkrieges in den USA von C. Flanagan entwickelt, um Kompetenzanalysen von Bombercrews durchzuführen (vergleiche Lindberg et al., 1993).

[21] Vergleiche zur Methodenkritik auch Ely et al. (1992).

[22] Wenn eine national bekannte und auch anerkannte Institution – wie beispielsweise die NLM – eine Erhebung zum Informationsnutzen durchführt, so sind für die Befragten die Forschungsinteressen und möglicherweise sogar die informationspolitischen Implikationen leicht erkennbar, und das Antwortverhalten dürfte durch die zu erwartenden kongruenten Interessen nachhaltig tangiert werden.

ren und Funktionen des medizinischen Informationswesens und (3) verschiedene Norm- und Wertorientierungen.

Da das Informationsbedürfnis des Arztes von den Anforderungen seines Aufgabengebietes abhängt, sind bei der Rezeption ausländischer Forschungsergebnisse zu Bedarf und Nutzung von Information kulturkreistypische Unterschiede hinsichtlich des Arbeitsspektrums einzelner Ärztegruppen im Zusammenhang mit dem jeweiligen Gesundheitswesen mitzubedenken. Der *National Health Service* (NHS) in Großbritannien[23] wurde mit der Zielsetzung gegründet, „daß der Zugang zu medizinischer Versorgung von medizinischen Bedürfnissen statt von der Zahlungsfähigkeit abhängen sollte" (Giddens, 1995, S. 643). Im NHS, der aus Steuermitteln finanziert wird, ist die Mehrheit der praktischen Ärzte (General Practitioner) beschäftigt, wobei jeder praktische Arzt einen Patientenstamm hat, dessen Höchstzahl vom NHS festgelegt ist. Die erste Anlaufstelle für den Patienten ist der praktische Arzt. Die Patienten haben kein Recht, an einen Facharzt überwiesen zu werden, und da die Überweisung an einen Facharzt in der Beurteilung des praktischen Arztes liegt, „ist es unter Umständen für den Patienten gar nicht einfach, sich selbst an einen privaten Facharzt zu wenden, wenn der zuständige praktische Arzt dagegen ist" (Giddens, 1995, S. 643). Aufgrund der Versorgungsstruktur mit Hausärzten und Fachärzten, der damit einhergehenden Überweisungspraxis und Arztwahl sowie der unterschiedlichen Honorierung ärztlicher Leistungen (Patientenstamm in England) dürften sich in England andere hausärztliche Aufgabenfelder mit einem anderen Informationsbedarf und unterschiedlicher Motivation zur Informationsnutzung ausdifferenzieren als zum Beispiel in Deutschland. Das Gesundheitswesen der Vereinigten Staaten[24] basiert hauptsächlich auf privaten Versicherungen, ergänzt durch staatliche Unterstützungen und Programme, die jedoch nicht verhindern, daß es „schätzungsweise zwanzig Millionen Menschen [gibt], die keine private Krankenversicherung besitzen und denen der Zugang zum öffentlichen Gesundheitswesen praktisch verwehrt bleibt" (Giddens, 1995, S. 646). „Die gewinnorientierten Krankenhäuser haben allerdings nur wenige Patienten, die nicht versichert sind, oder deren Behandlungskosten nur durch die Wohlfahrt gedeckt werden, so daß solche Organisationen zunächst einmal den Effekt haben, einen Großteil der weniger lohnenden Aufgaben auf andere Sektoren des Gesundheitssystems zu überwälzen... Das Gesamtergebnis ist ein System, das im Verhältnis zum erreichten Gesundheitszustand sehr teuer kommt und Teile der Bevölkerung ausgrenzt" (Giddens, 1995, S. 646).

[23] Da die später vorgestellten Studien zu Bedarf, Nutzung und Nutzen der Information aus Großbritannien und den USA stammen, soll das Gesundheitswesen der beiden Länder kurz skizziert werden.

[24] Vergleiche hierzu auch den Beitrag von Kaltenborn in diesem Band über IAIMS und UMLS.

Beim Vergleich des medizinischen Informationswesens der einzelnen Länder, aus denen die später zu besprechende empirische Sozialforschung stammt, fällt mit Blick auf die USA die dominante Rolle der National Library of Medicine (NLM) auf. Für sie existiert als Institution der Literaturarchivierung, Datenbankproduktion, der informationstechnischen Forschung und Entwicklung sowie als Koordinationsstelle für nationale Programme zum Informations- und Wissenstransfer in der Medizin und im Gesundheitswesen weltweit kein Pendant.[25] Vor diesem Hintergrund sind auch die Unterschiede im Entwicklungsstand der jeweiligen nationalen informationstechnischen Infrastruktur für den medizinischen Informations- und Wissenstransfer einerseits und den damit einhergehenden Nutzungsgewohnheiten andererseits verständlich. Um diesen Sachverhalt zu konkretisieren, sei darauf hingewiesen, daß beispielsweise in den USA schon wesentlich früher als in Deutschland benutzerfreundliche Menüführungen für die Endnutzerrecherche in medizinischen Online-Datenbanken zur Verfügung standen. Zudem wurde die Endnutzerrecherche in den USA durch entsprechendes Marketing der National Library of Medicine (NLM), der privaten Hosts und durch universitäre Ausbildungsmaßnahmen gefördert (Kaltenborn, 1991a; Kaltenborn & Ennis, 1991). Als Folge waren Endnutzerrecherchen in den USA wesentlich früher üblich als in Deutschland, wo erst die Einführung der CD-ROM-Technologie zu Endnutzerrecherchen in nennenswertem Umfang führte. Wie die Einführung von medizinischen CD-ROM-Datenbanken zusammen mit Endnutzerschulungen in Deutschland gezeigt hat, kann die verbesserte Zugänglichkeit zu bedienungsfreundlichen Endnutzersystemen sowie Aus- und Fortbildungsmöglichkeiten in kurzer Zeit zu Modifikationen des Informationshandelns führen sowie neue Nutzungsfelder erschließen (Kaltenborn, 1989; Kaltenborn & Ennis, 1991; Kaltenborn, 1991b; Urquhart & Hepworth, 1995, S. 93 ff).

Weiterhin gilt es, bei der Rezeption ausländischer Studien zu bedenken, daß Informationssysteme, etwa die Datenbank MEDLINE, einen vom sozio-kulturellen Nutzungskontext abhängigen Informationswert aufweisen. Dadurch ist der empirisch in einer Gesellschaft ermittelte „Informationsgewinn" nicht direkt auf andere Situationen und Länder übertragbar. Dies sei an einem Beispiel veranschaulicht: Die Datenbank MEDLINE ist bei der Erschließung der Zeitschriftenliteratur zwar international ausgerichtet (siehe Schwarz & Um-

[25] Beispielhaft sei hingewiesen auf das Outreach Programm der NLM im Zusammenhang mit dem amerikanischen *National Network of Libraries of Medicine* (Nationales Netzwerk von Medizinbibliotheken), auf die IAIMS Initiative und die Entwicklung des UMLS sowie auf das *Visible Human* Projekt. Vergleiche hierzu in diesem Band Penzel & Kesper zum *Visible Human* Projekt sowie Kaltenborn (in diesem Band, 1993, 1994, 1995) zur IAIMS Initiative und zum UMLS. Eine kritische Evaluation der Outreach Aktivitäten haben Burnham und Perry (1996) vorgelegt.

stätter in diesem Band), aber gekennzeichnet durch (1) eine deutliche Übergewichtung der anglo-amerikanischen Länder und (2) eine Auswahl der nichtamerikanischen Literatur nach amerikanischen Informationsbedürfnissen.[26] Dies hat für verschiedene Ärztegruppen unterschiedliche Konsequenzen: Der deutsche Forscher dürfte aus MEDLINE ungefähr vergleichbaren Nutzen ziehen wie sein amerikanischer forschender Kollege, da die NLM nicht-amerikanische Literatur bevorzugt unter Forschungsaspekten auswählt und Zeitschriften mit wissenschaftlichen Originalbeiträgen präferiert. Anders dürfte sich die Situation für den niedergelassenen Arzt darstellen: Während der amerikanische Praktiker durchaus seine regionalen Zeitschriften in MEDLINE erschlossen findet, geht der niedergelassene Arzt in Deutschland diesbezüglich leer aus, da vergleichbare deutsche Zeitschriften mit ähnlicher Zielgruppe und entsprechender inhaltlicher Ausrichtung in MEDLINE nicht erschlossen sind, denn dieser Zeitschriftentyp ist für amerikanische Informationsinteressen unbedeutend, und die Informationsbedürfnisse ausländischer Ärzte finden dann keine Berücksichtigung (siehe auch Nitzsche in diesem Band). Die NLM verfolgt im Zusammenhang mit der eingangs geschilderten Auftragsforschung das Ziel, ihre Datenbanken für den amerikanischen Bedarf zu optimieren, sie betreibt gewissermaßen ein *national tailoring*.[27]

Die individuelle Wahrnehmung des Informationsbedarfs, die konsekutive Informationssuche oder auch der Verzicht darauf werden aber nicht nur von der Verfügbarkeit der Informationssysteme und dem Aus- und Weiterbildungsangebot beeinflußt, sondern auch von Persönlichkeitsmerkmalen der betreffenden Person sowie vom institutionellen Arbeitskontext und dem soziokulturellen Umfeld.[28] Unterschiede in der gesellschaftlichen Wertschätzung von Information und Wissen, wie sie beispielsweise für die USA und Deutschland berichtet werden,[29] dürften daher den gesamten Handlungszusammenhang, beginnend mit der Entstehung und Wahrnehmung des Informationsbedarfs, der Informationsnutzung und der Bewertung des Informationsnutzens, in differenter Weise beeinflussen und zu kulturkreisspezifischen Handlungsmustern führen. Die Wertschätzung von Information und Wissen beziehungs-

[26] Hingewiesen sei zudem auf die MEDLINE-Praxis der zeitlich verzögerten Erschließung sowie der verringerten Anzahl an Schlagworten für die Artikel zahlreicher ausländischer Zeitschriften.

[27] Diese Ausführungen sind nicht als Kritik an der Informationspolitik der NLM zu verstehen, sondern vielmehr als Verweis auf informationspolitische Defizite im deutschsprachigen Raum.

[28] Vergleiche hierzu Elenz (1992, S. 10 ff) sowie Urquhart und Hepworth (1995, S. 147 ff).

[29] Vergleiche hierzu Kuhlen (1995, S. 222 f), der eine traditionell höhere Bewertung von Information und Wissen und ein größeres Informationsbewußtsein in den USA feststellt. Dies entspricht auch der persönlichen Erfahrung des Autors anläßlich eines von der Deutschen Forschungsgemeinschaft geförderten USA Aufenthaltes zum Besuch einzelner IAIMS Institutionen.

weise die damit korrespondierende Anforderung *up-to-date* zu sein, dürfte jedoch nicht nur direkt auf Verhaltensmuster in der Medizin und im Gesundheitswesen einwirken, sondern in komplexer Weise auch andere Gesellschaftssysteme beeinflussen, die wiederum auf die Medizin zurückwirken. Relevant in diesem Zusammenhang ist das Rechtssystem, das solche gesellschaftlichen Wertschätzungen von Information und Wissen – etwa in Kunstfehlerprozessen – aktiviert und rechtsverbindliche, sanktionierbare Maßstäbe setzt, die reflexiv wiederum Handlungsmuster in der Medizin fördern.[30]

Neben dem Rechtssystem sind andere Gesellschaftssysteme – insbesondere das für die Gesundheitspolitik maßgebliche politische System, das Ausbildungssystem mit den Institutionen der beruflichen Sozialisation[31], das wirtschaftliche System sowie die Ausprägung von Gesundheit und Krankheit[32] in der Gesellschaft – prägende Umfelder für den Informationsbedarf und das Informationshandeln in der Medizin. *Vice versa* werden diese Bereiche des sozio-kulturellen Systems im interdependenten Sinne davon geprägt.[33] Wesentlich für die hier behandelte Rezeptionsproblematik ist, daß nationale beziehungsweise kulturkreisspezifische Ausprägungen des sozio-kulturellen Systems zu eben solchen des Informationsbedarfs und des Informationshandelns beitragen.

Die bisherigen Ausführungen zur Rezeptionsproblematik empirischer Sozialforschung zum Informationsbedarf und -handeln sollen abgeschlossen werden mit dem Hinweis auf die Zeitgebundenheit der Forschungsergebnisse. Der Informationsbedarf und die Informationsnutzung in der Medizin und im Gesundheitswesen entwickeln sich dynamisch vor dem Hintergrund technischen und gesellschaftlichen Wandels, und die bisher erörterten Einflußgrößen weisen neben ihrer kulturkreisspezifischen Ausprägung eine historische Entwicklung auf, so daß der davon beeinflußte Informationsbedarf und die Informationsnutzung keine konstanten Größen darstellen, sondern historischen Veränderungsprozessen unterworfen sind. Insofern können zeitlich zurückliegende Forschungsergebnisse nur unter Beachtung dieses historischen Aspektes rezipiert werden. Die zeitliche Gebundenheit der Forschungsergebnisse gilt dabei in unterschiedlichem Maße für die untersuchten Fragestellungen, wobei einige Forschungser-

[30] Vergleiche hierzu auch den Beitrag von Meurer in diesem Band.

[31] Bildung des medizinischen Vorwissens (einschließlich Erfahrung mit Informationssystemen, temporäre Dominanzen einzelner medizinischer Paradigmen et cetera) sowie Norm- und Wertvermittlung. Vergleiche hierzu auch die Beiträge von Heubel, Nitzsche und Heimpel in diesem Band.

[32] Inzidenz und Prävalenz einzelner Krankheitsbilder.

[33] Vergleiche in wirtschaftlicher Hinsicht die Entwicklung eines Informationsmarktes (Kuhlen, 1995; Manecke & Seeger, 1997) oder in politischer die Stellung des Direktors der NLM.

gebnisse sehr schnell überholt sein dürften, während andere eine längerdauernde Gültigkeit aufweisen können, das heißt, eine längere „Halbwertszeit“[34] besitzen. Die historisch beobachtbaren Differenzen und Entwicklungslinien selbst besitzen aber wiederum einen wichtigen Erkenntniswert.

4. Empirische Sozialforschung zu Informationsbedarf, -nutzung und -nutzen in der Medizin und im Gesundheitswesen

Da die hier vorgestellten Studien aus einer Anzahl von Arbeiten der letzten Jahre über Informationsbedarf, -nutzung und -nutzen[35] ausgewählt sind, sei das Auswahlverfahren kurz expliziert. Aufgrund der oben erörterten „Halbwertszeit“ der Forschungsergebnisse wurden nur Studien neueren Publikationsdatums[36] zum Informations- und Wissensbedarf (nach Möglichkeit ohne Beschränkung auf spezielle Facharztrichtunngen) in dem vorliegenden Übersichtsartikel berücksichtigt. In bezug auf das Informationshandeln waren solche neueren Arbeiten von besonderem Interesse, die das Handeln umfassend analysierten und nicht *a priori* auf bestimmte Informationsmedien oder Facharztrichtungen einschränkten.[37] Von Wichtigkeit waren auch solche Arbeiten, die den Zusammenhang zwischen Informationshandeln und informationstechnologischen Innovationen untersuchten beziehungsweise die im Vergleich mit anderen Studien diese Wechselbeziehung verdeutlichten, so daß informationstechnologische Entwicklungen und deren Folgen als soziale Prozesse erkennbar werden. Evaluative Studien zum Nutzen von Informationsmedien und -quellen waren insgesamt selten, so daß alle bekannten neueren Arbeiten einbezogen wurden.

Im folgenden werden die Studien von Osheroff, Forsythe, Buchanan, Bankowitz, Blumenfeld und Miller (1991), von Ely, Burch und Vinson (1992), von Bowden, Kromer und Tobia (1994), von Giuse, Huber, Giuse, Brown, Bankowitz und Hunt (1994) sowie von Gorman und Helfand (1995) besprochen. Zusätzlich werden die amerikanische Studie der National Library of Medicine (Lindberg, Siegel, Rapp, Wallingford & Wilson, 1993) und die aus England

[34] So sind die Nutzungserfahrungen bezüglich eines bestimmten Informationssystems dann bereits obsolet, wenn sich die Bedienungssoftware ändert.

[35] Die besprochenen Studien differenzieren nicht immer zwischen Information und Wissen in der eingangs dargelegten Form (siehe Kaltenborn in diesem Band über Information und Wissen in der Medizin und im Gesundheitswesen). In der Regel wird im folgenden die Terminologie der Vorlage übernommen. In den Schlußfolgerungen allerdings wird wiederum zwischen Information und Wissen unterschieden.

[36] Die aktuellsten Publikationen, die Smith (1996) in einer Literaturübersicht zum Informationsbedarf in der Medizin anführt, sind im vorliegenden Review berücksichtigt.

[37] Wissensbasierte Systeme wurden hierbei – wie bereits oben ausgeführt – aufgrund der Darstellung an anderer Stelle in diesem Band nicht berücksichtigt.

stammende Studie der British Library (Urquhart & Hepworth, 1995, 1996) vorgestellt. Die NLM Studie untersucht den Nutzen der eigenen Datenbank MEDLINE für das ärztliche Handeln und den Patienten (Prozeß- und Ergebnisqualität). Die sehr umfassend angelegte Studie der British Library analysiert den Informationsbedarf, die Informationsnutzung und evaluiert den Nutzen der Informationsangebote der Bibliotheken und Informationsdienste des britischen Gesundheitssystems (NHS) für Aus-, Fort- und Weiterbildung, für das ärztliche Handeln und den Patienten (Struktur-, Prozeß- und Ergebnisqualität). Ergänzend zu diesen beiden letztgenannten Studien wird die Untersuchung von Klein, Ross, Adams und Gilbert (1994) besprochen, in der die Autoren die Auswirkungen von Literaturrecherchen auf die stationäre Aufenthaltsdauer und die Behandlungskosten (Wirtschaftlichkeit der Krankenversorgung) zu ermitteln suchen. Mit dieser Auswahl sind wichtige Arbeiten neueren Datums aus dem anglo-amerikanischen Raum berücksichtigt.[38] Zudem werden die folgenden Studien aus Deutschland vorgestellt: Kaltenborn 1989, 1991b, Kaltenborn & Ennis (1991), Haag, Walach, Erbe & Schrömbgens (1992), Kaltenborn, Koller & Schäfer (1992) sowie Haux et al. (1995, 1996).

4.1 Empirische Studien zu Informationsbedarf und -nutzung in den USA

Obgleich empirische Studien mitunter gleichzeitig Aspekte des Bedarfs, der Nutzung und des Nutzens von Information behandeln, sind in der nachfolgenden Besprechung die Studien aus den USA und England nach ihrer primären Fragestellung geordnet. Zunächst werden die Arbeiten zu Informationsbedarf und -nutzung, die alle amerikanischer Provenienz sind, vorgestellt.

Osheroff et al. (1991) untersuchten mittels teilnehmender Beobachtung das Kommunikationsverhalten von Ärzten beim klinischen Unterricht in akademischen allgemeinmedizinischen Einrichtungen (Pittsburgh, Pennsylvania, USA), um den ärztlichen Informationsbedarf zu ermitteln. Die Autoren benutzten eine weitgefaßte Definition von Information, indem jeder von den beobachteten Personen geäußerte Wunsch nach weiterer Information zunächst als Informationsbedürfnis klassifiziert wurde. Die Autoren ermittelten während des gesamten Beobachtungszeitraums der Studie (17 Stunden), daß im Zusammenhang mit der Behandlung von 90 Patienten durch 24 Ärzte und Medizinstudenten insgesamt 519 Fragen formuliert wurden. Da 65 Fragen nicht als „klinisch" im engeren Sinn kategorisiert wurden[39], resultierte ein sich

[38] Außer auf die bereits zitierte Literaturübersicht von Smith (1996) sei noch auf die beiden Übersichtsartikel von Gorman (1995) sowie von Verhoeven, Boerma und Meyboom-de Jong (1995) hingewiesen.

[39] Etwa reine Konversationsfragen, Fragen von seiten der Patienten et cetera.

in 454 Fragen manifestierender Informationsbedarf. Insofern ergaben sich für jeden vorgestellten Patienten durchschnittlich fünf Fragen. Die am häufigsten auftretenden Fragen bezogen sich auf Probleme der Krankenversorgung (74 %), dienten der Überprüfung des Wissens der Studierenden (25 %), stellten Unterrichtsfragen dar (24 %) oder verfolgten den Zweck der Wissensüberprüfung ohne Bezug zur Krankenversorgung (22 %).[40] Die Autoren sind zudem der Frage nachgegangen, welche Informationsquellen zur Beantwortung des Informationsbedarfes potentiell herangezogen werden könnten (antizipierte Informationsquellen, siehe Tabelle I). Aus Tabelle I geht die Einschätzung der Autoren hervor, daß circa 25 % der Fragen mit Hilfe bibliothekarischer Informationsmedien zu beantworten gewesen wären.

Informationsquelle	**Anzahl der Fragen (n =454)**	
	n	(%)
Krankenakte des Patienten	189	(42)
Krankenhausinformationssystem	176	(39)
Bibliothek	112	(25)
• Medizinisches Textbuch	62	(14)
• Medizinische Zeitschrift	51	(11)
• MEDLINE	50	(11)
Patient	93	(20)
Erfahrener Kollege	77	(17)
Student oder Arzt im Praktikum (AiP)	65	(14)
Informationssystem	84	(19)
Sonstiges	48	(11)

Tabelle I: Antizipierte Informationsquellen zur Befriedigung des Informationsbedarfs (Osheroff et al., 1991).[41]

Für ein Viertel der Fragen, die im Kontext der Krankenversorgung auftraten, benötigten die behandelnden Ärzte patientenbezogene Information und zusätzliches medizinisches Wissen, das sie zur Bewältigung der aktuellen Aufgabenanforderung in gegenseitigen Bezug setzen und gewissermaßen synthetisieren mußten.

Die Autoren beurteilen die teilnehmende Beobachtung des kommunikati-

[40] Mehrfachnennungen bei der kategorialen Zuordnung möglich. Der Kategorie „Sonstiges" wurden 4 % der Fragen zugeordnet.

[41] Mehrfachnennungen bei der kategorialen Zuordnung möglich. Die englische Statusbezeichnung „House officer" wurde mit AiP (Arzt im Praktikum) übersetzt, wobei die Tätigkeitsmerkmale und Verantwortlichkeiten sich ungefähr entsprechen dürften.

ven Verhaltens von Ärzten und Studierenden während des klinischen Unterrichts als geeignet, den Informationsbedarf zu analysieren, und anderen empirischen Methoden, etwa der Befragung, überlegen. Da das Erkenntnisinteresse des vorliegenden Werkes nicht patientenbezogener Information gilt, muß dieser Aspekt der Studie nicht näher analysiert werden.[42] In bezug auf die Behandlung der fachwissenschaftlichen Informationsbedürfnisse in der Studie sei angemerkt, daß aufgrund der für die Studie gewählten Erhebungssituation – Unterrichtssetting mit der Abfrage und Überprüfung von Wissen – hinsichtlich der erhobenen fachwissenschaftlichen Informationsbedürfnisse Interpretationsprobleme auftreten, so daß der Aussagewert dieser Studie für die hier behandelte Thematik leider als eingeschränkt zu bewerten ist. Der interessante Beitrag der Studie besteht allerdings in der Verdeutlichung der Tatsache, daß klinisch-patientenbezogene Information und fachwissenschaftliche Information in der klinischen Alltagspraxis oft nur in kombinierter Form dem Informationsbedarf für die ärztliche Tätigkeit gerecht werden.

Ely et al. (1992) haben Informationsbedarf und -nutzung von Allgemeinmedizinern mit einer Stadt- oder Landarztpraxis in der Nähe von Columbia, Missouri (USA) untersucht. Von 34 Ärzten, die ursprünglich bezüglich einer Beteiligung an der Studie angesprochen wurden, nahmen 30 teil. Im Rahmen einer teilnehmenden Beobachtung war einer der Autoren in den Arztpraxen halb- oder ganztags anwesend und notierte den Informationsbedarf und die Informationsnutzung der Ärzte. Die Autoren definierten eine Frage nach medizinischer Information im Zusammenhang mit der Behandlung eines individuellen Patienten als Informationsbedürfnis, das heißt, sie verwandten eine enge Definition von Information und berücksichtigten nur medizinischen und fachwissenschaftlichen Informationsbedarf bei der Behandlung eines Patienten. Während der gesamten Beobachtungsdauer der Studie von 172 Stunden, in der die beobachteten Ärzte 602 Patienten behandelten, traten hierbei insgesamt 41 Fragen auf. 30 Fragen betrafen therapeutische und 11 diagnostische Probleme. Die

[42] Methodenkritisch sei jedoch diesbezüglich angemerkt: Die zu einem Zeitpunkt geäußerten Informationsbedürfnisse für patientenbezogene Informationen sind nur im Gesamtzusammenhang des diagnostischen und therapeutischen Entscheidungsprozesses zu sehen, in dessen Verlauf einzelfallorientiert ein erheblicher Informationsbedarf auftreten kann, bis über die Bildung vorläufiger, korrekturbedürftiger diagnostischer Konstrukte in einem iterativen Prozeß der Datenerhebung eine „gesicherte“ Diagnose gestellt und adäquate Therapieschemata selektiert werden. Die nur zu einem Zeitpunkt erhobenen Informationsbedürfnisse sind daher für den Gesamtverlauf wenig aussagekräftig, wobei hinzukommt, daß die meisten patientenbezogenen Informationsbedürfnisse mit dem Blick in die Krankenakte zu befriedigen gewesen wären (und nicht durch weitere diagnostische Maßnahmen), so daß möglicherweise auch andere Erklärungsgründe (zum Beispiel Erinnerungslücken) für die verbal geäußerten Informationsnachfragen herangezogen werden könnten.

meisten Fragen (20) betrafen pharmakologische Informationsinhalte, sechs Fragen bezogen sich auf das Gebiet der Orthopädie, drei auf die Dermatologie und die übrigen 12 Fragen betrafen weitere Fachgebiete. Die Ärzte suchten für drei Fragen vergebens eine Antwort, und zwei Fragen wurden nicht weiterverfolgt. Für die übrigen 36 Fragen fanden die Ärzte eine Antwort, während die betroffenen Patienten noch im Untersuchungszimmer warteten. Kollegen in der gleichen Praxis waren die am meisten genutzte Informationsquelle (12 Fragen), an zweiter Stelle (11 Fragen) folgte als Informationsmedium das in den USA weitverbreitete medizinische Standardwerk *Physicians' Desk Reference*. Fünf Fragen beantworteten die Ärzte mit weiteren medizinischen Textbüchern und eine Frage mit Hilfe eines Zeitschriftenaufsatzes. Online-Recherchen in einer Datenbank wurden in keinem Fall zu Rate gezogen. Die Autoren selbst weisen auf die geringe Stichprobengröße ihrer Studie und die Probleme der Generalisierbarkeit ihrer Befunde hin.

Bowden et al. (1994) haben eine Studie zu Informationsbedarf und -nutzung mittels einer schriftlichen Befragung von Ärzten in zwei Regionen in Texas (USA), im unterem Rio Grande Valley und in Bexar, durchgeführt. Während im Valley alle 627 dort praktizierenden Ärzte schriftlich kontaktiert wurden, wurden in Bexar durch ein Randomisierungverfahren 284 (9,5 %) der insgesamt 2 993 Ärzte für die Studie ausgewählt. Aufgrund von Adressenänderungen, Pensionierung et cetera reduzierte sich die ursprüngliche Stichprobengröße von 911 auf 846 Ärzte. Von diesen 846 Ärzten beteiligten sich 442 an der Erhebung, 280 aus dem Valley und 162 aus Bexar. Dies entspricht einer Rücklaufquote von 52,2 %. Das untere Rio Grande Valley, geographisch an Mexiko angrenzend, ist landwirtschaftlich geprägt, hat eine arme, vorwiegend hispanische Bevölkerung (in manchen Landesteilen bis zu 97,7 %). Medizinische Bibliotheken sind im Valley nicht vorhanden. In der Region Bexar, in der mehrere größere Städte angesiedelt sind, stehen universitäre medizinische Ausbildungsstätten sowie auch Medizinbibliotheken zur Verfügung. Die *Texas Medical Association* bietet ihren Mitgliedern die Möglichkeit kostenloser MEDLINE-Recherchen und gebührenpflichtige Dokumentenlieferung per Fax. Dieser Informationsdienst steht sowohl den Ärzten im Valley als auch in Bexar zur Verfügung. Die Ärzte im Valley sind überwiegend in der Krankenversorgung tätig (95 %). Die Ärzte in Bexar arbeiten zwar auch vorwiegend, jedoch mit geringerem prozentualen Anteil in der Krankenversorgung (72,8 %), sowie in der Forschung (6,2 %), im klinischen Unterricht (9,3 %) oder sind in der Ausbildung (8,6 %).

Bei der Befragung hinsichtlich der wichtigsten Informationsquellen nannten die Ärzte im Valley (85,7 %) und in Bexar (82,1 %) medizinische Textbücher und Zeitschriften an erster Stelle, dann folgte als Informationsmöglichkeit die

Konsultation von Kollegen (76,1 % im Valley und 72,2 % in Bexar). Die Nutzung der übrigen Informationsmöglichkeiten, nämlich der Datenbank MEDLINE, der medizinischen Fakultätsbibliotheken, der Bibliothek der *Texas Medical Association* und die Wahrnehmung von Weiterbildungsangeboten durch Ärzte im Valley und Bexar sind in Tabelle II zusammengefaßt. Da die Ärzte im Valley keinen direkten Zugang zu einer lokalen medizinischen Bibliothek hatten, nutzten sie signifikant häufiger Bibliotheksdienstleistungen der *Texas Medical Association* sowie auch Weiterbildungsmöglichkeiten. Die ebenfalls signifikanten Unterschiede in der MEDLINE-Nutzung zwischen Ärzten im Valley und in Bexar interpretieren die Autoren dahingehend, daß beim Fehlen einer lokalen Bibliothek das Bewußtsein für diese bibliographische Informationsquelle nur gering ausgebildet und gefördert wird.

	selbständige MEDLINE-Nutzung		Nutzung der medizinischen Fakultätsbibliothek		Nutzung der Bibliothek der Texas Medical Association		Weiterbildung	
	Valley (n=148)	**Bexar (n=133)**	**Valley (n=136)**	**Bexar (n=148)**	**Valley (n=203)**	**Bexar (n=142)**	**Valley (n=249)**	**Bexar (n=148)**
	%	%	%	%	%	%	%	%
Täglich	1,4	3,8	0,7	2,7	–	0,7	0,8	0,7
Wöchentlich	6,8	12,0	1,5	17,6	1,5	–	14,1	16,2
Monatlich	12,8	24,8	4,4	27,7	10,3	3,5	54,6	39,2
Selten	34,5	36,1	41,2	41,9	48,3	13,4	24,9	27,7
Niemals	44,6	23,3	52,2	10,1	39,9	82,4	5,6	16,2

Tabelle II: Nutzung der Datenbank MEDLINE, der medizinischen Fakultätsbibliotheken, der Bibliothek der Texas Medical Association und Wahrnehmung von Weiterbildungsmaßnahmen durch Ärzte im Valley und Bexar (Bowden et al., 1994).

Bei den Gründen zur Nutzung der Datenbank MEDLINE nahm die Krankenversorgung in beiden Gebieten einen bevorzugten Rang ein. Weitere Gründe für die MEDLINE-Nutzung können Tabelle III entnommen werden. Eine weitere Aufgliederung der Anlässe für patientenbezogene Literaturrecherchen in MEDLINE ist in Tabelle IV wiedergegeben. Insgesamt verdeutlicht die Studie durch die simultane Befragung der Ärzte in den beiden texanischen Gebieten im unteren Rio Grande Valley und in Bexar, wie nachhaltig das Informationshandeln der befragten Ärzte von den lokal beziehungsweise regional verfügbaren Informationsressourcen sowie dem Tätigkeitsspektrum geprägt wird.

	Valley (n=280)	Bexar (n=162)
	%	%
Krankenversorgung	27,9	43,8
Bestätigung der eigenen Auffassung	18,2	24,1
Unterricht/Artikel	22,9	58,6
Erarbeiten eines neuen Gebietes	14,3	31,5
Aktualisierung des Wissens	24,3	42,0
Forschung	7,5	21,0
Rechts- oder Verwaltungsfrage	12,5	8,6
Sonstiges	3,9	3,1
Fehlende Angaben	58,2	32,1

Tabelle III: Gründe für die Nutzung der Datenbank MEDLINE (Bowden et al., 1994).[43]

	Valley (n=280)	Bexar (n=162)
	%	%
Diagnose	25,0	32,1
Symptom	11,1	15,4
Behandlung	27,1	46,9
Labortest	10,7	13,0
Medikamenteninformation	14,3	23,5
Überweisung	2,1	1,2
Information für die Familie	8,6	9,3

Tabelle IV: Nutzung der Datenbank MEDLINE bei der Krankenversorgung (Bowden et al., 1994).[44]

Das Erkenntnisinteresse in der Studie von *Giuse et al. (1994)* galt der Frage, welcher Informationsbedarf in einer universitären ambulanten AIDS Klinik (Pittsburgh, Pennsylvania, USA) auftritt, und inwieweit es möglich ist, diesem Informationsbedarf durch die Inanspruchnahme vorhandener Informationsquellen zu entsprechen. Die Autoren wählten folgendes Design, um den Informationsbedarf zu erheben: Sieben freiwillige Versuchspersonen (drei Internisten, zwei Krankenschwestern, ein medizinischer Forscher sowie ein Informationswissenschaftler) formulierten auf der Grundlage von 60 Krankenakten von Aids-Pati-

[43] Mehrfachnennungen bei der kategorialen Zuordnung möglich.
[44] Mehrfachnennungen bei der kategorialen Zuordnung möglich.

enten klinische Fragen.[45] Von den beteiligten Versuchspersonen waren eine Krankenschwester und ein Internist routinemäßig in der Behandlung von Aids-Patienten tätig, ein Internist gelegentlich. Die übrigen vier Versuchspersonen hatten andere Arbeitsgebiete und behandelten keine Aids-Patienten. Mit dieser Versuchsanordnung wurden insgesamt 266 Fragen generiert. Zwei der Autoren versuchten dann, die Fragen zunächst mit Hilfe von einschlägigen medizinischen Textbüchern[46] und ferner, falls in diesen Büchern keine relevanten Informationen gefunden werden konnten, unter Zuhilfenahme AIDS relevanter Datenbanken (AIDSLINE, AIDSDRUGS, AIDSTRIALS und MEDLINE) zu klären. Die Autoren konnten mit diesen Informationsmedien auf 197 Fragen (74 %) eine Antwort finden. Dabei konnten 26 Fragen (13 %) auf der Basis der zunächst benutzten Textbücher und die restlichen 171 (87 %) mit Informationen aus den Datenbanken[47] beantwortet werden. In einer zweiten Phase der Informationssuche konnten durch weitere Informationsmaterialien, das heißt mit 15 zusätzlichen medizinischen Textbüchern[48] und nochmaliger MEDLINE-Suche, weitere 48 Fragestellungen beantwortet werden. In Phase II trugen primär die Printmedien zur Beantwortung der Fragen bei, während elektronische Medien nur in zwei Fällen ergiebig waren. Insgesamt blieben 21 Fragen offen.

Für die 173 Fragen, die mittels elektronischer Informationsmedien in Phase I (171 Fragen) und Phase II (2 Fragen) beantwortet wurden, waren insgesamt 1 748 Referenzen notwendig; das heißt, zur Beantwortung einer Frage waren durchschnittlich 10,1 Zitate erforderlich. Die meisten Zitate (1 722) wurden in AIDSLINE recherchiert, in MEDLINE konnten weitere 25 Zitate gefunden werden, und in AIDSTRIALS fand sich ein Zitat.

Der Zeitaufwand zur Informationssuche betrug in der ersten Phase 10 Minuten pro Frage, im zweiten Suchschritt wurden nochmals 22 Minuten Recherchezeit pro Frage aufgewandt.

Die Autoren erörtern die methodischen Probleme und Limitierungen ihrer Studie ausführlich. Hierauf Bezug nehmend und teilweise ergänzend seien folgende Punkte zur Studie angemerkt: (a) aufgrund der Art und Weise der Generierung der Fragen ist offen, inwieweit die generierten Fragen dem

[45] Die genaue Anweisung an die Versuchspersonen lautete: Identifizieren Sie Fragen (zum Beispiel Punkte, zu denen Sie gern mehr Information wünschten), die nach Ihrer Meinung durch Informationsquellen in gedruckter oder elektronischer Form, wie beispielsweise Zeitschriftenaufsätze, medizinische Textbücher, gedruckte Abstracts, Behandlungsprotokolle et cetera beantwortet werden könnten.

[46] Cecil's and Harrison's, Mandell's Principles and Practice of Infectious Diseases, Physicians' Desk Reference und American Association's Drug Evaluations.

[47] Berücksichtigt wurden hierbei nur die in der Datenbank vorhandenen Abstracts. Die vollständigen Artikel wurden nicht eingesehen.

[48] Die Autoren haben diese Printmedien in einem Anhang ihrer Publikation aufgelistet.

tatsächlichen Informationsbedarf in der klinischen Praxis entsprechen, (b) die Studie wurde an einer universitären ambulanten AIDS Klinik und mit einer begrenzten Stichprobengröße durchgeführt, so daß die Übertragung der Ergebnisse auf andere klinische Settings limitiert sein mag, (c) die experimentell gewählte Vorgehensweise bei der Informationssuche mag gegenüber dem tatsächlichen Informationshandeln in der Praxis differieren und (d) die Informationsbedürfnisse der Patienten werden durch das Studiendesign nicht berücksichtigt.

Gorman und Helfand (1995) analysierten in ihrer Studie, welche Faktoren Ärzte bei vorhandenem Informationsbedarf motivieren, Informationen zu suchen oder auch darauf zu verzichten. Die Untersuchungspopulation bildeten Ärzte, die als Allgemeinmediziner, Internist oder Pädiater in der ambulanten Primärversorgung im amerikanischen Bundesstaat Oregon tätig waren. Von den zunächst angeschriebenen 966 Ärzten, die mittels eines Randomisierungsverfahrens ausgewählt wurden, antworteten 486 Ärzte. Aus dieser Stichprobe von 486 Ärzten erfüllten 110 nicht die definierten Auswahlkriterien der Studie, da sie nur in geringem Umfang in der ärztlichen Krankenversorgung tätig waren, in universitären Einrichtungen arbeiteten oder eine andere Facharztrichtung innehatten. Von den verbleibenden 376 Ärzten willigten 154 ein, an der Studie teilzunehmen. Von dieser Gruppe wurden schließlich 25 Ärzte mit einer Stadt- und 25 Ärzte mit einer Landarztpraxis für die Studie ausgewählt. Im Rahmen einer halbtägigen Erhebungsphase wurden die Ärzte nach jeder Behandlungseinheit befragt, ob und welche fachwissenschaftlichen Informationen sie bei der Versorgung des betreffenden Patienten benötigten. Anschließend wurden die Ärzte gebeten, diesen Informationsbedarf gemäß eines Klassifikationsschemas aus 12 Faktoren zu kategorisieren (siehe Tabelle V; die 12 Faktoren waren durch Diskussionen mit Ärzten entwickelt und in einer Pilotstudie getestet worden; die befragten Ärzte gewichteten die einzelnen Faktoren zudem auf einer Ratingskala). Nach dieser Erhebung wurde den Ärzten mitgeteilt, daß man sie nochmals nach einigen Tagen telefonisch kontaktieren würde, ohne sie jedoch über den genauen Zweck des späteren Kontakts zu unterrichten.

Faktor	Frageformulierung
1. Wissen	Wie umfangreich ist Ihr Wissen über dieses Problem?
2. Unbehagen/Sorge	Wie besorgt sind Sie über dieses Problem?
3. Dringlichkeit	Wie bald benötigen Sie die Antwort?
4. Potentielle Hilfe	Können Sie diesem Patienten ohne Antwort helfen?
5. Potentieller Schaden	Könnte dieser Patient Schaden erleiden ohne Antwort?
6. Generalisierbarkeit	Würde die Antwort Ihnen bei der Behandlung anderer Patienten hilfreich sein?
7. Neugierde	Würde die Antwort Ihrem allgemeinen medizinischen Wissen nützlich sein? (Würden Sie aus Neugierde eine Antwort suchen?)
8. Haftung/Kunstfehler	Beinhaltet dieses Problem irgendein Risiko für Kunstfehlerhaftung?
9. Erwartung von seiten des Patienten	Erwartet der Patient, daß Sie die Antwort wissen?
10. Verbreitung des Wissens	Würde Ihr Fachkollege die Antwort wissen?
11. Beantwortung	Denken Sie, daß es eine definitive (von Fachleuten akzeptierte) Antwort für dieses Problem gibt?
12. Schwierigkeit	Wie schwierig würde es sein, eine Antwort zu finden?

Tabelle V: Faktoren, die erwartungsgemäß Ärzte zur Informationsnutzung motivieren könnten (Gorman & Helfand, 1995).

Die Beobachtung bei 49 Ärzten[49] ergab, daß bei der Behandlung von 514 Patienten 295 fachwissenschaftliche Fragen auftraten. Bei dem angekündigten Telefonkontakt nach etwa zwei bis fünf Tagen hatten die Ärzte für 88 Fragen eine Antwort gesucht und für 70 eine Antwort in entsprechenden Informationsquellen gefunden (siehe Tabelle VI). Der größte Teil der fachwissenschaftlichen Fragen, nämlich 207, war von den Ärzten nicht weiterverfolgt worden.

Informationsquelle	Anzahl der Nutzungen (n)
Medizinisches Textbuch	29
Arzneimittelkompendium	21
Kollege anderer Facharztbezeichnung	18
Kollege gleicher Facharztbezeichnung	14
Nicht-ärztliche Auskunftspersonen	9
Persönliche Sonderdrucksammlung	5
Andere Quellen[50]	7
Literatursuche in einer Datenbank	2

Tabelle VI: Nutzung der Informationsquellen durch Ärzte (Gormann & Helfand, 1995).[51]

[49] Ein Arzt konnte im Verlauf der Studie nicht mehr ausfindig gemacht werden und schied aus.
[50] Konferenzberichte, staatl. Gesundheitsmanuale, et cetera.
[51] Mehrfachnennungen bei der kategorialen Zuordnung möglich.

Bei einer Kontingenztafelanalyse zeigten sich drei der 12 Faktoren als signifikant für die Initiierung der Informationssuche: (1) die Erwartung, daß tatsächlich eine Antwort auf die Frage existiert, (2) die Dringlichkeit des Problems des Patienten und (3) die Erwartung von seiten des Patienten, daß der Arzt die Antwort auf das Problem weiß. Zwei Faktoren erwiesen sich als negative Prädiktoren: (1) die Neugierde als Anlaß der Informationssuche zur Erweiterung des allgemeinen medizinischen Wissens und (2) die Generalisierbarkeit beziehungsweise Übertragbarkeit auf andere Behandlungssitutionen. In der multiplen logistischen Regression ergaben sich nur noch zwei signifikante Faktoren, die zur Informationssuche motivierten: (1) die Dringlichkeit des Problems des Patienten ($p < 0.0001$) und (2) die Erwartung, daß tatsächlich eine Antwort auf die Frage existiert ($p < 0.002$). Die multiple logistische Regressionsanalyse erbrachte nur noch einen grenzwertig signifikanten Faktor, der demotivierend für die Informationssuche war: die Neugierde als Anlaß der Informationssuche zur Erweiterung des allgemeinen medizinischen Wissens ($p < 0.05$). Den negativen Einfluß des Faktors „Neugierde zur Wissenserweiterung" auf die Motivation zur Informationssuche erklären die Autoren mit der negativen Konnotation des Begriffs „allgemeines medizinisches Wissen", wodurch möglicherweise Assoziationen praktischer Irrelevanz hervorgerufen würden. Die Nicht-Weiterverfolgung von Fragen, die im Kontext der Krankenversorgung aufgetreten waren, interpretieren die Autoren als eine wichtige, ungenützte Chance für Weiterbildung und Verbesserung der ärztlichen Praxis.

Die Autoren diskutieren die Limitierungen ihrer Studie und verweisen auf die geringe Stichprobengröße, die Selbstselektion von Freiwilligen für die Beteiligung an der Studie und den Umstand, daß die Befragung der Ärzte als einzige Erhebungsmethode diente; zudem seien persönliche Merkmale der Ärzte (Neugierde, Reaktionen auf Unsicherheit) sowie die örtliche Verfügbarkeit von Informationsquellen nicht mitberücksichtigt und kontrolliert worden.

Mit dieser Studie von Gorman und Helfand (1995) soll die Besprechung der amerikanischen Studien zum Informationsbedarf und zur Informationsnutzung abgeschlossen werden. Im folgenden werden empirische Studien aus den USA und England vorgestellt, in denen vorrangig die Nutzung und der Nutzen der Information Gegenstand der Untersuchung ist.

4.2 *Empirische Studien zu Informationsnutzung und -nutzen in den USA und England*

Die *National Library of Medicine (NLM)* führte in Kooperation mit den American Institutes for Research (Palo Alto, Kalifornien) und verschiedenen medizinischen Bibliotheken eine Studie mit der Methode der *Critical Incident Technique* zur Informationsnutzung und zu dem Nutzen der Information für die ärztliche Tätigkeit und den Krankheitsverlauf bei Patienten durch (*Lindberg et al., 1993*). Zunächst wurden bei dieser Studie 1160 Fachinformationsnutzer kontaktiert, die MEDLINE-Literatursuchen selbst durchgeführt oder mediatisierte Recherchen in Auftrag gegeben hatten. 552 (48 %) stimmten einer Befragung zu. Die meisten Befragten waren Ärzte (71 %), außerdem Wissenschaftler (14 %), Krankenschwestern/-pfleger (3 %), Zahnärzte (1 %) oder Angehörige anderer Berufsgruppen (11 %) aus dem Gesundheitswesen oder Anwälte. In den Interviews wurde nach dem Zweck der MEDLINE-Recherche gefragt und, sofern die MEDLINE-Recherche für die Krankenversorgung vorgenommen wurde, nach den Konsequenzen der mittels MEDLINE gewonnenen Information. Von den 1158 MEDLINE-Recherchen, die zunächst für die Gesamtstudie erhoben wurden, waren 87 % im letzten Jahr vor der Erhebung und 70 % in den letzten sechs Monaten vor der Befragung durchgeführt worden. Insgesamt 476 der 1158 Recherchen, mithin 41 %, waren von den Interviewten für Informationsbedürfnisse im Zusammenhang mit der Krankenversorgung vorgenommen worden. Der größte Anteil der Recherchen wurde für stationäre Patienten (48 %) durchgeführt; es folgten gemäß der Häufigkeit Recherchen für Patienten in einer Arztpraxis (33 %), für ambulant behandelte Patienten einer Klinik (11 %), für Patienten der Notfallabteilung (2 %) sowie für Patienten anderer Abteilungen (6 %).

Die Gründe für diese MEDLINE-Recherchen und deren Auswirkungen auf den klinischen Problemlösungsprozeß sind in Tabelle VII zusammengefaßt. Am häufigsten wurden MEDLINE-Recherchen für die Ausarbeitung eines Therapieplans sowie für diagnostische Zwecke durchgeführt.

Auswirkungen der Informationen aus MEDLINE	**Anzahl der Fälle (n=476)** n
Auswahl des geeignetsten diagnostischen Tests	34
Medizinisches Problem erkennen und richtig diagnostizieren	104
Erstellung eines geeigneten Therapieplans	216
Implementierung des Therapieplans	67
Herstellung einer effektiven Arzt-Patienten-Beziehung	46
Unterstützung bei der Modifikation des Gesundheitsverhaltens des Patienten	4
Versicherungsprobleme	5

Tabelle VII: Auswirkungen der Informationen aus MEDLINE auf den klinischen Problemlösungsprozeß (Lindberg et al., 1993).

Die Ärzte wurden außerdem nach dem Nutzen der Informationen aus MEDLINE für die Krankenversorgung befragt. Tabelle VIII zeigt die Zusammenstellung der von den befragten Personen angeführten Folgen der MEDLINE-Nutzung, wobei die Lebensrettung und Lebensverlängerung des Patienten die gravierendsten positiven Auswirkungen darstellen.

Nutzen der Informationen aus MEDLINE	Anzahl der Fälle (n=455) n	
Lebensrettung	**8**	
Lebensverlängerung	**17**	
Abnormitäten beziehungsweise Krankheit des Patienten	107	
1. verhindert		– 10
2. geheilt		– 37
3. verbessert oder stabilisiert (aber nicht geheilt)		– 34
4. nicht gebessert		– 26
Symptome	**15**	
1. teilweise oder völlig gebessert		– 9
2. keine Besserung		– 6
Rollenverhalten	**5**	
1. des Patienten verbessert oder gestützt		– 2
2. der Familie verbessert oder gestützt		– 3
Verfahrensausgang	303	
1. Wissen, Einstellung und Verhalten des Patienten oder der Familie	(50)	
a. Patienten und Familie von Angst entlastet		– 13
b. Verständnis des Patienten oder der Familie bezüglich Gesundheitszustand oder -risiken verbessert		– 26
c. Mitbeteiligung des Patienten/der Familie in der Therapieentscheidung verbessert		– 7
d. Befolgung von Therapieempfehlungen verbessert		– 4
2. Gesundheitsversorgung	(236)	
a. Unnötige Behandlungen oder Verfahren vermieden, minimiert oder verringert		– 40
b. Behandlungsrisiken oder Nebenwirkungen vermieden, minimiert oder verringert		– 31
c. Dauer oder Häufigkeit stationärer Behandlung minimiert oder verringert ohne Verlust medizinischer Versorgungsqualität		– 5
d. Andere und geeignetere Diagnostik des Patienten		– 49
e. Andere und geeignetere Behandlung oder Therapieempfehlung für den Patienten		– 75
f. Überweisung des Patienten zu einem geeigneten Spezialisten oder Therapiezentrum		– 35
g. Behandlung des Patienten, der sonst nicht versorgt worden wäre		– 1
3. Behandlungskosten, Versicherung und Kostenerstattung	(17)	
a. Behandlungskosten minimiert oder verringert ohne Verlust medizinischer Versorgungsqualität		– 4
b. Erhalt von Versicherungsbeihilfe und adäquater Erstattung		– 13

Tabelle VIII: Nutzen der Informationen aus MEDLINE für die ärztliche Tätigkeit und den Patienten (Lindberg et al., 1993).[52]

[52] Da in einigen Fällen die Auswirkungen nicht mehr zu eruieren waren, ist die Anzahl (n=455) etwas geringer als die Gesamtzahl (n=476).

In bezug auf erfolglose MEDLINE-Recherchen geben die Autoren an, daß 14 % der Literatursuchen mißlangen, das heißt, nicht die gesuchte Information erbrachten. Ursache für das Mißlingen waren meist unzureichende Suchformulierungen.

Die Autoren schließen ihren Beitrag mit der Empfehlung, weitere Studien mit ähnlichem Forschungsdesign durchzuführen sowie präzise zu überprüfen, welche Effekte die gewonnenen Informationen tatsächlich für die Krankenversorgung hatten, das heißt, den Nutzen nicht nur auf der Basis der Angaben der Befragten sondern durch direkte Analyse des Krankheitsverlaufs zu evaluieren.

Klein et al. (1994) sind in ihrer Studie der Frage nachgegangen, welchen Effekt Online-Literaturrecherchen in MEDLINE auf die Länge des stationären Krankenhausaufenthaltes und die Behandlungskosten haben. Die Studie wurde an drei städtischen Lehrkrankenhäusern in Detroit, Michigan (USA) durchgeführt. Für die Studie wurden 192 Testfälle herangezogen, die zwei Auswahlkriterien erfüllen mußten: (1) der behandelnde Arzt mußte während des stationären Aufenthaltes eine vermittelte MEDLINE-Recherche zum Zwecke der Krankenversorgung bei einem Medizinbibliothekar der beteiligten Krankenhäuser in Auftrag gegeben haben, und (2) zum Testfall mußte ein Kontrollfall aus der gleichen Diagnosegruppe aber ohne Inanspruchnahme einer MEDLINE-Recherche zur Verfügung stehen. Für die Studie wurde darüber hinaus eine Kontrollstichprobe mit 10 409 Fällen aus dem Krankengut der drei beteiligten Kliniken rekrutiert, die keine Literaturrecherche aufwiesen. Für die Untersuchung wurden die Dauer des stationären Aufenthaltes, die Krankenhaus- und Behandlungskosten[53] sowie die Zugehörigkeit zu einer Diagnosegruppe erhoben. Zum Zweck der Vergleichbarkeit wurde zusätzlich zur Diagnosegruppe die Schwere der Erkrankung des Patienten als Kovariable eingeführt. Das erste Teilergebnis der Studie ergab, daß die Testfälle durchschnittlich schwerer erkrankt waren als die Kontrollfälle sowie häufigen Diagnosegruppen angehörten; das heißt, die Testfälle litten nicht an seltenen Krankheitsbildern. Für die weitere Auswertung der Daten wurde die Dauer des stationären Aufenthaltes in Quartile gegliedert. Je nach Zeitpunkt der Literaturrecherche wurden die Testfälle dann dem entsprechenden Quartil zugeordnet. Für jedes Quartil wurden die Kosten der Testfälle mit den Kosten der Kontrollfälle in Beziehung gesetzt; das heißt, das Kostenverhältnis zwischen Test- und Kontrollfällen wurde berechnet.[54] Bei Testfällen mit frühzeitig durchgeführter Re-

[53] Die von der Klinik errechneten Kosten des stationären Aufenthaltes und die dem Patienten in Rechnung gestellten Behandlungskosten können differieren, so daß zunächst beide Kostenarten erhoben wurden.

[54] Das Kostenverhältnis errechnet sich aus den tatsächlichen Kosten der Testfälle (mit Literaturrecherche) im Vergleich zu den durchschnittlichen Kosten der Kontrollfälle (ohne Literaturre-

cherche zeigte sich ein günstigeres Kostenverhältnis zu den Kontrollfällen als bei Testfällen mit einer späten Recherche gegen Aufenthaltsende. Zudem ließ sich beobachten, daß frühzeitige Recherchen zu einer Verkürzung der stationären Aufenthaltsdauer führten. Aufgrund einer weitergehenden Analyse, für die insgesamt 37 Testfälle herangezogen wurden, kommen die Autoren zu dem Ergebnis, daß frühe Recherchen während eines Krankenhausaufenthaltes zu niedrigeren Krankenhauskosten (70 %), zu niedrigeren Behandlungskosten (68 %) und zu kürzeren Liegezeiten (65 %) führen. In einem weiteren Auswertungsschritt bildeten die Autoren unter Beachtung der Diagnose und der Aufenthaltsdauer Testpaare mit früher beziehungsweise später Literaturrecherche. 25 der Testfälle mit früher Recherche zeigten geringere Kosten als der jeweilige Parallelfall mit später Recherche. In 9 Fällen waren dagegen die Kosten bei später Recherche niedriger.

Die Autoren begründen ihre Ergebnisse damit, daß die Information aus Literaturrecherchen die diagnostischen und therapeutischen Entscheidungen gleich zu Beginn des stationären Aufenthaltes in die richtige Richtung lenkt und unnötige Maßnahmen vermeiden hilft.

Das methodische Vorgehen und die statistischen Verfahren der Studie, so muß kritisch angemerkt werden, sind zum Teil nicht transparent. Auf wichtige Studienergebnisse wird im Text nicht Bezug genommen. So wird das Ergebnis, daß Testfälle mehrheitlich höhere durchschnittliche Kosten und längere Liegezeiten im Vergleich zu den Kontrollfällen aufweisen (Klein et al., 1994, Abbildungen 1 und 2), im Text nicht kommentiert.[55] Auch auf Kostensteigerungen trotz frühzeitiger Recherchen gehen die Autoren im Text nicht näher ein. Ein weiterer Einwand, der bezüglich des Studiendesigns erhoben werden kann und auch von den Autoren angeführt wird, besteht darin, daß potentiellen Kausalbeziehungen zwischen der Literaturrecherche und dem Prozeß der Diagnosestellung und Therapieauswahl sowie dem Krankheitsverlauf nicht nachgegangen wird. Möglicherweise sind früh beziehungsweise spät durchgeführte patientenbezogene Literaturrecherchen selbst nur Folge eines spezifischen

cherche) der gleichen Diagnosegruppe. Ein analoges Verhältnismaß zwischen Test- und Kontrollfällen wurde für die Aufenthaltsdauer gebildet.

[55] Es ist unverständlich, warum die Autoren diesen Sachverhalt nicht näher diskutieren. Die Diskussion der höheren Kosten im Zusammenhang mit den schwereren Erkrankungen dürfte besonders aufschlußreich sein. Man gewinnt den Eindruck, daß mit der hauptsächlichen Fokussierung auf das Kosten*verhältnis* die meist höheren Kosten der Testfälle selbst etwas verdeckt werden sollen. Vergleiche in diesem Zusammenhang die Schilderung des amerikanischen Gesundheitswesens weiter oben und das Zitat: „Aufgrund der neuen Informationen, die zugänglich sind, betreibt man wahrscheinlich auch mehr Diagnostik auf der einen Seite und Therapie auf der anderen Seite." im Anhang des Beitrages von Kaltenborn mit dem Thema „Ergebnisse einer explorativen Studie zu Bedarf und Nutzung von Information und Wissen in der Medizin und im Gesundheitswesen".

Krankheitsverlaufs, das heißt Folge akut auftretender klinischer Komplikationen oder Nebenwirkungen. Das individuelle Informationsbewußtsein der behandelnden Ärzte, gruppendynamische Prozesse im Ärzteteam et cetera mögen auch zum Informationshandeln beitragen und in komplexer Weise den Konnex zwischen Recherche sowie Aufenthaltskosten und -dauer beeinflussen. Mittels eines erweiterten Forschungsdesigns, einschließlich qualitativer Methoden, wäre ein Teil dieser Fragen der Analyse zugänglich gewesen.

Urquhart und Hepworth (1995, 1996) vom *Research and Development Department* der *British Library* haben in einem umfangreichen Projekt, das als *Value project* bekannt geworden ist, untersucht, welchen Wert für die klinische Entscheidungsfindung die Information hat, die von Bibliotheken des englischen Gesundheitswesens (NHS) offeriert wird. Aber auch zu Informationsbedarf, -nutzung und -nutzen wurden in dieser Studie Erhebungen durchgeführt. Entsprechend den verschiedenen Fragestellungen wurden für dieses Projekt mehrere Stichproben mit unterschiedlichen Auswahlverfahren rekrutiert:

1. Eine Quotenstichprobe ärztlichen Personals aus den Einzugsbereichen von elf Krankenhäusern unterschiedlicher Größe und Spezialisierung für eine schriftliche Befragung (*critical incident survey*; Gruppe 1). Als Quotenmerkmal diente die jeweilige Ausbildungsphase beziehungsweise die Berufsposition des Arztes; die Stichprobenzusammensetzung sollte so dem nationalen Verhältnis der ärztlichen Berufsgruppen entsprechen. Von der Gesamtpopulation wurden dann jeweils 9 % bis 10 % der Ärzte nach diesem Merkmal ausgewählt, wodurch eine Stichprobe von 300 Ärzten zustande kam (siehe Tabelle IX).[56] Da von den 300 Ärzten 14 verzogen, pensioniert oder längere Zeit krank waren, verblieben 286 Ärzte, von denen sich 196 Ärzte (69 %) an der Studie beteiligten. Die teilnehmenden Ärzte wurden in vier aufeinanderfolgenden Wochen schriftlich befragt. Bei dieser schriftlichen Befragung betrug der Rücklauf 530 Fragebögen (siehe Tabelle IX). Da elf Fragebögen wegen Urlaub, Krankheit oder Fortbildung keine Angaben enthielten, standen 519 (46 %) für die Auswertung zur Verfügung.

2. Eine Stichprobe von Benutzern der medizinischen Bibliotheken der elf Krankenhäuser für eine schriftliche Befragung (*survey of searches and requests*; Gruppe 2A). Diese Gruppe beinhaltete Ärzte und andere Bibliotheksbenutzer, die während eines festgelegten Zeitraums eine Fernleihe oder eine vermittelte Literaturrecherche in Auftrag gegeben oder selbständig in CD-ROM-Datenbanken der Bibliothek Literaturrecherchen durchgeführt hatten. Von den kon-

[56] Aus der Gruppe der Oberärzte wurden 20 % ausgewählt, um eine angemessene Teilgruppengröße für diese Berufsposition zu erzielen.

taktierten 713 Ärzten und übrigen Bibliotheksbenutzern beteiligten sich 486 an der Studie, darunter 227 Endnutzer in CD-ROM-Datenbanken (58 % der gesamten Endnutzer), 212 Benutzer mit Fernleihbestellung (69 %) und 47 Benutzer mit Literatursuchauftrag (58 %), (Bibliotheksbenutzer und Nutzung siehe Tabelle X). Ergänzend wurde eine weitere Stichprobe von 60 Ärzten rekrutiert, die als Mitglieder der British Medical Association kostenlose Online-Recherchen in MEDLINE durchgeführt hatten (Gruppe 2B; 100 Ärzte kontaktiert; Rücklaufquote 60 %), (Zusammensetzung der Online-Gruppe siehe Tabelle XI).

3. Mündliche Interviews mit 43 ausgewählten Ärzten der Quotenstichprobe (Gruppe 1) und mit 85 Ärzten der Bibliotheksbenutzergruppe (Fernleihe, vermittelte Literaturrecherche oder CD-ROM; Gruppe 2A). Befragung über Suchstrategien der Endnutzer der CD-ROM-Stationen (CD-ROM-Nutzer der Gruppe 2A; 62 Personen befragt; fünf Personen aufgrund zweimaliger CD-ROM-Nutzung zweimal befragt; 67 Fragebögen ausgewertet) und der Online-MEDLINE-Gruppe (Gruppe 2B; 60 Fragebögen ausgewertet); Befragung dieser Gruppe mittels Fragebogen oder Kurzinterviews (identisch mit den Fragen des Fragebogens). Ergänzend zu dieser Kurzbefragung noch ausführliche Interviews mit 36 Personen dieser Endnutzergruppe.[57]

	Anzahl der Ärzte	**Anzahl der Fragebögen**
Arzt im Praktikum (AiP)	53	84
Assistenzarzt	29	60
Oberarzt	24	55
Facharzt	24	35
Chefarzt	65	132
Hausarzt	105	168
Insgesamt	300 (286)	530

Tabelle IX: Kontaktierte Ärzte und Fragebogenrücklauf bei der schriftlichen Befragung (critical incident survey; Gruppe 1), (Urquhart & Hepworth, 1995).[58]

[57] In der Studie von Urquhart und Hepworth (1995) sind zahlreiche Interviewpassagen abgedruckt, welche die quantitativ erhobenen Daten nicht nur anschaulich illustrieren, sondern auch zu einem besseren Problemverständnis beitragen.

[58] Die englischen Bezeichnungen für Ärzte in verschiedenen Ausbildungsabschnitten und Positionen (Senior House Officer (SHO), Registrar, Senior Registrar, Consultant, General Practitioner, Staff/Specialist) wurden zum besseren Verständnis ins Deutsche übertragen; allerdings handelt es sich hierbei nur um Annäherungen, da es zwischen den beiden Ländern keine Übereinstimmung in der ärztlichen Berufshierarchie gibt. Die fehlerhafte Angabe zum Fragebogenrücklauf in Tabelle IX der Originalpublikation konnte nicht geklärt werden, ist jedoch aufgrund der geringen Größenordnung nicht gravierend.

	Fernleihe	Endnutzer CD-ROM	vermittelte Recherche
Wissenschaftler/Forscher	40	85	–
Chefarzt	64	24	17
Assistenzarzt	28	46	9
Oberarzt	31	33	4
Akad. oder Unterrichtspersonal	30	18	–
Arzt im Praktikum (AiP)	17	16	7
Facharzt	9	3	3
Hausarzt	7	–	4
Qualitätssicherung	4	1	–
Ausbilder für Hausärzte	1	1	1
Hausarzt in Ausbildung	–	1	1
Med. Assistent	1	1	1
Sonstige	3	8	–

Tabelle X: Nutzung bibliothekarischer Dienstleistungen (Fernleihe, CD-ROM-System und vermittelte Literaturrecherche) durch verschiedene Nutzergruppen (survey of searches and requests; Gruppe 2A), (Urquhart & Hepworth, 1995).[59]

	Anzahl
Chefarzt	31
Hausarzt	12
Akad. Personal oder Unterrichtspersonal	7
Oberarzt	5
Ausbilder für Hausärzte	4
Medizin. Assistent	4
Assistenzarzt	3
Arzt im Praktikum (AiP)	2
Wissenschaftler/Forscher	1
Facharzt	–
Hausarzt in Ausbildung	–

Tabelle XI: Online-Nutzergruppe, (Urquhart & Hepworth, 1995).[60]

Im folgenden sollen die wichtigsten Ergebnisse dieser Studie vorgestellt werden.

Die 196 Ärzte der Quotenstichprobe (Gruppe 1) wurden mittels der *Critical Incident Technique* im Verlauf von vier aufeinanderfolgenden Wochen befragt,

[59] Einige Personen sind mehr als einer Nutzergruppe zugeordnet.

[60] Einige Personen sind mehr als einer Nutzergruppe zugeordnet.

ob und aus welchem Grund während der vergangenen Woche Informationsbedarf aufgetreten sei. Die Erhebung ergab, daß der Informationsbedarf für unterschiedliche Zwecke der Krankenversorgung deutlich im Vordergrund stand, aber auch für die persönliche Weiterbildung und für den Unterricht von Personal, Studenten oder zur klinischen Falldemonstration für Kollegen wurde Information benötigt (weitere Einzelheiten siehe Tabelle XII).

Informationsbedarf	**Häufigkeit (n)**
Krankenversorgung (medikamentöse oder therapeutische Frage)	146
Krankenversorgung (seltenes Phänomen oder spezifisches Problem)	136
Persönliche Weiterbildung	131
Unterricht (Personal, Studenten, Kollegen)	91
Persönliche Forschung (laufend oder geplant)	75
Krankenversorgung (Verwaltung/Krankenakte)	68
Publikation (Artikel, Review, Report, Buch)	55
Krankenversorgung (– Qualitätskontrolle, Standards, Leitlinien)	46
Unterricht (Patienten Information/Bildung)	26
Forschung (gefördertes Projekt, Examen)	22
Insgesamt	**796**

Tabelle XII: Gründe für den Informationsbedarf der Quotenstichprobe (530 Fragebögen wurden berücksichtigt; da 110 mitteilten, in der vergangenen Woche keine Information benötigt zu haben, basieren die Angaben auf 420 auswertbaren Fragebögen; pro Fragebogen wurden durchschnittlich 1,9 Gründe für Informationsbedarf genannt), (Urquhart & Hepworth, 1995).[61]

Die bevorzugten Informationsquellen, welche die Ärzte für ihren Informationsbedarf in Anspruch nahmen, stellten medizinische Textbücher, dann mit deutlichem Abstand die lokale medizinische Bibliothek und persönliche Zeitschriften und Informationsmaterialien dar (weitere Einzelheiten siehe Tabelle XIII). Die meisten Befragten berichteten über eine erfolgreiche Informationssuche (72 %); einige (17 %) gaben an, daß die erhaltene Information unvollständig war, und ein Teil der Befragten (11 %), mehrheitlich Hausärzte, erklärten, daß Zeitprobleme der Informationssuche abträglich waren.

Zur Befriedigung ihres Informationsbedarfs nutzten die Ärzte selektiv die ihnen adäquat erscheinenden und die ohne weiteres erreichbaren Quellen, so daß bedarfstypische Muster der Informationsnutzung zu identifizieren sind. Für Fragen zur allgemeinen und medikamentösen Therapie werden am häufig-

[61] Mehrfachnennungen bei der kategorialen Zuordnung möglich.

sten medizinische Handbücher, persönliche oder instituts-/klinikeigene Informationsmaterialien und Datenbanken sowie persönliche Zeitschriftenbestände genutzt; auch Kollegen werden mitunter um Auskunft gefragt. Bei seltenen medizinischen Problemen werden ebenfalls an erster Stelle medizinische Handbücher zu Rate gezogen, dann folgen – wiederum in Reihenfolge der Häufigkeit – Auskünfte durch Kollegen, persönliche oder instituts-/klinikeigene Informationsmaterialien und Datenbanken, persönliche Zeitschriftenbestände, die lokale Medizinbibliothek und die Datenbank MEDLINE. Für die persönliche Weiterbildung rekurrieren die Ärzte auf medizinische Handbücher, die örtliche medizinische Bibliothek, eigene Zeitschriftenbestände, persönliche oder instituts-/klinikeigene Informationsmaterialien und Datenbanken, Kollegen und vereinzelt auf MEDLINE.

Informationsquelle	**Häufigkeit (n)**
Medizinisches Handbuch	209
Lokale Medizinbibliothek	137
Persönliche Zeitschriften	104
Persönliches beziehungsweise instituts-/klinikeigenes Informationsmaterial oder Datenbanken	99
Kollegen	89
MEDLINE	65
Apotheke	30
Sonstiges (andere Professionen im Gesundheitswesen, Informationsservice, pharma. Firmen)	26
Sonstige Bibliotheken	15
Sonstige Datenbanken (z.B. HEALTHPLAN)	12
Insgesamt	**786**

Tabelle XIII: Nutzung von Informationsquellen durch Ärzte (die Angaben basieren auf 420 ausgewerteten Fragebögen; pro Fragebogen wurden durchschnittlich 1,9 Gründe für Informationsbedarf genannt), (Urquhart & Hepworth, 1995).[62]

Vom Informationsmedium her betrachtet dient die örtliche Bibliothek als Institution vorrangig für die persönliche Weiterbildung, für die Vorbereitung des Unterrichts und die persönliche Forschung sowie für die Krankenversorgung (siehe Tabelle XIV; Mehrfachbenennungen möglich). Das Problemspektrum, das Anlaß gibt, Kollegen zu konsultieren, unterscheidet sich deutlich von den Versorgungsleistungen der Bibliothek. Kollegen, primär Ratgeber in Fragen

62 Mehrfachnennungen bei der kategorialen Zuordnung möglich.

der Krankenversorgung, stellen gewissermaßen das *invisible college* dar, das besonders bei diffizilen Fragen seltener Erkrankungen aber auch bei speziellen Fragen der medikamentösen und allgemeinen Therapie Unterstützung gewährt (siehe weitere Einzelheiten Tabelle XIV).

Informationsbedarf	**Medizinbibliothek Häufigkeit (n)**	**Kollegen Häufigkeit (n)**
Persönliche Weiterbildung	65	31
Unterricht (Personal, Studenten, Kollegen)	50	–
Persönliche Forschung (laufend oder geplant)	42	–
Krankenversorgung (seltenes Phänomen oder spezifisches Problem)	39	45
Publikation (Artikel, Review, Report, Buch)	32	–
Krankenversorgung (medikamentöse oder therapeutische Frage)	29	35
Forschung (gefördertes Projekt, Examen)	–	–
Krankenversorgung (Qualitätskontrolle, Standards, Leitlinien)	–	17
Krankenversorgung (Verwaltung/Krankenakte)	–	29
Insgesamt	**137**	**89**

Tabelle XIV: Nutzungszwecke der Bibliothek und Kollegen als Ratgeber (invisible college), (Urquhart & Hepworth, 1995).

Wenn ein Teil der Fragen und Probleme, besonders solche mit Bezug zur Krankenversorgung, in der Regel mit nicht-bibliothekarischen Informationsquellen beantwortet werden, resultiert hieraus, daß Bibliotheksbenutzer ein anderes Profil des Informationsbedarfs aufweisen. Die Befragung der Bibliotheksbenutzer (Gruppe 2A) förderte dann auch ein anderes Bild des Informationsbedarfs zu Tage. Bei den Bibliotheksbenutzern dominiert eindeutig die Forschung und wissenschaftliche Arbeit als Grund für den Informationsbedarf, gefolgt von Weiterbildung und Unterricht (siehe Tabelle XV). Dies gilt sowohl für das gesamte wissenschaftlich und klinisch tätige Personal als auch für die Gruppe der klinisch tätigen Ärzte.

Informationsbedarf	Personal in Forschung und Krankenversorgung Häufigkeit (n)	Ärzte in der Krankenversorgung Häufigkeit (n)
Persönliche Forschung (laufend oder geplant)	170	120
Publikation (Artikel, Review, Report, Buch)	157	92
Forschung (gefördertes Projekt, Examen)	140	53
Persönliche Weiterbildung	134	117
Unterricht (Personal, Studenten, Kollegen)	104	95
Krankenversorgung (seltenes Phänomen oder spezifisches Problem)	79	75
Krankenversorgung (Qualitätskontrolle, Standards, Leitlinien)	55	52
Krankenversorgung (medikamentöse oder therapeutische Frage)	37	33
Krankenversorgung (Verwaltung/Krankenakte)	28	25
Unterricht (Patienten Information/Bildung)	12	10
Insgesamt	**916**	**672**

Tabelle XV: Gründe für den Informationsbedarf der Bibliotheksbenutzer (484 Fragebögen wurden für die Gesamtstichprobe ausgewertet; pro Fragebogen wurden durchschnittlich 1,9 Gründe für Informationsbedarf genannt. Für die Teilstichprobe der klinisch tätigen Ärzte wurden 359 Fragebögen ausgewertet; pro Fragebogen wurden durchschnittlich 1,9 Gründe für Informationsbedarf genannt), (Urquhart & Hepworth, 1995).[63]

Die Bibliotheksbenutzer (Gruppe 2A) und die Ärzte, die online in der Datenbank MEDLINE recherchiert hatten (Gruppe 2B), wurden nach dem Nutzen der gewonnenen Information für die klinische Entscheidungsfindung befragt (siehe Tabelle XVI). Die Krankenversorgungsbereiche, die von der Informationssuche profitierten, differieren deutlich zwischen den beiden Gruppen. Bei den Bibliotheksbenutzern trägt die gewonnene Information vorrangig dazu bei, den Zustand des Patienten besser zu verstehen und die Angemessenheit der Therapie zu gewährleisten bei gleichzeitiger Beachtung der Therapiefolgen für die Lebensqualität des Patienten (siehe Tabelle XVI). Bei der Online-MEDLINE-Gruppe diente die Information eher Bereichen, die sich als Management der Krankenversorgung charakterisieren lassen: Qualitätskontrolle und Standards der Krankenversorgung sowie Bewertung alternativer Therapien. Diese unterschiedliche Gewichtung mag nach Auffassung der Autoren

63 Mehrfachnennungen bei der kategorialen Zuordnung möglich.

des *Value project* damit zusammenhängen, daß in der Online-MEDLINE-Gruppe prozentual mehr Chefärzte und niedergelassene Hausärzte (*General Practitioner*) vertreten sind, die andere Funktionen in der Krankenversorgung und infolgedessen andere Informationsbedürfnisse haben (siehe Tabelle XI).

Den Informationsnutzen insgesamt beurteilend weisen die Autoren darauf hin, daß die gewonnene Information zur klinischen Entscheidungsfindung beiträgt, daß aber Verhaltensänderungen im ärztlichen Handeln nicht unmittelbar folgen müssen. Die gewonnene Information sei – so die Autoren – im gesamten Puzzlespiel ein Steinchen, das in einigen Fällen das Puzzle komplettiere; die Information sei aber auch dann wertvoll, wenn sie das Bild nicht komplettieren könne.

Die Möglichkeiten zu Kosteneinsparungen durch Nutzung von Informationssystemen kommentieren die Autoren mit dem Hinweis, daß sich in ihren Interviews Beispiele für Einsparungen in einfach strukturierten Fällen finden lassen, daß sich der Fragenkomplex potentieller Kosteneinsparungen durch Informationsnutzung jedoch insgesamt als wesentlich komplizierter darstellt und jenseits der Erkenntnismöglichkeit der Studie liegt.

Nutzen der Information	**Bibliotheks-benutzer-gruppe (Häufigkeit in Prozent)**	**Online-MEDLINE-Gruppe (Häufigkeit in Prozent)**
Identifikation eines abnormen oder normalen Befundes	36 %	31 %
Identifikation/Evaluation alternativer Therapien	35 %	55 %
Verbesserte Lebensqualität für Patienten und/oder Familie	33 %	30 %
Bestätigung beabsichtigter Therapie	32 %	43 %
Differentialdiagnose	31 %	30 %
Verringerung des Behandlungsrisikos	27 %	44 %
Qualitätskontrolle oder Standards der Krankenversorgung	26 %	62 %
Revision des Therapieplans	25 %	42 %
Auswahl des diagnostischen Verfahrens	22 %	29 %
Juristischer oder ethischer Aspekt	16 %	36 %

Tabelle XVI: Nutzen der Information bei der Bibliotheksbenutzergruppe (Gruppe 2A; 486 Fragebögen; darunter 361 Ärzte) und der Online-MEDLINE-Gruppe (Gruppe 2B; 60 Fragebögen), (Urquhart & Hepworth, 1995).[64]

Breiten Raum widmen die Autoren in ihrer Studie dem Informationsbedarf der Ärztegruppen in unterschiedlichen Abschnitten der Berufsaus- , Fort- und Weiterbildung. Gebunden an die jeweilige Position und Funktion in der Kran-

[64] Die Prozentangaben sind pro Kategorie und Benutzergruppe getrennt errechnet (z.B.: 36 % der Bibliotheksbenutzer gaben an, die Information sei für die Identifikation eines abnormen oder normalen Befundes nützlich gewesen; 64 % kreuzten diese Kategorie nicht an).

kenversorgung, Forschung und Lehre läßt sich für jede Ärztegruppe ein typisches Muster des aufgabenspezifischen Informationsbedarfs sowie eine davon motivierte Form der Informationsnutzung identifizieren. Hierbei werden auch Defizite der Informationsnutzung deutlich, wobei die Autoren als besondere Problemgruppen die Ärzte im Praktikum (*SHO*, *Senior House Officer*) und die Hausärzte (*General Practitioner*) anführen.

Ein Teil der interviewten Ärzte im Praktikum (*SHO*, *Senior House Officer*) kannte die CD-ROM-Datenbank MEDLINE nicht einmal beziehungsweise hatte wenig Rechercheerfahrung, ein Befund, den die Autoren als besorgniserregend empfinden. Die befragten Hausärzte (*General Practitioner*) benötigten überwiegend Information im Rahmen der Krankenversorgung, insbesondere für spezielle Therapiefragen (54 %), für seltene Erkrankungen und besondere Probleme (34,7 %) sowie für die eigene Weiterbildung (23,4 %). Die präferierten Informationsquellen sind medizinische Handbücher, persönliche Zeitschriftenbestände und Kollegen (siehe Tabelle XVII). In keinem einzigen Fall war die Datenbank MEDLINE von einem Hausarzt direkt oder in vermittelter Form für den Informationsbedarf in Anspruch genommen worden. Wie Urquhart und Hepworth (1995) ausführen, benötigen Hausärzte Information, die für klinische und Managementaspekte kostengünstiger Krankenversorgung hilfreich ist. Einerseits ist dabei das Spektrum benötigter Information groß, andererseits muß die Information für die Alltagsroutine unmittelbar in der Arztpraxis verfügbar sein, und oft ist es nicht nur faktische Information, die benötigt wird, sondern – von einem umfassenderen Standpunkt betrachtet – Rat.

Informationsquelle	**Häufigkeit (n)**
Medizinisches Handbuch	73
Persönliche Zeitschriften	34
Kollegen	29
Persönliches beziehungsweise instituts-/klinikeigenes Informationsmaterial oder Datenbanken	21
Lokale Medizinbibliothek	12
Apotheke (des Krankenhauses, örtliche Apotheke)	11
Sonstiges (z.B. Selbsthilfegruppe, Chefarzt, pharma. Firma)	11
Sonstige Bibliothek	2
Sonstige Datenbanken	1
MEDLINE	–

Tabelle XVII: Nutzung von Informationsquellen durch Hausärzte (die Angaben basieren auf 168 ausgewerteten Fragebögen mit 124 Anlässen für Informationsbedarf), (Urquhart & Hepworth, 1995).[65]

[65] Mehrfachnennungen bei der kategorialen Zuordnung möglich.

In Anbetracht der Individualität des Informationsbedarfs einzelner Nutzergruppen und der unterschiedlichen örtlichen Gegebenheiten der Informationsversorgung, wurde im Rahmen des *Value project* als Konsequenz ein Instrument entwickelt, um den Informationsbedarf vor Ort festzustellen und die Informationsversorgung in der Medizin und im Gesundheitswesen evaluieren zu können.[66]

4.3 Empirische Studien zu Informationsbedarf, -nutzung und -nutzen in Deutschland

Im folgenden sollen empirische Studien aus Deutschland besprochen werden, in denen Bedarf, Nutzung und Nutzen von Information und Wissen in der Medizin untersucht wurde.

Bei der Einführung von Endnutzerrecherchen in der CD-ROM-Version der Datenbank MEDLINE im Universitätsklinikum Marburg hat *Kaltenborn (1989, 1991b)* eine prolektive, prospektive Studie über die Nutzung dieses Informationssystems durchgeführt. Während des Beobachtungszeitraums von sechs Monaten, beginnend mit dem Zeitpunkt der CD-ROM-Einführung am 4.5.1988 bis zum 31.10.1988, wurden insgesamt 400 Literaturrecherchen an dem CD-ROM-System[67], das in der medizinischen Bibliothek des Klinikums öffentlich zugänglich war, durchgeführt. Die Auswertung der 400 Fragebögen, die nach jeder CD-ROM-Nutzung auszufüllen waren, ergab, daß 224 (56 %) Endnutzerrecherchen von Studenten, 157 (39 %) von Ärzten und 19 (5 %) von sonstigen Benutzern durchgeführt wurden. Ärzte führten Literatursuchen bevorzugt für Forschungsprojekte oder im Zusammenhang mit der Ausarbeitung von Zeitschriftenartikeln durch (siehe Tabelle XVIII). Für Probleme bei der Krankenversorgung nahmen die Ärzte das CD-ROM-System in 6,4 % der Nutzungen in Anspruch. Medizinstudenten recherchierten am häufigsten für die Anfertigung ihrer Dissertation (siehe Tabelle XVIII). Studenten nahmen auch Recherchen für Zeitschriftenartikel und Forschung vor, was sich aufgrund der Einbindung der Dissertationen in den Forschungsprozeß und in die Publikationstätigkeit der betreffenden klinischen Abteilungen erklärt (siehe Tabelle XVIII). In der Beurteilung der Ergebnisse der Literaturrecherchen gaben 357 (89,3 %) Benutzer an, daß sie mit dem Rechercheergebnis zufrieden waren; nur 26 (6,5 %) waren mit der Literatursuche unzufrieden, und 17 (4,3 %) wählten die Kategorie „sonstiges". In der Selbstbeurteilung der Rechercheergebnisse lassen sich zwischen Ärzten und Studenten nur geringfügige Differen-

[66] Toolkit for measurement (erhältlich von: Open Learning Unit, Department of Information and Library Studies, University of Wales Aberystwyth, Llanbadarn Campus, Aberystwyth, Dyfed SY23 3AS).

[67] Zu den Benutzungsmodalitäten vergleiche Kaltenborn (1989, 1991b).

zen beobachten. Allerdings geben Benutzer mit zunehmender Rechercheerfahrung häufiger an, mit ihrem Ergebnis unzufrieden zu sein (nähere Einzelheiten siehe Kaltenborn, 1991b). Bei Anfängern, die erstmals am CD-ROM-System arbeiteten, schienen Erfolgserlebnisse im Umgang mit dem Informationssystem die subjektive Beurteilung des Rechercheergebnisses in Richtung einer positiveren Bewertung zu beeinflussen (Kaltenborn, 1991b). Hinsichtlich der Nutzung zusätzlicher Informationsmedien ergaben sich zwischen Ärzten und Medizinstudenten gewisse Unterschiede. Medizinstudenten nutzten vor der CD-ROM-Recherche häufiger medizinisch-wissenschaftliche Textbücher (73,2 % gegenüber 55,4 % der Ärzte), gedruckte Bibliographien (60,3 % gegenüber 38,9 %) und sonstige Informationsquellen (17,4 % zu 16,6 %), jedoch weniger Online-Recherchen (15,2 % gegenüber 17,2 %); nach der CD-ROM-Recherche beabsichtigten die befragten Medizinstudenten, alle angeführten Informationsmedien häufiger zu nutzen als Ärzte (Kaltenborn, 1989).

	Arzt/Ärztin		**Medizinstudent/in**	
	(n)	**(%)**	**(n)**	**(%)**
Forschung	77	30,9 %	28	8,5 %
Zeitschriftenartikel	70	28,1 %	69	21,0 %
Vortrag	36	14,5 %	18	5,5 %
Klinischer Fall	16	6,4 %	2	0,6 %
Dissertation	15	6,0 %	179	54,4 %
Monographie	10	4,0 %	1	0,3 %
Sammelreferat	6	2,4 %	2	0,6 %
Diplom/Examensarbeit	4	1,6 %	13	4,0 %
Habilitation	3	1,2 %	1	0,3 %
Handbucheintragung	2	0,8 %	1	0,3 %
Sonstiges	10	4,0 %	15	4,6 %
Insgesamt	157	100 %	224	100 %

Tabelle XVIII: Nutzung der Datenbank MEDLINE auf CD-ROM durch Ärzte und Medizinstudenten (Kaltenborn, 1989, 1991b).[68]

Diese Begleitstudie, die im Rahmen der Einführung der CD-ROM-Technologie als neues Informationsmedium durchgeführt wurde, zeigt das Informationshandeln derjenigen Medizinstudenten und Ärzte, die gleich zu Beginn, das heißt als *innovators* und *early adopters* (Haines & Jones, 1994) diese Technologie nutzten. Sie ermöglicht es, durch den Vergleich mit den nachfolgenden Studien, Veränderungsprozesse zu identifizieren.

Methodisch sei zu dieser Studie angemerkt, daß die Angaben insgesamt auf

[68] Mehrfachnennungen bei der kategorialen Zuordnung möglich.

Selbstbeurteilungen beruhen. Die Angaben bezüglich der Nutzungszwecke dürften reliabel und valide sein, die Auskünfte über die Nutzung alternativer Informationsmedien sind diesbezüglich schwieriger zu bewerten, jedoch zum Teil durch eine weitere Studie extern validiert (Wißmann, 1991). Da in dieser Studie die sehr positive subjektive Beurteilung der eigenen Rechercheergebnisse durch die Endnutzer nicht mit der objektiven Qualität der Endnutzerrecherche verglichen wurde, sei auf die entsprechende Nachfolgestudie hingewiesen, in der dieser Fragestellung nachgegangen wurde (siehe Kaltenborn, 1991c).

Kaltenborn und Ennis (1991) sind zehn Monate nach Einführung des CD-ROM-Literatursuchsystems im Universitätsklinikum Marburg in ihrer Studie den Fragen nachgegangen, welchen Stellenwert Ärzte der Fachinformation für ihre Arbeit beimessen, und wie sich die Benutzungsmodalitäten der kostenfreien, selbständigen CD-ROM-MEDLINE Nutzung im Vergleich zu kostenpflichtigen Online-Diensten[69] der Universitätsbibliothek auf die Informationsnutzung im klinischen Bereich auswirken. Für die Erhebung wurden zunächst 91 Ärzte und Wissenschaftler kontaktiert, die an einem CD-ROM-Einführungskurs teilgenommen hatten. Von den Angesprochenen beteiligten sich 89 (97,8 %) an der Erhebung. Zusätzlich konnten über die Abteilungsleiter weitere 21 Ärzte für die Erhebung rekrutiert werden, die ebenfalls an einem CD-ROM-Einführungskurs teilgenommen hatten, jedoch nicht in der Medizinbibliothek registriert waren.[70] Die befragten Benutzer, darunter elf Professoren und 99 Ärzte beziehungsweise Wissenschaftler, maßen Datenbankrecherchen für die berufliche Tätigkeit als Arzt beziehungsweise als Wissenschaftler einen hohen Stellenwert bei. Als sehr wichtig schätzten 48 (43,6 %) Benutzer Datenbankrecherchen ein, als wichtig bewerteten sie 49 (44,5 %), eine mittlere Bedeutung schrieben ihnen 11 (10 %) zu und als gering beurteilten sie zwei (1,8 %) Personen. Obgleich den elektronischen Informationsdiensten eine wichtige Bedeutung zuerkannt wurde, gaben nur 66 (60 %) Befragte an, in der Vergangenheit kostenpflichtige Online-Dienste in Anspruch genommen zu haben. Die 66 Online-Nutzer hatten insgesamt 320 Recherchen durchführen lassen, so daß auf einen Online-Nutzer durchschnittlich 4,8 Recherchen entfallen. Von den 110 Befragten hatten 95 (86,4 %) in den zurückliegenden zehn Monaten CD-ROM-Recherchen vorgenommen. Bei insgesamt angegebenen 546 CD-ROM-Recherchen entfallen somit durchschnittlich 5,7 Recherchen auf jeden CD-ROM-Benutzer. Auf die Frage nach den zukünftigen Formen der In-

[69] Die Gebühr für die vermittelte Online-Recherche betrug nach der Hessischen Gebührenordnung mindestens 50 DM (Wißmann, 1991). Die Gebühren wurden in manchen Fällen von der Klinik beziehungsweise von dem Institut übernommen, ansonsten mußten die Nutzer die Recherchekosten privat bezahlen.

[70] Zur Rekrutierung der Stichprobe siehe Kaltenborn und Ennis (1991) und Kaltenborn (1991b).

formationsgewinnung nannten die meisten Ärzte und Wissenschaftler an erster Stelle das CD-ROM-System (93,6 %), gefolgt von Zeitschriftenlektüre (77,3 %), Textbüchern (49,1 %), Current Contents (37,3 %), vermittelten Online-Suchaufträgen (20,0 %), Index Medicus (19,1 %), sonstigen gedruckten Bibliographien (10,9 %) sowie sonstigen Quellen (27,3 %).

Bei der Frage, für welchen Zweck Online-Dienste in Anspruch genommen worden seien, gaben 54 (81,8 %) der befragten 66 Online-Nutzer an, diese Informationsmöglichkeit für Forschungszwecke genutzt zu haben, 33 (50 %) für einen Zeitschriftenartikel und 22 (33,3 %) für eine Dissertation (siehe Tabelle XIX). Die Vergleichswerte für diese Nutzungszwecke liegen bei der aktiven CD-ROM-Nutzergruppe ungefähr gleich, wobei es zu beachten gilt, daß der Informationsbedarf für Zwecke einer Dissertation verhältnismäßig gering ausgeprägt sein dürfte, und zwar aufgrund des Ausbildungsstandes der Befragten und des relativ kurzen Zeitraums der CD-ROM-Nutzung zum Zeitpunkt der Umfrage (siehe Tabelle XIX). Deutliche Unterschiede ließen sich bei der Informationsnutzung für klinische Fälle feststellen: Während nur 17 % der Befragten angaben, Online-Dienste für die Krankenversorgung in Anspruch genommen zu haben, hatten 28 % der CD-ROM-Nutzer dies getan (Kaltenborn & Ennis, 1991; Kaltenborn, 1991b). Die Informationsnutzung für die Krankenversorgung verzeichnete somit den größten Zuwachs infolge der CD-ROM Einführung.

	Online (n = 66)		**CD-ROM (n = 95)**	
	(n)	(%)	(n)	(%)
Forschung	54	81,8 %	84	88,4 %
Zeitschriftenartikel	33	50,0 %	61	64,2 %
Dissertation	22	33,3 %	22	23,2 %
Vortrag	21	31,8 %	42	44,2 %
Klinischer Fall	11	16,7 %	27	28,4 %
Buch/Handbuch	6	9,1 %	10	10,5 %
Diplom/Examensarbeit	5	7,6 %	1	1,1 %
Habilitation	5	7,6 %	4	4,2 %
Sonstiges	4	6,1 %	7	7,4 %

Tabelle XIX: Nutzung von vermittelten Online-Diensten sowie der Datenbank MEDLINE auf CD-ROM durch Ärzte (Kaltenborn & Ennis 1991, Kaltenborn 1991b).[71]

Die Studie verdeutlicht in Übereinstimmung mit der vorher besprochenen Arbeit von Kaltenborn (1989, 1991b) die sehr schnelle Diffusion der selbständi-

[71] Mehrfachnennungen bei der kategorialen Zuordnung möglich.

gen Endnutzerrecherche in den Jahren 1988 und 1989. Für diesen Zeitraum hat *Wißmann (1991)* in seiner Studie belegt, daß die vermittelten Online-Nutzungen in MEDLINE in der Marburger Universitätsbibliothek deutlich zurückgegangen sind, und zwar um 74 % zwischen 1987 und 1990.

Haag et al. (1992) untersuchten die Verbreitung, Anwendung und Einstellung von Allgemeinärzten zu unkonventionellen Heilverfahren. Für diesen Zweck wurden Fragebögen an 467 durch Zufallsauswahl bestimmte Allgemeinärzte im Raum Freiburg verschickt. Der Rücklauf betrug 178 Fragebögen (38,1 %). Selbst bei Bewertung der Nichtteilnahme an der Studie als Ablehnung alternativer Heilverfahren kamen die Autoren zu dem Ergebnis, daß ein Viertel der Ärzte alternative Heilverfahren anwandten. Für das im vorliegenden Beitrag behandelte Thema des Informationsbedarfs ist folgendes Teilergebnis dieser Studie interessant: „Die überwiegende Mehrzahl, nämlich 82,6 % der Ärzte, äußerten Interesse an einer Fortbildung der Ärztekammer über alternative Behandlungsmethoden."

In einer Einzelfallstudie analysierten *Kaltenborn, Koller und Schäfer (1992)* den Zusammenhang zwischen diagnostischem Prozeß und Informationsbedarf, -nutzung und -nutzen. Sie untersuchten dabei die Entstehung des Informationsbedarfs vor dem Hintergrund diagnostischer Unsicherheit, die Vorgehensweise bei der Informationsgewinnung und die Qualität der Endnutzerrecherche. Sie analysierten zudem, wie die gewonnene Information in den diagnostischen und therapeutischen Prozeß eingebunden und welche Schlußfolgerungen gezogen wurden. Der sich in stationärer Behandlung befindende Patient dieser Einzelfallstudie hatte einen schweren Autounfall erlitten. Posttraumatisch war der Myoglobingehalt im Blut des Patienten aufgrund der Muskelverletzungen angestiegen und hatte sich dann erwartungsgemäß nach einigen Tagen wieder weitgehend normalisiert (siehe zu dieser Einzelfallstudie auch den Beitrag von Koller und Lorenz in diesem Band). Der erneute Anstieg des Myoglobinspiegels im Blut nach einigen Tagen des stationären Aufenthaltes, der den Erwartungen und Erfahrungen der behandelnden Ärzte widersprach, verlangte eine diagnostische Abklärung sowie – als der Myoglobinspiegel schließlich bedrohliche Werte annahm – eine entsprechende Therapie. Zur Klärung des neuerlichen Myoglobinanstiegs konsultierte der behandelnde Arzt zunächst ein medizinisches Textbuch. Außerdem wurden Konsiliaruntersuchungen mit Kollegen anderer Fachabteilungen des Klinikums in die Wege geleitet. Diese erbrachten jedoch keine Erklärung für den erneuten Anstieg des Myoglobins im Blut. Da man therapeutisch etwas zur Reduzierung des Myoglobinspiegels unternehmen mußte, entschloß man sich zur Hämodialyse. Zur weiteren Abklärung der Fallproblematik führte der behandelnde Arzt eine MEDLINE-Recherche an der CD-

ROM-Station der medizinischen Bibliothek durch (siehe das entsprechende Suchprofil in Abbildung I). Im Anschluß an die Literatursuche des Arztes nahm der Bibliothekar noch eine Ergänzung der Literaturrecherche vor und recherchierte zusätzliche Literaturzitate. Der Arzt schilderte dem Bibliothekar kurz den Fall und wünschte zusätzliche Zitate über den Zusammenhang zwischen Trauma und Myoglobinanstieg. Der Arzt war mit den eigenen und den zusätzlichen Zitaten durch die Literaturrecherche des Bibliothekars zufrieden und verzichtete auf das Angebot des Bibliothekars, die Literatursuche noch fortzusetzen und zu verbessern, um noch weitere Zitate zu finden. Der Verzicht des Arztes wurde durch den Umstand begünstigt, daß der Explode-Befehl bei der Literatursuche auf der CD-ROM-Station – damals noch – sehr zeitaufwendig war (explode WOUNDS-AND-INJURIES, siehe Abbildung I).

No.	Records	Request
1:	1413	SEARCH
2:	254	MYOGLOBIN
3:	142	RHABDOMYOLYSIS
4:	46	MYOGLOBINURIA
5:	4	MYOGLOBINEMIA
6:	11	#2 and #3
7:	11	#6
8:	3450	TRAUMA
9:	2	#8 and #3
10:	4	#5
11:	11417	DIFFERENTIAL
12:	50365	DIAGNOSIS
13:	7643	DIFFERENTIAL DIAGNOSIS
14:	1	#13 and #5
15:	2	#13 and #4
16:	66827	THERAPY
17:	8	#16 and #4
18:	0	#16 and #5
19:	2	#15
20:	8	#17 or #18
21:	175	MYOGLOBIN / all subheadings
22:	0	MYOGLOB
23:	30	MYOGLOBINURIA / all subheadings
24:	126	explode RHABDOMYOLYSIS / all subheadings
25:	>0	explode WOUNDS-AND-INJURIES / all subheadings
26:	201	TRAUMATOLOGY
27:	17	(#21 or #24 or #3 or #4 or #5) and (#26 or #25)

Abbildung I: Das Suchprofil der Literatursuche in MEDLINE. Die Suchformulierungen 1 bis 20 stammen von dem behandelnden Arzt, die Suchformulierungen 21 bis 27 vom Bibliothekar.

Auf der Basis der gefundenen Literaturzitate zogen die behandelnden Ärzte folgende Schlußfolgerungen bezüglich Diagnose und Therapie des Patienten:

1. Es gibt keine Gründe für eine alternative Therapie anstelle der Hämodialyse.

2. Es gibt keine Hinweise, daß der erneute Anstieg des Myoglobinspiegels eine Arzneimittelnebenwirkung sein könnte. *(Diese Schlußfolgerung des Arztes ist insofern interessant (oder besser: unzulässig), als bei der CD-ROM-Literatursuche nicht nach Arzneimittelnebenwirkungen im Hinblick auf eine Myoglobinspiegelerhöhung recherchiert worden war und die thematisch damit zusammenhängenden Zitate zufällig gefunden worden waren.)*

3. Die durch die Literaturrecherche gefundene Information vermag nicht zu einer Erklärung des erneuten Myoglobinanstiegs beizutragen.

Eine spätere kritische Analyse dieses Falles durch die Autoren zeigte, daß das diagnostische und therapeutische Grundproblem gar nicht in eine adäquate Fragestellung transformiert worden war, so daß die vom Arzt und Bibliothekar ausgearbeiteten Suchstrategien nicht optimal waren.[72] Mit einer optimierten Suchformulierung konnten dann weitere Zitate gefunden werden, die folgende Beurteilung ermöglichten:

1. Die Schlußfolgerungen Nr. 1 und 2 treffen zu, sind jedoch durch die anfangs gefundenen Literaturstellen nur unzureichend belegt.

2. Eine plausible Erklärung für den erneuten Anstieg des Myoglobins ist aufgrund der zusätzlichen Literaturzitate möglich.

Diese Einzelfallanalyse verdeutlicht folgende Zusammenhänge: (1) diagnostische Unsicherheit infolge des plötzlichen Myoglobinanstiegs, (2) Suche nach Erklärungen für den Titeranstieg (eventuell Arzneimittelnebenwirkungen?), ohne daß eine diagnostische Abklärung in der behandelnden Abteilung möglich gewesen wäre, (3) ebenfalls keine diagnostische Abklärung trotz Konsiliaruntersuchungen, (4) ungenügende Erarbeitung der Informationsbedürfnisse, (5) Defizite bei der Transformation des Grundproblems in eine Suchstrategie, (6) Defizite bei der Qualität der Literaturrecherche (unzureichendes *recall*) mit der Folge, daß wichtige Zitate übersehen wurden, (7) Schlußfolgerungen aus den gefundenen Literaturzitaten zu Problemen, zu denen nicht gezielt recherchiert worden war (Arzneimittelnebenwirkungen) und (8) nichtsdestotrotz richtige therapeutische Maßnahmen und Gesundung des Patienten. Retrospektiv lassen sich aus den Defiziten und Dysfunktionalitäten auch Optimierungsvorschläge formulieren. Eine diagnostische Abklärung wäre wahrscheinlich dann möglich gewesen, wenn in Anbetracht der Grundproblematik die objektiven Informationsbedürfnisse gemeinsam von den behan-

[72] Zum Rechercheprozeß vergleiche Kaltenborn (1991c).

delnden Ärzten besser erarbeitet und in subjektive Informationsbedürfnisse übersetzt worden wären, so daß auf dieser Basis die Suchstrategie in der Datenbank sowie die Kommunikation mit dem Bibliothekar (geäußerte Informationsbedürfnisse) effizienter verlaufen wären. Außerdem wäre es notwendig gewesen, zur Optimierung der Suche mehr Zeit zu investieren und den Informationsgewinn durch die Recherche mit in die differentialdiagnostischen Überlegungen und die Konsiliarien einzubeziehen.

Haux et al. (1995, 1996) haben im Universitätsklinikum Heidelberg in einer prolektiven, prospektiven Studie während eines Beobachtungszeitraums von drei Wochen (1.10. bis 21.10.1994) die Nutzung von netzwerkbasierten Informationsmedien untersucht. In diesem Zeitraum wurden 1461 Zugriffe auf medizinische Information registriert. Am häufigsten wurde auf MEDLINE (79 %) zugegriffen, die Inanspruchnahme der Roten Liste (6 %), der anderen Datenbanken sowie der elektronischen Lehrbücher und der wissensbasierten Systeme (zum Beispiel Oxford Textbook of Medicine, CONSULT, DIAGNOSIS) blieben dagegen hinter dieser Zugriffshäufigkeit zurück. Die Gründe für die Zugriffe waren Informationsbedarf für einen klinischen Fall (19,4 % der gesamten Zugriffe), für ein gerade aktuelles klinisches Problem (12,5 %), für die Weiterbildung (13,6 %), für Forschung (50,0 %) sowie für sonstige Gründe (4,5 %) (siehe Tabelle XX). Für die verschiedenen Nutzergruppen zeigen sich typische Nutzungsmuster: Zum Beispiel war für Chefärzte ein klinischer Fall der häufigste Anlaß für eine Recherche, dagegen nutzten Oberärzte, Assistenzärzte und Ärzte im Praktikum die Informationsquellen häufiger für Forschungszwecke (siehe Tabelle XX). Hinsichtlich der Bewertung der eigenen Recherche gaben 684 (46,8 %) Benutzer an, daß die Recherche erfolgreich gewesen sei und alle Fragen beantwortet habe; 272 (18,6 %) beurteilten die Recherche ebenfalls als erfolgreich, jedoch ohne vollständige Beantwortung der Fragen; 226 (15,5 %) Benutzer werteten ihr Ergebnis als teilweise erfolgreich und 87 (6 %) beurteilten die Recherche als nicht erfolgreich, aber auch nicht als nutzlos; als vollständig überflüssig kommentierten 152 (10,4 %) ihre Recherche, und 40 (2,7 %) gaben sonstige Kommentare ab (Haux et al., 1995, 1996).[73]

[73] In der Studie werden auch einige klinische Fälle dargestellt, bei denen die behandelnden Ärzte Informationsmedien nutzten (Haux et al., 1996).

	Vorrangiger Grund für die Informationsnutzung											
	Klinischer Fall		Klin. Problem		Weiterbildung		Forschung		Sonstiges		Insgesamt	
Nutzergruppe	n	%	n	%	n	%	n	%	n	%	n	%
Chefarzt	66	67,3 %	8	8,2 %	11	11,2 %	10	10,2 %	3	3,1 %	98	100 %
Oberarzt	18	11,8 %	31	20,4 %	8	5,3 %	91	59,9 %	4	2,6 %	152	100 %
Assistenzarzt	112	18,8 %	76	12,8 %	95	15,9 %	295	49,5 %	18	3,0 %	596	100 %
Arzt im Praktikum (AiP)	35	18,2 %	13	6,8 %	26	13,5 %	116	60,4 %	2	1,0 %	192	100 %
Pflegekraft	8	14,8 %	21	38,9 %	22	40,7 %	–	–	3	5,6 %	54	100 %
Laborpersonal	6	22,2 %	–	–	7	25,9 %	9	33,3 %	5	18,5 %	27	100 %
Med. Informatik	2	5,9 %	3	8,8 %	7	20,6 %	11	32,4 %	11	32,4 %	34	100 %
Wissenschaftler	4	4,2 %	5	5,3 %	9	9,5 %	74	77,9 %	3	3,2 %	95	100 %
Medizinstudent	24	17,3 %	15	10,8 %	8	5,8 %	89	64,0 %	3	2,2 %	139	100 %
Student (anderes Fach)	4	19,0 %	2	9,5 %	1	4,8 %	13	61,9 %	1	4,8 %	21	100 %
Bibliothekspersonal	–	–	8	29,6 %	2	7,4 %	10	37,0 %	7	25,9 %	27	100 %
Sonstige Nutzer	4	15,4 %	1	3,8 %	3	11,5 %	12	46,2 %	6	23,1 %	26	100 %
Insgesamt	283	19,4 %	183	12,5 %	199	13,6 %	730	50,0 %	66	4,5 %	1461	100 %

Tabelle XX: Nutzung von Informationsmedien (Haux et al., 1996).

Die in dieser Studie erhobenen Angaben zu den Gründen für die Informationsnutzung und die Bewertungen der eigenen Recherchen durch die Endnutzer stellen, da eine Validierung an Außenkriterien fehlt, in methodischer Hinsicht ähnlich wie die vorher besprochenen Studien Reliabilitäts- und Validitätsprobleme. Trotz unterschiedlicher Erhebungsmodalitäten (Fragebogen- versus Online-Erhebung) sprechen Plausibilitätsüberlegungen dafür, daß Reliabilität und Validität in ähnlicher Weise einzuschätzen sind wie bei den vergleichbaren Studien (siehe Besprechung der Studie von Kaltenborn, 1989, 1991b). Überraschend bei der Erhebung von Haux et al. (1995, 1996) sind die verhältnismäßig kurzen Recherchezeiten (42,9 % der Nutzungen liegen unter fünf Minuten). In der Zusammenschau der Ergebnisse der Studien an den Universitätsklinika Heidelberg und Marburg wird die Diffusion der neuen Informationsmedien und die Änderung des Informationshandelns evident.

5. *Schlußfolgerungen*

Auf der Basis der besprochenen Literatur können, trotz der methodischen Defizite einzelner Studien, die folgenden Schlußfolgerungen gezogen und im Hinblick auf die Thematik des Informations- und Wissenstransfers in der Medizin und im Gesundheitswesen diskutiert werden.

5.1 Bedarf an Information und Wissen

Der Informations- und Wissensbedarf in der Medizin und im Gesundheitswesen läßt sich den drei großen Bereichen Forschung, Krankenversorgung und Lehre zuordnen.

In der *Forschung* wird vorwiegend *neueste Information* benötigt, die mit in den Forschungsprozeß einbezogen oder auch für die wissenschaftliche Publikationstätigkeit verwendet wird. Zwar ist der Informationsbedarf *dringend*, jedoch *nicht so zeitkritisch* wie in der Krankenversorgung.

In der *Krankenversorgung* besteht vorrangig Bedarf an *aktuellem Wissen* unter *äußerst zeitkritischen* Umständen. Der Wissensbedarf in der klinischen Medizin resultiert, wie die einzelnen Studien belegen, aus den Problemlösungsprozessen in der Krankenversorgung, insbesondere in der Diagnostik und Therapie. Der Umfang des Wissensbedarfs, das heißt dessen Inzidenz bei der Behandlung *eines* Patienten, schwankt dabei ganz erheblich zwischen den einzelnen Studien, wobei deren jeweilige Erhebungssettings und Forschungsdesigns jedoch so verschieden sind, daß eine Integration oder generelle Aussage über den Wissensbedarf nicht möglich ist.[74] Die Kategorienschemata der meisten Studien für die inhaltliche Bestimmung des Wissensbedarfs sind zudem entweder zu allgemein[75] oder zu spezifisch[76], so daß es für Systematisierungsversuche kaum Ansatzpunkte gibt beziehungsweise die Systematisierungen mit solch allgemeinen Kategorien arbeiten müßten, daß der Erkenntnisgewinn nur geringfügig wäre. Allerdings zeigt die Erhebung von Haag et al. (1992), daß es durchaus möglich ist, den Wissensbedarf bestimmter Ärztegruppen zu einem spezifischen Themengebiet so zu erfassen, daß auf der Basis derartiger Ergebnisse Systematisierungen möglich erscheinen. Die Studie von Haag et al. (1992) verdeutlicht zudem im Gegensatz zu den übrigen Studien die Interdependenzen zwischen Patienteninteresse und -nachfrage nach bestimmten ärztlichen Leistungen, medizinischen Paradigmen und der Entwicklung des ärztlichen Wissensbedarfs.

Insgesamt, so können die Ausführungen zum Informationsbedarf in der Medizin zusammengefaßt werden, haben die Komplexität des medizinischen Wissens einerseits und die methodischen Forschungsprobleme andererseits bisher noch nicht zu einem befriedigenden Forschungsstand zum Informations- und Wissensbedarf in der Medizin und im Gesundheitswesen geführt.

[74] Vergleiche Covell et al. (1985), Osheroff et al. (1991), Ely et al. (1992), Gorman & Helfand (1995) sowie Urquhart & Hepworth (1995).

[75] Wenn beispielsweise der Informationsbedarf mit den Kategorien „medikamentöse Therapie“, „Orthopädie“, „Dermatologie“ et cetera erfaßt wird.

[76] Mehre Autoren geben Einzelfallbeispiele zur Illustration der Informationsbedürfnisse an: (1) What is the dose of alprazolam?, (2) Is trazodone contraindicated in patients who go to saunas because of the combined effect causing postural hypotension? et cetera (aus Ely et al., 1992).

Deutlich geworden ist, daß in der Medizin ein enormer, quantitativ schwierig zu bestimmender und qualitativ nicht einfach zu klassifizierender Informations- und Wissensbedarf besteht, der sich zwar bestimmten Bereichen zuordnen läßt, sich dann aber – mit bestimmten Ausnahmen – jeden Systematisierungsbemühungen widersetzt und kaleidoskopisch in unendlich viele spezielle Informations- und Wissensbedürfnisse zerfällt. Dennoch scheinen sich zu bestimmten Zeiten Kumulationen von Informations- und Wissensbedürfnissen[77] aufgrund medizininterner oder -externer Einflußfaktoren herauszukristallisieren.[78] Thematische Schwerpunkte solcher Kumulationen könnten zum Beispiel unkonventionelle Heilverfahren, Aids, pränatale Diagnostik und Therapie, Creutzfeldt-Jakob-Krankheit (BSE) et cetera darstellen.[79]

Das Erfassungsproblem des Informationsbedarfs in der Medizin ähnelt – um eine Analogie zu gebrauchen – der Frage nach der Relevanz wissenschaftlicher Publikationen. Eine solche Fragestellung könnte nur mit erheblichen Methodenproblemen angegangen werden und würde sicher zu einem unbefriedigenden Ergebnis mit begrenzter zeitlicher Gültigkeit führen. Dagegen stellt der *Science Citation Index*[80] ein Instrument dar, das die Relevanz wissenschaftlicher Publikationen dynamisch analysiert und darstellt. Neben dem Hinweis auf die Relevanz einzelner Zitate bietet der *Science Citation Index* die Möglichkeit, kumulative Themenschwerpunkte oder Forschungsfronten zu identifizieren.[81] Trifft eine vergleichbare Struktur auf den Informations- und Wissensbedarf in der Medizin und im Gesundheitswesen zu, dann würde sich hieraus die Aufgabe ableiten lassen, vergleichbare Instrumente zur dynamischen Erfassung des Informations- und Wissensbedarfs und temporärer Schwerpunktthemen zu entwickeln – idealiter gekoppelt mit entsprechenden Strukturen der Informations- und Wissensversorgung.

5.2 Nutzung von Informationsmedien und -quellen

Studien zur Informationsnutzung fokussieren auf das Informationshandeln der betreffenden Personen und geben darüber hinaus Hinweise auf den handlungsinitiierenden Informations- und Wissensbedarf. Obgleich weder die externen, im jeweiligen Umfeld begründeten Faktoren noch die personalen, intrinsischen

[77] Vergleiche die Studie von Haag et al. (1992).

[78] Vergleiche hierzu den Beitrag von Nitzsche in diesem Band über Determinanten des Informationsbedarfs.

[79] Vergleiche hierzu den Beitrag von Kaltenborn in diesem Band mit dem Thema „Ergebnisse einer explorativen Studie zu Bedarf und Nutzung von Information und Wissen in der Medizin und im Gesundheitswesen".

[80] Auf die Probleme und Limitierungen dieses Instruments soll an dieser Stelle nicht näher eingegangen, jedoch hingewiesen werden.

[81] Vergleiche hierzu Wissmann (1993).

Gründe für die Initiierung, Verhinderung oder die einzelfallspezifischen Muster des Informationshandelns wissenschaftlich völlig ausgelotet und ausgeleuchtet sind, bergen die vorliegenden Studien doch wichtige Erkenntnisse und Zusammenhänge zum Informationshandeln: (1) die Abhängigkeit des Informationsbedarfs und -handelns von der jeweiligen Ausbildungsphase und Berufsposition[82], (2) die Abhängigkeit des Informationshandelns vom jeweiligen Umfeld[83] und (3) die Änderung des Informationshandelns im zurückliegenden Zeitraum durch die Diffusion informationstechnologischer Systeme. Die mit der jeweiligen Ausbildungsphase und Berufsposition einhergehenden Aufgabenstellungen und Problemlösungsanforderungen sind konstitutiv für den Informationsbedarf und beeinflussen somit das Informationshandeln. Insofern lassen sich auch typische Muster der Mediennutzung für einzelne Ausbildungsphasen und Berufspositionen beobachten, wobei dem lokalen, regionalen und nationalen Informationsumfeld eine wesentliche Rolle bei der Ausprägung des Informationshandelns zukommt.[84] Des weiteren wird im Vergleich mehrerer Studien evident, in welch kurzem Zeitraum die Diffusion der neuen Informationstechnologien und -systeme (CD-ROM, bedienungsfreundliche Retrievalsoftware, Netzwerk-Technologie et cetera) erfolgte und zu den beschriebenen Veränderungen des Informationshandelns führte.[85] In Deutschland[86] lassen sich vor allem im akademischen Bereich folgende Tendenzen beobachten:

- generell eine vermehrte Nutzung der elektronischen Informationsmedien
- infolgedessen eine Ausweitung der Nutzungszwecke, wovon insbesondere die Krankenversorgung profitiert hat
- sowie eine Ausweitung der Nutzergruppen (zum Beispiel Literaturrecherchen durch das Pflegepersonal).

Obgleich auch niedergelassene Ärzte die neuen Informationsmedien nutzen, hat sich in diesem Bereich kein so grundlegender Wandel durch die technologische Revolution vollzogen.[87] Die traditionellen Informationsmöglichkeiten, Kollegen sowie Printmedien in Form von Textbüchern, sind nach wie vor prioritär zur Befriedigung des Wissensbedarfs, während sich MEDLINE-Recherchen

[82] Vergleiche Kaltenborn (1989, 1991b), Haux et al. (1995, 1996) sowie Urquhart & Hepworth (1995).

[83] Vergleiche Bowden et al. (1994).

[84] Vergleiche Bowden et al. (1994) und Urquhart & Hepworth (1995, passim).

[85] Vergleiche Kaltenborn (1989, 1991b), Kaltenborn & Ennis (1991), Wißmann (1991) sowie Haux et al. (1995, 1996).

[86] Vergleiche hierzu die Nutzung der selbständigen CD-ROM-Nutzung gegenüber den vermittelten Online-Diensten (Kaltenborn, 1991b; Kaltenborn & Ennis, 1991; Wißmann, 1991) sowie die Ausweitung der Endnutzerrecherchen durch die Einführung der Netzwerk-Systeme durch den Vergleich der Studien von Kaltenborn (1989, 1991b) und Haux et al. (1995, 1996)

[87] Vergleiche hierzu die Studien aus England und Amerika.

nur sporadisch beobachten lassen. Die in zahlreichen Studien[88] nachgewiesenen häufigen Hinwendungen zum medizinischen Lehrbuch als wichtiger Informationsquelle verdeutlichen den Bedarf der Praktiker nach solcherart qualitätsgefiltertem, synthetisiertem Wissen. Die hier besprochenen empirischen Studien verweisen somit auf die Notwendigkeit aggregierten und aktuell gehaltenen Wissens, womit ein Thema angesprochen ist, das in den folgenden Beiträgen von Koller und Lorenz sowie von Eich und Ohmann in diesem Band behandelt wird.

Für den akademischen beziehungsweise den hausärztlichen Tätigkeitsbereich bieten sich unterschiedliche, jedoch jeweils funktionale Optionen der Informationsnutzung an, wenn individuelles Vorwissen und verfügbare Wissensangebote hinsichtlich ihres Aktualitätsgrades und/oder ihrer inhaltlichen Reichweite den Wissensbedarf in konkreten klinischen Entscheidungssituationen nicht abdecken. Für den Hausarzt ist die Handlungsoption „Überweisung an Facharzt oder Klinikum" dann durchaus problemgerechtes Handeln. Universitäre Einrichtungen, die am Ende der Versorgungshierarchie stehen und eine andere Überweisungspraxis besitzen, führen den klinischen Problemlösungsprozeß selbst wesentlich weiter. Infolgedessen müssen universitäre Institutionen auch eine andere Strategie im Umgang mit Wissensdefiziten ausdifferenzieren: Die Inanspruchnahme von Informationen anstelle verfügbaren Wissens ist für universitäre Institutionen dann notwendig und funktional, selbst wenn dies impliziert, daß der Prozeß der Wissensaggregation für einen individuellen Krankheitsfall geleistet werden muß. Allgemeiner läßt sich der hier beschriebene Zusammenhang folgendermaßen formulieren: Informationshandeln und ärztliches Handeln müssen in einem funktionalen Verhältnis stehen. Die Funktionalität des Informationshandelns ist nur im Kontext der generellen Handlungsoptionen beurteilbar.

Wie aus mehreren der oben besprochenen Studien[89] hervorgeht, dient die Informationssuche von Ärzten auch dem Zweck, Patienten und deren Familie mit Information zu versorgen. Ärztliche Entscheidungsfindung, vor allem in zentralen, den Patienten betreffenden Fragen, ist nur möglich, wenn der Patient in den Prozeß der Entscheidungsfindung mit einbezogen wird, das heißt, wenn der Patient alternative Behandlungsergebnisse beurteilen und aus seiner Lebensplanung heraus Entscheidungen treffen und mittragen kann. Die Entwicklung der Informationslandschaft, die Informationsangebote und Diskussionsforen im Internet et cetera (siehe Obst & Ganslandt in diesem Band) wer-

[88] Siehe Kaltenborn (1989, 1991b), Kaltenborn & Ennis (1991), Osheroff et al. (1991), Ely et al. (1992), Bowden et al. (1994), Gorman & Helfand (1995) sowie Urquhart & Hepworth (1995).

[89] Lindberg et al. (1993), Bowden et al. (1994), Gorman & Helfand (1995) sowie Urquhart & Hepworth (1995).

den es dem Patienten zunehmend ermöglichen, selbst aktiv zu werden und als Endnutzer verfügbare Informationsmedien in Anspruch zu nehmen (siehe auch Heimpel in diesem Band). Die sich wandelnde Rolle des Patienten – vom passiven hin zum aktiven, informationsbewußten und selbstbestimmten Patienten – dürfte nicht nur Bedeutung für die Arzt-Patient-Beziehung, für die Reduktion traditioneller Asymmetrien haben, sondern darüber hinaus Einfluß auf die Implementierung neuer Forschungsergebnisse ausüben.[90] Dennoch – das generelle Problem, die Qualitätsbeurteilung der Information, dürfte sich für den Patienten dringlicher stellen als für den Arzt, der im Rahmen seiner Ausbildung auf dieses Problem vorbereitet und informationskompetentes Handeln erlernt haben sollte. Aber dieses Problem stellt sich nicht für jeden Patienten in gleichem Ausmaß, sondern tritt als informationelle Ungleichheit in Erscheinung, als Differenz zwischen informationsreich und -arm, und tangiert damit ein Grundproblem sozialer Ungleichheit in der Informationsgesellschaft.[91]

Wenn auch die Nutzung neuer Informationsmedien Voraussetzung zur Rezeption des aktuellen Forschungsstandes ist, so ist die Tatsache des Zugriffs auf neue Medien selbst noch nicht mit einer erfolgreichen Nutzung gleichzusetzen. Erst hinreichende Qualitätsstandards der einzelnen Komponenten im Transferzyklus sichern die erfolgreiche Informationsnutzung. Insofern kommt der Qualität der Primärquellen und der elektronischen Erschließungsmedien sowie dem Endnutzerretrieval beziehungsweise der zahlenmäßig rückläufigen vermittelten Literaturrecherche entscheidende Bedeutung zu. Es würde den Rahmen dieses Beitrages sprengen, ausführlich Qualitätsdefizite der in Printmedien publizierten medizinischen Information abzuhandeln. Es sei jedoch exemplarisch darauf hingewiesen, daß es sich bei einzelnen Studien über wichtige Krankheitsbilder herausgestellt hat, daß medizinische Information und Wissen in Zeitschriften oder Monographien bereits zum Publikationszeitpunkt und mitunter über längere Zeit nicht dem aktuellen Forschungs- und Wissensstand entspricht und statt dessen Patienten gefährdende Information enthält[92]. Die Qualität der elektronischen Erschließungsinstrumente, das heißt

90 Domenighetti et al. (1988) berichten über die erfolgreiche Reduzierung der hohen Rate an Hysterektomien (operative Entfernung der Gebärmutter) durch eine Kampagne in den Medien, die sich gezielt an Patientinnen wandte.

91 Siehe hierzu Kaltenborn im abschließenden Beitrag dieses Bandes.

92 Antman, Lau, Kupelnick, Mosteller und Chalmers (1992) haben in ihrer Untersuchung über die Qualität therapeutischer Empfehlungen in medizinischen Standardhandbüchern und Zeitschriftenreviewartikeln zum Herzinfarkt berichtet: „An important example was the thrombolytic drugs that did not begin to be recommended even for specific indications by more than half the experts until 13 years after they could have been shown to be effective... Calcium channel blockers have begun to be recommended , although recent meta-analyses suggest increased mortality in the

insbesondere die Qualität der bibliographischen Datenbanken und sonstigen Informationsmedien, kann sich ebenfalls als ein limitierender Faktor im Informationstransfer erweisen, ein Problem, dem Nitzsche, Schwarz und Umstätter sowie Obst und Ganslandt in diesem Band nachgehen. Die in empirischen Studien fast ausnahmslos erhobene hohe Zufriedenheit der Endnutzer mit ihren eigenen Recherchen darf nicht über Defizite in Endnutzerrecherchen hinweg täuschen.[93] Der in den vorgestellten Studien deutlich werdende und insgesamt auch begrüßenswerte Trend zur Endnutzerrecherche sollte daher in Anbetracht der Qualitätsproblematik durch entsprechende edukative und informationstechnische Maßnahmen begleitet werden (siehe hierzu auch die Beiträge von Schwarz & Umstätter sowie Heimpel in diesem Band).

5.3 Nutzen von Informationsmedien und -quellen

Wie aus mehreren der hier besprochenen Studien hervorgeht, werden die Bibliothek als Institution sowie die neuen Informationsmedien zur wissenschaftlichen Auseinandersetzung und Beschäftigung mit einem interessierenden medizinischen Problem, oder allgemeiner formuliert, für *Fort- und Weiterbildung* eingesetzt. Der kontinuierliche Informations- und Wissenstransfer entspringt dem „Bedürfnis nach Information, die die fachliche Orientierung ermöglicht, das heißt sozusagen auf zukünftig möglicherweise auftretende problematische Situationen vorbereitet" (Wersig, 1973, S. 177). Insofern steht der kontinuierliche Informations- und Wissenstransfer im Dienste der Implementierung von Forschungsergebnissen und impliziert die Zielsetzung, ärztliches Handeln zu ändern. Urquhart und Hepworth (1995, S. 16) führen hierzu auf der Basis ihrer Forschungsergebnisse aus: „Information will often be used for future clinical decisions rather than immediate patient care... Clinical decision making is complex, and changes imply a change in behaviour, which is unlikely to be immediate... Educational outcomes may be as important, in the long-term, as immediate effects on patient care." Das Potential der Print- und neuen Informationsmedien zur Implementierung von Forschungsergebnissen sollte im Zusammenwirken mit anderen Implementierungsstrategien sowie Fort- und Weiterbildungsmaßnahmen betrachtet werden (siehe Davis, Thomson, Oxman & Haynes, 1992; Haines & Jones, 1994). Auch die berufssozialisatorischen Erfahrungen und Prä-

treated group... Long-term use of type I antiarrhythmic drugs were recommended by three reviewers as late as 1990 and their risks are not mentioned by most authors. Yet, this class of drugs has been shown to cause an increased death rate after MI" [Myokardinfarkt]. Weitere Untersuchungen zu zeitverzögerten beziehungsweise gefährlichen Behandlungsempfehlungen in der Literatur haben beispielsweise Haynes (1990), Ramsey et al. (1993), Haines & Jones (1994) und Slawson, Shaughnessy & Bennett (1994) publiziert.

[93] Vergleiche hierzu beispielsweise die Studien von Haynes et al. (1990), Kaltenborn (1991c) und Verhoeven, Boerma & Meyboom-de Jong (1997).

gungen, die Herausbildung von Informationsbewußtsein und Medienkompetenz in der Ausbildungsphase schaffen Voraussetzungen für erfolgversprechende Mediennutzung zur Implementierung von Forschungsergebnissen. Diese Verflechtung mit anderen Informationstechnologien und die Relevanz der Ausbildung gibt Anlaß, auf die betreffenden Beiträge in diesem Band zu verweisen (siehe Koller & Lorenz, Eich & Ohmann, Hirsch sowie Heimpel).

Der *Nutzen von Information und Wissen* für das *ärztliche Handeln* bei der klinischen Entscheidungsfindung und Problemlösung unterscheidet sich in Diagnostik und Therapie. Bei der Diagnostik, insbesondere bei schwierigen Diagnosefällen, muß aus der Fülle der potentiellen Möglichkeiten auf der Basis der anfänglichen Befunde die endgültige Diagnose eingegrenzt werden; das heißt, es wird ein Prozeß der Komplexitätsreduktion betrieben bis zur endgültigen Diagnose – es sei denn, daß die vorläufigen Diagnosen falsifiziert werden, so daß der diagnostische Prozeß erneut initiiert werden muß. In diesem Fall wird erneut Komplexität produziert, um dann mit anderen Prämissen erneut den oben beschriebenen Prozeß der Komplexitätsreduktion zu betreiben. Insofern ist der diagnostische Prozeß iterativ und durch Phasen der Unsicherheit charakterisiert.[94] Zusätzliche Information dient und nutzt hierbei insbesondere der Prozeßoptimierung. Die in diesem Kontext so wichtige Information von Kollegen[95] mag die vorrangige Funktion besitzen, den Prozeß der Komplexitätsreduktion beziehungsweise -produktion korrektiv zu begleiten.[96]

Bei der Erstellung des Therapieplans sind in der Regel, wenn auch nicht immer, derartige Unsicherheitsphasen bereits beseitigt, und die zusätzliche Information aus den verschiedenen Informationsquellen muß vorrangig den neuesten therapeutischen Wissensstand, das heißt Therapie *lege artis*, garantieren. Die in Frage kommenden Informationsmedien weisen therapeutische Maßnahmen mit unterschiedlicher Ausprägung hinsichtlich Aggregation, Aktualität und Reichweite medizinischen Wissens nach. Für häufige Krankheitsbilder sind medizinische Handbücher aufgrund der bereits erfolgten Wissenssynthese

[94] Vergleiche hierzu auch die Einzelfallanalyse von Kaltenborn et al. (1992).

[95] Vergleiche hierzu die besprochenen Studien, insbesondere die Publikation von Urquhart und Hepworth (1995).

[96] Gorman (1995) berichtet in diesem Kontext eine interessante Interviewerfahrung mit Ärzten: „Indeed, in my own interviews with primary care physicians, an unexpected but highly consistent observation has been the use of stories to communicate clinical questions. In spite of frequent reminders that the interview process was meant not to interfere with the flow of patients, time after time, when asked whether they had any questions, physicians would first tell the patient's story, setting the context for understanding the questions that followed." Die Kommunikation der gesamten Krankengeschichte, hier für die Interviewsituation kennzeichnend, ist unseres Erachtens auch ein wesentliches Element der kollegialen Kommunikation mit der Funktion, die Komplexitätsreduktion beziehungsweise -produktion korrektiv und kollektiv zu strukturieren. In diesem Sinne sprechen Urquhart und Hepworth (1995) in ihrer Studie auch von einer Suche nach „Rat".

ideal und *ready-to-use*, und in dieser Eigenschaft, wie viele der besprochenen Studien belegen, von den Nutzern auch sehr geschätzt. Jedoch gehen diese Vorzüge der Wissenspräsentation des medizinischen Handbuchs mit dem Nachteil geringer Aktualität einher. Zur Kompensation der geringen Aktualität von Handbüchern beziehungsweise für seltene Krankheitsbilder, die nicht in Lehrbüchern behandelt sind, greifen die Kliniker, vor allem im universitären Bereich, mittels erschließender Informationsmedien auf Zeitschriftenliteratur zurück. Die verfügbare Forschungsliteratur mag für eine konkrete klinische Problemlage durchaus die passende Handlungsanweisung offerieren und die Umsetzung selbst unter zeitkritischen Begleitumständen ermöglichen.[97] Generell muß jedoch die Information, bevor sie handlungsleitend im Einzelfall wirksam werden kann, kritisch ausgewählt, bewertet und synthetisiert werden.[98] Dieser Prozeß der Informationsselektion, -auswertung und -synthese zur Wissensproduktion kontrastiert mit den zeitkritischen Anforderungen der klinischen Situation in der Krankenversorgung und begrenzt den Nutzwert. Es sind nicht nur die methodischen Defizite der publizierten Literatur, die sich einer problemlosen Wissensproduktion sperren, sondern die Komplexität medizinischen Wissens[99] selbst stellt einen entscheidenden Widerstand dar.

Der *Informationsnutzen* für den Patienten, das heißt für die Qualität der *Krankenversorgung*, ist bisher vorrangig in Studien mit dem methodischen Ansatz der *Critical Incident Technique* untersucht worden. Der komplexe Handlungszusammenhang der Informationsnutzung und des Informationsnutzens wurde in einer Einzelfallstudie analysiert (Kaltenborn et al., 1992). Über Informationsnutzung und -nutzen in einzelnen Krankheitsfällen berichten Haux et al. (1996). Den Einfluß mediatisierter Literaturrecherchen auf die Wirtschaftlichkeit der stationären Krankenversorgung haben Klein et al.

[97] Vergleiche hierzu das Fallbeispiel von Sohn und Robbins (1985) über die intraoperativen Informationsbedürfnisse bei *Sklerosierender Mesenteritis* (siehe Kaltenborn, Vorwort zu diesem Band).

[98] Wie problematisch eine solche Literaturauswertung ist beziehungsweise sein kann, geht aus der Studie von O'Day, Steinberg und Dickersin (1993) über die Entwicklung von Behandlungsrichtlinien im Auftrag der vom amerikanischen Kongreß etablierten *Agency For Health Care Policy and Research (AHCPR)* hervor. Um die Richtlinien für die Behandlung des Katarakts (grauer Star) anhand der Forschungsliteratur zu formulieren, war eine sehr arbeitsintensive, zweieinhalb Jahre dauernde Literatursuche, -auswahl und -auswertung notwendig. Für diese Aufgabe wurden in medizinrelevanten Datenbanken insgesamt 8 000 Artikel recherchiert, von denen aber nur 310, das heißt weniger als 4 %, aufgrund ihrer wissenschaftlichen Qualität für die Richtlinien verwendet werden konnten, während die übrigen Artikel wissenschaftlichen Kriterien nicht genügten.

[99] Siehe hierzu den Beitrag Information und Wissen in der Medizin und im Gesundheitswesen von Kaltenborn (in diesem Band), von Nitzsche (in diesem Band) über medizinimmanente und medizintranszendente Determinanten des Informationsbedarfs sowie von Koller und Lorenz (in diesem Band).

(1994) überprüft. Trotz der oben diskutierten methodischen Probleme dieser Studien kann unseres Erachtens mit Recht davon ausgegangen werden, daß der in diesen Studien erhobene positive Effekt der Information auf die Krankenversorgung zutrifft, und Information und Wissen aus den diversen Informationsmedien und -quellen nutzbringend für den Patienten sind.

Literatur

Antman, E. M., Lau, J., Kupelnick, B., Mosteller, F. & Chalmers, T. C. (1992). A comparison of results of meta-analyses of randomized control trials and recommendations of clinical experts. Treatments for myocardial infarction. Journal of the American Medical Association, 268, 240-248.

Blois, M. S. (1984). Information and medicine. The nature of medical descriptions. Berkeley: University of California Press.

Bowden, V. M., Kromer, M. E. & Tobia, R. C. (1994). Assessment of physicians' information needs in five Texas counties. Bulletin of the Medical Library Association, 82, 189-196.

Burnham, J. F. & Perry, M. (1996). Promotion of health information access via Grateful Med and Loansome Doc: why isn't it working? Bulletin of the Medical Library Association, 84, 498-506.

Covell, D. G., Uman, G. C. & Manning, P. R. (1985). Information needs in office practice: are they being met? Annals of Internal Medicine, 103, 596-599.

Davis, D. A., Thomson, M. A., Oxman, A. D. & Haynes, R. B. (1992). Evidence for the effectiveness of CME. A review of 50 randomized controlled trials. Journal of the American Medical Association, 268, 1111-1117.

Domenighetti, G., Luraschi, P., Casabianca, A., Gutzwiller, F., Spinelli, A., Pedrinis, E. & Repetto, F. (1988). Effect of information campaign by the mass media on hysterectomy rates. Lancet, 2, 1470-1473.

Elenz, G. (1992). Informationsbedarfsanalyse – Entwicklung eines Konzeptes am Beispiel des Kantonsspitals St. Gallen. Dipl. Arbeit, Universität Konstanz.

Ely, J. W., Burch, R. J. & Vinson, D. C. (1992). The information needs of family physicians: Case-specific clinical questions. Journal of Family Practice, 35, 265-269.

Feather, J. & Sturges, P. (Hrsg.). (1997). International encyclopedia of information and library science. London: Routledge.

Forsythe, D. E., Buchanan, B. G., Osheroff, J. A. & Miller, R. A. (1992). Expanding the concept of medical information: an observational study of physicians' information needs. Computers and Biomedical Research, 25, 181-200.

Giddens, A. (1995): Soziologie. Graz: Nausner & Nausner.

Giuse, N. B., Huber, J. T., Giuse, D. A., Brown, C. W.,Jr., Bankowitz, R. A. & Hunt, S. (1994). Information needs of health care professionals in an AIDS outpatient clinic as determined by chart review. Journal of the American Medical Informatics Association, 1, 395-403.

Gorman, P. N. (1995). Information needs of physicians. Journal of the American Society for Information Science, 46, 729-736.

Gorman, P. N. & Helfand, M. (1995). Information seeking in primary care: how physicians choose which clinical questions to pursue and which to leave unanswered. Medical Decision Making, 15, 113-119.

Haag, G., Walach, H., Erbe, C. & Schrömbgens, H.-H. (1992). Unkonventionelle medizinische Verfahren. Verbreitung und Verwendung bei niedergelassenen Ärzten – Ergebnisse einer Fragebogenumfrage. Zeitschrift für Allgemeinmedizin, 68, 1184-1187.

Haines, A. & Jones, R. (1994). Implementing findings of research. British Medical Journal, 308, 1488-1492.

Haux, R., Grothe, W., Runkel, M., Schackert, H. K., Windeler, H. J., Winter, A., Wirtz, R., Herfarth, C. & Kunze, S. (1996). Knowledge retrieval as one type of knowledge-based decision support in medicine: results of an evaluation study. International Journal of Bio-medical Computing, 41, 69-85.

Haux, R., Grothe, W., Runkel, M., Schackert, H. K., Windeler, J., Winter, A., Wirtz, R., Herfahrt, C. & Kunze, S. (1995). Zugriff auf medizinisches Wissen über klinische Arbeitsplatzsysteme und medizinische Wissensserver: Erfahrungen und Konsequenzen für das Management von Krankenhausinformationssystemen. In H. J. Trampisch & S. Lange (Hrsg.), Medizinische Forschung – Ärztliches Handeln (S. 334-340). München: MMV Medizin Verlag.

Haynes, R. B. (1990). Loose connections between peer-reviewed clinical journals and clinical practice. Annals of Internal Medicine, 113, 724-728.

Haynes, R. B., McKibbon, K. A., Walker, C. J., Ryan, N., Fitzgerald, D. & Ramsden, M. F.(1990). Online access to MEDLINE in clinical settings: a study of use and usefulness. Annals of Internal Medicine, 112, 78-84.

Kaltenborn, K.-F. (1989). Literaturdatenbanken für universitäre Ausbildung, Weiterbildung und medizinische Forschung. Medizinische Klinik, 84, 339-343, 368.

Kaltenborn, K.-F. (1991a). Einführung von Medizinstudenten in die Nutzung von Bibliotheken und Informationssystem am Beispiel der University of Miami. Einleitung zu einem Film anläßlich der Jahrestagung der Arbeitsgemeinschaft für das medizinische Bibliothekswesen/Köln (25.9.91).

Kaltenborn, K.-F. (1991b). Endnutzerrecherchen in der CD-ROM-Datenbank Medline. Teil I: Evaluations- und Benutzerforschung über Nutzungscharakteristika, Bewertung der Rechercheergebnisse und künftige Informationsgewinnung. Nachrichten für Dokumentation, NfD. Zeitschrift für Informationswissenschaft und -praxis, 42, 107-114.

Kaltenborn, K.-F. (1991c). Endnutzerrecherchen in der CD-ROM-Datenbank Medline. Teil II: Evaluations- und Benutzerforschung über Recherchequalität und Nutzer-Computer/Datenbank-Interaktion. Nachrichten für Dokumentation, NfD. Zeitschrift für Informationswissenschaft und -praxis, 42, 177-190.

Kaltenborn, K.-F. (1993). National programmes for promotion of efficient use of information technology and their impact on libraries of medical schools. In: S. Bakker & M. C. Cleland (Hrsg.), Information transfer: New age – new ways (S. 159-162). Dordrecht: Kluwer.

Kaltenborn, K.-F. (1994). Informationen aus IAIMS (Integrated Advanced Information Management Systems). Ein Bericht über das amerikanische IAIMS Programm zum Informationsmanagement im medizinischen und medizinbibliothekarischen Bereich. In W. Neubauer & R. Schmidt (Hrsg.), Information und Medienvielfalt (S. 431-448). 16. Online-Tagung der DGD. Proceedings. Frankfurt am Main: Deutsche Gesellschaft für Dokumentation.

Kaltenborn, K.-F. (1995). Informationsmanagement in der Medizin. Programme und Initiativen in den USA zur effizienten Nutzung der Informationstechnologie in der Medizin und im Gesundheitswesen. Biomedical Journal, (43), 4-8 (Teil I), (44), 4-10 (Teil II).

Kaltenborn, K.-F. & Ennis, M. (1991). Evaluation of the effects of modern information technology on university education and research in the health sciences. Theoretical Surgery, 6, 29-37.

Kaltenborn, K.-F., Koller, M. & Schäfer, U. (1992). The role of MEDLINE literature searches in clinical decision-making: the case of a polytrauma patient. Theoretical Surgery, 7, 150.

Klein, M. S., Ross, F. V., Adams, D. L. & Gilbert, C. M. (1994). Effect of online literature searching on length of stay and patient-care costs. Academic Medicine, 69, 489-495.

Kuhlen, R. (1995). Informationsmarkt. Chancen und Risiken der Kommerzialisierung von Wissen. Konstanz: Universitätsverlag.

Lindberg, D. A., Siegel, E. R., Rapp, B. A., Wallingford, K. T. & Wilson, S. R. (1993). Use of MEDLINE by physicians for clinical problem solving. Journal of the American Medical Association, 269, 3124-3129.

Manecke, H.-J. & Seeger, T. (1997). Zur Entwicklung der Information und Dokumentation in Deutschland. In M. Buder, W. Rehfeld, T. Seeger & D. Strauch (Hrsg.), Grundlagen der praktischen Information und Dokumentation (S. 16-60). München: Saur.

Marshall, J. G. (1992). The impact of the hospital library on clinical decision making: the Rochester study. Bulletin of the Medical Library Association, 80, 169-178.

O'Day, D. M., Steinberg, E. P. & Dickersin, K. (1993). Systematic literature review for clinical practice guideline development. Transactions of the American Ophthalmological Society, 91, 421-436.

Osheroff, J. A., Forsythe, D. E., Buchanan, B. G., Bankowitz, R. A., Blumenfeld, B. H. & Miller, R. A. (1991). Physicians' information needs: analysis of questions posed during clinical teaching. Annals of Internal Medicine, 114, 576-581.

Ramsey, S. D., Hillman, A. L., Renshaw, L. R., Kimberly, J. R., Pauly, M. V. & Schwartz, J. S. (1993). How important is the scientific literature in guiding clinical decisions? The case of magnetic resonance imaging. International Journal of Technology Assessment in Health Care, 9, 253-262.

Schneider, H.-J. (Hrsg.). (1997). Lexikon Informatik und Datenverarbeitung. München: Oldenbourg.

Slawson, D. C., Shaughnessy, A. F. & Bennett, J. H. (1994). Becoming a medical information master: feeling good about not knowing everything. The Journal of Family Practice, 38, 505-513.

Smith, R. (1996). What clinical information do doctors need? British Medical Journal, 313, 1062-1068.

Sohn, N. & Robbins, R. D. (1985). Computer-assisted surgery. New England Journal of Medicine, 312, 924.

Urquhart, C. J. & Hepworth, J. B. (1995). The value to clinical decision making of information supplied by NHS library and information services. British Library Research and Development Department. Report 6205.

Urquhart, C. J. & Hepworth, J. B. (1996). Comparing and using assessments of the value of information to clinical decision-making. Bulletin of the Medical Library Association, 84, 482-489.

Verhoeven, A. A. H., Boerma, E. J. & Meyboom-de Jong, B. (1995). Use of information sources by family physicians: a literature survey. Bulletin of the Medical Library Association, 83, 85-90.

Verhoeven, A. A. H., Boerma, E. J. & Meyboom-de Jong, B. (1997). Management of bibliographic information by dutch researchers in general-practice. Family Practice, 14, 69-72.

Wersig, G. (1973). Informationssoziologie. Frankfurt am Main: Athenäum Fischer.

Wissmann, C. (1993). Techniques of data retrieval for scientometric research in the ISI citation indexes. Journal of Information Science, 19, 363-376.

Wißmann, C. (1991). Online- und CD-ROM-Literaturrecherchen an der Universitätsbibliothek und der Zentralen Medizinischen Bibliothek Marburg. Bibliotheksdienst, 25, 196-201.

KARL-FRANZ KALTENBORN

Ergebnisse einer explorativen Studie zu Bedarf und Nutzung von Information und Wissen in der Medizin und im Gesundheitswesen

1. Einleitung

Durch den Fortschritt der Informations- und Kommunikationstechnologien befindet sich der Informations- und Wissenstransfer in der Medizin und im Gesundheitswesen in einem Prozeß stetigen Wandels. In den 60er Jahren wurden Informations- und Kommunikationstechnologien entwickelt, die Datenbankabfragen zur Literatursuche mittels Datenfernübertragung ermöglichten. Die amerikanische *National Library of Medicine* (NLM) und kommerzielle Unternehmen waren wichtige Akteure beim Technologietransfer und bei der Entwicklung der für Online-Datenbankrecherchen notwendigen informationstechnologischen Infrastruktur.[1] Ende der 60er Jahre wurde in Deutschland das *Deutsche Institut für Medizinische Dokumentation und Information* (DIMDI, Köln) gegründet und im Rahmen der Fachinformationspolitik der Bundesregierung in den folgenden Jahren ausgebaut.[2] Als Host für die Informationsversorgung der Medizin und des Gesundheitswesen bot das DIMDI auch Online-Recherchen in MEDLINE und anderen NLM-Datenbanken an und erweiterte mit der Zeit sein Datenbankenspektrum in beträchtlichem Umfang. Ende der 80er Jahre wurden die Online-Dienste durch eine neue Informationstechnologie ergänzt, nämlich die Recherche in medizinischen Datenbanken auf CD-ROM (*Compact Disc Read Only Memory*). Die zunächst nur als Einzelplatzversion verfügbaren CD-ROM-Stationen wurden Anfang der 90er Jahre in universitäre Computer-Netzwerke (*Local Area Network*, LAN) integriert und konnten dann von mehreren Nutzern simultan recherchiert werden. Das Internet (*Wide Area Network*, WAN), das weltweit größte Netz von Computernetzwerken, eröffnete Mitte der 90er Jahre neue Möglichkeiten für die medizinisch-wissenschaftliche Information und Kommunikation sowie Kooperation.[3]

[1] Vergleiche zur technologischen Entwicklung den Beitrag von Schwarz und Umstätter in diesem Band.

[2] Vergleiche Schwarz und Umstätter in diesem Band sowie Seeger (1997).

[3] Vergleiche Obst und Ganslandt in diesem Band sowie Kaltenborn und Himmelmann (1995).

Studien, in denen die Diffusion dieser neuen Informationstechnologien und -systeme untersucht und die Folgen für den medizinischen Informations- und Wissenstransfer analysiert wurden, zeigen, daß die neuen Informationsmedien vorwiegend im akademischen Bereich Verbreitung fanden, weniger dagegen bei niedergelassenen Ärzten.[4] Die informationstechnologischen Innovationen führten im akademischen Bereich zu einer vermehrten Inanspruchnahme der neuen Informationsmedien, zu anderen Nutzungsformen und zu einer Ausweitung der Nutzungszwecke und Nutzergruppen (Endnutzer).[5]

Allerdings sind die meisten empirischen Studien zu diesem Themenbereich, insbesondere zu Bedarf, Nutzung und Nutzen von Information in der Medizin, anglo-amerikanischer Provenienz. Interkulturelle Unterschiede im Informationswesen und im sozio-kulturellen Umfeld sowie der Einfluß standes- und informationspolitischer Forschungsinteressen verlangen nicht nur eine kritische Rezeptionshaltung, die sich um die Klärung solcher Einflußfaktoren bemüht, sondern verweisen auch auf die Notwendigkeit der wissenschaftlichen Auseinandersetzung mit der „eigenen Informationsrealität". Zudem sind die durch die informationstechnologischen Innovationen initiierten Prozesse vorrangig quantitativ erfaßt (Medium, Nutzungshäufigkeit et cetera) beziehungsweise im Sinne eines zweckrationalen Verständnisses auf ihre Bedeutung für die Aus-, Fort- und Weiterbildung (Strukturqualität), das ärztliche Handeln (Prozeßqualität) und die Versorgungsqualität des Patienten (Ergebnisqualität) evaluiert worden.[6]

Vor diesem Hintergrund soll hier über eine explorative Studie berichtet werden, deren Ziel es war, die subjektiven Erfahrungen über Bedarf und Nutzung von Information und Wissen in der Medizin von Angehörigen akademischer medizinischer Einrichtungen im Zusammenhang mit der informationstechnischen Entwicklung der betreffenden Institution zu analysieren. Da die Zunahme der Endnutzerrecherchen und der Rückgang der vermittelten Recherchen die entscheidende Änderung im Informationshandeln infolge informationstechnologischer Innovationen darstellt, richtete sich das Erkenntnisinteresse auf solche Personen, die nicht nur Erfahrung in Endnutzerrecherchen hatten, sondern in besonderer Weise als *innovators* und *early adopters* (Haines & Jones, 1994) für diese Form der Informationsnutzung in ihrer Institution wirkten. Die Erfahrungen der befragten Personen sollten dabei nicht einseitig von

[4] Vergleiche den Beitrag von Kaltenborn (in diesem Band) über Bedarf, Nutzung und Nutzen von Information und Wissen in der Medizin und im Gesundheitswesen.

[5] Vergleiche den Beitrag von Kaltenborn (in diesem Band) über Bedarf, Nutzung und Nutzen von Information und Wissen in der Medizin und im Gesundheitswesen.

[6] Vergleiche den Beitrag von Kaltenborn (in diesem Band) über Bedarf, Nutzung und Nutzen von Information und Wissen in der Medizin und im Gesundheitswesen.

dem Gebrauch einer bestimmten Informationstechnologie, CD-ROM- oder Online-Recherche bei einem Host, geprägt sein, sondern vielmehr sollten als Erfahrungshintergrund beide Techniken für Endnutzerrecherchen vertreten sein. Das Erkenntnisinteresse bezog sich somit einerseits auf eine technische Ebene der institutionellen Informatisierung und andererseits auf eine subjektive Ebene der Erfahrung, Bewertung und Perspektivenentwicklung derselben.

2. *Stichprobe*

Um Personen mit verschiedenem technischen Erfahrungshintergrund in der Studie zu berücksichtigen, wurde die Stichprobe an Universitäten mit unterschiedlicher informationstechnologischer Infrastruktur rekrutiert. Der qualitative Ansatz der Studie und das Interesse, *innovators* und *early adopters* von Endnutzerrecherchen zu befragen, legten eine Stichprobenauswahl im Sinne des *theoretical sampling*[7] nahe. Daher wurden Medizinbibliothekare von drei Universitäten unterschiedlicher informationstechnologischer Infrastruktur gebeten, Personen oder Institute, Kliniken oder sonstige universitäre Einrichtungen zu benennen, die besondere Initiativen für die selbständige Nutzung von Fachinformationsdiensten zeigten. Die Bereitschaft der angesprochenen Personen zur Teilnahme an der Erhebung wurde von dem betreffenden Medizinbibliothekar vor Ort geklärt, und für die Studie nur solche Personen gemeldet, die einem Interview zugestimmt hatten.[8] .

Insgesamt wurden acht Frauen und zwölf Männer im Rahmen der Studie befragt. Von den 20 Interviewpartnern waren fünf ärztlich tätig: ein Arzt und eine Ärztin an einer universitären Einrichtung (Interview Nr. 5, 14)[9], zwei Ärztinnen an einem Gesundheitsamt (Interview Nr. 8)[10] und ein niedergelassener Facharzt (Interview Nr. 13). Neun Gesprächspartner arbeiteten als Arzt/Ärztin oder Wissenschaftler/in in der Forschung beziehungsweise im nicht-klinischen Bereich (Interview Nr. 4, 6, 9-12, 16-18). Drei interviewte

7 „Da es nicht um Repräsentativität sondern um *typische Fälle* geht, werden keine Zufallsstichproben gezogen. Man sucht sich nach seinen Erkenntnisinteressen einzelne Fälle für die Befragung aus: *theoretical sampling*" (Lamnek, 1995, Band 2, S. 93).

8 Die angesprochenen Medizinbibliothekare haben aus datenschutzrechtlichen Überlegungen erst nach Einwilligung der betreffenden Person deren Anschrift weitervermittelt, so daß zur Rücklaufquote keine eigenen Angaben gemacht werden können. Nach Angaben der Medizinbibliothekare waren die angesprochenen Personen in der Regel mit der Teilnahme an der Studie einverstanden.

9 Die als Anhang wiedergegebenen Interviewpassagen sind jeweils durch Hinzufügung der individuellen Interview-Nummer gekennzeichnet.

10 Die beiden Ärztinnen wurden gemeinsam interviewt. Die Antworten sind unter der Interview-Nummer 8 zusammengefaßt.

Apotheker und eine Apothekerin waren an der Universitätsapotheke (Interview 1-3, 15) beschäftigt und zwei Befragte waren Doktorand/in in der Molekulargenetik der betreffenden Universität (Interview Nr. 7, 19). Unter den Befragten waren zwei Professoren und eine Professorin; die angestellten Ärzte/Ärztinnen und Wissenschaftler/innen befanden sich in der Facharztausbildung beziehungsweise in der Habilitationsphase.

Wie aus dieser Übersicht hervorgeht, gehörten zwei Personen nicht (Nr. 8) und eine Person nicht mehr (Nr. 13) der Universität an. Diese Befragten hatten zwar Interesse an der Nutzung von Fachinformationsdiensten, nutzten diese jedoch zum Zeitpunkt der Erhebung noch nicht (Interview Nr. 8) beziehungsweise nicht mehr (Interview Nr. 13). Das aktuelle oder frühere Interesse an Fachinformationsdiensten hatte den Kontakt dieser Personen mit dem Medizinbibliothekar der dortigen Universitätsbibliothek begründet. Diese „abweichenden Fälle" schienen im Sinne einer Kontrastierung interessant, so daß sie mit in die Studie aufgenommen wurden.

Sieben Interviewpartner (Interview Nr. 1-7) waren an einer Universität eines alten Bundeslandes tätig, an der vernetzte CD-ROM-Systeme im Aufbau, jedoch für medizinische Einrichtungen zum Zeitpunkt der Erhebung noch nicht zugänglich waren; CD-ROM-Einzelplatz-Stationen und vermittelte beziehungsweise selbständige DIMDI-Recherchen stellten an dieser Universität wichtige Informationsquellen für die Medizin dar. Fünf Interviews wurden mit Angehörigen einer Universität eines weiteren alten Bundeslandes geführt (Interview Nr. 15-19), an der ebenfalls keine vernetzten CD-ROM-Systeme im Einsatz waren; die interviewten Personen arbeiteten an solchen universitären Institutionen, an denen selbständige Online-Recherchen für den Informationsbedarf durchgeführt wurden. Weitere fünf Befragte (Interview Nr. 9-12, 14) gehörten einer Universität eines neuen Bundeslandes an; dort standen vernetzte CD-ROM-Systeme für Recherchen zur Verfügung; zudem nutzten einzelne interviewte Personen auch Online-Dienste in vermittelter Form.

3. Methode und Durchführung

Mit den vermittelten Interviewpartnern nahmen wir telefonisch Kontakt zur Terminvereinbarung auf und erklärten den Gegenstand und den wissenschaftlichen Zweck des Interviews. Die Interviews wurden dann am Arbeitsplatz der befragten Person durchgeführt.

Für die qualitativen Interviews wurde auf der Basis früherer Erhebungen[11]

[11] Vergleiche Kaltenborn (1991 a, b) und Kaltenborn & Ennis (1991).

ein Interview-Leitfaden entworfen und im Verlaufe der Studie weiterentwickelt (Interviewfragen siehe Anhang). Der Leitfaden diente vorrangig als Erinnerungsinstrument, das Interview wurde frei gestaltet und die Fragen themen- und situationsentsprechend gewählt. Methodisches Ziel unserer offenen und flexiblen Gestaltung der Interviewsituation war, einerseits durch gezielte Fragen, weitergehende Verständnisfragen oder auch durch Hinweise auf widersprüchlich erscheinende Angaben ein konkretes Bild von der Entwicklung der Mediennutzung beziehungsweise von der damit verbundenen Informatisierung der betreffenden Institution zu gewinnen und andererseits mit einer rezeptiven Gesprächsform die Sichtweisen und Erfahrungen der Befragten zur Geltung kommen zu lassen (technische und subjektive Ebene). In bezug auf die subjektive Ebene richtete sich unsere „Aufmerksamkeit im Interview auf Situationen bzw. Episoden, in denen der Interviewpartner Erfahrungen gemacht hat, die für die Fragestellung der Untersuchung relevant erscheinen" (Flick, 1996, S. 125). Uns war daran gelegen, längere Interviewpassagen mit einer gewissen Geschlossenheit und inhärenten Verständlichkeit entstehen zu lassen.

Die Interviews dauerten im Durchschnitt eine Stunde und wurden mit Einverständnis der befragten Personen auf Tonband-Cassetten aufgezeichnet. Durch mehrmaliges Abhören der Tonbänder wurden die Interviewpassagen, die den befragten Gegenstandsbereich prägnant und problembezogen wiedergaben, ausgewählt, markiert und von einer Sekretärin wortgetreu in ein Textverarbeitungsprogramm eingegeben. Im nächsten Auswertungsschritt, bei nochmaligem Abhören der entsprechenden Tonbandstellen, erarbeitete der Autor auf der Basis der wortwörtlichen Transkriptionen eine lesbare und anonymisierte Fassung.

Die Intention, bei der Transkription so nahe wie möglich am ursprünglich gesprochenen Wort zu bleiben, kollidiert mit dem berechtigten Anspruch auf Lesbarkeit. Die Zielsetzung, beiden Anliegen bei der Niederschrift gerecht zu werden, führt zur Erfahrung, daß „Transkribieren ... also immer auch schreiben im Sinne von neu schreiben" heißt (Bourdieu et al., 1997, S. 798). Deshalb wurden die transkribierten Texte zur Kontrolle an die Interviewpartner versandt und deren Einverständnis für die Transkription sowie für eine mögliche Veröffentlichung eingeholt. Von einem Änderungswunsch zum Zweck einer weitergehenden Anonymisierung abgesehen, waren die Interviewpartner mit den Transkriptionen einverstanden. Die Interviewpassagen geben aber nicht (nur) pointillistisch Einzelaspekte oder -meinungen wieder, sondern konstruieren durchaus in dem gewünschten Sinn ein zusammenhängendes Bild von der Institution, ihrer informationstechnischen Entwicklung und den Erfahrungen der in ihr arbeitenden Personen. In einem Fall wurde zu diesem

„Gesamtbild“ angemerkt, daß der erhobene und in den Interviewpassagen deutlich werdende Zustand nicht singulär, sondern für die örtlichen Gesundheitsämter charakteristisch sei.[12]

Die Interviews wurden Ende 1994 bis Frühjahr 1995 geführt, und die Erhebungsphase einschließlich der erneuten Versendung der Transkriptionen Mitte 1995 abgeschlossen.[13]

4. *Ergebnisse und Diskussion*

4.1 Informations- und Wissensbedarf[14]

Bei den Interviews wurde einleitend zunächst nach den Bereichen gefragt, für die ein weitergehender Informations- und Wissensbedarf zur Ergänzung des vorhandenen Wissens besteht. In Vertiefungsfragen wurde gebeten, die einzelnen Bereiche nach Möglichkeit zu spezifizieren und mit Beispielen zu veranschaulichen.

Wie den im Anhang angeführten Antworten der befragten Personen zu entnehmen ist, werden die folgenden Gebiete als informationsintensiv und -bedürftig genannt: Forschung, Lehre, Krankenversorgung, Organisation und Administration sowie Fort- und Weiterbildung. Bei unserer Nachfrage zu weiteren Spezifikationen fällt bei den Antworten die enorme Bandbreite der einzelnen Themengebiete auf, für welche Informationsbedarf in der beruflichen Arbeit besteht. Die genannten Teilbereiche umfassen Fragestellungen zur Umweltmedizin, zu Gesundheitsverträglichkeitsprüfungen für Bauvorhaben, zur Herstellung von Transplantaten, zum Arzneimittelrecht, zu Inkompatibilitätsproblemen von Arzneistoffen, zur ärztlichen Versorgung von Patienten, die ohne Zunge geboren werden, et cetera. Die Interviewantworten auf die Frage nach ergänzenden Informationsdiensten verdeutlichen zudem, daß sich der In-

[12] In dem Antwortschreiben hieß es: „Da Sie uns Gelegenheit geben, vor der Veröffentlichung Hinweise zu geben, nutzen wir diese Gelegenheit... Um beim Leser nicht den Eindruck entstehen zu lassen, daß der Ist-Zustand in unserem Gesundheitsamt ein Problem der Ost-Gesundheitsämter ist, halten wir eine Verdeutlichung für unbedingt erforderlich. Zur Klarstellung ist festzuhalten: daß die Westberliner Gesundheitsämter mit ihrer jahrelangen Tradition dem östlichen Teil der Stadt nicht voraus sind. Z. B. hat das Ihnen bekannte Gesundheitsamt XXX mit der Besonderheit der Umweltambulanz ebenfalls nicht die Möglichkeit der Informationsbeschaffung über die Nutzung von Informationstechnik. Nach unseren Informationen ist der Sachstand in den technischen Möglichkeiten der Informationsbeschaffung in nicht einem der Berliner Gesundheitsämter gegeben.“

[13] Insofern sei darauf hingewiesen, daß sich der dargestellte gesellschaftliche Bereich in einem ständigen Entwicklungsprozeß befindet (vergleiche in diesem Sinne zu den Entwicklungen beim DIMDI den Beitrag von Schwarz und Umstätter in diesem Band).

[14] Vergleiche hierzu die Antworten auf die Fragen 1.1 bis 1.5, 2.1 bis 2.6 und 5.1 bis 5.3 im Anhang.

formationsbedarf in der Medizin auch auf andere Fachgebiete wie Psychologie, Technik, Ingenieurwissenschaften et cetera erstreckt.

Bestimmte Informationsbedürfnisse (Patienten ohne Zunge, spezielle Arzneimittelfragen et cetera) können als situativ und gewissermaßen einmalig charakterisiert werden, während der Informationsbedarf für Umweltmedizin, für Slow-Virus-Erkrankungen (Creutzfeldt-Jakob-Krankheit) oder beispielsweise für Medizinprodukte einer längerfristigen, nicht nur in der Situation begründeten Nachfrage entspricht. Gesamtgesellschaftliche Problemlagen wie Umwelt, Tierhaltung (Creutzfeldt-Jakob-Krankheit) oder gesundheitspolitische Initiativen (Medizinproduktegesetz) scheinen konstitutiv für Kumulationen von Informations- und Wissensbedürfnissen zu sein, die sich aus einem Meer von individuellen, situativen Informationsbedürfnissen herauskristallisieren. Ein weitgefächerter, heterogener Informations- und Wissensbedarf mit temporären thematischen Kumulationen charakterisiert demnach die Medizin und das Gesundheitswesen.[15]

Auf die Frage nach Änderungen des Informationsbedarfs äußern sich die befragten Ärzte und Wissenschaftler dahingehend, daß einerseits neue Erkenntnisse beziehungsweise der wissenschaftliche Fortschritt in der Medizin den Informationsbedarf in der ärztlichen Praxis bestimmt. Ausgehend von einem steten Erkenntnisfortschritt wird der Informationsbedarf grundsätzlich als hoch und, je nach individueller Einschätzung, künftig als weiter zunehmend beschrieben. Andererseits sind es die gesellschaftlichen Rahmenbedingungen beruflicher Tätigkeit, die von den Befragten als Determinanten des Informationsbedarfs angeführt werden. Zunahme aber auch Verringerung des Informationsbedarf werden als potentielle Folgen beschrieben. So wird von den befragten Apothekern darauf hingewiesen, daß infolge der Kostensenkungsmaßnahmen der Informationsbedarf steigt, wenn die Präparateauswahl gleichzeitig Kosten- und Qualitätsanforderungen gerecht werden soll. Von seiten eines befragten Pathologen wird im Interview die Überlegung geäußert, daß der Informationsbedarf in der Medizin, besonders der nicht forschungs-, sondern patientenbezogene Informationsbedarf, trotz des Wissenszuwachses in der Medizin auch sinken könnte, wenn aus Kostengründen die Reichweite diagnostischer Maßnahmen auf das Notwendigste begrenzt wird.

Auf die in bezug auf den Informations- und Wissensbedarf gegebene Interviewantwort[16] „Das ist das Problem. Das ist das A und O. Die Problematik nimmt zu, und auch unsere Bürger werden aufmerksamer in dieser Richtung..." soll kurz eingegangen werden. Die zitierte Interviewpassage demon-

[15] Vergleiche Nitzsche (in diesem Band) über Determinanten des Informationsbedarfs und Kaltenborn (in diesem Band) über Bedarf, Nutzung und Nutzen von Information und Wissen.

[16] Siehe Antwort auf Fragen 1.1 und 1.2 im Anhang.

striert einerseits die zunehmende Sensibilität und entsprechende Aktivitäten der Bevölkerung für Fragen des Umweltschutzes und andererseits gewinnt man den Eindruck, daß sich die Balance im Informations- und Wissensstand zwischen Arzt und den engagierten Bürgern verschiebt. Unter anderem auch vor diesem Hintergrund entwickelt sich das Interesse der beiden befragten Ärztinnen des Gesundheitsamtes an der Nutzung der Informationstechnologie als Instrument zur Wiedergewinnung der Wissenssouveränität und des Expertenstatus. Wie bereits im vorausgegangenen Beitrag[17] ausgeführt wurde, werden die Entwicklung der Informationslandschaft, die Informationsangebote und Diskussionsforen im Internet[18] et cetera es dem Patienten und (in diesem Fall) dem Bürger zunehmend ermöglichen, als Endnutzer verfügbare Informationsmedien selbständig in Anspruch zu nehmen.[19]

Die befragten Ärzte und Wissenschaftler beschreiben den medizinischen Informationsbedarf sowie Änderungen desselben durch medizinimmanente Einflußfaktoren weitgehend in Übereinstimmung mit der vorgestellten Literatur.[20] Die Änderung des Informationsbedarfs wird von den Befragten aber nicht ausschließlich medizinimmanent, sondern vielmehr gleichzeitig auch als Folge gesellschafts- und gesundheitspolitischer Maßnahmen gesehen; das heißt, es wird eine gesellschaftliche Dimension angesprochen, die in den rezipierten Forschungsarbeiten größtenteils fehlt beziehungsweise unzureichend abgehandelt ist. Dieser Befund ist besonders im Hinblick auf die Studien amerikanischen Ursprungs überraschend, böte doch das amerikanische Gesundheitswesen[21] genügend Anlaß, das Informationsgeschehen in der Medizin stärker vor dem Hintergrund gesellschaftlicher Entwicklungen zu studieren.

4.2 Nutzung von Informationsmedien und -quellen[22]

Bei der Frage nach der Nutzung von Informationsmedien und -quellen geben die interviewten Personen an, daß sie für ihre Informationsbedürfnisse folgende Informationsmöglichkeiten in Anspruch nehmen: Informationen von Kollegen und Kolleginnen, Bücher, Zeitschriften, Kongresse, Informationen von

[17] Vergleiche die Literaturübersicht von Kaltenborn (in diesem Band) über Bedarf, Nutzung und Nutzen von Information und Wissen.

[18] Vergleiche die Beiträge über Informationsmedien in diesem Band.

[19] Vergleiche hierzu auch den Beitrag von Heimpel in diesem Band.

[20] Vergleiche den Beitrag von Kaltenborn (in diesem Band) über Bedarf, Nutzung und Nutzen von Information und Wissen.

[21] Vergleiche den Beitrag von Kaltenborn (in diesem Band) über Bedarf, Nutzung und Nutzen von Information und Wissen sowie den Artikel über IAIMS und UMLS. Inwieweit die neueren Ansätze und Versprechungen der IAIMS Initiative, die dieses Problem andiskutieren und Perspektiven entwickeln, diese auch einlösen, ist offen.

[22] Vergleiche hierzu die Antworten auf die Fragen 2.1 bis 2.6 im Anhang.

Behörden, Fachinformation sowie Informationsmaterialien von Firmen. Wie einige Interviewpartner angeben, gestaltet sich die Informationsgewinnung besonders bei interdisziplinären und auch bei fachfremden, nicht-medizinischen Themen schwierig.

Vertieft man durch weitere Nachfragen diese Thematik, so werden folgende Handlungsweisen und Einschätzungen der Nutzer deutlich: Die einzelnen Informationsmöglichkeiten werden nicht alternativ, sondern komplementär genutzt. Einzelne Medien werden durchaus für bestimmte Aufgabenstellungen als besonders zweckdienlich eingestuft und als unverzichtbar bezeichnet. Zudem wird aber ein Informationshandeln präferiert, das (1) durch eine sukzessive, aufeinander aufbauende Mediennutzung den Prozeß der Informationsgewinnung optimiert[23], und das (2) mit dem Fortschreiten der informationsauslösenden Aufgabe sich selbst weiterentwickelt und mit den jeweils aktuellen Informationsanforderungen korrespondiert. Die Befragten charakterisieren das Informationshandeln auch deutlicher als in der rezipierten Literatur[24] als einen dynamischen, mit dem übrigen Berufshandeln interdependenten Prozeß.

Die Qualitätsbeurteilung der Information stellt, wie zahlreiche Interviewausschnitte belegen, ein zentrales Problem dar. Die Beurteilungskriterien und -verfahren, über die die interviewten Personen berichten, sind nicht methodischer Art im Sinne einer kritischen Evaluation des Studiendesigns[25] der Untersuchung et cetera, sondern komparativ und diskursiv. Dergestalt wird es als wünschenswert und notwendig angesehen, daß Informationen aus unterschiedlichen Informationsquellen als Korrektiv für die Information aus anderen Informationskanälen genutzt werden. Beispielsweise wird Fachinformation als Korrektiv für Kongreßinformationen betrachtet. Und die Befragten aus dem pharmazeutischen Bereich schätzen die Informationen von pharmazeutischen Firmen als wichtig ein, bewerten die Fachinformation jedoch als notwendiges Korrektiv zu diesen Firmeninformationsdiensten, um zu einer objektiven, von Firmeninteressen unabhängigen Beurteilung der Arzneimittel zu gelangen. Der Diskussion mit Kollegen kommt nach den Interviewangaben ein zentraler Stellenwert im Rahmen der Qualitätsbeurteilung von Information und Informationsquellen zu. Insgesamt wird bei der Befragung deutlich, daß das Nutzungsideal für Informationsquellen eine integrierte Nutzungssituation darstellt, bei der einerseits das jeweilige Informationsmedium seinen

[23] Beispielsweise zuerst Bibliotheksnutzung, dann MEDLINE oder Literaturrecherche, dann persönliche Kontakte et cetera.

[24] Vergleiche Kaltenborn (in diesem Band) über Bedarf, Nutzung und Nutzen von Information und Wissen.

[25] Vergleiche hierzu den Beitrag von Kaltenborn (in diesem Band) über Information und Wissen in der Medizin und im Gesundheitswesen.

spezifischen Part spielt und andererseits die genutzten Informationsmedien synergistisch wirken und wechselseitig Korrektivfunktion ausüben.

4.3 Nutzung von Fachinformation[26]

Zunächst wurden die Nutzer von Fachinformationsdiensten gefragt, seit wann sie diese Informationsmöglichkeiten nutzen. Aus den beiden im Anhang angeführten Interviewpassagen geht nicht nur der Zeitpunkt hervor, zu dem der Einstieg in die Nutzung der Informationstechnologie erfolgte, sondern auch der sukzessive Ausbau derselben und der Erfahrungszuwachs bei der Nutzung dieser Informationssysteme. Wiedergegeben sind auch einige Interviewpassagen, in denen die Befragten ihre persönlichen Erfahrungen der Fachinformationsnutzung in der ehemaligen DDR schildern.

In den anschließenden Fragen wurden die Entscheidungsgründe für die jeweiligen Informationsmedien ermittelt und erfragt, wie der Auswahlprozeß organisiert wurde. Als Gründe zugunsten von Informationsdiensten auf CD-ROM wurden genannt: (a) Kostengründe (es kann beliebig oft und ohne Zeitdruck in CD-ROM-Datenbanken recherchiert werden), (b) die Abfragesprache ist menübasiert und einfacher und (c) der Zugriff auf die CD-ROM-Datenbanken ist schneller. Als Gründe gegen Informationsdienste auf CD-ROM wurden angeführt: (a) Kostengründe (CD-ROM-Datenbanken sind bei geringer Nutzung unverhältnismäßig teuer) und (b) Einschränkung der Informationsmöglichkeiten aufgrund einer aus Kostengründen notwendigen Beschränkung auf nur eine oder auf eine begrenzte Anzahl von CD-ROM-Datenbanken. Als Gründe zugunsten von Online-Informationsdiensten wurden genannt: (a) Kostengründe (nur die tatsächliche Nutzung muß bezahlt werden), (b) Aktualität der Information und (c) umfassender Zugang zu Informationsdiensten ohne Beschränkung auf eine oder wenige Datenbanken. Als Gründe gegen Online-Informationsdienste wurden angeführt: (a) Kostengründe (für jede Benutzung fallen Entgelte an), (b) komplizierte Retrievalsprache und (c) komplizierter Zugang via Online-Verbindung.

Von besonderem Interesse sind die Angaben der Interviewpartner zu den Entscheidungsprozessen in den einzelnen Institutionen bei der Auswahl der jeweiligen Informationsmedien. Teilweise wird im Zusammenhang mit dem Auswahlverfahren auch auf die Motive für die Anschaffung der Informationsmedien eingegangen. Faßt man diese und die zum Teil auch an anderer Stelle gegebenen Antworten zusammen, so läßt sich folgendes Fazit ziehen: Es hat sich in den befragten Institutionen die Erkenntnis durchgesetzt, daß eine erfolgreiche Arbeit ohne Informationsdienste nicht mehr möglich ist. Daher wurden

[26] Vergleiche hierzu die Antworten auf die Fragen 3.1 bis 3.20 im Anhang.

in den betreffenden Institutionen entsprechende Informationssysteme ausgewählt und angeschafft. Während einige Institutionen offensichtlich bereits zu Beginn eine systematische Auswahl durchführten und einen planmäßigen Aufbau ihrer informationstechnologischen Infrastruktur betrieben, verlief das Auswahlverfahren bei anderen Institutionen zunächst ziemlich chaotisch, teils ohne Prüfung alternativer Systeme, hierarchisch strukturiert oder vordergründig orientiert an den Entscheidungen anderer Institutionen. Erst im Laufe der Zeit setzte sich aufgrund negativer Erfahrungen die Auffassung durch, daß es einer systematischen Planung bedarf, und man ging dazu über, den Auswahlprozeß zu systematisieren und ein Informationsmanagement auf institutioneller Ebene, das heißt auf der Ebene Institut oder Klinik, einzuführen. Das institutionelle Informationsmanagement profitiert dabei von Weichenstellungen der Gesamtuniversität oder wird umgekehrt durch die universitären Rahmenbedingungen auch behindert (bürokratische und/oder informationstechnische Hemmnisse).

Bestätigung für diese Einschätzung ist auch die Mitteilung eines Interviewpartners aus einem vorklinischen Institut, das eine Zugangsberechtigung zum DIMDI besitzt, aber trotz eines ausgeprägten Informationsbedarfs für zusätzliche Fachgebiete keine weiteren Verträge mit anderen Hosts anstrebt, weil diese Verträge schwer durchzusetzen sind. Während der Anschluß dieses Instituts an das DIMDI dadurch erleichtert wurde, daß von seiten der medizinischen Bibliothek entsprechende Unterstützung gewährt wurde, kommen weitere Vertragsvereinbarungen mit anderen Hosts deshalb nicht zustande, weil auf universitärer Ebene geeignete Rahmenbedingungen und Vereinbarungen fehlen.

Bei den Organisationsformen der Fachinformationsnutzung zeigen sich deutliche Defizite. Dies gilt zunächst für Einzelplatz-CD-ROM-Systeme, bei denen offensichtlich in manchen Fällen selbst für Kliniksangehörige der Zugang kaum gewährleistet ist. Zudem findet keine Abstimmung bei der Anschaffung und keine Kooperation bei der Nutzung von CD-ROM-Datenbanken zwischen denjenigen Institutionen statt, die aufgrund einer verwandten Fachrichtung inhaltlich an bestimmten CD-ROM-Datenbanken interessiert sein müßten. Vernetzte CD-ROM-Systeme, die zum Zeitpunkt der Erhebung an einer Einrichtung bereits im Betrieb und an der anderen im Aufbau waren, bieten demgegenüber den Vorteil, daß auf universitärer Ebene Auswahlfragen geklärt werden, und der Zugriff dann für die an das lokale Netz angebundenen Einrichtungen möglich ist.

Die Organisationsstrukturen bei der Online-Suche sind offensichtlich sehr durch den Umstand geprägt, daß einerseits die Retrievalsprache als Hürde empfunden wird und andererseits die Einzelrecherche entgeltpflichtig ist. Diesen beiden Faktoren – Benutzerführung und Kostenstruktur – beeinflussen also nicht nur, wie bereits weiter oben ausgeführt, die Auswahl und Anschaffung der Informationsdienste, sondern auch die Organisationsformen der Nutzung. Die Folge ist, daß in manchen Institutionen nur wenige Personen die Zugangsberechtigung für Online-Dienste haben. In einem Fall wurde von dem Versuch berichtet, alle Assistenten durch Lernsoftware soweit zu schulen, daß sie selbständig Online-Abfragen in den gängigen Datenbanken durchführen können. Wirklich überraschend bei unserer Erhebung ist der Umstand, daß viele Online-Nutzer nicht oder falsch über die Kostenstruktur bezüglich der Online-Kosten informiert sind. Diese Nutzer nehmen an, daß die Gesamtuniversität die Online-Kosten trägt. Wie unsere Nachfrage in der örtlichen Bibliothek ergab, werden die Online-Kosten jedoch nicht von der Universität gezahlt, sondern vom jeweiligen Institutsetat abgebucht. Infolge dieser Unkenntnis wird nicht die tatsächliche Kostenstruktur für die institutionelle Organisation der Online-Nutzung zugrundegelegt, vielmehr beeinflussen diffuse Vorstellungen den Gebrauch und die Nutzungsmodalitäten der Online-Dienste.

Die Frage, ob die benutzten Fachinformationsdienste den Informationsbedarf abdecken, beantworteten die Interviewpartner, die nur auf ein System zugreifen (meist MEDLINE), mit dem Hinweis, daß ihnen aufgrund der Unkenntnis der übrigen Informationssysteme keine fundierte Beurteilung möglich ist. Diejenigen Interviewpartner, die aufgrund ihres fachlichen Informationsbedarfs zusätzlich zu MEDLINE das umfangreichere Datenbankenangebot eines Host nutzen, weisen in ihren Antworten daraufhin, daß MEDLINE keinesfalls für ihre Informationsbedürfnisse ausreicht und belegen dies durch Beispiele aus ihrer beruflichen Praxis. Aber auch Nutzer, die umfangreichere Erfahrung in der Online-Nutzung besitzen, weisen auf Informationsdefizite bezüglich des Online-Angebotes hin. Zusammenfassend läßt sich festhalten, daß die Kenntnis und Erfahrung mit Informationssystemen die Voraussetzung darstellt, die Reichweite und den Vollständigkeitsgrad der eigenen Informationsgewinnung einigermaßen beurteilen zu können.

In den anschließenden Fragen wurden die Erfahrungen bei der Nutzung von Fachinformationsdiensten und die Folgen der Fachinformationsnutzung für die eigene Arbeit und die Institution vertieft. Fachinformationsdienste werden – wie die Befragung zeigt – für Informationsbedürfnisse in sämtlichen Bereichen, also für Forschung, Lehre, Krankenversorgung und für Zwecke der Fort- und Weiterbildung, genutzt. In bezug auf die Nutzung der Fachinformationsdienste für Forschungszwecke ist festzuhalten, daß sich die Funktion der Fachinformationsdienste nicht auf die Informationsbeschaffung für laufende Forschungsvorhaben beschränkt, sondern daß Fachinformationsdienste mitunter einen viel grundlegenderen Einfluß ausüben, indem sie dazu beitragen, völlig neue Forschungsrichtungen und -initiativen zu begründen oder auch zu beenden. Auch für Informationsbedürfnisse in der Krankenversorgung werden Fachinformationsdienste benötigt und entsprechend den Angaben der befragten Personen erfolgreich eingesetzt. Um diesen Einsatzbereich der Fachinformationsdienste zu veranschaulichen, sind im Anhang einige Interviewpassagen angeführt, in denen die befragten Ärzte einzelne Krankheitsfälle schildern, bei denen die Fachinformationsdienste zur Klärung von Fragen der Diagnostik und Therapie beigetragen haben. Wie die geschilderten Fälle zeigen, werden auf der Basis von Fachinformationen weitreichende klinische Entscheidungen gefällt. Die Folgen der Fachinformationsnutzung für das ärztliche Handeln und die Qualität der Krankenversorgung werden von den Befragten als vorteilhaft bewertet. Zum Einfluß von Informationssystemen auf die Wirtschaftlichkeit der Krankenversorgung wird in einem Interview ausgeführt, daß sich als kurzfristige Folge von Informationsnutzung die Behandlung verteuern, langfristig jedoch kostengünstiger gestalten mag und „natürlich auch den Effekt [hat], daß man dem Patienten vielleicht helfen kann, wenn man wirklich weiß, wie das Problem zu lösen ist", womit die ethische Dimension der Informationsnutzung und -verwertung thematisiert wird. In diesem Interview wird ein komplexer Zusammenhang zwischen Informationsnutzung, Fortschritt der Medizin, Qualität und Wirtschaftlichkeit der Krankenversorgung und der ethischen Verantwortung formuliert, der in Verbindung mit der eingangs thematisierten Interdependenz zwischen Informationsbedarf und Gesundheitspolitik gesehen werden sollte. Informationshandeln erscheint zutiefst mit ärztlichem Handeln sowie den Rahmenbedingungen und Grundorientierungen der Gesundheitspolitik verwoben. Der befragte Personenkreis aus den Universitätsapotheken hat auf mögliche Kosteneinsparungen bei der Arzneimitteltherapie infolge von Fachinformationen hingewiesen und gleichzeitig die Verbesserung der Arzneimittelsicherheit als wichtigen Anlaß der Fachinformationsnutzung angeführt.

Bei den Fragen nach den Erfahrungen mit den verschiedenen Informationsmedien wird in bezug auf die Benutzeroberfläche bei CD-ROM-Datenbanken vor allem die Benutzerfreundlichkeit hervorgehoben. Die Beurteilung der Benutzerführung des DIMDI hängt tendenziell von der eigenen Rechercheerfahrung ab, sind doch die Nutzer, die über umfangreiche Rechercheerfahrung verfügen, mit der GRIPS-Retrieval-Sprache zufrieden, während die weniger erfahrenen Nutzer die Retrievalsprache offensichtlich ablehnen und auch der Menüführung kritisch gegenüber stehen.[27] Auch die Beurteilung des Datenbankenangebots eines Hosts versus CD-ROM-Installation ist erfahrungsab-

[27] Dieser Bereich befindet sich im ständigen Veränderungsprozeß, so daß diese Angaben nur für den Erhebungszeitpunkt Gültigkeit beanspruchen können.

hängig. Gerade von den erfahrenen Online-Nutzern wird das umfangreiche Datenbankenangebot eines Hosts geschätzt und der begrenzten Datenbankauswahl bei Einzelplatz-CD-ROM-Systemen vorgezogen.

Die Erfahrungen mit den verschiedenen Informationsmedien sind natürlich nicht nur für die Erstanschaffung maßgeblich, sondern führen auch dazu, daß ein Wechsel des Mediums vorgenommen wird. So wurde gerade zum Zeitpunkt unseres Interviews in einer Institutsversammlung dieser Sachverhalt behandelt und ein Umstieg auf MEDLINE-CD-ROM aufgrund der benutzerfreundlichen Menüführung erwogen. Andererseits wird auch berichtet, daß sich der Nutzungsschwerpunkt von der CD-ROM-Anwendung auf die Online-Nutzung eines Hosts wegen der damit gegebenen Aktualität und des umfangreicheren Datenbankenangebots verlagerte.

In bezug auf Kompetenz bei der Nutzung von Fachinformation ist interessant, daß der DIMDI-Nutzer, der zu den erfahrenen Online-Nutzern innerhalb der befragten Personengruppe gehört, einen relativ langen Zeitraum angibt, den er benötigt hat, um das Datenbankangebot des DIMDI in optimaler Form nutzen zu können. Demgegenüber wird von anderen Interviewpartnern, insbesondere solchen, die CD-ROM-Datenbanken nutzen, mitgeteilt, daß es einfach sei, sich die Fähigkeiten zur Datenbanknutzung anzueignen. Diese Angaben bedürfen, um Fehlbeurteilungen vorzubeugen, einer zusätzlichen Kommentierung. Bei einer Studie über Endnutzer von CD-ROM-Datenbanken zeigte sich eine Diskrepanz zwischen der subjektiven Zufriedenheit mit der eigenen Literaturrecherche und der tatsächlichen Recherchequalität. Die analysierten Endnutzerrecherchen wiesen Fehler und Defizite hinsichtlich einer optimalen Suchstrategie auf, die zu unbemerkten Informationsverlusten und Fehlbeurteilungen des wissenschaftlichen Kenntnisstandes führten (Kaltenborn, 1991 a, b).[28]

Bei der Frage nach Verbesserungsvorschlägen von Online-Diensten wird entsprechend der Kritik an der Retrieval-Sprache vor allem empfohlen, das Online-Retrieval benutzerfreundlicher zu gestalten.[29]

4.4 Nicht-Nutzung von Fachinformation[30]

In der befragten Stichprobe waren nur drei Personen vertreten, die keine Fachinformationsdienste nutzten. In einem Fall war dies ein niedergelassener

[28] Siehe hierzu auch den Beitrag von Kaltenborn (in diesem Band) über Bedarf, Nutzung und Nutzen von Information und Wissen.

[29] Es sei nochmals darauf hingewiesen, daß sich dieser Bereich im ständigen Veränderungsprozeß befindet, so daß diese Angaben nur für den Erhebungszeitpunkt Gültigkeit beanspruchen können.

[30] Vergleiche hierzu die Antworten auf die Fragen 4.1 bis 4.7 im Anhang.

Facharzt, der in seiner Praxis keine Notwendigkeit sah, Datenbankdienste in Anspruch zu nehmen, da, wie er erklärte, primär Routinefälle zur Behandlung kämen und der Wissenszuwachs sich in der Praxis nicht so niederschlage. Dieser Arzt hatte aus der Zeit seiner Facharztausbildung Erfahrung mit Datenbankrecherchen und bezeichnete sie als „Supersache".

Im anderen Fall, einem Gesundheitsamt in den neuen Bundesländern, wurden keine Fachinformationsdienste genutzt, aber es bestand das lebhafte Interesse, einen Zugang zu den Datenbanken des DIMDI zu installieren. Eine der beiden Mitarbeiterinnen hatte im Rahmen einer Fortbildungsveranstaltung eine Einführung in das Datenbankangebot des DIMDI erhalten, aber dennoch war ein Anschluß an das DIMDI nicht realisiert worden. Als Grund dafür, daß trotz Interesse und Bedarf keine Online-Verbindung zum DIMDI eingerichtet worden war, wurde angeführt: (a) Es fehlt ein Fachmann im Gesundheitsamt für Informationstechnologie, (b) die Einarbeitung in den Bereich der Informationstechnologie ist schwierig, (c) es fehlen Vorläufe und geeignete Hilfestellung oder hilfreiche Erfahrungen anderer Gesundheitsämter oder entsprechender Institutionen und (d) die Kostenstruktur für Online-Recherchen ist unklar, so daß es Begründungsprobleme für die Notwendigkeit des Online-Zugangs geben mag (Rechnungshof). Nach Einschätzung dieser Mitarbeiterinnen des Gesundheitsamtes verursachen Informationsdefizite einen „hohen Zeitaufwand" und bedeuten, daß „die Arbeitsqualität sicherlich nicht optimal ist".

4.5 Verbesserung des Informations- und Wissenstransfers in der Medizin und im Gesundheitswesen[31]

Bei der Frage nach zusätzlichen Fachinformationsdiensten werden in technischer Hinsicht visuelle Informationsdienste genannt, die vorrangig für die Lehre sowie für die Routinediagnostik in stark visuell orientierten Fachgebieten wie Hämatologie, Pathologie et cetera eingesetzt werden könnten. Inhaltlich werden folgende Kritikpunkte angeführt und Vorschläge unterbreitet:

- es fehlen Datenbanken über laufende Forschungsprojekte,
- bestimmte Datenbanken sollten mehr Informationen enthalten, um den Nutzen zu erhöhen (beispielsweise die Datenbank für Vergiftungsfälle des DIMDI),
- Zugang zu Datenbanken mit amerikanischen Dissertationen verbessern,
- Zugang zu Datenbanken aus den Bereichen der Technik, Mathematik und Ingenieurwissenschaften verbessern.

[31] Vergleiche hierzu die Antworten auf die Fragen 5.1 bis 5.3 im Anhang.

Diese Auflistung, die auf der Befragung einer kleinen Stichprobe basiert, ist keinesfalls als repräsentative Nachfrage bezüglich der angeführten Informationsdienste zu werten, sondern nur als allgemeiner Hinweis, daß vorhandene Informationsangebote als unzureichend empfunden werden.

Verwiesen werden soll noch auf weitere Interviewpassagen mit Vorschlägen zur Verbesserung des Informations- und Wissenstransfers in der Medizin, die im Anhang angeführt sind. Die dabei vorgeschlagenen Informationsmedien werden im vorliegenden Band behandelt, so daß an dieser Stelle keine weitere Erörterung erfolgt.

4.6 Schulung zur Nutzung der Fachinformation[32]

Wie aus den angeführten Interviewpassagen hervorgeht, werden Unterrichtsangebote zur Nutzung von Fachinformationsdiensten für Studenten und Mitarbeiter generell als sinnvoll erachtet und sollten nach Meinung der Befragten Bestandteil der Ausbildung sein. Aufgrund des explorativen Charakters der Studie wurde auf eine quantitative Auswertung der Antworten verzichtet.

5. Schlußbetrachtung

In der Literaturübersicht zu Bedarf, Nutzung und Nutzen von Information und Wissen in der Medizin sowie in der vorliegenden explorativen Studie sind Probleme thematisiert worden, die für den Informations- und Wissenstransfer von zentraler Bedeutung sind. Die nachfolgenden Beiträge werden hiervon Themen aufgreifen und vertiefen. Mit Wissensgenerierung und -management setzen sich im folgenden Koller und Lorenz sowie Umstätter in diesem Band auseinander. Die deutlich gewordenen technischen Probleme im Umgang mit Informationstechnologien waren Grundlage für die Konzeption des vierten Kapitels mit seinen Beiträgen zu den neuen Informationsmedien. In bezug auf den Prozeß der institutionellen Informatisierung sei auf den Beitrag von Kaltenborn über das amerikanische IAIMS-Programm verwiesen. Informatisierung und Informationshandeln wird im abschließenden Beitrag von Kaltenborn nochmals aufgegriffen.

[32] Vergleiche hierzu die Antworten auf die Fragen 6.1 bis 6.3 im Anhang.

Literatur

Bourdieu, P. et al. (1997). Das Elend der Welt. Konstanz: Universitätsverlag.

Flick, U. (1996): Qualitative Forschung. Theorie, Methoden, Anwendung in Psychologie und Sozialwissenschaften. Reinbek: Rowohlt.

Haines, A. & Jones, R. (1994). Implementing findings of research. British Medical Journal, 308, 1488-1492.

Kaltenborn, K.-F. (1991a). Endnutzerrecherchen in der CD-ROM-Datenbank Medline. Teil I: Evaluations- und Benutzerforschung über Nutzungscharakteristika, Bewertung der Rechercheergebnisse und künftige Informationsgewinnung. Nachrichten für Dokumentation, NfD. Zeitschrift für Informationswissenschaft und -praxis, 42, 107-114.

Kaltenborn, K.-F. (1991b). Endnutzerrecherchen in der CD-ROM-Datenbank Medline. Teil II: Evaluations- und Benutzerforschung über Recherchequalität und Nutzer-Computer/Datenbank-Interaktion. Nachrichten für Dokumentation, NfD. Zeitschrift für Informationswissenschaft und -praxis, 42, 177-190.

Kaltenborn, K.-F. & Ennis, M. (1991). Evaluation of the effects of modern information technology on university education and research in the health sciences. Theoretical Surgery, 6, 29-37.

Kaltenborn, K.-F. & Himmelmann, G. W. (1995). Wissenschaftliche Information und Kommunikation im Internet. Medizinische Klinik, 90, 428-434.

Lamnek, S. (1995). Qualitative Sozialforschung. Band 1: Methodologie, Band 2: Methoden und Techniken. Weinheim: Beltz, Psychologie VerlagsUnion.

Lindberg, D. A., Siegel, E. R., Rapp, B. A., Wallingford, K. T. & Wilson, S. R. (1993). Use of MEDLINE by physicians for clinical problem solving. Journal of the American Medical Association, 269, 3124-3129.

Seeger, T. (1997). Informationspolitik – IuD-Politik – Fachinformationspolitik. In M. Buder, W. Rehfeld, T. Seeger & D. Strauch (Hrsg.), Grundlagen der praktischen Information und Dokumentation (S. 846-880). München: Saur.

Anhang[1]

1. Informations- und Wissensbedarf

1.1 Für welche Bereiche Ihrer beruflichen Tätigkeit benötigen Sie zusätzlich zum vorhandenen Wissen externe Informationsquellen/Informationsangebote?
- Forschung
- Lehre
- Krankenversorgung
- Organisation / Administration
- Fort- und Weiterbildung
- sonstiges (nähere Angaben)

1.2 Bitte benennen Sie bestimmte Themenbereiche oder Erkrankungen, für welche Sie in besonderer Weise Informationen benötigen.

IP: Es ist grundsätzlich so, daß wir hier sechs Apotheker sind und von den sechs Apothekern hat eigentlich jeder einen relativ unterschiedlichen Informationsbedarf. Es ist nicht so, daß man sagen kann, jeder ist Apotheker und jeder interessiert sich für das gleiche. Jeder hat auch ein anderes Aufgabengebiet, da wir doch ein relativ großes Haus sind. Ich mache beispielsweise in erster Linie EDV. Das heißt, ich lese halt EDV-Zeitschriften im Gegensatz zu den anderen Apothekern, die sich dafür nicht interessieren. [Interview Nr. 1]

IP: Ich brauche Informationsdienste speziell zu ganz bestimmten Themen der Bakteriologie und der Klinischen Mikrobiologie. Dazu benötige ich Literatur. Das war im Rahmen der Habilitationsarbeit im verschärften Umfang der Fall, aber auch im Rahmen von kleineren Forschungsprojekten. [Interview Nr. 9]

IP: Bei uns sind vor allem die Gesundheitsverträglichkeitsprüfungen von Bauvorhaben informationsintensiv. Bei Bauangelegenheiten besteht ja unsere Schwierigkeit darin, daß wir diese Vorgänge zum ersten Mal nach den bundesdeutschen Vorschriften bearbeiten... Auf jeden Fall wird auch die Umweltmedizin ein neuer Bereich sein, in dem viele Informationen notwendig sein werden. Das ist das Problem. Das ist das A und O. Die Problematik nimmt zu, und auch unsere Bürger werden aufmerksamer in dieser Richtung. Und den Bereich der Umweltmedizin haben wir auch in der Ausbildung nicht gehabt. Auch von der praktischen Erfahrung her kennen wir diesen Bereich nicht, und auch in einem Handbuch wird man nicht so richtig fündig. Es ist eine sich entwickelnde Wissenschaft, und da ist natürlich das Informationsbedürfnis am größten. [Interview Nr. 8]

IP: Ich arbeite in der Serologie, und wir machen Borrelien-Diagnostik. Wir fordern uns z.B. Literatur an, um zu sehen, welche serologischen Ergebnisse bereits bekannt sind, welche Methoden existieren, wie bestimmte Methoden eingeschätzt werden im Hinblick auf ihre Sensitivität und Spezifität. Solche Fragestellungen

[1] Die Fragen des Interview-Leitfadens sind nummeriert. IP steht als Abkürzung für Interviewpartner. Die Interviews wurden vom Autor (KFK) geführt (individuelle Frageformulierung im Interview *kursiv*).

sind dann wichtig, und da bekommen wir in der Regel auch ausreichend Literatur. [Interview Nr. 9]

IP: Einmal besteht bei uns die Notwendigkeit, Information zu erhalten, wie sie notwendig ist für nationale und internationale Gewebebanken. Dazu benötigen wir logischerweise entsprechende Literaturquellen. Gerade die Fragen der Creutzfeldt-Jakob-Erkrankung oder der Slow-Virus-Erkrankung sind im wesentlichen nur über internationale Literaturrecherchen zu klären. Desweiteren benötigen wir Publikationen und Veröffentlichungen anderer Länder für den ständigen Vergleich und die Anpassung der Herstellung von Transplantaten. In der Bundesrepublik Deutschland gibt es zwar viele Knochenbanken, die sind jedoch meistens sehr klein und an eine Einrichtung gebunden und somit keine Arzneimittelhersteller. Den Vergleich, den wir für unsere Produktion benötigen, erhalten wir nur durch Informationen aus dem wissenschaftlichen Schrifttum und der Literatur. Zudem benötigen wir natürlich Literatur für unsere Forschungsrichtung... Also Wissenschaft und Forschung auf der einen Seite, Sicherung der Herstellung unserer Transplantate durch Vergleiche mit dem internationalen Forschungsstand auf der anderen Seite sind die Bereiche, für die wir Literatur und Informationen benötigen. Außerdem benötigen wir Informationen bezüglich des Arzneimittelrechts, und in der Regel erhalten wir die EG-Veröffentlichungen für diesen Zweck. [Interview Nr. 12]

IP: Informationen benötige ich zunächst einmal, um mich fit zu halten über aktuelle Entwicklungen in der Behandlungsmethodik, also für den Bereich der Patientenversorgung. Das ist die eine Seite meines Informationsbedarfes. Auf der anderen Seite muß ich meine Vorlesungen aktualisieren, d.h. also, ich muß die Ausbildung auf den neuesten Stand bringen. Und die dritte und vielleicht wichtigste Notwendigkeit für Informationsbedarf besteht darin, daß wir wissenschaftlich arbeiten und wir diesbezüglich publizieren. In dem Augenblick, wo ich publiziere, muß ich mir natürlich über diese Problematik einen Überblick verschaffen mittels der bereits vorhandenen Literatur. Diesen Forschungsstand muß ich mitverarbeiten und einbeziehen in die Arbeiten, die ich vorbereite. [Interview Nr. 14]

IP: Für welche Aufgaben wir Informationsbedarf haben? Also wir sind ja eine Krankenhausapotheke und per Gesetz haben wir den Auftrag, Arzneimittelinformationen umfassend zu geben. Wir sind hier in unserer Universität zum Informationszentrum geworden für alle Arzneimittelfragen, und die Fragestellungen reichen von ganz einfachen Fragen über die Zusammensetzung von Arzneimitteln bis hin zu Wechselwirkungen, Inkompatibilität zwischen Arzneistoffen und Trägerlösungen, pharmakologischen Fragen, Fragen im physiko-chemischen Bereich, Fragen zu seltenen Neben- und Wechselwirkungen etc. Eigentlich kommen alle Fragestellungen vor, die mit dem Arzneimittel zusammenhängen können. [Interview Nr. 15]

1.3 Hat sich im Laufe der Zeit Ihr Informationsbedarf geändert?

1.4 Erwarten Sie, daß sich Ihr Informationsbedarf in Zukunft ändern wird?

1.5 Falls sich Ihr Informationsbedarf geändert hat bzw. künftig ändern wird, können Sie hierfür die Gründe angeben?

IP: Ja also, es gibt ja neuerdings Urteile, worin es heißt, der Arzt, der ein Medikament eingesetzt hat, oder der Krankenhausapotheker hätten zu dem Zeitpunkt bereits wissen müssen, daß vielleicht die Präparate nicht so Hepatitis- oder HIV-Virus sicher sind wie andere. Sie hätten andere dafür kaufen müssen. Es ist vielleicht dann die Schuld des Apothekers, daß er nicht das Richtige eingekauft hat. Von daher besteht ein Informationsbedarf bezüglich vergleichbaren Präparaten und Informationsbedarf darüber, was wirklich das sicherste Präparat ist bezogen auf Virusinaktivierung und ähnliche Dinge. Also, es ist aber auch unheimlich schwierig, da an eine objektive Einschätzung und Beurteilung heranzukommen, weil man in erster Linie diese von Firmen bekommt. Aber jede Firma sagt, meine Version oder mein Präparat ist das beste, das ist am besten geschützt usw. Erst hinterher stellt sich heraus, daß es gar nicht so gut geschützt war. Es kommen dann immer wieder solche Fälle vor. Das ist eine sehr schwierige Geschichte. Einerseits wird man von seiten der Verwaltung gedrängt, das billigste Präparat einzukaufen, und andererseits bekommt man vielleicht vom Gericht vorgehalten, hier hättest Du schon damals ein anderes Präparat kaufen müssen. Das war aber um 30 % teurer als das andere, und dieser Preisunterschied war für die ursprüngliche Entscheidung maßgeblich. Das sind jetzt spezielle, wie soll ich es sagen, sehr spezielle Informationsbedürfnisse für den Leiter einer Krankenhausapotheke. [Interview Nr. 1]

IP: Der Informationsbedarf war hoch und bleibt hoch. Also, da sehe ich keine Veränderung. Wie wir das früher gelöst haben, vor der Wende, das war sehr kompliziert. Die Charité hatte ein Exemplar der CC [Current Contents], und das kursierte innerhalb der Charité 14 Tage lang. Natürlich waren anfangs die Chefs dran. So 14 Tage hatten die Chefs die CC und dann konnte man in der Bibliothek anrufen und wenn die da waren, spurtete man hinüber, holte sich die Liste, setzte sich abends hin, guckte nach seinen entsprechenden Schlagworten alles durch, und dann schrieb man vorgedruckte Literaturanforderungen. Da hatte man dann die halbe Nacht zu tun gehabt. Und die Literaturanforderungen mußte man früh wieder abgeben. Also das Verfahren war ausgesprochen mühselig. [Interview Nr. 9]

IP: Früher, war man vielleicht nicht so gefordert wie jetzt. Was jetzt vielleicht durch den Kostendruck auch dazu kommt, könnte ich mir vorstellen, ist, daß man besser informiert sein muß. Meinetwegen in bezug auf Antibiotika, Vergleichspräparate, Kostensituation. Also ich meine, durch diesen heutigen Druck, Kostendruck und so, muß eben auf die Preise geachtet werden, und es muß auch auf die Pharmakologie geachtet werden. Also generell würde ich schon sagen, es ist heute eine größere Verpflichtung, besser informiert zu sein. Das würde ich auf jeden Fall sagen. [Interview Nr. 2]

IP: Das kann schon eine Rolle spielen, daß gerade – wenn jetzt die Positivliste kommt – die Verordnung bestimmter Arzneimittel einfach eingeschränkt wird.

Da kann man einfach mit einer Datenbank eher eine Bewertung machen oder die Austauschbarkeit von Arzneimitteln bewerten. Mit einer Datenbank kann man das Ganze einfach besser bewerten. Es können ja wirklich noch stärkere Einschnitte kommen im Gesundheitswesen, daß noch mehr auf die Kosten geachtet werden muß. Und da die Arzneimittelkosten halt schon eine Rolle spielen, zwar nicht so eine herausragende, wie man sich das manchmal vorstellt, ist es schon ganz gut, daß man dann einfach die Möglichkeit hat, Präparate zu vergleichen, und eine Bewertung machen kann. Und das ist eigentlich mit einer Datenbank ganz gut, weil darin bereits eine Bewertung auch von anderen Leuten anhand der Literatur gemacht worden ist. [Interview Nr. 3]

IP: Wie sich der Informationsbedarf in der Pathologie ändern wird, ist natürlich schwer zu sagen. Ich meine, daß der Informationsbedarf einerseits natürlich eher zunehmen wird, weil ja auch das Wissen zunimmt und auch die Anzahl der Krankheiten, die man überhaupt histologisch differenzieren kann. Und diese Differenzierungen werden letztendlich immer mehr und komplizierter und inzwischen muß man ja auch schon Therapiefolgen und ähnliches histologisch beurteilen. Insofern nimmt der Informationsbedarf eher immer weiter zu. Andererseits muß man natürlich sagen, daß histologische Beurteilungen und ähnliches nicht eine nach oben offene Skala sind, wo man willkürlich und ohne Rücksicht auf den Preis alles untersuchen kann. Es ist halt auch bei uns so wie in vielen anderen Fächern, daß wir versuchen müssen, mit möglichst wenig Untersuchungen viel zu erreichen, also aus möglichst wenig Präparaten viele Informationen herauszuziehen und die Diagnose schnell zu stellen. Ebenso ist es wichtig, auch die Anzahl der Färbungen zu begrenzen. Und genauso wird das wahrscheinlich auch mit den Informationen sein. Also wir können sicher froh sein, wenn wir den momentanen Stand halten können, aber wir werden nicht allzuviel zusätzliche Informationen dazubekommen, denke ich, weil das auch zu teuer wird. Und der Trend geht in diese Richtung. Wir sind hier noch ein bißchen in einer glücklichen Situation, weil wir eine Uni-Klinik sind. Da können wir etwas mehr machen als anderswo. Aber der allgemeine Trend bei Pathologen geht dahin, möglichst alles an einem HE-Schnitt zu erkennen. Und was man an einem HE-Schnitt nicht erkennt, das muß man halt beschreiben und nur beurteilen, ob es gutartig oder bösartig ist. Aber das muß dann diagnostisch auch schon genug sein. Nach diesem Motto wird der Informationsbedarf natürlich niedriger, wenn man das nicht mehr genau differenzieren muß, um die Krankheit festzustellen, sondern sich darauf beschränkt zu sagen, das ist auf jeden Fall entzündlich oder bösartig. Und das reicht ja auch, um zum Beispiel die Therapie zu beginnen. Bei einer solchen Entwicklung kann man auch mit weniger Informationen auskommen. [Interview Nr. 4]

IP: Also quantitativ hat sich der Informationsbedarf schon geändert, das ist viel, viel mehr geworden. Das ist der eine Aspekt, daß man überflutet wird von so vielen Daten und Informationen, so daß das Problem entsteht, daß man auswählen muß. Man muß sich damit auseinandersetzen, was wichtig ist und was nicht wichtig ist. Dieser Auswahlprozeß spielt heute eine größere Rolle als früher, denn da war es überschaubarer. Ich kann aber nicht sagen, daß das nachteilig ist.

Nur wenn die Informationsflut so überhand nimmt, daß jeder Quatsch gedruckt wird, und es dem Leser überlassen bleibt, das auszuwählen und nicht die Redaktion einer Zeitschrift diese Aufgabe wahrnimmt und einen Riegel vorschiebt, so stellt dies natürlich eine Belastung für alle Nutzer dar. Insofern denke ich schon, daß es ein bißchen gebremst werden muß diese Zeitschriftenflut und dieses immer neue Entstehen von Zeitschriften, ansonsten ufert diese Entwicklung aus... Das hängt aber auch damit zusammen, daß jemand nur danach bewertet wird, welche wissenschaftlichen Leistungen er bringt. Die werden nur wenig qualitativ gezählt. Ein Hochschullehrer wird nicht bewertet, wie gut er die Studentenausbildung macht oder wie gut er die Krankenversorgung macht, sondern wie viele Publikationen er jedes Jahr rausschmeißen konnte. Das ist ein gefährlicher Weg. Welche Entwicklung das in Westdeutschland genommen hat, empfinden wir hier aus dem Osten doch eigentlich mit Schrecken. Und um es einmal extrem darzustellen, es gibt Vertreter eines Fachgebietes, die können keine einzige Vorlesung vorweisen, die schicken ihre Assistenten vor und nutzen die Zeit dafür, neue Papiere abzufassen und wenn sie sich dann für eine neue Position bewerben, meinetwegen von einer C3- auf eine C4-Position, dann können sie natürlich einen Stapel Publikationen nachweisen, aber das sagt natürlich nichts über die Persönlichkeit des Hochschullehrers aus. Das empfinden wir ein bißchen abstoßend. [Interview Nr. 14]

2. Nutzung von Informationsmedien und -quellen

2.1 Welche Informationsmedien und -quellen nehmen Sie in Anspruch?

- Informationen von Kollegen / -innen
- Bücher
- Zeitschriften
- Kongresse
- Fachinformation
- Firmeninformation
- sonstige (nähere Angaben)

2.2 Welche dieser Informationsmöglichkeiten nutzen Sie für die jeweiligen Bereiche, in denen Sie Informationen benötigen? Bitte verdeutlichen Sie dies anhand von Beispielen.

2.3 Bitte nehmen Sie eine Rangfolge der von Ihnen genutzten Informationsmöglichkeiten gemäß deren Wichtigkeit vor.

2.4 Ergänzen sich die jeweiligen Informationsmöglichkeiten oder können sie alternativ genutzt werden?

2.5 Haben Sie Probleme, relevante oder qualitativ gute Informationen zu selektieren? Welche Lösungsstrategien haben Sie selbst und welche können Sie generell empfehlen?

IP: Gut, es gibt manche pharmazeutische Firmen, da denke ich, sind die Informationen auch verläßlich. Aber ich denke, vieles wird von den Firmen auch nicht unbedingt gesagt, und ich nehme an, daß da auch irgendwelche Informationen zurückgehalten werden. Oder, daß man nicht gleich alle Informationen bekommt, wenn man dann nachfragt. Und ich denke schon – also ich vertraue den Leuten da eigentlich schon ziemlich, die diese Datenbank bearbeiten. Ja. [Interview Nr. 3]

IP: Hm, also, wie gesagt, die Informationsfülle ist wesentlich erweitert worden. Man bekommt mit Sicherheit bessere Informationen, als wenn man nur auf die Sachen von den pharmazeutischen Firmen zurückgreift. Und die Datenbank Drugdex ist total umfangreich. Also von der Arbeit her hat es eine unheimliche Erleichterung und eine Erweiterung des Gebietes gebracht, finde ich. Man kann wirklich viel mehr Fragen beantworten, und man kann sich auch selber informieren, man lernt auch einfach viel mehr damit. [Interview Nr. 3]

IP: Also wir benutzen MEDLINE oder – sagen wir mal – ich benutze es hauptsächlich einerseits zum Beispiel, um im Rahmen von Forschungsprojekten Literatur zu suchen. Andererseits allerdings auch, wenn wir zum Beispiel im Rahmen der Routinediagnostik seltene Fälle haben, da es für uns interessant ist, nachzuschauen, ob es in der Literatur schon beschriebene Fälle gibt. Dann nutzen wir MEDLINE auch. Das heißt, um bestimmte Routinefälle manchmal nachzubereiten oder nachzuarbeiten. Dann zum Beispiel auch im Rahmen der Konferenzen, also der klinisch-pathologischen Konferenzen, benutzen wir es manchmal, um ähnlich gelagerte Fälle rauszusuchen oder auch Literatur zu einer bestimmten Krankheit, die jetzt vorgestellt wird, rauszusuchen. Das ist eigentlich das, was ich so damit hauptsächlich mache oder wozu wir es benutzen. [Interview Nr. 4]

IP: Wenn man auf einem Kongreß irgend etwas gehört hat, muß man sich erst einmal informieren mit Fachinformationen, ob es über das hinaus, was man zufälligerweise gehört hat, noch andere Informationen zum gleichen Thema gibt und ob die Kongreßinformation tatsächlich der Weisheit letzter Schluß darstellt. Und das vermisse ich bei den Ärzten, die hier klinisch arbeiten, daß sie die Informationen hinterfragen und prüfen, ob sie tatsächlich so optimal sind. [Interview Nr. 5]

IP: Auch in bezug auf die Lehre schaue ich gern einmal in die neuere Literatur. Etwa beim Herzinfarkt oder so, um zu sehen, wie sich die Methoden bei der Bestimmung der Kreatinkinase, Isoenzyme etc. ändern. Das Problem ist ja, daß in der Lehre der Stand von vor zehn Jahren unterrichtet wird, wenn man sich so die Lehrbücher anschaut. Und ein wenig Neuigkeitsgehalt sollte schon bei der Lehre drin sein, denn ehe die Studenten fertig sind, vergehen ja auch noch einmal sechs Jahre in der Regel. [Interview Nr. 11]

IP: Naja, ich denke, der Nachteil solcher Informationsdatenbanken besteht darin, daß man letztendlich damit alleine ist, wenn man keinen Gesprächspartner hat. Der Vorteil des Gedankenaustausches mit einem Kollegen führt dazu, daß man das Problem aus einer anderen Sicht sehen und bewerten kann. Und man kann gemeinsam sicherlich schneller zum Ziel kommen. Deshalb ist die Zusammenarbeit zwischen Klinik und dem Labor, also uns, auch ganz wichtig. Kongresse haben den Vorteil, daß man das Vorgetragene kritisch hinterfragen kann. In der Regel sind Kongreßvorträge mit einem absoluten Neuigkeitswert eigentlich gar nicht so wahnsinnig viel. Das eigentlich Entscheidende ist das Gespräch. Wo man dann auch auf einzelne Fälle, die man in der Routine hatte, näher eingehen kann. [Interview Nr. 11]

IP: Also in bezug auf Informationsmöglichkeiten ist das Primäre für mich vielleicht doch das aktuellste Standardwerk. Wenn ich in diesem Standardwerk nichts finde oder nicht genügend finde bzw. das Gefundene erweitern will, dann benutze ich MEDLINE. Anschließend ist es eigentlich so, daß wir auch darüber mit den entsprechenden Kollegen von der Klinik diskutieren. [Interview Nr. 11]

IP: Als Informationsmöglichkeiten stellen Kongresse meines Erachtens eine zwiespältige Sache dar. Der Druck zur Publikationstätigkeit führt ja dazu, daß sehr viele Informationen mehrfach verkauft werden und daß deshalb wirklich neue Informationen auf den Kongressen nur wenig angeboten werden... Kongresse dienen mir hauptsächlich dem Suchen nach neuen Informationen, und ich nutze Kongresse zum anderen aber auch für Gespräche mit Kollegen. [Interview Nr. 11]

IP: Also, was den Stellenwert von Kongressen oder Symposien für die Informationsvermittlung betrifft, läßt sich sagen, daß diese zu 30 % sehr wertvoll sind. Zu 70 % werden Inhalte angeboten, die schon zum 15. mal untersucht und vorgetragen worden sind. Aber zu 30 % erhält man hierbei absolut neue Informationen und Daten, die man verwenden kann. Kongresse und Symposien würde ich, in einer Rangfolge betrachtet, an die letzte Stelle der Informationsmöglichkeiten setzen. Die Literatursuche in Datenbanken ist sicherlich Nummer 1, schon allein um den Stand der internationalen Forschung zu bekommen. Der entscheidende Vorteil der Datenbank ist einfach der, daß ich eine Aussage über den weltweiten Stand der Forschung zu meiner Thematik erhalte. Das ist der absolut entscheidende Vorteil. Um nochmals die Forschung in den USA zu erwähnen, muß ich sagen, daß ohne die Datenbank keine Chancen bestehen, hier auf dem neuesten Stand zu bleiben und immer dorthin zu Kongressen zu fahren, das kann ja kein Mensch bezahlen. An zweiter Position in der Rangfolge würde ich Bücher, Kataloge und sonstige Dinge der Bibliothek nennen als Ergänzung für die in der Datenbank festgestellten Informationen. Also folgende Reihenfolge: Datenbanken, Bücher, Publikationen, Sonderdrucke, Kongresse. [Interview Nr. 12]

IP: Auch für den Patienten benötige ich Fachinformationen, denn wir haben hier ein sehr ausgesuchtes Patientengut, d.h. sehr spezialisierte Fälle, die üblicherweise nicht in dem normalen Spektrum eines Kieferorthopäden vorkommen. Da muß ich mich dann sachkundig machen, und dies ist oft nicht aus Lehrbüchern zu entnehmen. Ich benötige dann Einzelkasuistiken, um mir einen Überblick zu verschaffen. Es ist wichtig für mich zu wissen, gibt es solche Fälle noch irgendwo, und wie ging man dort vor? Es handelt sich hier um einen Informationsbedarf für ganz konkrete Fälle. Als Beispiel kann ich zwei Patienten anführen, die keine Zunge hatten. Aufgrund der fehlenden Zunge war das Unterkieferwachstum enorm zurückgeblieben, und diese Patienten können nicht sprechen. Sie können kaum essen. Da stellt sich die Frage, wie hilft man solchen Patienten. Die kommen als besondere Einzelfälle hierher, und wir sind in dem Augenblick genauso überfordert wie der zunächst behandelnde Arzt. Meistens werden ja solche Patienten von Kinderärzten geschickt und kommen von entsprechenden Spezialeinrichtungen. Ich muß dann auch sehen, existiert so ein Fall bereits in der Literatur, und hat man da bereits eine Therapie erprobt? Ich muß dann beurteilen, ob man darauf aufbauen kann und die Therapie weiterführen. Meistens sind es keine rein kieferorthopädischen Patienten, sondern die Patienten werden interdisziplinär kieferchirurgisch und kieferorthopädisch behandelt. Das heißt, ich benötige Informationen und Wissen für die Strategie, wie bei diesen Patienten therapeutisch vorgegangen werden soll. Aber ich benötige auch Wissen, um gemeinsam mit dem Kieferchirurgen die Problematik zu diskutieren und die Möglichkeiten auszuloten, die sich uns bieten, um in solchen Einzelfällen irgendwie helfen zu können. Das ist dann überhaupt keine Routine, sondern das sind dann Extremfälle, die in so einer Klinik wie der unsrigen landen und die uns hier herausfordern. [Interview Nr. 14]

IP: Naja, Kongresse besuchen wir regelmäßig. Das ergibt sich schon aus der Position, die man hier hat. Die Teilnahme an Kongressen ist schon wichtig, um die Trends und die Richtung mitzubekommen. Das ist in jedem Fachgebiet so, daß es da Trends gibt und daß es notwendig ist, auf dem Laufenden zu sein. Informationen aus Büchern spielen auch eine große Rolle und wir haben hier eine zahnärztliche Bibliothek, wobei wir uns bemühen, die Fachliteratur dort präsent zu halten. Die Bibliothek steuere ich auch immer als erstes an. Um mich auf dem Gebiet einzulesen, das ich gerade bearbeiten möchte, benutze ich die Bibliothek. Anschließend benutze ich MEDLINE, um hier mehr ins Detail zu gehen. [Interview Nr. 14]

IP: Unsere Universität wird im Sommer von einer Kommission des Wissenschaftsrates begutachtet werden. Für diesen Zweck habe ich für relativ viele Abteilungen und Institute die Zitierhäufigkeiten der aus diesen Einrichtungen stammenden Veröffentlichungen nachgesehen. Diese Recherchen habe ich in den Datenbanken des DIMDI durchgeführt und das ging wunderbar schnell. Also das wäre zum Beispiel ein Einsatzgebiet von DIMDI: Zitierhäufigkeiten. Das ist aber nicht nur für die jetzige Begutachtung von Bedeutung, sondern auch für Habilitationen, für C3- und C4-Stellen. In diesem Sinne habe ich Zitierhäufigkeiten schon in diesem Jahr ungefähr 10 mal beim DIMDI kontrolliert. Ich bin immer derjenige, der diese Arbeiten machen muß. [Interview Nr. 16]

IP: Ja, wir machen immer eine Literaturrecherche beim DIMDI bevor wir eine Thematik für die Doktorarbeit vergeben, um abzusichern, daß der Mann wirklich *up-to-date* arbeitet und wir von dieser Arbeit auch etwas haben. [Interview Nr. 16]

IP: Im Grunde ist schwer zu gewichten, welchen Stellenwert die Fachinformationsdienste im Vergleich zu anderen Informationsquellen für unser Institut haben. Die wichtigste Information, die wir erhalten können, ist sicher die, die wir persönlich unter vier Augen von Leuten erfahren, die auf dem gleichen Gebiet arbeiten. Wenn man dann auf vier oder fünf Kongressen im Jahr wirklich mit den Leuten spricht, die auf dem Gebiet tätig sind, so stellt das für uns die wichtigste Information dar. Dabei bekommt man ein Feeling, wo es in der Forschung lang geht, was wichtig ist und wo man eventuell auf die Nase fallen kann. Das ist ein

Feeling, das einem DIMDI nicht geben kann. Überhaupt nicht. DIMDI ist für uns dann wichtig, wenn wir generell ein neues Projekt anfangen. Also einmal, wenn wir ein neues Projekt anfangen, um zu sehen, was es auf diesem Sektor bereits gibt, welche Standards existieren und was bereits veröffentlicht ist. Dann haben wir zum zweiten ganz spezielle Fragen, wo im Detail zu ganz isolierten Fragestellungen und Problemen recherchiert wird. Es geht also zusammenfassend darum, einerseits den großen Horizont der Forschung zu erfahren und andererseits darum, ganz einzelne isolierte Fragestellungen zu beantworten. Dafür ist DIMDI sehr wertvoll geworden. Wenn wir eine Arbeit schreiben und veröffentlichen, müssen wir in Erfahrung bringen, wie dieser Sachverhalt in der wissenschaftlichen Literatur diskutiert wird, und dafür ist DIMDI unabdingbar. Und in diesem Sinne ist DIMDI auch durch nichts anderes zu ersetzen, auch nicht durch die persönliche Kommunikation. Sie benötigen einfach zitierfähiges Material. [Interview Nr. 16]

IP: Informationen benötigen wir auch für die Krankenversorgung. Wir sind zwar nicht offiziell zuständig für Krankenversorgung, aber wir kriegen sehr viele Nachfragen aus diesem Bereich, so daß wir uns auch selbst Informationen aus Datenbanken beschaffen müssen. Wenn es zum Beispiel um bestimmte Vergiftungen geht, dann rufen wir die neueste Literatur ab, um darüber Auskunft geben zu können. Wir kriegen natürlich sehr viele Nachfragen aus dem privaten Bereich. Diese Anfragen gelangen über die Vermittlung der Universität unweigerlich zu uns und nicht nur aus dem näheren Umkreis, sondern von ganz Deutschland. [Interview Nr. 17]

IP: Was den Stellenwert der verschiedenen Informationsmöglichkeiten betrifft, kann ich sagen, daß Kongresse für uns eine wichtige Informationsquelle sind. Morgen fliege ich zu einem Kongreß. Ich nehme in jedem Jahr durchschnittlich an drei Kongressen teil, wobei zwei im Ausland oder auch in Übersee sind. Kongresse sind für uns ein sehr wichtiges Medium, weil wir da natürlich direkten Zugang zu Informationen erhalten. Das heißt, wir sehen die Leute, wir hören das Neueste, was noch nicht publiziert ist. Zudem haben wir die Möglichkeit, mit diesen Leuten zu diskutieren. Wir kennen sehr viele Wissenschaftler, die auf dem gleichen Gebiet arbeiten wie wir, und von daher ist der Gedankenaustausch für uns ganz wichtig. Mit DIMDI kann man das sicherlich nicht ganz vergleichen, denn wir erfüllen ja auch hier als Abteilung Aufgaben für den Bereich der allgemeinen Toxikologie, und in dieser Funktion benötigen wir auch Informationen. [Interview Nr. 17]

IP: Zum Stellenwert der Informationsmöglichkeiten ist zu sagen, daß die Literaturrecherche halt dann wichtig ist, wenn man sich einarbeiten will und die ersten Informationen zu einem Gebiet benötigt. Sobald Sie natürlich Kontakte zu anderen Arbeitsgruppen haben, die auf ähnlichem Gebiet arbeiten, ist das Telefon bzw. das Fax-Gerät wesentlich wichtiger. Damit haben sie den direkten Informationsaustausch. Bis irgendwelche Informationen publiziert sind, das dauert immer sehr lange und wenn Sie auf diesem Gebiet arbeiten und an der vordersten Front mitarbeiten wollen, dann ist die Information über die Literatur ein halbes oder ein Jahr zu spät. Man ist wirklich darauf angewiesen, immer völlig auf dem

Laufenden zu sein, und das geht natürlich in erster Linie über das Telefon bzw. über das Fax, womit man Informationen und Manuskripte austauscht. Dadurch hat man, falls man sich mit den Arbeitskollegen gut versteht, die Publikationen schon auf dem Schreibtisch, bevor sie überhaupt bei irgendeiner Zeitschrift erscheinen. [Interview Nr. 18]

KFK: Haben sich die Möglichkeiten der Informationsnutzung geändert? Welche Auswirkungen hat dies?

IP: Das kannte ich ja früher alles gar nicht. Als Parteilose konnte ich weder zu Kongressen fahren, noch konnte ich woanders hin, in Bibliotheken in West-Berlin zum Beispiel. Ich war also auf das angewiesen, was hier in der Bibliothek bzw. im unmittelbaren Bereich zugänglich war, oder was ich als Sonderdrucke bekam. Nach der Wende konnte ich erst alle Bibliotheken hier in Berlin nutzen. Ich kann auch die Fernleihe nutzen, was ganz anders ist als früher. Früher hat man irre lange, über Monate auf die Fernleihe gewartet... Ja, das ist ein ganz großer Fortschritt. Auch nach der Wende die Möglichkeit, das MEDLINE-System zu nutzen, so wie die Nutzung anderer Bibliotheken. Also, das ist ein wahnsinniger Fortschritt für jemanden, der wissenschaftlich arbeitet. Das kann man überhaupt nicht mehr ermessen. Auch die Kopiermöglichkeiten, das kannten wir alles gar nicht. Jetzt kopiere ich mir den Artikel, das ist eine Pfennigsache, und nehme ihn mit nach Hause, setze mich hin. Und statt an dem Fernseher zu sitzen, hole ich mir die Literatur heraus und lese sie ganz in Ruhe durch und kann richtig drin ankreuzen und herumschmieren, weil der Artikel mein Eigentum ist. [Interview Nr. 10]

IP: Infolge der Wende können wir schon feststellen, daß es einen Unterschied gibt, zwischen den Kongressen, die hier früher stattgefunden haben und den Kongressen, die wir jetzt besuchen können. Diese 40 Jahre unterschiedlicher Entwicklung bemerkt man schon. Da ist jetzt sehr viel Show dabei. Wir haben uns immer etwas abgerungen und haben dadurch, weil wir so eingeschlossen waren, auch im eigenen Saft geschmort. Vieles haben wir gar nicht mitbekommen, was sich draußen so entwickelt hat. Dennoch ist es auf unseren Kongressen viel ernster zugegangen, es war nicht so viel Brimborium drumherum. [Interview Nr. 14]

2.6 Haben Sie Probleme, wichtige Informationen zu erhalten?

IP: Also wir haben damals in der DDR konkrete Vorgaben und Anweisungen über unsere Bezirksverwaltung erhalten. Und das vermissen wir eigentlich jetzt. Jetzt bekommen wir ganz wenig diesbezüglich. Da müssen wir, wenn wir Fragen haben, hingehen oder anrufen und die recherchieren dann für uns. Aber die haben meiner Ansicht nach auch nicht den Zugang zu DIMDI oder zu einem Host. Wir bekommen dann nach Tagen, manchmal nach Wochen die Antwort. Aber das war früher bei uns irgendwie alles anders. Man sagt ja auch, das war eine Diktatur, aber vieles war irgendwie zentraler geregelt. Das wurde vorgegeben und das wurde dann so gemacht. Und das war irgendwie alles einheitlicher und jetzt sucht jeder für sich allein. [Interview Nr. 8]

3. Nutzung von Fachinformation

3.1 Seit wann nutzen Sie Fachinformationsdienste?

3.2 Welche Fachinformationsdienste nutzen Sie?

3.3 In welcher medialen Form nutzen Sie Fachinformationsdienste? (Online bei einem Host / CD-ROM / Bibliographien)

3.4 Welche Entscheidungsgründe waren maßgeblich für die Auswahl der jeweiligen Informationsmedien?

- inhaltlich (Datenbanken ...)
- formal (Host, CD-ROM ...)

3.5 Wie wurde der Auswahlprozeß für die Informationsmedien organisiert?

3.6 Wurden Konzepte für die Nutzung von Fachinformationsdiensten entwickelt?

3.7 Gab es Probleme bei der Einführung der Fachinformation?

IP: Zur Frage, wie wir hier die Informationstechnologie eingeführt haben, kann ich sagen, daß wir 1991 noch keinen einzigen PC in der Apotheke hatten. Damals haben wir angefangen und erst einmal aufgerüstet. Die erste Datenbank, die wir angeschafft haben, war sicherlich die ABDA-Datenbank und die LAUER-Taxe. Dann kam vor zwei Jahren Drugdex hinzu und ziemlich bald dann auch der DIMDI-Anschluß. [Interview Nr. 15]

IP: Also ich benutze die Datenbanken des DIMDI bereits seit zehn Jahren und in erweiterter Form seit etwa fünf Jahren. Ich würde sagen, in optimaler Form benutze ich DIMDI seit zwei Jahren. Es hat doch relativ lange gedauert, bis man mit den vielen Möglichkeiten gelernt hat zu spielen und bis man weiß, welche Datenbanken für ganz bestimmte Fragestellungen vorhanden sind. Bis man die Erfahrung hat, die wirklich hoch spezialisierten Datenbanken ansprechen zu können. [Interview Nr. 16]

IP: Also die Möglichkeit, das DIMDI zu nutzen, hatten wir einmal zu ganz frühen DDR-Zeiten gehabt. Damals bekamen wir kostenlos noch die Abstracts zu bestimmten Schlagworten zugeschickt. Aber irgendwann mußte das bezahlt werden, und dann schlief das ein. Ja, ich erinnere mich, das war so in den 70er Jahren. [Interview Nr. 9]

IP: Das ist dann eine Supersache, so ganz schnell zu spezifischen Themen Informationen aus der Datenbank zu erhalten. Das gab es zu Ostzeiten auch schon an der Charité. Damals haben wir das – soweit ich weiß – nach Stockholm geschickt. Das war jedoch eine fürchterlich aufwendige Angelegenheit, und da mußte man vom Klinikchef und von irgendeinem Oberarzt möglichst mit zwei Unterschriften antanzen, bevor man überhaupt seinen Suchauftrag angenommen bekam. [Interview Nr. 13]

IP: Ja, ich meine, bei der Online-Suche muß man halt schon auch mit EDV sehr gut umgehen können. Und gerade die beiden Kolleginnen, die die Abgabe an die Stationen machen, sind ein bißchen älter und nicht unbedingt mit EDV sehr vertraut und sträuben sich daher eher davor. Da ist ein menügesteuertes System wie Drugdex auf CD-ROM vorteilhaft. Das können die beiden Mitarbeiterinnen eher bedienen als sich online in eine Datenbank einzuwählen, wo jede Minute soviel kostet. Und vielleicht dauert die Online-Suche länger, weil die beiden Mitarbeiterinnen das nicht richtig bedienen können oder es eventuell gar nicht schaffen, sich da einzuwählen. Das waren unsere Überlegungen bei der Auswahl. [Interview Nr. 1]

IP: Hm, erst einmal ist es ja wohl auch eine Kostenfrage. Wenn ich beim DIMDI eine Recherche mache, muß man wahrscheinlich öfters mal so eine Abfragesprache erst erlernen. Das ist ja dann auch eine erste Hürde, daß man überhaupt mit denen kommunizieren kann. Und ich denke dann, auf Dauer gesehen, ist es einfach schöner, man hat das auf CD-ROM. Da ist irgendwie der Zugriff schneller und man kann sich auch einmal bißchen mehr Zeit lassen. Wenn man das System nicht gleich so beherrscht, dann fallen ja nicht so viele Kosten an. Also ich denke, es ist für mich halt ein Argument, es ist irgendwie komfortabler, finde ich. Und die Entscheidung ist einfach so gefallen, daß mein Chef sagte, wir müssen irgend etwas machen bezüglich Arzneimittelinformation. Dafür brauchen wir halt ein vernünftiges Medium. Und da bot sich halt Drugdex an. Man nimmt das halt, weil es einfach auch in den anderen Universitätsklinika schon sehr verbreitet ist. Und da haben wir uns dann, wie gesagt, dieses Jahr irgendwie entschieden. Es ist halt recht teuer, ich glaube es kostet auch 5 oder 6.000 DM im Jahr. Es ist schon relativ – also eine ganze Menge Geld. [Interview Nr. 3]

IP: Ja, ich habe schon Präferenzen für die CD-ROM-MEDLINE-Ausgabe, weil es jedem die Möglichkeit geben würde, kostenunabhängig auf MEDLINE zuzugreifen. Es hätte vielleicht den Nachteil, daß die CD-ROM-Ausgabe nicht ganz so aktuell wäre, aber es würde einem erleichtern, glaube ich, sich ständig eine Übersicht zu beschaffen. Der DIMDI-Zugriff ist immer auch etwas aufwendiger. Die Benutzerführung bei DIMDI scheint mir eher etwas umständlich. Ich meine, die Benutzerführung ist zwar auch menübasiert, aber kann nicht mit der Leichtigkeit einer Macintosh-Führung verglichen werden. Ich habe eine Macintosh-Oberfläche für MEDLINE gesehen, und die hat mir deutlich besser gefallen. [Interview Nr. 7]

IP: Bei DIMDI haben sie alles im Zugriff, da sie ja mehrere Datenbanken gleichzeitig anwählen können und die Abfragen immer wieder erweitern können auf andere Datenbanken. Das, was sie in der einen Datenbank nicht finden, holen sie halt aus der anderen heraus. Wir haben den Zugang zu diesen Datenbanken einfach durchgesetzt, weil wir diese Mittel brauchen, obwohl ich sagen muß, daß die CD-ROM-Datenbank unverhältnismäßig teuer ist. Deshalb überlegen wir stark, ob wir das nicht wieder rückgängig machen. Denn wenn sie für 6.000 DM im Jahr recherchieren wollen, dann müssen sie unheimlich oft an dem Gerät sitzen. [Interview Nr. 15]

IP: Also in bezug auf die Anschaffung von Informationsmedien haben wir lange überlegt, ob wir hier einen Direktanschluß an DIMDI nehmen oder CD-ROM. Die Anästhesisten und Neurologen hier in unserer Universität haben Silverplatter-Versionen von MEDLINE auf CD-ROM und sind damit sehr zufrieden. Unsere Fragestellungen sind jedoch so variabel, daß wir einfach mehrmals gesehen haben, daß die dort gekauften Datenbanken nicht ausreichen, sondern daß wir einfach gezwungen sind, das Datenbankenspektrum in seiner vollen Breite zu nutzen. Das war auf CD-ROM hier in unserer Universität nicht machbar. Deshalb haben wir uns entschlossen, das durch einen Direktanschluß zu DIMDI zu machen, und zwar wegen der Flexibilität und der Breite dessen, was wir recherchieren können. [Interview Nr. 16]

IP: Überlegungen, CD-ROM-Datenbanken anzuschaffen, gab es eigentlich nicht. Die CD-ROM-Datenbanken kosten sehr viel Geld, das ist keine echte Alternative. Sie haben da immer eine Einschränkung, und sie müssen die CD-ROM-Datenbanken immer *updaten*. Ich denke, dies kostet im Endeffekt mehr, als wenn sie direkt online in einer Datenbank recherchieren und dadurch quasi Zugang zu allen Informationen haben. [Interview Nr. 17]

IP: Nein, Wirtschaftlichkeitsüberlegungen haben wir nicht angestellt. Wir befinden uns irgendwie auch noch im experimentellen Stadium. Es ist jetzt aber wirklich so, daß wir denken, wir werden über Drugdex hinaus nichts weiteres als CD-ROM-Datenbank kaufen. Denn wir sehen, daß die Kosten da einfach zu hoch sind. Aber man muß das probieren, man muß da im Gespräch bleiben und schauen, ob das nun wirklich Vorteile hat. Wenn wir neue Datenbanken hinzukaufen, werden wir sehr genau auf den Preis schauen und kontrollieren, inwieweit wir das wirklich in Anspruch nehmen. [Interview Nr. 15]

IP: Oft scheitert die Nutzung von Informationsmedien an irgendwelchen bürokratischen Geschichten. Es ist zum Beispiel wahnsinnig schwierig hier, entsprechende Datenanschlüsse zu bekommen. Sie dürfen zum Beispiel über das Behördennetz kein Modem betreiben. Ich habe dafür extra einen freien Postanschluß. Der wird zwar auch von der Universität bezahlt, den bekommt aber nicht ohne weiteres jeder Mitarbeiter. Wir haben den nur bekommen, weil wir darlegen konnten, daß wir diesen Anschluß für Informationen der Öffentlichkeit benötigen und daß wir für diese Informationsweitergabe selbst relativ rasch auch auf andere Informationen zurückgreifen müssen, wobei dies bei bestimmten Vergiftungen lebensrettend sein kann. Dadurch haben wir diesen Anschluß erhalten, aber das ist keineswegs selbstverständlich. [Interview Nr. 17]

KFK: Haben Sie auch CD-ROM-Datenbanken in ihre engere Auswahl mit einbezogen?

IP: Nein, von der Möglichkeit der CD-ROM-Datenbanken habe ich persönlich erst erfahren, als wir DIMDI bereits hatten. Ich wußte gar nicht, daß es das hier gibt. [Interview Nr. 18]

IP: Ich glaube, die Entscheidungen bei der Auswahl von Informationsmedien hängen davon ab, was jemand schon einmal ausprobiert hat oder was er von woanders her kennt bzw. was der Chef auswählt. Ich glaube nicht, daß dies rationale Entscheidungsprozesse sind. Meistens wird das genommen, was die Leute bereits kennen. [Interview Nr. 19]

KFK: Wie laufen Entscheidungsprozesse bei der Auswahl der Informationsmedien ab?

IP: That's random.

KFK: Aber Sie haben doch berichtet, daß über Auswahlkriterien im Seminar diskutiert wurde.

IP: Ja, doch, aber ich meine, daß dies notwendig ist nach sieben Jahren. Nachdem wir hier schon sieben Jahre existieren und die Nutzung von Informationsmedien ziemlich chaotisch lief, systematisiert sich jetzt erst jeder Informationszugang sowohl was Gendatenbanken als auch was Literaturdatenbanken anbetrifft. Denn der Bedarf und das Bewußtsein für die Bedeutung der Information ist so gestiegen, weil man weiß, daß es ohne die Informationen nicht mehr geht. Man kann die Informationsbeschaffung nicht einfach dem Zufall überlassen, aber so war es sicher in vielen Fällen früher der Fall. Das glaube ich schon. [Interview Nr. 19]

3.8 In welcher Form ist die Nutzung der Fachinformation an Ihrer Einrichtung organisiert?

- Regelung der Zugriffsberechtigung für die Mitarbeiter
- Mitarbeiterschulung
- Zahlung der Recherchekosten (bei Online-Diensten)
- Kooperation und gemeinsame Nutzung von CD-ROMs mit anderen Instituten

IP: Ja, also es ist so, daß eine Einführung in die Datenbank-Nutzung bei Bedarf weitergegeben wird. Da das CD-ROM-Gerät in einem Raum steht, zu dem nur der Oberarzt einen Schlüssel hat, muß man sowieso zum Oberarzt, wenn man recherchieren will. Und dieser erklärt dann einem, wenn man sich dafür interessiert, die Nutzung des Gerätes für die Dauer einer halben oder Stunde, so daß man es zumindest schon einmal im groben benutzen kann. [Interview Nr. 4]

IP: Die Nutzung der Fachinformation beim DIMDI ist bei uns folgendermaßen organisiert. Da ja DIMDI Kosten verursacht, ist es so organisiert, daß die meisten Leute nicht in der Datenbank des DIMDI recherchieren. Ich bin da eigentlich der einzige Assistent, der zur Zeit bei DIMDI Suchanfragen durchführt. Ich besitze also über die Paßwörter den Zugang zu den Datenbanken des DIMDI für unser Institut. Die übrigen Assistenten machen nicht sehr häufig DIMDI-Anfragen. Sie können vielleicht auch nicht so gut mit dem Computer umgehen, und deswegen lassen sie ihre wenigen Anfragen von unserem Informatiker durchführen. Sie geben dann unserem Informatiker die Key-Wörter, und der sucht für sie die Literatur heraus. Dadurch werden natürlich auch die Kosten kontrolliert. [Interview Nr. 7]

IP: Also die CD-ROM-MEDLINE-Suche mache ich selbst, weil ich das für sinnvoll erachte. Ich habe gelernt, damit umzugehen. Ich fand das sehr schön und man kann immer wieder die Stichworte variieren und dann die entsprechende Literatur heraussuchen. Und wenn ich dann die Literaturzitate habe, dann verfolge ich das weiter und suche mir die Zeitschriften dazu. Das ist die eine Möglichkeit. Ich habe aber auch schon Literaturrecherchen bei der Bibliothek in Auftrag gegeben, wo ich dann gebeten habe, daß mir zu einer ganz bestimmten Thematik Literatur herausgesucht wird, weil ich weiß, daß das MEDLINE-System nicht alle Literatur enthält. Es gibt durchaus größere Systeme und mehr Systeme als MEDLINE, die mehr Literatur enthalten und auf die ich selbst keinen Zugriff habe, weil ich diesbezüglich unkundig bin. In diesen Fällen bitte ich dann bestimmte Leute in der Bibliothek, mir behilflich zu sein. [Interview Nr. 10]

IP: In der Bibliothek gibt es andere Datenbanken, mit denen ich nicht umgehen kann. Das sind spezielle Datenbanken, wobei es auch teuer ist, diese Datenbanken zu nutzen. Da muß bei der Nutzung jeder Handgriff sitzen. [Interview Nr. 10]

IP: Das Problem stellt sich folgendermaßen dar: Bei einer CD-ROM-Datenbank ist die Oberfläche so geführt, daß da jeder dran kann, und wer ein bißchen englisch kann, kann sofort damit umgehen. Dagegen ist die Hemmschwelle, ans Netz zu gehen und dabei gleich Online-Kosten zu erzeugen, natürlich größer. Deshalb ist es auch so bei uns geregelt, daß jemand speziell nur DIMDI-Recherchen macht und alle anderen nutzen diese CD-ROM's. [Interview Nr. 15]

IP: Was die Organisation der Online-Nutzung in unserem Institut anbetrifft, so bin ich generell derjenige, der dies durchführt. Ich habe aber vor einem Jahr beschlossen, daß die Arbeit zu viel geworden ist, und ich kann diese ganzen Recherchen nicht mehr alleine machen. Deshalb haben wir die Lernsoftware für GRIPS besorgt. Wir haben sie an unsere Assistenten verteilt, modellhaft Recherchen durchgeführt, und ich denke, im Augenblick ist jeder unserer Assistenten in der Lage, DIMDI-Suchaufträge zu machen. Unsere Assistenten machen diese auch. Nur, wenn Suchanfragen etwas komplizierter werden oder wenn es andere Datenbanken sind, außer MEDLINE und EMBASE und den bekannten Datenbanken, dann wendet man sich doch meistens an mich. [Interview Nr. 16]

IP: Bei den anderen Instituten haben ein oder zwei Oberärzte direkten Zugriff auf die CD-ROM-Platten von Silverplatter. Die CD-ROM-Silverplatter-Platten sind dann verschlossen, und es gibt immer einen fürchterlichen Aufstand, wenn ein ganz simpler Assistent einmal eine Frage hat. So kommt es, daß die Leute aus der Neurologie, mit denen wir zusammenarbeiten, auch zu uns kommen und Fragen für Literaturrecherchen haben. Die sagen dann, ich komme nicht ran, könnt ihr helfen. Und natürlich können wir helfen, auch bei den Anästhesiologen. Das ist allerdings kein singulärer Fall bei den Neurologen, was den begrenzten Zugang zu CD-ROM-Platten anbetrifft. [Interview Nr. 16]

IP: Was die Bezahlung der Literaturrecherchen anbetrifft, die wir online durchführen, muß ich sagen, daß ich persönlich gar nichts zahle, aber auch das Institut nichts. Die Finanzierung wird über die Universität abgewickelt. Die Universität hat wahrscheinlich bei der Bibliothek eine Stelle, wo das verrechnet wird, aber ich weiß es nicht genau. Und solange man nicht exorbitant in Datenbanken herumwildert mit entsprechenden Kosten, geht das so in Ordnung. [Interview Nr. 17]

IP: Was die Organisation der Online-Nutzung in unserem Institut betrifft, kann ich sagen, daß das Interesse der Mitarbeiter schon da war. Aber für diese Aufgabe kommt nur jemand in Frage, der hier fest angestellt ist, und da gibt es neben den beiden Professorenstellen keine einzige Dauerstelle... Insofern ergibt sich daraus automatisch die Organisationsform, denn den wissenschaftlichen Mitarbeitern, die nur für begrenzte Zeit hier sind, will man eine solche Zugangsberechtigung gar nicht geben. [Interview Nr. 17]

IP: Wir haben halt irgendwann die Berechtigung bekommen, selbst diese Literaturrecherchen von hier aus durchzuführen. Dann hat man uns noch einmal kurz eingewiesen in die Befehlsstrukturen, und seitdem machen wir das hier selbst. [Interview Nr. 18]

IP: Welche Finanzmittel wir für die Online-Datenbanksuche innerhalb eines Jahres zur Verfügung haben, weiß ich nicht. Das macht der Verwalter. Also bisher hat uns der Verwalter nicht angemahnt, daß wir vorsichtiger bzw. sparsamer mit Online-Literaturrecherchen umgehen müssen. [Interview Nr. 18]

IP: Was die Nutzung von Informationsmöglichkeiten am Institut betrifft, kann ich folgendes sagen. Das Institut besteht seit 7 oder 8 Jahren, und von Anfang an hatten wir eine Bibliothekarin, die solche Suchanfragen beim DIMDI gemacht hat. Ich glaube, daß auf diese Weise DIMDI schon seit sieben Jahren genutzt wurde. Die einzelnen Mitarbeiter benutzen es wahrscheinlich schon genauso lange, wobei ich den Verdacht habe, daß es immer Zeiten gab, in denen das viele genutzt haben und Zeiten, wo keiner das genutzt hat. Die Nutzung geht immer von einzelnen Mitarbeitern aus, die das können. Als ich neu zur Gruppe kam, gab es niemanden, der das Online-Recherchieren beherrschte. Ich habe es dann gelernt, und jetzt haben es wieder andere von mir gelernt. Aber im Prinzip gab es ein paar Jahre, während denen Online-Recherchen nicht im Institut genutzt wurden. [Interview Nr. 19]

IP: Was die Kosten für die Literaturrecherchen betrifft, wissen wir als Mitarbeiter gar nicht, wer das bezahlt. Also dieses Institut bezahlt die Recherchekosten, glaube ich, nämlich gar nicht. Wenn überhaupt, dann wird das zentral über die Universität bezahlt. [Interview Nr. 19]

IP: Also das wäre bestimmt eine gute Sache, daß man gerade den Fachbereich Pharmazie anspricht. Damit sie, wenn sie irgendwelche Fragestellungen haben, unser CD-ROM-System mit Drugdex benutzen können, denn ich glaube nicht, daß sie Drugdex haben. Aber da gibt es keine Kooperationen im Moment. Man müßte vielleicht auch einfach mal bekannt machen, daß wir Drugdex auf CD-ROM haben und daß man das anbietet. Das wäre doch eine Sache, ja. Ich meine doch, mein Chef hätte das schon einmal in unserer Hauszeitschrift bekanntgegeben. [Interview Nr. 3]

3.9 Decken die benutzten Fachinformationsdienste Ihre Informationsbedürfnisse ab? (Konkretisierung durch Beispiele)

3.10 Können Sie die Reichweite bzw. Vollständigkeit Ihrer Informationssuche in bezug auf ihre Literatursuche in einer Datenbank, in bezug auf den Umfang der Datenbank bzw. in bezug auf das Datenbankangebot des jeweiligen Hosts beurteilen?

KFK: *Werden die Informationsbedürfnisse, die Sie haben, im allgemeinen mit der Datenbank MEDLINE abgedeckt, oder gibt es darüber hinaus noch Informationsbedarf, wobei die Datenbank MEDLINE nicht ausreicht?*

IP: Ja, also das ist natürlich insofern schwer zu sagen, weil ich ja nicht weiß, was es sonst noch für Datenbanken gibt. Also ich kenne halt nur die eine, und ich weiß, was sie mir ungefähr bieten kann. Manchmal finde ich schon die Information, die ich haben will, und manchmal denke ich auch, daß es nicht so ergiebig war. Aber unergiebiges Suchen führe ich eigentlich immer nicht direkt auf die Datenbank oder auf die Struktur der Datenbank zurück, sondern ich gehe davon aus, daß ich es vielleicht nicht so richtig geschrieben oder formuliert habe bzw. nicht mit den richtigen Suchbegriffen gesucht habe. Aber in der Regel findet man schon irgend etwas und dadurch, daß man ein paar Artikel findet, kann man über diese Artikel wiederum andere finden. Also ich war da bisher eigentlich immer ganz zufrieden. [Interview Nr. 4]

IP: Ja, es gibt schon Bereiche mit Informationsdefiziten. Das sind die Bereiche, wo man zwischen den Stühlen sitzt, weil noch andere Fachrichtungen wichtig sind oder verschiedene Fächer zusammentreffen. Solche Bereiche sind von der Information her stiefmütterlich behandelt, das ist ganz klar. Das bringt die Situation so mit sich. Das wird wahrscheinlich immer so bleiben... Ja, zum Beispiel der Bereich Korrosion. Das ist ein Bereich, der sich von der Technik bis in die Zahnmedizin erstreckt. Und für diesen Bereich müßte man im Prinzip alle oder doch wenigstens von beiden Bereichen die vorhandenen Informationen benutzen. Fachfremde Informationen sind nicht so gut nutzbar oder jedenfalls schwerer nutzbar. Man kommt gar nicht so gut heran. Keiner weiß dann, wie die Datenbanken heißen, wo man sich da informieren kann, und das spielt schon eine Rolle für die Informationsversorgung. [Interview Nr. 6]

IP: Ich gebe dann einen Suchauftrag an die Bibliothek, wenn ich zum Beispiel ein sehr spezialisiertes Gebiet habe, das nicht nur die Medizin betrifft, sondern ein Grenzgebiet zwischen Medizin, Psychologie und Naturwissenschaften darstellt, denn die psychologische Literatur ist wieder in einem anderen System besser vertreten. [Interview Nr. 10]

KFK: *Decken die von Ihnen genutzten Datenbanken MEDLINE und Current Contents Ihren Informationsbedarf ab, oder gibt es noch Defizite?*

IP: Also das Problem besteht darin, daß ich bei der Masse des Angebotenen nicht weiß, ob ich noch die Prozent lesen kann, die auf meinem Gebiet von Wichtigkeit sind. Man muß sowieso sehr selektieren, und da wir auch reichlich Zeitschriften in der Bibliothek haben, denke ich, daß sicherlich damit das Gros abgedeckt wird. Aber ich kann diese Meinung nicht objektivieren, weil ich eben die anderen Systeme nicht intensiv kenne. [Interview Nr. 11]

IP: Ich nutze zusätzliche Informationsquellen zu MEDLINE, wenn ich mir sicher bin, daß MEDLINE nicht ausreicht für meine Zwecke. Ich bringe mal ein Beispiel: Creutzfeldt-Jakob-Erkrankung kann übertragen werden durch harte Hirnhaut, Duramater aus menschlichen Leichen.... Nun sind aber schon mehrere, ich denke so an die 25 bis 30 Fälle publiziert, daß durch die Übertragung eben dieser harten Hirnhauttransplantate Creutzfeldt-Jakob-Erkrankungen ausgelöst worden sind. Und nun stellt sich ja für uns – als Hersteller der Duramater – die Frage, was man zur Verhinderung der Krankheitsübertragung tun kann. Diesbezüglich hat die *American Association of Neurological Disorders* – oder so ähnlich – bereits 1988 eine Methode veröffentlicht und dabei empfohlen, mit einer Natronlauge über die Zeitdauer von zwei Stunden zu arbeiten. Wenn Sie jetzt einer Arzneimittelaufsichtsbehörde eine Methode antragen wollen, um sie in Zukunft in ihren Herstellungsprozeß einbauen zu können, dann müssen sie die neue Methode belegen, und dazu reichen keine Abstracts. Das, was MEDLINE geboten hat, war ein Artikel von 1992 oder 1991 von einem britischen Autor, der diese Methode validiert hat. Außerdem noch ein paar ergänzende Untersuchungen. Jedoch war weder die Originalmethode noch Varianten dieser Originalmethode in irgendeiner Form über MEDLINE zu erreichen. In dem Augenblick bin ich dann, parallel dazu, in die Informationsvermittlung der Bibliothek gegangen und habe das Problem vorgetragen. Die haben dann über ihre Datenbanken Originalarbeiten und sogar Arbeiten des Robert-Koch-Instituts hier in Deutschland ermittelt und mir die entsprechenden Originalarbeiten dazu besorgt. Das ist eine Geschichte, die so exzellent gelaufen ist, daß man die Wichtigkeit dieser zusätzlichen Informationsmöglichkeit herauskristallisieren müßte. Das war wirklich ganz essentiell wichtig, denn damit konnten wir die Methode einführen. Vorher wäre es nicht möglich gewesen. [Interview Nr. 12]

IP: Zum Vergleich der DIMDI-Datenbanken zu CD-ROM möchte ich sagen, daß so eine CD-ROM eine schöne Sache ist, aber leider ist die Datenbank Drugdex ganz speziell auf verschiedene Arzneistoffe und Monographien ausgerichtet, d.h., es ist längst nicht alles enthalten, was man braucht. Heute zum Beispiel hatten wir eine Nachfrage zu ACE-Hemmern und Polyneuropathie. Diesbezüglich steht in Drugdex nichts drin und bei DIMDI können wir in den Datenbanken EMBASE, MEDLINE, SEDBASE usw. recherchieren. Das sind im übrigen die Datenbanken, die wir nutzen, um solche Fragestellungen zu beantworten; d.h., mein Kollege, der das macht, ist von der CD-ROM-Recherche immer mehr auf die DIMDI-Online-Recherche übergegangen, weil das umfassender und auch zeitnäher ist. [Interview Nr. 15]

IP: Die Informationsbeschaffung können wir nicht nur auf MEDLINE beschränken. Wir brauchen auch den Zugriff auf andere Datenbanken. Sie brauchen nur einmal zu versuchen, irgendwo an Symposienbände heranzukommen, dann werden sie bemerken, daß MEDLINE hier nichts bietet. MEDLINE hat nur Originalveröffentlichungen, aber eben keine Symposienbände. Auch Bücher sind in MEDLINE nicht enthalten. Wenn man das benötigt, muß man schon an andere Datenbanken herangehen. Auch wenn Sie, zum Beispiel inhaltlich betrachtet, mehr im Bereich der Pharmakologie recherchieren, sind Sie mit MEDLINE nicht gut abgedeckt. Wir benötigen öfter Informationen für unsere Studien über Analgetika oder zentralnervös-aktive Substanzen. Für die Ethik-Kommission müssen wir uns mit den Nebenwirkungen von verschiedenen Substanzen ganz intensiv beschäftigen. Bei all dem hat sich MEDLINE als nicht so geeignet herausgestellt. [Interview Nr. 16]

IP: Also wenn hier jemand wäre, der mit CD-ROM-Silverplatter-Datenbanken umgehen könnte und auch auf zwei Datenbanken zugreifen könnte und nicht wüßte, was es sonst noch an Informationsmöglichkeiten gibt, der wäre natürlich damit auch zufrieden. Was ich dann immer wieder erlebe von den Leuten, die aus der Anästhesiologie und der Neurologie kommen, die solche Datenbanken auf CD-ROM-Basis haben, ist, daß sie überrascht sind über die Leichtigkeit und den Umfang des Angebotes, das wir hier online beim DIMDI nutzen können. Es kommt also vor, daß wir im Gespräch eine Fragestellung haben, ich drehe mich wirklich nur auf meinem Stuhl nach rechts, und wir schauen uns innerhalb von drei Minuten an, was es zu diesem Thema gibt. Mit einem Ausdruck dauert es natürlich etwas länger. Das ist eine Erfahrung, die die Leute mit Silverplatter nicht gemacht haben. [Interview Nr. 16]

IP: Ja, manchmal gibt es dieses schlechte Gewissen bei mir schon einmal, wenn es darum geht, welche Informationsmöglichkeiten noch vorhanden wären. Ich denke dann mal, es müßte noch mehr geben. Es ist ein ganz allgemeines Manko, daß man nicht weiß, wo man die Informationen abrufen kann und welche Informationen überhaupt zur Verfügung stehen. Auch DIMDI besitzt mit seinen Datenbanken nur eine Auswahl, und zwar eine sehr selektive Auswahl. In Hannover beispielsweise wird eine ganz andere Datenbankklasse angeboten. Ich glaube, in Hannover gibt es ein Sondersammelgebiet der Ingenieurwissenschaften. [Interview Nr. 16]

IP: Also in aller Regel finden wir das, was wir suchen, schon in den Datenbanken des DIMDI. Bisher ist es immer ausreichend gewesen. Also wir hatten bisher noch nicht den Fall, daß hinterher irgendein Gutachter uns darauf aufmerksam gemacht hätte, daß wir gewisse Publikationen nicht erfaßt hätten. [Interview Nr. 18]

3.11 Welche Erfahrungen haben Sie bei der Nutzung der Fachinformation gemacht? (Konkretisierung durch Beispiele)

3.12 Welche Folgen hat die Nutzung der Fachinformation für
- Ihre Arbeit
- Ihre Institution?

(Konkretisierung durch Beispiele)

3.13 Welche Folgen hat die Fachinformationsnutzung für die Wirtschaftlichkeit und Qualität der Arbeit?

3.14 Wie beurteilen Sie die Kosten-Nutzen-Relation beim Einsatz der Fachinformation (personelle und finanzielle Aufwendungen in Relation zum Nutzen)?

IP: Ich würde sagen, daß wir infolge der Nutzung von Fachinformation Geld sparen, würde ich als sekundär ansehen. Ich würde es als primär betrachten und als Zielrichtung beschreiben, daß wir als Universitätsapotheke bessere Informationen anbieten und verteilen können. [Interview Nr. 2]

IP: Also ich denke, der Endeffekt bei der Nutzung von Literatur- und Informationssystemen wird sicherlich sein, daß es primär wahrscheinlich teurer wird, denn man sucht ja immer nur dann, wenn man mit den Methoden, die man zur Verfügung hat, keine Diagnose stellen kann. Wenn man dann aufgrund der Literatursuche in die Lage versetzt wird, eine Diagnose zu stellen, wird das natürlich erst einmal teurer, denn man muß das Präparat entweder wegschicken oder selbst neue Methoden aufbauen. Aber langfristig wird es natürlich billiger, solche Literatur- und Informationssysteme zu nutzen, weil der arme Patient dann nicht von einem Arzt zum anderen rennen muß und jeder nur die Schultern zuckt und sagt, weiß ich nicht, kann ich nicht. Ganz nebenbei hat man dann natürlich auch den Effekt, daß man dem Patienten vielleicht helfen kann, wenn man wirklich weiß, wie das Problem zu lösen ist. [Interview Nr. 11]

IP: Ja, die neuen Möglichkeiten der Informationsgewinnung haben meine Arbeit schon verändert, weil man auf der einen Seite weniger Zeit braucht, um Literatur zu suchen. Auf der anderen Seite benötigt man deutlich mehr Zeit, um die gefundene Literatur zu lesen. Aufgrund der neuen Informationen, die zugänglich sind, betreibt man wahrscheinlich auch mehr Diagnostik auf der einen Seite und Therapie auf der anderen Seite. Aber ich denke, es stellt ein prinzipielles Problem in der Entwicklung dar, daß man sich in der Therapie mehr zutraut als vor zehn Jahren noch. Auch damals vor zehn Jahren haben wir uns bemüht, den aktuellen Literaturstand zu halten, insbesondere weil wir damals Kongresse nicht nutzen konnten. [Interview Nr. 11]

IP: Die Fachinformationsdienste tragen auf alle Fälle zur Arzneimittelsicherheit bei. Das ist ganz klar. Es gehört zu unserem ureigenen gesetzlichen Auftrag. Es steht richtig im Gesetz drin, daß die Krankenhausapotheke, überhaupt jede Apotheke, verpflichtet ist zur Beratung und zur fachlichen Informationsweitergabe über das Arzneimittel an Arzt und Pflegepersonal. Information schafft Sicherheit, das kann man ganz allgemein so sagen. Alle Anfragen, die an uns gerichtet werden, werden ja mit einem bestimmten Hintergrund an uns weitergegeben. [Interview Nr. 15]

IP: Also, unsere Arbeitsweise ist insgesamt so ausgerichtet, daß wir für eine wirtschaftliche Therapie arbeiten. Wir habe eine ganze Reihe von Fragestellungen, die wir bearbeiten und die genau in diese Richtung gehen. Das Abfragen von Kosten-Nutzen-Analysen zum Beispiel gehört dazu. Ich kann Ihnen nicht sagen, ob wir das schon einmal über DIMDI abgefragt haben, aber es ist sicherlich möglich, über Datenbanken Wissen zu speziellen Therapiealternativen herauszufinden. Ich kann mir vorstellen, daß wir dieses Wissen nutzen, um effektivere Therapien zu machen. Wir sind gerade dabei, mehrere Richtlinien für Therapien zu erarbeiten, und für diesen Zweck werden wir auch Literatur recherchieren. [Interview Nr. 15]

IP: Die Nutzung der Datenbanken hat einen unheimlich pädagogischen Effekt. Die Leute sehen, was bereits gemacht worden ist. Sie sehen, auf welchem Stand die Forschung ist und in welche Richtung sich die Forschung bewegt. Dies wirkt ungemein pädagogisch motivierend und auch selektierend. Diese Recherchen bestimmen zum großen Teil die aktuelle Forschungsrichtung. Nicht das

Themengebiet in seiner Breite, das liegt fest, das ist ja auch vorgegeben, aber die Thematik im Detail. Dies wird durch solche Literaturrecherchen bestimmt. [Interview Nr. 16]

IP: Die wissenschaftliche Arbeit wird durch Literaturrecherchen bestimmt. Mir ist zum Beispiel ein Projekt in Erinnerung, das wir aufgrund von Literturrecherchen angefangen haben. Wir hatten uns einmal dafür interessiert, wie die Blut-Hirn-Schranke für Analgetika aussieht und was eigentlich in die zentralen Kompartimente diffundiert. Dazu haben wir eine Literaturrecherche gemacht, wobei wir davon ausgingen, daß es Daten im Humanversuch geben muß. Als wir jedoch keine fanden, wurde daraus ein eigenes Forschungsprojekt, das jetzt schon über 2 Jahre läuft und das wirklich, muß man sagen, weltweit einmalig ist. [Interview Nr. 16]

KFK: Für welche Zwecke nutzen Sie die Datenbank MEDLINE?

IP: Ich benutze MEDLINE, um – wenn ich Studien konzipiere oder wissenschaftliche Fragen bearbeite – Literatur zu bekommen. Und ich benutze es auch, um bei seltenen Krankheiten zum Beispiel Informationen zu kriegen oder auch, um bei häufigen Krankheiten mal die neuen Entwicklungen rasch abzufragen.

KFK: Können Sie hierzu ein Beispiel nennen?

IP: Ja, wir hatten hier einen Patienten mit einem Mosaik, mit Verdacht auf ein Mosaik-Chromosom 16. Und das ist keine sehr häufige Erkrankung. Da habe ich dann über MEDLINE die wenigen Literaturstellen, die es gab, rausgezogen.

KFK: Die Literaturstellen und die Informationen haben die irgend etwas geändert in der Diagnostik, in der Therapie, in der Art und Weise, wie Sie mit diesem Krankheitsbild umgegangen sind?

IP: Ja.

KFK: In welcher Form?

IP: Das war ein Patient mit einem hypoplastischen Linksherz, bei dem man jetzt wegen dieser Erkrankung prinzipiell eine Herztransplantation durchführen kann, aber nicht tun würde, wenn eine andere Grunderkrankung vorliegt, die halt die Prognose entscheidend beeinflußt. Das war dann auch der Grund, weshalb wir dann nachgesehen hatten, was es denn für Informationen gibt, wie sich solche Patienten entwickeln.

KFK: Und zu welcher Entscheidung hat das dann geführt?

IP: Das Ergebnis war so, daß die Chromosomenstörung die Prognose nicht wesentlich beeinflussen wird, so daß das Kind dann auch zur Transplantation angemeldet wurde.

KFK: Ah, ja. Das heißt, in einem anderen Fall mit einer anderen Prognose hätten Sie das Kind nicht für die Transplantation angemeldet?

IP: Ja. [Interview Nr. 5]

3.15 Haben Sie Erfahrungen mit verschiedenen Informationsmedien (Online, CD-ROM)? Schildern Sie bitte Ihre Erfahrungen und vergleichen Sie die Informationsmedien miteinander.

3.16 Haben Sie im Laufe der Zeit die Fachinformationsdienste bzw. Medien gewechselt?
- inhaltlich (Wechsel der Datenbank, etc.)
- formal (Wechsel des Hosts, des Mediums (Host oder CD-ROM, etc.))

3.17 Geben Sie bitte die Gründe für den Wechsel an.

IP: D.h., mein Kollege, der das macht, ist von der CD-ROM-Recherche immer mehr auf die DIMDI-Online-Recherche übergegangen, weil das umfassender und auch zeitnäher ist. [Interview Nr. 15]

IP: Es ist halt insgesamt so, daß die Oberfläche von DIMDI hier an unserem Institut sehr unbeliebt ist. Zum Teil liegt das daran, daß die Telekommunikation über unseren Focus-Rechner der Universität läuft, und das ist eine sehr alte, und von daher langsame VAX. Hinzukommt, daß sich viele Leute sperren, GRIPS zu lernen, denn die finden diese Retrieval-Sprache irgendwie kompliziert. Die menügesteuerte Suche beim DIMDI ist dann viel zu langsam. Also die menügesteuerte Suche beim DIMDI, die benutzt echt keiner, so daß die Leute entweder mit GRIPS arbeiten, dann geht es schnell, oder gar nicht. Ich zum Beispiel kann das Recherchieren mit GRIPS sehr gut und bin damit sehr zufrieden. Aber insgesamt ist GRIPS nicht so beliebt bei der Mehrheit der Leute im Institut. Was die GRIPS-Retrieval-Sprache beim DIMDI anbetrifft, ist das nicht die Sprache der Zukunft. Also mir gefällt GRIPS sehr gut, und ich glaube, daß informatisch begeisterte Leute damit auch gut leben können, aber der Normalverbraucher möchte irgend etwas, das einfacher ist. [Interview Nr. 19]

IP: Heute haben wir in unserem Seminar angesprochen, MEDLINE als CD-ROM zu verwenden. Das wurde eigentlich sehr positiv beurteilt, und es könnte sein, daß wir das vielleicht installieren. Denn mit Online-Suchen kommen die meisten Mitarbeiter dann doch nicht so zurecht. [Interview Nr. 19]

KFK: Wie beurteilen die Studenten, die Sie unterrichten, das Datenangebot von DIMDI?

IP: Sehr positiv, also ich glaube, das wird schon sehr angenehm und als eine tolle Sache empfunden. Also, daß wir dieses Angebot nutzen können, das ist schon großartig. Ich selber bin auch sehr glücklich darüber. Wie gesagt, es gibt Fans, die oft Recherchen machen, aber manche Menschen haben nicht so einen guten Zugang dazu. [Interview Nr. 19]

IP: Wie gesagt, GRIPS stößt nicht so auf Gegenliebe, weil es als zu kompliziert betrachtet wird. Man kann sich nicht so auf Anhieb merken, wie die Befehle oder die Variablen lauten. Das gilt auch für das Merkblatt, das DIMDI zur Beschreibung der Syntax herausgegeben hat. Die Nutzung dieser Retrieval-Sprache scheitert halt daran, daß dieses Denken in solchen Kommunikationssprachen schon wieder ausstirbt. Ich meine, das war früher mal so und DOS war ja letztendlich auch eine solche Sprache, bei der man Befehle und Variablen einzugeben hatte. Aber heute gibt es das schon nicht mehr. Daher ist es den Leuten fremd, so etwas zu lernen. [Interview Nr. 19]

3.18 Wie häufig nutzen Sie Fachinformationsdienste?
3.19 Wie beurteilen Sie ihre eigenen Fähigkeiten bei der Nutzung von Fachinformationsdiensten? (Retrieval, Datenbankauswahl etc.?)
3.20 Für die Nutzer von Online-Diensten bei einem Host: Welche Vorschläge haben Sie zur Verbesserung der Online-Dienste und deren Nutzung?

IP: Also im Jahr, sagen wir mal, mache ich vier Literaturrecherchen für die Forschung und zwei, drei für die Routine. Ich muß hinzusagen, daß mein Forschungsanteil hier relativ gering ist, das war früher ausgeprägter der Fall. Jetzt stellt die Routine mein Hauptstandbein hier dar, und insofern wird sich das immer mehr verlagern. [Interview Nr. 9]

IP: Aber die Literatursuche in Datenbanken ist vom Prinzip her einfach, wenn sie das einmal gezeigt bekommen haben. Mir hat es ein Kollege gezeigt. Die Literatursuche in Datenbanken ist wirklich einfach, das kann jeder lernen. Das können die Studenten jetzt schon erlernen, und ich würde sagen, jeder der wissenschaftlich arbeitet, der kann sich das aneignen, das stellt keine Schwierigkeit dar. Und wenn man mal wirklich etwas vergißt oder nicht mehr weiß, kann man nachfragen. Ich habe außerdem einen Kursus besucht. Der hat mich natürlich auch ein Stückchen weiter gebracht, so daß ich mir auch bestimmte Literaturzitate herausholen kann, was ich in der Form vorher nicht konnte. Den Kursus habe ich aus dem Grunde besucht, damit ich sagen kann, ich kann das System optimal nutzen. [Interview Nr. 10]

IP: Also ich benutze die Datenbanken des DIMDI bereits seit zehn Jahren und in erweiterter Form seit etwa fünf Jahren. Ich würde sagen, in optimaler Form benutze ich DIMDI seit zwei Jahren. Es hat doch relativ lange gedauert, bis man mit den vielen Möglichkeiten gelernt hat zu spielen und bis man weiß, welche Datenbanken für ganz bestimmte Fragestellungen vorhanden sind, bis man die Erfahrung hat, die wirklich hoch spezialisierten Datenbanken ansprechen zu können. [Interview Nr. 16]

IP: Die Häufigkeit für Online-Recherchen hängt davon ab, ob wir gerade Anträge schreiben. Wenn wir Anträge schreiben, sitzen wir schon mal ein paar Stunden dran pro Woche, um Literaturrecherchen zu machen. [Interview Nr. 18]

IP: Ich recherchiere ungefähr dreimal die Woche beim DIMDI. [Interview Nr. 19]

IP: Ich denke auch nicht, daß ich alle Feinheiten davon beherrsche. Ich weiß halt, wie ich Sachen suchen und wie ich diese ausdrucken kann, aber daß ich da jetzt der Virtuose bin, würde ich auch nicht behaupten. [Interview Nr. 4]

IP: Bei der Online-Recherche wäre es vorteilhaft, wenn die Oberfläche noch ein bißchen genialer wäre, wobei ich hinzusagen muß, daß ich kein User bin. Aber bei der Online-Recherche müssen Sie immer noch Befehle eingeben, und Sie müssen die Syntax einhalten usw.. Sie können nicht menügesteuert arbeiten. Es soll sich aber beim DIMDI gebessert haben oder wie war das? [Interview Nr. 15]

4. Nicht-Nutzung von Fachinformation

4.1 Aus welchen Gründen nutzen Sie keine Fachinformationsdienste?

4.2 Wie beurteilen Sie den Beitrag, den Fachinformationsdienste für die beruflich bedingten Informationsbedürfnisse leisten könnten?

4.3 Welche Folgen haben Ihrer Meinung nach fehlende Zugriffsmöglichkeiten auf Fachinformationsdienste?

4.4 Welche Voraussetzungen müßten geschaffen werden, damit Sie Fachinformationsdienste nutzen würden?

4.5 Planen Sie, künftig Fachinformation einzusetzen?

4.6 In welchem Umfang würden bzw. könnten Sie finanzielle Mittel für die Nutzung der Fachinformation einsetzen?

4.7 Wieviel Zeit könnten Sie bzw. Ihr Personal für die Nutzung der Fachinformation aufbringen?

IP: Für uns hat sich nach der Wende an den technischen Möglichkeiten und an dem Zugang nichts geändert. Ich habe keine andere Methode wie früher, ich habe auch keine andere Technik wie früher, ich habe nur ein größeres Zeitschriftenangebot... Wir haben uns im Prinzip nach der Wende für einen Zugang zu DIMDI interessiert. Wir hatten auch erwartet, daß es an anderen Gesundheitsämtern Vorläufe, d.h. Erfahrungen damit, gibt. Im Prinzip haben wir damit negative Erfahrungen gemacht, und dann haben wir von DIMDI erfahren, daß das wiederum mit Extra-Gebühren verbunden ist, wie das leider immer zutrifft, wenn ein Stückchen technischer Fortschritt angeboten wird. Ich kann die Notwendigkeiten für DIMDI schlecht nachweisen. Ich hätte also im Prinzip nicht die Möglichkeit, eine Begründung zu liefern oder mit Zahlen zu beweisen, daß wir den Anschluß brauchen... Wie ich bereits eingangs sagte, müßte man die Kosten für DIMDI vor dem Rechnungshof begründen. Ich habe dies nicht versucht, aber dies ist der Grund für all unsere Zurückhaltung. Man merkt das Problem ja schon bei dem Kopierer und all diesen Dingen. Es sind so viele Kämpfe, was sonst alles selbstverständlich sein sollte. [Interview Nr. 8]

IP: Wir im Gesundheitsamt, wir haben keinen Fachmann für das Gebiet der Informationstechnologie. Wir müßten uns alles alleine erarbeiten, und die jüngsten sind wir natürlich auch nicht mehr. Das ist schon ein bißchen schwierig. [Interview Nr. 8]

IP: Die Möglichkeit, für spezielle Probleme bei Patienten in Datenbanken zu recherchieren, nutze ich eigentlich nicht, denn Sie müssen damit rechnen, daß 95 Prozent der Leute, die hierher kommen, Routinediagnosen sind. Der Wissenszuwachs schlägt sich nicht so in der Praxis bei uns niedergelassenen Ärzten nieder. In manchen Bereichen ist die Diagnostik auf keinem wesentlicheren Stand als vor einiger Zeit. Oft geht der Wissenszuwachs auch in eine Richtung. So wird bei Entzündungen ein Antibiotikum verordnet, und das wissenschaftliche Interesse fragt nur danach, welches Antibiotikum ist das beste, wo gibt es resistente Keime, welches neue Antibiotikum der nächsten oder übernächsten Generation wird entwickelt etc. Und die ganzen Informationen wurden als Wissenszuwachs von – was weiß ich – von soviel Prozent bezeichnet. Aber was wichtiger wäre, sind die Randgebiete, die alternativen Therapierichtungen... Datenbanken könnten jedoch Bedeutung haben, wenn man sich zu einer speziellen Fragestellung kurzfristig einmal einen Überblick verschaffen muß. Oder vielleicht auch, wenn man gewisse Patientengruppen einmal wissenschaftlich auswerten will. Das ist dann eine Supersache, so ganz schnell zu spezifischen Themen Informationen aus der Datenbank zu erhalten. [Interview Nr. 13]

KFK: Können Sie nicht mit entsprechenden Hosts einen Vertrag abschließen in Analogie zu einem Vertrag mit DIMDI?

IP: Mit unseren Forschungsgeldern ja, da könnten wir einen solchen Vertrag abschließen, aber das wollen wir ja nicht. Das wäre bei uns auch schwer zu machen. Bei uns sind die meisten Verträge dieser Art auf universitärem Level abgeschlossen, und wir können uns als kleines Institut dort einklinken und profitieren von den Verträgen. Selber Verträge mit Hosts haben wir nicht gemacht, werden wir auch nie machen. Das ist auch schwer durchzusetzen hier. [Interview Nr. 16]

IP: Informationsdefizite bedeuten, würde ich einmal sagen, daß die Arbeitsqualität sicherlich nicht optimal ist. Je weniger Informationen Sie miteinander vergleichen können, desto unsicherer ist es und schwieriger zu beurteilen, ob man sich auf der richtigen Linie bewegt. Auf der anderen Seite verursachen Informationsdefizite einen hohen Zeitaufwand. Wir haben das im Prinzip abgedeckt, indem wir nicht auf das Arbeitsende schauen. Aber über lange Zeit geht das nicht in Ordnung, denke ich, wenn man doch andere Möglichkeiten hätte. Wir verkaufen uns als Mensch, als Billigarbeitsmittel, weil wir keinen Zugang zur Informationstechnologie haben. Und es ist im Prinzip nicht richtig, daß man sich das so mühsam erarbeitet. Und jetzt in den Jahren nach der großen Enttäuschung, nach der Wende, ist es eigentlich so, daß es fast nicht das Vertrauen gibt, daß die Informationstechnologie in den nächsten Jahren für uns kommt. [Interview Nr. 8]

IP: In bezug auf die Nutzung der Informationsmöglichkeiten des DIMDI spielt für uns eine Rolle, daß wir keinen richtigen Betreuer haben, der uns mit der Software usw. vertraut macht. Da schaffen wir es nicht, die Hemmschwelle zu überwinden, weil eigentlich der normale Tagesablauf so voll ist, daß man darüber hinaus keine Zeit findet, erst noch andere Dinge zu lernen und sich zu erarbeiten. Man ist so richtig genervt, und dann fehlt dafür die Kraft. [Interview Nr. 8]

5. Verbesserung des Informations- und Wissenstransfers in der Medizin und im Gesundheitswesen

5.1 Welche Fachinformationsdienste müßten entsprechend Ihren Erfahrungen noch entwickelt werden?

- inhaltlich / thematisch
- technisch (visuelle Information, etc.)

5.2 In welcher Form müßten die benötigten Informationen angeboten werden, damit sie effektiv und effizient genutzt werden könnten (Literatur-, Volltext-, Faktendatenbanken, elektronisch abrufbare Richtlinien für Diagnose und Therapie etc.) ?

5.3 Wie sollte die Informationsversorgung in der Medizin und im Gesundheitswesen allgemein Ihrer Meinung nach verbessert werden? (Konkretisierung durch Beispiele und evtl. Erfahrungen)

IP: Ich bin in der Materie nicht allzu gut drin, um sagen zu können, welche zusätzlichen Informationsangebote noch notwendig wären. Aber unser Anliegen ist sicherlich, eine möglichst arzneistoffbezogene Datenbank im Datenbankangebot zu haben. Ich kann mir vorstellen, daß es sich für uns lohnen würde, eine Datenbank mit physiko-chemischer Ausrichtung zu haben. Ich weiß jetzt gar nicht, ob so etwas existiert oder ob wir schon danach gesucht haben. Aber gerade physiko-chemische Daten zu Arzneistoffen, PKA-Werte, die Ionenstärke, Löslichkeiten usw. das sind alles wichtige Aspekte, die man für Arzneistoffe mühsam aus irgendwelchen Werken heraussuchen muß. Diese Daten spielen eine große Rolle, wenn Inkompatibilitäten von Arzneistoffen zum Beispiel zu beurteilen sind. Ich würde mir daher wünschen, auf diese Daten einen schnelleren Zugriff zu haben. [Interview Nr. 15]

IP: Normalerweise ist eine Krankenhausapotheke nur für die Arzneimittelversorgung zuständig. Jetzt zum 01.01.1995 ist das Medizinproduktegesetz Gesetz geworden. Wir als Apotheke übernehmen auch, als Folge einer Managemententscheidung hier in unserer Universität, die gesamte Versorgung mit Medizinprodukten, d.h. von der Einmalspritze bis zum Herzkatheter, vom Urinal bis zur Herzklappe, was auch immer. Also alle diese Dinge übernehmen wir hier von der Apotheke, und ich habe einen riesenhaften Bedarf an Informationen zum Thema Medizinprodukte. In dem erwähnten Gesetz steht auch drin, daß DIMDI den Auftrag hat, Datenbanken zu dem Thema einzukaufen bzw. da mehr Informationen zur Verfügung zu stellen. Da sind wir gespannt drauf. Also das ist wirklich etwas Neues. Und das werden wir auch intensiv nutzen. Da bin ich mir ziemlich sicher, denn Qualitätssicherung bei Medizinprodukten ist eine herausragende Aufgabe, eine Herausforderung, und das ist auch für uns als Apotheke Neuland. [Interview Nr. 15]

IP: Den Einkauf der Medizinprodukte übernehmen normalerweise Verwaltungsabteilungen, aber es hat sich gezeigt, daß diese Dinge relativ schlecht ohne Sachkenntnis einzukaufen sind. Man verspricht sich durch die Übernahme dieser Aufgabe durch die Apotheke, daß man die Versorgung genauso effizient machen kann wie die von Arzneimitteln. Daß hier ein Nachholbedarf besteht, kann man an einigen Indikatoren ablesen. Arzneimittel in Deutschland, im Krankenhaus, sind im Preisniveau im Vergleich zu anderen Ländern relativ niedrig. Bei Medizinprodukten trifft genau das Gegenteil zu. Da kann man sich natürlich fragen, woran liegt das. Es muß irgendwo an der Struktur der Abnehmer liegen. Ich glaube, es ist eine sinnvolle Entscheidung, das so zu regeln, weil Medizinprodukte und Arzneimittel in der Regel zusammenarbeiten. Wie wollen Sie eine iv-Lösung applizieren, wenn sie keine Spritze dafür haben? Das ist irgendwo ziemlich eng zusammenhängend, und da gibt es viele Fragen, die beide Dinge, beide Aspekte betreffen. Das ist ein riesenhaftes wirtschaftliches Potential. [Interview Nr. 15]

IP: Also Sie meinen jetzt, daß Bildinformation in Form einer Datenbank gespeichert wird? Also, das wäre zum Beispiel für uns sozusagen das Nonplusultra überhaupt. Das wäre ja das, was wir auch am liebsten hätten. Auch, glaube ich, der Chef. Also, daß man, sagen wir mal, histologische Präparate als Datei hat, die man dann auf dem Computer abrufen und dann vergleichen kann. Das wäre natürlich optimal. Das fehlte sozusagen noch. Wenn es das gäbe! Es gab das mal auf einem Kongreß von irgendeiner Firma, die so etwas Ähnliches angeboten hat, daß man histologische Präparate als Dateien speichert und dann beliebig abrufen kann. Das ist natürlich schon toll. Und das kann man dann auch zum Beispiel als Lehrprogramm nutzen oder so. Das ist es! Aber natürlich ist das im Moment noch so ein Traum. Das gibt es ja leider nicht. Wäre natürlich Klasse für uns! Für uns wäre das natürlich das Beste, bildlich jetzt. Solche Sachen, auch Makro-Bilder zum Beispiel. Wir haben natürlich eine ganze Menge, die wir aber auf Dias oder sonst irgendwie sammeln. Aber natürlich wäre es im Computer viel besser, viel günstiger und auch leichter abzurufen. Und der Chef wäre sicher auch sehr begeistert davon. Wir würden das sofort einführen, wenn es das gäbe, denk' ich mir schon. Also das wäre für uns natürlich Klasse. [Interview Nr. 4]

IP: Bedarf für visuelle Informationen haben wir zumindestens bei der hämatologischen Diagnostik, also bei der morphologischen Diagnostik. Ich denke, visuelle Informationen sind sicherlich auch sehr wichtig oder anwendbar bei elektrophoretischen Trennverfahren. Ich halte nach wie vor auch solche visuellen Informationen für sinnvoll bei der Dateninterpretation. Letztendlich halte ich auch Lernvideos oder Lernprogramme mit visuellen Informationen zu Lernzwecken für sinnvoll. [Interview Nr. 11]

IP: Also in bezug auf Kongresse kann ich sagen, daß mein Mann jedes zweite Wochenende weg ist und irgendwelche Weiterbildungsveranstaltungen abhält. Der ist also nur unterwegs. Ich finde, das ist ein Kräfteverschleiß, der ist wahnsinnig. Wenn das irgendwie anders gelöst werden könnte, fände ich ideal. Auch für die Familie muß ich sagen, obwohl Sie das nun weniger interessieren wird. Haben Ihnen das nicht schon etliche Interviewpartner gesagt: Einige reisen nur von Kongreß zu Kongreß, entweder um immer das Gleiche zu erzählen oder eben auch mal etwas anderes vorzutragen. Ja, das ist eine ausgesprochene Unsitte. Es gibt eine Häufung von Veranstaltungen, die kein Mensch mehr besuchen kann, die keiner mehr übersehen kann. Wenn das irgendwie über den Bildschirm, über den Computer geregelt werden könnte, fände ich das ideal. Ich weiß nicht, wie das funktionieren sollte, aber das gibt es sicherlich irgendwann einmal. [Interview Nr. 9]

IP: Ja, es gibt noch – ganz klar – Informationsdefizite. Es müßte mehr Datenbanken geben, die über laufende Forschungsprojekte, zum Beispiel über die Forschungsprojekte der NATO oder der EU, berichten. Die Datenbanken, die bisher zu diesem Themen auf dem Markt sind, die sind zum großen Teil einfach Schrott. [Interview Nr. 16]

IP: Als weiteres bräuchten wir einen Anschluß an Datenbanken aus den Ingenieurwissenschaften, aus der Mathematik oder der angewandten Mathematik oder der angewandten Informatik. Denn diesbezüglich ist das Datenbankangebot des DIMDI doch relativ unterrepräsentiert. Das *Institute for Scientific Information* (ISI) bietet hier einige Datenbanken an, aber darüber hinaus ist auch schon Schluß. Ich denke, es ist zu wenig. Wir haben jetzt das Magnetoenzephalogramm bekommen, und da entstehen oft mathematische Probleme, die in diesem Zusammenhang zu lösen sind, und da bietet DIMDI nichts bzw. ist nicht ausreichend. Ja, die spürbarsten Informationsdefizite haben wir in Richtung Ingenieurwissenschaften, Informatik und Technik. Unter den Informationsdefiziten leiden wir richtig. Da werden auf diesen anderen Gebieten Fortschritte gemacht, und wir hinken hinterher, weil wir einfach nicht an die Informationen herankommen... Ein weiteres Informationsdefizit fällt mir noch ein, entschuldigen Sie, wenn ich Sie unterbreche, ich vergesse es sonst einfach, und dieses Informationsdefizit betrifft Dissertationen aus Amerika. [Interview Nr. 16]

IP: Was vielleicht eine echte Alternative zur Online-Nutzung wäre, und zwar für spezielle Gebiete, das wäre eine CD-ROM-Datenbank mit Giftinformationen. Oder auch CD-ROM-Datenbanken mit Informationen aus dem Bundesgesundheitsamt bzw. dem Bundesinstitut für Arzneimittel. Die vielen Informationen, die dort gespeichert sind, die wären wirklich auf CD-ROM interessant. Richtig, DIMDI hat auch eine Datenbank mit Vergiftungsfällen, aber was da drin enthalten ist, das können Sie vergessen, denn das ist nur rudimentär. Das kommt auch nur aus einem geographischen Bereich. Man müßte diese Datenbank bundesweit machen. Es wäre sicherlich begrüßenswert, wenn man da mehr Informationen hätte, um zu sehen, was relevant ist, wie viele Vergiftungen mit einer bestimmten Substanz vorkommen und wie und mit welchem Erfolg die Patienten behandelt worden sind. Das wäre sehr wichtig für uns, weil wir häufig Anfragen bekommen von Kollegen aus der Klinik, die gerade jemanden mit einer solchen Vergiftung auf dem Tisch liegen haben. Diese Kollegen wissen dann nicht, was sie machen sollen... In diesem Sinne wäre es wünschenswert, die Münchner Datenbank mit Vergiftungen auf das ganze Bundesgebiet auszudehnen. Die Informationen, die darin stehen, wären zu erweitern. Einiges darf natürlich aus Datenschutzgründen nicht enthalten sein, aber mehr Informationen könnten schon enthalten sein. Man könnte beispielsweise die Krankheitsfälle als Abstract beschreiben. Dies wird ja auch in sonstigen Publikationen so gemacht. Auch der Ausgang der Vergiftung müßte genauer beschrieben werden. „Letal“ oder „leichte Vergiftung“ genügt einfach nicht, denn dadurch bekommt man keine Vorstellung, was wirklich vorgekommen ist. Auch in München gibt es mehr Daten über die einzelnen Fälle. Ich mußte einmal nachfragen, und unter solchen Umständen habe ich auch weitere Informationen erhalten. [Interview Nr. 17]

IP: In bezug auf den Informationsbedarf ist es in unserem Bereich so, zumindest in der medizinischen Grundlagenforschung oder in der molekularbiologischen Grundlagenforschung, daß sich der Wissensstand alle fünf Jahre verdoppelt. Das ist ein enormes Anwachsen der Wissensmenge. Und es besteht daher die absolute Notwendigkeit, das in irgendeiner Form zu strukturieren und datentechnisch in den Griff zu bekommen. Das gedruckte Journal ist sicherlich nicht auf lange Zukunft die einzige Methode. Einige Journals sind ja schon dazu übergegangen, CD-ROM's herauszugeben, um einen leichteren Zugriff auf ihre Artikel zu ermöglichen. Ich glaube in jedem Fall, daß es aufgrund des enorm großen Informationsangebotes notwendig ist, eine strukturierte Suche und Auswahl durchzuführen. Also, meine Idealvorstellung für die Informationsgestaltung wäre ein Volltextdatenbanksystem, in dem man über Internet Texte mit Bildern bekommen kann. Oder in der Form wie XXX vom MIT es vorgeschlagen hat, nämlich individualisierte Zeitschriften, so daß man bestimmte Interessensgebiete eingrenzt und nach diesen Interessensgebieten die Zeitschriften zusammenstellt. Die Zeitschriften sind dann für den Leser spezifisch zusammengestellt. Der Leser gibt dann seine Interessensgebiete relativ großräumig an, oder er bekommt eine entsprechende Literaturauswahl aus den publizierten Arbeiten auf seinem Computer angezeigt. Das scheint mir das Ideal zu sein. [Interview Nr. 7]

IP: Also, die Erfahrung, die man immer wieder macht, ist, daß man auf einem Kongreß Informationen bekommt, die der publizierten Literatur um sechs bis sieben Monate voraus sind. Und dieser Zeitverzug ist nicht mehr notwendig in einem Zeitalter, in dem man elektronisch Daten austauschen kann. Es ist ein großes *time lag* zwischen den publizierten Informationen und dem, was gerade im Labor durchgeführt wird. Es wäre schon wünschenswert, wenn der ganze Prozeß zwischen dem Zusammenschreiben von Ergebnissen und dem Publizieren verkürzt werden könnte. Und die elektronischen Medien geben dazu sicherlich die Möglichkeit. [Interview Nr. 7]

IP: Die Frage, in welche Richtung sich Fachinformationsdienste zukünftig entwickeln müßten, damit sie Defizite kompensieren, kann ich Ihnen schwer beantworten. Ich bin sogar der Meinung, wenn man es dem Benutzer zu leicht macht, daß dies einen Nachteil darstellt. Wenn er sozusagen alles mit Ausdruck auf den Tisch gelegt bekommt, das ist nicht gut. Es ist besser, man beschafft sich den Originalartikel. Ich halte es zum Beispiel für einen großen Nachteil, wenn man nur die Abstracts liest. Es ist fürchterlich, es gibt Leute, die lesen nur die Abstracts... Ich möchte es so präzisieren, der Wissenschaftler muß gezwungen werden, eine Bibliothek aufzusuchen und sich die Originalarbeiten selbst heraussuchen. Ich halte das für einen ganz wichtigen Weg, weil der Wissenschaftler beim Suchen bestimmter Dinge vielleicht auf andere Arbeiten aufmerksam wird, die er über eine Suche in MEDLINE mit Stichpunkten vielleicht gar nicht erhält. [Interview Nr. 10]

6. Schulung zur Nutzung der Fachinformation

6.1 Erachten Sie Unterrichtsangebote zur Nutzung der Fachinformationsdienste für sinnvoll bzw. notwendig?

6.2 Haben Sie selbst schon an Schulungen zur Nutzung von Fachinformationsdiensten teilgenommen?

6.3 Unterrichten Sie die Nutzung von Fachinformationsdiensten? Welche Erfahrungen haben Sie dabei gemacht? Wie beurteilen Ihre Studenten/-innen Fachinformationsdienste?

IP: Eine Ausbildung in der Nutzung von Informationssystemen wird hier diesbezüglich nicht betrieben. Ich kann mich irren, aber die Studenten, die wir bekommen und die eine Doktorarbeit beginnen, müssen alle erst einmal darauf hingewiesen werden, daß es solche Informationsmöglichkeiten gibt, daß es einen Index Medicus gibt, daß es Current Contents gibt und daß es Dienstleistungen gibt, die man in Anspruch nehmen kann. Die Situation ist katastrophal schlecht diesbezüglich. [Interview Nr. 16]

IP: Ja, auf jeden Fall. Also, die Schulung zur Nutzung von Fachinformationsdiensten ist auf jeden Fall sinnvoll. Denn man kann es ja letztendlich immer gebrauchen, egal in welchem Institut man es machen kann. [Interview Nr. 4]

IP: Ja, die Unterrichtsangebote in der Datenbanknutzung sind sinnvoll. Doch ich halte das wirklich für sinnvoll, weil es schon gut ist, wenn sie allein damit umgehen können... Es gibt immer mehr Nutzer, wie Studenten, Diplomanden, Doktoranden usw.. Eigentlich jeder Arzt, der ein bißchen wissenschaftlich tätig sein möchte, braucht das Wissen um die Nutzung von Informationsdatenbanken... [Interview Nr. 10]

IP: Ja, ich denke, Informationsdatenbanken gehören für jeden Studenten dazu. Genauso, wie jeder Student wissen muß, wie die Fernleihe zu bedienen ist, so muß er wissen, wie er an die Informationen herankommt. Das müßte ein integraler Bestandteil einer jeden Ausbildung sein. Sobald jemand anfängt, wissenschaftlich zu arbeiten, oder sobald jemand überhaupt anfängt, ernsthaft zu arbeiten, was auch im Servicebereich sein kann, muß er wissen, wie er bestimmte Datenbanken nutzen kann und wie er sich im Bedarfsfall informieren kann, zum Beispiel über Vergiftungen, Nebenwirkungen usw. Das gehört bei jedem Studenten dazu, denke ich. Und die Situation diesbezüglich ist im Augenblick katastrophal. [Interview Nr. 16]

MICHAEL KOLLER / WILFRIED LORENZ

Methoden zur Aggregation von medizinischem Wissen

Problemstellung

In der Medizin muß von einer Wissensexplosion gesprochen werden. Dem ungeheuren Anwuchs an Literatur und Detailwissen steht allerdings ein praktisches Problem gegenüber: Die Informationsflut ist so überwältigend, daß sie kaum für den klinischen Alltag nutzbar gemacht werden kann. Daraus ergibt sich eine ironische Situation. Trotz einer prinzipiell datenorientierten, „wissenschaftlichen" Haltung in der westlichen Welt, ist das medizinische Handeln sehr stark von Schulmeinungen geprägt und basiert viel weniger auf den Ergebnissen kontrollierter klinischer Studien.

Ein eindrucksvoller Beleg hierfür ist die Analyse von Antman, Kupelnick, Mosteller & Chalmers (1992). Am Beispiel von Herzerkrankungen gingen die Autoren der Frage nach, welches Zeitintervall zwischen dem Vorliegen von Ergebnissen randomisierter, kontrollierter klinischer Studien und der Empfehlung entsprechender Therapiekonzepte in Lehrbüchern verstreicht. So dauerte es 13 Jahre bis thrombolytische Medikamente zur Therapie des akuten Herzinfarkts in Lehrbüchern empfohlen wurden. Umgekehrt wurden von einigen Autoren Beta-Blocker empfohlen, obwohl gesicherte statistische Zusammenhänge über deren Effektivität erst 12 Jahre *später* vorgelegt werden konnten. Es wird hier beispielhaft deutlich, daß zwischen Studienergebnissen, Expertenempfehlungen und dem klinischen Handeln mitunter gewaltige Diskrepanzen bestehen.

Theoretiker und Praktiker sind also gleichermaßen vor die Aufgabe gestellt, das vielfältige Detailwissen so zu aggregieren und so aufzubereiten, daß daraus für den klinischen Alltag nutzbare Implikationen entstehen (Nitzsche, 1998). Solche Bemühungen sind auf verschiedenen Ebenen erkennbar und wir wollen hier drei wesentliche darstellen:

- Leitlinien
- Konsensusprozesse
- Metaanalysen.

Die Darstellung orientiert sich an früheren Manuskripten unserer Arbeitsgruppe (Koller, Sitter, Lorenz, 1998, in Druck; Koller, Lorenz, Dick, Duda, 1998, Lorenz et al., 1997).

Leitlinien

Leitlinien sind Handlungsanweisungen, die die Behandlung des Standardfalls eines bestimmten Krankheitsbildes beschreiben. Leitlinien sind durch eine Reihe von Eigenschaften gekennzeichnet:

Sie beschreiben die medizinische Behandlung nach dem *gegenwärtigen* Stand des Wissens (state of the art). Der gegenwärtige Stand des Wissens definiert sich über Ergebnisse kontrollierter klinischer Studien, dem in der Literatur verbreiteten Meinungsbild sowie dem Expertenwissen. Dies impliziert, daß Leitlinien nicht dogmatisch für alle Zeiten gültig sind, sondern mit der Entwicklung Schritt halten müssen und von Zeit zu Zeit nachgebessert werden. Leitlinien haben somit einen dynamischen Charakter.

Leitlinien müssen *zugänglich* sein. Sie werden in den Organen der Fachzeitschriften medizinischer Gesellschaften publiziert und sind neuerdings auch im Internet über die Homepage der AWMF (Arbeitsgemeinschaft der wissenschaftlichen medizinischen Fachgesellschaften) zugänglich (Internetadresse siehe Anhang). Mittlerweile liegen mehrere hundert Leitlinien zu unterschiedlichen Erkrankungen und Therapieformen vor, beispielsweise Rektumkarzinom, Mammakarzinom, Strahlentherapie oder Antibiotikatherapie. Wichtig bei der Publikation ist auch, daß sie präzise und konzise ist. Auf wenigen Seiten soll alles Wesentliche zusammengefaßt sein. Der Praktiker muß sich rasch einen Überblick verschaffen können. Dies trägt wesentlich zur Akzeptanz und Verbreitung von Leitlinien bei.

Leitlinien müssen von einer oder mehreren *Fachgesellschaften* getragen werden (z.B. Deutsche Gesellschaft für Chirurgie). Damit wird nicht nur Expertise dokumentiert, sondern dies kann im Falle des Falles auch rechtlich relevant sein. Ein Arzt, dem ein Kunstfehler vorgeworfen wird, kann sich darauf berufen, gemäß den von Fachgesellschaften verabschiedeten Leitlinien gehandelt zu haben.

Leitlinien haben einen *mittleren Grad der Verbindlichkeit* und sind zu unterscheiden von zwei verwandten Konzepten, nämlich Empfehlungen und Richtlinien. Richtlinien sind verbindlich und schreiben vor, was in einem gegebenen Fall zu tun ist (z.B. Feststellung des Hirntodes vor Organentnahme); Nichteinhaltung kann schwerwiegende rechtliche Konsequenzen nach sich ziehen. Empfehlungen haben keinerlei Verbindlichkeit und sind lediglich Ausdruck der Meinung einer Expertengruppe oder eines Individuums. Leitlinien liegen zwischen diesen beiden Extremen: sie bilden einen Korridor, der helfen soll, den medizinischen Standardfall optimal zu behandeln. Der Arzt soll sich daran orientieren, kann aber abweichen, wenn er Gründe dafür hat: der Patient entspricht nicht dem „Standardfall", der Patient verweigert sich einer bestimmten Behandlung, eine Therapieform ist in einer Region nicht verfügbar etc. Leitlinien bringen den Arzt idealerweise dazu, sich seiner Verantwortung bewußt zu werden und stärker über Behandlungskonzepte und deren Adressaten (=Patienten) zu reflektieren.

Ein wichtiger bislang viel zu wenig berücksichtigter Aspekt ist die *Implementierung* von Leitlinien (Haines & Jones, 1994). Wie die bereits eingangs beschriebene Antman-Studie zeigt, kann von der Existenz von Leitlinien keineswegs auf deren Einhaltung geschlossen werden. In diesem Zusammenhang ist das Konzept des *local tailoring* von großer Bedeutung. Eine Leitlinie wird mit den gegebenen Strukturen (apparative Ausstattung, Verfügbarkeit anderer kooperierender Kliniken) und dem Behandlungskonzept einer Klinik abgeglichen. Die leitenden Ärzte haben dann darüber zu entscheiden, ob die Leitlinie in vollem Umfang, nur in Teilen oder gar nicht übernommen werden kann. Der Wert der Leitlinie besteht in jedem Fall darin, die Ärzte herauszufordern, ihre eigenen Positionen kritisch zu hinterfragen und darzulegen.

Konsensusprozesse

Wie bereits angesprochen, bedürfen Leitlinien der Verabschiedung durch Fachgesellschaften. Mit anderen Worten, es handelt sich bei einer Leitlinie um eine Gruppenmeinung, die erst im Zuge eines Konsensusprozesses zustande kommt. Zur Konsensusfindung gibt es drei Techniken, die sich hinsichtlich der Beeinflussungsmöglichkeiten der Gruppenmitglieder und im technischen Aufwand voneinander unterscheiden (Delbeque, Van de Ven & Gustafson, 1975):

- Konsensuskonferenz
- nominaler Gruppenprozeß
- Delphitechnik.

Bei einer *Konsensuskonferenz* tagt ein Expertenpanel. Der Informationsaustausch der Mitglieder erfolgt durch Vorträge mit anschließender Diskussion. Die Konsensuskonferenz endet mit einem Schlußstatement, das formell beschlossen wird. Hauptproblem ist, daß einzelne Gruppenmitglieder (opinion leader) oder „pressure groups" sehr großes Gewicht bekommen.

Dieser Nachteil wird beim *nominalen Gruppenprozeß* abgeschwächt. Hier sind nach einem ersten Meinungsaustausch alle Mitglieder zu einer Entscheidung aufgefordert. Die Einzelentscheidungen werden gesammelt und deren Verteilung allen bekanntgegeben. Nach nochmaliger Diskussion sind wieder Einzelentscheidungen gefordert, die zu einer Gruppenentscheidung aggregiert werden.

Die rigoroseste und anonymste Technik ist die *Delphi-Methode*. Hier kommt es zu keiner direkten Interaktion der Beteiligten, die Meinungen werden durch Fragebögen erhoben. Auch die Bekanntgabe der ersten Runde und die Einholung der zweiten Entscheidung erfolgt in dieser schriftlichen Form.

Welcher dieser Methoden der Vorzug zu geben ist, muß im Einzelfall entschieden werden und wird sicherlich auch durch technische und logistische Gegebenheiten bestimmt sein. Entscheidend ist, daß man bei der Publikation einer Leitlinie genau angibt, wie diese zustande gekommen ist: Anzahl der Beteiligten, deren Expertise, Anzahl der Befragungsdurchgänge, Prozentsatz der Zustimmung. Eine derartig sorgfältig erhobene Gruppenmeinung wird in vielen Fällen willkürlichen, ungesicherten „Schul(einzel-)meinungen" vorzuziehen sein.

In der Praxis sind häufig Mischformen der drei beschriebenen Konsensustechniken zu finden. Das bekannteste Beispiel sind die NIH-Konferenzen (National Institute of Health, USA), an denen folgende Personengruppen teilnehmen (Ferguson, 1997):

- Konsensuspanel: 15 Experten aus unterschiedlichen Fachdisziplinen, Leitergruppe des Konsensusprozesses
- Expertengremium: 30 Personen, die dem Panel und dem Auditorium state-of-the Information zu einem bestimmten Thema geben
- Auditorium: 500 Personen.

Die Prozedur ist standardisiert:

- Zunächst präsentieren die Experten neueste fachliche Information
- danach kompiliert das Panel die erste Fassung eines Konsensusstatements, das an die Experten und an das Auditorium weitergeleitet wird
- Kommentare werden eingeholt und das Panel versucht, Widersprüche zu klären
- auf dieser Basis wird ein revidiertes Konsensusstatement am Ende der Konferenz vorgelegt. Eine endgültige Version wird vom Panel innerhalb einiger Wochen nach Beendigung der Konsensusrunde erarbeitet und präsentiert.

Nach diesem Schema wurden seit 1977 über 100 solcher Konferenzen durchgeführt, zu so unterschiedlichen Themen wie Brustkrebs, Chemotherapie, Hüftgelenksersatz etc. Der dynamische Charakter solcher Konsensusprozesse und auch der daraus resultierenden Leitlinien wird dadurch unterstrichen, daß 7 dieser Konferenzen innerhalb von 10 Jahren wiederholt wurden.

Ein anderes Beispiel einer Konsensusprozeß-Mischform stammt aus dem eigenen Haus, und zwar zur Antibiotikatherapie bei abdomineller Sepsis. Ausgangspunkt war eine Befragung in Israel, die eine erhebliche Spannweite in der Anwendungsdauer antibiotischer Medikamente ergab. Im Rahmen eines schriftlichen Diskussionsforums wurden Expertenmeinungen eingeholt. Diese Manuskripte wurden in einer Sondernummer des *European Journal of Surgery* publiziert (Schein, Wittman & Lorenz, 1996). Als Ergebnis wurde eine Leitlinie formuliert, die von der Deutschen Gesellschaft für Chirurgie befürwortet wurde und nun im AWMF-Format zugänglich ist.

Eine 20-köpfige Expertengruppe aus verschiedenen Ländern (USA, Frankreich, Israel, Deutschland) tagte dann im Januar 1997, um in Vorbereitung auf eine klinische Studie zur Optimierung der Antibiotikatherapie durch zusätzliche Gabe von G-CSF ein standardisiertes operatives Vorgehen bei der schweren abdominellen Sepsis festzulegen. Die Analyse klinischer Algorithmen ergab große Diskrepanzen zwischen den beteiligten 22 Kliniken, alle wichen voneinander ab. Es konnte in der Sitzung noch kein eindeutiger Konsensus erzielt werden und dies wird Gegenstand eines weiteren Treffens sein.

Metaanalysen (Evidence-based medicine)

Darunter versteht man die Analyse der Ergebnisse mehrerer Studien zu einem bestimmten Thema mit Hilfe mathematisch-statistischer Verfahren. (Auf zwei andere Formen der Metaanalysen, nämlich der narrativen Metaanalyse und der Entscheidungsbaum-Metaanalyse soll hier nicht eingegangen werden; s. Koller, Lorenz, Dick, Duda, 1998).

Mit der Methode der statistischen Metaanalyse werden auf der Basis der berichteten Statistiken (Mittelwerte, Standardabweichungen) neue Summenscores oder Effektgrößen berechnet. Das gängigste Verfahren ist die Kalkulation sogenannter Odds ratios, das heißt des relativen Vorteils von Therapie X gegenüber Therapie Y.

Wurden mehrere Studien zu dieser Fragestellung durchgeführt, können die einzelnen Odds ratios aufsummiert und hinsichtlich statistischer Signifikanz überprüft werden. Der große Vorteil der Metaanalyse ist, daß sie eine Zusammenschau von oft durchaus widersprüchlichen Studienergebnissen erlauben. Es kann die Aussage getroffen werden, ob im großen und ganzen der Trend in die eine oder die andere Richtung geht. Vor allem weist die Metaanalyse im Vergleich zur Einzelstudie eine höhere power (statistische Macht) auf und subtile Effekte, die in Einzelstudien nicht erkannt werden, können in der Metaanalyse zu Tage treten.

Metaanalysen sind als relativ neues methodisches Verfahren die Antwort auf die geradezu explosionsartige Zunahme klinischer Studien in vielen Gebieten. Sie haben die wichtige Aufgabe, im Dschungel der Einzelmeinungen den Überblick nicht zu verlieren.

Wie jede wissenschaftliche Methode ist aber auch sie nicht frei von Problemen:

- Die Vollständigkeit der ausgewählten Studien
- Publikationsbias: negative Studienresultate haben eine geringere Chance publiziert zu werden (sog. „file drawer problem")
- die unterschiedliche Studienqualität
- die Vergleichbarkeit der zu integrierenden outcomes
- die Gewichtung der einzelnen Studien.

Ein großes Problem sind die Datenbanken selbst. Selbst bei gezielten Suchstrategien ist keineswegs sichergestellt, die vorhandene Literatur zu 100% aufzufinden (Dickersin, Sherer & Lefebvre, 1994). Es gibt systematische Verzerrungen, so sind Arbeiten aus der Dritten Welt unterrepräsentiert, ebenso aber Arbeiten aus Deutschland. Es gibt drei Wege, um das Problem mangelnder Literaturausschöpfung in den Griff zu bekommen:

Handsuche: Durchsicht der Literaturzitate der durch computerunterstützte Literatursuche gefundenen Arbeiten; Durchsicht der eigenen Handbibliothek; Befragung von Experten, Korrespondenz, Anforderung von Sonderdrucken oder Vorveröffentlichungen eben abgeschlossener Studien.

Statistik: Berechnung eines kritischen Schwellenwertes (Rosenthal & Rosnow, 1991). Wie viele (unveröffentlichte, nicht aufgefundene) Studien müßten zusätzlich in die Metaanalyse aufgenommen werden, um deren Ergebnis umzudrehen? Aus dem Verhältnis dieses Schwellenwertes zur Anzahl der tatsächlich aufgefundenen Studien läßt sich die Qualität der Ausschöpfung beurteilen.

Best evidence synthesis: Dabei geht es nicht mehr unbedingt um eine vollständige Analyse aller zu einem Gebiet durchgeführten Studien, sondern um die Zusammenschau der fundiertesten Befunde (Neugebauer, Lefering, McPeek & Wood-Dauphinée, 1998). Liegen beispielsweise zu einem bestimmten Thema sowohl Beobachtungsstudien als auch experimentelle Studien vor, werden vorrangig die experimentellen Studien zur Analyse herangezogen, da diese die höhere Studienqualität aufweisen (Koller, Lorenz, Dick, Duda, 1998).

Bei aller methodischen Problematik werden Metaanalysen immer mehr an Bedeutung gewinnen. Dies erklärt sich aus der Publikationsflut: das medizinische Wissen verdoppelt sich alle 10 Jahre und klassische Lehrbücher hinken dem Stand der Dinge oft hoffnungslos hinterher. Die ungleich aktuelleren und elastischeren Metaanalysen sind daher ein wichtiges Instrument beim Praktizieren der *evidence-based medicine* (Sackett, Richardson, Rosenberg & Haynes, 1997). Dieses Konzept wird der Tatsache gerecht, daß klinisch-medizinisches Wissen auf einem kognitiven Kontinuum angeordnet ist (Abbildung 1, nach Lorenz, 1997). Es geht darum, bei der Problemlösung am klinischen Ein-

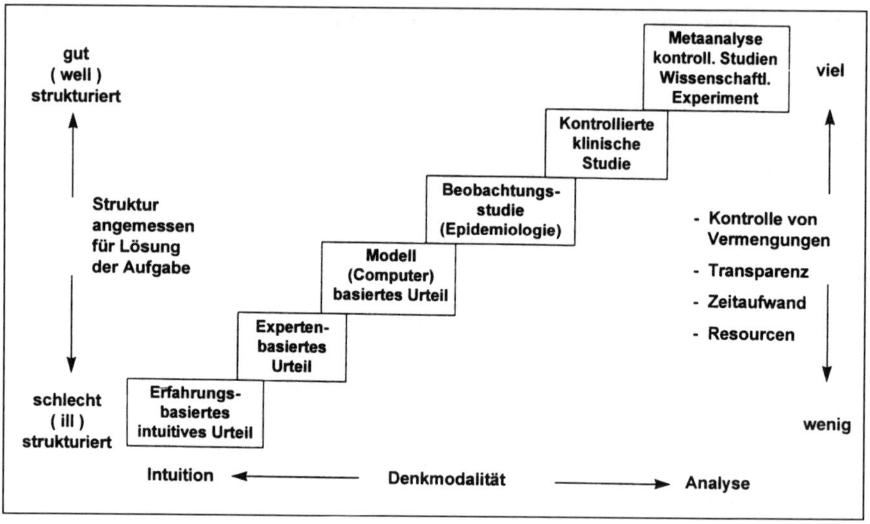

Abbildung 1: Kognitives Kontinuum zur Lösung eines klinischen Problems

zelfall das individuelle klinische Wissen des Praktikers mit dem aktuellen Stand der wissenschaftlichen Literatur zu integrieren. Dazu ein praktisches Beispiel aus unserer Klinik: Ein Polytrauma-Patient entwickelte postoperativ einen unerwarteten und unerklärlichen Myoglobinanstieg, der nicht beherrschbar war (Kaltenborn, Koller & Schäfer, 1992). Zur Klärung des Problems führte der diensthabende Stationsarzt eine Literatursuche durch, wobei er vom Leiter der Zentralen Medizinischen Bibliothek in Marburg in einer sehr kritischen Phase des Krankheitsverlaufs unterstützt wurde (Abbildung 2). In der Literatur wurde kein therapeutisches Verfahren empfohlen, das von den ohnehin gesetzten Maßnahmen abwich, und so wurde die Hämofiltration fortgesetzt. Diese therapeutische Entscheidung erwies sich als richtig, der Patient überstand die kritische Situation und konnte aus dem Krankenhaus entlassen werden.

(Eine genaue retrospektive Analyse des Falls ergab, daß diese Teilaufgaben in dem vorliegenden Fall keinesfalls optimal gelöst wurden, Kaltenborn, 1998. Evidence-based medicine wird so zu einem wichtigen Instrument der Qualitätssicherung).

Evidence-based medicine bietet keine einfachen Kochrezepte, sondern ist eine intellektuelle und praktische Herausforderung für den Kliniker, die in folgende Teilaufgaben zerfällt:

- Stellen der richtigen Frage
- Richtige Suche nach der besten externen Evidenz

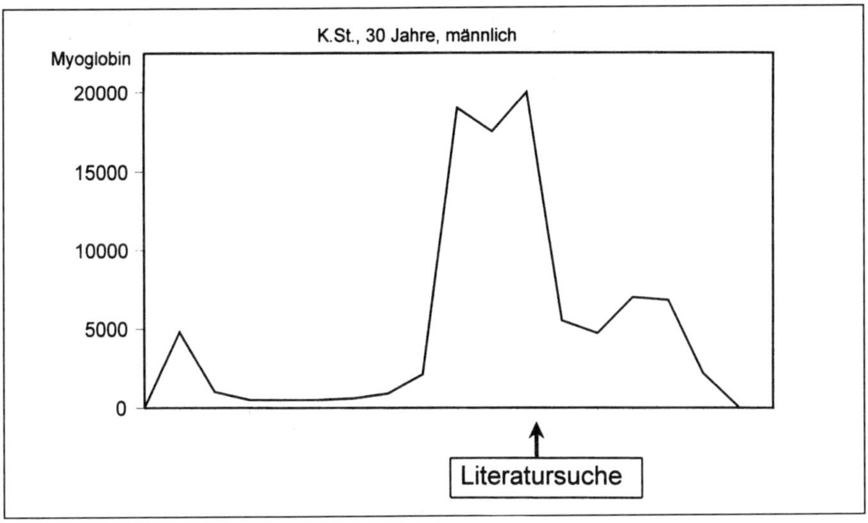

Abbildung 2: Literatursuche in Abhängigkeit vom Krankheitsverlauf

- Kritische Reflexion der verfügbaren Evidenz
- Übertragung der Erkenntnisse in die Praxis
- Evaluation des Resultats.

Schlußbetrachtung

Die Diskrepanz zwischen dem in der Literatur verfügbaren medizinischen Wissen und der klinischen Praxis gibt Anlaß zu kritischen Fragen: Wozu klinische Studien? Wozu medizinische Literatur? Wozu medizinische Informationswissenschaft?

Die hier beschriebenen Methoden der Aggregation von medizinischem Wissen verstehen sich als Bindeglied zwischen Information und ärztlichem Handeln. Dieser Konnex muß in Zukunft noch intensiver erforscht werden und sollte zu einem zentralen Thema der medizinischen Informationswissenschaft werden. Bemühungen in diese Richtung sind bereits erkennbar. So hat sich die Cochrane-Collaboration die Aufgabe gestellt, systematisch alle verfügbaren klinischen Studien zu sammeln und diese regelmäßig, nach Themengruppen geordnet, zu analysieren (Chalmers, Dickersin & Chalmers, 1992). Das Deutsche Cochrane Zentrum ist an der Universität Freiburg eingerichtet (Internetadresse siehe Anhang). Der medizinischen Informationswissenschaft bietet sich die Chance, verstaubte, oftmals unbewiesene Schulmeinungen aufzubrechen und überprüften Therapiekonzepten zum Durchbruch zu verhelfen. Letztendlich rechtfertigt sich dadurch auch der immense Einsatz an personellen und materiellen Resourcen, der für klinische Studien eingesetzt wird. Vor allem aber ist durch datenorientiertes Vorgehen eine bessere Patientenversorgung zu erwarten.

Anhang

Arbeitsgemeinschaft der wissenschaftlichen medizinischen Fachgesellschaften: http://www.uni-duesseldorf.de/WWW/AWMF/
Deutsches Cochrane Zentrum: http://www.imbi.uni-freiburg.de/cochrane

Literatur

Antman, E. M., Lau, J., Kupelnick, B., Mosteller, F. & Chalmers, T. C. (1992). A comparison of results of meta-analyses of randomized control trials and recommendations of clinical experts. Journal of the American Medical Association, 268, 240-248.

Chalmers, I., Dickersin, K. & Chalmers, T. C. (1992). Getting to grips with Archie Cochrane's agenda. British Medical Journal, 305, 786-788.

Delbeq, A. L., Van de Ven, A. H. & Gustafson, D.H. (1975). Group techniques for program planning. Glenview, IL: Scott, Foresman and Company.

Dickersin K., Sherer, R. & Lefebvre, C. (1994). Identifying relevant studies for systematic reviews. British Medical Journal, 309, 1286-1291.

Ferguson, J. (1997, January). Monitoring and updating of health care guidelines in routine practice. Paper presented at the WHO Meeting on Guidelines in Health Care Practice, Schloß Velen, Germany.

Haines, A. & Jones, R. (1994). Implementing findings of research. British Medical Journal, 308, 1488-1492.

Kaltenborn, K. F. (1998). Bedarf, Nutzung und Nutzen von Imformation in der Medizin und im Gesundheitswesen. In K. F. Kaltenborn (Ed.), Informations- und Wissenstransfer in der Medizin und im Gesundheitswesen. Frankfurt: Klostermann-Verlag, 1998.

Kaltenborn, K. F., Koller, M. & Schäfer, U. (1992). The role of MEDLINE literature searches in clinical decision-making: the case of a polytrauma patient. Theoretical Surgery, 7, 150.

Koller, M., Lorenz, W., Duda, D. & Dick, W. (1998). Planung und Durchführung von klinischen Studien in der Notfallmedizin. Eine anwendungsorientierte Klassifikation. Anaesthesist, 47, 124-135.

Koller, M., Sitter, H. & Lorenz, W. (1998, in Druck). Qualitätsmanagement in der operativen Medizin. In K. Schmeck, F. Poustka & H. Katschnig (Eds.), Von der Qualitätssicherung zur Lebensqualität in der Kinder- und Jugendpsychiatrie. Heidelberg: Springer-Verlag.

Lorenz, W. (1997). Leitlinien in der Chirurgie: Aus der Sicht der klinischen Forschung. Langenbecks Archiv für Chirurgie, Supplement II, 61-67.

Lorenz, W., Künneke, M., Sitter, H., Koller, M., Klose, K. J., Conrad, H. J., Freyenhagen, E., Rothmund, M. & QMOM-Kommission (1997). Qualitätsmanagement in der operativen Medizin: Konzept eines Universitätsklinikums. Unveröffentlichtes Manuskript, Philipps-Universität Marburg

Neugebauer, E. A. M., Lefering, R., McPeek, B. & Wood-Dauphinée, S. (1998). Meta analysis and best evidence synthesis. In H. Troidl, W. O. Spitzer, D. S. Mulder, B. McPeek, & M. F. McKneally (Eds.), Surgical research. Basic principles and clinical practice. New York: Springer-Verlag.

Nitzsche, J. (1998). Medizinimmanente und medizintranszendente Determinanten des Informationsbedarfs in der Medizin und im Gesundheitswesen. In K. F. Kaltenborn (Ed.), Informations- und Wissenstransfer in der Medizin und im Gesundheitswesen. Frankfurt: Klostermann-Verlag, 1998.

Rosenthal, R. & Rosnow, R. L. (1991). Essentials of behavioral research: methods and data analysis. (2nd ed.). New York: Mc-Graw-Hill.

Sackett, D. L., Richardson, W. S., Rosenberg, W. & Haynes, R. B. (1997). Evidence-based medicine. How to practie and teach EBM. New York: Churchill Livingstone.

Schein, M., Wittmann, D.H. & Lorenz, W. (1996). Duration of antibiotic treatment in surgical infections of the abdomen. Discussion forum for attaining consensus. European Journal of Surgery, Supplement 576

JÖRG NITZSCHE

Informationsrealität im *global village* des Gesundheitswesens. Die Mißachtung des medizinischen Wissens der Entwicklungsländer

Historische und politische Differenzierungs- und Konzentrierungsprozesse haben dazu geführt, daß sich das Augenmerk der für die medizinische Informations- und Literaturversorgung zuständigen Institutionen seit geraumer Zeit auf die westliche industrialisierte Welt als Zentrum des Wissens gerichtet hat, während die sogenannten Entwicklungsländer weitgehend ignoriert werden, weil sie wirtschaftlich wie wissenschaftlich als drittklassig gelten. Dabei wird übersehen, daß die Erde sowohl flächen- als auch bevölkerungsmäßig zu mehr als 80 % aus dem besteht, was Westler die Dritte Welt nennen. Diese Welt ist nicht nur virtuell per Internet in acht Sekunden zu umrunden, sondern auch ganz real sind ihre entferntesten Orte in wenigen Stunden zu erreichen.

Welche Bedeutung diese Verdichtung von Raum und Zeit im „global village" für die medizinische Informationsversorgung hat, konkreter, welche Bedeutung es heute hat, über die medizinische Situation der ganzen Welt und besonders der Entwicklungsländer in Afrika, Asien und Lateinamerika informiert zu sein, soll im folgenden ausgeführt werden. Zunächst wird dabei die Entwicklung der bibliographischen Erfassung von medizinischen Zeitschriften der Dritten Welt in den Datenbanken Index Medicus/Medline, Science Citation Index und Embase von 1945 bis 1995 nachgezeichnet. Dann werden einige Überlegungen angestellt, ob das Ausmaß der Verzeichnung adäquat war und ist, und welche Konsequenzen daraus zu ziehen sind.

I. Die bibliographische Verzeichnung von medizinischen Zeitschriften aus Afrika, Asien und Lateinamerika in westlichen Datenbanken

Die Feststellung, daß die Verzeichnung medizinischer Zeitschriften aus der Dritten Welt in den großen medizinischen Datenbanken wie Index Medicus/Medline, Science Citation Index und Embase gering ist, wird niemanden überraschen (Frame, Narin und Carpenter, 1977; Gaillard, 1992; Garfield, 1983; May, 1997). Sie gehört zum Allgemeingut, und die scheinbar passende

Erklärung wird auch gleich mitgeliefert: die von jeher desolate ökonomische und politische Situation in den Entwicklungsländern sei daran schuld, daß sie sich Wissenschaft nicht leisten könnten und es folglich kaum nennenswerte wissenschaftliche Publikationen gebe (Ana, 1994; Skandhan, 1992; Sungur & Ruacan, 1993). Dementsprechend ist die Diskussion zum Thema „Medizinische Literatur und Entwicklungsländer" sehr stark durch ein Nord-Süd-Gefälle geprägt, von Bemühungen um den Transfer westlicher Literatur in die Dritte Welt (Kale, 1994; Ruelle, 1992; Sosa-Iudicissa, 1995; Groves, 1996a und 1996b) und die geringe Repräsentanz der Zeitschriften aus der Dritten Welt in den westlichen Datenbanken scheint realitätsgerecht und fast selbstverständlich zu sein.

Bei genauerem Hinsehen und einer differenzierteren Analyse[1] der Repräsentanz medizinischer Zeitschriften aus der Dritten Welt in den westlichen Datenbanken in den letzten fünfzig Jahren wird diese Erklärung jedoch fragwürdig (Arunachalam, 1988). Es sind Besonderheiten und Details zu entdecken, die das monolithische Bild von der auch in den Wissenschaften unterentwickelten Dritten Welt ins Wanken bringen (Smith, 1994) und die es erlauben, eine interessante Entwicklung zu konstatieren, wie die Tabellen[2] verdeutlichen. Eine erste Serie (Tabellen 1, 2 und 3) zeigt die Repräsentanz medizinischer Zeitschriften aus Afrika, Asien und Lateinamerika in Embase, Index Medicus und Science Citation Index in einer kontinentspezifischen Darstellung. Wenn man die Anzahl der in diesen drei großen Datenbanken ausgewerteten Zeitschriften der Anzahl der in den „World Medical Periodicals" (WMP)[3] von 1953 und 1968 beziehungsweise dem „Ulrich's International Periodicals Directory" von 1994/95 (ULR)[4] verzeichneten medizinischen Zeitschriften aus den Entwicklungsländern gegenüberstellt, erkennt man, und dies ist in der einschlägigen Literatur selten thematisiert, daß die geringe Repräsentanz der Zeitschriften aus der Dritten Welt nicht dadurch zu erklären ist, daß es nur eine geringe oder gar eine rückläufige Zahl von wissenschaftlichen Zeitschriften gäbe (Kidron & Segal, 1991). Das Gegenteil ist der Fall. Die Schere zwischen den in Entwicklungsländern erscheinenden und den in Datenbanken ausgewerteten Zeitschriften wird immer größer, die medizinischen Zeitschrif-

[1] Für fruchtbare Diskussionen und Anregungen zum Thema danke ich Dr. Karl-Franz Kaltenborn.

[2] Für die Erstellung der Tabellen danke ich Carla Houf.

[3] Die „World Medical Periodicals", meist als „WMP" zitiert, sind eine internationale Zeitschriftentitelbibliographie, die die medizinischen Zeitschriften aller in der WHO oder in der UNESCO vertretenen Länder verzeichnet.

[4] Die 1932 von Carolyne Farquhar Ulrich begründete internationale Zeitschriftentitel-Bibliographie „Ulrich's International Periodicals Directory", in Fachkreisen als „Ulrichs" zitiert, verzeichnet weltweit Zeitschriften aus allen Fachgebieten und allen Ländern in allen Sprachen.

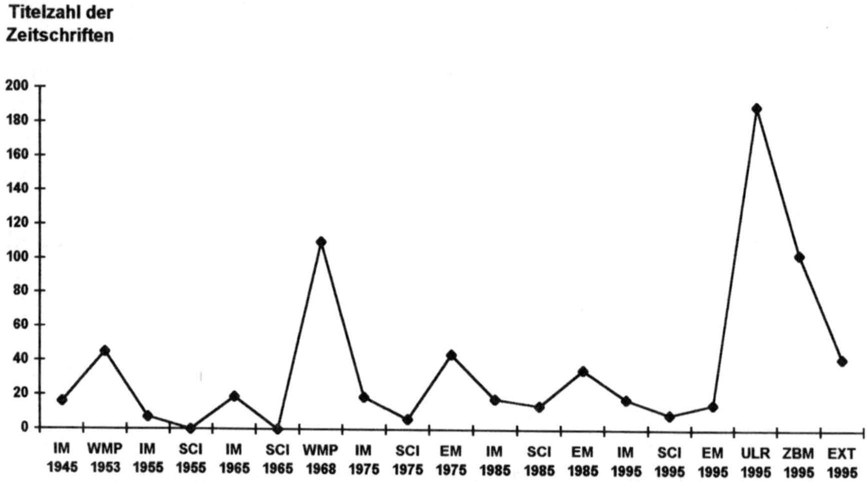

IM = Index: WMP = World Medical Periodicals; SCI = Science Citatin Index; EM = Embase; ULR = Ulrich's; ZBM = Zeitschriftenverzeichnis der Deutschen Zentralbibliothek für Medizin; EXT = ExtraMed

Tabelle 1: Repräsentanz medizinischer Zeitschriften aus Afrika in medizinischen Datenbanken 1945-1995

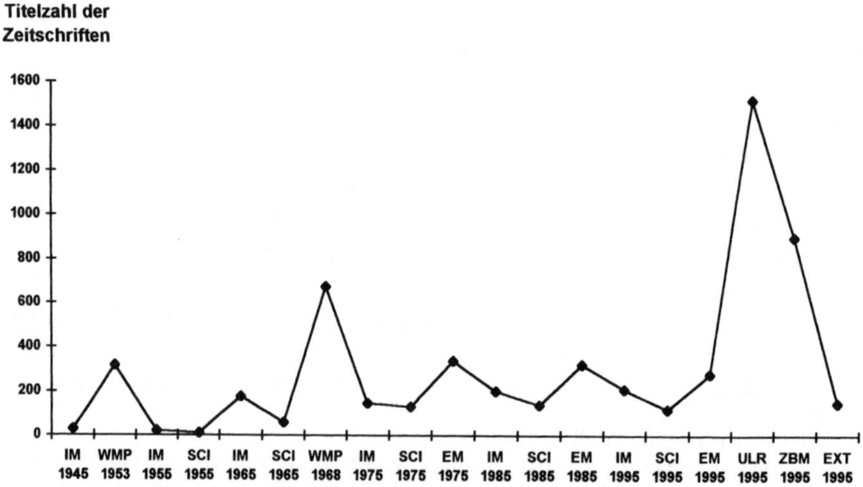

IM = Index: WMP = World Medical Periodicals; SCI = Science Citatin Index; EM = Embase; ULR = Ulrich's; ZBM = Zeitschriftenverzeichnis der Deutschen Zentralbibliothek für Medizin; EXT = ExtraMed

Tabelle 2: Repräsentanz medizinischer Zeitschriften aus Asien in medizinischen Datenbanken 1945-1995

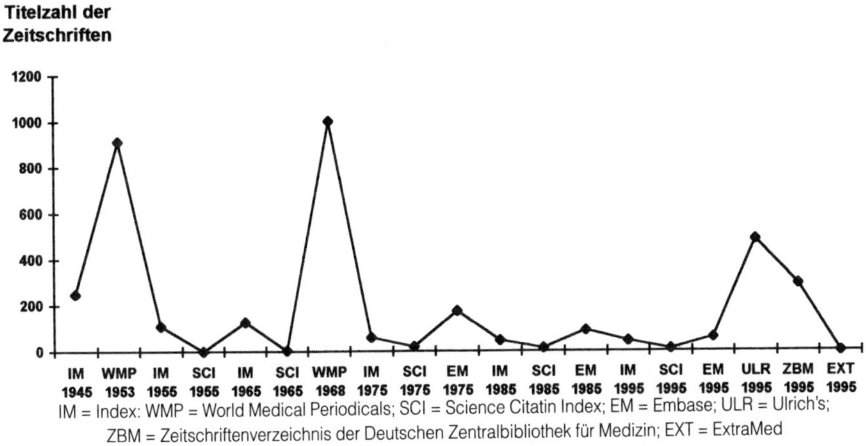

Tabelle 3: Repräsentanz medizinischer Zeitschriften aus Lateinamerika in medizinischen Datenbanken 1945-1995

ten aus der Dritten Welt sind im Verhältnis zu ihrer Gesamtzahl deutlich unterrepräsentiert (Blickenstaff & Moravcsik, 1982).

Bei einer weiteren Analyse ist zudem zu erkennen, daß von den Entwicklungsländern unter einem informationspolitischen Gesichtspunkt nicht mehr als einer homogenen Gruppe gesprochen werden kann. Differenzierungen finden zwischen den drei Kontinenten statt, aber auch innerhalb derselben. Dies zeigt auch eine datenbankspezifische Darstellung der medizinischen Zeitschriften aus der Dritten Welt. Die Tabellen 4, 5 und 6 zeigen die Gesamtzahl der Zeitschriftentitel aus der Dritten Welt im Index Medicus (IM), im Science Citation Index (SCI) und in Embase (EM)[5]. Es ist zu erkennen, daß die Verzeichnung der medizinischen Literatur aus den Entwicklungsländern seit 1945 stetig abgenommen hat, daß sie in der Aufbau- und Nachkriegszeit der 1950er Jahre größer war als in den multikulturellen 1990er Jahren. Und dies gilt selbst für eine Datenbank wie Embase, die den Ruf hat und damit wirbt, der Literatur aus der Dritten Welt ein größeres Gewicht zu geben (Embase journals policy, 1994).

[5] Für Hinweise zur statistischen Erhebung danke ich Frau Petra Hummel und Herrn Bernhard Hartmann vom Deutschen Institut für Medizinische Dokumentation und Information (DIMDI). Die Zahlen vor 1965 wurden anhand folgender Verzeichnisse manuell ermittelt: „Quarterly Cumulative Index Medicus" Volume 37, 1945 und Volume 57, 1955. Chicago: American Medical Association, 1945 und 1955. „Science Citation Index" 1945-1955 and 1955-1964. Philadelphia: Institute for Scientific Information. Die Zahlen nach 1965 wurden den folgenden Verzeichnissen entnommen: „List of journals indexed in Index Medicus", „List of journals indexed in Embase" und „Science Citation Index Lists of source publications".

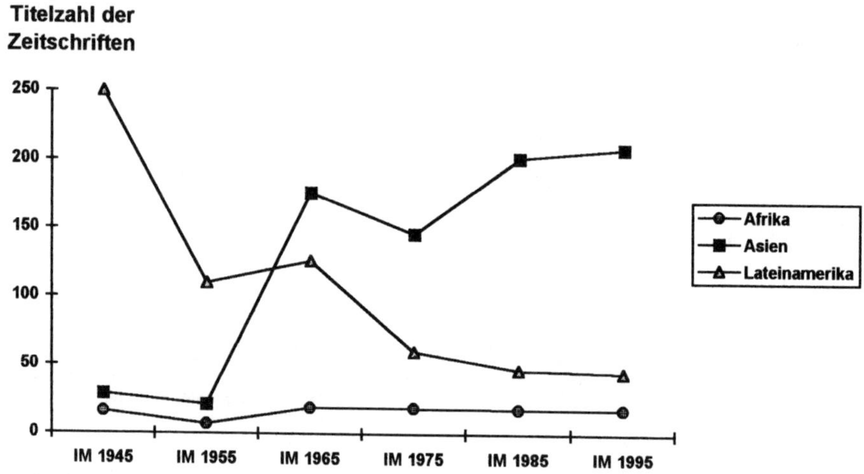

Tabelle 4: Repräsentanz medizinischer Zeitschriften aus Afrika, Asien und Lateinamerika im Index Medicus 1945-1995

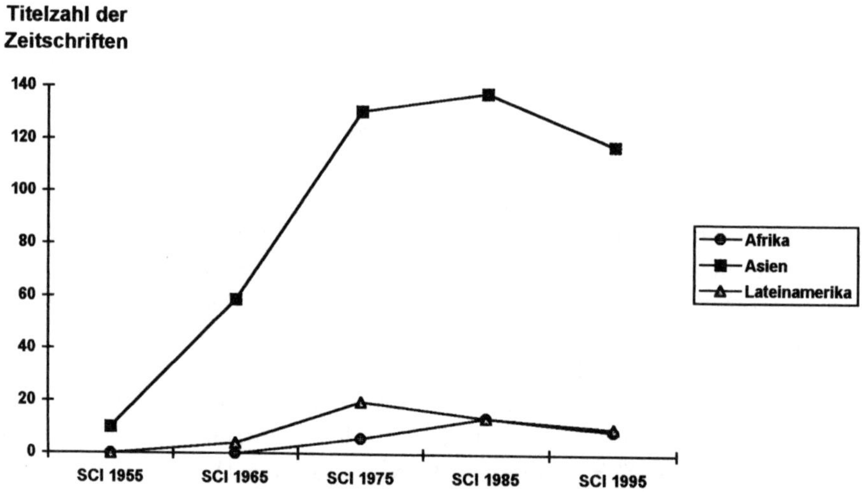

Tabelle 5: Repräsentanz medizinischer Zeitschriften aus Afrika, Asien und Lateinamerika im Science Citation Index 1955-1995

So ist die Repräsentanz Lateinamerikas im Index Medicus von 1945, als 250 Zeitschriften 17,36 % der Gesamtzahl der ausgewerteten Zeitschriften ausmachten, ständig gesunken auf nur mehr 45 Zeitschriften im Jahr 1995, was 1,45 % entspricht. Parallel zum Niedergang Lateinamerikas vollzog sich der Aufschwung Asiens. Von 29 Titeln im Index Medicus von 1945, das entspricht

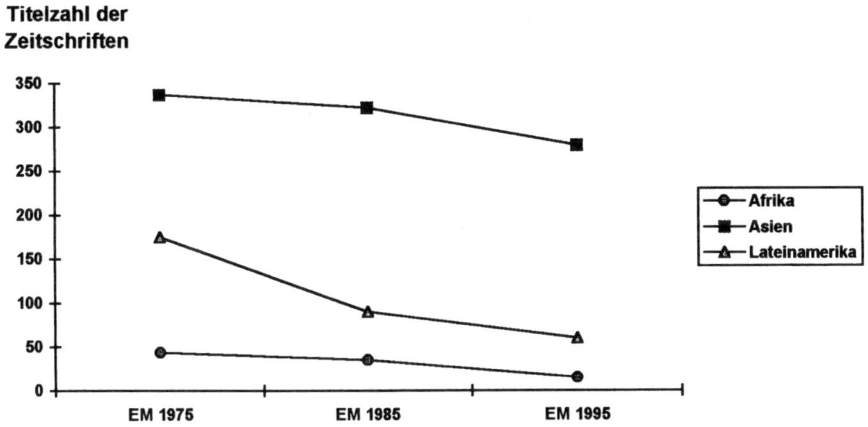

Tabelle 6: Repräsentanz medizinischer Zeitschriften aus Afrika, Asien und Lateinamerika in Embase 1975-1995

etwa 2 %, hat sich die Repräsentanz 1995 auf 209 Titel und 6,8 % erhöht. Interessant ist dabei ferner, daß die eher lateinamerikanische Orientierung des Index Medicus seit Anfang der 1970er Jahre in einem solchen Ausmaß zugunsten Asiens gekippt ist, daß die lateinamerikanische Repräsentanz kaum noch besser ist als die traditionell minimale Afrikas (Crowder, 1985). 1995 sind im Index Medicus 18 afrikanische (0,6 %) und 45 lateinamerikanische Zeitschriften (1,4 %) vertreten. Die gleiche Entwicklung läßt sich, wenn auch mit zeitlicher Verzögerung, beim Science Citation Index und bei Embase feststellen. Embase hat an seiner ursprünglich asiatischen Orientierung festgehalten (337 Titel oder 9,6 % im Jahr 1975 versus 279 Titel oder 8 % im Jahr 1995). Und da auch der Sience Citation Index von 1955 (10 asiatische Titel entsprachen 1,7 %, kein afrikanischer und auch kein lateinamerikanischer Titel) bis 1995 (118 asiatische Titel entsprechen 3,7 %, 9 afrikanische 0,3 % und 10 lateinamerikanische ebenfalls 0,3 %) von den Entwicklungsländern quasi nur die asiatischen in einem nennenswerten Umfang berücksichtigt hat (Arunachalam & Manorama, 1988), scheint die bibliographische Verzeichnung asiatischer Zeitschriften im Vergleich und auf Kosten derjenigen Afrikas und Lateinamerikas relativ gut. So weit zu den Unterschieden zwischen den Kontinenten.

Innerhalb der drei Kontinente fällt der Löwenanteil der ausgewerteten Zeitschriften auf wenige Länder: in Afrika auf Ägypten und Südafrika (Mitton, 1995), in Asien auf Indien (Chadha, 1984; Directory of periodicals, 1996; Sahni, 1992; Sen, Karanjai & Munshi, 1990) und China, in Lateinamerika auf Argentinien, Brasilien und seit einigen Jahren auch Mexiko. Es gibt also neben der Dichotomie zwischen einem Zentrum (den G7-Staaten) und seiner Peripherie (den Entwicklungsländern) auch innerhalb der Dritten Welt eine hierarchische Ausdifferenzierung zwischen einigen wenigen Ländern, die dem Westen politisch und wirtschaftlich nahe stehen oder nützlich zu sein scheinen und deshalb besondere Beachtung finden, und dem großen Rest der unterentwickelten. Die Zeitschriften dieser westlich orientierten Länder sind denn auch besser repräsentiert als die aus den übrigen Entwicklungsländern, was das Bild der mageren Verzeichnung der Literatur der eigentlichen, nicht industrialisierten Länder noch schärfer hervortreten läßt (Arunachalam, 1994; Zielinski, 1995).

II. Die Mißachtung des medizinischen Wissens der Entwicklungsländer und ihre Folgen

Die negative Entwicklung bei der Berücksichtigung des medizinischen Wissens aus Afrika, Asien und Lateinamerika ist um so erstaunlicher, als einige Indizien (internationale editorial boards, allgemeine ökonomische und politische Entwicklung) dafür sprechen, daß sich sowohl die Qualität als auch die Relevanz der medizinischen Publikationen aus Afrika, Asien und Lateinamerika über ihre nationalen Grenzen hinaus verbessert haben. Die Gründe für die dennoch nach wie vor geringe Repräsentanz scheinen vielfältig zu sein: neben einer Reihe von formalen Problemen (keine englischen abstracts, verzögertes Erscheinen, schlechte Papierqualität, generell ein für das westliche Auge ungewohntes Layout) haben die Zeitschriften aus den Entwicklungsländern trotz gewisser Fortschritte immer noch den Ruf schlechter wissenschaftlicher Qualität (Riis, 1992). Gute Wissenschaftler aus der Dritten Welt, so heißt es, könnten und würden in den renommierten westlichen Zeitschriften publizieren (Mangla, 1993; Phoon, 1988). Was in den Zeitschriften der Dritten Welt publiziert wird, sei der nicht im Westen publizierbare Rest und damit allenfalls drittrangig, insgesamt jedenfalls irrelevant (Martínez & Donkervoort, 1992). Das Kriterium „gut" bezieht sich dabei im wesentlichen darauf, ob ein Wissenschaftler aus der Dritten Welt einen Beitrag zu den im Westen vertretenen Hauptforschungsrichtungen leisten kann. In der Tat ist zu konstatieren, daß aus der Dritten Welt zu Themen wie Hirnforschung, Kernspintomographie oder Molekularbiologie momentan, von wenigen Ausnahmen abgesehen, keine bahnbrechenden Entdeckungen kommen. Bedeutende Artikel aus der Dritten Welt über die Gesundheitssituation der Dritten Welt in Zeitschriften aus der Dritten Welt, seien es Kasuistiken zu Tropenkrankheiten, neue Therapien für die weltweit häufigsten Erkrankungen oder Untersuchungen zu ethnopharmakologischen Wirkstoffen, liegen nicht im mainstream der westlichen

Wissenschaft und werden schon deswegen weitgehend ignoriert (Taylor & Molyneux, 1995).

Vor diesem Hintergrund mutet es merkwürdig an, daß sich die in der medizinischen Informations- und Literaturversorgung Tätigen aller Länder scheinbar das Motto „Health information for the global village“[6] auf ihre Fahnen geschrieben haben. Was ist von den Versprechungen zu halten, das Internet ermögliche erstmals in der Geschichte der Menschheit einen unbegrenzten weltweiten Informations- und Wissenstransfer in der Medizin, wenn sich bereits die vorhandene Informationsstruktur mehr an ökonomischen als an medizinischen Kriterien orientiert? Was ist zu halten von dem erklärten Ziel, jederman die komplette medizinische Literatur zur Verfügung zu stellen, wenn noch nicht einmal die vorhandenen Medien aus der Dritten Welt in angemessener Form berücksichtigt werden?

Wie kann man sich diese Diskrepanzen erkären, welche Schlüsse kann man, welche Konsequenzen sollte man daraus ziehen?

1. Sowohl in den Industriestaaten als auch in den Entwicklungsländern sehen viele die Dritte Welt unter informationspolitischen Gesichtspunkten als Opfer eines neuen „scientific imperialism“ (Gibbs, 1996; Wilmshurst, 1997). Selbst westliche Beobachter vermuten, daß es primär nicht mehr um den Transfer von Informationen im global village, sondern auf dem Planet Hollywood geht. Das Internet ist ein ideales Instrument, das westliche medizinische Wissen mit seinem Anspruch auf universelle Gültigkeit überall zu verbreiten (LaPorte, 1997). So werden einerseits traditionelle Medizinsysteme verdrängt und andererseits neue Bedürfnisse für neue Märkte geweckt. „Information is one of the most powerful instruments of change“ (Alleyne, 1996, S. 82). Es ist kein Zufall, daß die Expansion des westlichen medizinischen Wissens per Internet just zu einem Zeitpunkt erfolgt, an dem es in seinen eigenen Gesellschaften an die Grenzen der Finanzierung und Gewinnmaximierung stößt. Daraus erklärt sich auch die ausgeprägt patriarchale Haltung, mit der den „armen Entwicklungsländern“ der Reichtum der westlichen Medizin verkauft wird (Macrorie, 1997). Daraus erklären sich auch die Einbahnstraßenverhältnisse auf dem informationellen Superhighway von Nord nach Süd, denn die Informationen, „far from being neutral, carry with them ideologies and relations of power that are not only foreign but harmful to the interests and needs of the majorities living in the underdeveloped world“ (Navarro, 1981, S. 6).

2. Die Kritiker des „scientific imperialism“ aus den Entwicklungsländern monieren praktischere Dinge. Sie sehen in der Mißachtung der medizinischen

[6] So lautete der Titel des „7th International Congress on Medical Librarianship“ im Mai 1995 in Washington.

Literatur aus den Entwicklungsländern einen Akt kultureller Arroganz und Selbstgefälligkeit. „Publizieren sie im eigenen Land, so findet dies außerhalb kaum Beachtung; und von international renommierten Fachzeitschriften werden ihre Artikel besonders häufig abgelehnt“ (Gibbs, 1996, S. 82). Letzteres führt insbesondere dann zu großem Unmut, wenn derselbe Artikel von einer westlichen Adresse aus eingereicht und dann angenommen wird, oder wenn ein Thema erst dann als publikationswürdig gilt, wenn es für den Westen interessant ist. So demonstriert Luis Benitez-Bribiesca, der Chefredakteur der mexikanischen Zeitschrift „Archivos de Investigacion Medica“, den dadurch entstehenden Verlust medizinischen Wissens am Beispiel der Cholera-Epidemien in Mexiko: „Wissenschaftler haben interessante Befunde über einige neue Erregerstämme. Internationale Zeitschriften lehnen unsere Artikel ab, weil für sie die Cholera kein heißes Thema ist. Aber was ist, wenn die neuen Stämme sich über die Grenze nach Texas oder Kalifornien ausbreiten? Dann wird es auf einmal wichtig. Bis dahin geht vorhandenes Wissen über die Krankheit unter. Bei der Literatursuche wird man nicht auf die in Mexiko veröffentlichten Artikel stoßen, weil sie nicht im Index stehen“ (zitiert nach Gibbs, 1996). Aber selbst wenn die Artikel erscheinen, werden sie entweder nicht fair oder kaum zitiert. All dies trägt dazu bei, daß viele Wissenschaftler in den Entwicklungsländern glauben, daß es im Westen massive Vorurteile gegen sie gebe. Für eine friedliche und tolerante Kooperation in einer Welt, die im 21. Jahrhundert nach Samuel P. Huntington vom „Kampf der Kulturen“ oder nach Benjamin R. Barber vom Krieg „Dschihad versus McWorld“ geprägt sein wird, sind das keine guten Voraussetzungen.

III. Ansätze zur stärkeren Berücksichtigung der medizinischen Literatur aus Afrika, Asien und Lateinamerika

In jüngster Zeit gibt es Bemühungen, nicht zuletzt wegen der weltpolitischen Konsequenzen, um eine Korrektur der Mißachtung medizinischen Wissens aus den Entwicklungsländern im Westen. Wissenschaftler und Informationsvermittler fragen sich, ob die westliche Beurteilung und Bewertung, daß die weniger forschungs- als vielmehr patientenorientierte Wissensakkumulierung in den Entwicklungsländern für die Medizin in der industrialisierten Welt nicht relevant sei, beibehalten werden kann, oder ob nicht die Wirklichkeit einer einzigen gemeinsamen Welt schließlich auch die industrialisierte Welt einholt. Die Tendenz einer von 1945 bis 1995 ständig geringer werdenden Verzeichnung der Literatur aus der Dritten Welt birgt, wenn sie sich fortsetzt, die Gefahr, daß die westliche Welt eine wesentliche Wirklichkeitsebene ausblendet

(Zielinski, 1995). Wenn die Einschätzung, daß der Bedarf an medizinischem Wissen in der Dritten Welt ein anderer ist als in den Industrienationen (Christovao, 1985; Hull, 1994; Osiobe, 1986a und 1986b; Premsmit, 1990), dazu führt, die dortige medizinische Forschung und Wissensakkumulierung geringzuschätzen oder gar nicht mehr wahrzunehmen (Weiss, 1988, bes. Kap. 1), könnte dies unter Umständen mit Schrecken auf die westliche Welt zurückfallen. Das Wissen um die Gensequenzen des Menschen ist wichtig, doch das Wissen um Epidemiologie und neue Therapien von Cholera, Diarrhö oder Malaria nicht minder. Die Dritte Welt ist uns zu nahe, als daß wir uns in diesen Dingen Ignoranz leisten könnten (Selby, 1972). Es sei in diesem Zusammenhang daran erinnert, daß die Malaria bis 1920 in Schleswig-Holstein verbreitet war und an der Dengue-Epidemie in Griechenland 1927/1928 80 % der Bevölkerung erkrankten. Die Bedeutung der Dritten Welt in Hinblick auf die Epidemiologie von AIDS und anderen Infektionskrankheiten ist momentan hautnah zu spüren. Erwähnt sei auch der Bericht des Schweizerischen Bundesamts für Gesundheitswesen vom Juni 1995 über einen Ebolafall in der Schweiz (Bericht über eine Ebolaviruserkrankung, 1995) und der 1992 vom US Institute of Medicine herausgegebene Report „Emerging infections: microbial threat to health in the United States“ (Lederberg, Shope & Oaks, 1992). Darin und in der jüngst erschienenen Monographie „The coming plague. Newly emerging diseases in a world out of balance“ von Laurie Garrett (Garrett, 1994) wird eine „thirdworldization“ der Welt beschrieben, also eine Globalisierung von bisher fast nur in den Entwicklungsländern auftretenden Erkrankungen durch Armut, Reiseverkehr und Klimaveränderungen (Sichrovsky & Scheer, 1995). Es gibt erste Anzeichen, daß unter den Wissenschaftlern allmählich ein Umdenken in der Einschätzung der Bedeutung der Gesundheitssituation in der Dritten Welt und damit auch der Relevanz der dort publizierten Literatur stattfindet (Coghlan & Khan, 1993). Beispiele dafür sind:

1. Die pharmazeutische Industrie intensiviert die ethnobotanische und ethnopharmakologische Forschung bei der Suche nach neuen Wirksubstanzen, besonders in Indien, Südamerika und Südostasien (Dauth, 1995). So hat zum Beispiel der Pharmakonzern Smith-Kline Beecham aus den Blättern des Bintangor-Baumes auf Borneo die AIDS-Medikamente Calanolid und Castatolid produziert.

2. Die Ausbreitung von ursprünglich auf die Tropen begrenzten Infektionskrankheiten in die westlichen Ländern erfordert sowohl für die medizinische Praxis als auch für die Forschung neue Anstrengungen (Schäfer, 1994). Zur Förderung der tropenmedizinischen Forschung hat die Europäische Union 1995 ein Sonderprogramm mit 8,2 Millionen DM aufgelegt.

3. Auch die steigende Akzeptanz von nichtwestlichen Heilverfahren wie

Akupunktur oder Ayurveda bei Patienten führt zu einer wachsenden Nachfrage der Literatur aus den Ursprungsländern dieser therapeutischen Systeme.

4. Am beeindruckendsten sind jedoch die Forschungsergebnisse, die in den letzten Jahren aus der Dritten Welt bekannt wurden. Erwähnt sei hier nur aus China die Wiederentdeckung des bereits im 2. Jahrhundert vor Christus bekannten Malariamittels „Artemeter“ aus der Pflanze Artemisia annua und die Entwicklung des AIDS-Medikamentes Trichosanthin aus einer bereits vor 2200 Jahren in der Han-Dynastie bekannten Kräutermedizin, die genau für die bei AIDS auftretenden Symptome eingesetzt wurde (Chen & Martin, 1996; Hesketh & Zhu, 1997).

Informationspolitisch hat das dazu geführt, daß gerade in den letzten Jahren besonders Institutionen in Afrika und Lateinamerika Datenbanken aufbauen, die die medizinische Literatur aus den Entwicklungsländern in stärkerem Maße berücksichtigen oder sich ganz auf sie konzentrieren. Einen Überblick gibt der Artikel „Medizinische Datenbanken aus Afrika, Asien und Lateinamerika“ (Nitzsche, in diesem Band). Es bleibt zu hoffen, daß diese Projekte erfolgreich sind und dazu beitragen, daß jederman Zugang zu einer bedürfnisorientierten medizinischen Informations- und Versorgungsstruktur gewinnen kann.

Literaturverzeichnis

Alleyne, G. A. O. (1996). Information for health and human development. Bulletin of the Medical Library Association, 84 (1), 82-85.

Ana, J. N. E. (1994). Health information for the developing world. British Medical Journal, 309, 1437.

Arunachalam, S. (1988). The links between mainstream science and journals on the periphery. Journal of Scientific & Industrial Research, 47, 307-314.

Arunachalam, S. (1994). Accessing information published in the Third World: should spreading the word from the Third World always be like swimming against the current? Journal of Scientific and Industrial Research, 53, 408-417.

Arunachalam, S. & Manorama, K. (1988). The status of scientific journals of India as seen through Science Citation Index. Journal of Scientific & Industrial Research, 47, 359-367.

Bericht über eine Ebolaviruserkrankung in der Schweiz. (1995). Bulletin BAG, 24/1995, 21-22.

Blickenstaff, J. & Moravcsik, M. J. (1982). Scientific output in the Third World. Scientometrics, 4 (2), 135-169.

Chadha, Y. R. (1984). Scholarly science publishing in developing countries with particular reference to India. An overview. Journal of Scientific and Industrial Research, 43, 190-192.

Chen, R. & Martin, C. (1996). Traditional Chinese Medicine in China today. China Review, 3, 24-25.
Christovao, H. T. (1985). The aging of the literature of biomedical sciences in developed and developing countries. Scientometrics, 7, 411-430.
Coghlan, S. E. & Khan, S. I. (1993). Harnessing health information in the Third World. In: World Health Forum, 14, 301-304.
Crowder, M. (1985). The book crisis. Africa's other famine. Africa Bibliography, 1985, XVI-XXI.
Dauth, J. (1995, 21. August). Heilt der Osten den Westen? Naturmedizin aus Asien erobert Labors der Pharmaindustrie. Frankfurter Rundschau.
Directory of periodicals published in India. (1996). Compiled by S. Kaur & P. Sapra. New Delhi: Sapra & Sapra.
Embase journals policy overview. (1994). Profile, 11 (2), 3.
Frame, J. D., Narin, F. & Carpenter, M. P. (1977). The distribution of world science. Social Studies of Science, 7, 501-516.
Gaillard, J. (1992): Use of publication lists to study scientific production and strategies of scientists in developing countries. Scientometrics, 23, 57-73.
Garfield, E. (1983). Mapping science in the Third World. Science and Public Policy, 1983, 112-127.
Garrett, L. (1994). The coming plague. Newly emerging diseases in a world out of balance. New York, NY: Farrar, Straus and Giroux.
Gibbs, W. W. (1996). Mißachtete Forschung in der Dritten Welt. Spektrum der Wissenschaft, August 1996, S. 82-90.
Groves, T. (1996a). Information sharing. Getting journals and books to developing countries. British Medical Journal, 307, 1015-1017.
Groves, T. (1996b). SatelLife – getting relevant information to the developing world. British Medical Journal, 313, 1606-1609.
Hesketh, T. & Zhu, W. X. (1997). Traditional Chinese medicine: one country, two systems. British Medical Journal, 315, 115-117.
Hull, C. (1994). Observations on health information in developing countries. Methods of Information in Medicine, 33, 304-305.
Huntington, S. P. (1996). Kampf der Kulturen. Die Neugestaltung der Weltpolitik im 21. Jahrhundert. München: Europaverlag.
Kale, R. (1994). Health information for the developing world. British Medical Journal, 309, 939-942.
Kidron, M. & Segal, R. (1991). The new state of the world atlas. London: Pan.
LaPorte, R. E. (1997). Internet server with targeted access would cure information deficiency in developing countries. British Medical Journal, 314, 980.
Lederberg, J., Shope, R. E. & Oaks, S. C. (Eds.). (1992) Emerging infections. Microbial threats to health in the United States. Washington, D.C.: National Academy Press.
Macrorie, R. (1997). Empowering doctors in the developing world. British Medical Journal, 314, 980.
Mangla, B. (1993). Indian medical journals. Lancet, 341, 1655.
Martínez, L. & Donkervoort, S. C. (1992). How much do Latin American countries publish on transplantation? Transplantation Proceedings, 24 (6), 3067-3069.

May, R. M. (1997). The scientific wealth of nations. Science, 275, 793-796.

Mitton, S. (1995). South African science anemic. Serious action surely advisable. Science Watch, 6 (3), 1-2.

Navarro, V. (1981). Imperialism, health and medicine. Farmingdale: Baywood Publishing.

Nitzsche, J. (in diesem Band). Medizinische Datenbanken aus Afrika, Asien und Lateinamerika. Frankfurt: Klostermann.

Osiobe, S. A. (1986a). Medical researchers and clinicians as seekers of information. The Nigeria case study. Social Science and Medicine, 23 (8), 757-761.

Osiobe, S. A. (1986b). A study of the use of information sources by medical faculty staff in Nigerian universities. Journal of Information Science, 12, 177-183.

Phoon, W.O. (1988). Disseminating health information in the Asia-Pacific region. Asia-Pacific Journal of Public Health, 2 (2), 87.

Premsmit, P. (1990). Information needs of academic medical scientists at Chulalongkorn University. Bulletin of the Medical Library Association, 78 (4), 383-387.

Riis, P. (1992). New paradigms in journalology. Journal of Internal Medicine, 232, 207-213.

Ruelle, B. (1992). International donation of medical journals and books. A how-to manual. Medical Reference Services Quarterly, 11 (2), 35-45.

Sahni, P. (1992). Indian medical journals. Lancet, 339, 1589-1591.

Schäfer, M. (1994, 28. Dezember). Tropische Stechmücken breiten sich in Europa aus. Frankfurter Allgemeine Zeitung.

Selby, R. (1972). The need for medical information on an international scale. International Surgery, 57 (9), 697-698.

Sen, B. K., Karanjai, A. & Munshi, U. M. (1990). Indian journals on malariology. Indian Journal of Malariology, 27, 197-204.

Sichrovsky, P. & Scheer, P. (1995). Resistent. Die Wiederkehr der Seuchen. Berlin: Berlin-Verlag.

Skandhan, K. P. (1992). Journals for developing countries. Lancet, 340, 1165.

Smith, R. (1994). Chinese medical journals. Getting in touch. British Medical Journal, 309, 74.

Sosa-Iudicissa, M. C. (Ed.). (1995). Health, information society and developing countries. Amsterdam: IOS Press.

Sungur, C. & Ruacan, S. (1993). Medical journals' subscription policies for developing countries. British Medical Journal, 307, 1066.

Taylor, T.E. & Molyneux, M. E. (1995). Something new out of Africa. New England Journal of Medicine, 332 (21), 1441-1442.

Weiss, P. (1988). Medizinische Wissenschaftsinformation in Europa. Kopenhagen: WHO Regionalbüro für Europa; darin besonders Kapitel 1 „Wissenschaftsinformation in der Medizin: Stand, Probleme und Trends“.

Wilmshurst, P. (1997). Scientific imperialism. British Medical Journal, 314, 840-841.

World Medical Periodicals. Genève: WHO und Paris: UNESCO, 1953 sowie New York: World Medical Association, 1961 und (samt Supplement) 1968.

Zielinski, C. (1995). New equities of information in an electronic age. British Medical Journal, 310, 1480-1481.

MEDIEN DES INFORMATIONS- UND WISSENSTRANSFERS

IRIS SCHWARZ / WALTHER UMSTÄTTER

Medizinische Online-Dienste und CD-ROM-Datenbanken

1. Einleitung

Der vorliegende Beitrag wendet sich insbesondere an diejenigen Leser aus dem Bereich der Medizin, die die Absicht haben, gelegentlich selbst in Datenbanken zu recherchieren, die also zur Gruppe der sogenannten Endnutzer (gegenüber den professionellen Informationsvermittlern) zählen. Von Tilley (1990), Neubauer, Horn & Gailer (1992) und insbesondere von Eysenbach (1994) existieren bereits wertvolle Quellen, die wir in einigen Punkten nur ergänzen und aktualisieren möchten, denen wir allerdings einiges an wichtigen Retrieval-Grundlagen (engl. *retriever* = Spürhunde bzw. *retrieve* = wiedergewinnen) gegenüberstellen. Diese Schwerpunktsetzung erfolgt auch vor dem Hintergrund, daß derzeit nicht mehr der Zugang zu ausreichender Information das Problem darstellt, sondern vielmehr das Aufspüren genau der Informationen, die für ein anstehendes Informationsproblem relevant sind und zu seiner Lösung beitragen können.

Mitte 1997 verzeichnete das Gale Directory of Databases, der derzeit wohl bekannteste und umfassendste Datenbankführer, insgesamt 5.739 Datenbanken, die durch verschiedene Online-Dienste, und 3.202 Datenbanken, die auf CD-ROM bereitgestellt wurden. Einige dieser Angebote sind inhaltlich identisch bzw. überlappen sich. Darüber hinaus gibt es zweifellos noch weitere Angebote. Insofern der Anteil an medizinisch relevanten Datenbanken am Datenbankangebot insgesamt seit Jahren bei ca. zehn Prozent liegt, muß man davon ausgehen, daß derzeit eine Größenordnung von 1.000 medizinisch relevanten Datenbanken auf verschiedenen Medien (Online, CD-ROM, Diskette, Magnetband u.a.) und von verschiedenen Anbietern weltweit verfügbar sind.

Unter Online-Diensten verstehen wir Dienstleistungsunternehmen, die auf kommerzieller Basis arbeiten und Datenbanken im direkten Dialog über Telekommunikationsnetze zugänglich machen. Jeder der derzeit ca. 900 Online-

Dienste (Gale Directory, 1997, S. X) bietet eine mehr oder weniger große Auswahl an Datenbanken, die auf Hostrechnern (engl. *host* = Gastgeber) gespeichert und mittels hostspezifischer Retrievalsoftware durchsucht werden können. Wir beschränken uns in diesem Beitrag auf die klassischen Online-Dienste, während die sogenannten Consumer-Online-Dienste wie America Online oder CompuServe sowie spezielle Gateway-Dienste wie EasyNet in diesem Beitrag ebensowenig behandelt werden wie die speziell auf Mediziner zugeschnittenen Dienste im Internet, bei denen wir auf den Beitrag von Obst & Ganslandt in diesem Band verweisen.

Zu den größten bzw. bekanntesten Online-Anbietern mit bibliographischen Datenbanken für den Bereich der Medizin zählen The Dialog Corporation mit den Hosts DIALOG und DataStar, das DIMDI in Köln, OVID Online und STN International. OCLC, das Computer Library Center, dürfte v.a. den Bibliotheksbenutzern ein Begriff sein, da es seine Datenbanken seit einiger Zeit zu besonders günstigen Konditionen über seinen WWW-Dienst FirstSearch zugreifbar macht. Die meisten Volltextdatenbanken stellt neben DIALOG, DataStar und OVID Online der Host LEXIS-NEXIS bereit.

Neben den Online-Diensten wenden sich verschiedene CD-ROM-Anbieter mit speziellen Datenbankangeboten an Endnutzer aus dem Bereich der Medizin. Unter CD-ROM-Anbietern verstehen wir diejenigen Organisationen, die Datenbanken auf CD-ROM vertreiben. Für den Bereich der Medizin zeichnen sich durch entsprechende CD-ROM-Anwendungen insbesondere SilverPlatter und die ARIES Medical Knowledge GmbH aus. Letztere vertreibt ihre Datenbanken unter der Software namens Knowledge Finder, auf die wir im Abschnitt 7 eingehen.

Während sich der Abschnitt 2 (*Historische Entwicklung und Technologieentwicklung)* insbesondere mit den historischen Wurzeln des heute möglichen Online-Retrievals beschäftigt, werden zugleich wesentliche Grundlagen für die terminologische Verständigung gelegt. Die Abschnitte 3 und 4 widmen sich einer Auswahl von Datenbanken, die im medizinischen Bereich relevant sind. Im Abschnitt 3 (*Typen von Datenbanken)* wird dieses Datenbankangebot zunächst typologisiert, während Abschnitt 4 (*Datenbanken für die Medizin*) Datenbanken vorstellt, deren Auswahl die enorme Bandbreite der Informationsbedürfnisse in der Medizin, wie sie in empirischen Untersuchungen eindrucksvoll nachgewiesen werden konnte (siehe Kaltenborn in diesem Band), im Ansatz widerspiegelt.

Der Abschnitt 5 (*Die Suche in Datenbanken*) vermittelt die elementaren Voraussetzungen für die Datenbankabfrage und wendet sich somit vor allem an die Gruppe der sogenannten Endnutzer. Entsprechende Angebote in den einschlägigen Bibliotheken und über das Internet sind heute zweifellos gegeben. Die hier behandelten Fragen sind zunächst grundlegender Art, weil sie sich unabhängig von den jeweils benutzten Suchoberflächen mit den gleichbleibenden Elementen der Datenbankstrukturen und des Retrievals beschäftigen. Während Eysenbach das DIMDI in den Mittelpunkt seiner Ausführungen zum Thema „Online-Recherchen" stellt, zeigen wir in diesem Abschnitt Suchbeispiele bei DIALOG, da dieser Host unter dem Namen KR OnDisc eine Vielzahl seiner Datenbanken auch auf CD-ROM vertreibt und damit Endnutzern die Möglichkeit gibt, seine Retrievalsprache zu erlernen bzw. auf Leistungsfähigkeit zu testen. In diesem Abschnitt zeigen wir auch Probleme auf, mit denen der Endnutzer bei seinen Recherchen konfrontiert sein kann.

Im Abschnitt 6 (*Intelligente Schnittstellen für die Online-Recherche*) stellen wir für die Suche in externen Datenbanken vorhandene benutzerfreundliche Suchoberflächen von sogenannten Frontend-Systemen vor, ohne diese unter dem Aspekt der Effektivität oder Effizienz einer Suche bewerten zu wollen. Frontend-Systeme sind meist hostspezifische Softwarepakete, die dem Endnutzer den Einstieg und die Nutzung von Datenbanken bei diesen Hosts erleichtern sollen. Mit dem Knowledge Finder wird im Abschnitt 7 (*Der Knowledge Finder*) schließlich ein CD-ROM-Suchsystem vorgestellt, unter dem eine Anzahl medizinischer Datenbanken verfügbar ist und das sich dadurch auszeichnet, daß auch der in der Recherche unerfahrene Anwender schnell und effektiv relevante Dokumente finden kann.

2. *Historische Entwicklung und Technologieentwicklung*

Die Entwicklung der ersten Online-Dienste geht zurück auf die Nutzung der Datenverarbeitung im Druck- und Verlagswesen. EDV-Systeme wurden seit den 60er Jahren zunächst als Publikationssysteme bei der Herstellung von Bibliographien und Referatezeitschriften eingesetzt, wobei die für die Speicherung verwendeten Magnetbänder quasi als „Nebenprodukte" der Druckausgaben entstanden. Zu den ersten, die ihre Referatedienste EDV-gestützt produzierten, gehörte neben dem Chemical Abstracts Service die National Library of Medicine (NLM) (Li, 1985, S. 4): Sie begann 1964, ihre Referatezeitschrift „Index Medicus" computergestützt zu produzieren. Die damit vorhandenen Magnetbänder auch für die elektronische Informationsgewinnung zu nutzen, war ein Schritt, der durch den Sputnik-Schock und den dadurch ausgelösten Weinberg-Report von 1963, der im Auftrag der Kennedy-Regierung erstellt worden war, forciert wurde (Adams, 1972, S. 529). So entstanden eine Reihe sogenannter „tape spinners" (Williams, 1997, S. XXVII) bzw. Anbieter von Magnetbanddiensten, zu denen auch die NLM gehörte: Sie stellte 1966 mit *MEDLARS* den ersten großen Magnetband-Service zur Verfügung.

Die Nutzung der Magnetbandtechnik für die Abfrage von Datenbanken war bis Ende der 60er Jahre damit verbunden, daß das Retrieval ausschließlich im sog. Batchbetrieb erfolgte, da die Magnetbänder nur sequentiell nach den eingegebenen Suchprofilen abgearbeitet werden konnten. Dies war mit langen Antwortzeiten verbunden. Pizer (1984, S. 344) erinnert sich, daß die Zeit endlos schien, bis der Rechercheur endlich eine Antwort erhielt. Ein zweites Problem bestand darin, daß das komplette Suchprofil eingegeben werden mußte und ohne jede Interaktions- bzw. Dialogmöglichkeit von seiten des Nutzers abgearbeitet wurde. Die Recherche fand somit offline statt.

Weitere technische Entwicklungen, wie die elektronische Datenfernübertragung via Telefonnetz, die Entwicklung interaktiver Dialogsysteme, die den direkten Zugang im Sinne einer Zweiwegekommunikation erlauben, das Time-Sharing, d.h. die gleichzeitige Bedienung mehrerer Nutzer durch ein Datenbanksystem, und darüber hinaus steigende Rechen- und Speicherkapazitäten waren Voraussetzungen dafür, daß Datenbanken in der Form, in der sie bei den heutigen Online-Diensten zugänglich sind, wirtschaftlich bereitgestellt werden konnten. Darüber hinaus war die Entwicklung der 4. Computergeneration mit ihren integrierten Schaltungen die Voraussetzung dafür, daß Datenbanken tatsächlich in größerem Maße online genutzt werden konnten, weil nur so eine intelligente paketvermittelte Netzstruktur wirtschaftlich vertretbar war.

Eine Station auf dem Weg zu den heutigen Online-Datenbanken war 1960 die Demonstration eines interaktiven Systems namens Protosynthex, das von der System Development Corporation (*SDC*) entwickelt worden war und die Einträge einer Enzyklopädie recherchierte (Hartley, Keen, Large & Tedd, 1992, S. 33). 1964 demonstrierte Roger K. Summit von der Lockheed Missiles & Space Company ein Inhouse-System, das auf der Nutzung eines Magnetplattenspeichers basierte. Es konnte mehrere Nutzer gleichzeitig bedienen und arbeitete interaktiv. Auf der Basis dieses Systems entwickelte Lockheed 1965 im Auftrag der NASA die Software RECON, die später in *DIALOG* umbenannt wurde.

Ebenfalls 1965 entwickelte die SDC ein System, das es 13 Organisationen erlaubte, über eine Telefonleitung auf eine Datenbank zuzugreifen. Gemeinsam mit SDC führte die NLM schließlich 1970 den Abridged Index Medicus via the Teletypewriter Exchange Network (AIM/TWX) ein, das die Datenbank auf dem SDC-Rechner über eine Telefonverbindung zugreifbar machte (Hartley et al., 1992, S. 33; Li, 1985, 4-5). Die Software für dieses System, an dessen Entwicklung Carlos Cuadra maßgeblich beteiligt war, wurde bekannt unter dem Namen *ORBIT*.

Die *IBM* Corporation war ebenfalls in die Entwicklung interaktiver Datenbanksoftware involviert, nachdem sie 1952 den ersten Computer auf den Markt gebracht und 1963 die 3. Computergeneration ausgerufen hatte, deren neue Bauelemente Transistoren und gedruckte Schaltungen waren. 1966 entwickelte sie ein Retrievalsystem für Inhouse-Datenbanken, das der Vorläufer von STAIRS war (Hartley et al., 1992, S. 33). Auf *STAIRS* basieren unter anderem die Retrievalsysteme der Online-Dienste BRS bzw. OVID Online, Data-Star und FIZ Technik.

Aufgrund des Erfolgs von AIM/TWX begann die NLM im Oktober 1971 den nichtkommerziellen Online-Betrieb von MEDLINE. Die damalige Datensammlung umfaßte ca. 100.000 Referenzen auf Artikel der 239 wichtigsten medizinischen Zeitschriften (Li, 1985, S. 5). Sie wurde unter dem Retrievalsystem ELHILL zugänglich gemacht, das seit 1968 in Zusammenarbeit mit SDC entwickelt worden war und eine Modifikation von ORBIT darstellt. Heute bietet die NLM über 40 Datenbanken mit über 18 Mio. Records unter zwei *MEDLARS*-Subsystemen an, ELHILL und TOXNET, die über ein Gateway miteinander verbunden sind (NLM Databases, 1996). Zu den unter TOXNET geführten Datenbanken gehören z.B. die Hazardous Substances Data Bank (HSDB), das Registry of Toxic Effects of Chemical Substances (RTECS) und TOXLINE. Für den Aufbau von Volltextdatenbanken wie HSTAT führte die NLM Anfang der 90er Jahre das Full-Text Retrieval System (FTRS) ein (Delozier, 1995). Wurden bei der NLM 1969 ca. 8 Mio. Recherchen von 150.000 Nutzern registriert, so sind es derzeit monatlich nahezu 600.000 Recherchen, die von mehr als 20.000 Nutzern allein mit ELHILL durchgeführt werden (NLM MEDLARS, 1996).

Als erstes Online-System überhaupt wurde 1968 das Biomedical Communication Network betriebsbereit (Myers, 1993, S. 284; Li, 1985, S. 4). Es war mit Unterstützung von IBM von der State University of New York (SUNY) entwickelt worden und bot zu geringen Kosten Online-Zugriff auf MEDLINE und einige andere Datenbanken. 1976 entstand daraus der kommerzielle Online-Service *BRS*, der mit seinem Eintritt in die Online-Szene die Preisstrukturen revolutionierte (Pizer, 1984, S. 343). Der Host hatte eine wechselvolle Geschichte: 1980 wurde BRS zunächst Teil der Thyssen-Bornemisza's Information Technology Group und bildete dann ab 1988 Maxwell Online, wobei mit Maxwell erstmals ein Verlag in das Online-Geschäft eingestiegen war. 1992 ging BRS in den Besitz von InfoPro Technologies und schließlich 1994 zum CD-ROM-Anbieter CD Plus, den heutigen OVID Technologies, über und operiert seit 1995 als *OVID Online*. Auch dieser Host bietet ein nach wie vor umfangreiches Angebot an medizinischen Datenbanken – derzeit sind es mehr als 50. Besonders erwähnenswert sind die Core Biomedical Collection, ein für Endnutzer aus dem Bereich der Biomedizin besonders attraktiver Volltextdienst, und OVID Colleague. Als Seitenzweig der BRS-Entwicklungslinie existiert der europäische Host DataStar, der anfänglich die gleiche STAIRS-basierte Retrievalsoftware wie BRS nutzte, diese aber zu DSO (DataStar Online) weiterentwickelt hat.

1973 wurde MEDLINE gemeinsam mit zwei weiteren Datenbanken erstmals auch kommerziell angeboten, und zwar durch den Online-Service SDC, der 1987 zu Pergamon *ORBIT* Infoline wurde, gemeinsam mit BRS ab 1990 zu Maxwell Online gehörte und seit 1994 mit dem französischen Host QUESTEL als QUESTEL-ORBIT operiert. ORBIT hat sich als Anbieter insbesondere von Patentdatenbanken einen Namen gemacht (s. auch Wissmann in diesem Band).

Noch vor SDC etablierte sich *DIALOG* 1972 als Online-Dienst mit zunächst drei Datenbanken (Palmer, 1987, S. 4). Seit 1988 gehört der Host zu *Knight Ridder* (KR). Seit seiner Entstehung behauptet sich DIALOG als führender multidisziplinärer Online-Dienst. Gegenwärtig hält er mehr als 470 Datenbanken (darunter aber auch Übungs- und hostspezifische Datenbanken) im Direktzugriff. Mit mehr als 80 medizinrelevanten Angeboten ist DIALOG auch für Biomediziner, Ärzte und Mitarbeiter des Gesundheitswesens von besonderem Interesse. Mit KR ScienceBase hatte DIALOG 1996 sein erstes Web-Interface geschaffen, das 1998 durch DIALOG Select abgelöst wurde. Im November 1997 formierte sich aus dem Zusammenschluß von Knight Ridder Informations Inc. und M.A.I.D. plc. *The Dialog Corporation.*

1973 führte Mead Data Central (MDC) den ersten, für Juristen vorgesehenen Volltext-Service mit dem Namen LEXIS ein (Palmer, 1987, S. 3). Er war 1980 die Basis für das erweiterte MDC-Angebot namens *LEXIS-NEXIS*, einem Volltext-Service mit Presse- und Wirtschaftsinformationen (Hartley et al., 1992, S. 50). Seit Ende 1994 ist der Online-Dienst Teil von Reed Elsevier Inc. mit Sitz in Dayton, Ohio. LEXIS-NEXIS hält gegenwärtig 6.900 Titel im Volltext vor, vor allem Zeitschriften und Zeitungen (LEXIS-NEXIS Background, 1997). Für Mediziner ist die General Medical Library (GENMED) von besonderem Interesse, da sie eine Vielzahl medizinischer Fachzeitschriften im Volltext sowie u.a. die Datenbanken MEDLINE, PDQ und seit 1994 auch EMBASE anbietet.

Anfang der 70er Jahre entstand mit dem Deutschen Institut für Medizinische Dokumentation und Information, *DIMDI*, in Köln die umfassendste Quelle für medizinrelevante Informationen außerhalb der USA. DIMDI bietet als eines der internationalen MEDLARS-Zentren Zugriff auf alle Datenbanken der NLM. Darüber hinaus hält der Host eine Reihe wichtiger deutschsprachiger Datenbanken vor, wie etwa die ABDA-Datenbanken der Bundesvereinigung Deutscher Apothekerverbände, BIOLIS als bibliographische Datenbank zum Bereich der Biologie, die Volltextdatenbanken BGI-Pressedienst und BMG-Pressemitteilungen sowie die Faktendatenbank INTOX. Die

Datenbanken des DIMDI stehen unter der Retrievalsprache GRIPS im Zugriff, die – im Gegensatz zu den an IBM-Rechner gebundenen Retrievalsprachen BRS-Search, DIALOG oder DSO – eigens für den Betrieb eines Siemens-Computers entwickelt wurde und sich an den von der Kommission der Europäischen Gemeinschaften formulierten Empfehlungen für eine gemeinsame Retrievalsprache CCL orientiert. Die europäische CCL ist von der amerikanischen CCL des Z39.58 ANSI-Standards zu unterscheiden, die im Internet eine zunehmend wichtige Rolle spielt (s. Umstätter in diesem Band). Unter DIMDI's graphischer Suchoberfläche *grips*-WebSearch für den WWW-Zugang im Internet sind derzeit die Datenbanken der NLM, insbesondere MEDLINE, und die BMG/BGI-Pressedatenbanken lizenzfrei abfragbar.

Neben DIMDI sind für deutsche Nutzer aus dem Bereich der Medizin insbesondere die Online-Dienste DataStar und STN International von Interesse.

DataStar, der europäische Host mit dem größten Datenbankangebot, wurde 1980 als Ableger von BRS durch Radio Suisse und die Thyssen-Bornemisza's Information Technology Group aufgebaut und gehört seit 1993 mit seinem Datenbankangebot ebenso wie DIALOG zu Knight Ridder. DataStar bietet ein großes Spektrum an biomedizinischen Datenbanken – derzeit mehr als 100 von ca. 300 – und ist deshalb für Mediziner in Europa von besonderem Interesse. 1992 hat der Host mit der Einrichtung eines Gateways zu den Microbial Strain Data Network Services (MSDN), einem internationalen Informationsdienst zur Biologie und Biotechnologie, dieses Angebot noch erweitert. Mit der Windows-basierten Frontend-Software KR ProBase hat DataStar darüber hinaus 1995 ein besonders endnutzerfreundliches Frondend-System für den Online-Zugriff auf die eigenen Datenbanken geschaffen (s. auch Abschnitt 5.3). Seit November 1997 gehört DataStar ebenso wie DIALOG zu The Dialog Corporation.

STN International ist der Name eines Hostverbundes, der gemeinsam betrieben wird von der American Chemical Society, die den Chemical Abstracts Service (CAS) als wichtigste Datenbank der Chemie anbietet, dem Japan Information Center for Science and Technology (JICST) in Tokio und dem FIZ Karlsruhe. Letzteres war 1977 mit dem Ziel gegründet worden, Informationen aus dem Bereich Energie, Physik und Mathematik sowie angrenzenden Disziplinen bereitzustellen. Inzwischen schickt sich STN an, ein Host mit allumfassender Thematik zu werden. Während das STN-Angebot anfangs, d.h. Mitte der 80er Jahre, noch auf CAS Online und die vom FIZ Karlsruhe produzierte Datenbank Physics Briefs (Physikalische Berichte) beschränkt war (White, 1992, S. 158), hat sich das Angebot auf derzeit über 200 Datenbanken erhöht. Darunter befinden sich mehr als 50 medizinisch relevante.

Von besonderer Bedeutung vor allem für Bibliotheksbenutzer ist das Online

Computer Library Center (*OCLC*), das 1967 durch die Ohio College Association begründet wurde. 1971 wurde OCLC mit einem verteilten Katalogisierungssystem betriebsbereit, an dem 54 Bibliotheken teilnahmen (Palmer, 1987, S. 4). Heute wird OCLC von mehr als 23.000 Bibliotheken in 63 Ländern und Regionen mit Bestandsangaben beliefert und genutzt (WorldCat, 1997). Das Ergebnis dieser Gemeinschaftsarbeit ist die Datenbank WorldCat, die weltweit größte Katalogdatenbank mit heute über 35 Mio. Datensätzen und 600 Mio. Standortangaben. Sie ist ebenso wie 59 weitere Datenbanken – darunter MEDLINE und BIOSIS – unter einer endnutzerfreundlichen, menügeführten Benutzeroberfläche namens FirstSearch, die 1991 eingeführt wurde (FirstSearch Databases, 1996; White, 1992, S. 131), abgefragbar. Benaud & Bordeianu (1993) geben einen ausführlichen Überblick über die Funktionalität dieser Suchoberfläche.

Neben der Bereitstellung interaktiver, das Time-Sharing erlaubender Datenbanksoftware waren Entwicklungen auf seiten der Datenfernübertragung besonders bedeutsam für die verbreitete Nutzung von Online-Diensten. Insbesondere im Hinblick auf die Telefongebühren, die entstehen, wenn bei weit entfernten Hosts recherchiert wird, war die Einführung von *Paketvermittlungsnetzen* ein revolutionärer Schritt. Anders als bei einem Telefongespräch, bei dem über die gesamte Gesprächsdauer eine Standleitung zwischen den Gesprächspartnern geschaltet ist, beruht die Paketvermittlung darauf, daß Daten bei einem PAD-Rechner (Packet Assembler/Disassembler) in Datenpakete verpackt, über eine gerade freie Leitung weitergeleitet und schließlich wieder durch einen anderen, dem Empfänger am nächsten gelegenen PAD-Rechner entpackt werden. Damit wird die Telekommunikationsleitung tatsächlich nur dann in Anspruch genommen, wenn Daten transportiert werden.

Das erste paketvermittelnde Netz wurde 1970 mit ARPANET in den USA in Betrieb genommen. Damit war der Grundstein für das *Internet* gelegt (s. Obst & Ganslandt in diesem Band). Das Design von ARPANET übernahmen 1971 und 1975 auch die Netzwerke Tymnet und Telenet in den USA. Sie stellen sog. Value-added Networks (VANs) dar, indem sie die Telefonleitungen einer anderen Telefongesellschaft benutzen, um ihren Paketvermittlungsdienst anzubieten (Hartley et al., 1992, S. 55). Die Dienste von Tymnet und Telenet nutzten in den späten 70er und frühen 80er Jahren die meisten US-amerikanischen und – soweit diese angeschlossen waren – natürlich auch die europäischen Bibliotheken, um mittels Modem oder Akkustikkoppler die Verbindung zu einem Host herzustellen (Palmer, 1987, S. 5). In Deutschland führte die Deutsche Bundespost, die heutige Telekom, 1980 mit Datex-P ein paketvermittelndes Netz ein, das bis heute das für Datenfernübertragungszwecke am häufigsten genutzte Netz ist.

Telekommunikationsnetze, die für den Zugriff auf entfernte Rechner benutzt werden, werden auch als Wide Area Networks (WANs) bezeichnet. Das Internet stellt ein solches WAN dar. Demgegenüber bezeichnet der Terminus Local Area Network (LAN) solche Netze, die Computer in einem geographisch begrenzten Territorium, z.B. einer Universität, miteinander verbinden. Eine besonders wichtige Funktion dieser Netzwerke besteht darin, nicht nur mehrere Computer miteinander zu verbinden, sondern auch Ressourcen wie Drucker, mehrplatzfähige Anwendungssoftware und CD-ROM-Laufwerke in den sogenannten CD-ROM-Netzen verteilt nutzen zu können. Die in solchen Netzen realisierten *Client/Server-Anwendungen* werden auch für die Realisierung des Zugriffs auf CD-ROM-Datenbanken benutzt, wobei die Entwicklung inzwischen dahin geht, daß die Datenbanken auf Harddisk-Servern im Netz vorgehalten werden, um einen schnelleren Zugriff sicherzustellen, und die CD-ROM als Transport- und Archivierungs-Medium benutzt wird.

Mit der Entwicklung von Netzwerken geht auch das immer ausgefeiltere Angebot von *Gateways* einher. Im einfachsten Sinne ist ein Gateway eine Einrichtung, die zwei Computer- oder Netzwerksysteme miteinander verbindet. Ein solches Gateway besteht beispielsweise zwischen den Hosts DataStar und FIZ-Technik, die einen gemeinsamen Hostrechner betreiben. Ein aktuelles Beispiel für ein Gateway ist das Ende 1996 zwischen STN und OCLC eingerichtete, das es STN-Nutzern erlaubt, OCLC's WorldCat in der gewohnten STN-Retrievalsprache namens Messenger zu recherchieren. Gateways sind häufig mehr als einfache Rechnerverbindungen. Sie bieten, wie am Beispiel von STN und OCLC sichtbar wird, darüber hinausgehende Dienstleistungen, sind also ebenfalls Mehrwertdienste. Seit Januar 1997 ist auch die Zeitschriftendatenbank ZDB, die beim Host des Deutschen Bibliotheksinstituts (DBI-Link) in Berlin aufliegt, über ein Gateway bei STN verfügbar. Relativ neu bei DIMDI ist ein Gateway zum Bibliotheksverbund Bayern, der Recherchen in der Verbunddatenbank BVB erlaubt. Nutzer können in der Retrievalsprache GRIPS recherchieren; da das Datenbanksystem des Bibliotheksverbundes jedoch eine andere Retrievalfunktionalität bietet als das DIMDI-System, stehen nicht alle GRIPS-Funktionen zur Verfügung. Für die Realisierung dieser Gateways wird das Z39.50-Protokoll verwendet, auf dem auch andere Verbundlösungen, wie etwa das ERL-Projekt (Electronic Reference Library) von SilverPlatter, basieren.

Ende der 70er Jahre setzte die verstärkte *Entwicklung endnutzerfreundlicher Systeme* ein. Erste Dienste zur Unterstützung von Endnutzern finden sich wieder im Bereich der Medizin, und zwar zur menügeführten Suche in den MEDLARS-Datenbanken der NLM. Bereits 1979 wurde am Beth Israel Hospital in Boston ein System namens PaperChase eingeführt. Es diente zunächst als endnutzerfreundliches, menügeführtes System zur Abfrage der eigenen Inhouse-Datenbank. 1986 wurde auch MEDLINE in seiner vollen Größe und später weitere NLM-Datenbanken auf dem Rechner des Beth Israel installiert, um sie ebenfalls unter PaperChase abfragbar zu machen, ohne daß eine Online-Verbindung zur NLM besteht.

1982 folgte am Georgetown University Medical Center die Einführung von MiniMedline, eines Systems, das ebenfalls inhouse operierte und ein Subset von MEDLINE auf Magnetband abfragte (Ketchell & Redalje, 1988, S. 145). MiniMedline wurde von mehreren medizinischen Bibliotheken benutzt, wobei das jeweils abfragbare Subset einen Download-File eines größeren Suchprofils aus MEDLARS darstellte (Broering, 1985). Solche MiniMedline-Systeme haben für Endnutzer den Vorteil, daß Suchanfragen vergleichsweise rasch abgearbeitet werden und damit keine unvertretbaren Kosten entstehen. Ihr Nachteil liegt in der Unvollständigkeit der Suchergebnisse, die zu irreführenden Suchstrategien verleiten kann.

Die Ausrichtung der kommerziellen Online-Dienste auf den Endnutzer wurde Anfang der 80er Jahre eingeleitet, als immer mehr Privatpersonen über einen Personalcomputer und die Ausstattung verfügten, die den Zugriff auf externe Datenbanken erlaubte; der erste kommerzielle Personalcomputer war 1978 auf den Markt gekommen (Talbot, 1993, S. 22). Zu dieser Zeit erfolgte der Online-Zugriff allerdings noch mit sogenannten TTYs (*Teletype* = bekannteste Marke der Fernschreiber), deren Funktion erst in den 80er Jahren von Personal Computern, den sogenannten intelligenten Terminals, durch Emulation der TTYs übernommen wurde.

Insbesondere die amerikanischen Hosts *DIALOG* und *BRS* bemühten sich schon frühzeitig, endnutzerfreundliche Dienste zu geringen Kosten außerhalb der Hochbetriebszeiten ihrer Hosts für die Öffentlichkeit anzubieten (Nash, 1988, S. 48). Im November 1982 führte DIALOG den Dienst Knowledge Index mit zunächst 17 Datenbanken ein (Kaplan, 1985), gefolgt von BRS im Dezember mit dem menügeführten Dienst BRS After Dark für zunächst 29 Datenbanken (Dolan, 1983, S. 101). Seit 1985 ist auch der normale Online-Service bei BRS bzw. OVID Online im menügeführten Suchmodus abfragbar (Nash, 1988, S. 49). Sowohl Knowledge Index von DIALOG als auch AfterDark, heute OVID AfterDark, bestehen bis heute, wobei ersterer seit April 1993 ausschließlich über CompuServe zugreifbar ist. Einen Vergleich beider Endnutzer-Dienste und des FirstSearch Service von OCLC zieht Kennedy (1993).

Die medizinische Fachwelt wurde ebenfalls schon Anfang der 80er Jahre als besonders attraktive Zielgruppe für Online-Dienste erkannt und mit entsprechenden Offerten angesprochen. Als erster Host richtete BRS 1983 einen solchen Service unter dem Namen BRS Colleague ein (Nash, 1988, S. 48). Mit diesem Dienst bot der Host menügeführten Zugriff sowohl auf bibliographische Datenbanken als auch auf die Volltexte medizinischer Bücher, Zeitschriften, Handbücher und Nachschlagewerke. Baker (1984) beschreibt die damaligen Features von Colleague im einzelnen, demonstriert sie anhand geeigneter Suchbeispiele und vergleicht sie schließlich mit BRS After Dark und dem kommandobasierten BRS-Suchmodus. 1984 folgte bei BRS die Comprehensive Core Medical Library (CCML), ein spezielles Volltextangebot für Mediziner. Brunelle (1989) gibt einen Überblick über Geschichte und Nutzen dieses Dienstes. Beide Dienste werden von OVID Online unter den Bezeichnungen OVID Colleague und Core Biomedical Collection fortgeführt.

DIALOG folgte BRS mit der DIALOG Medical Connection (DMC), einem sowohl kommandobasiert als auch menügeführt abfragbaren Informationsdienst für Mediziner (Ketchell & Redalje, 1988, S. 140). Mit diesem Dienst stellt DIALOG derzeit 30 seiner Datenbanken in 4 Bibliotheken zur Verfügung: der Medical Reference Library, der Bioscience Reference Library, der General Reference Library und der Science/Technology Reference Library.

Und schließlich richtete MDC 1985 seinen speziell auf Mediziner ausgerichteten Service namens MEDIS ein. Das System faßt die Angebote in mehreren Bibliotheken zusammen, wobei GENMED (GENeral MEDicine) die für Mediziner interessantesten Angebote an Zeitschriften, Büchern und bibliographischen Datenbanken enthält (Ketchell & Redalje, 1988, S. 145). Kravits (1987) bietet einen umfassenden Überblick über MEDIS und vergleicht den Dienst mit BRS Colleague und PaperChase.

Als Ergänzung zu den Online-Angeboten der Hosts hat sich seit Mitte der 80er Jahre der Vertrieb von *Datenbanken auf CD-ROM* etabliert. Die ersten CD-ROM-Datenbanken kamen 1984 auf den Markt. Einer der weltweit führenden CD-ROM-Anbieter – *SilverPlatter* – wurde 1983 gegründet und begann seinen CD-ROM-Vertrieb 1985. SilverPlatter stellt derzeit mehr als 300 Datenbanken unter seiner Retrievalsoftware namens SPIRS auf verschiedenen Speichermedien (CD-ROM, Festplatte, Magnetband, DVD-ROM) bereit (Stohn, 1997, S. 243).

Zu den ersten, die die CD-ROM als Speicher- und Vertriebsmedium von Datenbanken nutzten, gehörten auch die Online-Dienste: In den 80er Jahren waren dies zunächst die Hosts DIALOG mit seinem OnDisc-Vertrieb und WilsOnline mit WILSONDISC. MEDLINE gehörte zu den ersten Datenbanken, die auf diesem Medium vertrieben wurden. Die NLM hatte sie in Teilen schon 1986 für die CD-ROM-Produktion freigegeben. Vier Jahre später gab es bereits neun parallele MEDLINE-Angebote von verschiedenen CD-ROM-Anbietern (Tilley, 1990, S. 341). Waren es Mitte der 70er Jahre vor allem Bibliothekare aus medizinischen Spezialbibliotheken, die als erste Online-Dienste nutzten, so waren Nutzer aus dem Bereich der Medizin auch die ersten, die durch entsprechende CD-ROM-Angebote angesprochen wurden und damit der CD-ROM zum Durchbruch verhalfen. In der BRD verfügte ein Viertel der Bibliotheken, die Ende 1988 wenigstens eine CD-ROM besaßen (23 % aller Bibliotheken), über eine MEDLINE-Version auf CD-ROM (Informationsvermittlung, 1989).

CD-ROMs sind aufgrund ihrer Speicherkapazität ein geeignetes Medium, um große Datenmengen und unterschiedlichste Datentypen wie Text, Bild, Ton, Videosequenzen u.a. zu publizieren. Dem Thema Multimedia ist in diesem Band ein eigener Beitrag gewidmet (s. Penzel & Kesper), so daß wir dieser Entwicklungsrichtung nicht weiter nachgehen. Die Publikation von Zeitschriften auf CD-ROM ist jedoch eine Entwicklung, die sowohl Datenbankproduzenten als auch Datenbanknutzer betrifft. An dieser Stelle muß zunächst ADONIS erwähnt werden, ein Gemeinschaftsprojekt von 80 europäischen Verlagen, das seit Beginn der 80er Jahre entwickelt wurde und seit 1991 kommerziell arbeitet. Der ADONIS Document Delivery Service macht derzeit mehr als 800 vor allem biomedizinische Zeitschriften im Bildformat auf CD-ROM verfügbar. Bei seinem Start 1991 stellte er eine neue Generation der Informationsversorgung dar. Lux (1995) beschreibt den Einsatz von ADONIS in einem Pharmaunternehmen. Das erste elektronische Journal, das exklusiv auf CD-ROM publiziert wurde und recherchierbaren Volltext inklusive Bildinformationen im Layout einer gedruckten Zeitschrift bot, erschien 1992. Es war das „Online Journal of Current Clinical Trials" (OJCCT), das als Joint Venture zwischen der American Association for the Advancement of Science (AAAS) und dem OCLC entstand. Keyhani (1993) beschreibt das Produkt und die Suchoberfläche. Diese ausschließlich in der elektronischen Version vertriebene Zeitschrift wird seit 1993 für BIOSIS und seit 1994 für MEDLINE ausgewertet. Ebenfalls 1994 wurde mit dem „Online Journal of Knowledge Synthesis for Nursing" eine zweite elektronische Zeitschrift, wiederum unter Mitwirkung des OCLC, herausgebracht (Snow, 1994, S. 97, 98). Sie war der erste elektronische Zeitschriftentitel, den das Institute for Scientific Information (ISI) für seine Datenbanken ausgewertet hat.

Waren CD-ROMs bei ihrer Einführung Mitte der 80er Jahre ausschließlich als Einzelplatzversionen zu nutzen – d.h. eine Person konnte nur eine CD-ROM-Datenbank an einem PC mit einem CD-ROM-Laufwerk benutzen –, so hat die Entwicklung von Netzwerken, CD-ROM-Jukeboxen und -Mehrfachlaufwerken, Server-Speicherkapazitäten sowie die entsprechende Sicherstellung der Multi-User- bzw. Mehrplatzfähigkeit der CD-ROM-Systeme inzwischen dazu geführt, daß mehrere Nutzer eine CD-ROM simultan im

Netzwerk nutzen können. Als Pioniere auf diesem Weg sind der CD-ROM-Anbieter Cambridge Scientific Abstracts (CSA) und Meridian Data zu nennen: CSA entwickelte Ende 1988 eine Multi-Platter-Version, die es erlaubte, vier CD-ROMs simultan zu recherchieren, und Meridian Data entwickelte CD-ROM-Laufwerke speziell für die Nutzung in einem lokalen Netzwerk (Hartley et al, 1992, S. 58). Bibliotheken, insbesondere Universitätsbibliotheken, nutzen diese Möglichkeiten und stellen ihren Nutzern vorhandene CD-ROM-Datenbanken wie eigene Hosts im Campus-Netz zur Verfügung.

Bei einer Recherche in CD-ROM-Datenbanken spielt im Gegensatz zu einer Recherche in externen Datenbanken die Dauer einer Recherchesitzung als Kostenfaktor keine Rolle. Nicht nur aus diesem Grunde wenden sich CD-ROM-Anbieter mit ihren Produkten mehr an den Endnutzer als an professionelle Informationsvermittler. CD-ROM-Datenbanken zeichnen sich auch dadurch aus, daß sie unter endnutzerfreundlichen, d.h. menügeführten und zunehmend *Windows-basierten Suchoberflächen* recherchiert werden können. Mit der graphischen Benutzeroberfläche von Windows hat sich seit Beginn der 90er Jahre ein de facto Standard auch für die Gestaltung von CD-ROM-Suchoberflächen etabliert (Tedd, 1995).

Online-Dienste wie CD-ROM-Anbieter und Datenbankproduzenten bieten seit Beginn der 90er Jahre das Internet als Zugangsmöglichkeit zu ihren Datenbanken. Über telnet-Verbindungen und *hostspezifische WWW-Gateways* können auch Endnutzer in einer Anzahl von Datenbanken recherchieren. So hat die Entwicklung dazu geführt, daß man verschiedene Zugangsmöglichkeiten zu Datenbanken hat: Via Telefonleitung, über das Internet, über ein lokales Netzwerk zum CD-ROM-Server der lokalen Bibliothek oder am eigenen CD-ROM-Arbeitsplatz. Der Zugriff kann zu einem der Online-Dienste, zu CD-ROM-Anbietern, direkt zu den Datenbankproduzenten, die zunehmend eigene Hosts betreiben, oder auch zu entfernten Einplatzsystemen hin ausgerichtet sein.

Darüber hinaus werden einige Datenbanken nach wie vor auf Diskette vertrieben. Waren es 1990 nur 66 Diskettenprodukte, so ist ihre Zahl bis 1997 auf 1083 gestiegen. Das wohl bekannteste Angebot auf Diskette sind die Current Contents, ein wöchentlich ausgelieferter Zeitschrifteninhaltsinformationsdienst, der vom Institute for Scientific Information (ISI) produziert wird (s. auch Abschnitt 4.2).

Das *Wachstum im Datenbankbereich* war in den Anfängen der Online-Industrie noch relativ verhalten. Während es 1975 bis 1983 bei rund 5 bis 6 Neuerscheinungen pro Monat lag, waren es danach etwa 50 pro Monat. Entsprechend ist die Zahl der Datensätze von 52 Mio. 1975 über 310 Mio. 1983 auf insgesamt 8 Mrd. 1995 gestiegen. Das entsprach einer Zunahme von jährlich

19 %. Das wirkliche Wachstum liegt jedoch weitaus niedriger, da viele Dokumente in mehreren Datenbanken hoch redundant auftreten. Andererseits ist die jährliche Zuwachsrate mit 29 % noch rascher angestiegen. Sie entspricht einer Verdopplungsrate von 2,8 Jahren. So kamen allein 1995 1,8 Mrd. Datensätze hinzu, während es 1975 nur etwa 10 Mio. waren. Vergleicht man dies mit den grob geschätzten 10 Mio. Publikationen in rund 100.000 Fachzeitschriften, so wird deutlich, wieviel Literatur und Faktenmaterial derzeit online zugänglich ist.

Nach den Nutzungsangaben des Gale Directory, die zwangsläufig unvollständig sind, weil nur ein Teil der Datenbankanbieter entsprechende Angaben zur Verfügung stellt, steigt seit 1975 die *Zahl der Recherchen* weltweit (von Streuungen abgesehen) um etwa 700.000 pro Jahr annähernd linear an. Mit der Entwicklung des Internet dürfte diese Zahl in ein nahezu unschätzbares Wachstum übergegangen sein. Verfolgt man das Wachstum der Datenbanken pro Anbieter und pro Datenbankproduzent, so erkennt man im klassischen Online-Markt eine nur leichte Kumulation auf beiden Seiten. Damit zeigt sich, daß viele neue Anbieter und auch viele neue Produzenten um den Online-Markt bemüht sind.

	Datenbanken je Anbieter im Durchschnitt	Datenbanken je Produzent im Durchschnitt
1979	5,08	1,36
1989	5,89	1,95
1996	6,41	2,44

Tabelle 1 stellt den Zuwachs an nachgewiesener Literatur und an Fakten in der Medizin für eine Auswahl wichtiger Datenbanken zusammen, die von der Mehrzahl der medizinrelevanten Datenbankanbieter bereitgestellt werden.

3. *Typen von Datenbanken*

Es gibt mehrere Möglichkeiten, Datenbanken zu typologisieren, und fast könnte man sagen, daß jeder Datenbankanbieter und jedes Datenbankverzeichnis sein eigenes Schema benutzt. Bevor wir Beispiele für die Datenbanktypen aufzeigen, die bei den medizinrelevanten Anbietern zugänglich sind, ist ein kurzer terminologischer Exkurs erforderlich.

Der klassische Ansatz zur Typologisierung von Datenbanken orientiert sich

Datenbank	Startjahr	Aktualisierungs-häufigkeit	1984	1989	1997
AIDSLINE	1980	monatlich	15.000	(88) 24.500	135.028 (11/96)
BIOSIS	1970	wöchentlich	3.972.200	6.509.000	10.405.856 (02/97)
CANCERLIT	1963	monatlich	429.700	765.000	1.266.292 (02/97)
EMBASE	1974	wöchentlich	2.728.900	4.048.000	6.672.287 (02/97)
MEDLINE	1966	wöchentlich	4.486.400	6.150.000	8.926.261 (02/97)
PSYCINFO	1967	monatlich	437.200	711.000	1.044.917 (01/97)
SCISEARCH	1974	wöchentlich	6.360.000	9.424.000	14.976.597 (02/97)

Tabelle 1: Zuwachs an in Datenbanken nachgewiesener Literatur in der Medizin.

an der Frage, ob die Datenbank die nachgefragte Information an sich enthält oder aber nur Referenzen auf Quellen, Institutionen oder Experten, die die eigentlich nachgefragte Information liefern können. Danach werden Fakten- und Referenzdatenbanken unterschieden. Ein weiterer Ansatz stellt die Frage nach dem verwendeten Datenbanksystem in den Vordergrund. Danach werden Textdatenbanken, die besonders effektiv unter Textretrievalsystemen recherchiert werden können, von Faktendatenbanken unterschieden, die vor allem durch relationale Datenbanksysteme bereitgestellt werden (s. Umstätter in diesem Band). Gegenwärtig zeichnet sich eine integrative Entwicklung bei den verschiedenen Arten von Datenbanksystemen ab. Die relationalen Datenbanksysteme erweitern zunehmend ihre Funktionalität, um auch textuelle Informationen suchbar zu machen, und Textretrievalsysteme wie DIALOG, DSO und Messenger von STN International bieten mittlerweile spezielle Features, die eine verbesserte Abfrage der Faktendatenbanken unter ihren Retrievalsystemen ermöglichen. Trotz aller Angleichungsversuche muß man konstatieren, daß Textretrievalsysteme nach wie vor besser geeignet sind, textuelle Informationen wiederauffindbar zu machen, während relationale Datenbanksysteme wesentliche Vorteile u.a. für die Weiterverarbeitung und Manipulation von Fakten, insbesondere von numerischen Daten, bieten.

Für die Differenzierung der Datenbanktypen, die die hier berücksichtigten Anbieter bereitstellen, legen wir die Typologie des Gale Directory of Databases zugrunde, wonach vor allem die folgenden Typen von Datenbanken unterschieden werden können:

- bibliographische Datenbanken mit und ohne Abstract,
- Dictionary-Datenbanken,
- Directory-Datenbanken,

- Volltextdatenbanken,
- Faktendatenbanken (mit numerischen, statistischen und Eigenschaftsdaten) sowie
- Faksimiledatenbanken als Sonderfall der Image-Datenbanken.

Bibliographische Datenbanken
enthalten Referenzen auf gedruckte, zunehmend auch auf elektronische Publikationen unterschiedlichen Typs, z.B. Zeitschriftenartikel, Reports, Monographien usw. Ein bibliographischer Datensatz (*Record*) enthält die bibliographischen Angaben einer Publikation, den Inhalt der Publikation repräsentierende Schlagwörter oder Deskriptoren sowie häufig ein Referat (*Abstract*), das die Kurzfassung des Inhalts darstellt. Eine Anzahl bibliographischer Datenbanken weisen einen speziellen Publikationstyp nach (Dissertationen, Patentschriften u.a.; zu letzteren s. Wissmann in diesem Band) und sind somit thematisch multidisziplinär ausgerichtet. Die Mehrzahl der Datenbanken jedoch referenziert Publikationen eines Fachgebietes.

Eine spezielle Gruppe von bibliographischen Datenbanken stellen Katalogdatenbanken dar, die auf bibliographischen Verzeichnissen oder den Katalogen bzw. OPACs einzelner Bibliotheken oder Bibliotheksverbünde basieren. Sie werden zunehmend in das Angebot der Datenbankanbieter aufgenommen, da sie (direkt oder indirekt) Standortinformationen enthalten, d.h. Auskunft darüber geben, in welcher Bibliothek sich ein gesuchtes Buch oder ein Zeitschriftentitel befindet. Damit sind sie ein wichtiges Hilfsmittel für die Standortermittlung der Originalliteratur. Sie werden in der Regel klassifikatorisch erschlossen und enthalten kein Abstract. Veröffentlichungen werden immer als Ganzheit erfaßt; einzelne Beiträge etwa aus Zeitschriften oder Sammelwerken werden in diesen Datenbanken nicht nachgewiesen. Die Abbildung 1 zeigt einen Datensatz aus der Datenbank MEDIKAT, die exklusiv bei DIMDI aufliegt und die Online-Version des Gesamtkatalogs der Zentralbibliothek für Medizin in Köln darstellt.

```
1.00/000001 DIMDI: -MEDIKAT /COPYRIGHT ZBMED
 ND  Number of Document     : 503048973 BASE: MK77
 CN  Call Number            : 1988 A 408
 AU  Author                 : Alder HC (Verf.)
 TI  Title                  : Lithotripters : noninvasive devices for the treatment of kidney
                              stones / (Henry C. Alder)
 PU  Publishing Data        : Chicago, Ill. : American Hospital Assoc.
 PY  Publication Year       : 1985
 COL Collation              : 53 S. graph. Darst.
 SE  Serials Title          : Hospital technology series : Guideline report ; 4,9
 CY  Country of Publication : United States
 DT  Document Type          : s (Monographie, Teil eines Gesamtwerks)
 CT  Controlled Term        : LITHOTRIPSY/instrumentation
```

Abbildung 1: Datensatz aus MEDIKAT bei DIMDI.

Ebenfalls zu den bibliographischen Datenbanken sind die Zeitschrifteninhaltsinformationsdienste zu rechnen. Sie sind für die laufende Literaturüberwachung von Bedeutung und werden deshalb auch als Literaturüberwachungsdienste (*Current Awareness Services*) bezeichnet. Sie werden sowohl durch Online- und CD-ROM-Anbieter bereitgestellt als auch auf Diskette vertrieben und von den Produzenten zunehmend im Internet verfügbar gemacht.

Dictionary-Datenbanken
speichern in der Regel den Inhalt gedruckter Enzyklopädien, allgemeiner oder Fachwörterbücher sowie Thesauri und werden deshalb von einigen Autoren auch den Volltextdatenbanken zugerechnet (Sievert, McKinin & Johnson, 1995). Zu diesem Datenbanktyp zählt die Datenbank MVOC (MEDLINE Vocabulary), die die Main- und Subheadings des MeSH-Thesaurus sowie chemische Bezeichnungen verzeichnet, die zwar in MEDLINE benutzt werden, jedoch keine MeSH-Deskriptoren sind. MVOC wird von der NLM und der Swiss Academy of Medical Sciences produziert. Abbildung 2 zeigt einen Deskriptor-Datensatz aus MVOC. Bei DataStar sind u.a. mit EVOC und BVOC auch die kontrollierten Vokabularien für EMBASE bzw. BIOSIS zugänglich.

```
1 MVOC
DE Descriptor                : GLYCYRRHETINIC-ACID.
RN CAS registry number       : 471-53-4.
MS MeSH scope note(s)        : 3-beta-Hydroxy-11-oxoolean-12-en-30-oic acid. A product from
                               Glycyrrhiza glabra L. Leguminosae with some antiallergic,
                               antibacterial and antiviral properties; it is used topically for
                               allergic or infectious skin inflammation and orally for its
                               aldosteroneeffects in electrolyte regulation. Synonyms: Biosone;
                               Glycor; Ionopexan; Ritinsan.
SY Synonyms                  : Jintan; Glyciram; Glycyram; Enoxolone;Glycyrrhetic-Acid;
                               Uralenic-Acid; Rhetinic-Acid; Acid-Glycyrrhetinic; Acid-
                               Glycyrrhetic; Acid-Uralenic; Acid-Rhetinic.
MN MeSH Tree numbers         : D2-455-849-919-300
                               D26-368-99-492
AS Subheading abbreviation : AA AD AE AI AN BL CF CH CL CS CT DU EC HI IM IP ME PD PK PORE SD
                               ST TO TU UR.
PI Previous indexing         : Glycyrrhiza (66-76); Triterpenes (74-76).
AN Indexing notes            : do not use /defic /physiol.
HN History notes             : 79; was ENOXOLONE see under TRITERPENES 1977-78.
OL Online notes              : use GLYCYRRHETINIC ACID to search ENOXOLONE back thru1977.
DA Entry date                : 760503.
RY Record type               : D.
```

Abbildung 2: Datensatz aus MVOC bei DataStar.

Directory-Datenbanken
verzeichnen Informationen zu Personen, Organisationen, Produkten und anderem. Zu diesem Datenbanktyp zählen z.B. die Online-Versionen von Datenbankverzeichnissen sowie Handbüchern mit Firmen- und Produktinforma-

tionen. Eine Vielzahl von pharmazeutischen Datenbanken ist dieser Kategorie zuzuordnen.

Die Abbildung 3 stellt den Auszug eines Datensatzes aus INTOX dar, einer Datenbank in deutscher Sprache, die bei DIMDI aufliegt. INTOX verzeichnet Vergiftungsfälle, deren Epidemiologie sowie entsprechende toxikologische Analytik. Sie enthält über 250.000 anonymisierte Intoxikations-Kasuistiken. Die Daten werden von Experten aus dem Archivmaterial von Giftinformationszentren und rechtsmedizinischen Instituten zusammengestellt. Die Datenbank dient insbesondere der wissenschaftlich-statistischen Aufarbeitung von Vergiftungsfällen. Datenbankproduzenten sind das DIMDI und die Toxikologische Abteilung der II. Medizinischen Klinik rechts der Isar der Technischen Universität München.

Das DIMDI stuft die Datenbank als Faktendatenbank ein, während das Gale Directory sie als Directory-Datenbank ausweist. Sievert et al. (1995) zählen Directory-Datenbanken zur Gruppe der Volltextdatenbanken, insofern sie den vollständigen Text der jeweiligen gedruckten Counterparts in strukturierter Form anbieten. Dieses Beispiel verdeutlicht, daß eine zunächst als Faktenbank konzipierte Datenbank in Directory-Form ausgegeben werden kann.

```
1.00/000001 DIMDI: -INTOX /COPYRIGHT Datenquelle
 ENR  Eingangs-Nummer: 377708

 JAH  Jahr            : 94
 KEN  Kennbuchstabe   : E   Einsendung von Untersuchungsmaterial
 ANR  Anrufer         : K   Kliniken
 ORT  Ort/Region      : 1   PLZ-Region D-1
 ALT  Altersgruppe    : A   Erwachsener (18. bis 65. Lebensjahr)
 ZAH  Zahl der Gifte  : 3
 SCWE Schweregrad     : G   schwere Vergiftung
 -------
 G I F T
 -------
 TE   Terminologie    : PHENOBARBITAL
 TYP  Vergiftungs-Typ: A   akute Vergiftung
 WGEW Wirkungsgewicht: 1
 ANW  Anwend.-Gruppe  : MF  Medikamente, feste, oral anzuwendende
 AET  Aetiologie      : V   Selbstmordversuch
 EIN  Eintrittspforte: PO  per os
 SIC  Sicherheitsgrad: 8   Vergiftung einfach gesichert und mehrfach
        bestaetigt
 ASS  Asservat        : S   Serum oder Plasma
 METH Analyse-Methode: ET  EMIT TDX
 KON  Konzentration   : 290.00000000  KONM Einheit: 2 (mg/l)
 OKON Orig.-Konz.     : 290.00000000  OKONM       : 2 (mg/l)
 BEW  Bewertung       : TG  im toxischen Bereich wie bei schweren akuten
                            Vergiftungen
 -------
 G I F T
 -------
 TE   Terminologie    : NITRAZEPAM
...
```

Abbildung 3: Auszug aus einem Datensatz aus INTOX bei DIMDI.

Volltextdatenbanken
speichern die Originalquellen (z.B. Zeitungs- und Zeitschriftenartikel, Reports, Patentschriften) in der Form, daß die Texte vollständig abfragbar sind. Während die Volltextangebote der kommerziellen Hosts zumeist nur die Texte, nicht aber graphische Abbildungen oder digitalisierte Bildinformationen beinhalten, stellen entsprechende CD-ROM-Produkte neben dem recherchierbaren Volltext zunehmend auch die Bildinformationen bereit. Die Verfügbarkeit von Bildern hoher Qualität bei den Hosts ist sowohl eine Frage der Speicherkapazitäten der Hosts und der Kosten für die Datenfernübertragung als auch der Leistungsfähigkeit der Kommunikationssoftware. Einige Datenbankanbieter haben ihre Volltextangebote in sogenannten Bibliotheken oder Kollektionen zusammengefaßt, wie beispielsweise GENMED bei LEXIS-NEXIS oder die Core Biomedical Collection des Hosts OVID Online (s. auch Abschnitt 4.9). Die Abbildung 4 zeigt den Auszug aus einem Datensatz der Volltextdatenbank BGI-Pressedienste, die exklusiv bei DIMDI aufliegt.

```
1.00/000001 DIMDI: -BGI-PRESSEDIENSTE /COPYRIGHT BMG,BFArM,RKI,BgVV
 ENR Entry Number : 337 ND : BGA-9023 BASE: BP80 MD : 910910
 TI  Title        : Das Bundesgesundheitsamt erlaeutert erneut das bewaehrte Instrument
                    der Arzneimittel-Schnellinformation:
 SO  Source       : bga-pressedienst 11. Juni 1990
 TEXT             : Seit Januar 1987 erscheint im Bundesgesundheitsblatt, der
                    Zeitschrift des Bundesgesundheitsamtes, eine Serie von Mitteilungen
                    ueber Arzneimittelrisiken, die "ArzneimittelSchnellinformationen"
                    (ASI). Die ASI enthalten Kurzbeschreibungen von Problemen, die dem
                    Bundesgesundheitsamt durch Fallberichte, Studienergebnisse aus
                    wissenschaftlicher Literatur oder auf anderem Wege bekannt geworden
                    sind. ....
```

Abbildung 4: Datensatz aus der Datenbank BGI-Pressedienste bei DIMDI.

Faktendatenbanken
stellen Sammlungen statistischer, numerischer oder Eigenschaftsdaten dar. Abbildung 5 zeigt einen Datensatz aus der Datenbank RTECS (Registry of Toxic Effects of Chemical Substances), die u.a. bei DIMDI und STN International abfragbar ist. RTECS verzeichnet derzeit ca. 136.697 chemische Substanzen, weist Daten zur Teratogenität, Mutagenität und Cancerogenität sowie gesetzliche Regelungen und Grenzschwellenwerte in den USA nach. RTECS wird von der National Library of Medicine (NLM) produziert.

Faksimiledatenbanken
speichern Publikationen als Bild und zählen somit zu den Image- bzw. Bilddatenbanken. Durch ihre meist speicherintensive Form sind sie eher für CD-ROMs geeignet und weniger für das Angebot in Online-Diensten. Das bekannteste Beispiel hierfür stellt das CD-ROM-Angebot des ADONIS

```
RN   CAS Registry Number    : 87-66-1          RTECS
RTN  RTECS Number           : UX2800000
MF   Molecular Formula      : C6 H6 O3
FW   Formula Weight         : 126.12
CN   Chemical Name          : PYROGALLOL
                              BENZENE, 1,2,3-TRIHYDROXY-;
                              1,2,3-BENZENETRIOL; C.I. 76515; C.I. OXIDATION
                              BASE 32; FOURAMINE BROWN AP; FOURRINE PG;
                              FOURRINE 85; PYROGALLIC ACID;
                              1,2,3-TRIHYDROXYBENZEN (Czech);
                              1,2,3-TRIHYDROXYBENZENE;
CI   Class Identifier       : Tumorigen; Drug; Mutagen; Reproductive
                              Effector; Primary Irritant
WLN  Wiswesser Notation     : QR BQ CQ
DATE Entry/Update Date      : Apr 1991
CHC  Character Count        : 6684
STR  Structure              :

      OH
      .
      .
      .
     :C.     .OH
   :   .   .
 C       C
 .       :
 .       :
 C:     .C.
   :   .   .
      C     .OH

IRR IRRITATION DATA         :

Route|Organism|Dose |Duration| Effect |    Source
 RTE |  ORGN  |DOSE |  DUR   |  EFF   |      SO
=====+========+=====+========+========+===============
skin |rabbit  |2 mg |24H     |Severe  |85JCAE -,235,86
-----+--------+-----+--------+--------+---------------
eyes |rabbit  |20 mg|24H     |Moderate|85JCAE -,235,86
...
```

Abbildung 5: Auszug aus einem Datensatz der Datenbank RTECS bei STN.

Document Delivery Service dar. Bei ADONIS handelt es sich um ein Gemeinschaftsprojekt mehrerer europäischer Verlage, das seit Beginn der 80er Jahre in Vorbereitung war und seit 1991 kommerziell angeboten wird. Mehr als 800 Zeitschriften vor allem auf dem Gebiet der Biomedizin werden für diesen Dienst gescannt und im Bild auf CD-ROM gespeichert. Recherchierbar sind lediglich die bibliographischen Daten, unter anderem Autor, Titel, Erscheinungsdatum und Quelle, nicht jedoch die Texte. ADONIS-Abonnenten erhalten wöchentlich 1-2 CD-ROMs mit den elektronischen Versionen der Fachzeitschriften. In der bibliographischen Datenbank EMBASE werden die ADONIS-Nummern für die jeweils korrespondierenden Publikationen mit erfaßt (Heroldt, 1993, S. 257), um den schnellen Zugriff auf die Volltexte zu erleichtern.

4. Datenbanken für die Medizin

4.1 Das Datenbankangebot

Als bekannteste Datenbank der Datenbanken gilt zweifellos das Gale Directory of Databases, das halbjährlich erscheint und aus zwei von Martha E. Williams und Carlos Cuadra begründeten Vorläufern hervorgegangen ist (s. Anhang 2). Es verzeichnet neben den klassischen Online-Datenbanken (Vol. 1) im Volume 2 auch die sogenannten portablen Datenbanken, die v.a. auf CD-ROM, Magnetband und Diskette angeboten werden. Die seit kurzem bei DataStar und DIALOG zugängliche Online-Version *Gale Directory of Online, Portable, and Internet Databases* verzeichnet darüber hinaus auch die über das Internet zugänglichen Datenbanken, die im gedruckten Datenbankverzeichnis „Gale's CyberHound's Guide to Internet" erfaßt sind.

Nach Angaben des Gale Directory gab es im Juni 1997 weltweit insgesamt 5.739 verschiedene Online-Datenbanken und 3.202 CD-ROM-Produkte (Vol. 1, S. X & Vol. 2, S. X). Daneben existieren weitere weniger bekannte bzw. nicht an das Gale Directory gemeldete. Da der Anteil medizinisch relevanter Datenbanken am gesamten Datenbankangebot seit mehreren Jahren bei ca. zehn Prozent liegt, muß man davon ausgehen, daß derzeit mehr als 1.000 medizinisch relevante Datenbanken auf verschiedenen Medien (Online, CD-ROM, Diskette, Magnetband u.a.) weltweit zur Verfügung stehen. Einen interessanten Überblick über die Neuzugänge und Neuimplementierungen von Datenbanken aus den Bereichen Wissenschaft, Technik und Medizin gibt seit 1993 die Rubrik „Science, Technology, and Medicine" von Williams & Smith, die jeweils halbjährlich in der Online & CDROM Review erscheint. Weitere Datenbankverzeichnisse enthält Anhang 2.

In den folgenden Abschnitten wird eine Auswahl medizinrelevanter Datenbanken vorgestellt. Dies sind zunächst eine Anzahl multidisziplinärer Datenbanken, die auch Informationen für die Medizin und angrenzende Gebiete liefern können, gefolgt von den allgemeinmedizinischen Datenbanken MEDLINE, EMBASE und BIOSIS sowie einer Auswahl allgemeinmedizinischer bibliographischer und Directory-Datenbanken. Der Abschnitt 4.4 behandelt eine Auswahl von Datenbanken für die Spezialgebiete AIDS und Onkologie. In weiteren Abschnitten werden Datenbanken für einige Fachdisziplinen mit Bedeutung für die Medizin sowie Datenbanken für die Bereiche Krankenpflege und Krankenhauswesen vorgestellt. Ein letzter Abschnitt ist dem Volltextangebot vor dem Hintergrund der Literaturbeschaffung gewidmet.

Detailinformationen zu den aufgeführten Datenbanken sowie Links zu den Datenbankanbietern und -produzenten sind im Internet (Medizinische Datenbanken, 1998) abrufbar.

4.2 Multidisziplinäre Datenbanken

Eine erhebliche Zahl von Beiträgen zur Medizin wird von multidisziplinären Datenbanken erschlossen. Neben Datenbanken, die spezielle Informationsquellen wie Dissertationen oder Patentschriften nachweisen (zu letzteren s. Wissmann in diesem Band), decken auch eine Vielzahl von Katalogdatenbanken und Zeitschrifteninhaltsinformationsdienste mehrere Fachgebiete ab. Tabelle 2 enthält eine Auswahl von Katalogdatenbanken. Daneben sind die multidisziplinären Datenbanken SciSearch und PASCAL für den Bereich der Medizin besonders hervorhebenswert.

Datenbankname	Produzent	Anbieter	Inhalt
Deutsche Nationalbibliographie	Deutsche Bibliothek, Frankfurt a.M., Leipzig	Online: BIBLIODATA bei STN International CD-ROM: DNB (Bowker Plus)	Online-Version der Deutschen Nationalbibliographie, die alle von der Deutschen Bibliothek gesammelten deutschen bzw. deutschsprachigen Neuerscheinungen einschließlich der Veröffentlichungen aus der ehemaligen DDR, Österreich und der Schweiz verzeichnet. Es werden Bücher, Hochschulschriften, Konferenz- und Forschungsberichte, Zeitschriftentitel, visuelle Materialien und Karten nachgewiesen.
OCLC Online Union Catalog (WorldCat)	OCLC mit einer Vielzahl Partnerbibliotheken	Online: OCLC, STN International	Weltweit größte Katalogdatenbank, die unter Mitwirkung von mehr als 23.000 Bibliotheken aus 63 Ländern und Regionen erstellt wird.
Österreichischer Verbund-Katalog Wissenschaftliche Bibliotheken (ÖVK-WB)	Bundesministerium für Wissenschaft und Forschung in Zusammenarbeit mit weiteren Informationsanbietern	CD-ROM: K.G. Saur Verlag (unter CD Answer)	Buch- und Zeitschriftenbestände von derzeit 22 österreichischen Bibliotheken.
Verzeichnis der Zeitschriften und Serien in Schweizer Bibliotheken (RPMS)	Schweizerische Landesbibliothek	Online: RPMS bei DataStar, weitere Anbieter in der Schweiz	Überregionales Verzeichnis aller periodischen Publikationen im Bestand Schweizer Bibliotheken und damit das Schweizer Pendant zur ZDB.
Zeitschriftendatenbank (ZDB)	Deutsches Bibliotheksinstitut, Berlin, in Zusammenarbeit mit der Staatsbibliothek zu Berlin u.a.	Online: STN International, DBI-Link CD-ROM: Deutsches Bibliotheksinstitut	Überregionales Verzeichnis aller Fachzeitschriften und periodisch erscheinenden Publikationen im Bestand von ca. 4.500 mitarbeitenden deutschen Bibliotheken.

Tabelle 2: Multidisziplinäre Katalogdatenbanken. (Für die CD-ROM-Anwendungen ist in Klammern der Name der CD-ROM-Software angegeben, insofern sie verbreitet und bekannt ist.)

SciSearch ist die Online Version des bekannten Science Citation Index (SCI), der seit 1963 vom Institute for Scientific Information (ISI), Philadelphia, USA, herausgegeben wird, und beinhaltet zusätzlich ausgewählte Daten aus dem Zeitschrifteninhaltsinformationsdienst Current Contents. Die bibliographische Datenbank bietet Zugang zu Informationen aus mehr als 4.500 wissenschaftlichen Zeitschriften aus den unterschiedlichsten Bereichen von Naturwissenschaft, Medizin, Technik und angewandten Wissenschaften. Die Zahl der Einträge liegt mittlerweile bei mehr als 15 Mio. und reicht zurück bis ins Jahr 1974. Die Datenbank wächst jährlich um ca. 700.000 Records. Der SCI wird seit den 70er Jahren von verschiedenen Hosts angeboten und seit einigen Jahren auch auf CD-ROM direkt vom ISI vertrieben. Das DIMDI bietet thematisch orientierte Subfiles aus SciSearch an, unter anderem die für Mediziner besonders interessanten SciBiomed, SciClin und SciLife.

Seit 1991 sind für ca. 65 % der dokumentierten Veröffentlichungen auch die Abstracts enthalten. Darüber hinaus werden alle in den nachgewiesenen Quellen enthaltenen Literaturangaben (Referenzen bzw. Zitierungen) mit aufgenommen, so daß nach Millionen von zitierten Publikationen recherchiert werden kann. Damit liegt ein einzigartiges System vor, über das sich u.a. feststellen läßt, ob das Ergebnis einer Arbeit zu bestimmten Reaktionen in der Fachwelt geführt hat. Courtois & Matthews (1993) sowie Wissmann (1993) geben in ihren Beiträgen wichtige Hinweise für Zitieranalysen in den ISI-Datenbanken, zu denen neben SciSearch auch „Arts and Humanities SciSearch“ und „Social SciSearch“ gehören, und demonstrieren entsprechende Suchtechniken bei verschiedenen Datenbankanbietern.

Die ebenfalls vom ISI produzierten *Current Contents* sind ein wöchentlich erscheinender Zeitschrifteninhaltsinformationsdienst, der mit dem SciSearch thematisch identisch ist. Datenbanken, die die Inhaltsverzeichnisse von Zeitschriften speichern, sind vor allem für die laufende Literaturüberwachung von Bedeutung und werden häufig auf Diskette vertrieben. Suchoberfläche und Suchtechnik der Current Contents on Diskette (CCoD) beschreiben Hanson & Cox (1993). Zunehmend werden diese Dienste auch im Internet verfügbar gemacht.

PASCAL ist eine bibliographische Datenbank, die unter Federführung des französischen Institut de l'Information Scientifique et Technique (INIST) produziert wird und mit mehr als 11 Mio. gespeicherten Dokumenten (seit 1973) zu den umfangreichsten Datenbanken mit anderweitig kaum erschlossenen Quellen zählt. Der jährliche Zuwachs liegt bei 500.000 Records. Die Datenbank weist Veröffentlichungen aus allen Bereichen der Natur-, Bio- und Ingenieurwissenschaften nach. Ca. 38 % der Veröffentlichungen decken die Bereiche Biowissenschaften, Biologie und Medizin ab. Regelmäßig werden 6.500

Zeitschriftentitel durchgesehen, von denen 4.500 (ca. 75 %) mit Abstract erfaßt werden. Alle Records haben eine englische Titelübersetzung. Neben Zeitschriftenaufsätzen werden auch Patente (v.a. aus der Biotechnik), Dissertationen und Kongreßberichte dokumentiert. PASCAL ist die Online-Version des gedruckten Referatedienstes „Bibliographie Internationale", dem früheren „Bulletin signaletique". Die Datenbank liegt u.a. bei DataStar und DIALOG auf und wird auch auf CD-ROM vertrieben.

4.3 Allgemeinmedizinische Datenbanken

MEDLINE, EMBASE und BIOSIS Previews stellen die wichtigsten und umfangreichsten allgemeinmedizinischen Datenbanken dar. Zusammen verzeichnen sie ca. 78 % der weltweit vorhandenen medizinischen Quellen bei einer geschätzten Überlappung der Quellenbasis von etwa 40 %. Ihrer Bedeutung angemessen ist ihre derzeitige Verfügbarkeit: Alle großen Hosts, eine Vielzahl von CD-ROM-Anbietern und die Produzenten selbst stellen diese Datenbanken auf verschiedenen Medien, in unterschiedlichen zeitlichen (*Backfiles*) oder thematischen Segmenten (*Subject Subfiles*) und im Internet bereit.

4.3.1 MEDLINE (MEDlars onLINE)

ist mit ca. 9 Mio. Referenzen auf Quellen, die seit 1966 erschienen sind, die international wichtigste Datenbank zur Medizin. Sie wird von der National Library of Medicine (NLM) produziert und umfaßt alle Gebiete der Medizin einschließlich der Zahn- und Veterinärmedizin sowie die Randgebiete Biologie, Biochemie, Biophysik und Psychologie. Mehr als 99 % der Einträge in MEDLINE weisen Zeitschriftenaufsätze nach, und über 75 % der Records referenzieren Publikationen in englischer Sprache.

Umfang:	seit 1966: 8.926.261 Records (Stand: 02/97)
monatlicher Zugang:	ca. 31.000 Records
jährlicher Zugang:	ca. 400.000 Records
Aktualisierung:	wöchentlich; im Januar und Februar monatlich
Quellen:	ca. 3.800 biomedizinisch relevante Zeitschriften aus über 70 Ländern

Inhaltliche Erschließung

Seit 1879 und damit von Beginn an wird jede Publikation, die im „Index Medicus" erscheint, verschlagwortet. Aus dem Schlagwortverzeichnis ging 1966 als Folge der computergestützten Bereitstellung mit MEDLARS der Thesaurus MeSH (*Medical Subject Headings*) hervor, den die NLM seitdem zur Online-Katalogisierung ihrer Bibliotheksbestände und zur Indexierung der von ihr produzierten Datenbanken benutzt. Die seit 1964 elektronisch erfaßten, jedoch vor Einführung des MeSH 1966 gespeicherten Nachweise werden bei der NLM und bei DIMDI aufgrund der abweichenden Schlagwortgebung in einem speziellen Backfile – MEDLINE 64 – vorgehalten. Die Datenbank hat einen Umfang von 307.354 Records.

Seit 1975 werden auch die Autorenreferate mit erfaßt; zur Zeit für 72 % aller Records. War die Länge der Abstracts bis 1995 noch beschränkt, werden seit Beginn des Jahres 1996 die Abstracts nur noch dann gekürzt, wenn sie die durch das System gesetzte Länge von maximal 4.096 Buchstaben überschreiten. In diesen Fällen werden sie mit „Abstract truncated" gekennzeichnet.

Die Zahl der für eine Publikation in MEDLINE ausgewiesenen Autorennamen ist seit 1984 limitiert. Bis 1995 wurde sie auf 10 beschränkt. Für die seit 1996 nachgewiesenen Records ist diese Beschränkung auf 25 angehoben worden, da ein Anwachsen der Publikationen mit bis zu 94 Autoren beobachtet wurde.

Bei chemierelevanten Artikeln werden seit 1980 die CAS Registry Numbers mit indexiert. 1988 hat die NLM damit begonnen, eine Verbindung zwischen ihren bibliographischen und den Faktendatenbanken wie DDBJ (DNA Data Bank of Japan), CarbBank (Carbohydrate Structure Database), EMBL (Nucleotide Sequence Data Bank), HDB (Hybridoma Data Bank), MIM (Mendelian Inheritance in Man/McKusick) und PDP (Protein Data Bank), die sogenannte Subfiles von TOXLINE darstellen, zu schaffen. Die Verbindung wird durch das Secondary Source Field SI hergestellt. Als MeSH Deskriptor wird „Molecular Sequence Data" geindext.

Um relevante Artikel zu einem Thema zu finden, kann sich der Anfragende des *MeSH* bedienen. Da der MeSH nicht mehr nur für die Indexierung der in MEDLINE nachgewiesenen Publikationen benutzt wird, sondern darüber hinaus in einigen weiteren, nicht von der NLM produzierten Datenbanken (siehe z.B. die Datenbanken des Index Medicus Projektes der WHO, die im Beitrag von Nitzsche in diesem Band vorgestellt werden), soll an dieser Stelle näher auf ihn eingegangen werden.

Aufbau des MeSH

Der MeSH ist polyhierarchisch strukturiert. Er besteht aus den vier Teilen Tree Structures, Annotated Alphabetic List, Permuted Medical Subject Headings und dem Textteil des MeSH.

Als *Tree Structures* wird der systematische Teil bezeichnet. Er umfaßt 15 Kategorien, die jeweils mit einem Buchstaben bezeichnet sind, z.B. A=Anatomy, B=Organisms, C=Diseases, etc., N=Health Care, Z=Geographical Terms. Die Kategorien sind in mehrere hierarchische Subkategorien unterteilt.

```
A1. Body Regions (Non MeSH)
A1.378 Extremities
A1.378.209 Arm
A1.378.209.455 Hand
A1.378.209.455.430 Fingers
A1.378.209.455.430.705 Thumb
```

Die *Annotated Alphabetic List* ist der gedruckte alphabetische Teil des MeSH. Er enthält die *Mainheadings* (Hauptschlagwörter, Deskriptoren bzw. Controlled Terms) und die *Entry Terms* (Synonyme bzw. alternative Bezeichnungen) mit Querverweisen auf ein Mainheading. Die ebenfalls enthaltenen *Subheadings* (Qualifier) sind Zusatzbezeichnungen, die ein Mainheading näher spezifizieren und sich mit einem Schrägstrich (Slash) an die vorangegangene Bezeichnung anschließen.
Beispiel: „Taxonomie der Pilze" = fungi/cl.

Permuted MeSH ist das permutiert ausgedruckte Verzeichnis des MeSH. Es listet alle zu einem Teilbegriff vorhandenen Mehrwortgruppen (Mainheadings und Entry Terms) auf, die diesen Begriff enthalten. Zusätzlich sind „see"-Verweise von Entry Terms auf Mainheadings enthalten.

Beispiel: **Index**

Body Mass **Index**
Community Peridontal **Index** of Treatment Needs see Periodontal **Index**
Consumer Price **Index** see Economics
Cornell Medical **Index**
Dental Plaque **Index**
DMF **Index**
Gingival **Index** see Periodontal **Index**
Health Status **Index** see Health Status Indicators
Index Medicus see MEDLARS
Mitotic **Index**
Oral Hygiene **Index**
Periodical **Index** [PublicationType]
Periodontal **Index**
Prognostic Nutritional **Index** (PNI) see Nutrition Assessment
Quetelet's **Index** see Body Mass **Index**
Refractive **Index** see Refractometry
Severity of Illness **Index**
Short Increment Sensitivity **Index** see Recruitment Detection (Audiology)

Im *Textteil des MESH-Originalthesaurus* finden sich eine Vielzahl von Querverweisen auf andere Deskriptoren, Anmerkungen, Definitionen der Deskriptoren (*scope notes*), Hinweise auf die Verwendung sowie auf die „History" eines Deskriptors, d.h. Veränderungen des Bedeutungsinhalts im Laufe der Zeit. Der alphabetische Teil enthält eine umfangreiche allgemeine Einführung.

Der MeSH hat durch die Entwicklung des UMLS (*Unified Medical Language System*) weiter an Bedeutung gewonnen (s. Kaltenborn in diesem Band). Das UMLS ist ein semantischer Metathesaurus, in dessen Strukturbereich neben vielen anderen kontrollierten biomedizinischen Vokabularien auch der MeSH und z.B. die International Statistical Classification of Diseases and Related Health Problems (ICD) in mehreren Sprachen enthalten sind. Die Version des Metathesaurus von 1997 enthält 331.756 biomedizinische Konzepte, die mit 739.439 verschiedenen Begriffen aus über 30 Vokabularquellen entnommen sind. In der vom DIMDI erarbeiteten deutschsprachigen Version sind u.a. der MeSH und die ICD-9 integriert.

Die deutsche Übersetzung des MeSH erfolgt beim DIMDI. Im Unterschied zu dieser ist der Originalthesaurus der NLM umfangreicher und enthält einen Vorspann, eine Vielzahl von Annotationen, Verweisen und Definitionen zu den einzelnen Deskriptoren. Dieser Textteil des MeSH-Originalthesaurus wurde in die deutsche Übersetzung nicht übertragen. Allerdings wurden bei einer Vielzahl von Deskriptoren außer einer 1:1 Übersetzung zusätzliche im deutschen Sprachraum gebräuchliche Bezeichnungen ergänzt. Die deutsche MeSH-Ausgabe enthält insgesamt ca. 4.500 zusätzliche deutsche Bezeichnungen (Basisinformationen zum MeSH, 1997).

Der MeSH wird von der NLM jährlich aktualisiert. Die jeweils aktuelle Ausgabe der deutschen Übersetzung wird als elektronische Version auf Diskette bei DIMDI angeboten. Bei den medizinrelevanten Datenbankanbietern ist der MeSH in MEDLINE integriert. DataStar bietet den MeSH darüber hinaus in einer separaten Datenbank – MVOC (MEDLINE Vocabulary File) an.

Spezielle MEDLINE-Angebote

Die National Library of Medicine hat Ende 1997 einen unentgeltlichen Zugang für interessierte US-Bürger und damit auch für die Ärzteschaft zu MEDLINE und den übrigen NLM-Datenbanken über das World Wide Web im Internet eingerichtet. DIMDI hat aus diesem Grunde die Preise für diese Datenbanken stark reduziert und für nichtprofessionelle Nutzer einen lizenzfreien Einfachzugang zu diesen Datenbanken eingerichtet (Erleichterter Zugang, 1997).

MEDLINE wird von einer Vielzahl von Datenbank- und CD-ROM-Anbietern, z.T. nach zeitlichen oder sachlichen Gesichtspunkten segmentiert, bereitgestellt. Die speziell auf Endnutzer aus dem Bereich der Medizin zugeschnittene CD-ROM-Reihe von SilverPlatter namens „Physicians' SilverPlatter Series“ bietet allein aus MEDLINE 14 thematisch orientierte Subfiles auf CD-ROM (Physicians' Home Page, 1996). Ebenso stellt ARIES aus MEDLINE insgesamt 14 Subfiles unter dem Knowledge Finder bereit (ARIES, 1998). Tabelle 3 zeigt die entsprechenden Angebote bei den verschiedenen Hosts.

	DataStar	DIALOG	DIMDI	OVID Online	STN
Backfiles	MEZZ: 1966 to date MEYY: 1985 to date MEDL: 1993 to date ME92: 1985 to 1992 ME84: 1966 to 1984	File 154: 1985 to date File 155: 1966 to date	ME66: 1966 to date ME64: 1964 – 1965 ME66: 1966 – 1996 ME83: 1983 – 1996 ME90: 1990 – 1996	MESZ:1966 to date MEDL: 1993 to date MED87: 1987-1992 MED81: 1981-1986 MED76: 1976-1980 MED66: 1966-1975	MEDLINE: 1966 to date
Subject Files			TOXBIB: toxikologisch relevante Teile der Datenbank MEDLINE in TOXLINE		
Aktuelle Vorab-Files	MEDX: Current week MEDM: Last complete Index Medicus month			MESX: Current Month	
Dictionary Files	MVOC: Medline Vocabulary File 1996 MV95: Medline Vocabulary File 1995 (oldMESH 95)				
Übungsdatenbanken	TRME	File 254: 56.989 Records aus 1995	gripsTRAIN: 1.173 Records aus 1975-1977		LMEDLINE: 20.05 Records aus 1989

Tabelle 3: MEDLINE-Angebote bei den verschiedenen Hosts.

Einen speziell auf die Bedürfnisse deutschsprachiger Mediziner zugeschnittenen Auszug aus der Datenbank MEDLINE stellt das CD-ROM-Angebot *Physicians' SilverPlatter: German Selection* dar. Es beinhaltet ca. 350.000 Nachweise aus deutschsprachigen Fachzeitschriften.

4.3.2 EMBASE (Excerpta Medica DataBASE)
entspricht inhaltlich den Excerpta Medica Referatezeitschriften, die 1946 in den Niederlanden durch eine Gruppe von Ärzten als Exerpta Medica Foundation begründet wurden. Seit 1972 gehört Exerpta Medica zur Elsevier Science Publishers B.V. Gruppe in Amsterdam, eine der größten medizinischen Verlagsgruppen der Welt. EMBASE weist Literatur vor allem für den Bereich der Biomedizin und Pharmazie nach, wobei der hohe Anteil an europäischer Literatur bemerkenswert ist. In den siebziger Jahren erfolgte erstmals die elektronische Erfassung der Daten, so daß derzeit ca. 7 Mio. Records ab 1974 retrospektiv recherchiert werden können. Besondere Schwerpunkte sind Arzneimittel und pharmakologische Wirkstoffe; über 40 % der laufenden Nachweise sind arzneimittelbezogen. Darüber hinaus wird Literatur zu Fragen von Gesundheitsökonomie und Krankenhauswesen, Umweltmedizin und Umweltschutz, forensi-

sche Wissenschaften und solche über Drogenprobleme nachgewiesen. Als Quellen dienen vorwiegend Zeitschriften (zu 95 %, derzeit ca. 3.500 aus 110 Ländern), unter denen viele wichtige Titel aus Europa und Asien stammen, die für keine andere biomedizinische Datenbank ausgewertet werden. Außerdem werden Bücher, Konferenzberichte, Hochschulschriften und Forschungsberichte berücksichtigt.

Umfang:	seit 1974: 6.716.629 Records (Stand: 03/1997)
jährlicher Zugang:	ca. 400.000 Records
Aktualisierung:	wöchentlich
Quellen:	95 % Zeitschriften, derzeit ca. 3.500 aus 110 Ländern

Inhaltliche Erschließung
Ca. 60 % der nachgewiesenen Quellen enthalten Abstracts. Die Indexierung ist seit 1988 der von MEDLINE sehr ähnlich: Alle Nachweise sind durch die EMTREE-Codes erschlossen, die den MeSH Tree Numbers vergleichbar sind. Darüber hinaus sind die den MeSH-Subheadings ähnlichen Linked Terms verfügbar. Um dem Rechercheur die Suche nach bestimmten Arzneimitteln zu erleichtern, werden ebenso wie für MEDLINE die Registry Numbers der Chemical Abstracts erfaßt. Detailinformationen zur Indexierung und zur Benutzung der Deskriptoren für die Suche liefert u.a. der Artikel von Snow (1991a). Das kontrollierte Vokabular wird ständig aktualisiert. Da EMBASE das Spektrum der ausgewerteten Zeitschriften in den Bereichen Pharmazie, Pharmakoökonomie und Medizinprodukte 1997 erweitert hat, wurden EMTREE durch mehr als 100 entsprechende Deskriptoren, EMCLASS durch einen neuen Code für Pharmazie und zwei neue „links“ bzw. „qualifier“ ergänzt (Arntz, 1997).

Spezielle EMBASE-Angebote
EMBASE bemüht sich außerordentlich um Aktualität. Neuzugänge werden nach eigenen Angaben innerhalb von max. 20 Tagen nach Eingang der Originalartikel indexiert und sind bald darauf online verfügbar. Da die Erschließung stufenweise erfolgt, steht mit EMBASE ALERT eine schnelle „Vorab“-Datenbank zur Verfügung. Sie enthält die aktuellsten Dokumente der jeweils letzten 8 Kalenderwochen, die wenige Wochen später als vollständig indexierte Dokumente in EMBASE enthalten sind.

Darüber hinaus bieten Hosts wie z.B. DIMDI oder OVID als auch CD-ROM-Anbieter wie SilverPlatter oder ARIES Subfiles an, d.h. Teildatenbanken (klassifikatorisch ausgewiesene Teile) aus EMBASE.

	DataStar	DIALOG	DIMDI	OVID	STN
Backfiles	EMZZ: 1974 to date EMED: 1988 to date EM87: 1979 – 1987 EM78: 1974 – 19786	File 73: 1974 to date File 72: 1985 to date	EM74: 1974 to date EM83: 1983 to date EM90: 1990 to date	EMEZ:1980 to date EMED:1988 to date EMEB:1980 – 1987	EMBASE: 1980 to date
Subject Files			EMCANCER: Excerpta Medica Subfile on Oncology EMDRUGS: Excerpta Medica Subfile on Drugs EMFORENSIC: Excerpta Medica Subfile on Forensic Medicine EMHEALTH: Excerpta Medica Subfile on Public Health EMTOX: Excerpta Medica Subfile on Toxicology	EMDP: EMBASE Drugs and Pharmacology EMPS: EMBASE Psychiatry	
Dictionary-Datenbanken	EVOC: Excerpta Medica Vocabulary				
Übungs-datenbanken	TREM	File 272: 53.000 Records aus 1989	EMTRAIN: 10.000 Records aus 1988		LEMBASE: 37.818 Records aus 1993 und 1995

Tabelle 4: EMBASE-Angebote bei den verschiedenen Hosts.

Einen Vergleich der Datenbank bei den Hosts DataStar, DIALOG, DIMDI und STN ziehen Gretz, Schmitt & Thomas (1995). Einen interessanten Einblick in Geschichte und zukünftige Entwicklung von EMBASE liefert der Aufsatz von Heroldt (1993).

4.3.3 BIOSIS Previews

Die Datenbank entspricht inhaltlich den Biological Abstracts (BA, seit 1969), den Biological Abstracts/RRM (Reports, Reviews, Meetings, seit 1980) und dessen Vorläufer, dem BioResearch Index (1969-1979). Sie werden von BIOSIS, einem non-profit Unternehmen, produziert, das 1926 gegründet wurde. Ziel ist die thematische Abdeckung der gesamten Biologie und sonstigen Biowissenschaften wie z.B. Human- und Veterinärmedizin, Verhaltensforschung, Biochemie, Biophysik und Umweltschutz. Als Datenbankproduzent hat BIOSIS frühzeitig erkannt, daß der Bedarf an Datenbanken insbesondere in der Pharmaindustrie und im medizinischen Bereich besonders groß ist. Der Berichtszeitraum reicht zurück bis in das Jahr 1970. Derzeit verzeichnet die Datenbank über 10 Mio. Records aus einer Vielzahl von Quellen (ca. 9.000 Zeitschriften und z.B. US-Patente von 1986-1990).

Umfang:	seit 1970: 10.527.890 Records (Stand : 04/1997)
jährlicher Zugang:	ca. 540.000 Records
Aktualisierung:	wöchentlich
Quellen:	ca. 9.000 Zeitschriften und andere Quellen
geographische Abdeckung:	Europa und Mittlerer Osten 50 %, Nordamerika 29 %, Asien und Australien 15 %, Zentral- und Südamerika 4 %, Afrika 2 %

Inhaltliche Erschließung

Die Erschließung erfolgt über Vorzugsbegriffe, die allerdings nicht über einen strikt einzuhaltenden Thesaurus kontrolliert sind, und über sogenannte Broad Headings bzw. Concept Codes, die einer Klassifikation entsprechen, deren Indexierung aber einer Gewichtung auf zwei Ebenen unterliegt: Schwerpunktthema (*major codes*) und Randthemen (*minor codes*) im Dokument (Asche, 1993; Lawler, 1994).

Daneben wird die Systematik der Biologie (*Biosystematic Codes)* zur Indexierung von Quellen benutzt, die Organismen behandeln. Alles den Menschen betreffende erscheint z.B. unter Homo sapiens. Auch neu beschriebene Arten können gezielt ermittelt werden.

Ebenso wie bei MEDLINE und EMBASE sind auch für die in BIOSIS-Quellen vorkommenden chemischen Substanzen die Registry Numbers der Chemical Abstracts mit erfaßt. Seit Juli 1976 sind ca. 52 % der Nachweise mit einem Abstract versehen.

Spezielle BIOSIS-Angebote

Die Tabelle 5 zeigt die unterschiedlichen Angebote von BIOSIS bei verschiedenen Online-Anbietern. Darüber hinaus gehört BIOSIS zur Produktpalette verschiedener CD-ROM-Anbieter. Die *Biological Abstracts on Compact Disc*

	DataStar	DIALOG	DIMDI	OVID	STN
Backfiles	BIZZ: 1970 to date BIOL: 1985 to date BI84: 1970 – 1984	File 5: 1969 to date File 55: 1985 to date	BA70: 1970 to date BA83: 1983 to date BA90: 1990 to date	BIOZ: 1970 to date BIOL: 1990 to date BIOB: 1970-1984	BIOSIS Previews(R)/RN File: 1969 to date
Subject Files			TOXBIO: toxikologisch relevante Teile der Datenbank BIOSIS		
Dictionary-Datenbanken	BVOC: BIOSIS Vocabulary file				
Übungs-datenbanken	TRBI: Biosis Trial file	File 205: 43.406 Records			

Tabelle 5: BIOSIS-Angebote bei den verschiedenen Hosts.

sind für den Zeitraum 1985-1993 und die *Biological Abstracts/RRM on Compact Disc* seit 1989 verfügbar (Lawler, 1994).

Paster (1992) vergleicht in ihrem Beitrag die BIOSIS-Implementierungen bei FirstSearch, EPIC, SilverPlatter und DIALOG und kommt zu dem Schluß, daß sich DIALOG durch spezielle Features und durch das Angebot des gesamten Berichtszeitraumes positiv hervortut. FirstSearch und SilverPlatter wenden sich mehr an den Endnutzer, während die kommandobasierten Suchoberflächen EPIC und DIALOG eher den professionellen Informationsvermittler ansprechen. Einen interessanten Einblick in die Produktion der Datenbanken BIOSIS und EMBASE vermittelt der Beitrag von Cazan (1993).

4.3.4 Allgemeinmedizinische bibliographische und Directory-Datenbanken

In der Online-Version des Gale Directory bei DIALOG waren im Januar 1998 für das Gebiet der Medizin und Biomedizin 422 bibliographische und 129 Directory-Datenbanken abrufbar. Einen wichtigen Platz in der letztgenannten Gruppe nehmen diejenigen Datenbanken ein, die Termine von Konferenzen, Tagungen, Ausstellungen u.ä. verzeichnen, da diese nach wie vor wichtige und unverzichtbare Informationsquellen für Mediziner sind. Für das Gebiet der Medizin, Biotechnologie und Pharmakologie verzeichnet die Datenbank *Medical Conferences & Events* (MediConf) alle Konferenzen und Ausstellungen, die im Zeitraum von 1993-2005 stattgefunden haben bzw. stattfinden werden. Sie wird zweimonatlich aktualisiert und ist bei DataStar und OVID Online im Zugriff.

Mit der CD-ROM-Anwendung *The American Medical Directory* liegt ein Expertennachweis vor, der die jeweils aktuelle Ausgabe des Nachschlagewerkes „American Medical Directory – Physicians in the United States“ beinhaltet. Es werden die Kurzprofile von US-amerikanischen Medizinern und praktizierenden Ärzten erfaßt.

Für die laufende Literaturüberwachung auf medizinischem Gebiet eignen sich insbesondere die Zeitschrifteninhaltsinformationsdienste *Current Contents/Life Sciences*, *Current Contents/Clinical Sciences*, *Medical Science Weekly* und *Reference Update*. Einen Vergleich der wöchentlich aktualisierten Disketten-Versionen dieser vier Dienste bietet Staab (1991).

Eine Auswahl allgemeinmedizinischer Katalogdatenbanken ist in Tabelle 6 zusammengestellt.

4.4 Datenbanken für einzelne medizinische Fachdisziplinen bzw. Sachgebiete

In diesem Abschnitt beschränken wir uns auf eine Auswahl von Datenbanken mit den Schwerpunkten AIDS und HIV-Infektionen sowie Onkologie. Die vorgenommene Auswahl belegt u.a. eindrucksvoll, wie hochredundant die einzelnen Datenbankangebote sind.

Datenbank	Produzent	Anbieter	Datenbankinhalt
CATLINE	National Library of Medicine (NLM)	DIMDI	Online-Version des Katalogs der NLM über Bücher und Serien.
MEDIKAT	Deutsche Zentralbibliothek für Medizin (DZM)	DIMDI	Online-Version der Kataloge der DZM ab Erscheinungsjahr 1977.
MEDIZET	Deutsche Zentralbibliothek für Medizin (DZM)	DIMDI	Online-Version des Zeitschriftenverzeichnisses der DZM über Zeitschriften, medizinische Bibliographien und Statistiken.
Repertoire biomediceaux Suisse	Bibliothequ e Cantonale et Universitaire	DataStar, weitere Anbieter in der Schweiz	Verzeichnis medizinischer Fachzeitschriften und anderer Publikationen aus ca. 700 Schweizer Bibliotheken.
SERLINE	National Library of Medicine (NLM)	DIMDI	Online-Version des Katalogs der NLM über Zeitschriften, Serien und Konferenzberichte.
The OCLC CAT CD 450 Medical Cataloging Collection	OCLC mit einer Vielzahl Partnerbibliotheken	CD-ROM	Medizisch relevanter Auszug aus dem OCLC Online Union Catalog (WorldCat).

Tabelle 6: Allgemeinmedizinische Katalogdatenbanken.

AIDS und HIV-Infektionen

Diesen Schwerpunkt bedienten laut Handbuch lieferbarer CD-ROMs 1996 allein 31 CD-ROM-Titel. Die wohl bekannteste Datenbank für dieses Gebiet stellt zweifellos *AIDSLINE* (AIDS information onLINE) dar. Sie informiert über aktuelle Ergebnisse der AIDS-Forschung sowie über klinische und Gesundheitsaspekte der Immunschwächekrankheit. Aus MEDLINE, CANCERLIT und anderen Datenbanken der National Library of Medicine (NLM) werden alle Nachweise zu diesem Thema in AIDSLINE übernommen. Darüber hinaus werden weitere Quellen für diese Datenbank ausgewertet. Die erfaßten Informationen berücksichtigen biomedizinische, epidemiologische, onkologische sowie sozial- und verhaltenswissenschaftliche Aspekte. Recherchen können mit dem MeSH-Thesaurus durchgeführt werden. Ca. 64 % der Quellen enthalten Abstracts. AIDSLINE verzeichnete Ende 1996 mehr als 135.000 Records (rückwirkend bis 1980); jährlich kommen ca. 12.000 Nachweise hinzu. Die Datenbank wird monatlich aktualisiert und von allen großen Online- und CD-ROM-Anbietern (darunter auch von SilverPlatter und ARIES) angeboten.

Neben AIDSLINE weisen die Datenbanken *AIDS* des Bureau of Hygiene and Tropical Diseases (BHTD), *AIDSTRIALS* und *AIDSDRUGS* des AIDS Clinical Trials Information Service in Zusammenarbeit mit weiteren Informationszentren und die Volltextdatenbank *ASFG* (Aids Knowledge Base from San Francisco General Hospital) wichtige Publikationen zu allen Aspekten von AIDS und AIDS-verwandten Krankheiten nach. Die CD-ROM-Anwendung *AIDS COMPACT LIBRARY* enthält neben Nachweisen aus den vorgenannten Datenbanken die Volltexte von einschlägigen Artikeln aus elf wichtigen medizinischen Fachzeitschriften. Die bei DIMDI aufliegende und auf CD-ROM herausgegebene Datenbank *AIDS Newsletter-BHTD* des Bureau of Hygiene and Tropical Diseases (BHTD) entspricht dem gedruckten „Aids-Newsletter", für den wissenschaftliche und medizinische Zeitschriften sowie die aktuelle Tagespresse ausgewertet werden.

AIDS Information and Education Worldwide ist eine CD-ROM, die Aufsätze aus Fachzeitschriften, Forschungsberichte und Fallstudien dokumentiert und z.T. im Volltext erfaßt. AIDS-Literatur mit Bezug zu Infektionskrankheiten wird in der CD-ROM-Anwendung *INFECTIOUS DISEASES & AIDS* nachgewiesen. Sie speichert einen entsprechenden Auszug aus der Datenbank MEDLINE, der um Quellen aus verschiedenen Datensammlungen des Institut Nationale de la Sante et de la Recherche medicale (INSERM) ergänzt wurde.

Darüber hinaus stellen die EMBASE-Teildatenbank *EMBASE CD – Immunology & AIDS* sowie die MEDLINE-Teildatenbank *Physicians' SilverPlatter: Allergy & Immunology* wichtige Quellen zu AIDS-verwandten Themen dar.

Onkologie

Zum Sachgebiet Tumorforschung/Onkologie verzeichnete das Handbuch lieferbarer CD-ROMs 1996 insgesamt 46 CD-ROM-Titel. Die bekanntesten Datenbanken für dieses Gebiet stellen CANCERLIT und PDQ dar.

CANCERLIT (CANCER LITerature) ist eine bibliographische Datenbank, die von der NLM produziert wird und Literatur zur Onkologie rückwirkend seit 1963 verzeichnet. Seit 1983 werden auch alle relevanten Nachweise aus MEDLINE übernommen. Darüber hinaus werden weitere Quellen, v.a. Zeitschriften, Konferenz- und Forschungsberichte sowie Monographien berücksichtigt. Der Inhalt der Datenbank entspricht u.a. den gedruckten Referatediensten „Carcinogenesis Abstracts" und „Cancer Therapy Abstracts". Recherchen können seit 1982 mit dem MeSH-Thesaurus durchgeführt werden. Ca. 83 % der Records enthält Abstracts. Die Datenbank wird monatlich aktualisiert und hat einen jährlichen Zugang von ca. 80.000 Nachweisen. Im Februar 1997 waren nahezu 1,3 Mio. Nachweise erfaßt.

PDQ (Physician Data Query) ist eine bibliographische und Volltextdatenbank, die vom National Cancer Institute, der International Cancer Research

Data Bank (ICRDB) und dem U.S. National Institute of Health (NIH) produziert wird. Sie enthält aktuelle Informationen über laufende Forschungsprojekte zur Krebsbehandlung und zur klinischen Onkologie allgemein. Die Datenbank wird in mehreren Segmenten angeboten. Van Camp (1992) stellt PDQ in ihrem Beitrag vor und untersucht Aufbereitung und Recherchierbarkeit der Datenbank bei verschiedenen CD-ROM- und Online-Anbietern. Eine ausführliche Abhandlung bietet auch Eysenbach (1994).

Neben diesen beiden Datenbanken, die auch gemeinsam auf einer CD-ROM (*CANCERLIT/PDQ*) vertrieben werden, existieren mit *Cancer on Disc 1988* (CANCER 88) und *Cancer (Quanta)* zwei einschlägige CD-ROM-Anwendungen, die Volltexte inklusive Bildinformationen bieten. Letztere wird von der Quanta Press Inc. in Zusammenarbeit mit dem National Cancer Institute produziert und informiert umfassend über Krebserkrankungen. CANCER 88 ist die erste CD der J.B. Lippincott Company in einer Reihe von Datenbankanwendungen zur Onkologie. Sie enthält relevante Beiträge aus der medizinischen Fachzeitschrift „Journal of the American Cancer Society". Weitere Fachveröffentlichungen der J.B. Lippincott Company sowie Auszüge aus den Datenbanken CANCERLIT und PDQ dokumentiert die CD-ROM *OncoDISC*.

IARCancer Disc wird von der International Agency for Research on Cancer produziert und dokumentiert Publikationen unter anderem zur Entwicklung von Krebskrankheiten und genetischen Defekten in Zusammenhang mit Umweltbeeinträchtigungen und gewandeltem Lebensstil. Darüber hinaus stellen die EMBASE-Teildatenbank *EMCANCER: Exerpta Medica Subfile on Oncology* sowie die Teilbestände aus Chemical Abstracts nachweisende CD-ROM-Datenbank *CASURVEYOR: Cancer Therapeutic Agents* wichtige Quellen dar.

4.5 Datenbanken für andere Fachdisziplinen mit Bedeutung für die Medizin

Mit der folgenden Auswahl von Datenbanken kann lediglich angedeutet werden, welche weiteren Disziplinen für die Medizin durch entsprechende Datenbankangebote abgedeckt werden.

Biologie und Biowissenschaften

Mit *BIOLIS* (BIOlogische Literatur-Information Senckenberg) liegt bei DIMDI eine wichtige Ergänzung zur Datenbank BIOSIS auf. Die bibliographische Datenbank weist seit 1970 Quellen nach, die in der BRD, der Schweiz und Österreich erschienen sind und nicht für BIOSIS Previews ausgewertet werden. Der jährliche Zuwachs beträgt bis zu 6.000 Records. Die Publikationen werden mit freien Schlagwörtern und den Codes und Terms der BIOSIS-Klassifikationssysteme erschlossen; die Records enthalten keine Abstracts.

Eine umfassende Sammlung biowissenschaftlicher Referenzen hält die CD-ROM-Anwendung *Life Sciences Collection* vor. Die bibliographische Datenbank enthält Hinweise auf Literatur auf den Gebieten Biologie, Medizin, Biochemie, Ökologie und Mikrobiologie sowie zu ausgewählten Bereichen der Agrarwissenschaften und der Veterinärmedizin. Sie wird von Cambridge Scientific Abstracts (CSA) produziert und auch online angeboten.

Chemie

Chemical Abstracts ist mit weit über 13 Mio. Records und einem jährlichen Zugang von 500.000 Nachweisen eine der größten bibliographischen Datenbanken. Sie versucht weltweit veröffentlichte Literatur aus allen Bereichen der Chemie und chemischen Verfahrenstechnik zu erfassen. Die zur Substanzindexierung verwendeten CAS Registry Numbers werden auch für die Indexierung von Publikationen pharmazeutischen und toxikologischen Inhalts in anderen Datenbanken, z.B. in MEDLINE und EMBASE, verwendet. Mit *CHEMLINE* (CHEMical Dictionary onLINE) steht eine von der NLM produzierte Dictionary-Datenbank zur Verfügung, die die Terminologie aus den Chemical Abstracts einschließlich der CAS Registry Numbers verzeichnet und somit ein wichtiges Recherchehilfsmittel darstellt.

Psychologie und Psychiatrie

Eine Vielzahl von Datenbanken weist Literatur zu diesen Themenschwerpunkten nach. Die wohl bekanntesten sind die bibliographischen Datenbanken PSYCINFO und PSYNDEX.

PsycINFO weist Literatur zum Fachgebiet der Psychologie sowie zu relevanten Gebieten von Psychiatrie, Soziologie, Erziehungswissenschaften, Medizin und Pharmakologie nach. Ca. 80 % der Records enthalten Abstracts. Die Datenbank wird von der American Psychological Association (APA) produziert und liegt bei allen großen Hosts auf. Mit *PsycLIT* wird ein Subset aus PsycINFO sowohl auf CD-ROM (von SilverPlatter und ARIES) als auch bei OVID Online angeboten.

PSYNDEX wird von der Zentralstelle für Psychologische Information und Dokumentation (ZPID), Trier, produziert. Sie ist eine in deutscher und englischer Sprache recherchierbare Datenbank, die die gesamte psychologische Literatur aus den deutschsprachigen Ländern zu erschließen versucht. Über das Gesamtgebiet der Psychologie hinaus deckt sie psychologisch relevante Aspekte aus Nachbardisziplinen wie Psychiatrie, Soziologie, Erziehung, Philosophie, Sport, Kriminologie, Linguistik und angewandte Ökonomie ab. Sie weist zudem psychologierelevante audiovisuelle Medien nach. Alle Records enthalten Abstracts. Die Quellen sind ebenso wie in PsycINFO mit Deskriptoren und Klassifikationsbegriffen aus dem „Thesaurus of Psychological Index Terms“ der APA erschlossen. Die „Vorab“-Datenbank *PSYNDEXalert* weist die aktuellsten Dokumente (jeweils ca. 3.000) nach, die etwas später vollständig indexiert und mit Abstract versehen in PSYNDEX eingehen. PSYNDEX liegt bei DIMDI auf und wird von SilverPlatter auf CD-ROM vertrieben.

Mit *PSYTKOM* produziert die ZPID eine der PSYNDEX analoge Datenbank für psychologische Testverfahren, die in den deutschsprachigen Ländern angewendet werden. Sie enthält neben den bibliographischen Angaben Ausführungen über Testkonzept und -konstruktion, Gütekriterien, Durchführungs- und Auswertungsmodalitäten; darüber hinaus weist sie Forschungs- und ausgewählte Sekundärliteratur mit jeweils kritischer Zusammenfassung nach. PSYTKOM ist eine wertvolle Ergänzung zu den bibliographischen Datenbanken PSYNDEX und PsycINFO und kann ebenso wie diese unter Verwendung der Deskriptoren des APA-Thesaurus recherchiert werden.

Außerdem weist die EMBASE-Teildatenbank *EMBASE CD – Psychiatry*, die von SilverPlatter und direkt vom Datenbankproduzenten Elsevier Science B.V. vertrieben wird, Publikationen zur Psychologie und Psychiatrie nach.

Soziologie und Sozialwissenschaften

Neben dem Social SciSearch, der inhaltlich dem Social Science Citation Index entspricht und ebenso wie die Datenbank SciSearch vom Institute for Scientific Information (ISI) produziert wird, gibt es eine Reihe Datenbanken, die Literatur zu diesem Fachgebiet erschließen. Wir beschränken uns hier auf die in Deutschland produzierten Datenbanken SOLIS und FORIS sowie auf die Datenbank ASSIA und verweisen auf den Beitrag von Herrmann & Weigel (1995).

Mit SOLIS und FORIS stehen zwei vom Informationszentrum Sozialwissenschaften, Bonn, produzierte deutschsprachige Quellen zur Verfügung. *FORIS* (FORschungsInformationsystem Sozialwissenschaften) ist eine Directory-Datenbank, die für die Bundesrepublik Deutschland, Österreich und die Schweiz laufende, geplante und abgeschlossene Forschungsarbeiten verzeichnet. SOLIS (SOzialwissenschaftliches LiteraturInformationsSystem) ist eine bibliographische Datenbank, die Literatur aus den deutschsprachigen Ländern zum Gesamtgebiet der Sozialwissenschaften dokumentiert. Beide Datenbanken liegen u.a. bei DIMDI auf und werden auch auf CD-ROM vertrieben.

Die bibliographische Datenbank *ASSIA* (Applied Social Sciences Index & Abstracts) ist seit September 1990 bei DataStar und auch auf CD-ROM zugänglich. Sie bietet umfassende Informationen über die moderne Gesellschaft und ihre Probleme. Sie will Sozialarbeiter und Sozialwissenschaftler auf den Gebieten Sozialarbeit, Pflege, Bewährungshilfe, Beschäftigungs- und Physiotherapie, Ernährungs- und Gesundheitswesen sowie Soziologie, Sozialpolitik und Psychologie unterstützen. Für die Datenbank werden ca. 550 v.a. englischsprachige Fachzeitschriften sowie Tageszeitungen ausgewertet.

4.6 Datenbanken für die Pharmazie, Pharmakologie und Toxikologie

In diesem Bereich läßt sich seit Jahren ein enormes Wachstum an Datenbanken verzeichnen, das sich v.a. auf den Informationsbedarf der Pharmaindustrie gründet. Entsprechend werden insbesondere bei den Hosts DataStar, DIMDI, DIALOG und STN International ständig neue Datenbanken zur Deckung der Nachfrage aufgelegt (s. auch Schwarz-Kaske, 1993). Wir beschränken uns auf die bekannten Datenbanken IPA und TOXLINE sowie auf eine Auswahl deutschsprachiger Datenbanken, die Arzneimittelinformationen zur Verfügung stellen.

Die von der American Society of Hospital Pharmacists produzierte bibliographische Datenbank *IPA* (International Pharmaceutical Abstracts) weist weltweit Veröffentlichungen nach, die sich mit der Entwicklung und Verwendung von Arzneimitteln und mit pharmazeutischen Fragen befassen. Sie enthält nicht nur Informationen zu klinischen und technischen Aspekten von Arzneimitteln, sondern deckt auch die Bereiche Arzneimittellehre und Praxis der Pharmazie sowie juristische Aspekte von Arzneimitteln ab. Die Datenbank enthält derzeit über 250.000 Records, die bis zum Jahr 1970 zurückreichen. Der Inhalt der Datenbank entspricht dem gleichnamigen gedruckten Dienst. Fishman, Stone & DiPaula (1996) vergleichen in ihrem Beitrag verschiedene CD-ROM-Versionen der Datenbanken IPA und MEDLINE und stellen fest, daß die Überlappung relevanter pharmazeutischer Zeitschriftentitel relativ gering ist.

TOXLINE (TOXicology information onLINE) bietet Zugang zu Informationen über die pharmakologischen, biochemischen und toxikologischen Auswirkungen von Arzneimitteln und Chemikalien. Die Datenbank enthält 1,9 Mio. Nachweise zu Arzneimitteltests und -interaktionen, Lebensmittelkontamination, Umweltverschmutzung, Risiken am Arbeitsplatz, etc. TOXLINE ist ein Kompendium bibliographischer Nachweise, die aus mehr als 12 elektronischen Datenbeständen verschiedener Produzenten und unterschiedlicher Größe und Spezifität stammen. Hierzu zählen der Subfile TOXBIO der Datenbank BIOSIS ebenso wie der toxikologisch relevante Teil von MEDLINE (Subunit TOXBIB). Aufgrund der heterogenen Datenbasis können einzelne Literaturstellen mehrfach in der Datenbank vorhanden sein. Die Subfiles jüngeren Datums in TOXLINE enthalten als zusätzliche Zugriffsmöglichkeit Indexate aus dem MeSH-Thesaurus. Snow (1991c) behandelt in ihrem Beitrag weitere Besonderheiten der Datenbank mit Auswirkungen auf die Recherche.

TOXLINE gehörte bei DIMDI ebenso wie die Datenbanken TOXBIO, TOXCAS und IPA bis September 1993 zur eingestellten Datenbank TOXALL (TOXLINE, 1997).

Eine Reihe deutschsprachiger CD-ROM- und Online-Datenbanken enthält Arzneimittelinformationen. Hierzu zählen in erster Linie die Datenbanken, die vom Arzneibüro der Bundesvereinigung Deutscher Apothekerverbände (ABDA) produziert werden. Zur *ABDA-Datenbankfamilie* gehören die Directory-Datenbanken ABDA-FertigArzneiMittel (ABDA-FAM), ABDA-Interaktionen (ABDA-INTER) sowie ABDA-Arzneistoffe (ABDA-STOFFE), die bei DIMDI aufliegen und auch auf CD-ROM vetrieben werden. Zur ABDA-Datenbankfamilie zählt ebenfalls die Volltextdatenbank ABDA-DOSSIERS (s. Abschnitt 4.9).

BfArM – AMIS – Öffentlicher Teil ist ein deutschsprachiges Informationssystem über Arzneimittel, das seit dem 12. Februar 1997 lizenzfrei bei DIMDI zugänglich ist. Es enthält Teile des Arzneimittelinformationssystems (AMIS), das vom Bundesinstitut für Arzneimittel und Medizinprodukte (BfArM) entwickelt wurde, und zwar speziell Informationen über Arzneimittel entsprechend §34 des Arzneimittelgesetzes (AMG) und darüber hinaus ergänzende Daten, die öffentlich zugänglich und zur eindeutigen Identifizierung des Arzneimittels notwendig sind. Die Datenbank enthält ca. 70.000 Einträge zu allen Arzneimitteln sowie zu ca. 30.000 Arzneistoffen. Die Suche in der Datenbank erfolgt ausschließlich über den menügeführten Suchmodus *grips*Menu (Hermann, 1997).

Mit der CD-ROM-Anwendung *MediRom – Das Auskunftssystem für medizinische und pharmazeutische Fachinformationen* ist eine elektronische Volltextsammlung zugänglich, die von der Ärztekasse und dem Georg Thieme Verlag gemeinsam mit weiteren Informationsanbietern in der Schweiz und anderen europäischen Ländern produziert wird. Auf der *Arzneibuch-CD* sind die Volltexte der Publikationen „Deutsches Arzneibuch – DAB", „Homöopathisches Arzneibuch – HAB" sowie das „Synonym-Verzeichnis" im Faksimileformat gespeichert. Die CD-ROM wird vom Deutschen Apotheker Verlag produziert und vertrieben.

Die CD-ROM-Anwendung *ordiMed* der Wilhelm Jüngling GmbH & Co. KG enthält den Volltext wichtiger Informationsquellen für Ärzte: Das von den Spitzenverbänden der Krankenkassen erstellte Hilfsmittelverzeichnis mit allen veröffentlichten Produktgruppen, Erläuterungen zu Heilmaßnahmen und Hilfsmitteln, das *Roche Lexikon Medizin* und *die Rote Liste*. Die beiden letztgenannten Quellen werden auch separat auf CD-ROM vertrieben.

Der *Arzneimittelreport '96* ist eine Volltextdatenbank, die vom Gustav Fischer Verlag, Stuttgart, vertrieben wird und dem gleichnamigen gedruckten Report entspricht. Die CD-ROM-Ausgabe 1996 enthält erstmals alle Texte, Grafiken und Tabellen. Enthalten sind 44 indikations- und 4 markenbezogene Kapitel sowie die Verordnungs- und Umsatzdaten der 2.000 führenden Arzneimittel, auf die ca. 90 % aller kassenärztlichen Arzneiverordnungen entfallen. In wichtigen Indikationsgruppen wird der Arzneiverbrauch nach Alter und Geschlecht aufgeschlüsselt. In weiteren Abschnitten enthält der Report Arzneiverordnungen im Kindesalter, Analysen der patentgeschützten Arzneimittel, des wachsenden Generikamarktes, der umstrittenen Arzneimittel, einen Ost-West-Vergleich sowie Auswertungen nach Arzt- und Altersgruppen.

4.7 Datenbanken für den Bereich der Krankenpflege

Dem Bereich der Krankenpflege kommt als Folge des neuen Gesundheitsstrukturgesetzes und der Pflegepersonal-Regelung ebenso wie aufgrund des wachsenden Angebots an Hochschulstudiengängen für Pflegewissenschaft, Pflegemanagement, Pflegepädagogik und Medizinpädagogik wachsende Bedeutung auch im Datenbankbereich zu (Erichsen, 1998). Deshalb widmen wir diesem Schwerpunkt einen eigenen Abschnitt.

Die wohl bekannteste Datenbank mit entsprechendem Schwerpunkt ist *CINAHL* (Nursing and Allied Health), die Zugang zur Literatur der Pflegeberufe und verwandter Fächer bietet. Seit 1982 werden einschlägige Aufsätze aus ca. 600 Fachzeitschriften nachgewiesen. Zu mehr als der Hälfte der eingetragenen Artikel sind Abstracts vorhanden. Die inhaltliche Erschließung der nachgewiesenen Quellen erfolgt mit einem Thesaurus, der eine Adaption des MeSH der National Library of Medicine darstellt. Seit 1994 werden auch ausgewählte Publikationen im Volltext aufgenommen. Die Datenbank wird sowohl online angeboten als auch von mehreren CD-ROM-Anbietern vertrieben, u.a. von ARIES und SilverPlatter.

Core Journals – MEDLINE ist eine bibliographische CD-ROM-Datenbank, die neben Aufsätzen aus 380 international bedeutenden klinischen Zeitschriften aus dem MEDLINE-Bestand zusätzlich 250 Zeitschriften zum Thema Krankenpflege auswertet. Die Datenbank wird u.a. unter der Suchsoftware Knowledge Finder von ARIES vertrieben.

Die bibliographische Datenbank *CareLit* ist eine von der LISK Datenbank GmbH produzierte Anwendung, die Fachliteratur aus den Themenbereichen Pflege, Krankenhausmanagement und Heimleitung nachweist. Sie enthält über 40.000 Datensätze, die aus der Auswertung aller in Europa erscheinenden deutschsprachigen Alten-, Gemeinde-, Kinder- und Krankenpflege-Zeitschriften und einer Vielzahl weiterer Zeitschriften zum Gesundheitswesen stammen. Weitere Quellen sind Kongreßbände, Firmenpublikationen, Rundschreiben, Verbandsnachrichten und Veröffentlichungen der Krankenpflege-Hochschulen. Die Datenbank wird auch auf CD-ROM unter dem Datenbanksystem LARS angeboten (PRISMA, 1998).

RNdex Top 100 schließlich ist eine bibliographische CD-ROM-Datenbank zu allen Aspekten der Krankenpflege einschließlich Hoch- und Fachschulausbildung, Verwaltung und berufliche Praxis. Sie wird von der Information Resources Group produziert, monatlich aktualisiert und von SilverPlatter vertrieben.

4.8 Datenbanken für den Bereich des Krankenhausmanagements

HealthSTAR (Health Services Technology, Administration, and Research) ist eine bibliographische Datenbank, die gemeinsam von der National Library of Medicine und der American Hospital Association produziert wird. Sie dokumentiert Literatur zu den administrativen Aspekten der Gesundheitsfürsorge, zu Management und Finanzierung im Gesundheitswesen sowie politischen und rechtlichen Entwicklungen. HealthSTAR ist eine Kombination der früheren Datenbanken *HEALTH Planning & Administration* und *HSTAR Health Services & Technology Assessment Research* und enthält alle Nachweise aus dem gedruckten Referatedienst *Hospital and Health Administration Index.* Die Publikationen sind mittels MeSH erschlossen; für ca. 60 % der Nachweise sind die Autorenreferate mit erfaßt. Die Datenbank wird sowohl auf CD-ROM, u.a. von ARIES, als auch online angeboten. Auszüge aus HealthSTAR sowie aus den Datenbanken MEDLINE, CINAHL, CANCERLIT und BIOETHICSLINE sind auf der CD-ROM-Anwendung *Hospital Collection* zusammengefaßt. Die CD-ROM wird von SilverPlatter vertrieben.

Die bei DataStar aufliegende *DHSS Database* des Department of Health and Social Security entspricht inhaltlich den gedruckten Referatediensten „Current Literature on Health Services", „Hospital Abstracts" und „Social Service Abstracts". Zu den inhaltlichen Schwerpunkten zählen das Gesundheits- und Krankenhauswesen einschließlich der Krankenpflege.

Mit *HECLINET (*HEalth Care Literature Information NETwork) ist bei DIMDI eine bibliographische Datenbank in deutscher und englischer Sprache für das Gebiet des Krankenhauswesens zugänglich. Sie entspricht inhaltlich dem „Informationsdienst Krankenhauswesen/Health Care Information Service", der vom Institut für Krankenhausbau an der Technischen Universität Berlin und dem Deutschen Krankenhausinstitut Düsseldorf produziert wird. Die Datenbank enthält für ca. 50 % der Nachweise Abstracts.

Eine Directory-Datenbank auf CD-ROM stellt das *DKA – Deutsches Krankenhaus Adressbuch* der Rombach GmbH, Freiburg i.Br., dar. Sie ermöglicht den Zugriff auf aktuelle Informationen über Krankenhäuser in Deutschland, der Schweiz und Österreich, über Rehabilitationseinrichtungen sowie über Unternehmen, die z.B. Krankenhausbedarf oder vergleichbare Produkte herstellen bzw. anbieten.

4.9 Volltextdatenbanken

Das Angebot an Volltextdatenbanken

Ein nach wie vor gravierendes Problem bei Recherchen in bibliographischen Datenbanken stellt die schnelle Bereitstellung der ermittelten Quellen dar. Derzeit gibt es eine Reihe von Ansätzen für die Lösung dieses Problems. Dazu gehören Bestellmöglichkeiten bei verschiedenen *Document Delivery Services*, die von Datenbankproduzenten wie dem Institut for Scientific Information oder wissenschaftlichen Verlagen wie Elsevier Science Publishers über eigene Hostrechner, auf CD-ROM und zunehmend im Internet zugreifbar gemacht werden. Dazu zählt weiterhin der Online-Ordering-Service der Hosts, der die Volltextbestellung recherchierter Quellen im Anschluß an eine Recherche bei den jeweils angeschlossenen Dokumentlieferanten (*Suppliers*) beinhaltet. Daneben wird das Angebot an Volltextdatenbanken bei Online- und CD-ROM-Anbietern immer umfangreicher.

Die Zahl der Volltextdatenbanken wächst seit Jahren kontinuierlich. Gab es 1985 noch doppelt so viele bibliographische als Volltextdatenbanken auf verschiedenen Speichermedien, so hat sich seit Anfang der 90er Jahre dieses Verhältnis umgekehrt. 1996 verzeichnete das Gale Directory of Databases 4.392 Volltext- gegenüber nur 2.048 bibliographischen Datenbanken (Williams, 1997, S. XXIII).

Neben den elektronischen Versionen jeweils einer gedruckten Publikation macht die übergroße Mehrzahl von Volltextdatenbanken die Inhalte die Artikel eines oder mehrerer Zeitschriftentitel abfragbar. Diese Volltextangebote finden sich sowohl auf CD-ROM als auch im Online-Angebot der kommerziellen Hosts. Ein Beispiel für eine Volltextdatenbank, die die Inhalte mehrerer Zeitschriftentitel zusammenfaßt, ist die Health Periodicals Database, die von der Information Access Company (IAC) vertrieben wird (Snow, 1991b).

Während bei den Hosts zumeist nur die Texte, nicht aber grafische Darstellungen oder digitalisierte Bildinformationen abrufbar sind, enthalten immer mehr CD-ROM-Produkte neben den recherchierbaren Volltexten auch die Bildinformationen. Hierzu zählen mehrere über den EJO-Service des OCLC und auf CD-ROM zugängliche elektronische Journale, wie etwa das „Online Journal of Current Clinical Trials“ und das „Online Journal of Knowledge

Synthesis for Nursing" (OCLC, 1997). Auch ARIES vertreibt seit 1995 eine Anzahl elektronischer Zeitschriften unter seiner Software Knowledge Finder auf CD-ROM, so etwa die Zeitschriften „Journal of Magnetic Resonance Imaging" (JMRI), „New England Journal of Medicine" und „Neurosurgery" (Volltext Datenbanken, 1998).

Einige Hosts haben ihre Volltextangebote in sog. Bibliotheken oder Kollektionen zusammengefaßt. Beispiele hierfür sind GENMED bei LEXIS-NEXIS und die Core Biomedical Collection des Hosts OVID Online.

GENMED wird als Teil des NEXIS-Suchdienstes angeboten und kombiniert die Datenbanken MEDLINE und EMBASE, letztere mit Berichtszeitraum ab 1974, mit den Volltexten von Beiträgen aus verschiedenen biomedizinischen Publikationen. Darüber hinaus hält GENMED die Datenbanken POISINDEX, DRUGDEX und EMERGINDEX mit Informationen zu akuten Krankheiten von MICROMEDEX sowie die Datenbanken Drug Information Full Text, F-D-C Reports und Physician Data Query (PDQ) vor (General, 1996).

Die *CORE BIOMEDICAL COLLECTION* des Hosts OVID bietet Zugriff auf die Volltexte der führenden biomedizinischen Fachzeitschriften. CBC ist der Nachfolger der früheren Compehensive Core Medical Library (CCML) bei BRS. Die Zeitschriften sind inkl. Graphiken unter dem Windows-basierten OVID-Interface und im WWW zugreifbar. Die ursprüngliche CBC bietet 15 Fachzeitschriften seit dem Erscheinungsjahr 1993 an, wird monatlich aktualisiert und wird derzeit auf 13 CD-ROMs vertrieben. 1996 wurde das Volltextangebot durch die CBC II, III und IV sowie durch die Mental Health Collection ergänzt. Alle Kollektionen sind untereinander und mit MEDLINE über Hypertext-Funktionen verknüpft. Darüber hinaus kann die Suche z.B. in den Datenbanken MEDLINE und EMBASE von vornherein auf Nachweise limitiert werden, zu denen die Volltexte vorhanden sind. Die Angebote sind auf CD-ROM für Netzwerkanwendungen, als Standalone-Implementierungen, auf Magnetband sowie über OVID Online und im WWW verfügbar. In Planung ist die Nursing Collection mit weiteren Zeitschriften (Core, 1996).

Exklusive Volltextdatenbanken

Nach den Recherchen von Sievert et al. (1995) in der Datenbank „Full-Text Sources Online", die bei DataStar zugänglich war und alle online verfügbaren Volltexte verzeichnete, waren 1995 insgesamt 435 Zeitschriftentitel zum Gebiet „Medicine and Health" bei den Hosts DataStar, DIALOG, STN, LEXIS-NEXIS und CDP Online, dem heutigen OVID Online, zugänglich. Von diesen 435 Titeln waren nur 24 bei allen fünf Online-Diensten verfügbar. 55 Zeitschriftentitel waren ausschließlich bei OVID Online, 14 exklusiv bei DIA-

Ovid Biomedical Collection	**Biomedical Collection II**	**Biomedical Collection III**	**Biomedical Collection IV (geplant)**
The American Journal of Medicine	The American Journal of Cardiology	American Journal of Public Health	Annals of Rheumatic Diseases
The American Journal of Obstetrics & Gynecology	The American Journal of Psychiatry	Anesthesiology	Archives of Diseases in Childhood
The American Journal of Surgery	The Archives of Internal Medicine	Archives of Dermatology	Archives of Family Medicine
The Annals of Internal Medicine	The Archives of Neurology	Archives of Ophthalmology	Archives of Otolaryngology
9The Archives of General Psychiatry	The Archives of Surgery	British Heart Journal	Archives of Pediatrics & Adolescent Medicine
The British Medical Journal	Arteriosclerosis, Thrombosis and Vascular Biology	British Journal of Haematology	British Journal of Ophthalmology
The Canadian Medical Association Journal	The British Journal of Surgery	Chest	Critical Care Medicine
Circulation	Circulation Research	Diabetes	Journal of Bone & Joint Surgery, UK Volume
JAMA: The Journal of the American Medical Association	Fertility and Sterility	Hypertension	Journal of Medical Genetics
The Journal of Bone and Joint Surgery (American Volume)	Gut	Journal of Clinical Pathology (with Clinical Molecular Pathology)	Journal of Trauma
The Journal of Clinical Investigation	The Journal of Pediatrics	Journal of Neurology, Neurosurgery & Psychiatry	Occupational and Environmental Medicine
The Lancet	Mayo Clinic Proceedings	Journal of Urology	u.w.
The New England Journal of Medicine	Medicine	Nature	
Pediatrics	The Quarterly Journal of Medicine	Obstetrical & Gynecological Survey	
Science	Thorax	Stroke	

Tabelle 7: Volltextangebote in den Core Biomedical Collections bei OVID Online.

LOG und 10 bei DataStar im Zugriff. Die folgenden deutschsprachigen Volltextdatenbanken liegen exklusiv bei DataStar bzw. DIMDI auf:

ABDA-Pharma-WirkstoffDOSSIERS (ABDA-DOSSIERS) ist eine Volltextdatenbank in deutscher Sprache auf den Gebieten Pharmazie, Pharmakologie und Toxikologie. Sie enthält ca. 2.600 ausführliche Beschreibungen von chemischen, pflanzlichen, homöopathischen und anthroposophischen Wirkstoffen. Die Datenbank liegt seit 1995 exklusiv bei DIMDI auf.

Ebenfalls exklusiv bei DIMDI sind die Datenbanken *BGI-Pressedienste*, die die Pressemitteilungen des ehemaligen Bundesgesundheitsamtes (BGA) und seiner Nachfolgeinstitute RKI, BgVV und BfArM enthält, und die *BMG-Pressemitteilungen* des Bundesministeriums für Gesundheit (BMG) zugänglich.

Die *Aerzte Zeitung* liegt bei DataStar auf. Sie wird von der Ärzte Zeitung Verlagsgesellschaft produziert und enthält alle Artikel aus der gleichnamigen Zeitung und ihren Supplementen Forschung und Praxis, Ärztliche Allgemeine, Wirtschafts Tip und dem Computermagazin Arzt online. Außerdem werden alle Artikel aus der zweiwöchentlich erscheinenden Arzneimittel Zeitung erfaßt. Die Datenbank bietet aktuelle Informationen zu medizinischen Trends, zum Management von Gesundheitsdiensten und aus der pharmazeutischen Industrie (AEZT, 1997).

5. Die Suche in Datenbanken

Der Erfolg einer Recherche in Online- und CD-ROM-Datenbanken – gemessen an der Genauigkeit (*Precision*) und der Vollständigkeit (*Recall*) des Suchergebnisses – ist von vielen Faktoren abhängig. Hierzu zählen sowohl die Qualität der Datenbank (Quellenbasis, inhaltliche Erschließung u.a.) als auch die Funktionalität des Retrievalsystems. Auf Seiten des Rechercheurs sind u.a. Fachwissen und die Kenntnis der geeigneten Datenbanken, der Retrievalsprachen bzw. Benutzeroberflächen zur Abfrage dieser Datenbanken und der Zugangsmöglichkeiten zu den Datenbankanbietern erforderlich. Bei der Suche in externen Datenbanken kommen die Eigenschaften der benutzten Kommunikationssoftware als effektivitätsbestimmende Faktoren hinzu.

Obwohl die Datenbankanbieter bislang wesentliche Anstrengungen unternommen haben, um die Suche in ihren Datenbanken mittels geeigneter Suchoberflächen verständlicher und endnutzerfreundlicher zu gestalten, sind die konventionellen Retrievalsysteme auch bei ausreichend professioneller Nutzung nach wie vor nicht einfach und – was Recall und Precision anbelangt – keinesfalls sicher zu benutzen. Aus diesem Grunde werden in diesem Kapitel zunächst grundlegende Invertierungs- und Suchtechniken und das prinzipielle Vorgehen bei einer Recherche behandelt. Hostspezifische Suchoberflächen und Frontend-Systeme, die die Vorbereitung und Durchführung der Suche in externen Datenbanken unterstützen, sind ebenfalls Gegenstand der Abhandlung.

5.1 Grundlegende Invertierungs- und Suchtechniken

Dieser Abschnitt beleuchtet einerseits die inhaltliche Aufbereitung der Dokumente durch den Datenbankproduzenten und die generelle Organisation der Datensätze in einer Datenbank, also deren Strukturierung und Invertierung, so wie sie vom Datenbankanbieter vorgenommen wird. Zum anderen werden die grundlegenden Suchfunktionen erläutert, die in den einzelnen Retrievalsprachen oder Suchoberflächen verfügbar sind, um die gespeicherte Information wiederzugewinnen. Speziell soll aufgezeigt werden, daß das Retrieval in einer Datenbank nicht nur von den Suchfunktionen und Suchoberflächen abhängt, sondern ganz wesentlich von der Aufbereitung und Organisation einer Datenbank beeinflußt wird.

Strukturierung und Invertierung der Dokumente

Die *Strukturierung* der Daten durch die Datenbanksysteme erfolgt datensatzorientiert, d.h. für jedes Dokument einer Datensammlung, sei es eine Titelaufnahme, eine referierte Quelle, eine Zeitreihe oder ein Artikel mit Verweis auf die Quelle, wird ein Datensatz (*Record*) angelegt, in dem die Daten zum Dokument in bestimmten, für alle Datensätze gleichen Feldern bzw. Kategorien erfaßt werden. Datenbanken vergleichbaren Inhalts werden vom Datenbankanbieter möglichst gleich strukturiert, d.h. vergleichbare Feldinhalte werden jeweils unter gleichen Feldbezeichnungen geführt. Andererseits kann dasselbe Feld einer Datenbank bei verschiedenen Anbietern unterschiedlich benannt sein. Strukturelle Unterschiede ergeben sich jedoch auch bei ein und demselben Datenbankanbieter für verschiedene Datenbanktypen.

Die Abbildung 6 zeigt als Beispiel die Struktur eines bibliographischen Datensatzes aus MEDLINE beim Host DIALOG. Er enthält die bibliographischen Daten zur nachgewiesenen Publikation in den Feldern AU (Author), TI (Title), JN (Journal Name) und SN (International Standard Serial Number -ISSN). Darüber hinaus sind in den Feldern AN (Accession Number), LA (Languages) und DT (Document Type) formale Zusatzinformationen zum Dokument enthalten. Angaben zum Inhalt der Publikation enthalten hier die sog. inhaltsrelevanten Felder AB (Abstract), GS (Check Tags), DE (Desciptors) und ID (Identifiers – hier die CAS Registry No.).

Das Feld Descriptors nimmt das sogenannte kontrollierte Vokabular (Controlled Terms) auf, das im Falle von MEDLINE dem MeSH-Thesaurus entstammt. Der Begriff „Deskriptor“ ist insofern irreführend, als Deskriptoren auf die Publikationen eines bestimmten Inhalts hinweisen sollen und sie keineswegs beschreiben. So können auch Antonyme, das sind Worte mit entgegengesetzter Bedeutung, zur Indexierung herangezogen werden, indem beispielsweise eine Publikation über Hippies mit dem Deskriptor „Social Conformity“ versehen wird. Auch in den oft vorhandenen Abstracts, die Kurzfassungen des Inhalts darstellen, muß mit solchen Antonymen gerechnet werden.

Das kontrollierte Vokabular wird den Dokumenten im Prozeß des Indexierens durch den Datenbankproduzenten zugeteilt. Im Falle von MEDLINE er-

```
DIALOG(R)File 154:MEDLINE(R)
c) FORMAT ONLY 1996 KNIGHT-RIDDER INFO. All rts. reserv.
AN  NLM Accession Number: 09260482   97446451
TI  Title:                Ultraviolet radiation and skin cancer of humans.
AU  Author:               Urbach F
                          Temple Medical Practices, Fort Washington, PA 19034, USA.
JN  Journal Name:         J  Photochem  Photobiol  B (SWITZERLAND)   Aug  1997,  40 (1) p3-7,
SN  ISSN:                 ISSN  1011-1344   Journal Code: JLI
LA  Languages:            ENGLISH
DT  Document type:        JOURNAL ARTICLE
JA  JOURNAL ANNOUNCEMENT: 9712
SF  Subfile:              INDEX MEDICUS
AB  Abstract:             Current scientific evidence indicates that stratospheric ozone has
                          Declined worldwide over the past 20 years. The trend estimates are
                          Markedly dependent on the geographical location and are highly
                          Seasonal. Winter trends are much more negative than those for summer
                          and autumn. Projections based on current assumptions of chlorine
                          release suggest that this decline will continue into the next
                          century. On the basis of the decrease in ozone over the
                          mid-latitudes, an increase in biologically effective ultraviolet
                          radiation (UVR) of 4%-9% is expected, depending on the season and
                          geographical location. However, the UVR penetration to the Earth's
                          surface is greatly affected by clouds, aerosols and tropospheric
                          ozone, and current increases, if any, have not been as large as
                          this. Direct evidence for the induction of non-melanoma skin cancer
                          (NMSC) due to UVR has been derived from animal experiments in mice
                          and rats. Numerous epidemiological data confirm that this
                          relationship also holds for human skin. The increase in NMSC
                          incidence in the past two decades is not likely to be due to the
                          decrease in ozone, given the long latency (two to three decades)
                          associated with UVR effects on skin. A knowledge of the action
                          spectrum for NMSC development suggests that a 1% depletion in
                          stratospheric ozone may be expected to increase NMSC, at
                          equilibrium, by about 2.0% The evidence on the role of UVR exposure
                          in the development of malignant melanoma (MM) is less certain. It
                          has been estimated that a 1% reduction in ozone may cause an
                          increase in MM of 0.6%.
GS  Check Tags:           Animal; Human
DE  Descriptors:          *Neoplasms,  Radiation-Induced--Epidemiology--EP;  *Skin
                          Neoplasms--Epidemiology--EP; *Sunlight--Adverse Effects--AE;
                          *Ultraviolet Rays--Adverse Effects--AE; Forecasting; Incidence;
                          Melanoma--Epidemiology --EP; Melanoma--Etiology--ET; Mice;
                          Neoplasms, Radiation-Induced--Etiology --ET; Ozone; Rats; Seasons;
                          Skin Neoplasms--Etiology--ET
ID  CAS Registry No.:     10028-15-6  (Ozone)
```

Abbildung 6: Bibliographischer Datensatz aus MEDLINE beim Host DIALOG (DIALOG MEDLINE, 1997).

folgt die Indexierung durch die National Library of Medicine (NLM), und als Indexierungssystem wird der MeSH-Thesaurus verwendet. Andere Datenbanken, wie z.B. BIOSIS oder EMBASE, verwenden andere Indexierungsmittel zur Inhaltsrepräsentation der nachgewiesenen Publikationen. Das können andere Thesauri oder Schlagwortverzeichnisse oder auch Klassifikationsschemata sein. Im Kontext der Suche in Datenbanken stellen diese Indexierungssysteme wichtige Suchhilfen dar, da sie die Terminologie mehr oder weniger normieren. Generell ist davon auszugehen, daß die Suchhilfsmittel datenbankspezifisch sind, da verschiedene Datenbankproduzenten unterschiedliche Indexierungsmittel verwenden. Cimino (1995) gibt in seinem Beitrag einen Überblick über die in der Medizin häufig verwendeten kontrollierten Vokabularien. Auf wichtige Aspekte der Indexierung bei Online-Datenbanken geht Umstätter (1992) in seinem Beitrag ein.

Für MEDLINE sind im GS-Feld bei DIALOG die Check Tags, die zur Spezifizierung des MeSH-Vokabulars verwendet werden, enthalten, und das Identifier-Feld erfaßt die CAS Registry Numbers, die im Dokument behandelte chemische Substanzen identifizieren.

Während die Struktur einer Datenbank Auskunft darüber gibt, in welchen Feldern welche Inhalte suchbar sind, entscheidet die Art der Aufbereitung der Feldeinträge durch das jeweilige Datenbanksystem darüber, wie die Feldinhalte jeweils gesucht werden können. Die Aufbereitung der Feldinhalte erfolgt nach dem *Prinzip der Invertierung*, wobei jeder Feldeintrag wortweise invertiert, d.h. in eine sortierte Indexliste aufgenommen wird. Auch hier wird manchmal von *Indexierung* gesprochen, obwohl sie nichts mit der intellektuellen Indexierung bei der Vergabe von Deskriptoren zu tun hat. Teilweise wird auch von *automatischer Indexierung* gesprochen. Darunter ist aber zu verstehen, daß man mit Hilfe der Künstlichen Intelligenz den Vorgang der intellektuellen Indexierung zu ersetzen versucht. Ein einfacher Sortiervorgang sollte damit nicht verwechselt werden, auch wenn eine sortierte Liste zu einem sogenannten Index führen kann. Von der Invertierung meist ausgenommen sind sogenannte Stopwörter (and, is, by, or, the, to, etc.), die in einer spezifischen Stopwortliste enthalten sind. Im Ergebnis der Invertierung enthält die Indexdatei alle suchbaren Wörter einer Datenbank bzw. eines Datenbankfeldes.

Bei der Invertierung werden drei grundsätzliche Arten angewendet, um Texte suchbar zu machen. Zum einen gibt es die Einzelwortinvertierung, bei der jedes Wort in die Indexdatei übernommen wird. Bei der zweiten Invertierungsart werden Phrasen bzw. Mehrwortgruppen suchbar gemacht, und schließlich werden bei einer dritten Art ganze Feldinhalte bzw. Inhalte von Unterfeldern in einer geordneten Liste generiert. Daneben existieren auch Kombinationen dieser Invertierungsarten, so daß ein und dasselbe Feld z.B. sowohl phrasen- als auch wortweise invertiert vorliegt und in dieser Redundanz für das Retrieval zugänglich ist.

Die automatische Generierung suchbarer Wörter basiert darauf, daß Feldeinträge als Zeichenketten (*Strings*) interpretiert werden. Erst durch die Definition sogenannter Worttrenner wird es möglich, daß das System Wörter oder auch Phrasen als solche erkennt und getrennt invertiert. Ein Einzelwort wird durch die Leer- und Interpunktionszeichen, die die Zeichenkette begrenzen, erkannt. Für die Phrasenerkennung sind andere Interpunktionszeichen als Trenner definiert. Einige Systeme, wie z.B. SPIRS oder DSO, verwenden Bindestriche, um Phrasen kenntlich zu machen. In diesen Fällen wird der Bindestrich nicht als Worttrenner behandelt, so daß alle „Bindestrichkomposita“ in die Indexliste übernommen werden.

Indexdateien werden einerseits für jedes suchbare Feld eingerichtet, sie sind in der Regel aber auch in einer weiteren Indexdatei zusammengefaßt, dem Basic Index. Er enthält die Einträge mehrerer, und zwar vor allem der inhaltsrelevanten Felder Titel, Abstract und Controlled Terms. Bei einer Datenbankabfrage wird automatisch im Basic Index recherchiert, wenn man seine Suche nicht auf ein bestimmtes Feld begrenzt bzw. qualifiziert.

Die Generierung von feldspezifischen Indexlisten, die verwendeten Invertierungsarten und die Zuordnung der Felder zum Basic Index sind prinzipiell bei verschiedenen Datenbankanbietern unterschiedlich. Entsprechend muß man auch für ein und dieselbe Datenbank davon ausgehen, daß sie durch verschiedene Datenbankanbieter ganz unterschiedlich aufbereitet und damit abfragbar ist. Zu diesem Ergebnis gelangen u.a. auch Hunter (1991), der verschiedene MEDLINE-Implementierungen bei den Hosts BRS, DataStar und DIALOG untersucht hat, und Schoonbert (1996), der die jeweils DOS- und Windows-basierten CD-ROM-Versionen von SilverPlatter und OVID verglеicht.

Die Tabelle 8 zeigt, wie ein Datensatz aus MEDLINE bei DIALOG aufbereitet und suchbar gemacht wird. Bei DIALOG werden die Feldqualifizierungen als Präfix (z.B. AU=) für die Additional-Index-Felder und als Suffix (z.B. /TI) für die Felder benutzt, die im Basic Index zusammengefaßt sind. Aus Tabelle 10 wird unter anderem ersichtlich, in welcher Form bzw. Syntax die hier berücksichtigten Host- und CD-ROM-Systeme die Qualifier benutzen.

Feldkürzel	Feldbezeichnung	Invertierungsart	Indexdatei	Feldqualifizierung
AN	NLM Accession Number	Phrase	Additional Index	AN=09260482
TI	Title	Wort	Basic Index	skin (W) cancer/TI
AU	Author	Phrase	Additional Index	AU=urbach F?
JN	Journal Name	Phrase	Additional Index	JN=j photochem photobiol?
SN	ISSN	Phrase	Additional Index	SN=1011-1344
LA	Language	Phrase	Additional Index	LA=english
DT	Document Type	Phrase	Additional Index	DT=journal?
JA	Journal Announcement	Phrase	Additional Index	JA=9712
SF	Subfile	Phrase	Additional Index	SF=index medicus
AB	Abstract	Wort	Basic Index	skin (w) cancer/AB
GS	Check Tag	Wort, Phrase	Basic Index	human/GS
DE	Descriptor	Wort, Phrase	Basic Index	skin neoplasms/DE
ID	Identifier	Wort, Phrase	Basic Index	ozone/ID

Tabelle 8: Aufbereitung eines Datensatzes aus MEDLINE durch DIALOG.

Wie eine Datenbank strukturiert, invertiert und in welchen Feldern welche Daten wie suchbar sind, geht aus der jeweiligen Datenbankbeschreibung (*Bluesheet, Datasheet*) hervor. Sie wird von den Datenbankanbietern sowohl gedruckt als auch elektronisch zur Verfügung gestellt. Einige Online-Dienste haben besonders detaillierte Datasheets auf ihren Web-Seiten im Internet zugänglich gemacht. Da die Kenntnis der Datenbankaufbereitung und damit der Datenbankbeschreibung essentiell für den Erfolg einer Suche ist, listet Tabelle 9 die elektronischen Zugangsmöglichkeiten zu diesen Informationen über das Internet auf.

Datenbankanbieter	Datenbankbeschreibungen im Internet
ARIES	http://www.kfinder.de/products/medpsydatenbank/index.html
DataStar	http://www.krinfo.ch/krinfo/products/datastar/ds.htm
DIALOG	http://www.krinfo.com/dialog/databases/netscape1.1/bls.html
DIMDI	http://www.dimdi.de/germ/hostg/d bkurzg.html
OVID Online	http://www.ovid.com/dochome/fldgu ide/fldguide.htm
STN International	http://www.th-darmstad t.de/ze/online/stn-info/ONLINE/ DBSS/dbsslist.html
LEXIS-NEXIS	http://www.lexis-nexis.com/lncc/sources/libcont.html
SilverPlatter	http://www.silverplatter.com/catalog.htm (Kurzbeschreibungen)

Tabelle 9: Internet-Zugang zu den Datenbankbeschreibungen der Datenbankanbieter.

Suchkommandos und Operatoren

Damit eine Datenbank abgefragt werden kann, stellt die Retrievalkomponente eines Datenbanksystems verschiedene Suchfeatures zur Verfügung. Mit Hilfe der *Kommandos* bzw. Befehle kann das System angewiesen werden, bestimmte Operationen bzw. Aktionen auszuführen. In welcher Form diese Kommandos zur Verfügung stehen, hängt von der jeweiligen Suchoberfläche ab. Die konventionelle und meist auch schnellere Variante der Datenbankabfrage ist kommandobasiert. Bei dieser Variante – auch als Expertenmodus gegenüber dem Menümodus bezeichnet – muß der Suchende die Kommandos der Retrievalsprache beherrschen, um recherchieren zu können. Die Suchoberflächen der CD-ROM-Systeme und der Frontend-Systeme verschiedener Online-Dienste unterstützen den Rechercheur zunehmend dadurch, daß sie die möglichen Aktionen am Bildschirm zur Auswahl anbieten. Damit können auch komplizierte kommandobasierte Suchstrategien auf Menüebene erfahren und erlernt werden.

Prinzipiell werden die folgenden Grundfunktionen durch die Retrievalsprachen und Suchoberflächen der verschiedenen Systeme verfügbar gemacht:

- *Auswahl einer Datenbank bzw. Datenbankwechsel*
  Diese Funktion ist dem Öffnen einer Textdatei bei Verwendung eines Textverarbeitungssystems vergleichbar.
- *Suche in der Datenbank*
  Die Suche in einer Datenbank wird durch Suchbefehle realisiert. Sie wird schrittweise und möglichst modular durchgeführt, wobei das Retrievalsystem jedem Suchschritt eine Suchschrittnummer zuweist. Diese können für eine spätere Kombination von Suchschritten verwendet werden und bilden in ihrer Gesamtheit das sogenannte Suchprofil (*search history*).
- *Einsehen der Indexlisten*
  Damit ist es möglich, Feldeinträge, ihre jeweiligen Schreibweisen und ihre Vorkommenshäufigkeit in der Datenbank zu sichten. Besonders wichtig ist diese Funktion bei Codierungen, bei kontrollierten Vokabularien oder auch bei einer Autorensuche, da die Autorennamen in einer Datenbank ganz unterschiedlich erfaßt sein können (s. auch Abbildung 8).
- *Einsehen des systematischen Teils des kontrollierten Vokabulars*
  Im Gegensatz zur alphabetischen Anzeige von Teilen feldspezifischer Indexlisten wird es mit dieser Feature möglich, die Stellung eines Deskriptors in der Hierarchie eines Thesaurus bzw. die eines Klassifikationsbegriffs in seiner Klassifizierung einzusehen. Über- und untergeordnete Begriffe (*broader* bzw. *narrower terms*) sowie verwandte (*related terms*) und Begriffe, an deren Stelle ein Deskriptor verwendet wird (die sog. *Entry Terms* im MeSH) erscheinen dabei in ihrer Relation. Ganz eng mit dieser Hierarchie ist die sogenannte *Explosion* verbunden, ein Kommando, das mit dem Oberbegriff auch die jeweils untergeordneten Begriffe abfragt (s. Abbildung 7).
- *Anzeigen der Suchergebnisse*
  Die Anzeige der Suchergebnisse erfordert folgende Spezifikationen: Erstens ist anzugeben, auf welchen Suchschritt sich der Anzeigebefehl bezieht, d.h. das Ergebnis welchen Suchschritts ausgegeben werden soll. Wird dieser Parameter nicht spezifiziert, erscheint als sogenannter *default*-Wert der letzte Suchschritt. Zweitens ist ein Ausgabeformat für die Datensätze anzugeben. Welche voreingestellten Ausgabeformate für eine Datenbank gelten und was sie jeweils kosten, geht aus der jeweiligen Datenbankbeschreibung hervor. Die Hosts bieten in der Regel auch mindestens ein kostenloses Ausgabeformat, das jedoch keinesfalls die Angaben enthält, die zur eindeutigen Identifikation der Publikation erforderlich sind. Drittens ist anzugeben, welche Dokumente aus der Ergebnismenge ausgegeben werden sollen. Diese Spezi-

fikation wird sich bei einer vorläufigen Relevanzprüfung von Zwischenergebnissen meist auf die ersten 10 Datensätze belaufen, die im kostenlosen Ausgabeformat angezeigt werden sollten.

- *Anzeigen des Suchprofils*
  Mit diesem Befehl wird die Auflistung aller Suchschritte angewiesen.
- *Beenden der Suche*
  Mit diesem Befehl wird eine Recherchesitzung bei einem Host ordnungsgemäß beendet. Er sollte unbedingt bekannt sein, damit ein Ausstieg jederzeit möglich ist. Andernfalls könnten bei einigen Online-Anbietern unabsehbare Kosten entstehen.

Das Mitspeichern bzw. Downloaden der Suchergebnisse in eine Datei auf dem eigenen Rechner ist eine Funktion, die stark von der Leistungsfähigkeit der Kommunikationssoftware abhängt. CD-ROM-Systeme wie SPIRS und andere bieten in der Regel die Möglichkeit, Suchergebnisse sowohl auszudrucken als auch in einer Datei abzuspeichern. Während einige CD-ROM-Anbieter, ebenso wie manche Hosts, sich bemühen, das Downloading durch hohe Kosten, durch Beschränkungen bei der Anzeige oder auch durch vertragliche Bindungen zu unterdrücken, erleichtern es andere zu ihrem Marktvorteil. In jedem Falle sind die Copyrights bzw. die urheberrechtlichen Bestimmungen zu berücksichtigen.

Die Tabelle 10 listet für eine Auswahl von Datenbanksystemen unter anderem die grundlegenden Kommandos der Retrievalsprachen auf (darüber hinaus gibt es weitere Features, die die Benutzung der Online-Dienste vereinfachen). Diese werden im kommandobasierten Suchmodus verwendet, der sich vor allem an die professionellen Rechercheure wendet. Es wird deutlich, daß die Bezeichnung der einzelnen Funktionen unterschiedlich und damit systemspezifisch ist. Das gleiche muß leider auch für nutzerfreundlichere Suchoberflächen festgestellt werden. So verwenden auch die Windows-basierten Oberflächen verschiedener Datenbanksysteme unterschiedliche Bezeichnungen für gleiche Funktionen. Der Suchende muß sich also mit einer Vielzahl von Suchoberflächen auseinandersetzen, und das bei einer einheitlich aussehenden graphischen Benutzeroberfläche. Für die Gestaltung der unter der Bezeichnung GUI (*Graphical User Interface*) bekannten Windows-Oberfläche hat Microsoft einen de facto Standard geschaffen, der in vielen Windows-Applikationen umgesetzt wird. Bezüglich der Suchfunktionalität hat sich jedoch noch kein Standard herausgebildet oder durchgesetzt (Bosch & Hancock-Beaulieu, 1995), weil sich die einzelnen Anbieter immer wieder durch hervorragende Features zu profilieren versuchen.

Der Anweisungsvorrat der kommando- und menübasierten Suchoberflächen macht es möglich, mit dem Datenbanksystem in den Dialog zu treten

```
?e skin

Ref    Items   RT  Index-term
E1         2       SKIMPY
E2         2       SKIMS
E3    136270   14 *SKIN
E4       290       SKIN --ABNORMALITIES --AB
E5       863       SKIN --ANALYSIS --AN
E6       686       SKIN --ANATOMY AND HISTOLOGY --AH
E7      4749       SKIN --BLOOD SUPPLY --BS
E8      1606       SKIN --CHEMISTRY --CH
E9      3612       SKIN --CYTOLOGY --CY
...
```

„Einstechen" in den Basic Index mit dem Expand-Befehl. Für den Indexterm „Skin" sind *14 related terms* (RT) vorhanden, die im nächsten Schritt nachgefragt werden.

```
?e e3

Ref    Items Type  RT  Index-term
R1    136270       14 *SKIN
R2     44212  X        DC=A1.835. (SKIN)
R3       949  R     5  DERMATOLOGIC AGENTS
R4      7903  R     4  KERATINOCYTES
R5        19  R     4  SKIN MANIFESTATIONS
R6       243  N     4  APOCRINE GLANDS
R7       438  N     3  ECCRINE GLANDS
R8       368  N     4  EYEBROWS
R9       301  N     5  EYELASHES
R10    14370  N     6  HAIR
R11      347  N     5  HAIR FOLLICLE
R12     4778  N     2  NAILS
R13     6629  N     2  SCALP
R14      719  N     5  SEBACEOUS GLANDS
R15      758  N     6  SWEAT GLANDS
```

Einsicht in die Hierarchie des MeSH. Für den Deskriptor „Skin" werden die Tree-Structures-Notation (Type X), die verwandten Begriffe (*related terms*, Type R) und die Unterbegriffe (*narrower terms*, (Type N) angezeigt.

```
?s r1, r6:r15
Set         Term Searched          Items
S1             R1, R6:R15          53342
```

Übernahme des Deskriptors „Skin" und aller seiner Unterbegriffe in das Suchprofil.

```
?s skin!

Set         Term Searched          Items
S2                 SKIN!           53342
```

Das gleiche Ergebnis wie in Suchschritt 1 (S1) wird unter Verwendung der sogenannten *Explosion* (Oberbegriff!) in Suchschritt 2 erzielt.

Abbildung 7: Einsehen des systematischen Teils des MeSH und Benutzung der Explosion zur Einbindung aller Unterbegriffe in die Suche.

bzw. mit ihm zu interagieren. Demgegenüber sind die *Operatoren*, die das System zur Verfügung stellt, erforderlich, um Suchbegriffe bilden und miteinander kombinieren zu können.

Die elementaren Operatoren AND, OR und NOT werden auch als Bool'sche Operatoren bezeichnet, da sie auf die Bool'sche Algebra des Mathematikers und Logikers George Boole (1815-1864) zurückgehen, der sich im 19. Jh. mit der Darstellung logischer Prozesse mittels mathematischer Symbole befaßte. Die Bool'schen Operatoren sind die Standardoperatoren in allen Retrievalsystemen. Ihre Wirkungsweise läßt sich sehr gut im sogenannten Venn-Diagramm veranschaulichen; d.i. eine schematische Darstellungsart von Mengen und Mengenoperationen, die nach dem britischen Logiker John Venn (1834-1923) benannt ist (s. Abbildung 9).

Für die Freitextsuche werden weitere Operatoren bereitgestellt, die Spezifikationen des AND-Operators darstellen. Mit einer AND-Verknüpfung zweier Suchbegriffe wird zwar festgeschrieben, daß beide Suchbegriffe in einem Dokument gemeinsam auftreten müssen; Auftretensbeziehungen zwischen den Suchbegriffen können damit jedoch nicht spezifiziert werden. So kann eine Suche nach „Skin AND Cancer" auch zu Ergebnissen führen, bei denen „Skin" beispielsweise im Titel und „Cancer" im Abstract auftritt. Wesentlich restriktiver ist demgegenüber die Funktionsweise von Abstands- und Kontextoperatoren. Ihre Funktion besteht darin, den Abstand und die Position festzulegen, die zwei oder mehrere Suchbegriffe in einem Dokument einnehmen sollen.

Im einzelnen kann durch Abstandsoperatoren vorgeschrieben werden, in welchem Wortabstand zwei Suchbegriffe auftreten sollen, und ob die Reihenfolge ihres Auftretens fest oder beliebig sein soll. Durch die Verwendung von Kontextoperatoren kann festgelegt werden, daß zwei Suchbegriffe gemeinsam in einem Feld, einem Satz oder Absatz vorkommen sollen, wobei es egal ist, um welches Feld usw. es sich handelt. Dieser Nachsatz hat seine Bedeutung, da es auch die Möglichkeit zur sogenannten *Feldqualifizierung* gibt, bei der das Vorkommen eines oder mehrerer Suchbegriffe auf ein spezielles Feld begrenzt wird. Wird diese Feldqualifizierung nicht durchgeführt, so wird automatisch in den Feldern gesucht, die zum Basic Index gehören. Die feldspezifische Suche wird dann durchgeführt, wenn man beispielsweise ausschließlich mit kontrolliertem Vokabular oder nach einem Autor suchen will.

Konventionelle Retrievalsysteme arbeiten mit exakten Zeichenabgleichstechniken (*Exact-Match-Retrieval*), wobei Suchbegriffe exakt so, wie sie eingegeben und kombiniert worden sind, gesucht werden. Bei der Suche im Freitext kann das zu Problemen führen, da ein Wort in vielen Wortformen und in variierenden Schreibweisen auftreten kann, bis hin zu den ca. 5 Promille Schreibfehlern, die bei der Datenerfassung entstanden sein können. Schreibfehler sind aber auch auf seiten des Rechercheurs ein Problem. So fiel bei einer

	DataStar	DIALOG	DIMDI	OVID	STN	SilverPlatter
Retrievalsprache	DSO (Data Star Online)	DIALOG	GRIPS	BRS/Search	Messenger	SPIRS
Eingabe-Prompt	_:	?	?	_:	=>	FIND:
Datenbankauswahl	..C Datenbankname	BEGIN Datenbanknr.	BASE Datenbankname	..C/Datenbankname	FILE Datenbankname	XCHANGE, RESTART
Suche im Basic Index	..SEARCH aids AND infection	SELECT aids AND infection	FIND aids AND infection	..SEARCH aids AND infection	SEARCH aids AND infection	FIND aids AND infection
Suche im Titelfeld	..S aids.TI.	S aids/TI	F TI= aids	..S aids.TI.	S aids/TI	F aids IN TI
Suche mit einem Wortstamm	..S infection$	S infection?	F infection$	..S infection$	S infection?	F infection*
Suche nach der Singular- und Pluralform eines Wortes (ein Buchstabe am Wortende)	..S infection$1	S infection??	F infection#	..S infection$1	S infection#	F infection?
Suche nach einer Phrase	..S aids ADJ infection	S aids (W) infection	-	..S aids ADJ infection	S aids (W) infection	F aids near1 infection
Suche in einem gemeinsamen Satz	..S aids SAME infection	S aids (S) infection	F (aids AND infection) SAME SENT	..S aids SAME infection	S aids (S) infection	F aids WITH infection
Anzeige feldspezifischer Indexe	..ROOT french,-j.AU.	EXPAND AU=french, j	DISPLAY AU=french j	.. ROOT french, j.AU.	EXPAND french, j/AU	INDEX french-j
Anzeige der Thesaurusstruktur	..TREE Neoplasms	E (Neoplasms)	D CT DOWN Neoplasms	..TREE Neoplasms	E Neoplasms	THESAURUS Neoplasms, TERM DETAILS
Anzeige der Titel der ersten 3 Dokumente von Suchschritt 6	..PRINT 6,TI,1-3	TYPE S6/6/1-3	SHOW S=6;F=TI;R=1TO4	..PRINT 6 TI/1-3	DISPLAY L6 TI 1-3	SHOW #6, Änderung der Anzeige mit OPTIONS
Anzeige des Suchprofils	..DISPLAY ALL	DISPLAY SETS	TAB	..DISPLAY ALL	DISPLAY HIS	wird permanent angezeigt
Downloaden auf den eigenen Rechner	-	-	-	-	-	DOWNLOAD
Beenden der Sitzung	..OFF	LOGOFF	STOP	..OFF	LOGOFF	QUIT

Tabelle 10: Die grundlegenden Eigenschaften der Retrievalsprachen der wichtigsten Datenbankanbieter.

Untersuchung von Endnutzerrecherchen auf, daß die Nutzer bei null Treffern häufig eher auf ein Synonym oder einen verwandten Begriff zurückgreifen, als daß sie einen Orthographiefehler erkennen und korrigieren würden (Lehmler, 1990, S. 65).

Damit Singular-, Plural- und Flexionsvarianten eines Wortes in einem Suchschritt abgefragt werden können, werden Möglichkeiten zur Wortstammsuche (*Truncation*) angeboten. Hierbei werden sogenannte Jokerzeichen (*wildcards* bzw. *universal characters*) eingesetzt, um die Beliebigkeit eines oder mehrerer Buchstaben am Anfang, Ende oder im Wort selbst auszudrücken. Bei einer „Wortstammsuche" wird meist eine Rechtstrunkierung durchgeführt, d.h. das Jokerzeichen wird an den Wortstamm angehängt. Die Linkstrunkierung findet sich nur bei bestimmten Hosts und dort häufig nur für spezielle Datenbanken. Sie erfordert eine zusätzliche Umkehrung aller Wörter und deren Sortierung, so daß auch die Schreibvarianten „etiology" und „aetiology" z.B. in einem Schritt suchbar sind, indem die entsprechende Indexliste nach dem String „ygoloite" durchsucht wird. Auf diesem Wege sind auch sogenannte *floating stems*, also echte Wortstammsuchen möglich, bei denen eine Links- und eine Rechts-Truncation („?etiolog?") angebracht wird. Als dritte Möglichkeit bietet sich die Innenmaskierung an, die bei Suchen nach z.B. „m?n" für „man" und „men" wichtig ist.

Die Abbildung 8 zeigt zwei Möglichkeiten der Suche nach Autorennamen bei DIALOG. Da das Autorfeld phraseninvertiert und die Ansetzungsform des Autorennamens uneinheitlich ist, muß man – um alle möglichen Ansetzungsformen eines Namens in die Suche einzubeziehen – den Namen an geeigneter Stelle trunkieren: „Haynes, R?". Noch empfehlenswerter ist es, bei jeder Autorensuche den Autorenindex einzusehen und die Indexeinträge in die Suche zu übernehmen.

Die Hosts DataStar und OVID Online bieten als zusätzliche Erleichterung die automatische Abfrage von Singular- und Pluralformen sowie von britischer und amerikanischer Schreibweise an.

Die Möglichkeiten zur Feldqualifizierung, zur Truncation wie auch die Abstands- und Kontextoperatoren sind systemspezifisch. Tabelle 10 zeigt dies anhand von Beispielen. Diese Suchfeatures finden sich auch in den endnutzerfreundlichen kommando- und menübasierten Suchoberflächen. Bei Suchoberflächen mit Eingabemaske sind die Felder, in denen man suchen kann, eindeutig vorgegeben. Ebenso ist in der Regel voreingestellt, daß Suchbegriffe in einem Feld mit OR und Suchbegriffe in verschiedenen Feldern mit AND verknüpft werden. Solche Voreinstellungen haben den Sinn, die Abfrage zu erleichtern; sie können die Suchergebnisse aber auch ungewollt und unbemerkt einschränken.

Abschließend sollen die Suchtechniken bei den konventionellen Retrieval-

`?s au=haynes, r?` `     S1       4  AU=HAYNES, R?`	Suche mittels Truncation in einem ausschließlich phraseninvertierten Feld.

`?e au=haynes, r`
 	
`Ref  Items  Index-term`
`E1       1  AU=HAYNES, KATHLEEN J. M.`
`E2       2  AU=HAYNES, KATHLEEN J.M.`
`E3       0 *AU=HAYNES, R`
`E4       1  AU=HAYNES, R.`
`E5       1  AU=HAYNES, R. B.`
`E6       2  AU=HAYNES, R. BRIAN`
`E7       1  AU=HAYNES, S. L.`
`E8       1  AU=HAYNES, STEPHEN L.`
`E9       1  AU=HAYNES, THEODORA T.`
`E10      1  AU=HAYNS, DAVID`
`E11      1  AU=HAYOZ, CHANTAL`
`E12      1  AU=HAYS, D. W.`
	Einsicht der feldspezifischen Indexliste mit dem Expand-Befehl zur Ermittlung vorhandener Schreibweisen.

`?s e4:e6` `     S2       4  AU="HAYNES, R.":AU="HAYNES, R. BRIAN"`	Übernahme der Indexeinträge E4 bis E6 in das Suchprofil. Das Ergebnis entspricht dem von Suchschritt 1.

Abbildung 8: Formalrecherche nach Autoren bei DIALOG.

systemen anhand zweier konkreter Beispiele erläutert werden: Gesucht sei im ersten Beispiel der Titel „Ultraviolet radiation and skin cancer of humans". Das Wort „of" ist in den meisten Systemen als Stopwort definiert und somit nicht suchbar. Das „and" ist ein reserviertes Wort und wird als AND-Operator interpretiert, wenn es in einer Suchanfrage vorkommt. Beide Wörter können jedoch, da sie im Titel und nicht an dessen Anfang oder Ende auftreten, z.B. durch einen Abstandsoperator ersetzt werden, der das Vorkommen maximal eines Wortes zwischen Suchbegriffen erlaubt. Damit tatsächlich der Titel gesucht wird, muß auf das Titelfeld durch einen sogenannten Qualifier eingeschränkt werden. Die Suche nach dem Titel könnte also mit den vorhandenen Suchfeatures der 6 Systeme in die folgenden Suchanfragen „übersetzt" werden:

	Ultraviolet radiation and skin cancer of humans
DataStar	(ultraviolet ADJ radiation SAME skin ADJ cancer SAME humans).TI.
DIALOG	ultraviolet (W) radiation (1W) skin (W) cancer rays (1W) humans/TI
DIMDI	TI=(ultraviolet AND radiation AND skin AND cancer AND humans) SAME SENT
OVID	(ultraviolet ADJ radiation SAME skin ADJ cancer SAME humans).TI.
STN	ultraviolet (W) radiation (1W) skin (W) cancer (1W) humans/TI
SilverPlatter	ultraviolet NEAR1 radiation NEAR2 skin NEAR1 cancer NEAR2 humans IN TI

Tabelle 11: Umsetzung einer Suchanfrage mit den Suchfeatures ausgewählter Datenbankanbieter. ADJ steht für adjacency und ist ebenso wie WITH (nW) und NEARn ein sogenannter Abstandsoperator, wobei n die Zahl der dazwischen liegenden Wörter bestimmt. SAME legt bei DataStar und OVID Online ebenso wie SAME SENT bei DIMDI fest, daß im selben Satz gesucht wird; hier gibt es nicht die Möglichkeit, die maximale Wortanzahl zwischen Suchbegriffen zu spezifizieren.

Im zweiten Beispiel geht es um die Suche nach dem Thema „Hautkrebs, verursacht durch UV-Bestahlung“, wobei Tierversuche nicht interessieren sollen. Die Suchanfrage wird im Beispiel mit dem MeSH-Vokabular ausgedrückt, obwohl die ausschließliche Suche mit dem kontrollierten Vokabular problembehaftet ist (s. hierzu Abschnitt 5.2). Allgemein kann dies in der Form

Mainheading / Subheading AND Mainheading / Subheading NOT Check Tag

geschehen und wird bei DIALOG folgendermaßen eindeutig formuliert:

Skin Neoplasms (L) etiology/DE AND Ultraviolet Rays (L) adverse effects/DE NOT animal/GS

wobei (L) der Operator ist, der die MeSH-typische Mainheading/Subheading-Verknüpfung umsetzt. Die Qualifizierung auf das Deskriptor-Feld erfolgt durch das Suffix /DE. Da die Check Tags bei DIALOG im Feld GS generiert sind, ist für „Animal“ der Qualifier GS zu verwenden.

Im Venn-Diagramm stellt sich die Suchanfrage dann wie in Abbildung 9 dar.

Anhand dieses Beispiels wird deutlich, warum vor dem Einsatz des Operators NOT zu warnen ist: Der Ausschluß von Dokumenten, die den Check Tag „Animal“ enthalten, führt beispielsweise auch dazu, daß das in Abbildung 6 gezeigte Dokument, das bezüglich des Suchthemas durchaus relevant ist, nicht in der Ergebnismenge enthalten ist. Der Einsatz des NOT-Operators sollte

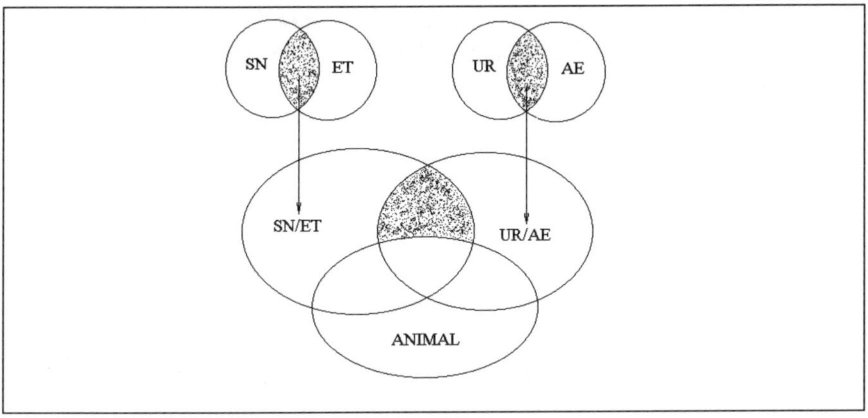

Abbildung 9: Komplexe Suchanfrage, im Venn-Diagramm dargestellt. Gesucht werden Arbeiten über die Entstehung von Hautkrebs = Skin Neoplasms (SN)/etiology (ET), der durch ultraviolettes Licht ausgelöst wurde = AND Ulraviolet Rays (UR)/adverse effects (AE). Ausgeschlossen bleiben sollen tierexperimentelle Arbeiten = NOT animal. Die ersten beiden AND-Verknüpfungen (SN/ET) und (UR/AE) erfolgen über die für den MeSH typische Mainheading/Subheading-Verknüpfung (zum MeSH s. Abschnitt 4.3.1).

sich daher auf den Ausschluß formaler Kriterien wie bestimmer Sprachen, Erscheinungsjahre oder Dokumenttypen beschränken.

Ein ausführliches Beispiel für die Abfrage der Datenbank MEDLINE bei DIMDI liefert Eysenbach (1994, S. 195-199).

5.2 Vorbereitung einer Recherche

Auswahl der geeigneten Datenbanken

Am Anfang einer jeden Recherche steht die Auswahl der Datenbanken, die Literatur zu einem vorgegebenen Thema liefern können. Wie im Abschnitt 4 gezeigt wurde, decken in der Regel mehrere Datenbanken ein Fachgebiet ab. Dabei gibt es natürlich Überlappungen in der Quellenbasis, die für MEDLINE, EMBASE und BIOSIS beispielsweise bei ca. 40 % liegen. Wenn jedoch möglichst vollständig recherchiert werden soll, dann ist die Abfrage mehrerer Datenbanken bei einer Recherche unumgänglich. Mit MEDLINE, EMBASE und BIOSIS beispielsweise können etwa 78 % des weltweit vorhandenen Materials gewonnen werden.

Idealerweise sollte die Auswahl der für ein Suchproblem geeigneten Datenbanken vor die Wahl eines Datenbankanbieters gestellt werden. In der Regel wird es aber so sein, daß man die Datenbanken eines Anbieters wählt, der zugänglich oder aber – im Hinblick auf vorhandenes Retrievalwissen – bekannt ist.

Für die Auswahl der geeigneten Datenbanken stehen u.a. die im Anhang 2 genannten konventionellen und elektronischen Datenbankverzeichnisse zur Verfügung. Darüber hinaus sind die Datenbankkataloge der Datenbankanbieter geeignete Hilfsmittel. Und schließlich unterstützen die Online-Anbieter die Auswahl durch folgende Hilfen:

- einen Master- bzw. Generalindex, der einen Gesamtindex in der Regel aller aufliegenden Datenbanken darstellt. Bei einer Suche in diesem Index kann festgestellt werden, welche der aufliegenden Datenbanken wieviele Treffer zur gestellten Suchanfrage liefern. Der Master-Index wird bei den verschiedenen Anbietern unterschiedlich bezeichnet: DIALindex bei DIALOG, STNindex bei STN, CROS bei DataStar und OVID Online, GRIPSindex bei DIMDI. Einige Hosts beziehen nicht alle Datenbanken in den Master-Index ein, während andere kleine Trefferzahlen unterdrücken bzw. diese beim Ranking stark ins Hintertreffen geraten lassen. Bei einer Suche im Master-Index werden nur Trefferzahlen für die einzelnen Datenbanken ermittelt. Für die eigentliche Suche muß man in die entsprechenden Datenbanken wechseln.
- die Datenbank-Cluster, in die die Hosts ihre Datenbanken einordnen und für die sogenannte Multifile-Suche anbieten. Diese Cluster haben bei den verschiedenen Anbietern unterschiedliche Namen: OneSearch bei DIALOG, StarSearch bei DataStar, Cluster bei STN, Superbase bei DIMDI. Die Cluster werden für verschiedene, mehr oder weniger grobe Fach- bzw. Sachgebiete gebildet und können bei der Auswahl von Datenbanken somit Anhaltspunkte bieten. Sie erlauben es, die in einem Cluster vorhandenen Datenbanken gemeinsam abzufragen, wobei die konkrete Realisierung bei den Hosts unterschiedlich ist. So erlaubt DIMDI die simultane Suche in den Datenbanken eines Clusters (Superbase), während bei anderen Hosts das Suchprofil nacheinander in den einem Cluster zugeordneten Datenbanken abgearbeitet wird. Die jeweilige Leistungsfähigkeit ist somit – und das gilt auch für andere Features – unterschiedlich und ist immer wieder neu zu prüfen, da sie einer steten Verbesserung unterliegt. Darüber hinaus müssen bei Multifile-Suchen die jeweiligen Datenbankspezifitäten, beispielsweise kontrolliertes Vokabular und Spezialcodierungen, unberücksichtigt bleiben. Multifile-Suchen eignen sich in erster Linie für Frei- und Volltextrecherchen. Da die Datenbank-Cluster, die die Hosts vorgeben, nicht immer den eigenen Wünschen entsprechen, gibt es in der Regel die Möglichkeit, eigene Cluster zusammenzustellen. Mit der Multifile-Suche verbunden ist der sogenannte Duplicate-Check, der der Identifizierung und Eliminierung von Dubletten nach Abfrage mehrerer Datenbanken dient.

Formulieren der Suchanfrage

Nachdem die geeigneten Datenbanken ausgesucht sind, ist das Suchthema in eine Suchanfrage umzusetzen, die vom jeweiligen Retrievalsystem verstanden wird. Dabei muß das Thema zunächst durch geeignete Suchbegriffe abgebildet werden. Diese können der natürlichen Sprache oder aber dem kontrollierten Vokabular, das für die jeweilige Datenbank verwendet wird, entstammen.

Die Entscheidung, welche Suchbegriffe zu nutzen sind, ist die meist schwierigste Aufgabe. Die Sprache der Records ist im Titel und häufig auch im Abstract die des Autors. Der Suchende müßte also den Sprachgebrauch des Autors vorhersehen, um die relevanten Dokumente sicher recherchieren zu können. Bedingt durch die vorwiegend exakten Zeichenabgleichstechniken der Retrievalsysteme führen Suchausdrücke nur dann zu Suchergebnissen, wenn sie in den Dokumenten auftreten, und zwar in der gegebenen Schreibweise und in den vorgegebenen Kombinationen. Bei der Suche im Freitext müssen also alle möglichen Wortformen und Synonyme zu den einzelnen Suchkonzepten „aufgespürt" und in das Suchprofil eingebunden werden.

Datensammlungen, die kontrolliertes Vokabular zur Inhaltsrepräsentation der nachgewiesenen Dokumente verwenden, geben dem Suchenden ein wertvolles Hilfsmittel in die Hand, indem sie eine begriffliche Vereinheitlichung bzw. Vereinfachung anbieten. Trotzdem ist auch die Suche mit kontrolliertem Vokabular problembehaftet, denn die Deskriptoren werden dem Dokument durch einen Indexierer subjektiv, d.h. in Abhängigkeit von seinem Verständnis des Dokumentinhalts, zugeteilt. Untersuchungen zur Indexierungskonsistenz haben gezeigt, daß verschiedene Indexierer den Dokumenten mit einer grob geschätzten Häufigkeit von 50 %, die von der Thesaurusgröße und der Zahl der vergebenen Deskriptoren abhängt, unterschiedliche Deskriptoren zuteilen. Darüber hinaus muß der Suchende das Indexierungsschema verstehen und wissen, wie es am besten angewendet wird. Insbesondere gelegentlich Suchende verwenden nur selten kontrolliertes Vokabular, wie entsprechende Untersuchungen belegen (Kaltenborn, 1991b; Glöckner-Rist, 1992; Wildemuth & Moore, 1995). Generell ist zu empfehlen, sowohl mit kontrolliertem Vokabular als auch im Freitext zu recherchieren (s. auch Rowley, 1994).

Neben dem Aufspüren geeigneter Suchbegriffe aus der Fachsprache und aus dem kontrollierten Vokabular gilt es bei der Formulierung der Suchanfrage, die Suchbegriffe in geeigneter Weise zu kombinieren. Die Tabelle 12 zeigt, welches die vorwiegenden Suchstrategien bei einer Datenbankabfrage sind.

Die *Kurzrecherche*, oft auch als *„quick and dirty search"* bezeichnet, ist die von Anfängern bevorzugte Suchvariante. Wie Analysen entsprechender Datenbankabfragen gezeigt haben, ist sie ausgesprochen problembehaftet (Kingsland, Harbourt & Schuyler, 1993; Walker, McKibbon, Haynes & Rams-

Bezeichnung	Umsetzung der Suchstrategie
Kurzrecherche (brief search)	Suchausdruck A AND Suchausdruck B = Ergebnis
Blockbildung (building blocks)	Suchausdruck A1 ODER Suchausdruck A2 ODER Suchausdruck A3 = Zwischenergebnis A (große Treffermenge) Suchausdruck B1 ODER Suchausdruck B2 ODER Suchausdruck B3 = Zwischenergebnis B (große Treffermenge) Suchausdruck C1 ODER Suchausdruck C2 ODER Suchausdruck C3 = Zwischenergebnis C (große Treffermenge) A AND B AND C = Ergebnis
Sukzessive Fraktionierung (successive fractions)	Suchausdruck A AND Suchausdruck B = Zwischenergebnis 1 Suchausdruck A AND Suchausdruck B AND Suchausdruck C = Zwischenergebnis 2 (eine Untermenge von Zwischenergebnis 1) Suchausdruck A AND Suchausdruck B AND Suchausdruck C NOT Suchausdruck D = Ergebnis
Zitatbasierte Erweiterungsstrategie (citation pearl growing)	Suchschritt 1 ermittelt einen Autor, eine Quelle oder eine Institution, die sich bekanntermaßen mit dem Suchthema befaßt haben oder befassen. Suchausdruck A: aus dem Nachweis ermittelt Suchausdruck B: aus dem Nachweis ermittelt Suchausdruck A AND Suchausdruck B = Ergebnis

Tabelle 12: Prinzipielle Suchstrategien bei der Formulierung einer Suchanfrage.

den, 1991). Der zu häufige Einsatz des AND-Operators führt zwangsläufig zu einer Ergebnis- bzw. Treffermenge von Null. Zu diesem Resultat gelangt man auch, wenn bei einer einfachen AND-Verknüpfung einer der benutzten Suchausdrücke nicht häufig genug in der Datenbank vorkommt. Als Faustregel gilt, daß die aus einer AND-Verknüpfung zweier Suchbegriffe resultierende Trefferzahl für A UND B etwa dem Faktor (A x B) / Gesamtdatenbankgröße entspricht.

Entscheidende Verbesserungen werden daher erzielt, indem man A und B nach der sogenannten *Blockbildungsstrategie* ausreichend vergrößert. Hierbei werden die wesentlichen Konzepte des Suchthemas jeweils durch mehrere Suchbegriffe abgebildet, die der Fachsprache und/oder dem kontrollierten Vokabular entstammen und Synonyme oder verwandte Begriffe darstellen. Bei Frei- und Volltextrecherchen werden solche Blockbildungen auch durch Wortstammbildung (*truncation*) erzielt. Die Begriffsgruppen sind entsprechend Tabelle 13 miteinander zu verknüpfen. Für die Umsetzung dieser Strategie findet sich bei Kind (1997) ein besonders anschauliches Beispiel.

	AND		
	Konzept A	Konzept B	Konzept C
O R	Suchausdruck A1 Suchausdruck A2 Suchausdruck A3	Suchausdruck B1 Suchausdruck B2 Suchausdruck B3	Suchausdruck C1 Suchausdruck C2 Suchausdruck C3

Tabelle 13: Schema für die Konzeptualisierung eines Suchthemas.

Bei der *sukzessiven Fraktionierung* geht es vorrangig darum, zu große Treffermengen durch eine geeignete AND-Verknüpfung einzuschränken. Zwingende Einschränkungen ergeben sich vor allem durch formale Kriterien, wie etwa Sprachen, Erscheinungsjahre und Dokumenttypen. Einige Retrievalsysteme unterstützen diese Suchvariante, indem sie ein LIMIT-Kommando anbieten, das es erlaubt, einen gegebenen Suchschritt nachträglich nach diesen Kriterien zu limitieren, also nach den genannten oder auch nach datenbankspezifischen Kriterien, wie etwa Age groups, Review articles und Documents with Abstracts im Falle von MEDLINE. Das LIMIT-Kommando stellt eine besondere Form des AND-Operators dar und verkürzt die Suche maßgeblich.

Die *zitatbasierte Erweiterungsstrategie* wird angewendet, wenn der Suchende Kenntnis von einer relevanten Quelle zum Suchproblem, von Institutionen oder Experten hat, die sich mit dem Suchthema beschäftigen. Insbesondere die Indexierung des über diese Anhaltspunkte gefundenen relevanten Dokumentes wird dann für die weitere Suche, d.h. für den Aufbau eines geeigneten Suchprofils genutzt, um darüber weitere relevante Dokumente zu ermitteln.

Auch diese Suchvariante wird durch geeignete Features unterstützt. Diese nehmen eine statistische Auswertung von Feldeinträgen in dem Sinne vor, daß sie die in den relevanten Dokumenten einer Ergebnismenge enthaltenen Wörter oder Phrasen in der Reihenfolge ihrer Auftretenshäufigkeit – im Sinne des Rankings von Wörtern oder Wortgruppen – ausgeben. Dieses Ranking – ebenso wie andere vergleichbare Features – hat bei den verschiedenen Hosts unterschiedliche Bezeichnungen: Extract bei DIMDI, Select und SmartSelect bei STN, Rank bei DIALOG und DataStar. Es ermöglicht dem Suchenden eine Modifikation seiner Suchanfrage mit bestmöglichen Suchbegriffen. Das MORE-Kommando bei LEXIS-NEXIS reformuliert die Suchanfrage automatisch, indem es aus Dokumenten, die der Nutzer als relevant bestimmt hat, die Schlüsselwörter extrahiert und dem Suchprofil hinzufügt. Diese Methode wird auch als Relevance Feedback bezeichnet. Auf der Gundlage der Relevanzbewertung, die der Nutzer für die gefundenen Dokumente vorgenommen hat, ermittelt das System automatisch weitere, entsprechend relevante Dokumente. Diese Methode beruht also bei genauer Betrachtung auf dem sehr einfachen Mechanismus der zitatbasierten Erweiterungsstrategie.

5.3 Benutzeroberflächen für die Datenbankabfrage

Externe Datenbanken wurden bis Anfang der 80er Jahre ausschließlich im kommandobasierten Suchmodus, d.h. mittels der Kommandos einer Retrievalsprache, abgefragt. Dieser Suchmodus richtete und richtet sich vor allem an den professionellen Informationsvermittler, der die Retrievalsprache beherrscht. Seit Beginn der 80er Jahre bieten die Online-Dienste darüber hinaus menügeführte Suchmodi an, die die Endnutzer bei der Datenbankauswahl und -abfrage unterstützen sollen. Die Abbildung 10 zeigt das „klassische" Hauptmenü bei DIALOG. Nutzer aus dem Bereich der Medizin werden durch den Punkt 3 „Medicine & Pharmaceuticals" angesprochen.

```
SYSTEM:MENUS
Menu System II: D2 version 1.7.8 term=ASCII
                         DIALOG Menus(SM) Main Menu
    Copyright 1997 Knight-Ridder Information, Inc.   All rights reserved.

  1.  Business                              5.  People
  2.  Intellectual Property, Law, Govt.     6.  Sciences
  3.  Medicine & Pharmaceuticals            7.  Social Sciences & Reference
  4.  News                                  8.  Technologies

                   9.  Scan more than one category
                  10.  Menus News & Announcements
                  11.  List of Databases, Rates & ONTAP(R) Databases
                  12.  MORE OPTIONS

     /H = Help     /B  file nos.  = Command mode     /L = Logoff
  # file nos. and/or acronyms  = Shortcut to files (e.g., #ABI,16,646)

Enter an option NUMBER or global command to proceed.
?3
```

Abbildung 10: Menüführung beim Host DIALOG.

Die auf den Großrechnern (*Mainframes*) der Hosts installierten menügeführten Suchoberflächen haben neben dem starren und deshalb zeitintensiven Handling auch den Nachteil, daß sie die Suche erst unterstützen, wenn man bereits online ist, d.h. sich über eine Telekommunikationsleitung beim Hostrechner eingeloggt hat. Frontend-Systeme bieten demgegenüber eine Reihe von Vorteilen.

Frontend-Systeme stellen nicht nur *Kommunikationsprogramme* dar, die auf dem eigenen PC installiert werden und die grundlegenden Funktionen der Datenkommunikation und der Terminalemulation realisieren. Derzeit gibt es eine Vielzahl von Kommunikationsprogrammen, die über diese Funktionen hinaus so wichtige Leistungsmerkmale aufweisen wie das automatische Herstellen der Verbindung zum Telekommunikationsnetz und zum Host (*automatisches Logon*) sowie das Mitspeichern (*Downloading*) von Suchergebnissen.

Viele Online-Dienste stellen eigene Kommunikationssoftware zur Verfügung, die vor allem den Zugang zu den eigenen Datenbanken erleichtern soll. Diese Frontends bieten über die Funktionen einer leistungsfähigen Kommunikationssoftware hinaus eine komfortable und einfach zu bedienende Suchoberfläche für das jeweilige Hostsystem. Beispiele hierfür sind DIALOGLink, STN-Express und KR ProBase.

KR ProBase ist ein Windows-basiertes *Frontend-System*, das Mitte 1995 eingeführt wurde und für die Hosts DataStar, DIALOG und FIZ Technik installiert werden kann. Es bietet Unterstützung bei der Auswahl der geeigneten Datenbanken, indem es diese in thematischen Clustern anordnet (s. Abbildung 11). Sein besonderer Vorzug besteht darin, daß es die Vorbereitung einer Suche unterstützt, indem es ausgewählte Indexlisten bereitstellt, bevor eine online-Verbindung zum Host aufgebaut wurde; Abbildung 12 zeigt die für eine MEDLINE-Abfrage verfügbaren, also auf dem eigenen PC implementierten Indexlisten. Darüber hinaus bietet KR ProBase weitere nutzerfreundliche Hilfestellungen.

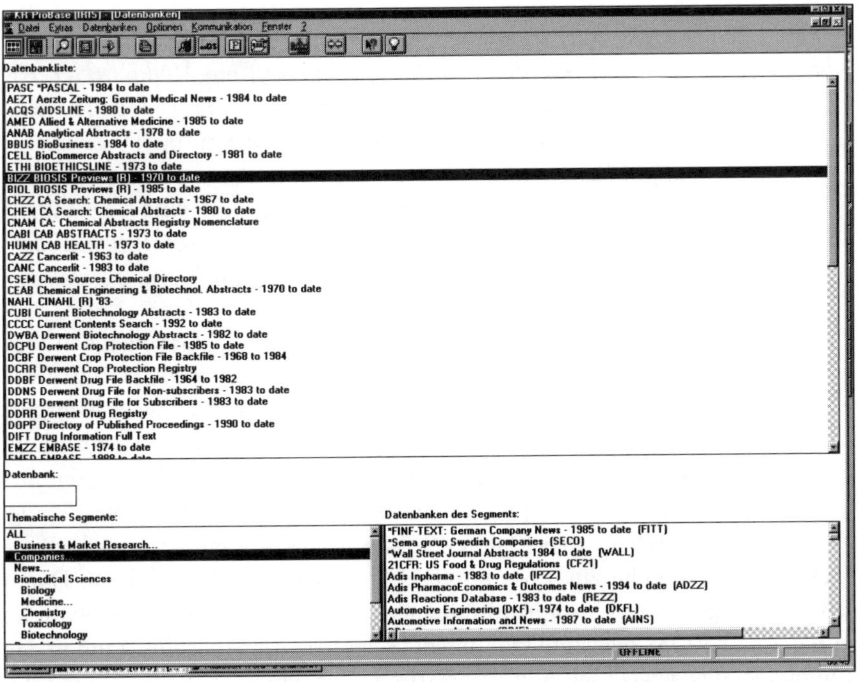

Abbildung 11: KR ProBase Eingangsbildschirm zur Auswahl der Datenbanken.

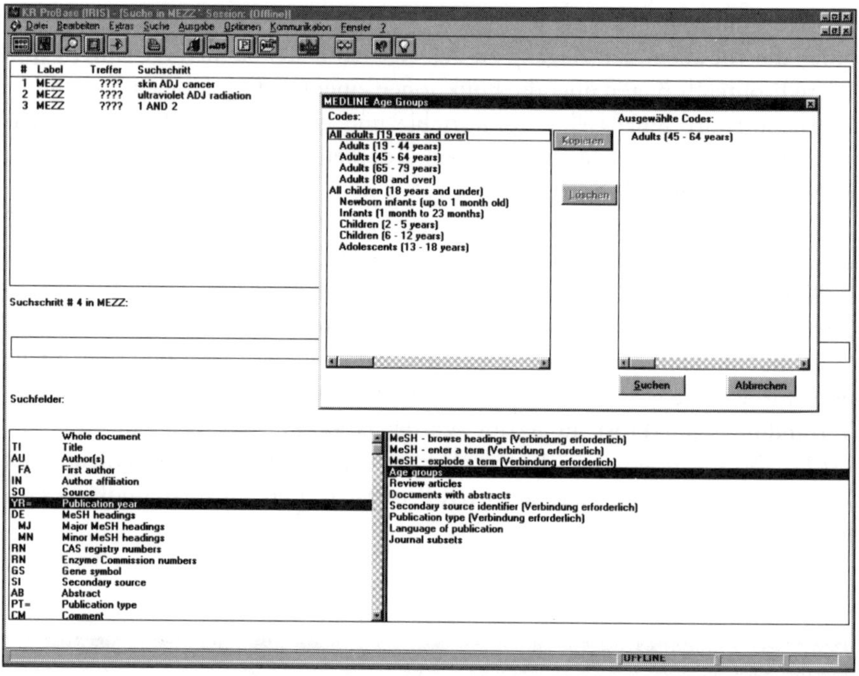

Abbildung 12: Vorbereitung eines Suchprofils im Offline-Modus unter KR ProBase. Für die Limitierung können die Indexlisten Age groups, Review articles, Documents with abstracts, Language of publication und Journal subsets eingesehen werden. Der Zugriff auf das MeSH-Vokabular und die Indexlisten Secondary source identifier und Publication type ist erst möglich, nachdem die Online-Verbindung zum Host DataStar hergestellt wurde.

Zur Kategorie der endnutzerfreundlichen Frontends für die Datenbankabfrage sind auch die sogenannten *hybriden*, *hostspezifischen* *CD-ROM-Systeme* wie z.B. KR OnDisc (früher DIALOG OnDisc) zu rechnen. Sie bieten nicht nur die Möglichkeit, den auf der CD-ROM verfügbaren Teil einer Datenbank zu recherchieren, sondern stellen darüber hinaus eine Kommunikationsschnittstelle für die Abfrage der entsprechenden externen Datenbank zur Verfügung. Bevor der Rechercheur den Online-Zugang herstellt, kann er zunächst eine CD-ROM-Recherche zur Lösung seines Suchproblems durchführen. Damit läßt sich ein geeignetes Suchprofil aufbauen und in aller Ruhe prüfen, ob dieses von der CD-ROM relevante Dokumente selektiert. Im Anschluß kann in den Online-Modus gewechselt und automatisch nach den noch nicht auf der CD-ROM verfügbaren Daten gesucht werden.

Die hybriden CD-ROM-Systeme der Online-Anbieter zeichnen sich darüber hinaus dadurch aus, daß sie neben einem menügeführten Suchmodus auch die kommandobasierte Abfrage als sogenannten Expertenmodus anbieten. Watstein (1988, S. 71) veranlaßte dies dazu, DIALOG OnDisc als „the first CD-ROM product to include search software that equals the full power of a major online retrieval system“ zu rühmen. Entsprechend könnte man heute, also im „Zeitalter“ des Internet und World Wide Web, die Online-Anbieter herausheben, die WebGateways zu ihren Systemen nicht nur im (häufig maskenorientierten) EasySearch-Modus anbieten, sondern darüber hinaus die kommandobasierte Abfrage und damit die Nutzung spezieller Features erlauben. In diesen Fällen können die EasySearch-Modi zur Datenbankabfrage als Einstieg in die kommandobasierte Abfrage angesehen werden. Manche Anbieter bemühen sich, die Hilfestellungen in ihren Systemen durch Computer Aided Instructions (CAI) und durch Expertensystemeigenschaften so zu verfeinern, daß jeder Endnutzer mit Hilfe einer hybriden CD-ROM-Anwendung oder eines Frontends den professionellen Einstieg selbst finden kann (s. Abschnitt 6).

Ein Vorteil der CD-ROM-Nutzung am eigenen PC oder in einem lokalen Netzwerk, wobei keine Datenfernübertragungs- und variablen Kosten bei der Datenbankabfrage anfallen, ist auch die Möglichkeit einer intensiven Ausbeute der Datenbestände. Durch die immer kürzeren Zugriffs- und Lesezeiten (heute 10fach und höhere Geschwindigkeiten gegenüber den ersten Laufwerken) werden CD-ROMs auch im Komfort immer attraktiver. Lediglich beim gleichzeitigen Zugriff vieler Benutzer auf eine Datenbank macht sich die den Festplatten unterlegene Zugriffszeit bemerkbar, weshalb CD-ROM-Anbieter wie OVID, SilverPlatter und ARIES auch Netzwerklösungen zur Installation ihrer Datenbanken auf Harddisk-Servern anbieten.

Die menügeführten, zunehmend Windows-basierten Suchoberflächen, die sowohl CD-ROM-Systeme als auch hostspezifische Frontends verwenden, suggerieren häufig die Illusion, daß die Suche in Datenbanken einfach sei. So haben verschiedene Endnutzerstudien gezeigt, daß Endnutzer mit geringer Computer- und Rechercheerfahrung überraschend zufrieden mit ihren Suchresultaten sind (Kaltenborn, 1991a; Hepworth, 1992), auch wenn sie weniger effektiv recherchieren als sie selbst meinen. Dabei muß man sicher annehmen, daß Endnutzer mit ihren eigenen Recherchen auch deshalb zufrieden sein können, weil sie damit einen Informationsgewinn erzielen, den sie auf konventionellem Wege gegebenenfalls nicht erzielt hätten.

In einer Endnutzerstudie vergleicht Lancaster (1994) die Rechercheergebnisse, die 35 Endnutzer ermittelten, mit denen, die erfahrene Bibliothekare zu denselben Suchthemen erzielten und stellt fest, daß die Endnutzer nur ca. ein

Drittel der wirklich wichtigen Quellen selektierten. Lancaster schließt daraus, daß Bibliotheksbenutzer häufig zu der Annahme neigen, daß allein die Technologie zufriedenstellende Resultate garantieren könnte. Selbst endnutzerfreundliche Frontends wie Grateful Med jedoch erfordern auf seiten des Rechercheurs grundlegendes Retrievalwissen, wie entsprechende Endnutzerstudien eindrucksvoll belegen (Kingsland, Harbourt, Syed & Schuyler, 1993, S. 179). Deshalb sollte bei komplexen Fragestellungen, die mehrere Datenbankabfragen erfordern, nach wie vor die Hilfe eines professionellen Informationsvermittlers in Anspruch genommen werden. Das DIMDI hat auf seinen Web-Seiten die Adressen einschlägiger Informationsvermittlungsstellen für Medizin veröffentlicht (Öffentlich-rechtliche IVS, 1997; Privatwirtschaftliche IVS, 1997).

6. *Intelligente Schnittstellen für die Online-Recherche*

Mehr als ein Jahrzehnt reichen inzwischen die Bemühungen zurück, Software zu entwickeln, die zwischen Informationssuchendem und externen Online-Systemen vermittelt und damit die Online-Recherche vereinfacht und optimiert. Derzeit gibt es eine Vielzahl von Prototypen, die einige der Anforderungen erfüllen, die an ein intelligentes Interface gestellt werden (Vickery & Vickery, 1992, S. 379-382). Nur wenige Systeme haben jedoch das Prototypstadium hinter sich gelassen und sind derzeit in Betrieb.

Eines der ersten Systeme zur Unterstützung der Online-Recherche war *CONIT*, das für die Suche in der Datenbank MEDLINE entwickelt wurde. CONIT bot eine Schnittstelle mit umfassenden Hilfsfunktionen für drei Hosts, bei denen MEDLINE zugänglich war. Spätere Versionen waren in der Lage, die Datenbanken nach ihrer wahrscheinlichen Relevanz für das Suchthema zu ordnen und begrenzte Hilfestellung dahingehend zu leisten, wie man eine Suche erweitert oder einengt (Marcus & Reintjes, 1981; Tseng, 1992). CONIT verfügte über Retrievalwissen, insbesondere über Suchkommandos und deren Anwendung, besaß aber keinerlei Fachwissen, um den Suchenden bei der Formulierung seiner Suchanfrage zu unterstützen. Dieses Fachwissen stellt COACH zur Verfügung, als dessen Vorläufer die bekannten Systeme CANSEARCH und MenUSE für die Suche in der Datenbank MEDLINE angesehen werden können (Pollitt, 1987, 1989).

COACH assistiert dem Nutzer bei Online-Recherchen, die er mit Grateful Med in den NLM-Datenbanken durchführt. *Grateful Med* stellt eine PC-basierte Frontend-Software dar, die 1986 vom National Technical Information Service (NTIS) für die NLM entwickelt wurde. Sie ist Kommunikationssoftware und menügeführte Schnittstelle zu der Mehrzahl der NLM-Datenbanken. Ebenso wie KR ProBase unterstützt Grateful Med den Nutzer bei der Vorab-Formulierung seiner Suchanfrage, stellt ihm dazu jedoch den vollständig implementierten MeSH-Thesaurus und damit das Fachwissen zur Verfügung, das dieser für die Auswahl geeigneter Suchbegriffe benötigt. Nachdem die Suchanfrage vorbereitet, das Suchprofil also aufgestellt ist, führt Grateful Med ein automatisches Logon zum NLM-Hostrechner durch, übersetzt das offline vorbereitete Suchprofil in die Retrievalsprache von MEDLARS und sendet schließlich die Ergebnisse an den PC des Nutzers zurück, wo dieser sie ausdrucken oder in eine Datei abspeichern, d.h. downloaden, kann. Dadurch, daß der Nutzer erst die Online-Verbindung zum Host herstellt, wenn das Suchprofil ausgearbeitet ist, entstehen geringere Kosten im Hinblick auf die Verbindungszeit mit dem Host und der Datenbank (MEDLINE: Software Interfaces, 1996).

Noch weitreichender ist die Unterstützung des Endnutzers durch das sogenannte *Expert Searcher System* namens COACH, das auf Grateful Med aufsetzt. Seiner Entwicklung gingen eine Vielzahl von Untersuchungen voraus, die Endnutzerrecherchen in MEDLINE mittels Grateful Med zum Gegenstand hatten. Vor allem der hohe Anteil an Suchergebnissen mit null Treffern, die nach Verbesserungen von Grateful Med immer noch bei 27 % aller Recherchen lagen, führte zur Entwicklung dieses Systems. COACH arbeitet mit Verfahren der Künstlichen Intelligenz und verfügt unter anderem über Wissensbasen (*knowledge sources*), die dem Nutzer das Ermitteln geeigneter Suchbegriffe erleichtern. Gerade die Entwicklung des MeSH hatte in den letzten Jahren deutlich gemacht, daß die zunehmende Zahl an Synonymen, die im MeSH in Äquivalenzklassen zusammengefaßt sind, geeignete Suchbegriffe darstellen und die Ergebnisse einer Freitextrecherche erheblich verbessern können. COACH nutzt hierbei die Wissensbasen des Unified Medical Language System (UMLS) und stellt für die Auswahl einen Browser zur Verfügung, der einen nicht-Bool'schen Zugang zu diesem Wissen erlaubt. Für die Implementierung des umfangreichen Metathesaurus beansprucht COACH in der Version 1.0 eine Speicherkapazität von 48 MByte. Kingsland, Harbourt, Syed & Schuyler (1993) beschreiben Beispiele von Recherchen, die unter Nutzung von COACH zu signifikant verbesserten Ergebnissen führten.

Der Trend läuft heute sowohl bei den Frontend- als auch bei den CD-ROM-Systemen, die zunehmend in Client-Server-Architektur im Netz betrieben und wie Hosts zugänglich gemacht werden, darauf hinaus, daß man mit Hilfe der Künstlichen Intelligenz eine Suchoberfläche schafft, mit deren Hilfe auch Anfänger die jeweils optimale Suchstrategie finden können.

7. Der Knowledge Finder

Nach Doszkocs (1983), der bei der NLM an mehreren Entwicklungen mitgearbeitet hat, gehören Systeme mit Bool'scher Logik und invertierten Dateien der Geschichte der 60er und 70er Jahre an. Forscher des Information-Retrieval hatten seiner Ansicht nach schon vor mehr als einem Jahrzehnt die Unschärfe (*fuzzy logic*) im Information-Retrieval-Prozeß erkannt. Wahrscheinlichkeitsretrieval mit Relevance Feedback ist daher zunehmend in der Entwicklung und bestimmt das IIR (*Intelligent Information Retrieval*), das sich insbesondere für den Einsatz in CD-ROM-Systemen eignet, da es rechner-, zeit- und damit auch kostenintensiv sein kann. Wie weit die Entwicklung fortgeschrittener Suchsysteme inzwischen vorangeschritten ist, zeigen die Ergebnisse der *Text Retrieval Conferences* (TREC), die 1992 in den USA ins Leben gerufen worden sind und seither alljährlich stattfinden. Gegenstand der TREC-Initiative ist die Evaluierung von Retrievalverfahren und Systemen, die Volltexte verwalten und gerade über die von Doszkosc geforderte Ranking-Funktionalität verfügen (Smeaton, 1997; Womser-Hacker, 1997).

Doszkosc war maßgeblich an der Entwicklung eines Systems namens CITE (Current Information Transfer in English) beteiligt, das in den 70er Jahren an der NLM entwickelt wurde und ein natürlichsprachiges Interface für die Datenbankabfrage bot. Das System ermittelte die wesentlichen Konzepte einer Suchanfrage und offerierte dem Nutzer weitere Suchbegriffe, die dem Freitext und dem MeSH entstammten. CITE operierte auf statistischer Basis mit Ranking-Methoden und Relevanz Feedback und stellte den ersten großangelegten Prototypen dar, der diese Methoden umsetzte (Harman, 1992).

Die Funktionalität, die CITE dem Nutzer offerierte, findet sich auch in dem CD-ROM-Suchsystem *Knowledge Finder*, das von der ARIES Corporation entwickelt wurde und für eine Anzahl von medizinischen Datenbanken Anwendung findet. Das System vereinigt zwei Retrievalmodelle in sich: neben der klassischen Bool'schen Suche erlaubt es im „Easy Searching"-Modus die probabilistische Suche (*fuzzy search*) mit natürlichsprachiger Sucheingabe und automatischer Berücksichtigung lexikalischer Wortvarianten. Die Suchergebnisse werden nach Relevanzwahrscheinlichkeit geordnet (*Ranking*), wobei die Dokumente mit der größten Übereinstimmung zur Suchanfrage zuerst ausgegeben werden.

Der Knowledge Finder erlaubt es, daß man beispielsweise einen fiktiven Titel wie „Is skin cancer induced by ultraviolet rays?" eingibt und damit auch Titel wie „Melanoma and ultraviolet radiation" findet. Das sogenannte „easy searching" hat den Vorteil, daß sich das System zunächst bemüht, möglichst relevante Treffer zu finden (Abbildung 13), von denen ausgehend man zu weiteren gelangen kann. Demgegenüber würde eine Suche über den Thesaurus nach „Skin Cancer“ fehlschlagen, weil der Thesaurusbegriff nicht existiert. Als Antwort liefert das System bei den interessanten Treffern die passenden Deskriptoren aus dem Thesaurus, wie „Skin Neoplasms“ oder „Ultraviolet Rays“.

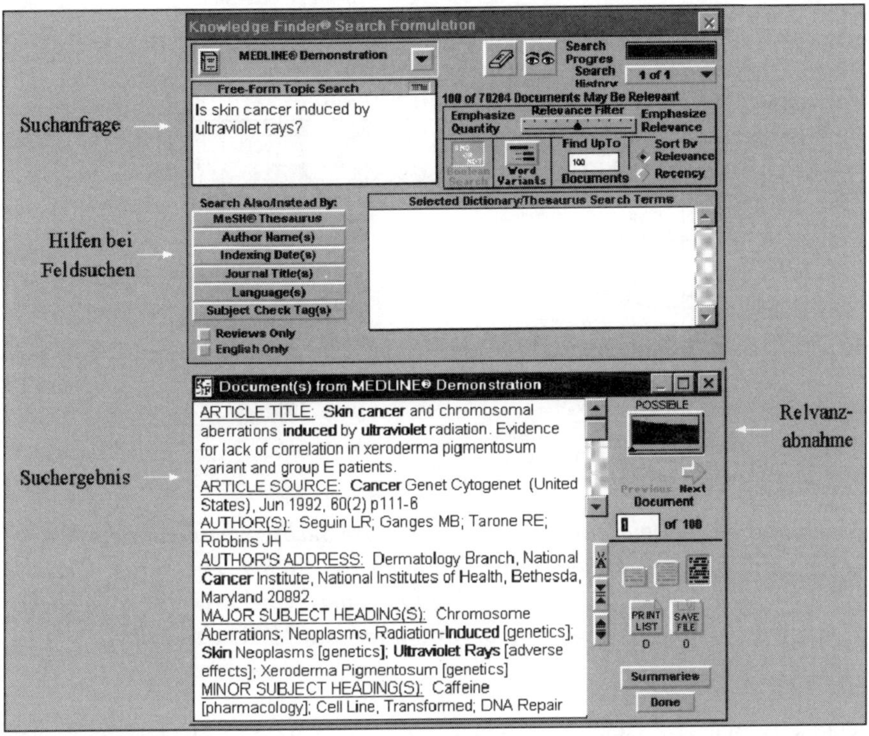

Abbildung 13: Beispiel für eine „Easy Searching“ mit dem Knowledge Finder. Die Suchanfrage wird in natürlicher Sprache eingegeben, und das Ergebnis wird anschließend auf Relevanz geprüft.

Zur Nutzung einer ausgefeilteren Suchstrategie, wie „Skin Neoplasms/etiology AND Ultraviolet Rays/adverse effects“, bei denen die sogenannten Subheadings „adverse effects“ und „etiology“ thematisch miteinander korrespondieren, gibt das System in überschaubarem Umfang menügesteuerte Hilfen (Abbildung 14). Zur weiteren Spezifizierung des Suchergebnisses werden Check Tags wie „Human“, Spracheinschränkungen wie „German“ oder auch die Begrenzung auf Publikationstypen wie „Reviews“ menüartig angeboten.

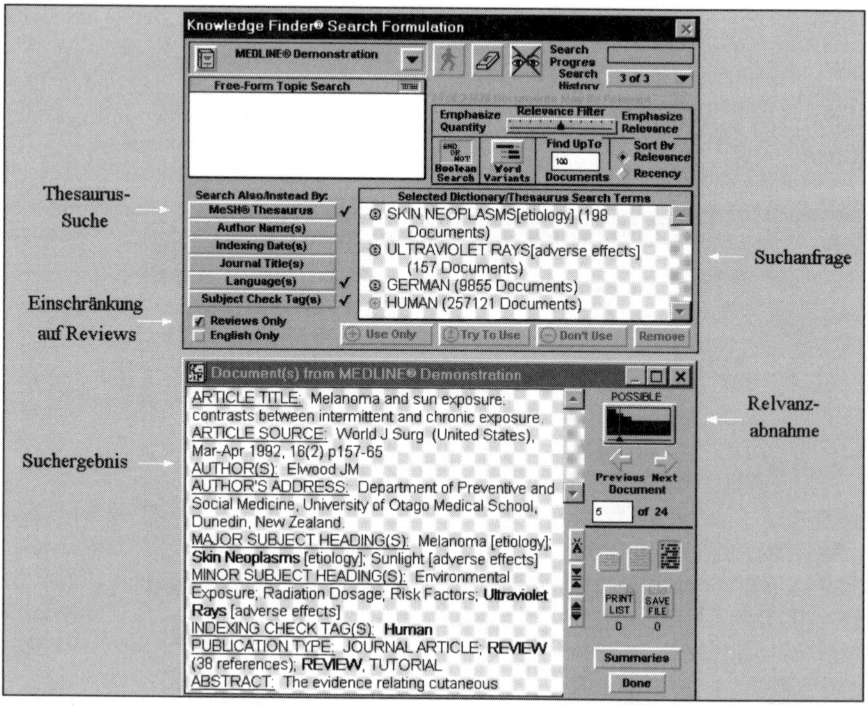

Abbildung 14: Beispiel für eine menügesteuerte Suchstrategie mit dem Knowledge Finder unter Nutzung des MeSH-Thesaurus. Gezielte Suche mit Main- und Subheadings, Check Tag(s), sprachlicher Eingrenzung und Beschränkung auf Übersichtsartikel.

Neben den Thesaurusbegriffen stehen auf der CD-ROM Indexlisten mit allen Autorennamen, den Titeln der berücksichtigten Zeitschriften, allen vertretenen Sprachen und chemischen Verbindungen, die in den Chemical Abstracts registriert sind, komplett zur Verfügung. Ebenso kann über Enzymecodes, wie EC 6.5.1.1 für „DNA Ligase (ATP)" in Verbindung mit anderen Begriffen wie „Ultraviolet Rays" recherchiert werden.

Neben einer kontextabhängigen Hilfe, die jederzeit aufgerufen werden kann, stehen auch thematisch abfragbare Hilfen zur Verfügung. Von besonderem Interesse sind dabei die Listen aus der Hilfsdatei mit den Stopwörtern, den Suffixvarianten, die beim „easy searching" bei Einschaltung der „Word Variants" automatisch mitgesucht werden, den dabei ebenfalls berücksichtigten linguistischen Varianten und den suchbaren Feldkürzeln mit ihren ausgeschriebenen Namen (s. Abbildung 15).

Ebenso wie bei vielen Suchmaschinen im Internet, die dem Vorbild des Knowledge Finders inzwischen gefolgt sind, werden beim „easy searching" nicht alle eingegebenen Wörter zwingend gesucht, sondern je nach Voreinstellung mit „Use Only", „Try to Use" oder „Don't Use" in die Suchstrategie aufgenommen. Dadurch wurde eine wichtige Schwierigkeit beim Recherchieren beseitigt, bei der nach rigider Bool'scher Logik die Suchergebnisse von Anfängern oft null Treffer ergaben. Andererseits kann auf diesem Wege leicht der Eindruck entstehen, daß es zu einer Frage ein brauchbares Rechercheergebnis gibt, obwohl bei genauerer Durchsicht keines der aufgefundenen Dokumente relevant ist.

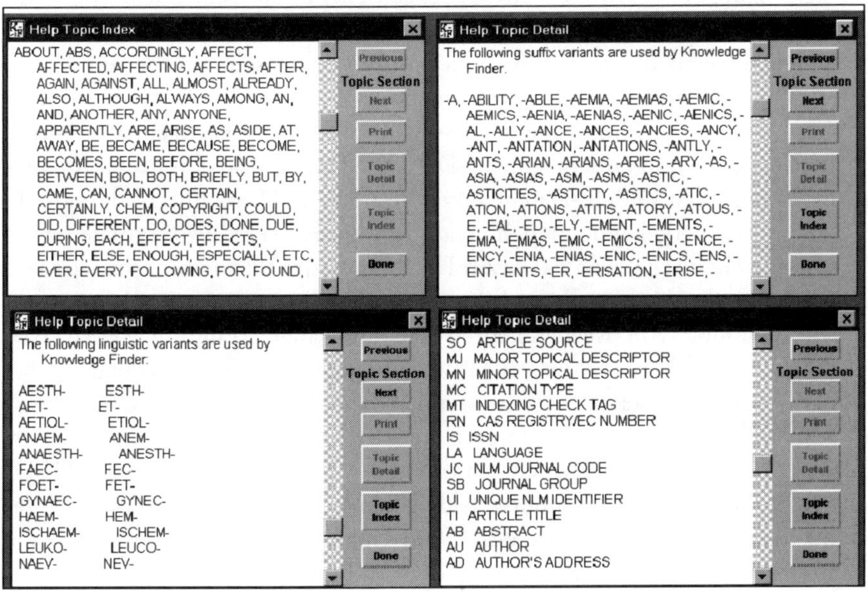

Abbildung 15: Ausschnitte aus der Hilfsdatei des Knowledge Finders mit Angaben zu den Stopwords (links oben), den Suffixvarianten, die beim „easy searching" jeweils automatisch mitgesucht werden (rechts oben), den dabei ebenfalls berücksichtigten linguistischen Varianten (links unten) und den suchbaren Feldkürzeln mit ihren ausgeschriebenen Namen (rechts unten).

Der Knowledge Finder stellt ein Beispiel für eine Software dar, die nicht nur für bibliographische Datenbanken geeignet ist, sondern auch erfolgreich auf Volltexte angewendet wird. Seit 1995 sind u.a. die Zeitschriften „Journal of Magnetic Resonance Imaging" (JMRI), „New England Journal of Medicine" und „Neurosurgery“ unter dieser Suchsoftware auf CD-ROM verfügbar (Volltext Datenbanken, 1998). Zahlreiche Endnutzer in medizinisch ausgerichteten Bibliotheken haben mit diesem System ihren Einstieg in die Datenbankabfrage gefunden. Eine wiederholte Nutzung des Datenbanksystems mit ihren Hilfsfunktionen kann den Endnutzern behilflich sein, das professionelle Recherchieren zu erlernen.

8. Schluß

Es steht heute außer Zweifel, daß Wissenschaftler in zunehmendem Maße Datenbanken für ihre tägliche Arbeit brauchen. Auch wenn sie insbesondere bei komplexen Suchproblemen immer wieder gezwungen sein werden, auf die Erfahrungen von professionellen Informationsvermittlern zurückzugreifen, so gibt es zahllose Fälle, in denen der Spezialist auf seinem Fachgebiet selbst gezielte Recherchen in einschlägigen CD-ROM-Datenbanken, im Internet oder auch in speziellen Online-Datenbanken bestimmter Hosts durchführen muß. Das damit einhergehende, zunehmende Retrievalverständnis trägt auch dazu bei, richtig einzuschätzen, was er zur Deckung seines Informationsbedarfs von Bibliothekaren und speziell von Informationsvermittlern erwarten kann.

Die Schulung von Rechercheuren hat eine lange Tradition: Bereits vor dreißig Jahren offerierte die NLM ein umfangreiches Trainingsangebot für MEDLARS. Man startete zunächst mit einem achtmonatigen Übungsprogramm und ging später, bedingt durch die erleichterten Dialogbedingungen bei MEDLINE, zu einem dreiwöchigen Kurs über. Bereits 1973 wurde mit MEDLEARN ein einfaches Computer Aided Instruction (CAI) System bereitgestellt, das die Lehre interaktiv durch den Computer unterstützte. Es folgten zahlreiche Ansätze, wie BRS Colleague, CONIT, CITE, PaperChase, Grateful Med, COACH oder Knowledge Finder, um der großen Zahl an niedergelassenen Ärzten oder auch denen in der Spitzenforschung den direkten Zugang zum medizinischen Wissen zu erleichtern. Dabei brachte zweifellos die CD-ROM-Technologie die größte Verbesserung, da sie erstens die Möglichkeit bietet, ohne Kosten- und Zeitdruck den Umgang mit Datenbanken zu üben, und da sie zweitens Informationsmengen auf dem eigenen PC vorhält, die komplette Thesauri, Handbücher und Hilfsprogramme einschließen.

Intelligentes Information Retrieval bietet bereits heute eine Vielzahl von hilfreichen Voraussetzungen, um den Mediziner bei der Abdeckung seines Informationsbedarfs zu unterstützen. Auch wenn zweifellos der professionelle Informationsvermittler mit seiner Kenntnis der Datenbankanbieter, Retrievalsprachen, der Datenbanken, Netzwerke oder der möglichen Suchstrategien dem Endnutzer gegenüber weit überlegen ist, so sind zwei wichtige Punkte bei der absehbaren Entwicklung zu berücksichtigen:

- Das Wissen des Informationsvermittlers beim IIR ist weitaus leichter in Wissensbanken und CAI zu integrieren als das medizinische Fachwissen desjenigen, der seinen Informationsbedarf zu decken versucht.
- Es ist zunehmend die Aufgabe von Bibliothekaren und Dokumentaren, die zur Zeit (insbesondere im medizinischen Bereich der USA) die Metamorphose zum Knowledge Manager durchlaufen, ihr Wissen in solche Wissensbanken einzubringen.

Wir stellen einen eindeutigen Trend zur sogenannten Endnutzerrecherche fest, die allerdings, wie hier gezeigt werden sollte, heute noch ein erhebliches Maß an Einarbeitungszeit und Erfahrung verlangt. Dieses Erfahrungwissen wächst sowohl im Umgang mit den Suchmaschinen im Internet als auch mit neuen CD-ROM- und Frontend-Systemen, deren Funktionsweise zunehmend vergleichbar und damit endnutzerfreundlicher wird.

Anhang 1: Wichtige medizinisch relevante Datenbankanbieter im Überblick

Datenbankanbieter	Retrievalsprache/Suchsoftware	Kontaktadresse	Internet-Adresse und Zugang
ARIES Medical Knowledge GmbH & Co. KG	Knowledge Finder	Leichlinger Str. 14 D-40764-Langenfeld Tel.: +49 2173 270 18 70 Fax: +49 2173 92 69 86 Email: info@kfinder.de	http://www.kfinder.de /welcome_TXT.html Zugang im Internet über Knowledge Web: http://www.kfinder.com/de/home.html
DataStar, London, GB (ehemals Bern)	DSO	Deutschland und Österreich: Knight Ridder Information Ltd. Ostbahnhofstr. 13 D-60314 Frankfurt a.M. Tel.: +49 69 44 40 63 Fax: +49 69 44 20 84 Email: Birgitt.Madlung@dm.krinfo.ch Schweiz: Knight-Ridder AG, Laupenstrasse 18a, CH-3008 Bern Phone: 031 384 95 00 Fax: 031 384 96 75	http://www.krinfo.com Menü- und kommandogeführte Suche im Internet mit DataStar Web: http://www.datastarweb.com/
DIALOG Information Services, Palo Alto, CA, USA	DIALOG II	siehe DataStar	http://www.krinfo. com Menügeführte Suche im Internet mit DIALOG Select: http://www.dialogselect.com Kommando- und menügeführte Suche im Internet mit DIALOGWeb: http://www.dialogweb.com
DIMDI, Köln, Deutschland	grips	Weisshausstr. 27 D-50939 Köln Tel.: +49 221 4724-1 Fax: +49 221 411429 EMail: helpdesk@dimdi.de	http://dimdi.de Menügeführte Suche im Internet mit grips-WebSearch: http://www.DIMDI.de/germ/login.html Menügeführte Suche in entgeltfreien Datenbanken: http://www.DIMDI.de/gui.html
OVID Online, New York, USA	BRS-Search	Ovid Technologies GmbH, iG Rilkestr. 73 D-53225 Bonn Tel.: +49 228 47 50 88 Fax: +49 228 47 62 89 EMail: g.smillie@csm.de	http://www.ovid.com
SilverPlatter Information, Inc.	SPIRS	SilverPlatter Information GmbH Uhlandstr. 15 D-10623 Berlin Tel.: +49 30 315 2161 Fax: +49 30 315 2162	http://www.silverplatter.com
STN International, Karlsruhe, Deutschland	Messenger	FIZ Karlsruhe P.O. Box 2465 D-76012 Karlsruhe Tel.: +49 7247 808555 Fax: +49 7247 808131	http://www.fiz-karlsruhe.de Web-Zugang über STN Easy: http://stneasy.fiz-karlsruhe.de/

Anhang 2: Datenbankführer

Allgemeine Datenbankführer

Gale directory of databases (1993-). Detroit, Mich.: Gale Research Inc.

Das Gale Directory erscheint halbjährlich. Die CD-ROM-Version entspricht inhaltlich den gedruckten Verzeichnissen „Gale Directory of Databases, Volume 1: Online-Databases“, „Gale Directory of Databases, Volume 2: CD-ROM, Diskette, Magnetic Tape, Hand Held, and Batch Access Database Products“, „Telecommunications Directory“ und „Information Industry Directory“. Die bei DataStar und DIALOG zugängliche Online-Version *Gale Directory of Online, Portable, and Internet Databases* verzeichnet darüber hinaus auch die über das Internet zugänglichen Datenbanken, die im gedruckten Datenbankverzeichnis „Gale's CyberHound's Guide to Internet“ erfaßt sind.

Das Gale Directory of Databases ist aus den von Carlos Cuadra bzw. Martha E. Williams begründeten bekannten Vorläufern „Directory of online databases“ und „Computer Readable Databases. A Directory and Data Sourcebook“ hervorgegangen.

ISBN: 0-8103-9224-0 bzw. 0-8103-9223-2; ISSN: 1066-8934

Scientific Consulting (Ed.) (1996-). *Handbuch lieferbarer CD-ROMs 1996.* Darmstadt (u.a): Hoppenstedt.

Das Verzeichnis enthielt Ende 1996 ausführliche Darstellungen zu ca. 9.800 weltweit angebotenen CD-ROM-Titeln. Es erscheint viermonatlich in deutscher Sprache mit CD-ROM-Beilage.

ISBN: 3-930647-12-5 bzw. 3-930647-14-1

The Multimedia and CD-ROM-Directory von TFPL Ltd.

Die CD-ROM-Ausgabe entspricht den gedruckten Verzeichnissen „The CD-ROM-Directory“ und „The Multimedia Yearbook“. Sie verzeichnete Mitte 1996 ca. 13.000 CD-Titel und 10.000 Unternehmen. Das Verzeichnis erscheint halbjährlich in englischer Sprache.

Datenbankführer für die Medizin und Spezialdisziplinen

Armstrong, C.J. (Ed.). (1993). World databases in medicine. Volume1,2. London (u.a.): Bowker-Saur. (World databases series)

ISBN: 0-86291-613-5

Armstrong, C.J. & Fenton, R.R. (Eds.) (1996). World databases in biosciences & pharmacology. London: Bowker-Saur. (World databases series).

ISBN: 1-85739-068-7

Aslib (Ed.) (1989-). Online medical databases. London: Aslib. (An Aslib online guide).

ISSN: 0962-0621

Bartz, B., Opitz, H. & Richter, E. (Eds). (1991). Libraries, information centers, and databases in biomedical sciences : a world guide. München (u.a.): Saur. ISBN 3-598-11001-4

Bhattacharjee, E. (Hrsg.) (1995). CD-ROM-Führer Medizin – Pharmazie – Gesundheitswesen : alles über CD-ROM, CD-I und Multimedia ; das internationale Angebot ; mehr als 800 CD-ROM-Produkte aus den Bereichen Medizin, Pharmazie und Gesundheitswesen ; mit Verzeichnissen der Titel, Datenbankhersteller, CD-ROM-Hersteller und CD-ROM-Distributoren ; mit ausführlichem Sachregister. München: Rossipaul.
ISBN: 3-87686-085-7

Linden, T. & Kienholz, M. (Eds.) (1995). Dr. Tom Linden's guide to online medicine. New York (u.a.): McGraw-Hill.
ISBN: 540 0-07-038055-4

Meester, G.T. & Pinciroli, F. (Eds.) (1991). Databases for cardiology. Dordrecht: Kluwer Academic Publishers. (Developments in cardiovascular medicine ; v. 115).
ISBN: 540 0-7923-0886-7

Scientific Consulting (Ed.) (1986-). Handbuch der Datenbanken für Naturwissenschaft, Technik, Patente. Darmstadt (u.a): Hoppenstedt.
ISSN: 0936-1375 ; ISBN 3-930647-00-1

Abkürzungsverzeichnis

ABDA:	Arzneibüro der Bundesvereinigung deutscher Apothekerverbände
AAAS:	American Association for the Advancement of Science
APA :	American Psychological Association
ARPANET:	Advanced Research Projects Agency Network
BIOLIS:	Biologische Literatur-Information Senckenberg
BRS:	Bibliographic Retrieval Services
CAI:	Computer Aided Instruction
CAS:	Chemical Abstracts Service
CBC:	Core Biomedical Collection
CCL:	Common Command Language
CCML:	Comprehensive Core Medical Library (Vorläufer der CBC)
CCoD:	Current Contents on Diskette
CITE:	Current Information Transfer in English
CSA:	Cambridge Scientific Abstracts
DBI:	Deutsches Bibliotheksinstitut
DIMDI:	Deutsches Institut für Medizinische Dokumentation und Information
DMC:	DIALOG Medical Connection
DSO:	DataStar Online
EJO:	Electronic Journals Online

EMBASE:	Excerpta Medica DataBASE
ESA:	European Space Agency
FIZ:	Fachinformationszentrum
GENMED:	General Medical Library
GRIPS:	General Relational Information Processing System
GUI:	Graphical User Interface
HSDB:	Hazardous Substances Data Bank
HSTAT:	Health Services Technology Assessment Text
IBM:	International Business Machines
ICD:	International Statistical Classification of Diseases and Related Health Problems
INSERM:	Institut Nationale de la Sante et de la Recherche medicale
ISI:	Institute for Scientific Information
ISSN:	International Standard Serial Number
IVS:	Informationsvermittlungsstelle
JICST:	Japan Information Center for Science and Technology
KR:	Knight Ridder
LAN:	Local Area Network
LISK:	Literatur Informations Service für die Krankenpflege und das Gesundheitswesen
MDC:	Mead Data Central
MEDLARS:	Medical Literature Analysis and Retrieval System
MEDLINE:	MEDlars on-LINE
MeSH:	Medical Subject Headings
MSDN:	Microbial Strain Data Network Services
NASA:	US National Aeronautic and Space Administration
NLM:	National Library of Medicine
NTIS:	National Information Service
OCLC:	Online Computer Library Center, früher Ohio College Library Center
OJCCT:	Online Journal of Current Clinical Trials
OPAC:	Online Public Access Catalogue
ORBIT:	Online Retrieval of Bibliographic Information Time-Shared
PAD:	Packet Assembler/Disassembler
PDQ:	Physician Data Query
RECON:	REmote CONsole
RTECS:	Registry of Toxic Effects of Chemical Substances
SDC:	System Development Corporation
SPIRS:	SilverPlatter Information Retrieval System
STAIRS:	Storage and Information Retrieval System
STN:	Scientific and Technical Information Network
SUNY:	State University of New York
TOXNET:	TOXicology data NETwork
UMI:	University Microfilms International
UMLS:	Unified Medical Language System
WAN:	Wide Area Network

WWW: World Wide Web
VAN: Value-added Network
ZPID: Zentralstelle für Psychologische Information und Dokumentation

Literaturverzeichnis

Das Literaturverzeichnis enthält auch Internet-Quellen. Da sich diese sowohl hinsichtlich ihres Inhalts als auch ihrer Adresse erfahrungsgemäß sehr schnell ändern können, ist in Klammern das Datum des Ausdrucks angefügt.

Adams, S. (1972). The Way of the Innovator: Notes toward a prehistory of MEDLARS. Bulletin of the Medical Library Association, 60, (4), 523-533.

AEZT. Unter http://www.krinfo.ch/krinfo/products/datastar/sheets/AEZT.HTM (31.10.97).

ARIES, Ihr Datenbankspezialist: Products / Medizinische und psychologische Datenbanken. Unter http://www.kfinder.de/products/medpsydatenbank/index.html (11.01.98).

Arntz, B. (1997). EMBASE 1997. Unter http://www.dimdi.de/germ/newsgerm/newsd.html (01.06.97).

Asche, W. (1993). BIOSIS-Datenbankportrait. Cogito (6), 24.

Baker, C.A. (1984). COLLEAGUE: a comprehensive online medical library for the end user. Medical Reference Services Quarterly 3, (4), 13-26.

Basisinformationen zum MeSH. Unter http://www.dimdi.de/klassi/mesh/basmesh.htm (12.07.97).

Benaud, C.-L. & Bordeianu, S. (1993). OCLC's FirstSearch: a reference tool still evolving. Reference Services Review 21, (2), 7-16.

BfArM – AMIS. Unter http://www.dimdi.de/germ/hostg/aj29ger.html (31.10.97).

BGI-Pressedienste. Unter http://www.dimdi.de/germ/hostg/bp80ger.html (18.10.97).

Bosch, V. M. & Hancock-Beaulieu, M. (1995). CDROM user interface evaluation: the appropriateness of GUIs. Online & CD-ROM Review. 19, (5), 255-270.

Broering, N.C. (1985). The MiniMedline system: A library-based end-user search system. Bulletin of the Medical Library Association, 73, (2), 138-145.

Brunelle, B.S. (1989). Comprehensive Core Medical Library: the physician's data base?. In C. Nixon & L. Padgett (Eds.). National Online Meeting. Proceedings 1989, New York, 9-11 May 1989. (S. 71-73). Medford, New Jersey: Learned Information.

Cazan, C.C. (1993). Qualitätskontrolle großer bibliographischer Datenbanken am Beispiel EMBASE und BIOSIS nebst vier Statements zur aktuellen Diskussion. In W. Neubauer (Hrsg.) Deutscher Dokumentartag 1993. Qualität und Information. Friedrich-Schiller-Universität Jena, 28. bis 30. September 1993. (S. 223-230). Frankfurt a.M.: Deutsche Gesellschaft für Dokumentation.

Cimino, J.J. (1995). Vocabulary and Health Care Information Technology: State of the Art. Journal of the America Society for Information Science 46, (10), 777-782.

Core Biomedical Collection. Unter http://www.ovid.com/dochome/cbc/cbc1man.html (16.09.96).

Courtois, M.P. & Matthews, J.A. (1993). Tips for searching the ISI citation indexes for personnel decisions. Database 16, (3), 60-67.

Delozier, E.P. (1995). Health Services Technology Assessment Text (HSTAT). Medical Reference Services Quarterly. 14, (3), 39-43.

DIALOG MEDLINE FILES 154, 155. Unter http://www.krinfo.com/dialog/databases/netscape1.1/bl0154.html (31.10.97).

Document Delivery (DD). Unter http://www.adonis.nl/DDES.htm (12.07.97).

Dolan, D.R. (1983). Offlines. Database 6, (4), 101-104.

Doszkocz, T.E. (1983). From research to application: the CITE natural language information retrieval system. In G. Salton & H.J. Schneider (Eds.). Research and development in information retrieval. (S. 38-50). New York (u.a.): Springer.

Erichsen, N. (1998). Literatur ein wichtiger Katalysator zur Weiterentwicklung in der Pflege. http://medweb.uni-muenster.de/agmb/96/erich.htm (13.02.1998).

Erleichterter Zugang zu MEDLINE. Unter http://www.dimdi.de/germ/nlm.html (31.10.97).

Eysenbach, G. (1994). Computer-Manual für Mediziner und Biowissenschaftler. – München (u.a.): Urban & Schwarzenberg.

FirstSearch Databases. Unter http://www.oclc.org/oclc/man/6928fsdb/6928toc.htm (03.11.96).

Fishman, D.L.; Stone, V.L. & DiPaula, B.A. (1996). Where should the pharmacy researcher look first? Comparing International Pharmaceutical Abstracts and MEDLINE. Bulletin of the Medical Library Association 84, (3), 402-408.

Gale Directory of Online Databases (1997). Volume 1: Online Databases; Volume 2: CD-ROM, Diskette, Magnetic Tape, Handheld, Batch Access Database Products. July 1997. Detroit (u.a.): Gale

General Medical Library (GENMED). Unter http://www.lexis-nexis.com/lncc/sources/libcont/genmed.html (16.09.96).

Glöckner-Rist, A. (1993). Suchfragen im Information Retrieval: Eine empirische Untersuchung zum Rechercheverhalten von Informationsvermittlern und Endnutzern. Konstanz: Univ.-Verl.

Gretz, M., Schmitt, R.-D. & Thomas, M. (1995). EMBASE bleibt EMBASE – bei jedem Host? Ein Vergleich der Datenbank bei den Hosts DATA-STAR, DIALOG, DIMDI und STN. In W. Neubauer (Hrsg.) Deutscher Dokumentartag 1995. Zukunft durch Informationen. Fachhochschule Potsdam, 26. bis 28. September 1995. (S. 525-544). Frankfurt a.M.: Deutsche Gesellschaft für Dokumentation.

Hanson, T. & Cox, J. (1993). A comparative review of two diskette-based current awareness services: Current Contents on Diskette and Reference Update. Database 16, (6), 73-81.

Harman, D. (1992). User-friendly systems instead of user friendly front-ends. Journal of the American Society for Information Science 43, (2), 164-174.

Hartley, R.J., Keen, E.M., Large, J.A. & Tedd, L.A. (Hrsg.) (1992). Online Searching: Principles & Practice. London: Bowker Saur.

Hepworth, J. (1992). Developing information handling skills for end users. In C.J. Armstrong & R.J. Hartley (Eds.) Database 2000. state of the art conference 1992. Oxford: Learned Information.

Herholdt, A. (1993). EMBASE in the nineties: new methods of database production and exploitation. The Electronic Library 11, (4/5), 253-258.

Herrmann, H.J. & Weigel, U. (1995). Wissen aus der „digitalen Dose"? Anmerkungen zur sozialwissenschaftlichen Datenbankwelt und zum Internet. Nachrichten für Dokumentation, 46, 139-156.

Hermann, S. (1997). BfArM – AMIS – Öffentlicher Teil. Unter http://www.dimdi.de/germ/newsgerm/newsd.html (01.06.97).

Hunter, J.A. (1991). MEDLINE on BRS, DATA-STAR and DIALOG – does it make a difference?. Database 14, (1), 43-50.

Informationsvermittlung 1988 (1989). Berlin: Deutsches Bibliotheksinstitut, IuD-Kommission.

INTOX. Unter http://www.dimdi.de/germ/hostg/gi00ger.html (18.10.97).

Kaltenborn, K.-F. (1991a). Endnutzerrecherchen in der CD-ROM-Datenbank Medline. Teil 1: Evaluations- und Benutzerforschung über Nutzungscharakteristika, Bewertung der Rechercheergebnisse und künftige Informationsgewinnung. Nachrichten für Dokumentation 42, (2), 107-114.

Kaltenborn, K.-F. (1991b). Endnutzerrecherchen in der CD-ROM-Datenbank Medline. Teil 2: Evaluations- und Benutzerforschung über Recherchequalität und Nutzer-Computer/Datenbank-Interaktion. Nachrichten für Dokumentation 42, (3), 177-190.

Kaplan, R. (1985). Knowledge Index: A Review. Database 8, (4), 122-128.

Kennedy, B. (1993). Comparing menu systems for end-users: after dark, knowledge index, and first search. Online 17, (4), 52-58.

Ketchell, D. & Redalje, S.J. (1988). End-user searching in science, technology, and health. In M. Kesselman & S.B. Watstein (Eds.), End-User Searching: Services and Providers (S. 126-150). Chicago (u.a.): American Library Association.

Keyhani, A. (1993). The Online Journal of Current Clinical Trials: An innovation in electronic journal publishing. Database 16, (1), 14-23.

Kind, J. (1997). Online-Dienste. In M. Buder, W. Rehfeld, T. Seeger & D. Strauch (Hrsg.), Grundlagen der praktischen Information und Dokumentation. Ein Handbuch zur Einführung in die praktische Informationsarbeit. 4., völlig neu gefaßte Aufl. (S. 280-317). München (u.a.): K.G. Saur.

Kingsland, L.C., Harbourt, A.M. & Schuyler, P.L. (1993). Coach: applying UMLS Knowledge Sources in an expert searcher environment. Bulletin of the Medical Library Association 81, (2), 178-183.

Kravits, R.A. Rios (1987). MEDIS: a user's perspective. Medical Reference Services Quarterly 6, (1), 1-26.

Lancaster, F.W. (1994). Searching databases on CD-ROM: comparison of the results of end-user searching with results from two modes of searching by skilled intermediaries. RQ 33, (3), 370-386).

Lawler, B. (1994). Expansion: Zum Datenbankportrait „BIOSIS Previews", cogito 6/93. Cogito (3), 61.

Lehmler, W. (1990). CD-ROM: Endnutzerrecherchen in Literaturdatenbanken. Endbericht eines Projekts an der Bibliothek der Universität Konstanz. Berlin : Deutsches Bibliotheksinstitut.

LEXIS-NEXIS Background. Unter http://www.lexis-nexis.com/lncc/aubout/background.html (12.07.97).

Li, T. (1985). An introduction to online searching. Westport: Greenwood Press.

Lindberg D.A.B., Siegel, E.R., Rapp, B.A., Wallingford, K.T. & Wilson, S.R. (1993). Use of MEDLINE by physicians for clinical problem solving. Journal of the American Medical Association 269, 3124-3129.

Lux, U. (1995). Erfahrungen mit dem Einsatz von ADONIS in der Bibliothek eines Pharmaunternehmens. In M. Reich (Hrsg.), Spezialbibliotheken auf dem Weg zur virtuellen Bibliothek? 25. Arbeits- und Fortbildungstagung der ASpB/Sektion 5 im DBV, Hamburg 21. bis 25. März 1995 (S. 163-174). Karlsruhe: ASpB/Sektion 5 im DBV.

Marcus, R.S. & Reintjes, J.F. (1981). A translating computer interface for end-user operation of heterogeneous retrieval systems. Part I: design. Part II: evaluations. Journal of the American Society for Information Science 32, (4), 287-317.

MEDIKAT. Unter http://www.dimdi.de/germ/hostg/mk77ger.html (31.10.97).

Medizinische Datenbanken (1998). Unter http://hub.ib.hu-berlin.de/~is/medizin.htm

MEDLINE: Software Interfaces. Unter http://www.sils.umich.edu/~nscher...ine/MedlineInterfaces.html (28.08.96).

MVOC – MEDLINE Vocabulary. Unter http://www.krinfo.ch/krinfo/products/datastar/sheets/MVOC.HTM (12.07.97).

Myers, G. (1993). Electronic health information services: a review. The Electronic Library 11, (4/5), 283-28.

Nash, S. (1988). End-User Services Available from BRS. In M. Kesselman & S.B. Watstein (Eds.), End-User Searching: Services and Providers (S. 48-60). Chicago: American Library Association.

Neubauer, W., Horn, R. & Gailer, U. (1992). Medizin: Informationsbeschaffung und -verarbeitung. Linnich: cm-Verlag.

NLM Databases. Unter http://www.nlm.nih.gov/databases/databases.html (29.07.96).

NLM MEDLARS & TOXNET Systems. Unter http://www.nlm.nih.gov/publications/factsheets/SystemReinvent/ html (29.07.96).

OCLC Electronic Journals Online. Unter http://jake.prod.oclc.org:3050/html/ejo_demo.htm (12.07.97).

Öffentlich-rechtliche Informationsvermittlungsstellen. Unter http://www.dimdi.de/germ/linklist/ivs1.htm (18.10.97).

Palmer, R.C. (1987). Online Reference and Information Retrieval. Littleton: Libraries Unlimited.

Paster, A. (1992). Biological Abstracts: a comparison of search options. Database 15, (6), 74-80.

Patentstatistik. Unter http://www.patent-inf.tu-ilmenau...zentrum/guide/restatis.html #smart. (29.07.96).

Physicians' Home Page: Medical CD-ROMs for Sale. Unter http://php2.silverplatter.com/physicians/products.htm (15.09.96).

Pizer, I.H. (1984). Looking backward, 1984-1959: twenty-five years of library automation – A personal view. Bulletin of the Medical Library Association 71, (4), 335-348.

Pollitt, A.S. (1987). CANSEARCH: an expert systems approach to document retrieval. Information Processing and Management 23, (2), 119-138.

Pollitt, A.S. (1989). MenUSE for medicine: end-user browsing and searching of MEDLINE via the MeSH thesaurus. International Forum on Information and Documentation 13, (4), 11-17.

PRISMA: die elektronische Zeitung mit aktuellen Informationen für Kunden. Unter http://195.125.191.194/lars/html/ger/prisma/carelit.htm (25.02.98).

Privatwirtschaftliche Informationsvermittlungsstellen. Unter http://www.dimdi.de/germ/linklist/ivs1.htm (18.10.97).

Rowley, J. (1994). The controlled versus natural indexing language debate revised: a perspective on information retrieval practice and research. Journal of Information Science 20, (2), 108-119.

RTECS: STN Database Summary Sheet. Unter http://www.th-darmstadt.de/ze/online/stn-info/ONLINE/DBSS/rtec sss.html (18.10.97).

Schoonbert, D. (1996). SPIRS, WinSPIRS, and OVID: a comparison of three MEDLINE-on-CD-ROM interfaces. Bulletin of the Medical Library Association. 84, (1), 63-70.

Schwarz-Kaske, R. (1993). Entwicklung und Marketing: Informationen für die Pharmaindustrie. Cogito (6), S. 21-23.

Scientific Consulting Dr. Schulte-Hillen GmbH BDU (1996). Lieferbare CD-ROMs 1996.

Sievert, M.C., McKinin, E.J. & Johnson, E.D. (1995). Full-Text Databases in Medicine. Journal of the American Society for Information Science 46, (10), 748-754.

Smeaton, A.F. & Harman, D. (1997). The TREC experiments and their impact on europe. Journal of Information Science 23, (2), 169-174.

Snow, B. (1991a). EMBASE update for the pharmaceutical searcher. Database 14, (6), 93-96.

Snow, B. (1991b). Health Periodicals Database: A closer look. Database 14, (1), 84-89.

Snow, B. (1991c). TOXLINE search tips. Database 14, (4), 100-105.

Snow, B. (1994). Biomedical database developments in 1994. Database 17, (6), 97-100.

Staab, M. (1991). Literaturüberwachungsdienste auf Diskette: Ein Vergleich aus der Pharma-Industrie. In W. Neubauer & K.-H. Meier (Hrsg.). 13. Frühjahrstagung der Online-Benutzergruppe in der DGD. Frankfurt a.M., 23. bis 25. April 1991. Proceedings (S. 324-337). Frankfurt a.M.: Deutsche Gesellschaft für Dokumentation.

Stohn, C. (1997). Von der bibliographischen Recherche zum Volltext. Das Konzept ERL von SilverPlatter. ABI-Technik 17, (3), 243-251.

Talbot, M. (1993). It's a realtime world: Information online & on disc 93. The Australian Library Journal 42, (1), 21-27.

Tedd, L.A. (1995). The changing face of CD-ROM. Journal of Documentation 51, (2), 85-98.

Tilley, C.B. (1990). Medical databases and health information systems. Annual Review of Information Science and Technology 25, 313-382.

TOXLINE. Unter http:www.dimdi.de/germ/hostg/t165ger.html (08.03.97)

Tseng, G. (1992). Expert systems and online information retrieval. In A. Morris (Ed.), The Application of Expert Systems in Libraries and Information Centres.(S. 167-193). London: Bowker-Saur.

Umstätter, W. (1992). Nutzen der Indexierung bei Online-Datenbanken. In W. Neubauer & S. Plagemann (Hrsg.). 14. Online-Tagung der DGD. Frankfurt a.M., 27. bis 30. April 1992. Proceedings (S. 403-420). Frankfurt a.M.: Deutsche Gesellschaft für Dokumentation.

Van Camp, A.J. (1992). The many faces of PDQ, the cancer therapy database. Database 15, (2), 95-98.

Vickery, B.C. & Vickery, A. (1992). Information Science in theory and practice. Revised Ed. London (u.a.): Bowker-Saur.

Volltext Datenbanken auf CD-ROM. Unter http://www.kfinder.de/Ariessys/fulltext.html (23.02.98)

Walker, C.J., McKibbon, K.A., Haynes, R.B. & Ramsden, M.F. (1991). Problems encountered by clinical end users of MEDLINE and GRATEFUL MED. Bulletin of the Medical Library Association 79, (1), 67-69.

Watstein, S.B. (1988). End-user services available from DIALOG. In M. Kesselman & S.B. Watstein (Eds.) End-user searching: services and providers (S. 61-74). Chicago (u.a.): American Library Association.

White, H.S. (1992). Survey of Online Search Services: multidisciplinary services. Library Technology Reports 28, (2), 119-176.

Wildemuth, B.M. & Moore, M.E. (1995). End-user search behaviors and their relationship to search effectiveness. Bulletin of the Medical Library Association 83, (3), 294-304.

Williams, M.E. (1997). The state of databases today: 1996. In Gale Directory of Databases. Volume 1: Online Databases (S. XVII-XXIX). Detroit (u.a.): Gale Research.

Williams, M.E. & Smith, L.C. (1997). Science, technology and medicine (issue 9). Online & CD-ROM Review 21, (1), 15-24.

Wissmann, C. (1993). Techniques of data retrieval for scientometric research in the ISI citation indexes. Journal of Information Science 19, 363-376.

WorldCat. Unter http://www.fiz-karlsruhe.de/stn.html (18.10.97).

CHRISTIAN WISSMANN

Online- und CD-ROM-Patentdatenbanken in der Medizin[1]

1. Historische Entwicklung der Patentinformation

Vom Beginn der Patentgesetzgebung im 15. Jahrhundert an ist mit der Gewährung des Schutzrechts auch immer die Pflicht des Erfinders verbunden, den Inhalt seiner Erfindung offenzulegen, so daß die Öffentlichkeit die Patentdokumente als Informationsquelle nutzen kann. Schon in der Bezeichnung „Patent", abgeleitet von „littera patens" („offener Brief" des Landesherrn mit Beschreibung oder zumindest kurzer Umschreibung des Erfindungsgegenstandes) drückt sich diese Informationsfunktion aus. Das Patent als staatlich gewährtes zeitlich begrenztes Recht des Erfinders auf die alleinige wirtschaftliche Nutzung seiner Erfindung hat sich seit der Renaissance aus der Privilegiengewährung des Landesherrn entwickelt. Das erste Patentgesetz stammt von 1474 in Venedig, es folgen England 1632, die USA 1790 und Frankreich 1791. In Deutschland folgte auf Gesetze einzelner Länder (Preußen 1815, Bayern 1825, Sachsen 1853) 1877 das erste deutsche Patentgesetz, dessen Grundsätze bis heute gelten. Internationale Übereinkommen datieren bis 1883 zurück. Seit 1978 ist es möglich, mit einer einzigen Anmeldung beim Europäischen Patentamt in München einen jeweils nationalen Patentschutz in 18 europäischen Staaten zu erhalten. Seit 1978 ist es ebenfalls möglich, mit einer einzigen internationalen Anmeldung bei der *World Intellectual Property Organization* (WIPO) in Genf Schutz in z.Z. nahezu 80 Staaten zu beantragen, die Patenterteilung erfolgt jedoch weiterhin jeweils national.

Patente werden bis heute auf dem Medium Papier veröffentlicht, erschlossen durch Namens- und Sachregister. Seit den 60er Jahren werden zusätzlich Rollfilm und Mikrofilmlochkarte eingesetzt, das Medium CD-ROM wird für die deutschen Patentdokumente seit 1989 verwendet und die mit den Daten des

[1] In diesem Beitrag wird die Bedeutung von Online- und CD-ROM-Patentdatenbanken als Informationsquelle für Medizin und Gesundheitswesen behandelt. Da medizinrelevante Online- und CD-ROM-Datenbanken in dem Beitrag von Schwarz und Umstätter (in diesem Band) dargestellt werden, wird im folgenden nur auf die Besonderheiten von Patentdatenbanken im Vergleich zu fachspezifischen Datenbanken eingegangen.

Deutschen Patentamtes hergestellte Online-Patentdatenbank PATDPA existiert seit 1986.

Zu den im ersten IuD Programm der Bundesregierung 1975 (IuD-Programm, 1975) geforderten 20 Fachinformationszentren (FIZ) gehörte auch ein FIZ Patente, das wie einige andere FIZ nicht realisiert wurde. Seine Funktionen werden vom Deutschen Patentamt in München und vom FIZ Karlsruhe bzw. dem mit dem FIZ verbundenen Host STN wahrgenommen. Deutsche und internationale Patentdatenbanken werden von diesem Host angeboten, sie weisen Patentdokumente überwiegend ab Ende der 60er Jahre nach.

2. *Gewerbliche Schutzrechte und ihre Bedeutung in der Medizin*

Zu den gewerblichen Schutzrechten gehören außer Patenten (Schutz einer technischen Erfindung) und Gebrauchsmuster (sogenanntes „kleines Patent") auch Geschmacksmuster (Schutz des Designs) und Marken (Schutz von Firmennamen oder Handelsnamen, frühere Bezeichnung Warenzeichen). Für das Thema des Informationstransfers in der Medizin sind nur Patente und Gebrauchsmuster[2] relevant, ungeachtet des hohen kommerziellen Wertes des Markenschutzes, der den des Patentschutzes weit übersteigen kann.

Der Patentschutz für eine Erfindung entsteht, anders als im Urheberrecht, nicht bereits mit der Schöpfung eines Werkes, sondern erst durch die Erteilung durch eine nationale bzw. europäische Behörde. Die Bedingungen für die Erteilung eines Patentes sind im deutschen Patentgesetz (PatG) bzw. Europäischen Patentübereinkommen (EPÜ) (Schulte, 1994) geregelt. Ein Patent sichert dem Inhaber die alleinige Verwertung der Erfindung in dem Land bzw. in den Ländern, für die das Patent erteilt ist. Die Benutzung der Erfindung für private und nicht gewerbliche Zwecke ist jedoch frei. Der Patentschutz erlischt spätestens 20 Jahre nach der Anmeldung (eine maximal fünfjährige zusätzliche Verlängerung für Arzneimittel ist unter bestimmten Bedingungen möglich) oder auch früher, wenn der Inhaber keine Jahresgebühren an das Patentamt mehr bezahlt. Die durchschnittliche Lebensdauer der deutschen Patente lag 1995 bei ca. 13 Jahren.

Patentierbar sind Erfindungen, die neu sind, auf einer erfinderischen Tätig-

[2] Die formalen und juristischen Unterschiede zwischen Patent und Gebrauchsmuster sind für ihre Funktion als Quelle technischer Information nicht relevant und werden deshalb im folgenden vernachlässigt; in den meisten „Patentdatenbanken" sind auch Gebrauchsmuster verzeichnet. Ebenfalls wird im folgenden nicht zwischen Patentdokumenten unterschiedlicher Veröffentlichungsstufen, die den Fortgang des Patenterteilungsverfahrens widerspiegeln (z.B. in Deutschland „Offenlegungsschrift" und „Patentschrift"), unterschieden.

keit beruhen (mit deutlichem erfinderischen Schritt, nicht nur handwerkliche oder konstruktive Verbesserung) und gewerblich anwendbar sind (§ 1 PatG). Die Neuheit definiert sich gegenüber dem Stand der Technik, der alle Kenntnisse, die schriftlich, mündlich oder durch Benutzung der Öffentlichkeit irgendwo auf der Welt und irgendwann zugänglich gemacht worden sind, umfaßt. Dabei gelten jedoch z.B. Gespräche unter Fachkollegen, Doktoranden-Kolloquien, soweit diese nur einem begrenzten Personenkreis zugänglich, d.h. nicht öffentlich sind, firmeninterne Rundschreiben und die Versendung von Preprints, bei der stillschweigend von einer Verschwiegenheit der Empfänger ausgegangen werden kann, nicht als neuheitsschädlich für eine Patentanmeldung. Diplom- und Doktorarbeiten sind dagegen neuheitsschädlich, auch wenn nur ein einziges Exemplar als Manuskript oder Typoskript in einer Bibliothek ausliegt. Explizit ausgeschlossen vom Patentschutz sind Entdeckungen, wissenschaftliche Theorien, mathematische Methoden, ästhetische Formschöpfungen, Pläne für gedankliche und geschäftliche Tätigkeiten, für Spiele sowie Computerprogramme als solche (§ 1 PatG). Computerprogramme können jedoch durch das Urheberrecht geschützt sein. Für Software in Verbindung mit technischen Erfindungen wird die Patenterteilungspraxis zunehmend großzügiger. Patente werden nicht erteilt für Erfindungen, die gegen die öffentliche Ordnung oder die guten Sitten verstoßen und für Pflanzensorten oder Tierarten sowie für im wesentlichen biologische Verfahren zur Züchtung von Pflanzen und Tieren (für Pflanzensorten existiert ein extra Sortenschutzgesetz). Patentierbar sind dagegen mikrobiologische Verfahren und die damit gewonnenen Erzeugnisse (§ 2 PatG). Für den Bereich Medizin besonders relevant ist § 5 PatG, der deswegen hier wörtlich wiedergegeben ist.

„§ 5 gewerbliche Anwendbarkeit, Heilverfahren
(1) Eine Erfindung gilt als gewerblich anwendbar, wenn ihr Gegenstand auf irgendeinem gewerblichen Gebiet einschließlich der Landwirtschaft hergestellt oder benutzt werden kann. (2) Verfahren zur chirurgischen oder therapeutischen Behandlung des menschlichen oder tierischen Körpers und Diagnostizierverfahren, die am menschlichen oder tierischen Körper vorgenommen werden, gelten nicht als gewerblich anwendbare Erfindungen im Sinne des Absatzes 1. Dies gilt nicht für Erzeugnisse, insbesondere Stoffe oder Stoffgemische, zur Anwendung in einem der vorstehend genannten Verfahren."

Chirurgische Verfahren, Diagnose- und Therapieverfahren sowie Impfverfahren sind also nicht patentfähig, wenn sie im Zusammenhang mit Krankheiten oder Linderung von Leiden stehen. Dagegen sind z.B. (kleine Auswahl von Fällen, die dem Bundespatentgericht zur Entscheidung vorlagen) Verfahren zur Verhütung bzw. Unterbrechung von Schwangerschaften, kosmetische Behandlung, Autopsieverfahren, Verfahren zur Erhöhung der Milchproduktion von Rindern und Diagnoseverfahren, die neben therapeutischen auch nicht-therapeutischen Zwecken dienen können (z.B. Diagnoseverfahren für Eignungsprüfungen) patentfähig. Auf jeden Fall sind Arzneimittel (wie jeder andere chemische Stoff) und Instrumente zur Durchführung chirurgischer und therapeutischer Verfahren, außerdem Prothesen, künstliche Organe, Hör- und Sehhilfen prinzipiell patentfähig.

Die Einschränkungen in der Patentierbarkeit medizinischer Verfahren soll für den behandelnden Arzt die freie Wahl des Therapieverfahrens garantieren, unbehindert durch evtl. monopolistische Preise. Ein Mißbrauch des Patentschutzes könnte allerdings auch durch eine „staatliche Benutzungsanordnung" (§ 13 PatG) verhindert werden, die die Benutzung der Erfindung auch gegen den Willen des Patentinhabers im Interesse der öffentlichen Wohlfahrt oder im Interesse der Sicherheit der Bundesrepublik Deutschland erlaubt. Die generelle Frage, ob der Patentschutz die technische Entwicklung eher fördert (finanzielle Anreize für den Erfinder, Zwang zur detaillierten Offenlegung der Erfindung in der Patentschrift) oder eher behindert (Monopolisierung und Kommerzialisierung von Wissen), wird zur Zeit nur eingeengt auf das Gebiet der Gentechnik kontrovers diskutiert und kann hier nicht beantwortet werden[3]. Für den Informationstransfer dagegen sind die mit dem Patentschutz verbundenen Regelungen zur Publizitätspflicht auf jeden Fall vorteilhaft.

3. *Patente als Informationsquelle*

Wie weiter oben beschrieben, ist die Patenterteilung, auch im Fachgebiet Medizin, im wesentlichen auf technische Bereiche eingeschränkt, Informationen aus den Patentschriften können also überwiegend auch nur für den technischen Bereich gewonnen werden. Abgesehen von dieser Einschränkung ergeben sich aus den Besonderheiten der Patentinformation im Vergleich zu sonstigen Quellen wissenschaftlicher Information vor allem folgende wesentliche Vorteile für die Informationsgewinnung.

- Die deutschen und europäischen Patentdokumente sind vollständig, die der wichtigsten Industrienationen zumindest in Auswahl (zum Teil aber auch bis ins 17. Jahrhundert zurückreichend) in den Auslegehallen des Deutschen Patentamtes in München und Berlin sowie in über 20 Patentinformationszentren in Deutschland vorrätig und einzusehen.

[3] Die entsprechende Frage, ob der Patentschutz die Wirtschaft eines Staates eher fördert oder durch Monopolisierungen wirtschaftlichen Wettbewerb eher behindert, ist in einem Report, der die relevante Literatur zu diesem Thema kritisch würdigt, untersucht worden (Audretsch, 1993).

- Patentdokumente sind von hoher Aktualität; wegen des Gebotes der Neuheit der Erfindung wird der Erfinder versuchen, möglichst frühzeitig (früher als die Konkurrenz) anzumelden. Der Inhalt eines Patentes darf vom Anmelder auch erst nach der Patentanmeldung publiziert werden.
- Der Inhalt vieler Patente erscheint überhaupt nur als Patentdokument und nicht in weiteren Veröffentlichungen.
- Patentdokumente haben einen hohen Anteil an informationstragenden technischen Zeichnungen.
- Das Layout von Patentschriften und die inhaltliche Gliederung sind international standardisiert.
- Elektronische Datenformate für die Faksimileerfassung und die Retrievaloberfläche der Patentdokumente im Medium CD-ROM sind quasi standardisiert.
- Es existiert eine einheitliche inhaltliche Erschließung der Patentdokumente durch die Internationale Patentklassifikation (IPC) (s. Kap. „Retrieval").
- Zitierungsanalysen sind auch bei Patentdokumenten möglich (s. Kap. „Retrieval").

4. Typologie von Patentdatenbanken

4.1 Online, CD-ROM und Internet als Medien für Patentdatenbanken

Als Medien für Patentdatenbanken stehen z.Z. Online, CD-ROM und Internet zur Verfügung. Zur Gewinnung des in Patentschriften niedergelegten Wissens dienen aber auch heute noch überwiegend die sachlich geordneten Patentschriftensammlungen in Papier, wie sie z.B. in den öffentlich zugänglichen Auslegehallen des Deutschen Patentamtes in München und Berlin aufgestellt sind. In München sind in dieser Form über 11 Mio. Schriften aus 8 Ländern, in Berlin über 17 Mio. Schriften mit einem jährlichen Zuwachs von über 350.000 Schriften aus 17 Ländern vorrätig. Wesentliche Vorteile dieser Papiersammlungen sind die ergonomisch günstige Benutzungsmöglichkeit (keine Bildschirmarbeit, schnelles Durchblättern einer Patentschrift, schneller Vergleich z.B. der Zeichnungen verschiedener Patentschriften) und der z.T. bis 1877 zurückreichende Veröffentlichungszeitraum. Wesentlicher Nachteil der Sammlungen in Papier ist die nur eindimensionale Zugriffsmöglichkeit (die Aufstellungsordnung der Schriften erfolgt nach der Internationalen Patentklassifikation). Wie alle Datenbanken auf elektronischen Medien haben auch Patentdatenbanken auf den Medien Online, CD-ROM und Internet dagegen die großen Vorteile der mehrdimensionalen formalen und inhaltlichen Suchmöglichkeiten; für die Patentämter bzw. Patentinformationszentren ergibt sich außerdem der Vorteil einer erheblichen Platzersparnis.

Auf dem Medium *CD-ROM* erfolgen seit Ende der 80erJahre die Veröffentlichungen der Patentdokumente fast aller Patentämter (s. Kap. „Die Datenbanken" und Tab. 1). Wegen des gesetzlichen Erfordernisses der aktuellen Information der Öffentlichkeit (und auch wegen der z.T. kurzen Einspruchsfristen im Patenterteilungsverfahren) haben diese CD-ROM Veröffentlichungen ein kurzes Erscheinungsintervall; meist erscheinen sie wöchentlich.

Online-Datenbanken mit Patentinformation (s. Kap. „Die Datenbanken" und Tab. 1) gibt es seit Mitte der 80er Jahre. Sie erschließen deutsche und internationale Patentdokumente, die ab Ende der 60er Jahre erschienen sind. Die Datenbanken liegen auf den Hosts Deutsches Patentamt, STN, FIZ Technik, DIALOG und Questel-Orbit auf.

Seit kurzem bietet auch das *Internet* Zugang zu Patentdatenbanken (Internetadressen s. Anhang „Adressen"). Im Bereich Patentinformation sind im Internet (Höhne & Ludwig, 1996) bisher überwiegend Selbstdarstellungen von Patentämtern, Patentinformationszentren und Datenbankanbietern enthalten, zum Teil mit der Möglichkeit, Patentschriften kostenpflichtig zu bestellen. In den USA hätte der „Freedom of Information Act" dem amerikanischen Patentamt auch die kostenlose Übertragung von US-Patentschriften erlaubt; das Herunterladen von kompletten Schriften, 1995 kurzzeitig kostenlos, ist inzwischen jedoch wieder kostenpflichtig. Über den IBM-Patentserver dagegen ist z.Z. eine kostenlose Übertragung von US-Patentschriften möglich. Die im Internet kostenlos recherchierbaren Patentdatenbanken haben eine eingeschränkte Suchmöglichkeit in den bibliographischen Daten und auch eine eingeschränkte Retrospektivität. Ein umfassendes Angebot dagegen bietet der kostenpflichtige Internetdienst STN Easy, der u.a. die wichtigsten Patentdatenbanken des Hosts STN anbietet. Aber auch STN Easy ist nur als zusätzliches Angebot für Endnutzer konzipiert, nicht als Alternative zu den Online- oder CD-ROM-Datenbanken, die die vielfältigen Informationen, die Patentdokumente enthalten, vollständig verfügbar machen (Williams & Ebe, 1997).

Das Internetangebot im Patentbereich ist m.E. vorwiegend danach ausgerichtet, neue Nutzerschichten zu erschließen, um sie als Kunden für die schon existierenden Online-Datenbanken oder Dokumentenliefersysteme zu gewinnen. Bisher werden im Internet also mehr Informationsbedürfnisse geweckt als befriedigt.

4.2 Bibliographische, Fakten- und Faksimile -/Volltextpatentdatenbanken

Patentdatenbanken können nach der Art des Nachweises von Patentschriften in bibliographische und Faksimiledatenbanken unterschieden werden. *Bibliographische Patentdatenbanken* repräsentieren in etwa die Titelseite einer Patentschrift. Neben den Angaben wie Titel, Erfinder, Patentanmelder, Anmeldedatum, Patentnummer bzw. Aktenzeichen sind auch inhaltserschließende Angaben, wie die Notation der Patentklassifikation und ein Abstract, enthalten. Zusätzlich können weitere inhaltserschließende Angaben (Schlagwörter, Deskriptoren, Hauptanspruch des Patents) enthalten sein. Da technische Zeichnungen eine wesentliche Information der Patentschriften darstellen, ist die wichtigste Zeichnung einer Patentschrift auch auf der Titelseite der Schrift abgebildet. Diese Zeichnungen sind auch in einigen bibliographischen Patentdatenbanken integriert (z.B. PATDPA, Derwent World Patents Index) oder in zusätzlichen Image CD-ROMs (z.B. CD-ROM-Datenbank PATOS) gespeichert.

Patentschriften enthalten neben den den technisch-wissenschaftlichen Informationsgehalt ausmachenden Daten auch solche Informationen, die für den Schutzrechtsgehalt von Patenten relevant sind. Einige dieser sog. Rechtsstandsdaten sind auch auf der Titelseite der Patentschrift verzeichnet. Die Rechtsstandsdaten ändern sich mit dem Fortgang des Patenterteilungsverfahrens und auch noch in dem Zeitraum nach der Patenterteilung (z.B. Umschreibung des Patents auf einen neuen Anmelder, Lizenzvergabe, Einspruch von Dritten gegen die Patentanmeldung, Erlöschen des Patents). Die Rechtsstandsdaten sind in eigenen *Faktendatenbanken*, für Deutschland in der sog. Patentrolle des Deutschen Patentamtes, wöchentlich aktualisiert online für die Öffentlichkeit zugänglich. Sie werden aber auch in den bibliographischen Patentdatenbanken fortgeschrieben.

So sind also die sog. bibliographischen Patentdatenbanken in der Regel eine Kombination aus bibliographischen, Image- und Faktendatenbanken. Sie werden vorwiegend für umfassende Sachrecherchen und für Namensrecherchen (Recherche nach Patentanmelder und Erfinder) genutzt.

Faksimilepatentdatenbanken enthalten die gesamte gescannte Patentschrift als Faksimile (d.h. als nur anzeigbares Bild) und zusätzlich eine Reihe recherchierbarer bibliographischer Angaben. Diese Faksimiledatenbanken werden vor allem auf dem Medium CD-ROM produziert.[4] In jüngster Zeit werden zunehmend zusätzlich zu den Faksimilebildern und zusätzlich zu den bibliographischen Angaben auch die recherchierbaren Volltexte von Patentschriften aufgenommen (z.B. in einigen DEPAROM-Serien des Deutschen Patentamtes seit 1996). Der hohe Speicherplatzbedarf für Faksimiledaten (ca. 50 kB/Druck-

[4] Anlaß für die Herstellung von Faksimile CD-ROMs war, daß Anfang der 90er Jahre die großen Patentämter begonnen haben, ihren internationalen Patentschriftenaustausch aus Kostengründen (Kostenreduzierung nicht nur bei der Herstellung, sondern auch beim Versand) vom Medium Papier und Filmlochkarte auf CD-ROM umzustellen. Die Nutzung dieser CD-ROM-Datenbanken als Informationsmittel für die Öffentlichkeit ist dabei eher ein Nebeneffekt der patentamtsinternen Nutzung.

seite) ergibt eine Speichermöglichkeit von nur ca. 500 Patentschriften pro CD-Platte herkömmlicher Technik. Deshalb wird für die Jahresproduktion eines Patentamtes eine große Anzahl von CD-Platten benötigt (für Deutschland 147 Platten im Jahr 1996).

Faksimiledatenbanken auf CD-ROM eignen sich deshalb nicht so gut wie bibliographische Patentdatenbanken (online oder auf CD-ROM) für umfassende Recherchen. Die in kurzen Intervallen, meist wöchentlich, erscheinenden Faksimile-CD-ROM-Datenbanken werden dagegen vorwiegend für die regelmäßigen Profilrecherchen und für das Ausdrucken einzelner Patentschriften genutzt.

Zu dem Typ einer *Dictionarydatenbank* gehört die CD-ROM-Version der Internationalen Patentklassifikation (IPC-CLASS, s. Kap. „Die Datenbanken").

5. *Die Datenbanken*

Patente sind nicht nur in Patentdatenbanken, sondern auch in einigen Fachdatenbanken nachgewiesen. Z.B. sind in den Chemical Abstracts ca. 17 % der über 12 Mio. nachgewiesenen Dokumente Patente; MEDLINE und EMBASE enthalten dagegen keine Nachweise von Patenten und im *Science Citation Index* sind Patente zwar nicht als Quelle, aber als Referenzen enthalten. Fachdatenbanken decken ein bestimmtes Fachgebiet ab und speisen sich aus vielen verschiedenen Quellen; Patentdatenbanken decken den gesamten Bereich der Technik und Naturwissenschaften ab, haben aber nur eine Quelle, nämlich die patentamtlichen Veröffentlichungen. Patentdatenbanken sind also nicht fachorientiert, sondern quellenorientiert.

Wesentliche Kriterien für Patentdatenbanken sind die Retrospektivität, die geographische Abdeckung (ein oder mehrere Patentämter bzw. Patentorganisationen als Quelle), die Art des Nachweises der Patentschriften (Faksimile bzw. Volltext und/oder bibliographische Daten) und das Medium (Online bzw. CD-ROM).

Im folgenden werden die wichtigsten Patentdatenbanken beschrieben, eine Auflistung mit Kurzbeschreibungen dieser und weiterer Patentdatenbanken liefert Tabelle 1.

Die bibliographischen Online-Datenbanken PATDPA und PATDD mit den Daten des Deutschen Patentamtes (DPA) liegen beim Host STN auf. *PATDPA* weist die beim Deutschen Patentamt angemeldeten Patente seit 1968 nach und enthält außerdem die Nachweise von Patentdokumenten des Europäischen Patentamtes und der *World Intellectual Property Organization* (WIPO), sofern sie Schutzwirkung für Deutschland beanspruchen. Die Datenbank enthält z.Z. ca. 2.9 Mio. Dokumente und 270.000 Patentgraphiken. Ein Beispielpatentdokument und seine Verzeichnung in PATDPA sind in Abbildung 2 bzw. 3 gegeben. In *PATDD* sind die Patentdokumente der ehemaligen DDR seit 1981 erfaßt. Die DDR-Patente gelten seit dem 3.10.1990 auch in der Bundesrepublik Deutschland, falls der Patentinhaber oder sein Rechtsnachfolger sie aufrechterhalten hat. PATDD enthält ca. 119.000 Dokumente.

Die bibliographische Datenbank *PATOS* des Bertelsmann/Wila-Verlages weist ebenfalls deutsche Patentdokumente nach. In ihrer CD-ROM-Version ist sie in 3 Scheiben aufgeteilt: 2 CDs mit den bibliographischen Daten 1980-1990 und 1991 ff und 1 Image-CD. In ihrer Online-Version auf dem Host STN gibt es zusätzlich zu der der CD-ROM entsprechenden Datenbank PATOS-DE die Datenbanken PATOSEP und PATOSWO, die auch die europäischen bzw. internationalen Anmeldungen nachweisen.

Seit Anfang 1998 wird die bibliographische Patentdatenbank *GLOBALPAT* angeboten. Sie ist die für die Öffentlichkeit produzierte CD-ROM-Version der nur den Mitarbeitern des Europäischen Patentamtes zugänglichen Online-Inhouse-Datenbank First Page. GLOBALPAT enhält die Informationen der Titelseiten der Veröffentlichungen der Patentämter von Deutschland, Schweiz, Frankreich, Großbritannien, USA, des Europäischen Patentamtes und der WIPO. Dabei sind die Patentdokumente, die von verschiedenen Patentämtern stammen, aber zu einer einzigen Erfindung gehören (entstanden durch Nachanmeldungen einer Erstanmeldung, sog. Patentfamilie) nur einmal, und zwar mit einer englischsprachigen Anmeldung, vertreten. Der retrospektive Bestand (1971-1996) ist klassifikatorisch eingeteilt, ab 1997 fortlaufend erscheinen die Veröffentlichungen in numerischer Ordnung in monatlichen Intervallen.

Die geographisch umfassendste Patentdatenbank ist die bibliographische Online-Datenbank *INPADOC/EPIDOS (International Patent Documentation Center/European Patent Information and Documentation Systems)* mit 25.9 Mio. Patenten aus 64 Ländern seit 1968. Sie wird heute herausgegeben von der Dienststelle Wien des Europäischen Patentamtes und dient vorwiegend zum Auffinden von zu einer Patentfamilie gehörenden Schriften.

Die Firma Derwent in London ist spezialisiert auf Patentinformationsdienste. Sie gibt die bibliographischen Online-Patentdatenbanken *WPINDEX (Derwent World Patents Index)* mit 7.9 Mio. Patenten und 2.5 Mio. Patentgraphiken aus 42 Ländern seit 1963 und *DPCI (Derwent Patents Citation Index)* mit 2.7 Mio. zitierenden und ca. 15 Mio. zitierten Patenten aus 16 zitierenden Patentämtern heraus. Die Recherchemöglichkeiten des DPCI entsprechen denen des *Science Citation Index.*

Faksimile-CD-ROM-Patentdatenbanken mit den laufend erscheinenden Patentdokumenten der Patentämter gibt es inzwischen für fast alle europäischen

Länder (*DEPAROM* für Deutschland und die vom Europäischen Patentamt herausgegebenen *ESPACE*-Serien für 14 europäische Länder bzw. Patentorganisationen) und für die wichtigsten außereuropäischen Industrienationen, insbesondere die USA und Japan. Das Erscheinungsintervall ist meistens wöchentlich. Die große Zahl wöchentlich neu erscheinender Dokumente, z.B. im Deutschen Patentamt fast 2000/Woche, machen die Produktion von mehreren CD-Platten einer Serie pro Woche erforderlich. Das US-amerikanische, Britische und Europäische Patentamt sowie die WIPO haben außerdem retrospektiv ihren Dokumentenbestand ab Mitte der siebziger Jahre auf CD veröffentlicht. Der Gesamtbestand der zur Zeit verfügbaren Faksimile-CD-ROMs mit Patentdokumenten weltweit liegt bei mehr als 4000 Platten. Kumulierende Index-CD-ROM-Datenbanken erschließen die Faksimile-CD-ROMs mit einer Konkordanz von Patentnummer und Faksimile-CD-Nummer (z.B. DEPAROM-KOMPAKT, ESPACE-ACCESS).

Eine Besonderheit stellt die Faksimile-CD-ROM-Patentdatenbank *DEPAROM-CLASS* des Deutschen Patentamtes, herausgegeben von der Bundesdruckerei Berlin, dar. Während die anderen Faksimile-CD-ROM-Patentdatenbanken die Patentdokumente in numerischer Folge bzw. in der Folge des Erscheinungsdatums verzeichnen, sind die Patentdokumente der DEPAROM-CLASS klassifikatorisch vorsortiert und erscheinen in verschiedenen Teilausgaben. DEPAROM-CLASS reicht bis 1995 zurück und enthält die Patentanmeldungen des Deutschen Patentamtes, des Europäischen Patentamtes und die internationalen Anmeldungen. Zur Herstellung von DEPAROM-CLASS werden ca. alle 3 Monate die Inhalte der CD-Datenbanken DEPAROM, ESPACE-EP und ESPACE-WO zusammengespielt, anhand der internationalen Patentklassifikation sortiert und in 46 Teilausgaben herausgegeben. DEPAROM-CLASS vereinfacht somit die sachliche Recherche in Faksimile-Patentdatenbanken erheblich (Stillger, 1995; Stillger & Wißmann, 1995).

Bisher existieren nur drei Online-Volltextdatenbanken: *USPATFULL* mit 2.1 Mio. US-amerikanischen Patentdokumenten seit 1971, *European Patents Fulltext* mit ca. 800.000 Patentschriften des Europäischen Patentamtes (EPA) seit 1978 auf dem Host Dialog und *EUROPATFULL* mit ca. 40.000 Patentschriften des EPA seit 1996 auf dem Host STN.

IPC-CLASS ist die CD-ROM-Version der Internationalen Patentklassifikation (s. Kap. „Retrieval"), herausgegeben von der WIPO. Sie enthält alle 6 Auflagen der Klassifikation in mehreren Sprachen, Konkordanzlisten zwischen den verschiedenen Auflagen und ein Stich- und Schlagwörterverzeichnis.

Datenbank	Datenbanktyp; Inhalt	Host/Anbieter
China Patent Application/Specification	Faksimile-CD; China	Chines. Patentamt
COSMOS	Faksimile-CD; Frankreich	Französ. Patentamt
DEPAROM-Serien	Faksimile-CD; Deutschland	DPA, Bundesdruckerei
DEPAROM-CLASS	Faksimile-CD, klassifikatorisch sortierte Teilausgaben; Deutschland, EPA, WIPO	DPA, Bundesdruckerei
DEPAROM-Kompakt	bibliograph. CD; Index für DEPAROM	DPA, Bundesdruckerei
DD-PAT select	Faksimile-CD; ca. 4.000 ausgewählte Patente der ehem. DDR	T.IN.A (Technologie- u. Innovationsagentur) Brandenburg
DPCI (Derwent Patents Citation Index)	Online, bibliographisch; multinational	STN, Internet (STN Easy), Dialog
DPINFO	Online-Faktendatenbank; Schutzrechtsauskunftssystem, Deutschland	DPA
ESPACE-Serien	Faksimile-CD; 14 europ. Länder	EPA
ESPACE-Access	bibliographische CD; Index für ESPACE-EP	EPA
EUROPATFULL	Online, Volltext; EPA	STN
European Patents Fulltext	Online, Volltext; EPA	Dialog
IFI bzw. Claims	Online, bibliographisch; US	STN, Dialog, Questel-Orbit
INPADOC/EPIDOS	Online, bibliographisch; multinational, Patentfamilien	STN, Internet (STN Easy), Dialog, Questel-Orbit
IPC-CLASS	Dictionary-CD; Internat. Patentklassifikation	WIPO
JOPAL	bibliograph. CD; Nachweise von Aufsätzen aus über 130 techn.-wiss. Zeitschr. (Journal of patent associated literature)	WIPO
JPO	Faksimile-CD; Japan	Japan. Patentamt
PATDD	Online, bibliographisch; ehem. DDR	STN
PATDPA	Online, bibliographisch; Deutschland, EPA, WIPO	STN, Internet (STN Easy)
Patent Abstracts of Japan	bibliograph. CD; Japan	Japan. Patentamt
Patent Images	Faksimile-CD; US	Micropatent
Patenty Rossii	Faksimile-CD; Rußland, engl. Abstracts	Russ. Patentamt
PATOS	bibliograph. CD; Deutschland	Bertelsmann
PATOSDE	Online, bibliograph.; Deutschland	STN/Bertelsmann
PATOSEP	Online, bibliograph.; EPA	STN/Bertelsmann
PATOSWO	Online, bibliograph.; WIPO	STN/Bertelsmann
Tech-line	Fakten-CD; US Firmenprofile anhand von Patenten u. Patentzitierungen	Bertelsmann
USA-Pat	Faksimile-CD; US	US-Patentamt
USPATFULL	Online, Volltext; US	STN, Internet (STN Easy)
WPINDEX	Online, bibliograph.; multinational	STN, Internet (STN Easy), Dialog, Questel-Orbit

Tabelle 1: Patentdatenbanken (Auswahl)

6. *Retrieval in Patentdatenbanken*

In diesem Kapitel werden einige besondere Aspekte des Retrievals in Patentdatenbanken behandelt: die Recherche mit der Internationalen Patentklassifikation, Probleme bei der Freitextsuche, Zitierungsanalysen und Recherchen in Patentfamilien- und in Faksimiledatenbanken.

Im Bereich Medizin und Naturwissenschaften existieren seit dem vorigen Jhd. fortlaufend erscheinende Bibliographien (z.B. Index Medicus seit 1879), die überwiegend Zeitschriftenaufsätze nachweisen und seit den 1960er Jahren als bibliographische Datenbanken weitergeführt werden. Für Patente dagegen war immer die originale Schrift, in klassifikatorisch geordneten Sammlungen abgelegt, die hauptsächliche Informationsquelle. Zur inhaltlichen Erschließung von Patentschriften wurden also von den herausgebenden Patentämtern seit ihrer Gründung im 19. Jhd. jeweils nationale Patentklassifikationen entwickelt. Seit 1968 existiert die weltweit verbreitete *Internationale Patentklassifikation* (IPC) (Internationale Patentklassifikation, 1994), die die jeweils nationalen Klassifikationen abgelöst bzw. ergänzt hat. Sie wird von der WIPO *(World Intellectual Property Organization)* herausgegeben und auch alle 5 Jahre aktualisiert. Die IPC-Notationen (evtl. auch Mehrfachauszeichnung der Dokumente zur Kennzeichnung weiterer inhaltlicher Aspekte einer Patentschrift) werden von den technischen Mitarbeitern der Patentämter, die die Anmeldung inhaltlich prüfen, vergeben. Diese IPC-Notationen sind Ordnungskriterien für die Aufstellung der Patentschriftensammlungen (in Papier) in den Patentämtern und in den Patentinformationszentren und ebenfalls wichtigstes Suchkriterium für die Datenbankrecherche.

In der IPC wird die gesamte Technik in mindestens 5 Hierarchiestufen (Sektion, Klasse, Unterklasse, Gruppe, Untergruppe und evtl. noch weitere hierarchische Stufen) in über 60.000 Gebiete eingeteilt. Trotz dieser extrem feinen Einteilung entfallen im Mittel jedoch mehr als 300 Dokumente der im Deutschen Patentamt gesammelten insgesamt ca. 20 Mio. Dokumente auf jede IPC-Untergruppe.

Zur IPC gehört auch ein alphabetisches Stich- und Schlagwörterverzeichnis. Suchwörter in diesem Verzeichnis sind nicht nur die Stichwörter aus den Benennungen der Klassifikationseinheiten, sondern auch Schlagwörter aus der technischen Umgangssprache. Im Gegensatz zum MeSH (Medical Subject Headings; Schwarz & Umstätter, in diesem Band), der ein (auch) klassifikatorisch geordneter Thesaurus von Schlagwörtern (Deskriptoren) ist, sind bei der IPC die Benennungen der Klassifikationseinheiten keine Deskriptoren, sondern nur Umschreibungen des Klassifikationsinhalts (s. Abb. 1). Bei der Datenbankrecherche sind auch nur die Klassifikationssymbole (Buchstaben-/Zahlenkombinationen) suchbar. Im Gegensatz zum MeSH, der polyhierarchisch aufgebaut ist (ein Deskriptor kann an mehreren Stellen im Thesaurus auftreten), ist die IPC streng monohierarchisch. Diese Hierarchie drückt sich leider nicht konsequent in den Klassifikationssymbolen aus. Auf der Ebene der Untergruppen ist die Hierarchie nur an den der Beschreibung der Untergruppen vorangestellten Punkten (sog. Einpunkt-, Zweipunkt-, Dreipunktgruppen etc.) eindeutig erkennbar. So ist z.B. einerseits erwartungsgemäß A61B5/021 (Messen des Druckes im Herzen) der Gruppe A61B5/0215 (durch Mittel, die in den Körper eingeführt werden) übergeordnet. Wie Abb. 1 zeigt, ist andererseits A61B6/02 der Gruppe A61B6/03 übergeordnet; aufgrund der Klassifikationssymbole hätte man hier auch eine Nebenordnung erwarten können. Für die Datenbankrecherche bedeutet das, daß für Rechtstrunkierungen der IPC-Symbole (entspricht der DOWN-Suche im MeSH) auf der Ebene der Untergruppen die genaue Kenntnis der IPC nötig ist.

Ein die Medizin betreffender Ausschnitt aus der IPC ist in Abbildung 1 gegeben, ein Beispielpatentdokument aus der entsprechenden IPC-Untergruppe und seine Verzeichnung in der Datenbank PATDPA werden in Abbildung 2 bzw. Abbildung 3 gezeigt.

Sektion	A	Täglicher Lebensbedarf
Klasse	A61	Medizin, Tiermedizin, Hygiene
Unterklasse	A61B	Diagnostik, Chirurgie
Hauptgruppe	A61B 6/00	Einrichtungen zur Strahlendiagnose
Untergruppe	6/02	.Vorrichtungen für aufeinanderfolgende Diagnosestellung in versch. Ebenen; stereoskopische Strahlendiagnose (stereoskop. Photographie G03B 35/00)
	6/03	. . Computer-Tomographie (Echo-Tomographie 8/14; Digitalrechner für medizin. oder biolog. Zwecke G06 F17/00, 19/00)

Abbildung 1: Ausschnitt aus der Internationalen Patentklassifikation (Prinzipdarstellung)

Freitextrecherchen in Datenbanken (Suche mit Stichwörtern aus dem Titel und/oder dem Abstract, bei Volltextdatenbanken auch aus dem gesamten Text) sind, obwohl immer mit Problemen verbunden, nicht nur bei Anfängern eine gängige Suchmethode. Sie können als „quick and easy Recherchen“ oder auch als „quick and dirty Recherchen“ bezeichnet werden. Automatische Indexierungsverfahren, wie z.B. PASSAT[5] in der Datenbank PATDPA, erleichtern die

[5] PASSAT (= Programm zur automatischen Selektion von Stichwörtern aus Texten) führt Plural- und Genitivformen auf den Nominativ zurück und zerlegt Komposita.

(19) BUNDESREPUBLIK DEUTSCHLAND

DEUTSCHES PATENTAMT

(12) **Offenlegungsschrift**

(10) **DE 196 06 867 A 1**

(51) Int. Cl.[6]:
A 61 B 6/03

(21) Aktenzeichen: 196 06 867.3
(22) Anmeldetag: 23. 2. 96
(43) Offenlegungstag: 28. 8. 97

DE 196 06 867 A 1

(71) Anmelder:
Siemens AG, 80333 München, DE

(72) Erfinder:
Hell, Erich, Dr., 91054 Erlangen, DE; Schardt, Peter, Dr., 91341 Röttenbach, DE

(56) Entgegenhaltungen:

US	50 22 060
US	50 14 293

Prüfungsantrag gem. § 44 PatG ist gestellt

(54) Röntgen-Computertomograph

(57) Es soll ein Computertomograph geschaffen werden, der in der Aufnahmeposition des Patienten einen freien Zugang des Arztes zu diesem für Interventionen ermöglicht. Es ist eine offene Ringröntgenröhre (5) vorgesehen. Das sie aufnehmende Gehäuse (1) weist eine seitliche Öffnung (2) auf, die mit der Öffnung der Ringröntgenröhre (5) fluchtet. Der Detektor (9) wird synchron mit dem Brennfleck des Röntgenstrahlenbündels innerhalb der Ringröntgenröhre (5) verstellt. Er kann aber auch während der Drehung des Röntgenstrahlenbündels ortsfest und hierzu als Teilring ausgebildet sein (4. Generation).

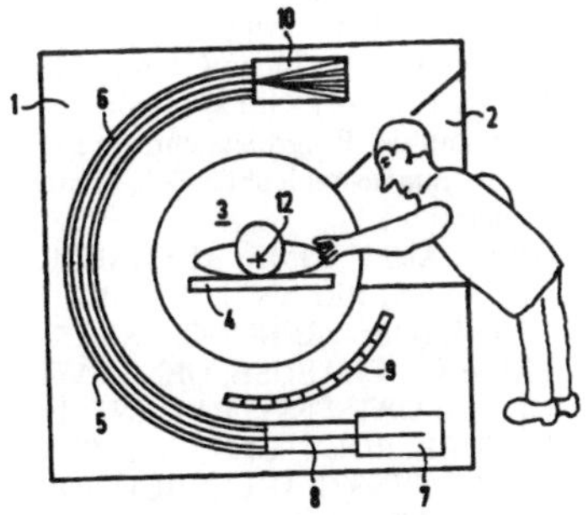

DE 196 06 867 A 1

Die folgenden Angaben sind den vom Anmelder eingereichten Unterlagen entnommen

BUNDESDRUCKEREI 07. 97 702 035/291 6/22

Abbildung 2: Patentdokument: Titelblatt mit bibliographischen Daten, Rechtsstandsdaten, Abstract und Zeichnung

AN	97(35):5282 PATDPA ED 970828 EW 9735
SN	DE19606867.3 UP 970828
TI	(A1) Roentgen-Computertomograph
IN	
INC	Hell, Erich 'Dr.' (*DE 91054 Erlangen)
	Schardt, Peter 'Dr.' (*DE 91341 Roettenbach)
PA	
PAC	Siemens AG (*DE 80333 Muenchen)
PAN	3710807 DE
PAT	(CORP) Juristische Person
EXF	35 Hochfrequenz- und Messtechnik, Heilbehandlung, Signalwesen
SO	Patentblatt 117 (1997) Heft 35, DE A1 Offenl.-Schrift, 1. Veroeff.
	Textseiten 5; Blattzahl 6; Zeichnungsseiten 5; Filmlochkarten 2
DT	P
LA	German
NTE	960223: ADP (22) Anmeldetag d. DE-Patentanm.
	970828: AO (43) Offenlegungstag der DE-Anmeldung (OS)
	970828: EX (43) Pruefungsantrag gestellt
NTL	970828: EX (43) Pruefungsantrag gestellt
	970828: AO (43) Offenlegungstag der DE-Anmeldung (OS)
PIT	OS DE Offenlegungsschrift, 1. Veroeff.
PI	DE 19606867 A1 970828 AO (10) 1.Publ./ DE-Schrift
AI	DE 96-19606867A 960223 ADP (22) DE-Patentanmeldung
PRAI	DE 96-19606867A 960223 IA (32) Nation. Erstanmeldung
FI	
FIA	DE 96-19606867A 960223 ADP (22) DE19606867
FIP	DE 19606867 A1 970828 AO (43) DE-Offenlegung
RE	
REP	US 5022060 A SRP (56) Aus nation. Pruefungsverf.
	US 5014293 A SRP (56) Aus nation. Pruefungsverf.
IC	
ICM	(ID4) A61B006-03 (511) IPC-Hauptklasse
AB	(A1) Es soll ein Computertomograph geschaffen werden, der in der Aufnahmeposition des Patienten einen freien Zugang des Arztes zu diesem fuer Interventionen ermoeglicht. Es ist eine offene Ringroentgenroehre (5) vorgesehen. Das sie aufnehmende Gehaeuse (1) weist eine seitliche Oeffnung (2) auf, die mit der Oeffnung der Ringroentgenroehre (5) fluchtet. Der Detektor (9) wird synchron mit dem Brennfleck des Roentgenstrahlenbuendels innerhalb der Ringroentgenroehre (5) verstellt. Er kann aber auch waehrend der Drehung des Roentgenstrahlenbuendels ortsfest und hierzu als Teilring ausgebildet sein (4. Generation).
PST	ARZT; AUFNAHME; AUFNAHMEPOSITION; AUFNEHMEN; AUSBILDEN; BRENNEN; BRENNFLECK; BUENDEL; COMPUTER; COMPUTERTOMOGRAPH; DETEKTOR; DREHUNG; ERMOEGLICHEN; FLECK; FLUCHEN; FLUCHTEN; FREI; FREIEN; GEHAEUSE; GENERATION; INTERVENTION; OEFFNEN; OEFFNUNG; OFFEN; ORTSFEST; PATIENT; POSITION; RING; RINGROENTGENROEHRE; ROEHRE; ROENTGEN; ROENTGENROEHRE; ROENTGENSTRAHL; ROENTGENSTRAHLENBUENDEL; SCHAFFEN; SEITLICH; STRAHL; STRAHLEN; SYNCHRON; TEIL; TEILRING; TOMOGRAPH; VERSTELLEN; VERSTELLUNG; VORSEHEN; WEISEN; WEIST; ZUGANG
FA	INC; PAC; PAN; EXF; AB; REP; GI; PAS; PAT

Abbildung 3: Patentdatenbank PATDPA: Dokumentennachweis mit bibliographischen Daten, Rechtsstandsdaten, Abstract und PAS-SAT-Begriffen (Patentdokument aus Abb. 2)

Recherche. Die Probleme für die Freitextsuche, die durch Synonyme und spezielle Autorensprachgewohnheiten und auch durch Schreibfehler verursacht werden, könnten jedoch nur durch ein intellektuell kontrolliertes Vokabular (Deskriptoren) vollständig gelöst werden. In Patentdatenbanken kann darüberhinaus das Bemühen des Patentanmelders, mit seiner Erfindung eine möglichst umfassende technische Problemlösung abzudecken und sich schützen zu lassen, zur Verwendung unspezifischer Bezeichnungen führen. So gibt es Patentschriften mit Titeln wie „Medizinisches Gerät“ oder „Verfahren zum Betrieb eines medizinischen Geräts“, die auch im Abstract nicht erkennen lassen, daß es sich um einen kippbaren Patiententisch für die Röntgendiagnostik handelt. Der Inhalt erschließt sich in diesen Fällen erst aus der Zeichnung und dem vollständigen Text. Zum Erzielen eines hohen *recalls* sollten Freitextrecherchen in Patentdatenbanken deshalb mit klassifikatorischen Recherchen verbunden werden.

Verbesserte Suchmöglichkeiten bietet hier die Patentdatenbank von Derwent, der World Patents Index, in der anstelle des Anmelderabstracts ein vom Datenbankhersteller formulierter, aussagekräftiger Abstract enthalten ist und auch der Patentschriftentitel ggf. durch weitere Begriffe ergänzt ist.

Wie auch wissenschaftliche Literatur enthalten Patentschriften Literaturangaben. Zusätzlich zu den vom Anmelder angegebenen Referenzen zum Stand der Technik ermittelt der Prüfer des Patentamtes die für die Beurteilung der Anmeldung relevanten Druckschriften. Außerdem können in einem Einspruchsverfahren von Dritten solche Referenzen, die der Patenterteilung entgegenstehen könnten („Entgegenhaltungen“), benannt werden. Zitiert werden überwiegend Patente, seltener Nichtpatentliteratur. Diese Referenzen sind zum Teil in den Patentdatenbanken (z.B. auch in PATDPA) mit erfaßt und recherchierbar. Zusätzlich existiert eine dem „Science Citation Index“ entsprechende Patentdatenbank „Derwent Patents Citation Index“. Referenzen können für die Sachrecherche genutzt werden. Sie erlauben aber auch interessante Fragen nach Zusammenhängen von wissenschaftlichen Entwicklungen oder auch nach wirtschaftlichen Zusammenhängen der die Patente anmeldenden Firmen. So läßt sich durch *Zitierungsanalysen* aus den referentiellen Verbindungen zwischen wissenschaftlicher Zeitschriftenliteratur und Patentliteratur der Grad der Wissenschaftlichkeit durch den Patentindikator „Science Linkage“ (Tech-line-CD, 1994) oder durch einen Faktor „Science-on-Patent Influence“ (Schramm, 1995; Schramm & Bartkowski, 1996) beschreiben. Aus dem Alter der Zitate (Zeitabstand zum zitierenden Patent) läßt sich die Dynamik von wissenschaftlichen Entwicklungen erkennen, aus dem Anteil von Selbstzitaten (die anmeldende Firma zitiert vorwiegend eigene Patente) kann auf die relativen Stärken der Patentposition der Firma geschlossen werden und häufig zitierte Patente gelten als Basispatente von hohem wissenschaftlichen und wirtschaftlichen Wert. Zitierungsanalysen können auch die Sprach- bzw. geographischen Barrieren für den Informationstransfer aufdecken. So ergab eine Zitierungsanalyse in der Datenbank *Derwent Patents Citation Index,* daß ca 90 % der Zitierungen in US-amerikanischen Patenten wiederum US-Patente waren. Im Deutschen Patentamt betrug dieser Anteil an Selbstzitierungen ca. 50 % (Harvey, 1996).

Um einen international wirksamen Schutz zu erhalten, können Patentanmelder nach der Erstanmeldung in einem Land, meist das Heimatland des Anmelders, die gleiche Erfindung in mehreren Ländern nachanmelden. Die dabei veröffentlichten Patentschriften können zu sog. *Patentfamilien* zusammengefaßt werden. Die Recherchen in Patentfamiliendatenbanken haben den Vorteil, daß auch Erfindungen in (für Europäer) entlegenen Sprachen wie Japanisch durch englischsprachige Familienmitglieder zugänglich sind.

Im Anschluß an jede Recherche in bibliographischen Datenbanken steht die Relevanzprüfung der nachgewiesenen Dokumente an Hand des Originals, d.h. das Heraussuchen der Patentschrift aus den Sammlungen oder das Ansehen bzw. Ausdrucken der Schriften von Faksimile-CDs. Da die *Faksimile-CD-Patentdatenbanken* ja auch die bibliographischen und einige inhaltserschließende Angaben suchbar enthalten, gibt es die Möglichkeit, anstelle zweistufiger Recherchen (bibliographische Datenbank/Faksimile-CD) einstufige Recherchen ausschließlich in Faksimile-CD-Patentdatenbanken durchzuführen. Problem hierbei ist, daß für umfassende retrospektive Recherchen z.Z. mehrere tausend CDs durchgesehen werden müssten. Neue technische Entwicklungen wie das MIMOSA-Format[6] oder high-density CD-ROM-Formate, die die Speicherkapazität der CDs erhöhen, können die Anzahl der notwendigen CD-ROM-Platten reduzieren. Ebenso erleichtern vernetzte Jukeboxen für die Faksimile-CD-ROMs, erschlossen durch einen Gesamtindex, (Installationen z.B. in den Patentinformationszentren Dortmund und Ilmenau) die Recherche in Faksimile-CDs. Die Faksimile-CD-Datenbank DEPAROM-CLASS vereinfacht die einstufige Recherche erheblich, weil die CDs in sachlich vorsortierten Teilausgaben erscheinen. Außerdem sind die Patentanmeldungen von drei Patentämtern bzw. Patentorganisationen (Deutsches und Europäisches Patentamt und WIPO), die ja sonst nur in verschiedenen CD-Serien erhältlich sind, in einer CD-Serie zusammengefaßt. Alle Teilausgaben der DEPAROM-CLASS sind auch jeweils einzeln und somit sehr kostengünstig zu erwerben. So sind alle Patentdokumente aus dem Bereich der Medizin auf nur 3 Teilaus-

[6] MIMOSA: Mixed Mode Standard Application, nur Zeichnungen sind in Faksimile abgespeichert, der Text im speicherplatzsparenden ASCII-Format; Softwareentwicklung des Europäischen Patentamtes in Zusammenarbeit mit dem japanischen und dem US-amerikanischen Patentamt.

gaben von insgesamt 46 veröffentlicht. Für eine Recherche nach medizinrelevanten Patentveröffentlichungen z.B. des Jahres 1996 müssen nur diese 3 Teilausgaben mit jeweils durchschnittlich 6 CD-Scheiben, d.h. nur 18 CDs anstelle mehrerer hundert CDs (die komplette Jahresproduktion der drei Patentämter bzw. Patentorganisationen) durchsucht werden.

Überwiegend werden Faksimile-CDs jedoch bisher nicht für einstufige Recherchen, sondern zum Ausdrucken einzelner Schriften und für regelmäßige Profil-Recherchen (SDI: *Selective Dissemination of Information*) genutzt, wozu sie wegen ihrer wöchentlichen Erscheinungsweise hervorragend geeignet sind. Für umfassende retrospektive Recherchen dienen weiterhin, neben der Recherche in den Patentschriftensammlungen in Papier, bibliographische Online- oder CD-ROM-Datenbanken.

7. *Zukünftige Entwicklung*

Die Entwicklung im Bereich Patentinformation ist gekennzeichnet durch die Suche nach EDV-gestützten Lösungen, die die bis heute noch in den Öffentlichkeitsbereichen von Patentämtern und in Patentinformationszentren klassifiziert aufgestellten Patentschriftensammlungen in Papier bzw. Filmlochkarte ersetzen können bzw. die die Informationsmöglichkeiten von Patentdatenbanken weiter verbessern können. Für bestimmte Recherchefragestellungen ist das auch schon gelungen. So sind für Profilrecherchen von Endnutzern die in kurzen Intervallen erscheinenden Faksimile-CD-ROM-Datenbanken bestens geeignet. Profildienste bieten auch neben dem Schriftenvertrieb des Deutschen Patentamtes u.a. die Bundesdruckerei und der Bertelsmann/Wila-Verlag an, wobei die recherchierten Dokumente wahlweise in Papier oder auch auf für den Kunden extra hergestellten CD-Rs (CD-Recordables) geliefert werden. Für Namensrecherchen (Recherche nach Patentanmelder und Erfinder) sind vorzugsweise bibliographische Datenbanken, online oder CD-ROM, geeignet. Statistische Analysen sind ausschließlich in Online-Datenbanken möglich. Sachrecherchen können optimal in Online-Datenbanken durchgeführt werden, wenn die Retrospektivität der Datenbank (i.A. bis Ende der 1960er Jahre) für die Fragestellung ausreicht. Ein vollständiger Ersatz für Patentschriftensammlungen in Papier jedoch sollen die großen EDV-gestützten Inhouse-Systeme des Europäischen Patentamtes, EPOQUE II (European Patent Office Query System) mit dem Dokumentenliefersystem BNS (BACON Numerical Service; BACON = backfile conversion), bzw. des Deutschen Patentamtes, DEPATIS (Deutsches Patentinformationssystem), werden. In beiden Systemen, z.Z. in der Erprobungsphase, sind jeweils bis zu 20 Mio. gescannte Patentdokumente im Faksimileformat vorrätig und über die bibliographischen Daten recherchierbar (Hartung, 1995). Das Inhouse-System DEPATIS soll in wenigen Jahren auch für die Öffentlichkeit, zumindest in den Auslegehallen des Deutschen Patentamtes in München und Berlin und in den Patentinformationszentren, zur Verfügung stehen und das Europäische Patentamt plant, noch im Jahr 1998 einen Teil seines Patentdatenbanksystems über das Internet recherchierbar anzubieten. M.E. werden die heute schon verfügbaren und in naher Zukunft erweiterten Internetangebote neue Nutzerschichten für die Patentinformation erschließen und mit dazu beitragen, die Bedeutung der vielfältigen Informationen, die in Patentschriften enthalten sind, einer breiteren Öffentlichkeit aus Wirtschaft und Wissenschaft bekanntzumachen.

Literaturverzeichnis

Audretsch, D. B. (1993). The competitive and technological effects of patents. A critical assessment of the relevant literature in industrial economics. (Discussion Paper FS IV 93 – 10). Berlin: Wissenschaftszentrum.

Hartung, V. (1995). Das Patentinformationssystem PATIS des Deutschen Patentamts. In: Deutscher Dokumentartag 1995. Proceedings (S. 159 – 169). Frankfurt: Deutsche Gesellschaft für Dokumentation.

Harvey, M. (1996). Patent office citation. Epidos News, (3), 7.

Höhne, M.; Ludwig, J. (1996). Patentinformation im Internet. In: 18. DGD Online-Tagung. Proceedings (S. 261 – 280). Frankfurt: Deutsche Gesellschaft für Dokumentation.

Internationale Patentklassifikation (1994). (6. Aufl.). München: Carl Heymanns Verlag.

IuD-Programm. Der Bundesminister für Forschung und Technologie (Hrsg.) (1975). Programm der Bundesregierung zur Förderung der Information und Dokumentation 1974-1977. Bonn.

Schramm, R. (1995). Patentinformation mittels Science Citation Index. In: 17. DGD Online-Tagung. Proceedings (S. 295 – 307). Frankfurt: Deutsche Gesellschaft für Dokumentation.

Schramm, R.; Bartkowski, A. (1996). Patentindikatoren zur Ermittlung von Kerninformationen. Nachrichten für Dokumentation, 47, 293 – 300.

Schulte, R. (1994). Patentgesetz mit Europäischem Patentübereinkommen. Kommentar auf der Grundlage der deutschen und europäischen Rechtsprechung. (5. Aufl.). München: Carl Heymanns Verlag (Heymanns Taschenkommentare zum gewerblichen Rechtsschutz).

Schwarz, I.; Umstätter, W. (in diesem Band). Medizinische Online-Dienste und CD-ROM-Datenbanken.

Stillger, J. (1995). Information Access to Electronic Image Files – The DEPAROM-CLASS Approach. In: 19th International Online Information Meeting. Proceedings (S. 197 – 207). London.

Stillger, J.; Wißmann, C. (1995). Entlastung von Netzwerken in Bibliotheken durch fachbezogene CD-Archive am Beispiel von DEPAROM-CLASS. In: Deutscher Dokumentartag 1995. Proceedings (S. 189 – 201). Frankfurt: Deutsche Gesellschaft für Dokumentation.

Tech-line-CD. Indicators of technological excellence. Manual including introduction to company evaluation using technology indicators (1994). München: Bertelsmann Informationsservice.

Williams, J.; Ebe, T. (1997). STN Easy. Point-and-click patent searching on the World Wide Web. World Patent Information, 19, 161-166.

Weiterführende Literatur und Informationsmittel

Cohausz, H. B. (1996). Info und Recherche. München: Wila-Verlag.

Fachwissen Patentinformation. Datenbanken strategisch genutzt (1989). Klaus Engelhardt (Bearb.). Essen: Klaes-Verlag.

Handbuch der Datenbanken für Naturwissenschaft, Technik, Patente (1997). Scientific Consulting Dr. Schulte-Hillen GmbH BDU (Hrsg.). Köln: infoware.

Handbuch lieferbarer CD-ROMs (1996). (4.Aufl.). Scientific Consulting Dr. Schulte-Hillen GmbH BDU (Hrsg.). Köln: infoware.

Leitfaden zu STN-Patentdatenbanken (1996). Karlsruhe: FIZ Karlsruhe.

Schmoch, U.; Koschatzky, K. (1991). Praktische Durchführung von Recherchen in Patentdatenbanken. Informationstechnik, 33, 259 – 262.

Schramm, R. (1997). Patentinformation. In Buder, M.; Rehfeld, W.; Seeger, T.; Strauch, D. (Hrsg.), Grundlagen der praktischen Information und Dokumentation (S. 518 – 534). (4. Aufl.). München: Saur.

Thomä, E.; Tribiahn, R. (1995). Entwicklungen bei Patentdatenbanken. Nachrichten für Dokumentation, 46, 331 – 340.

Wittmann, A. (1992). Grundlagen der Patentinformation und Patentdokumentation. Berlin: VDE-Verlag.

World Data Bases in Patents (1995). Armstrong, C.J. (ed.). London: Bowker-Saur.

Zimdars, J. (1995). Wie finde ich Patente. In Heidtmann, F.J. (Hrsg.), Wie finde ich Normen, Patente, Reports. Ein Wegweiser zu technisch-naturwissenschaftlicher Spezialliteratur (S. 87 – 185). (2. Aufl.). Berlin: Berlin-Verlag Arno Spitz.

Adressen

Deutsches Patentamt, Zweibrückenstr. 12, 80331 München, Tel. (089)2195-3402, Fax (089)2195-2221

Deutsches Patentamt, Dienststelle Berlin, Gitschiner Straße 97, 10969 Berlin, Tel. (030)25992-220, Fax (030)25992-404

Österreichisches Patentamt, Kohlmarkt 8-10, A-1014 Wien,
Tel. (+43)153424-0, Fax (+43)153424-535

Eidgenössisches Institut für geistiges Eigentum, Einsteinstr. 2, CH-3003 Bern, Tel. (+41)313252525, Fax (+41)313252526

Europäisches Patentamt, Dienststelle Wien (EPIDOS), Schottenfeldgasse 29, A-1072 Wien, Tel. (+43)152126-0, Fax (+43)152126-4192

World Intellectual Property Organization (WIPO), 34 Chemin des Colombettes, CH-1211 Geneve 20, Tel. (+41)227309111, Fax (+41)227335428

Adressen aller deutschen Patentinformationszentren: siehe Verzeichnis der Patentinformationszentren, Hrsg.: Deutsches Patentamt, 1997

Patentstelle Deutsche Forschung bei der Fraunhofer Gesellschaft, Leonrodstr. 68, 80636 München, *Beratung bei Patentierung und Vermarktung, finanzielle Förderung*

INSTI-Projektmanagement (INSTI = Innovationsstimulierung der deutschen Wirtschaft durch wissenschaftlich-technische Information): Institut der deutschen Wirtschaft Köln, Postfach 51 06 69, 50942 Köln, *Finanzielle Förderung bei der Nutzung von Patentinformation*

Anbieter von Patentdatenbanken:
Bertelsmann Informationsservice GmbH, Landsberger Straße 191 a, 80687 München

Bundesdruckerei GmbH, Elektronische Publikationen, Oranienstraße 91, 10958 Berlin

Derwent Publication Ltd, Derwent House, 14 Great Queen Street, London WC 2B, England

Micropatent, Ealing House, 33 Hanger Lane, London W 53 HW, England

Internet-Adressen:

Deutsches Patentamt: http://www.deutsches-patentamt.de

Bundesministerium für Bildung, Wissenschaft, Forschung und Technologie: http://www.patente.bmbf.de

Österreichisches Patentamt: http://www.at-patent.co.at/patent/

Schweizer Patentamt: http://www.ige.ch

Europäisches Patentamt: http://www.european-patent-office.org

WIPO: http://www.wipo.org

US Patentamt: http://www.uspto.gov

STN Easy: http://stneasy.fiz-karlsruhe.de

IBM Patentserver: http://www.ibm.com/patents/

weitere Adressen siehe Höhne & Ludwig (1996) und Schramm (1997)

JÖRG NITZSCHE

Medizinische Datenbanken aus Afrika, Asien und Lateinamerika

Die medizinische Literatur aus den Entwicklungsländern Afrikas, Asiens und Lateinamerikas ist in den großen medizinischen Datenbanken Embase, Index Medicus und Scisearch nur in geringem Umfang enthalten (Nitzsche, in diesem Band). Es fällt auch auf, daß von den 247 ausgewerteten Zeitschriften (siehe Liste in Anhang 1 am Ende dieses Artikels) 65 redundant erfaßt werden[1]. Im folgenden wird daher eine Übersicht über die Datenbanken gegeben, die medizinische Zeitschriften aus den Entwicklungsländern stärker berücksichtigen oder sich ausschließlich auf sie stützen.

Zunächst werden Datenbanken vorgestellt, die sich auf den Gesamtbereich Afrika, Asien und Lateinamerika beziehen (EXTRAMED, CAB Health), anschließend einige mit einem kontinentalen Bezug (African Index Medicus, Index Medicus Latino-Americano/LILACS, ARTEMISA).

I. Medizinische Datenbanken für den Gesamtbereich Dritte Welt

1. EXTRAMED

EXTRAMED bietet auf einer monatlich erscheinenden CD-ROM den Volltext (Text, Graphiken und Illustrationen) von 210 medizinischen Zeitschriften aus Afrika und Asien[2]. Die 210 Zeitschriften wurden ausgewählt durch die WHO Regionalbüros für das östliche Mittelmeer in Alexandria (Ägypten), für Afrika in Brazzaville (Kongo), für Südostasien in New Delhi (Indien) und für den westlichen Pazifik in Manila (Philippinen) unter dem Anspruch des „the best of the rest“ der nicht oder nur selektiv in den großen Datenbanken ausgewerteten Zeitschriften Afrikas und Asiens (siehe Liste der in EXTRAMED ausgewerteten Zeitschriften in Anhang 2 am Ende dieses Artikels).

Es sind renommierte Zeitschriften, deren Themenschwerpunkt im Bereich Tropenmedizin, Infektionskrankheiten, Traditionelle Medizin und Pharmazie

[1] Herrn Prof. Walther Umstätter vom Institut für Bibliothekswissenschaft der Humboldt-Universität zu Berlin danke ich für den Hinweis auf diesen Sachverhalt.

[2] Mit den Verlegern lateinamerikanischer medizinischer Zeitschriften werden bezüglich der Aufnahme in EXTRAMED im Augenblick noch Verhandlungen geführt.

sowie Öffentliches Gesundheitswesen liegt. Ein Viertel der Zeitschriften kommt aus Afrika, wobei 15 Länder vertreten sind und Ägypten mit 20 Titeln den ersten Platz einnimmt. Drei Viertel kommen aus dem asiatischen Raum, wobei 20 Länder repräsentiert sind und China mit 63 Titeln, Indien mit 21 Titeln und Pakistan mit 18 Titeln am stärksten vertreten sind; japanische Titel sind nicht aufgenommen. 49 Titel werden in Embase, 45 Titel im Index Medicus und fünf im Science Citation Index ausgewertet. Die für die überregionale medizinische Literaturversorgung zuständige Deutsche Zentralbibliothek für Medizin in Köln besitzt etwa ein Drittel von ihnen in gedruckter Form, überwiegend aus China und Indien. Damit enthält EXTRAMED 115 Titel, die weder in den drei großen medizinischen Datenbanken ausgewertet noch in Deutschland verfügbar sind.

Mit einem Abonnementspreis von US$ 3000 und einem daraus resultierenden Durchschnittspreis pro Zeitschrift von US$ 15 oder DM 22,50 ist das Abonnement der 200 Zeitschriften auf CD deutlich günstiger als in der gedruckten Form, da in EXTRAMED einige recht teure Zeitschriften enthalten sind: zum Beispiel das East African Medical Journal für US$ 375, das Egyptian Journal of Pharmaceutical Sciences für US$ 157 oder das Nigerian Medical Journal für US$ 275. Für Bezieher der gedruckten Ausgabe gibt es keine Rabatte. Der Abonnementspreis ist ein Endpreis, für den Ausdruck von Artikeln fallen keine weiteren Gebühren an.

Die WHO hat die Organisation der 200 Konsortiumsmitglieder und die Produktion der CD-ROM auf einer no cost/no benefit-Basis an die Londoner Firma Informania Limited[3] und Compact Information Limited in Oxford übertragen, die auch die ADONIS-CD herstellt (Schwarz & Umstätter, in diesem Band). Alle Kosten der Erfassung der Zeitschriften, die von den Verlegern direkt an Compact Information geschickt werden, der Produktion und des Vertriebs der CD werden von Informania getragen. Die Verlage zahlen keine Gebühren für die Teilnahme, liefern jedoch jeweils drei Exemplare eines Zeitschriftenheftes an das EXTRAMED-Projekt ab und bekommen im Gegenzug eine Honorarbeteiligung für jedes verkaufte EXTRAMED-Abonnement.

Minimalanforderungen an die EDV-Ausstattung sind ein 386er PC, eine 10 MB Festplatte, ein Arbeitsspeicher von 6 MB und Windows 3.1; eine Version für DOS und Apple ist in Vorbereitung.

Wie für ADONIS wird auch für EXTRAMED das Datenbanksystem Idealist benutzt, wobei EXTRAMED über zusätzliche Funktionen verfügt, die damit zusammenhängen, daß es nicht nur als Volltextinstrument, sondern auch

[3] Informania Limited ist auch mit der Durchführung von AGROM EXTRA, einer CD-ROM über Agrarwissenschaften der FAO, und von EXTRASCI, einer CD-ROM über Technik und Naturwissenschaften der UNESCO, beauftragt.

als bibliographische Datenbank konzipiert wurde[4]. Demgemäß sind die Suchmöglichkeiten sehr viel komfortabler als in ADONIS[5]. Die Suche in EXTRAMED kann in allen Feldern oder auch feldspezifisch durchgeführt werden, wobei die Booleschen Operatoren „und, oder, nicht" sowohl innerhalb einer Kategorie als auch feldübergreifend genutzt werden können. Trunkierung ist mit einem „?" möglich, nicht aber in string-Suchen. Jede Suche mit Treffern führt zu einer „overview hit list", aus der die interessierenden Artikel ausgesucht, angekreuzt und weiterverarbeitet werden können. Den gewünschten Artikel kann man am Bildschirm anschauen. Im Gegensatz zu ADONIS sind in etwa 80 % der Fälle abstracts verfügbar, der Suchbegriff ist gehighlightet. Die Qualität der Ausdrucke ist ähnlich gut wie bei ADONIS.

Informationen zu Philosophie und Politik von EXTRAMED sind erhältlich bei Christopher Zielinski, Director Health and Biomedical Information, WHO/EMRO, P.O. Box 1517, Alexandria 21511, Egypt oder per e-mail: zielinski@who.sci.eg. Informationen zu Bestellung und technischen Fragen sind erhältlich bei D.V. Trimmer, Informania Ltd., P.O. Box 1359, London W3 0ZU, England oder per e-mail: 100060.172@compuserve.com.

2. CAB HEALTH

CAB Health ist eine Literaturdatenbank mit dem Themenschwerpunkt Infektions- und Tropenkrankheiten sowie Epidemiologie und Öffentliches Gesundheitswesen (Alder & Gilman, 1995), die die alte Datenbank PHTM (Public Health and Tropical Medicine) des Bureau of Hygiene and Tropical Diseases in London und alle humanrelevanten Daten der CAB Abstracts zusammenfaßt (Scott, 1993).

CAB Health indexiert über 16.000 Zeitschriften aus mehr als 130 Ländern in über 50 Sprachen, Bibliographien, Konferenzberichte, Monographien, Dissertationen, Berichte, Normen, Patente und Graue Literatur zu Themen wie Heil- und Giftpflanzen, Hygiene, Infektiologie, Öffentliches Gesundheitswesen, Traditionelle Medizin und Tropenmedizin[6]. Die Datenbank enthält bibliographische Angaben, eine Sacherschließung nach dem CAB Thesaurus und in etwa 90 % der Artikel englischsprachige abstracts. Sie enthält circa 600.000 Dokumente seit 1972, der jährliche Zuwachs beträgt etwa 25.000 Dokumente, die Aktualisierung erfolgt monatlich.

CAB Health wird von CAB International, Wallingford, Oxon OX10 8DE

[4] Eine Indexierung der Artikel mit einem an den MESH angelehnten Indexierungssystem ist in Vorbereitung.

[5] Eine ausführliche Darstellung der Suchmöglichkeiten und der anderen features von EXTRAMED findet sich im 1994 von Informania Limited London herausgegebenen „ExtraMed User's Manual".

in Großbritannien hergestellt und liegt als Datenbank bei BLDSC, CABI, Datastar (file HUMN), Dialog (file 162) und DIMDI auf. CAB HEALTH ist auch als CD-ROM erhältlich.

II. Medizinische Datenbanken aus Afrika

Der African Index Medicus (AIM) ist 1991 auf der Jahrestagung der „Association for Health Information and Libraries in Africa" (AHILA) von Vertretern Ost- und Westafrikas initiiert worden. Die medizinische Literatur (Zeitschriften, Monographien, Reports, Technical Bulletins) wird in den beteiligten Staaten mit einer einheitlichen Methodik ermittelt und in einem ersten Schritt jeweils als nationale Datenbank produziert. In einem zweiten Schritt werden im „WHO Regional Office for Africa" in Brazzaville (Kongo) diese nationalen Datenbanken zusammengeführt und mit den afrikarelevanten medizinischen Daten aus WHO's WHOLIS, Medline und Popline angereichert. In dieser Form existiert der AIM als regionales Index Medicus Projekt der WHO (Addo, 1996; Akhigbe, 1992; Hunter, 1993a und 1993b) seit 1993 in gedruckter Fassung (3 Ausgaben pro Jahr) und als Datenbank auf dem Gopher der WHO im Internet: http://www-pll.who.ch/programmes/pll/hlt/hlt_index.html.

III. Medizinische Datenbanken aus Lateinamerika

1. Latin American and Carribean Center on Health Sciences Information (BIREME)

Die 1967 unter der Federführung der Pan American Health Organization (PAHO) gegründete „Biblioteca Regional de Medicina (BIREME)" in Sao Paulo (Bonham, 1990; Estevez, 1995; Neghme, 1975), deren Name 1982 in „Latin American and Carribean Center on Health Sciences Information" geändert wurde, organisiert die bibliographische Verzeichnung der medizinischen Literatur aus Lateinamerika im Rahmen eines dezentralisierten Netzwerkes der folgenden beteiligten Länder: Anguila, Antigua, Antilhas Holandesas, Argentina, Bahamas, Barbados, Belize, Bolivia, Brasil, Chile, Colombia, Costa Rica, Cuba, Dominica, El Salvador, Equador, Granada, Guatemala, Guiana, Honduras, Ilhas Caiman, Ilhas Virgens Britanicas, Jamaica, Montserrat, Mexico, Nicaragua, Panama, Paraguay, Peru, Porto Rico, Republica Dominicana, San Vicente, Santa Lucia, Suriname, Trinidad e Tobago, Uruguay und Venezuela. Diese Länder ver-

6 Siehe Memokarte CAB Health, Version 09.95, des DIMDI.

zeichnen die medizinische Literatur in ihrem nationalen Bereich und geben sie an BIREME weiter, wo zentral zwei Datenbanken erstellt werden:

a. Index Medicus Latino-Americano (IMLA)
Von den regionalen Index Medicus Projekten der WHO ist das lateinamerikanische das älteste und auch erfolgreichste. Der Index Medicus Latino-Americano verfügt über circa 2000 laufende Zeitschriften aus der Region und erscheint seit 1979 vierteljährlich (Index Medicus Latino-Americano, 1979). Die Literatur wird mit den Medical Subject Headings (MESH) der amerikanischen National Library of Medicine erschlossen, dem weltweit verbreitetsten Sacherschließungssystem für medizinische Literatur.

b. CD-ROM LILACS
Seit 1982 gibt BIREME in ihrer Funktion als Latin American and Caribbean Health Sciences Information Center die CD-ROM LILACS (Literatura Latinoamericana e Caribe em Ciencias de la Saude)[7] heraus, die vierteljährlich erscheint und für den Preis von US$ 120 für Lateinamerika und die Karibik sowie US$ 500 für den Rest der Welt die medizinische Literatur (Zeitschriften, Monographien, Hochschulschriften, Kongresse und Reports) aus Lateinamerika und der Karibik sammelt und nach einem am MESH orientierten Thesaurus erschließt. LILACS enthält ferner noch die folgenden Datenbanken: HSS (Health Sciences Serials), WHOLIS (World Health Organization Library Information System), PAHO (Katalog der Bibliothek der PAHO), LEYES (Latin American and Carribean Health Legislation), REPIDI und CCREPI (Datenbank und Zeitschriftenverzeichnis des Centro Panamericano de Inginieria Sanitaria y Ciencias del Ambiente in Lima, Peru), DESAST (Datenbank des Centro de Documentacao e Desastres do Programa de Preparativos para Desastres in San Jose, Costa Rica) und ADSAUDE (Datenbank der Faculdade de Saude Publica da Universidade de Sao Paulo).

Für den lateinamerikanischen Raum ist mit IMLA und LILACS die bibliographische Verzeichnung und auch der Zugang zur relevanten Literatur (BIREME hatte 1990 eine Erfüllungsquote von über 80 %) weitgehend gewährleistet. Weitere Informationen sind zu erhalten bei: BIREME/Centro Latino-Americano e do Caribe de Informacao em Ciencias da Saude, Rua Botucatu 862, Vila Clementino, 04023-901 Sao Paulo, Brasil; Telefon: 0055-11-549 2611; FAX: 0055-11-571 1919; Internet: http//www.bireme.br/.

[7] LILACS-SP / CD-ROM Latin American and Carribean Health Sciences Literature. Sao Paulo: Centro Latinoamericano y del Caribe de Informacion en Ciencias de la Salud, erste Ausgabe 1988 ff.

2. ARTEMISA

Als Ergänzung zu den BIREME-Produkten publiziert der Verlag der Universidad de Colima zusammen mit dem Centro Nacional de Informacion en Salud (CENIDS) in Mexiko die CD-ROM „ARTEMISA“, die den Volltext der 22 führenden medizinischen Zeitschriften Mexikos (Archives of Medical Research, Archivos del Instituto de Cardiologia de Mexico, Boletin de Estudios Medicos y Biologicos, Boletin Medico del Hospital Infantil de Mexico, Gaceta medica de Mexico, Ginecologia y Obstetrica de Mexico, Laborat-acta, Revista de Investigacion Clinica, Patologia Revista Latinoamericana, Revista Alergia Mexico, Perinatologia y Reproduccion Humana, Revista de Gastroenterologia de Mexico, Revista Mexicana de Anestesiologia, Revista del Instituto Nacional de Enfermedades Respiratorias, Salud Mental, Revista Medica del Hospital General de Mexico, Revista Mexicana de Micologia, Revista Mexicana de Ortopedia y Traumatologia, Revista de Sanidad Militar, Salud Publica de Mexico, Revista del Instituto Nacional de Cancerologia und Revista Medica del IMSS) ab dem Erscheinungsjahr 1991 und die Zeitschriftenverzeichnisse von 114 mexikanischen Bibliotheken enthält[8]. ARTEMISA erscheint jährlich und kostet DM 960,00. Die Retrievalsprache ist SIABUC.

Literaturverzeichnis

Addo, D. (1996). So far and yet so near? Bulletin of the Medical Library Association, 84 (1), 100-104.

Akhigbe, F. (1992). Health literature and bibliographic control in Nigeria. World Health Forum, 13, 202-203.

Alder, G. & Gilman, C. (1995). CAB HEALTH, a new resource for human health information. Grips-News, 2-3, 17.

Bonham, M. D. (1990). BIREME. Latin American and Carribean Health Sciences Information Center. Bulletin of the Medical Library Association, 78 (2), 119-123.

Estevez, C. (1995). BIREME, the Latin American Health Information Center in Sao Paulo, Brazil. In M. C. Sosa-Iudicissa (Ed.), Health, Information Society and Developing Countries. Amsterdam: IOS Press.

Hunter, L. (1993a). The African Index Medicus project gets going. AAA Project African Research Library Notes, 3 (1), 4-5.

Hunter, L. (1993b). Indexing of health literature in sub-Saharan countries. World Health Forum, 14, 181-182.

Hunter, L. (o. J.). African Index Medicus (AIM) Project. Brazzaville: Association for health information and libraries in Africa, WHO Regional Office for Africa.

[8] ARTEMISA. Mexiko: Centro Nacional de Informacion en Salud (CENIDS), erste Ausgabe 1993 ff.

Index Medicus Latino-Americano. (1979). Sao Paulo: Biblioteca Regional de Medicina.
Neghme, A. (1975). Operations of the Biblioteca Regional de Medicina (BIREME). Bulletin of the Medical Library Association, 63 (2), 173-179.
Nitzsche, J. (in diesem Band). Informationsrealität im global village des Gesundheitswesens. Die Mißachtung des medizinischen Wissens der Entwicklungsländer. Frankfurt: Klostermann.
Schwarz, I. & Umstätter, W. (in diesem Band). Medizinische Online-Dienste und CD-ROM-Datenbanken. Frankfurt: Klostermann.
Scott, P. R. (1993). Initiatives by CAB International in information dissemination to developing countries. Annals of the New York Academy of Sciences, 700, 165-172.

ANHANG 1: Liste der medizinischen Zeitschriften Afrikas, Asiens (ohne Japan) und Lateinamerikas, die in Embase(EM), Index Medicus (IM) und Science Citation Index (SCI) ausgewertet werden:

Acta Academiae Medicinae Hubei (EM)
Acta Academiae Medicinae Shanghai (EM)
Acta Academiae Medicinae Sinicae (IM)
Acta Anaesthesiologica Sinica (IM)
Acta Cardiologica Sinica (EM)
Acta Gastroenterologica Latinoamericana (IM)
Acta Medica Dominicana (EM)
Acta Paediatrica Sinica (IM)
Acta Pharmaceutica Sinica (IM)
Acta Pharmacologica Sinica (EM, IM, SCI)
Acta Physiologica Pharmacologia Therapeutica Latamericana (EM, IM)
Acta Physiologica Sinica (EM, IM)
Acta Psiquiatrica y Psicologica de America Latina (EM)
Acupuncture Research Beijing (IM)
African Journal of Medicine and Medical Sciences (IM)
African Journal of Neurological Sciences (EM)
Afro-Asian Journal of Ophthalmology (EM)
Anais Brasileiros de Dermatologia (EM)
Annals of the Academy of Medicine Singapore (EM, IM)
Annals of Dermatology Seoul (EM)
Annals of Saudi Medicine (EM)
Archives de l'Institut Pasteur d'Algerie (IM)
Archives de l'Institut Pasteur de Madagascar (IM)
Archives de l'Institut Pasteur de Tunis (IM)
Archives of Medical Research Mexico City (EM, IM)
Archives of Pharmacal research Seoul (EM)
Archivos del Instituto de Cardiologia de Mexico (EM, IM)
Arquivos Brasileiros de Cardiologia (EM, IM)
Arquivos Brasileiros de Medicina (EM)
Arquivos de Gastroenterologia Sao Paulo (EM, IM)
Arquivos de Neuro-Psiquiatria Sao Paulo (EM, IM)
Asian Pacific Journal of Allergy and Immunology (EM, IM)
Asia-Oceania Journal of Obstetrics and Gynaecology (IM)
Asia-Pacific Journal of Public Health Hongkong (IM)
Asia-Pacific Journal of Pharmacology Singapore (EM)
Bahrain Medical Bulletin (EM)
Bangladesh Journal of Dermatology, Venereology and Leprology (EM)
Bangladesh Journal of Neuroscience (EM)
Bangladesh Medical Research Council Bulletin (EM, IM)
Bangladesh Renal Journal (EM)

Boletin Asociacion Medica de Puerto Rico (IM)
Boletin Chileno de Parasitologia (IM)
Boletin de Estudios Medicos y Biologicos (IM)
Boletin Medico del Hospital Infantil de Mexico (EM)
Brazilian Journal of Epilepsy and Clinical Neurophysiology (EM)
Brazilian Journal of Medical and Biological Research (EM, SCI)
Bulletin of Hunan Medical University (EM, IM)
Bulletin Postgraduate Institute of Medical Education (EM)
Cancer Molecular Biology Cairo (EM)
Cardiovascular Journal of South Africa (EM)
Central African Journal of Medicine (EM, SCI)
Ceylon Medical Journal (EM, IM)
Challenge. Journal of Pakistan Anti-Tuberculosis Association (IM)
Chang Gung Medical Journal (EM, IM)
China Journal of Chinese Materia Medica (IM)
Chinese Journal of Antibiotics (EM)
Chinese Journal of Applied Physiology (IM)
Chinese Journal of Biomedical Engineering (EM)
Chinese Journal of Cardiology (EM, IM)
Chinese Journal of Clinical Oncology (EM)
Chinese Journal of Epidemiology (IM)
Chinese Journal of Experimental and Clinical Virology (IM)
Chinese Journal of Hematology (IM)
Chinese Journal of Internal Medicine (IM)
Chinese Journal of Medical Instrumentation (IM)
Chinese Journal of Microbiology and Immunology (EM, IM)
Chinese Journal of Neurology and Psychiatry (EM, IM)
Chinese Journal of Obstetrics and Gynecology (IM)
Chinese Journal of Oncology (EM, IM)
Chinese Journal of Ophthalmology (IM)
Chinese Journal of Otorhinolaryngology (IM)
Chinese Journal of Parasitology and Parasitic Diseases (IM)
Chinese Journal of Pathology (IM)
Chinese Journal of Pharmacology and Toxicology (EM)
Chinese Journal of Physiological Sciences (EM)
Chinese Journal of Physiology (EM, IM)
Chinese Journal of Plastic Surgery and Burns (IM)
Chinese Journal of Preventive Medicine (IM)
Chinese Journal of Reparative and Reconstructive Surgery (IM)
Chinese Journal of Stomatology (IM)
Chinese Journal of Surgery (IM)
Chinese Journals of Tuberculosis and Respiratory Diseases (IM)
Chinese Medical Journal Beijing(EM, IM, SCI)
Chinese Medical Journal Taipei (EM)
Chinese Medical Sciences Journal (EM, IM)

Chinese Pharmaceutical Journal (EM)
Chinese Pharmacological Bulletin (EM)
Dakar Medical (EM, IM)
Dermatologia Revista Mexicana (EM)
East African Medical Journal (EM, IM, SCI)
Egyptian Journal of Veterinary Science (EM)
Egyptian Orthopaedic Journal (EM)
Emirates Medical Journal (EM)
Ethiopian Medical Journal (EM, IM, SCI)
Eye Science Guangzhou (IM)
Folha Medica Rio de Janeiro (EM)
Gaceta Medica de Mexico (IM)
Gastroenterological Journal of Taiwan (EM)
Ginecologia y Obstetricia de Mexico (EM, IM)
Hindustan Antibiotics Bulletin (EM, IM)
Hospital (& Health Services) Administration (EM)
Iatreia Medellin (EM)
Indian Drugs (EM)
Indian Heart Journal (EM, IM)
Indian Journal of Biochemistry and Biophysics (IM)
Indian Journal of Cancer (EM, IM)
Indian Journal of Chest Diseases and Allied Sciences (EM, IM)
Indian Journal of Clinical Biochemistry (EM)
Indian Journal of Dermatology, Venereology and Leprology (EM)
Indian Journal of Gastroenterology (EM, IM)
Indian Journal of Leprosy (EM, IM)
Indian Journal of Malariology (EM, IM)
Indian Journal of Medical Research (EM, IM, SCI)
Indian Journal of Medical Sciences (IM)
Indian Journal of Ophthalmology (EM, IM)
Indian Journal of Pathology and Microbiology (EM, IM)
Indian Journal of Pediatrics (EM, IM)
Indian Journal of Pharmaceutical Sciences (EM)
Indian Journal of Pharmacology (EM)
Indian Journal of Physiology and Pharmacology (EM, IM)
Indian Journal of Public Health (IM)
Indian Journal of Psychiatry (EM)
Indian Journal of Radiology and Imaging (EM)
Indian Journal of Urology (EM)
Indian Pediatrics (EM, IM)
Informacao Psiquiatrica Rio de Janeiro (EM)
International Journal of Neural Systems Singapore (IM)
Investigacion Clinica (EM, IM, SCI)
Investigacion Medica Internacional (EM)
Iranian Journal of Medical Sciences (EM)

Iranian Journal of Public Health (EM)
Jordan Medical Journal (EM)
Jornal Brasileiro de Ginecologia (EM)
Jornal Brasileiro de Psiquiatria (EM)
Jornal de Pediatria Rio de Janeiro (EM)
Journal of Anaesthesiology Clinical Pharmacology New Delhi (EM)
Journal of Anatomical Sciences Kanpur (EM)
Journal of the Association of Physicians of India (IM)
Journal of the Bahrain Medical Society (EM)
Journal of Biomedical Engineering Chengtu (IM)
Journal of Chinese Medicinal Materials (IM)
Journal of Clinical Otorhinolaryngology Wuhan (IM)
Journal of Communicable Diseases New Delhi (IM)
Journal of the Diabetic Association of India (EM)
Journal of Diarrhoeal Diseases Research Dhaka (EM, IM)
Journal of the Egyptian Public Health Association (IM)
Journal of the Egyptian Society of Parasitology (IM)
Journal of Family Welfare (SCI)
Journal of Forensic Medicine Shanghai (IM)
Journal of the Formosan Medical Association (EM, IM)
Journal of the Indian Medical Association (EM, IM)
Journal of Institute of Postgraduate Medicine and Research (EM)
Journal of Korean Medical Science (IM)
Journal of the Medical Association of Thailand (EM, IM)
Journal of the Pakistan Medical Association (EM, IM)
Journal of Postgraduate Medicine Bombay (IM)
Journal of Surgical Association Republic of China Taipei (EM)
Journal of Tongji Medical University (EM, IM)
Journal of Traditional Chinese Medicine (IM)
Journal of West China University of Medical Sciences (EM, IM)
Journal of Xi'an Medical University (EM)
Kaohsiung Journal of Medical Sciences (EM)
Korean Journal of Biochemistry (EM)
Korean Journal of Dermatology (EM)
Korean Journal of Internal Medicine (EM, IM)
Korean Journal of Ophthalmology (IM)
Korean Journal of Parasitology (IM)
Korean Journal of Pharmacognosy (EM)
Korean Journal of Pharmacology (EM)
Korean Journal of Physiology (EM)
Lebanese Medical Journal (IM)
Malaysian Journal of Pathology (IM)
Medical Journal of the Armed Forces India (EM)
Medical Journal of the Islamic Republic of Iran (EM)
Medical Journal of Malaysia (EM, IM)

Medicina Brazil (EM)
Medicina Buenos Aires (EM, SCI)
Medicine and Law Mmabatho (EM, IM)
Middle East Journal of Anesthesiology (IM)
Modern Medicine Hong Kong (EM)
National Medical Journal of India (EM, IM)
Neurology India (EM, IM)
Nigerian Medical Journal (IM)
Oncologia Ecuador (EM)
Papua New Guinea Medical Journal (IM)
Philippine Journal of Internal Medicine (EM)
Philippine Journal of Ophthalmology (EM)
Philippine Journal of Surgical Specialties (IM)
Practica Pediatrica (EM)
Prensa Medica Argentina (EM)
Progress in Physiological Sciences Peking (IM)
Psychopathologie Africaine (SCI)
Puerto Rico Health Sciences Journal (IM)
Revista Alergia Mexico (EM, IM)
Revista Argentina de Dermatologia (EM)
Revista Argentina de Microbiologica (IM)
Revista da Associacao Brasileira de Psiquiatria (EM)
Revista da Associacao Medica Brasileira (IM)
Revista Brasileira de Anestesiologia (EM)
Revista Brasileira de Medicina (EM)
Revista Brasileira de Neurologia (EM)
Revista Brasileira de Oftalmologia (EM)
Revista Brasileira de Ortopedia (EM)
Revista Brasileira de Otorrinolaringologia (EM)
Revista Chilena de Pediatria (EM)
Revista de Ciencias Biomedicas (EM)
Revista Colombiana de Obstetricia y Ginecologia (EM)
Revista Cubana de Medicina Tropical (IM)
Revista Ecuatoriana de Neurologia (EM)
Revista de la Facultad de Ciencias Medicas (IM)
Revista de Gastrenterologia de Mexico (IM)
Revista do Hospital das Clinicas da Universidade de Sao Paulo (IM)
Revista do Instituto de Medicina Tropical de Sao Paulo (EM, IM)
Revista del Instituto Nacional de Cancerologia (EM)
Revista del Instituto Nacional de Enfermedades Respiratorias (EM)
Revista de Investigacion Clinica (EM, IM)
Revista Latinoamericana de Microbiologia (EM)
Revista Medica de Chile (IM, SCI)
Revista Medica de Panama (IM)
Revista Mexicana de Anestesiologia (EM)

Revista de Microbiologia Sao Paulo (EM)
Revista Neurologica Argentina (EM)
Revista Paulista de Medicina (IM)
Revista de la Sanidad de la Policia Nacional del Peru (EM)
Revista de Saude Publica Sao Paulo (EM, IM)
Revista da Sociedade Brasileira de Medicina Tropical (EM, IM)
Revue Medicale Libanaise (EM)
Salud Mental Mexico (EM)
Salud Publica de Mexico (IM)
Santo Tomas Journal of Medicine (EM)
Saudi Heart Journal (EM)
Saudi Medical Journal (EM)
Seoul Journal of Medicine (EM)
Singapore Medical Journal (EM, IM)
Singapore Paediatric Journal (EM)
South African Journal of Physiotherapy (EM)
South African Journal of Surgery (EM, IM)
South African Medical Journal (EM, IM)
SoutheastAsian Journal of Tropical Medicine/Public Health (EM, IM)
Specialist Karachi (EM)
Tropical Gastrenterology New Delhi (IM)
Tuberculosis and Respiratory Diseases Seoul (EM)
Tunisie Medicale (EM, IM)
West African Journal of Medicine (IM)
West China Journal of Stomatology (IM)
West Indian Medical Journal Kingston (EM, IM)
Yonsei Medical Journal Seoul (IM)

ANHANG 2: Liste der 210 medizinischen Zeitschriften in EXTRAMED (in Klammern Angaben über die Auswertung in den Datenbanken Embase (EM), Index Medicus (IM) und Science Citation Index (SCI) sowie über den Bestand in der Deutschen Zentralbibliothek für Medizin (ZBM)):

Acta Academiae Medicinae Shandong
Acta Academiae Medicinae Shanghai (EM, ZBM)
Acta Academiae Medicinae Sinicae (IM, ZBM)
Acta Anatomica Sinica (Jiepou Zazh)
AIDS Health Promotion Exchange
Al-Azhar Dental Journal
Alexandria Journal of Pediatrics
Alexandria Journal of Veterinary Science
Annales Universitaire de Sciences de la Santé
Annals of Jinnah Postgraduate Medical Center
Annals of the Academy of Medicine Singapore (EM, IM, ZBM)
Anesthesiology and Intensive Care
Arab Dental
Arab Medico
Archives de l'Institut Pasteur de Madagascar (IM, ZBM)
Archives de l'Institut Pasteur de Tunis (IM, ZBM)
ASEAN Heart Journal
Asia-Oceania Journal of Obstetrics and Gynaecology (IM, ZBM)
Bahrain Medical Bulletin (EM)
Bangladesh Journal of Botany
Bangladesh Medical Research Council Bulletin (EM, IM, ZBM)
Biokemistri
Bioscience Research Communications
Blind Welfare
Bulletin de la Tuberculose et des Maladies Respiratoires
Bulletin de Liaison et des Documentation de l'OCEAC
Bulletin of Hunan Medical University (EM, ZBM)
Bulletin of the Arab Group for Study of Diabetes
Bulletin of the Faculty of Pharmacy (ZBM)
Bulletin of the Nutrition Institute
Bulletin of the Alexandria Faculty of Medicine
Cahiers Medicaux de Tunisie
Cardiologie Tropicale/Tropical Cardiology
Ceylon Medical Journal (EM, IM, ZBM)
Challenge. Journal of Pakistan Anti-Tuberculosis Association (IM)
Chinese Journal of Anesthesiology
Chinese Journal of Aviation Medicine
Chinese Journal of Cardiology (EM, IM, ZBM)
Chinese Journal of Clinical Oncology (EM, ZBM)

Chinese Journal of Dermatology
Chinese Journal of Digestion
Chinese Journal of Endocrinology and Metabolism
Chinese Journal of Epidemiology (IM, ZBM)
Chinese Journal of Experimental and Clinical Virology (IM)
Chinese Journal of Experimental Surgery
Chinese Journal of Geriatrics
Chinese Journal of Hematology (IM)
Chinese Journal of Hospital Administration
Chinese Journal of Industrial Hygiene and Occupational Diseases
Chinese Journal of Infectious Diseases
Chinese Journal of Internal Medicine (IM, ZBM)
Chinese Journal of Medical Genetics
Chinese Journal of Medical History
Chinese Journal of Medical Laboratory Technology
Chinese Journal of Microbiology and Immunology (EM, IM, ZBM)
Chinese Journal of Microsurgery
Chinese Journal of Nephrology
Chinese Journal of Neurology and Psychiatry (EM, IM, ZBM)
Chinese Journal of Neurosurgery (ZBM)
Chinese Journal of Nuclear Medicine
Chinese Journal of Nursing (ZBM)
Chinese Journal of Obstetrics and Gynecology (IM, ZBM)
Chinese Journal of Oncology (EM, IM, ZBM)
Chinese Journal of Ophthalmology (IM, ZBM)
Chinese Journal of Organ Transplantation
Chinese Journal of Orthopedics
Chinese Journal of Pathology (IM, ZBM)
Chinese Journal of Pediatric Surgery
Chinese Journal of Pediatrics (ZBM)
Chinese Journal of Physical Medicine
Chinese Journal of Physical Therapy
Chinese Journal of Plastic Surgery and Burns (IM, ZBM)
Chinese Journal of Preventive Medicine (IM, ZBM)
Chinese Journal of Radiation Oncology
Chinese Journal of Radiological Medicine and Protection (ZBM)
Chinese Journal of Radiology (ZBM)
Chinese Journal of Stomatology (IM, ZBM)
Chinese Journal of Surgery (IM, ZBM)
Chinese Journal of Thoracic and Cardiovascular Surgery
Chinese Journal of Traumatology
Chinese Journal of Tuberculosis and Respiratory Diseases (IM, ZBM)
Chinese Journal of Urology (ZBM)
Chinese Pharmaceutical Journal (EM, ZBM)
Cyprus Medical Journal

Dakar Medical (EM, IM, ZBM)
Dermatology and Venereology
Dhakar University Studies Part B (Science)
East African Medical Journal (EM, IM, SCI, ZBM)
Eau et Developpement. Revue Marocaine de l'Eau
Egyptian Journal of Food Science
Egyptian Journal of Medical Laboratory Sciences
Egyptian Journal of Pharmaceutical Sciences (ZBM)
Egyptian Journal of Surgery
Egyptian Journal of Veterinary Science (EM)
Egyptian Orthodontic Journal
Egyptian Orthopaedic Journal (EM)
Emirates Medical Journal (EM, ZBM)
Epidemiological News Bulletin
Ethiopian Medical Journal (EM, IM, SCI, ZBM)
Famille – Santé – Développement
Fujian Journal of Traditional Chinese Medicine
Gazette of the Egyptian Pediatric Association
Hamdard Islamicus
Hamdard Medicus (ZBM)
Handicaps Digest
Health and Population. Prospectives and Issues
Hospital (& Health Services) Administration (EM, ZBM)
Ikatan Dokter Indonesia Yayasan Penerbitan
Indian Journal of Cancer (EM, IM, ZBM)
Indian Journal of Chest Diseases and Allied Sciences (EM, IM, ZBM)
Indian Journal of Dermatology, Venereology and Leprology (EM, ZBM)
Indian Journal of Leprosy (EM, IM, ZBM)
Indian Journal of Malariology (EM, IM, ZBM)
Indian Journal of Medical Research (EM, IM, SCI, ZBM)
Indian Journal of Nutrition and Dietetics (ZBM)
Indian Journal of Ophthalmology (ZBM)
Indian Journal of Pathology and Microbiology (EM, IM, ZBM)
Indian Journal of Pharmaceutical Sciences (EM, ZBM)
Indian Journal of Pharmacology (EM, ZBM)
Indian Journal of Physiology and Pharmacology (EM, IM, ZBM)
Indian Journal of Psychiatry (EM, ZBM)
Indian Journal of Radiology and Imaging (EM, ZBM)
Iranian Journal of Public Health (EM)
Jordan Medical Journal (EM)
Journal of Beijing Medical University
Journal of Chinese Pharmaceutical Sciences
Journal of Clinical Dermatology
Journal of Family Welfare (SCI)
Journal of Fujian College of Traditional Chinese Medicine

Journal of Medical Sciences
Journal of Obstetrics and Gynaecology of Eastern and Central Africa
Journal of Obstetrics and Gynecology of India (ZBM)
Journal of Population, Health and Social Welfare
Journal of Postgraduate Medicine (IM, ZBM)
Journal of the Bahrain Medical Society (EM)
Journal of the Egyptian National Cancer Institute (ZBM)
Journal of the Egyptian Society of Gynecology and Obstetrics
Journal of the Hong Kong Medical Association (ZBM)
Journal of the JJ Group of Hospitals and Grant Medical College
Journal of the Pakistan Dental Association
Journal of the Pakistan Medical Association (EM, IM, ZBM)
Journal of the Philippine Dental Association
Journal of the University of Kuwait (Science)
Journal of Tongji Medical University (EM, IM, ZBM)
Journal of Veterinary Faculty University of Tehran Organisation
King Abdulaziz Medical Journal
Korean Nurse
La Tunisie Medicale (EM, IM, ZBM)
Maghreb Medical
Malawi Medical Journal
Mansoura Journal of Pharmaceutical Sciences
Medical Journal of the Armed Forces India (EM)
Medical Journal of Cairo University
Medical Journal of the Islamic Republic of Iran (EM, ZBM)
Medical News Bulletin of Family Planning Association of Hong Kong
Medical Spectrum
Middle East Journal of Anesthesiology (IM, ZBM)
Modern Medicine Hong Kong (EM)
Mother and Child
National Health
National Medical Journal of China (ZBM)
Neurology India (EM, IM)
New Egyptian Journal of Medicine
Nigerian Journal of Nutritional Sciences
Nigerian Medical Journal (IM, ZBM)
Nigerian Medical Practitioner
Nutrisyon
Optic World
Pakistan Armed Forces Medical Journal
Pakistan Journal of Biochemistry
Pakistan Journal of Clinical Psychology
Pakistan Journal of Health
Pakistan Journal of Otolaryngology (ZBM)
Pakistan Journal of Pharmaceutical Sciences

Pakistan Journal of Psychology
Pakistan Journal of Surgery
Pakistan Medical Journal
Pakistan Oral and Dental Journal
Philippine Journal of Cardiology
Philippine Journal of Internal Medicine (EM, ZBM)
Philippine Journal of Nursing (ZBM)
Philippine Journal of Obstetrics and Gynecology
Philippine Journal of Ophthalmology (EM)
Philippine Journal of Surgical Specialties (IM)
Philippine Medical Women's Association Journal
Progress in Physiological Sciences Peking (IM, ZBM)
Psychopathologie Africaine (SCI, ZBM)
Rawal Medical Journal
Revista Medica de Mozambique (ZBM)
Santo Tomas Journal of Medicine (EM)
Saudi Heart Journal (EM)
Saudi Journal of Ophthalmology
Saudi Kidney Diseases and Transplantation Bulletin
Saudi Medical Journal (EM, ZBM)
Scientific Medical Journal
Singapore Journal of Obstetrics and Gynaecology
Singapore Medical Association Newsletter
Singapore Medical Journal (EM, IM, ZBM)
SoutheastAsian Journal of Tropical Medicine & Public Health (EM, IM, ZBM)
Specialist Karachi (EM)
Sudan Medical Journal
Surgical Bulletin
Tansania Medical Journal
Vie et Santé
West African Journal of Anatomy
West African Journal of Medicine (ZBM)
Yunnan Journal of Traditional Chinese Medicine
Zhejiang Journal of Traditional Chinese Medicine

Anhang 3: Überblick über die medizinischen Datenbanken aus Afrika, Asien und Lateinamerika

	Kurzbeschreibung	Ansprechpartner
ExtraMed	Volltextdatenbank von 210 medizinischen Zeitschriften aus Afrika und Asien auf einer monatlich erscheinenden CD-ROM mit Schwerpunkt Tropenmedizin, Infektionskrankheiten und Traditionelle Medizin zu einem Jahresabonnementspreis von US$ 3.000	1. Dr. Christopher Zielinski, Director Health and Biomedical Information, WHO/EMRO, P.O.Box 1517, Alexandria 21511, Egypt (E-Mail: zielinski@who.sci.eg.) 2. D. V. Trimmer, Informania Ltd., P.O.Box 1359, London W3 0ZU, England (E-Mail: 100060.172@compuserve.com)
Cab Health	Literaturdatenbank von über 16.000 Zeitschriften aus mehr als 130 Ländern mit Schwerpunkt Infektions- und Tropenkrankheiten, Öffentliches Gesundheitswesen, Ethnopharmakologie und Traditionelle Medizin. Liegt als Datenbank bei BLDSC, CABI, DATA-STAR, DIALOG und DIMDI auf.	CAB International Wallingford, Oxon OX10 8DE, England
African Index Medicus	Literaturdatenbank von medizinischen Zeitschriften, Monographien, Reports und Technical Bulletins aus Ost- und West-Afrika, angereichert mit den afrikarelevanten medizinischen Daten aus Medline und Popline	WHO Regional Office for Africa, c/o Mrs. Lucilda Hunter, Library, BP 6 Brazzaville, Congo
Index Medicus Latino-Americano	Literaturdatenbank von über 2000 medizinischen Zeitschriften aus Mittel- und Lateinamerika und der Karibik	BIREME/Centro Latino-Americano e do Caribe de Informacao em Ciencias da Saude, Rua Botucatu 862, Vila Clementino, 04023-901 Sao Paulo, Brasil
CD-ROM Lilacs	Literaturdatenbank von über 2000 medizinischen Zeitschriften aus Mittel- und Lateinamerika und der Karibik auf einer vierteljährlich erscheinenden CD-ROM zu einem Jahresabonnementspreis von US$ 500	BIREME/Centro Latino-Americano e do Caribe de Informacao em Ciencias da Saude, Rua Botucatu 862, Vila Clementino, 04023-901 Sao Paulo, Brasil
Artemisa	Volltextdatenbank von 22 medizinischen Zeitschriften aus Mexiko auf einer jährlich erscheinenden CD-ROM zu einem Jahresabonnementspreis von DM 960,00.	Centro Nacional de Informacion en Salud (CENIDS), Mexico City, Mexico

THOMAS PENZEL / KARL KESPER

Multimediale Datenbanken in der Medizin

1. Begriffsbestimmung multimedialer Datenbanken in der Medizin

Informationstransfer in der Medizin beruht in erster Linie auf dem gesprochenen und geschriebenen Wort. Zahlen werden zusätzlich benutzt, sofern es möglich ist, Merkmale (Alter, Körpergröße) zu messen und sie quantitativ skaliert anzugeben. Wenn die Sprache an Grenzen bezüglich der Beschreibung von Sachverhalten stößt, werden Bilder illustrierend hinzugezogen. Einfache Skizzen der Anatomie, Photographien gefärbter histologischer Schnitte und Bildsequenzen oder Filme angiographischer Untersuchungen vermitteln in ganz anderer Weise bedeutende medizinische Information. Als eine spezielle Art von Bildern kann man Kurvenverläufe, zum Beispiel des Elektrokardiogramms, ansehen. Von der Informationsart handelt es sich um Biosignale, also um in der Zeit veränderliche quantitativ meßbare Größen. Auch akustische Information liegt in der Form von Signalen vor. Signale stehen bezüglich der Informationsmenge und der Komplexität zwischen den Informationstypen Zahl und Bild. Multimediale Information umfaßt Text, Zahl, Signal, Bild und Film.

Datenbanken sind Sammlungen von Information. Multimediale Datenbanken enthalten über Text und Zahl hinaus auch Signal, Bild und Film Information. Die Bedeutung multimedialer Datenbanken in der Medizin ist außerordentlich hoch, da immer mehr und komplexeres Wissen entsteht.

Datenbanken im Computer müssen in computerverständlicher Weise dargestellt werden. Unsere Computer arbeiten mit einer binären Logik. Zahlen können leicht binär dargestellt werden. Buchstaben und Zeichen müssen bereits verschlüsselt werden, um binär dargestellt zu werden. Der ASCII-Zeichensatz ist für die lateinischen Buchstaben sehr gebräuchlich. Der UNICODE-Zeichensatz ermöglicht die Verschlüsselung von Zeichen anderer Schriften. Signale und Bilder werden erst in Zahlen überführt, digitalisiert. Diese können dann binär im Computer gespeichert werden.

2. Historische Entwicklung multimedialer Datenbanken in der Medizin

Vorläufer multimedialer Datenbanken waren Sammlungen von Zeichnungen, basierend auf Sammlungen von Objekten. Die Photographie ermöglichte eine einfachere Vervielfältigung von Bildern medizinischer Objekte. Diese Vorläufer sind heute noch in medizinhistorischen Museen zu sehen (vgl. CD-ROM, Dietel und Krietsch).

Mit dem Beginn der digitalen Erfassung medizinischer Informationen mittels elektronischer Datenverarbeitung wurden diese in Datenbanken gespeichert. Das Speichern von Informationen des Typs Text und Zahl, wie Patientenidentifikation (Name, Adresse, Geburtsdatum) und Untersuchungsergebnissen (z.B. Größe, Gewicht, Pulsfrequenz, Blutdruck) wurde zuerst zur Archivierung mit der Möglichkeit schnelleren Suchens nach verschiedenen Kriterien durchgeführt. Aufgrund limitierter Speicherkapazitäten zu Beginn der elektronischen Datenverarbeitung wurden zunächst neben den Identifikationsdaten nur Texte geringen Umfangs (z.B. medizinische Diagnosen) und wenige klinische Werte (z.B. Blutwerte) erfaßt. Die Auswahl dieser Information entsprach dem jeweiligen Interesse des Wissenschaftlers. Zudem war das digitale Kodieren der Text- und Zahleninformation auf Lochstreifen und Lochkarten relativ zeitaufwendig. Mit diesen Daten konnten zusätzlich sehr einfach deskriptive Statistiken für ausgewählte Patientenkollektive erstellt werden. Zusätzliche Berechnungen, wie Korrelationen oder Clusteranalysen, die nicht viel Speicherplatz benötigten, waren ebenfalls leicht und schnell möglich. Die Vorteile des schnellen Suchens und Sortierens hatten zur Folge, daß als nächstes medizinische Leistungsdaten für die administrativen Aspekte der Patientenversorgung erhoben wurden. So wurden Krankenversicherungsdaten und Anzahl von erbrachten medizinischen Leistungen für Abrechnungsfragen festgehalten. Identifikations- und Leistungsdaten bilden auch heute noch das Rückrat der medizinischen Datenbanken in Krankenhäusern und seit einigen Jahren auch zunehmend in medizinischen Praxen.

Diese Datenbanken sind nicht multimedial. Suchen und Sortieren erfolgt mit für diese Informationen adäquaten Methoden des alphanumerischen Zeichenvergleiches und Retrievalmethoden wie sie bei bibliographischen Datenbanken eingesetzt werden.

Mit dem digitalen Erfassen weiterer, medizinischer Daten, nämlich von Biosignalen (Elektrokardiogramm, Elektroenzephalogramm) und Bildern (anatomische und mikroskopische Fotos, Röntgenbilder) begann die Entwicklung multimedialer Datenbanken. Als ein wichtiger Schritt auf diesem Weg ist die Einführung digitaler bildgebender Verfahren in der Radiologie zu sehen. Denn damit fallen in der klinischen Routine sehr große Mengen digitaler Bilder an.

Die neuen Verfahren sind bereits vom Datenerfassungsverfahren her digital: die Computertomographie (CT), die digitale Subtraktionsangiographie (DSA) und die Magnetresonanztomographie (MRT). Damit werden in der klinischen Routine digitale Daten erhoben, die zur herkömmlichen Auswertung durch den Arzt am Lichtkasten erst im nachhinein auf konventionelle Filme projeziert werden. Diese werden dann in den traditionellen Filmtüten archiviert.

Die Entwicklung von digitalen Archivsystemen, in der Radiologie unter dem Namen PACS (Picture Archiving and Communication System) bekannt, ist sehr stark von den zur Verfügung stehenden technischen Möglichkeiten bestimmt. Die Anforderungen sind erheblich, denn bei digitalen Multimedia Informationen handelt es sich um sehr große Datenmengen, insbesondere da die notwendige Qualität der Signale und Bilder eine hohe Auflösung der Bildpunkte erfordert. Um eine Thoraxaufnahme beurteilen zu können, ist eine Bildauflösung von 4096 Bildpunkten in beide Richtungen das Minimum. Für solche Datenmengen ist die Kapazität der benutzten Speicher, nämlich beschreibbare CD-ROM Speicher, sehr begrenzt. Während auf eine CD-ROM (Kapazität etwa 650 MegaByte) ca. 350.000 Seiten mit Text passen, ist mit 40 Thoraxaufnahmen oder ca. 20 bis 30 CT Untersuchungsserien oder mit 10 Minuten Video voller Bildschirmgröße ebenfalls ihre Kapazität erschöpft. Nur bei Reduktion der Qualität können mehr Bilder oder längere Videos gespeichert werden. An dieser Stelle sind auch heute noch die Grenzen für Multimedia Datenbanken zu sehen.

Dank des technischen Fortschritts der letzten Jahre ist die Geschwindigkeit der Computer nicht mehr das zentrale Problem; es existieren sehr schnelle Graphikprozessoren und exzellente Computermonitore, so daß eine ausreichende Qualität in Bild und Ton auch für hohe Ansprüche erreicht werden kann. In den letzten Jahren wurde darüber hinaus spezielle Hardware entwickelt, um in Multimedia Systemen eingesetzt zu werden. Ein Beispiel ist der Multimedia Video Prozessor (MVP) von Texas Instruments mit dem Namen TMS 320C80. Er ist in eine sogenannte MediaStation 5000 eingebaut und ermöglicht das Digitalisieren und Wiedergeben von Audio und Video als auch das Rechnen mit Bildern in wenigen Millisekunden (Lee und Kim, 1996). Die Mediastation ermöglicht eine Echtzeitkompression von Video und Audiodaten, um diese über ein Netzwerk mit einer relativ hohen Übertragungskapazität (switched ATM mit 45 Mbit/Sekunde) an entfernte Arbeitsplätze oder andere Kliniken in hoher Qualität zu übertragen.

3. *Technische Beschreibung*

Der Zugang zu multimedialen Datenbanken kann von jedem Computerarbeitsplatz erfolgen, der entweder ein CD-ROM Laufwerk oder der einen Anschluß an das Internet hat. Eine gute Graphikkarte mit einem hochauflösenden Monitor (17 Zoll, mindestens 1024 mal 768 Bildpunkte) und eine Soundkarte mit Lautsprechern sind bei einem Multimedia Arbeitsplatz selbstverständlich. Teilweise ist es notwendig, sich bei großen, über das Internet erreichbaren Datenbanken mit mehr oder weniger großem Legitimationsaufwand anzumelden, so beim *Visible Human Project* und beim *Human Genome Project*. Damit soll der Zugriff kontrolliert und die weitere kommerzielle Nutzung ausgeschlossen bzw. kontrollierbar eingeschränkt werden. Diese Projekte stellen gewöhnlich einen reduzierten Auszug der Datenbanken in den öffentlich zugänglichen Teil des Netzes, so daß man sich einen ersten Eindruck verschaffen kann, wie bei sogenannten Trial-Versionen von Software. Ein Überblick über bibliographische Online Datenbanken wird in einem anderen Kapitel des Buches gegeben (Schwarz und Umstätter).

Für den Zugriff auf Datenbanken, bestehend aus Texten und Zahlen, wurde die Standardized Query Language (SQL) entwickelt[1]. Mit SQL werden nur Suchen nach Zahlen und Texten unterstützt, also sogenannte Stringsuchen. In Multimedia Datenbanken integrierte Biosignale, Bilder, Videosequenzen können nicht direkt abgerufen werden. Den Biosignalen und Bildern müssen Schlagworte zugeordnet werden. Nach diesen kann dann gesucht werden. Die Schlagworte sollten einem Thesaurus entsprechend verschüsselt werden (z.B. Thesaurus der Datenbank Medline: Medial Subject Heading). Das Kodieren von Schlagworten ist jedoch nicht trivial. Als Beispiel dafür können Datenbanken mit Fingerabdrücken gelten. Hierfür wurde ein spezielles sehr ausführliches komplexes Kodierschema entworfen, welches in der Kriminalistik eingesetzt wird. In ähnlicher Weise werden Bilder verschlüsselt. Beschreibend mit Hilfe einer Fachterminologie (z.B. bezüglich Helligkeiten, Kontrasten, Schattierungen, Textur) können die Bildinhalte festgehalten werden. Nur für wenige Charakteristika existieren Thesauren. Quantitative Beschreibungen von Merkmalen der Bilder sind außerhalb der radiologischen Diagnostik sehr selten und ihre Entwicklung steht noch am Anfang. Im Ergebnis führen die Bilder zu medizinischen Diagnosen (z.B. Hinterwandinfarkt am Herz). Für Diagnosen existieren etablierte Schlüssel. Das Analogon zur Volltextsuche in Textdatenbanken wäre eine „Vollbildsuche“ in Bilddatenbanken. Entsprechende Verfahren befinden sich noch in der Entwicklung.

[1] Textrecherchen und die damit verbundenen Retrievalsprachen in bibliographischen Datenbanken wurden in anderen Kapiteln des Buches behandelt (Schwarz und Umstätter, in diesem Band).

3.1 Medien für multimediale Datenbanken

Die großen Datenmengen sowie der Aufbau der multimedialen Datenbanken hat zum Konzept der verteilten Datenbanken geführt. Das bedeutet, daß sich die großen Bilddaten in physikalisch getrennten Datenbanken befinden, und zusätzlich auf einem Rechner eine administrative Datenbank geführt wird. Hier befinden sich Verweise auf die eigentlichen Dateien. Beim Zugriff auf die Daten merkt der Benutzer nicht, von wo diese aktuell abgerufen werden. Die Umsetzung einer in dieser Art verteilten Datenbank kann im einzelnen Rechner erfolgen aber auch in einem Intranet oder dem Internet. Das Internet ist besonders gut geeignet, denn dabei handelt es sich zum einen um eine Vernetzung sehr vieler Computer weltweit mit insgesamt gesehen sehr großen Speicherkapazitäten und zum anderen liegt eine redundante Vernetzung vor, die bei Überlastung einzelner Zugriffswege für den Benutzer unsichtbar andere Zugriffswege wählen kann.

Eine auch heute schon weit verbreitete Form des Zugriffs auf multimediale Datenbanken erfolgt über CD-ROM sowie über optische Speichermedien noch größerer Kapazität (sog. Laserplatten). Es werden zur Zeit Techniken entwickelt, die die CD-ROM mit ihrer für den Multimedia Bereich zu stark limitierten Kapazität ablösen sollen. Die neuen Speichermedien werden unter dem Namen DVD, Digital Video Disk, entwickelt und sind in der Lage, Videofilme in Fernsehqualität in voller Länge zu speichern. Daher ist die Filmindustrie die treibende Kraft beim Entwickeln dieser neuen Speichermedien. Ähnlich wie die Audio CD-ROM die Schallplatten abgelöst haben, sollen die neuen DVD-Speicherplatten die Videokassetten ablösen. Allerdings haben sich die einführenden Firmen noch nicht auf ein einheitliches Format für die Aufzeichnung der digitalen Daten geeinigt. Um dieses Medium auch für andere Zwecke (z.B. multimediale Datenbanken) zur Verfügung zu stellen, wird diskutiert, den Speicherplatz der neuen Medien in einen geschützten und einen beschreibbaren Teil aufzuteilen. Ein Teil der Speicherplatten stände dann für eigene Daten, zum Beispiel Bilder, Videosequenzen oder Animationen, zur Verfügung, der andere kleinere Teil würde Anwendungssoftware, zum Beispiel Videobetrachter oder ein Datenbankprogramm mit Suchmaschinen enthalten. Ein solches Medium mit einer geplanten Speicherkapazität von etwas mehr als 8 GigaByte ist ideal für multimediale Datenbanken.

3.2 Existierende Datenformate

Zum Lesen und Darstellen digitaler Multimedia Informationen sind Standards für die binäre Verschlüsselung notwendig. Im folgenden werden in der Medizin gebräuchliche Formate, beginnend mit den etablierten bis zu den neuesten Entwicklungen vorgestellt. Auf Textformate (ASCII, UNICODE) und die

Problembeschreibung folgen Bildformate (DICOM) und Biosignalformate (SCP-ECG, ASTM, EDF, EBS).

In der Art, wie die ANSI / ASCII Norm (und heute die ISO / UNICODE Norm) die Verschlüsselung von Buchstaben in binäre Information vereinheitlicht hat, ist eine Konvention bzw. eine Norm zur Verschlüsselung von Biosignalen und Bilddaten notwendig. Signalwandelnde Systeme (EKG, EEG, Audiosignale) sowie bildgebende Systeme (Radiologie, Bild-Scanner, Video-Digitalisierer) benutzen häufig propriätäre, firmeneigene Datenformate, die an die jeweils eingesetzte Computer-Hardware optimal angepaßt sind. Je nach den indiviuellen Erfordernissen wurden diese Formate im Hinblick auf eine schnelle Datenwandlung, eine schnelle Datendarstellung auf dem Bildschirm oder eine komprimierte, platzsparende Datenspeicherung optimiert. Der Datenaustausch bzw. das Speichern in einer zur breiten Anwendung zur Verfügung stehenden Datenbank wird meistens nicht als wesentlich in Betracht gezogen. Bestenfalls wird für das propriätäre Format eine abgeschlossene, individuelle Datenbank mit einigen wenigen Suchfunktionen, z.B. nach Patientenname und bestenfalls nach Diagnosen, unterstützt. Da heute immer mehr Systeme entwickelt werden, die eine von der Datenaufnahme unabhängige Datenverarbeitung erlauben, die daher auf einen Datenaustausch bzw. den standardisierten Zugriff auf eine gemeinsame Datenbank angewiesen sind, sind heute Export- und Konvertierfunktionen bei den Daten-acquirierenden Systemen erforderlich.

Aus diesen Gründen wurde für den medizinischen Bild- und Filmbereich von einem internationalen Konsortium ein geräteunabhängiger Standard für digitale Datenformate entwickelt, der sogenannte DICOM Standard. Hierbei handelt es sich um einen Standard für die medizinische Bildverarbeitung. Er befaßt sich in erster Linie mit Röntgenbildern, Ultraschallbildern, CT, MRT Bildern sowie angiographischen Filmaufzeichnungen. Ob es sich dabei um Grauwert-Bilder oder um Farbbilder handelt, macht für das Datenformat keinen wesentlichen Unterschied. In dem Format wird die Abfolge der Bilder festgehalten sowie Informationen über die Bildgenerierung und über etwaige zwischenverarbeitende Rechenschritte der Bildverarbeitung. Auch die spezifischen medizinischen Daten, wie Diagnosen, Handhabungen während der Untersuchung und klinische Daten werden in standardisierten Feldern mit in eine DICOM-Datenbank aufgenommen.

Für den Bereich der Biosignale liegt noch kein allgemein gültiger Standard vor. In Teilbereichen der Medizin existieren jedoch schon Formate, so für das EKG und für polygraphische Langzeituntersuchungen von EEG und Atmung. Diese Formate wurden von Gruppen ausgearbeitet, die ein dringendes Interesse an einem Datenaustausch zwischen medizinischen Zentren und am Aufbau von multimedialen Datenbanken hatten. Ein Standard für das EKG war erforderlich, um Vorgaben für die Güte von automatischen Langzeit-EKG-Auswertecomputer zu entwickeln. Das „Standard Communication Protocol for Computer-Assisted Electrocardiography" (SCP-ECG) wurde von der Europäischen Normenkommission (CEN) verabschiedet und von zahlreichen Herstellern computergestützter EKG-Systeme implementiert. Heute gibt es auf CD-ROM EKG-Signal Datenbanken zum Prüfen der EKG-Systeme. Diese werden unter anderem von der *American Heart Association* (AHA), dem MIT in Boston und der Universität Tel Aviv angeboten. Neue EKG-Systeme müssen ihre Güte durch Vergleiche mit diesen Datenbanken belegen. Im Bereich der Neurophysiologie hat die *American Society for Testing and Materials* (ASTM) eine Spezifikation für den Datenaustausch zwischen computerbasierten EEG-Systemen vorgelegt: „Standard Specification for Transferring Digital Neurophysiological Data between Independent Computer Systems". Die Notwendigkeit dieser Empfehlung ergab sich aus der verpflichtenden Dokumentation abrechnungsrelevanter und diagnoserelevanter Informationen. Die Archivierung und der Austausch von Biosignalen, also von EEG-Aufzeichnungen, standen an untergeordneter Stelle. Daher ist der Formatentwurf für das Speichern dieser Daten nicht optimal geeignet (ausschließlich ASCII Kodierung). Deshalb hat eine Arbeitsgruppe aus Wissenschaftlern europäischer neurophysiologischer Zentren, die sich mit Schlafmedizin beschäftigen, ein kompaktes Datenaustauschformat entwickelt, welches einfach und gleichzeitig sehr flexibel ist und der Forderung nach einem Signalaustausch mit binären Daten nachkommt, das European Data Format (EDF) (Kemp et al., 1992). Wenig später hat eine andere Gruppe neurophysiologischer Zentren, die sich mit Epilepsie und Neurochirurgie beschäftigen, ein Datenformat entwickelt, welches die Nachbearbeitung und Markierung von Ereignissen im EEG besonders leicht zuläßt und im gleichen Datenfile ablegt. Das Extensible Biosignal Format (EBS) ist „erweiterbar", da die Datei auch nach dem Abschluß der Messung wachsen kann (Kuhn, 1994).

Parallel zu den Anstrengungen im medizinischen Bereich Formate zu entwickeln, die den jeweiligen speziellen Erfordernissen entsprechen und gleichzeitig eine breite Akzeptanz bei den Herstellern von medizinischer Gerätetechnik finden, haben sich zahlreiche Multimedia Datenformate über den Einsatz bei Computerspielen und -anwendungen aus der Unterhaltungsindustrie etabliert. Es handelt sich dabei um Standards für Graphiken (GIF, TIFF, JPEG), Klänge (WAV, MDI) und Videosequenzen (AVI, MPEG, MJPEG, QUICKTIME). Für einige Formate gibt es speziell optimierte Graphik-Hardware, die für den umsatzstarken Spielebereich entwickelt wurde und bei moderaten Preisen eine gute Bildqualität liefert. Etliche der heute zur Verfügung stehenden medizinischen Datenbanken benutzen aus praktischen Erwägungen heraus diese allgemein unterstützten Formate. Sofern für den Zugriff auf die multimediale Datenbank ein WWW-Browser eingesetzt sind, werden die Bilder und Videos der genannten Formate problemlos dargestellt. Der unübersehbare Vorteil dieser Datenformate besteht in der universellen Verfügbarkeit von WWW-Browsern. Nachteilig ist, daß die spezielle medizinische Information nicht direkt in der Datenstruktur integriert ist, sondern auf mehrere einzelne Dateien mit unterschiedlichen Formaten verteilt ist. Damit lassen sich keine guten Suchverfahren realisieren.

4. Möglichkeiten multimedialer Datenbanken

Multimediale Datenbanken sind wesentlicher Bestandteil der Telemedizin. Es werden hier fünf Möglichkeiten, die auch der Telemedizin zuzurechnen sind, vorgestellt.

4.1 Einholen einer zweiten Befundbeurteilung

Multimediale Datenbanken in der Medizin erlauben einen direkten Vergleich der in der eigenen Abteilung erhobenen medizinischen Befunde in Bild- oder Videoform mit Befunden anderer Arbeitsgruppen. In diesem Sinne erfüllen die Multimedia-Datenbanken die Funktion von erweiterten Lexika und Atlanten. Sofern diese Datenbanken in das Internet eingebunden sind, bieten diese zum Teil auch das Einsenden eigener Befunde an den Administrator der Datenbank an. Die Datenbank-Betreiber werden dann auf Wunsch eine zweite medizinische Beurteilung der Bilder oder Videos vornehmen. Das Einholen einer zweiten Beurteilung ist in der Medizin nicht nur bei Gutachtenfragen verbreitet und wird sicher unter Zuhilfenahme der neuen Techniken zunehmen. Zur Zeit wird über Abrechnungsmodalitäten für diese Tätigkeiten diskutiert, ohne beim derzeitigen Kostendruck im Gesundheitswesen eine Einigung zu finden. Die Datenbank-Betreiber können bei entsprechend vorliegender Einwilligung des Einsenders auch die neuen Bilder mit Befund und Fallbeschreibung in die Datenbank aufnehmen. Handelt es sich um einen schwierigen Fall, so kann anhand der Datenbank auch eine Befunddiskussion zwischen Experten initiiert werden. Solche Befunddiskussionen haben in der Radiologie eine lange Tradition bei den Fachkongressen. Sie sind sehr beliebt und finden immer einen hohen Zuspruch, da das Verfolgen der vorgebrachten Argumente einen ausgeprägten Lerneffekt hat. In dieser Art können viele medizinische Zentren kontinuierlich am Aufbau umfassender Lexika mitarbeiten, was bei herkömmlichen gedruckten Medien nur begrenzt im Rahmen von Loseblattsammlungen möglich ist. Die elektronische Informationsbereitstellung ist prinzipiell nicht so statisch wie die gedruckte Informationsbereitstellung.

4.2 Empfehlungen und Leitlinien

Multimediale Datenbanken sind bereits heute Teil medizinischer Empfehlungen und Leitlinien. Die Arbeitsgemeinschaft wissenschaftlich-medizinischer Fachgesellschaften (AWMF) hat ihre über 100 Gesellschaften aufgefordert, Schema für diagnostische und therapeutische Leitlinien zu erstellen. Diese werden, soweit vorhanden, im Internet allen Ärzten und Interessierten zur Verfügung gestellt. Die Leitlinien gehen von Krankheitsbildern (z.B. Akustikusneurinom) aus und sind eine Orientierung für eine qualitätsgesicherte medizinische Versorgung, die auf begründeter Diagnostik und Therapie aufbaut. Im Gegensatz dazu sind Richtlinien Regelungen, die rechtlich bindend sind und deren Nichtbeachtung Sanktionen nach sich zieht. Die von den Fachgesellschaften erarbeiteten Leitlinien werden durch klinische Algorithmen ergänzt. Die Algorithmen sind schematische Zeichnungen der Entscheidungsbäume. Sie gehen von Hauptsymptomen (z.B. Ohrgeräusche) aus und zeigen in einem verzweigten Ablaufschema, basierend auf Untersuchungen und Befunden, den Weg zur medizinischen Diagnosefindung und den Weg des therapeutischen Vorgehens. Die Leitlinien mit den klinischen Algorithmen werden von den medizinischen Fachgesellschaften der AWMF verabschiedet und dann im Internet allen zur Verfügung gestellt. Dadurch ist die aktuelle Information sofort verfügbar. Änderungen medizinischer Prozeduren in der Diagnostik oder Therapie, hervorgerufen durch neue Erkenntnisse und die Etablierung neuer Verfahren, können umgehend im Internet eingefügt werden, um so die Leitlinien immer aktuell zu halten. Im Unterschied zu gedruckten Empfehlungen müssen keine Ergänzungslieferungen an alle betroffenen Ärzte versandt werden. Der Zugriff auf die elektronischen Leitlinien ist sehr hoch. Er lag im November 1996 bei 2.500 Zugriffen im Monat und im September 1997 bei über 14.000.

4.3 Multimediale Telekommunikation

Im Rettungswesen und in der Notfallmedizin können die akut am Unfallort gemessenen Daten und Kurven mit ähnlich gelagerten Fällen in einer multimedialen Archiv-Datenbank im Krankenhaus verglichen werden und Anweisungen per multimedialer Replik an den Unfallort gegeben werden. Wenn das Personal am Einsatzort zusätzliche Hilfe oder eine zusätzliche Einschätzung der Situation wünscht, können Bilder an eine Rettungszentrale übermittelt werden, die einen schnellen Zugriff auf mehrere Datenbanken und weiteres geschultes Personal hat. Hier macht man sich zu nutze, daß Bildinformationen eine sehr viel höhere Informationsdichte haben als Textinformation. Per Bild kann oft erheblich mehr Information in erheblich kürzerer Zeit vermittelt werden, so zum Beispiel wie eine ungewöhnliche Verletzung am besten versorgt wird.

4.4 Multimediale Datenbanken in der medizinischen Ausbildung

Der Nutzung multimedialer Datenbanken sind bei der Ausbildung keine Grenzen gesetzt[2]. Man kann auch die jetzt noch vielfach eingesetzten Tierversuche durch interaktive Videosequenzen ergänzen und teilweise sogar ersetzen. Da die Arbeit in der Medizin zunehmend von digitalen Techniken geprägt ist, sollte eine Ausbildung zunehmend unter Einsatz dieser Techniken erfolgen. Dieser Aspekt ist in der bisherigen medizinischen Ausbildung noch nicht berücksichtigt, zum Teil da das Lehrpersonal mit den Techniken nicht vertraut ist.

Multimediale Datenbanken stellen ein ausgezeichnetes Material für die medizinische Ausbildung bereit. An der sogenannten „Hörbank" lernen heute noch Studenten die Beurteilung von Herz- und Lungengeräuschen. In einer Multimedia-Datenbank können sie zum Geräusch ein Bild des Patienten sehen, sie können die Röntgen-Thoraxaufnahme, einen Film einer Herzkatheter-Untersuchung oder die EKG-Kurven sehen. So können gleich mehrere Aspekte des gleichen Befundes mit multimedialer Information vermittelt werden.

Multimediale Datenbanken bieten die Grundlage für die Entwicklung von Virtueller Realität. Mit diesem Hilfsmittel können schwierige chirurgische Operationen geprobt werden. Aber nicht nur zum Proben besonders schwieriger Operationen ist die Virtuelle Realität einer menschlichen Anatomie nützlich, sondern auch für die normale medizinische Ausbildung im Unterricht.

4.5 Multimediale Datenbanken in der Forschung

Am naheliegendsten ist der Aufbau multimedialer Datenbanken zur Unterstützung von Kooperationen mehrerer Forschergruppen. Auf diese Art sind auch die meisten multimedialen Datenbanken in der Medizin entstanden. Diese Datenbanken sind an das Internet angeschlossen, um den beteiligten Gruppen jederzeit einen Zugriff auf die gemeinsamen Daten zu ermöglichen.

Multimediale Datenbanken stellen die Basis für die Entwicklung von medizinischen Expertensystemen dar. Nur auf der Basis von sehr vielen Datensätzen können Verfahren entwickelt werden, die Regeln generieren können. Die an der Entwicklung beteiligten Zentren können neue Daten über das Internet in die Datenbank einspielen sowie die Daten anderer Zentren herunterladen. Ein gutes Beispiel bietet das Expertensystem mit automatischer Regelerzeugung bei der Diagnoseunterstützung akuter Bauchschmerzen (Yang, 1996).

[2] Multimediale Datenbanken bilden die Basis interaktiver Systeme (siehe Beitrag Hirsch in diesem Band).

4.6 Multimediale Datenbanken in der Außendarstellung

Die Virtuelle Realität kann ebenfalls genutzt werden, um ein virtuelles Krankenhaus aufzubauen. Im virtuellen Krankenhaus können sich sowohl Patienten als auch krankenversorgendes Personal informieren. Man kann einen „Patienteneingang", einen „Personaleingang" und einen „Versorgungseingang" konstruieren und so Informationen über den Krankenhausbetrieb einer breiten Öffentlichkeit vorstellen. Ein entsprechendes Projekt wurde von der *University of Iowa* zusammen mit dem *National Institute of Health* realisiert.

Im Unterschied zu gedruckten Medien oder auch zu einer CD-ROM ist bei Internet basierten Datenbanken eine bidirektionale Kommunikation sehr leicht herstellbar. Zusätzlich können die Anbieter einer solchen Datenbank auch verfolgen, welche Rechner Zugriff auf die Information hatten und wieviel Informationen sie abgerufen haben. So können Nutzerstatistiken erstellt werden. Dies wirft auch die Datenschutzproblematik in Hinblick auf die Anonymität des Benutzers auf. Wer ein Buch über den Ladentisch kauft, muß sich dabei nicht identifizieren und muß nicht damit rechnen, regelmäßig Werbung zu bekommen.

5. Probleme, Grenzen und Risiken

5.1 Suchen in multimedialen Datenbanken

Ein großes Problem stellt das Suchen in großen Datenbanken dar. Dies betrifft nicht nur Multimedia-Datenbanken, aber diese natürlich auch. Die Akzeptanz bei Benutzern der Datenbank läßt nach, wenn die Suchgeschwindigkeit zu langsam wird, oder wenn die Suche keine relevante Information wiedergeben kann (siehe Beitrag Kaltenborn). Bei Multimedia-Datenbanken kommt erschwerend das Problem der Kodierung der Multimedia-Inhalte sowie das der Größe der Datensätze hinzu. Eine Suche nach Bild- oder Videoinhalten, die nicht mit einem treffenden Schlüsselwort kodiert sind (z.B. MESH), die also direkt im Material enthalten sind (morphologische Information und Musterinformation), erfordert eine rechnergestützte Bearbeitung aller Bilder mit Verfahren der Mustererkennung und ist daher bisher nicht praktikabel. Bilder enthalten mehr Information, als durch Sprache auszudrücken ist. In der bisherigen Geschichte der Befundung von medizinischen Signalen, Bildern und Videosequenzen ist diese Information nicht abgebildet – oder nur insofern, als aus dem Bild ein abschließendes Urteil entsteht, welches sich im ungünstigsten Fall in der vorangegangenen verbalen Beschreibung nicht erkennbar, wiederspiegelt. Die Suche nach ähnlichen Fällen z.B. bei mikrobiologischen Befunden kann bisher ebenfalls nur nach ausgeklügelten Kodierschemata erfolgen. Das bedeutet, solange keine schnellen Suchalgorithmen für die Bilder zur Verfügung stehen, kommt einer Verschlüsselung der Information die herausragende Rolle bei der Archivierung zu. Ohne eine treffende Kodierung ist die Multimedia-Information in Bildern, Videos und Klangsequenzen bisher verloren, also so gut wie nicht vorhanden. Hier ist eine Aufgabe für die Informatik und angewandte Mathematik zu sehen.

Für einen Vergleich von Strukturelementen in medizinischen Bildern müssen noch neue mathematische Verfahren der Mustererkennung und der Ähnlichkeitsmaße entwickelt werden.

5.2 Entwicklung von Datenformaten für Multimedia Daten

Die Entwicklung von für Produzenten verbindlichen Standards ist sehr langsam. So wird der Standard DICOM für Bilder, jetzt in der Version 3.0 weithin bekannt, zwar von vielen Systemen zur Bildnachverarbeitung unterstützt. Jedoch können nur wenige bildgebende Geräte DICOM-Bilder produzieren. Eine Datenkonvertierung muß angewandt werden. Viele Standards unterliegen dem Einfluß des schnellen technischen Fortschritts und werden kontinuierlich ergänzt und geändert. Der DICOM-Standard will nun auch Biosignale mit einbeziehen, da in der Strahlendiagnostik bei funktionellen Untersuchungen, z.B. am Herz, die Aufzeichnung eines EKG notwendig ist. Weithin benutzte „Defacto-Standards" sind zwar verbreitet, haben aber keine normative Kraft, d.h. Hersteller von medizintechnischen Geräten oder Programmen müssen sie nicht berücksichtigen. Darunter fallen die vorher genannten Formate für Biosignale, das EDF und das EBS. Zudem haben solche „Defacto-Standards", die aus der Praxis entstanden sind, oft Limitationen, die den speziellen Interessen der Gruppe entsprechen. Normative, also verbindliche Standards, wie der Standard, der von einer Kommission des *Committe European de Normalisation* (CEN), Arbeitsgruppe TC251 (Medical Informatics), erarbeitet wird, sind häufig sehr kompliziert, da sie Kompromisse zwischen Anwendern und Firmen darstellen und sehr viele Sonderfälle berücksichtigen müssen.

5.3 Datenschutz

Das Problem des Datenschutzes bedarf bei Multimedia Datenbanken ebenfalls einer gesonderten Behandlung. Datenschutz von Kliniken und Instituten, die mit dem Internet verbunden sind, wird gewöhnlich durch Firewall Rechner gewährleistet. Die Datenübertragung aller Information zwischen Krankenhaus und Internet erfolgt dann durch den Firewall Rechner, was die Übertragungsraten sehr bremst. Die Übertragung rein binärer Bild- oder Signalinformation müßte nicht durch den Firewall erfolgen. Lösungen, die sensitiv für sensible Daten sind, sind hier erwünscht. Neben dem physikalischen Datenschutz muß der inhaltliche ebenfalls berücksichtigt werden. Während es bei klinischen Daten genaue Vorstellungen gibt, daß persönliche Daten, wie Name und Geburtsdatum anonymisiert werden müssen, ist dies bei Videoaufnahmen problematisch. Denn dabei kommt es zum Teil auf das Gesicht und die Mimik des Patienten, z.B. bei einem epileptischen Anfall, genau an. Man kann also in diesen Fällen nicht das Gesicht grob rastern, um eine Personenidentifizierung auszuschließen. Ohne eine individuelle Zustimmung ist es nicht möglich, solche Videoaufzeichnungen für Ausbildungszwecke vorzuführen.

5.4 Übertragungsbandbreite

Zur Zeit limitieren auch die physikalischen Übertragungszeiten zwischen den Rechnern in einem Netzwerk den breiten Einsatz von Multimedia Datenbanken. Zur Charakterisierung der Übertragungsgeschwindigkeit durch Kabel oder Glasfaserleitungen nennt man die Anzahl der übertragenen Bits pro Sekunde. Das Ethernet, die älteste und am weitesten verbreitete Vernetzung von Computern in lokalen Netzwerken, unterstützt 10 MegaBit pro Sekunde. Höhere Datenübertragung auf weite Entfernungen zwischen verschiedenen lokalen Netzwerken erlaubt eine ATM-Verbindung (bis 155 MegaBit pro Sekunde), die bei der anfangs vorgestellten Multimedia-Station eingesetzt wird (Lee & Kim, 1996). Die Zukunft ist in der „FireWire"-Initiative zu sehen. Seit 1993 entwickeln mehrere Firmen einen neuen Kabelstandard, der zur Vernetzung von Computer, Fernsehen, Audioanlage und Videoanlage dienen soll. Wie bei vielen neuen Techniken soll eine hohe Verbreitung und ein niedriger Preis dadurch erreicht werden, daß diese Technologie in den privaten Haushalten eingeführt wird (z.B. Video oder Personal Computer). Das „FireWire" soll im Vergleich zur sehr leistungsfähigen Glasfaser-Technik so billig sein, daß es für private Haushalte erschwinglich ist und flächendeckend eingeführt werden kann. Eine Übertragungskapazität von 400 MegaBit ist zur Zeit mit dem FireWire schon möglich. Die teuerste Variante mit Glasfaser-Technik unterstützt Übertragungsraten von mehreren GigaBit. Diese Technik bleibt jedoch auch für Krankenhäuser und Kommunikation zwischen den Städten auf absehbare Zeit sehr teuer.

6. Veranschaulichung durch laufende Projekte, derzeitige Forschung und Entwicklung

Um die bisher allgemein gehaltenen Ausführungen zu veranschaulichen, werden im folgenden Projekte multimedialer Datenbanken vorgestellt. Auf ein Projekt, welches sowohl Signal- als auch Bilddaten beinhaltet, das Europäische

Neurologische Netzwerk (ENN), folgen Projekte mit Bilddaten. Diese Datenbanken sind nach steigendem Umfang und Komplexität der Daten angeordnet: eine radiologische Datenbank, eine Tumordatenbank, ein dermatologischer Atlas und das *Visible Human Project.*

6.1 Europäisches Neurologisches Netzwerk

Das Europäische Neurologische Netzwerk ist ein Zusammenschluß von 40 Schlafzentren, neurophysiologischen Abteilungen in Krankenhäusern und Multimedia Instituten an Technischen Hochschulen in Europa. Das Projekt wird von T. Paiva (Universität Lissabon), T. Penzel (Universität Marburg) und C. Guilleminault (Universität Montpellier) im Rahmen der Telemedizin Initiative der Europäischen Gemeinschaft geleitet.

Im Europäischen Neurologischen Netz (ENN) wird eine multimediale Datenbank zu Schlafstörungen, Epilepsie und Kopfschmerzen aufgebaut. Bei diesen chronischen Erkrankungen herrscht eine ausgeprägte Diskrepanz zwischen dem Wissen der Experten und dem Wissen der allgemein versorgenden Ärzten vor. Daher umfaßt die Initiative zum Aufbau der multimedialen Datenbank auch mehrere Aspekte. Zum einen soll eine Signal-Referenz-Datenbank aufgebaut werden, die es ermöglicht, Schlafanalyse-Systeme zu testen und deren automatische Auswertung und Befunderstellung zu überprüfen, in der Art, wie es für die zuvor erwähnten EKG-Computer bereits etabliert ist. Zum anderen soll eine Sammlung von klinischen Fallbeschreibungen entstehen, die Basis für multimediales Ausbildungsmaterial wird. Das Ausbildungsmaterial wird dann in drei Stufen mit unterschiedlichen Ansprüchen zusammengestellt.

Die erste Stufe ist für interessierte Laien und Patienten gedacht. Hier können sich Patienten über den Ablauf einer Schlafuntersuchung selbst informieren. Sie können allgemeinverständliche Informationen über Kopfschmerzen abrufen und auch Verhaltensregeln erhalten. Einfache Fragebögen zum selbst Ausfüllen werden ebenfalls zur Verfügung gestellt. Die Multimedia-Information dient hier zur Illustration, ähnlich wie bei dem diskutierten virtuellen Krankenhaus.

Die zweite Stufe der Information ist für Allgemeinärzte vorgesehen. Sie werden auf diesem Weg über Schlafphysiologie, Schlafstörungen, Kopfschmerzdiagnostik und Epilepsie fortgebildet. Ihnen werden Hilfsmittel zur Verfügung gestellt, wie Leitlinien zur Diagnoseerstellung und Fragebögen, um gezielte Anamnesen durchzuführen. Sie bekommen auch zusätzliche Informationen über Diagnose- und Therapiemöglichkeiten in der Klinik, um die Patienten bei Bedarf entsprechend zu informieren. Die Informationen über die aufwendigen Untersuchungen im Krankenhaus können dazu dienen, die Zusammenarbeit zwischen den niedergelassenen Ärzten und den Krankenhäusern zu verbessern. Ein Austausch von Daten ist in diesem Rahmen bereits denkbar. Niedergelassene Ärzte können Daten, die sie erhoben haben (z.B. eine EEG-Aufzeichnung) an das Krankenhaus per Telekommunikation senden und erhalten von dort ebenfalls mittels elektronischer Nachricht eine Befundung durch Experten und einen Hinweis, ob der Patient weitere Untersuchungen benötigt. Bisher werden für diesen Zweck Papierausdrucke der Signale per Fax – oft in schlechter Qualität – versandt.

Die dritte Stufe der Information ist der Datenaustausch zwischen Experten und die Weiterbildung von Spezialisten. Hier kann eine zweite, unabhängige Beurteilung der Befunde eingeholt werden. Besonders schwierige Fälle können von mehreren Experten diskutiert werden. Neue Forschungsergebnisse können ausgetauscht und gemeinsam können multimediale Datenbanken ausgebaut werden, die später als Referenz für neue Forschungsprojekte dienen.

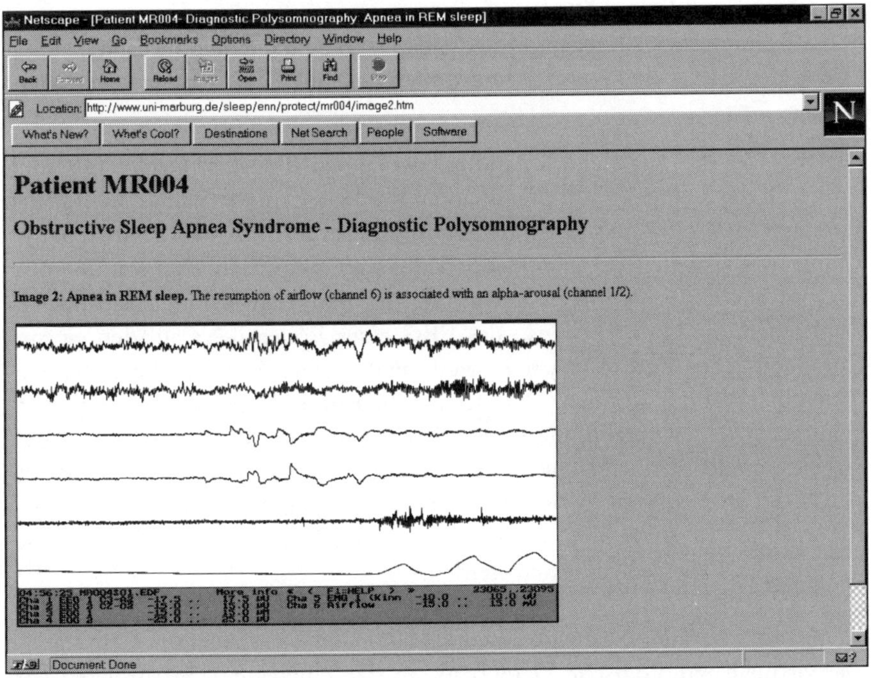

Abbildung 1: Ein Beispiel aus dem Europäischen Neurologischen Netzwerk (ENN) zeigt einen Ausschnitt von Kurven einer polysomnographischen Messung. Das Muster verdeutlicht die Diagnose Obstruktive Schlafapnoe.

Die Daten im Europäischen Neurologischen Netzwerk (ENN) sind multimedial und umfassen zahlreiche Bilder, Videos und Signale:

- Sie umfassen Texte zu den Diagnosen; es gibt 88 Diagnosen von Schlafstörungen und eine internationale Nomenklatur für Kopfschmerzen.
- Beschreibungen von Patienten mit Kopfschmerzen beinhalten mitunter Zeichnungen des Kopfes, mit denen genau die Schmerzen lokalisiert werden.
- Die Plazierung von EEG-Elektroden am Kopf kann besonders gut durch Karten des Schädels vermittelt werden, und die typischen Muster von Schlafstörungen können durch Bilder mit Signalmustern dargestellt werden.
- Videoaufzeichnungen epileptischer Anfälle, kataplektischer Attacken, Bewegungsstörungen in der Nacht, so zum Beispiel Schlafwandeln, illustrieren in sehr eindrücklicher Weise die beobachteten Störungen und machen auch das sonst nicht vorstellbare Ausmaß der Störungen deutlich.
- Röntgen- und MRT-Bilder des Kopfes ergänzen die diagnostischen Informationen, wo dies von Bedeutung ist.
- Als Besonderheit dieser multimedialen Datenbank stehen die digitalen Signale der EEG, EKG und Atmungsmessung im EDF-Format zur Verfügung.

Die Signale, die zugleich Bestandteil der Signal-Referenz-Datenbank sind, kann sich der Benutzer auf seinen Computer laden, und er kann diese für den gesamten Meßzeitraum selbst ansehen. Interessierte Ärzte und Wissenschaftler können das visuelle Beurteilen des Schlafes am Computerbildschirm überprüfen und das Ergebnis ihrer Auswertung mit der Auswertung von Experten vergleichen. Sie können ebenso das EEG eines Epileptikers auf den eigenen Computer laden und testen, inwieweit Sie die sogenannte „spike-and-wave" Aktivität erkennen können. Die gleichen Signale können Forscher und Programmentwickler nutzen, die eigene Programme zur Auswertung der EEG-Signale erstellen. Diese Möglichkeit ist gerade auch für Softwarefirmen interessant, die von Experten bewertete Daten guter Qualität benötigen, um neue Algorithmen zu entwickeln. Die Güte der neuen Algorithmen kann an der Bewertung der Experten gemessen werden.

6.2 Virtuelle radiologische Fallsammlung

Die virtuelle radiologische Datenbank an der Universität Saarbrücken entstand als interaktives Lehrsystem. J. Stahl hat die Sammlung so aufgebaut, daß sie sowohl für die interne Fortbildung, als auch für einen Zugriff aus dem Internet frei zur Verfügung steht. Die Fälle sind über die Diagnosen recherchierbar. Zugrundegelegt wurde der radiologische Diagnosenschlüssel des *Ameri-*

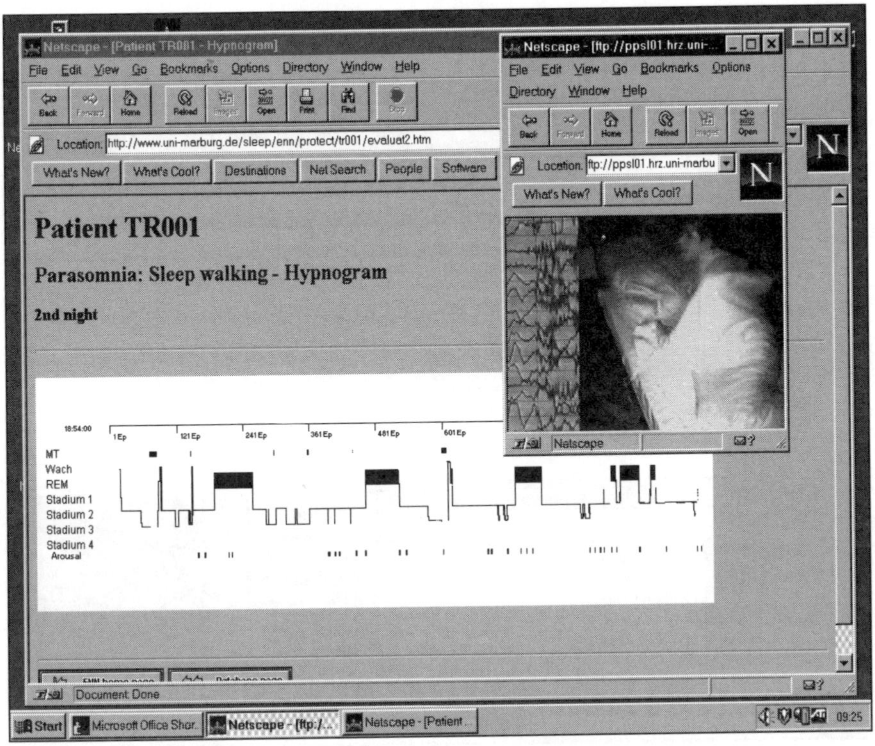

Abbildung 2: Das Beispiel aus dem Europäischen Neurologischen Netzwerk (ENN) zeigt die Möglichkeiten einer Videodarstellung über das Internet. Das Beispiel zeigt einen Schlafwandler und die Kurven der gleichzeitigen digitalen Signalaufnahme.

can College of Radiology. Die Fälle sind sehr übersichtlich arrangiert und können als digitaler radiologischer Atlas benutzt werden.

6.3 Tumordatenbank

In einer weiteren internationalen Aktivität einer Reihe von amerikanischen Pathologen, unterstützt von Mindswell Media Inc. (USA), wird eine Tumordatenbank aufgebaut, um die Krankheitsverläufe von Patienten zu verfolgen, um Therapieverfahren zu optimieren und zu vergleichen. Ähnliche Datenbanken werden auch in Europa unterstützt von der Europäischen Gemeinschaft aufgebaut. Die Tumordatenbanken umfassen klinische Daten, Fotos, radiologische Bilder und histologische Bilder. In diesem Typ von Datenbanken werden selten Filmsequenzen angeboten. Auch Biosignale existieren hier nicht.

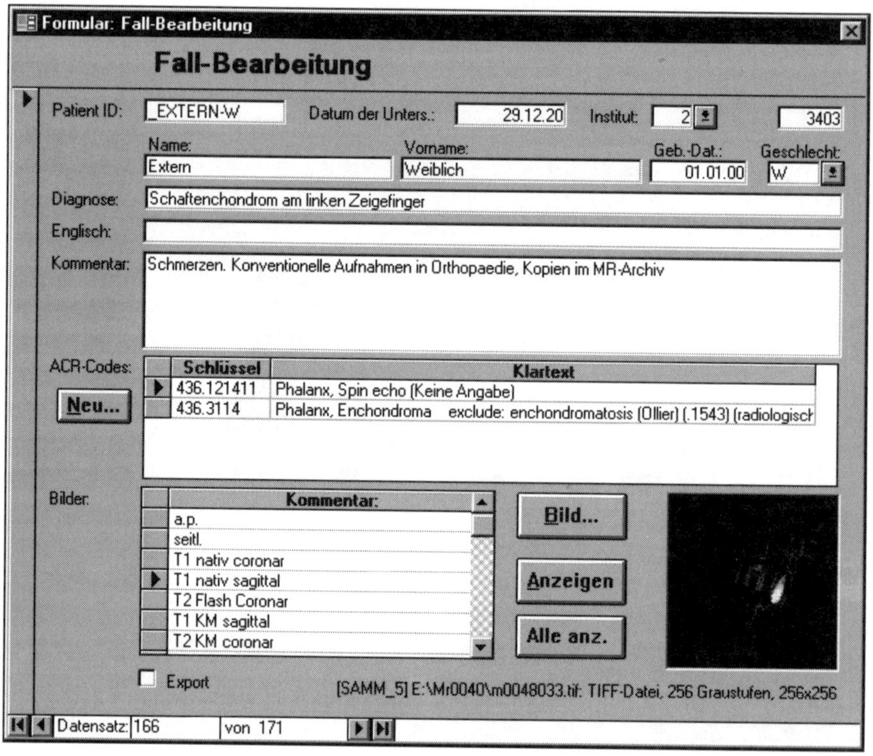

Abbildung 3: Das Beispiel zeigt den interaktiven Zugriff auf eine virtuelle radiologische Fallsammlung. Gesucht werden kann nach einem ACR-Schlüssel für die Radiologie.

In der großen Tumordatenbank der amerikanischen Pathologen kann man über das Internet nach Krebserkrankungen suchen und sogar neue Bilder einsenden. Hier können Ärzte aber auch Patienten Bilder von Befunden als histologische, pathologische oder anatomische Fotos einsenden, um eine zweite Beurteilung eines unabhängigen Experten zu erhalten. Das Suchen in der Datenbank erfolgt über die Diagnosen, die als Schlüsselworte zu den einzelnen Bildern mit aufgenommen wurden.

6.3 Dermatologie Atlas

Basierend auf einer sehr umfassenden Diasammlung wurde ein digitaler Dermatologie Atlas von der Gruppe Bittorf et al. an der Universität Erlangen erstellt. 1993 begann die Gruppe die wichtigsten dermatologischen Erkrankungen in eine digitale Form zu überführen. Es konnte bei den hohen Qualitätsanforderungen nur ein kleiner Teil der Diadatenbank, nämlich 5 %, für die digitale Datenbank ausgewählt werden. Für die Umsetzung wurde das JPEG-Format gewählt. Es bietet bei diesen Bildern einen Kompressionsfaktor von 1:37, womit die Übertragungszeiten im Internet sehr gering gehalten werden können. Für das Bildformat wurde 768 * 512 bei einer Farbtiefe von 24 Bit gewählt. Der Zugriff auf die Datenbank erfolgt über WWW. Parallel dazu wird die Datenbank als Kodak Photo-CD angeboten, um sie einem breiten Publikum zur Verfügung zu stellen. Bei vielen Erkrankungen werden zunächst Übersichtsbilder (sogenannte *thumbnails*) mit mehreren Fotos angeboten. Man kann dann ein einzelnes Bild auswählen und dies in der vollen Größe ansehen. Die Farbwiedergabe der ursprünglichen Fotos auf dem Monitor des PCs erfordert für die dermatologische Beurteilungen eine besondere Beachtung. Es muß ggf. eine Farbkorrektur durchgeführt werden. In der Praxis erwies sich dieses jedoch nicht als Problem, da geübte Dermatologen sich an eine Farbverschiebung durch den Monitor des PC adaptieren können. Derzeit kann die Datenbank ca. 300.000 Zugriffe pro Monat im Internet aufweisen.

6.4 Visible Human Project

Das *Visible Human Project* wurde vom *National Institute of Health* (NIH) in den USA initiiert (Ackerman, 1992). Die Bilddatenbank umfaßt anatomische Daten eines Mannes und einer Frau. Diese werden über die *National Library of Medicine* in den USA interessierten Personen und Institutionen zur Verfügung gestellt. Es stehen CT, MRT und anatomische Schnittbilder des ganzen Körpers beider Personen zur Verfügung. Die MRT-Bilder des Mannes wurden in 4 mm Schichten durchgeführt. Der Kopf und Hals wurden axial untersucht, der restliche Körper wurde longitudinal untersucht. Die Bilder haben eine Größe von 256 * 256 Punkten bei einer 12 Bit Graustufenskala. Die CT-Bilder wurden vom ganzen Körper axial in Schichten von 1 mm durchgeführt. Sie haben eine Größe von 512 * 512 Punkten bei einer Graustufenskala von 12 Bit. Die anatomischen Schnitte sind ebenfalls axial mit 1 mm Dicke, sie entsprechen den CT-Schnitten. Sie haben eine Größe von 2048 * 1216 Punkten bei 24 Bit Farbtiefe. Jedes einzelne Bild hat eine Größe von 7,5 Megabyte. Insgesamt liegen 1871 anatomische und ebensoviele CT-Schnitte vor. Allein die anatomischen Bilder des Mannes würden 22 CD-ROM Platten füllen. Die Bildschnitte der Frau entsprechen denen des Mannes. Zusätzlich wurden aber anatomische Schnitte einer Schichtdicke von 0,33 mm aufgenommen. Damit entspricht die Schichtdicke dem Punktabstand in der Ebene. Es können also dreidimensionale Rekonstruktionen mit kubischen Bildwürfeln, sogenannten Voxel, durchgeführt werden.

Das *Visible Human Project* hat zahlreiche Folgeprojekte initiiert. Medizinische und mathematische Institute haben die Datenbank dankbar aufgegriffen und Modelle der Organe berechnet und interaktive Atlanten zur Anatomie entwickelt. Ein solches Projekt stellt der Voxel-Man der Universität Hamburg dar.

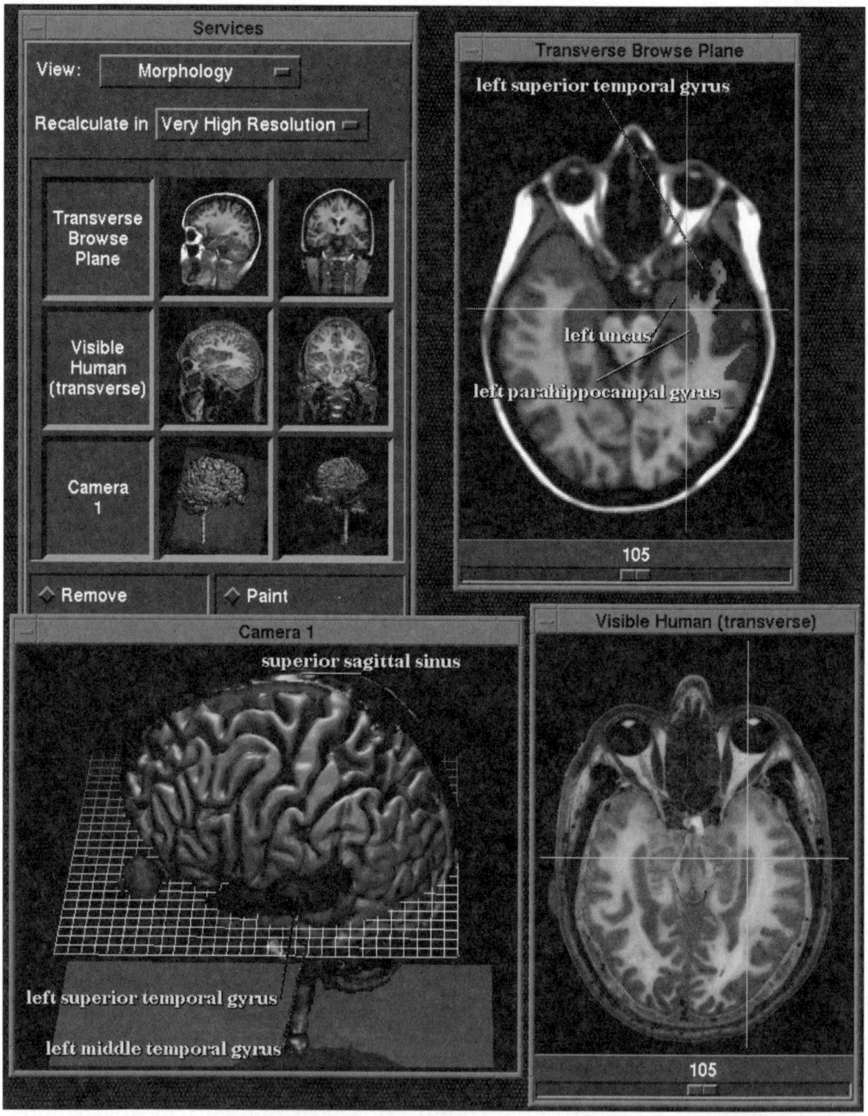

Abbildung 4: Die vier Ausschnitte zeigen die Weiterverarbeitung der multimedialen Datenbank des Visible Human Project im Projekt „Voxel Man" der Mathematischen Fakultät der Universität Hamburg.

Ein multimedialer Atlas zur Anatomie kann eine hervorragende Unterstützung beim Lernen bieten. Bei einem solchen Atlas können interaktiv Schichten abgetragen werden, oder wahlweise Muskeln, Blutgefäße oder Nerven pseudodreidimensional dargestellt werden. Interaktiv können anatomische Begriffe spielerisch abgefragt werden (z.B. Netter Anatomie Atlas auf CD-ROM).

Die verschiedenen Beispiele multimedialer Datenbanken zeigen die vielfältigen Möglichkeiten und die potentiellen Einsatzgebiete in der Medizin. Es wird deutlich, daß sowohl im Rahmen der klinischen Versorgung, zum schnellen Informationstransfer als auch in der Aus- und Weiterbildung von Patienten, Allgemeinärzten und Spezialisten die momentan stärksten Anwendungen zu finden sind.

7. Empfehlungen zur Verbesserung der Produktion und Entwicklung

Im wesentlichen werden zur Zeit multimediale Datenbanken mit den Oberflächen von dedizierten Programmen zur Erstellung von Multimedia Ausbildungsmaterial (z.B. TOOLBOOK) oder mit der Sprache HTML betrieben. Diese Programme ermöglichen eine vielfältige Unterstützung von Graphik- und Videoformaten der genannten kommerziell genutzten Spiele und Anwendungen der Unterhaltungsindustrie. Die konventionellen Datenbanken sind meistens text- und zahlenorientiert und bieten bisher keine integrierten Möglichkeiten zur Visualisierung von Graphiken. Vielmehr bieten etablierte Datenbank-Hersteller, wie ORACLE, heute Schnittstellen zwischen ihrer Datenbank und einer HTML-Oberfläche an. Sie nutzen so die standardisierten Graphikmöglichkeiten der Web-Browser. Dies ist sicher ein sehr sinnvoller Weg, um mit einem geringen zusätzlichen Aufwand die Möglichkeiten einer objektorientierten Datenbank mit einer Oberfläche zu kombinieren, die mit Multimedia umgehen kann. In die HTML-Oberfläche sind dann die Datenbankabfragen im Dialog implementiert.

8. Empfehlungen zur Verbesserung der Nutzung

Damit die zur Verfügung stehenden, multimedialen Datenbanken breiter genutzt werden können, sollten sie vermehrt auf CD-ROM angeboten werden. Als Problem steht diesem der begrenzte Platz auf einer CD-ROM entgegen. Daher sollte die Möglichkeit genutzt werden, Datenbanken kleinerer Teilaspekte auf CD-ROM anzubieten. Sinnvoll sind thematisch getrennte Datenbanken für einzelne Krankheitsbilder (wie spezielle Lehrbücher). Sehr große Datenbanken (wie das *Visible Human Project*) werden auf einer Serie von CD-ROM oder auf Streamer-Bändern angeboten. Letztere erfordern aber das spezielle Lesegerät. Neben den Lexika auf CD-ROM, wie sie in Buchhandlungen und Bibliotheken zu erhalten sind, sollten auch Multimedia-Datenbanken stehen. Allerdings sind die Möglichkeiten multimedialer Datenbanken in der Öffentlichkeit noch nicht sehr bekannt. Öffentliche Informationsanbieter, wie Verlage und Zeitungen, sollten mehr Online-Dienste öffnen und in ihrem Rahmen können sie dann Multimedia-Datenbanken anbieten. Ansätze dazu gibt es bereits bei medizinischen Online-Diensten und bei großen Verlagen, die einen Teil ihrer erfolgreichen Zeitschriften (z.B. Science, Nature, Cell) in elektronische Form umgesetzt haben und elektronische Abonnements ermöglichen. Sobald in Zeitungsarchiven außer einem Rückblick auf Artikel vergangener Ausgaben auch Multimedia-Archive zur Verfügung stehen, werden mehr Menschen diese Informationsquellen benutzen und schätzen lernen. Ebenso können Krankenhäuser medizinische Multimedia-Informationen anbieten. Das Leistungsspektrum von Krankenhäusern kann sich dadurch erweitern, daß neben einer hochqualifizierten medizinischen Versorgung eine hochqualifizierte medizinische Information angeboten wird. Ein medizinischer „Informationsstand" oder „Gesundheitskiosk" für Patienten der regional versorgenden Krankenhäuser ist in diesem Zusammenhang denkbar. Das Informationsangebot kann nicht nur vor Ort, sondern über Netzstrukturen und multimediale Datenbanken zur Verfügung gestellt werden. Diese Informationsvermittlung kann helfen, die Bürger gegenüber dem modernen Medizinbetrieb mündiger zu machen – und zwar in einer von Ärzten selbst moderierten Art und Weise. Eine derartige sachliche Aufklärung ist einer sensationsorientierten Aufklärung durch die Laienpresse vorzuziehen und bietet daher weitreichende Chancen.

Momentan sind auch die Datenleitungen noch zu langsam, um Multimedia-Informationen in großem Umfang an private Haushalte zu übertragen. Ähnlich wie die Post die Einführung von ISDN-Anschlüssen unterstützt, wären Förderprogramme zur Einführung des FireWire im Haushalt hilfreich.

Die Möglichkeiten multimedialer Datenbanken und der Netzstrukturen müssen auch Gegenstand der Ausbildung an Schulen werden, damit die Kenntnis über den Zugang zur Information in der allgemeinen Bevölkerung besser wird. So wie Kurse zu Literaturrecherchen angeboten werden, müssen Kurse zum Informationsgewinn durch Internet und multimediale Datenbanken angeboten werden. Bisher existieren noch keine etablierten Qualitätskennzeichen für Informationen im Internet. So wie man am Zeitungsstand erkennt, welche Zeitschrift welche Informationsebene befriedigt, so sollte man auch im Internet erkennen, ob eine Datenbank oder eine Information seriös und zuverlässig ist. Diese Mechanismen haben sich aber noch nicht etabliert – auch bei den gedruckten Medien hat dies viele Jahre gedauert und ist zudem sehr vom soziokulturellen Kontext abhängig. Bezogen auf die digitalen Medien stehen wir heute an einer Stelle, die der kurz nach Erfindung der Buchdruckerkunst entspricht. Um bei diesem Vergleich zu bleiben: jetzt sind wir in der Lage auch Bilder zu „drucken" und Filme digital abzuspeichern. Die Chancen, die diese neuen Technologien mit interaktiver Animation auf der Basis multimedialer Datenbanken bieten, sind heute noch nicht im gesamten Ausmaß abzuschätzen. Das gleiche gilt für die möglichen Risiken des Mißbrauchs dieser Techniken.

9. Ausblick

Neue Entwicklungen auf dem Gebiet der Computer weisen den Weg zu dedizierten Virtual Reality Arbeitsplätzen, bei denen der Benutzer wenig oder keine Computerkenntnisse benötigt, um auf multimediale Archive zuzugreifen. Virtual Reality benötigt zusätzlich spezielle Sensoren für die Dateneingabe zur Steuerung, wie Datenhandschuh, Datenanzug, dreidimensionale Maus; für die Darstellung der Daten einen in eine Brille oder Helm integrierten Bildschirm mit Stereoeigenschaften für räumliches Sehen (Faulkner & Krauss, 1996). Suchen in Multimedia-Archiven kann dann zum Beispiel über visualisierte Organe (ein räumlich dargestelltes Herz oder eine Lunge), über Krankenhausabteilungen (eine Röntgenabteilung), über klinische Labore (ein Fahrradergometer) sehr schnell und intuitiv erfolgen. Daten-Retrieval kann so ohne das Erlernen von Retrieval-Sprachen stattfinden, und sobald man in den Zielbereich vorgedrungen ist, kann man weiter wählen, ob man klinische Fallbeispiele oder bibliographische Information erhalten möchte. Multimediale Datenbanken mit Video und Animationen können so mit bibliographischen Datenbanken zusammenwachsen.

Die Einbindung der Bild- und Biosignalinformation in die zum Teil im Krankenhaus schon vorliegenden digitalen Patienteninformation wird zu einer multimedialen Krankenakte führen. Die Probleme bestehen noch in einem Abstimmungsprozeß der Datenformate unter Berücksichtigung der speziellen Erfordernisse des Datenschutzes und der Zugriffsbeschränkungen. Die multimediale Krankenakte kann in wenigen Jahren zum papierlosen Krankenhaus führen, in dem alle diagnostischen und therapeutischen Informationen als auch die administrativen Daten digital gespeichert werden.

10. Quellenhinweise

10.1 Internet-Adressen

Arbeitsgemeinschaft wissenschaftlicher medizinischer Fachgesellschaften: http://www.uni-duesseldorf.de/WWW/AWMF

Dermatologischer Atlas: http://www.uni-erlangen.de/docs/derma/bilddb

Europäisches Neurologisches Netz: http://www.uni-marburg.de/sleep/enn

Virtuelle radiologische Fallsammlung: http://radserv.med-rz.uni-sb.de/about.html

EDF-Datenformat: http://www.medfac.leidenuniv.nl/neurology/knf/kemp/htm

EBS-Datenformat: http://www.ipb.uni-erlangen.de/biokybernetik/ebsspec.html

SIGIF-Datenformat: ftp.inescu.pt im Verzeichnis /pub/src/util/sigif

Neuroscience Information: http://www.behavior.net

Visible Human Project: http://www.nlm.nih.gov/research/visible/visible_human.html

Voxel-man Atlas: http://www.uke.uni-hamburg.de/Institutes/IMDM/IDV/VisibleHuman. html

Educational Software: http://www.exammaster.com

Medical Education: http://www.vmednet.gen.va.us

Schulungs- und Trainingsprogramme: http://www.cms-biomedical.com

Continuing Education im Internet: http://www.temple.edu/dentistry/di/ce/

Hardin Meta Directory of Internet Health Sources: http://www.arcade.uiowa.edu/hardin-www/md.html

Cancer Clinical Research: http://www.jci.tju.edu

Tumordatenbank: http://www.tumorboard.com

EKG-Datenbank: http://www.eng.tau.ac.il/Pages/Biomedical/ecgdat.html

FireWire: http://firewire.org/aboutta/new.html

Medizinischer Online Dienst, HOS Multimedica: http://www.multimedica.de

10.2 CD-ROM mit multimedialen medizinischen Datenbanken

1. Aldrich M. (ed.). Neurobase: Sleep Disorders. Arbor Publishing, San Diego, 1996. Vierteljährliche Aktualisierungen.
2. Diener H.C., Eichten C., Hufnagel A. Aktuelle Neurologie – Multimedia-Klinische Fälle auf CD-ROM, Vol. 1 Schlaganfall und Epilepsie. Thieme-Verlag Stuttgart, 1997.
3. Dietel M., Krietsch P. Berliner Medizinhistorisches Museum an der Charité. Blackwell Wissenschaftsverlag, Berlin, 1996.
4. Guberman A. Corel Medical Series Epilepsy. Corel Medical Series, 1996.
5. Netter F.H. Interactive Atlas of Human Anatomy. CD-ROM, Ciba-Geigy Co. 1995.
6. Thorpy M.J. (ed.). SleepMultimedia Version 2.0. Sleep Multimedia Inc., Scarsdale, 1996.
7. Zink C. Ultraschall Lexikon. CD-ROM, Blackwell Wissenschaftverlag, Berlin, 1997.

10.3 Literatur

Ackerman, M. (1992). The visible human project of the national library of medicine. In: Lun K. et al. (eds.), Medinfo 92. (S. 366-370). North-Holland: Elsevier.

Bittorf, A., Krejci-Papa, N.C., Diepgen, T.L. (1995). Development of a dermatological image atlas with worldwide access for the continuing education of physicans. Journal of Telemedicine and Telecare, 1, 45-53.

Bittorf, A., Krejci-Papa, N.C., Diepgen, T.L. (1997). Zwei Jahre Online – Dermatologie Atlas DOIA. In: Baur M.P., Fimmers R., Blettner M. (Hrsg.), Medizinische Informatik, Biometrie und Epidemiologie GMDS '96, 41. Jahrestagung der GMDS Bonn, September 1996. (S. 303-306). München: MMV Medizin Verlag.

CEN (Comité Européen de Normalisation) (1993). Standard Communications Protocol for Computer-Assisted Electrocardiography. Brüssel: CEN secretariat.

Cunha, M.B., Cunha, J.P.S., e Silva, T.O. (1997). SIGIF: A Digital Signal Interchange Format with Application in Neurophysiologiy. IEEE Transactions on Biomedical Engineering, 44, 413-418.

Faulkner, G., Krauss, M. (1996). Guidelines for Establishing a Virtual Reality Lab. IEEE Engineering in Medicine and Biology Magazine, 15, 86-93.

Hirsch, M.C. (1998). Wissensbasierte Systeme für die Lehre. (In diesem Band).

Kaltenborn, K.-F. (1994). Virtuelle Realität – Anwendungen, Möglichkeiten und Grenzen einer neuen Computertechnologie. Biomedical Journal, 39, 4-14.

Kaltenborn, K.-F. (1998). Informationsbedarf, Informationsnutzung und Informationsmanagement in der Medizin und im Gesundheitswesen. Ergebnisse einer sozialempirischen Studie. (In diesem Band)

Kaltenborn, K.-F., Rienhoff O. (1993) Virtual reality in Medicine. Methods of Information in Medicine, 32, 407-417.

Kemp, B., Värri, A., Rosa, A.C., Nielsen, K.D., Gade, J. (1992). A simple format for exchange of digitized polygraphic recordings. Electroencephalography and Clinical Neurophysiology, 82, 391-393.

Kesper, K., Penzel, T., Brandenburg, U., Peter, J.H. (1997). Vernetzung der deutschen Schlafzentren. Somnologie, 1, 138-143.

Kuhn, J. (1994). Extensible Biosignal Format (EBS). Erlangen: Universität Erlangen, Institut für Physiologie und Biokybernetik.

Lee, W., Kim, Y. (1996). Appling Multimedia to Medical Imaging. IEEE Engineering in Medicine and Biology Magazine, 15, 79-85.

Obst, O., Ganslandt, T. (1998). Das Internet – ein Überblick über medizinisch-wissenschaftliche Informations- und Kommunikationsmöglichkeiten (In diesem Band).

Penzel, T., Paiva, T., Guilleminault, C. (1997). Europäisches Neurologisches Netzwerk (ENN). In: Baur, M.P., Fimmers, R., Blettner, M. (Hrsg.), Medizinische Informatik, Biometrie und Epidemiologie GMDS '96, 41. Jahrestagung der GMDS Bonn, September 1996 (S. 279-282). München: MMV Medizin Verlag.

Schwarz, I., Umstätter W. (1998). Medizinische Online-Dienste und CD-ROM-Datenbanken (In diesem Band).

Yang, Q., Platen, C., Ohmann, C., Lang, K. (1996). Diagnoseunterstützung bei akuten Bauchschmerzen mit automatischer Regelerzeugung aus Datenbanken (MEDWIS A 70). In: Trampisch, H.J., Lange, S. (Hrsg.), Medizinische Forschung-Ärztliches Handeln, 40. Jahrestagung der GMDS Bochum, September 1995 (S. 73-76). München: MMV Medizin Verlag.

HANS-PETER EICH / CHRISTIAN OHMANN

Wissensbasierte Systeme für die Krankenversorgung und Forschung

1. Einleitung

Einer der grundlegenden Ausgangspunkte für die Entwicklung von wissensbasierten Systemen ist es, einem Experten ein Werkzeug zur Unterstützung einer Problemlösung mitzugeben. Als einen Experten bezeichnet man eine Person, die in der Lage ist, Probleme aus einem bestimmten Bereich zu lösen. Der Experte besitzt also Wissen über einen Problembereich, kann neues Wissen erwerben, kann Probleme lösen, kann seine Vorgehensweise erklären und handelt effizient. Hingegen handelt es sich bei einem Expertensystem um ein Computerprogramm, das, basierend auf Methoden der künstlichen Intelligenz, bei einem Problem Aufgaben ausführen kann, für die normalerweise das Wissen eines Experten notwendig ist. Vergleicht man einen Experten und ein Expertensystem, so kann man Punkte finden, in denen sich beide ergänzen. Ein Experte besitzt Hintergrundwissen, ist lernfähig, kann einen großen Problemkreis überschauen und ist kreativ. Keine dieser Eigenschaften kann von einem wissensbasierten System abgedeckt werden. Hingegen besitzt ein Expertensystem eine Unabhängigkeit von Umwelteinflüssen, eine zeitliche und örtliche Unabhängigkeit, die Eigenschaft der Wissenserhaltung (es vergißt nicht) und kann formalisierbare arithmetische Aufgaben fehlerlos und in hoher Komplexität lösen.

In der Medizin war ein Ausgangspunkt für die Einführung von computergestützten Systemen die Untersuchung und Kritik an der intuitiven Entscheidungsfindung des Arztes (Ledley, 1959). Oft muß ein Arzt innerhalb kürzester Zeit vielfältige diagnostische und therapeutische Entscheidungen treffen, die auf seiner persönlichen Entscheidungsfindung beruhen. Der Prozeß der Entscheidungsfindung erfolgt teilweise bewußt, teilweise intuitiv, jeweils nach den persönlichen Erfahrungen, Kenntnissen und Gewohnheiten. Die Stärke dieser Entscheidungsfindung liegt eindeutig in der individuellen Einstellung auf den Patienten mit seinen besonderen Problemen und Merkmalen (Gross, 1975). Die Schwäche liegt aber in der unterschiedlichen Qualität der Entscheidung, die durch individuelle Erfahrungen und den Ausbildungsstand begründet ist.

Ein jüngerer und unerfahrener Arzt ist von den Trefferquoten eines Oberarztes weit entfernt. Auch ist die Art der Entscheidungsfindung anfällig gegen Emotionen, mangelnde Aufmerksamkeit und Vergeßlichkeit.

Expertensysteme gehören zu den wissensbasierten Systemen. Wissensbasierte Systeme sind Computerprogramme, die bei einem Problem Aufgaben durchführen können, für die normalerweise das Wissen eines Experten notwendig ist. Man zählt zu den wissensbasierten Systemen neben den Expertensystemen die Lernsysteme. Expertensysteme basieren auf einem Computermodell des menschlichen Wissens, während Lernsysteme auf akkumulierter Erfahrung aus tatsächlichen Fällen basieren. Weitere Unterschiede ergeben sich aufgrund der Wissensbasis und der Inferenzmethoden. Expertensysteme haben formalisiertes Expertenwissen als Wissensbasis und benutzen die künstliche Intelligenz als Inferenzmethode, während Lernsysteme als Grundlage eine aufbereitete Wissensbasis tatsächlicher Fälle besitzen und statistische Methoden verwenden. Eine allgemeine Einführung in das Gebiet der Expertensysteme gibt Harmon (1989), wissensbasierte Systeme sind in Brüning (1992) und Hopgood (1993) dargestellt, und eine Einführung in die Lernsysteme ist in Weiss (1991) zu finden.

Im folgenden Abschnitt 2 werden der allgemeine Aufbau wissensbasierter Systeme und verschiedene methodische Ansätze der Wissensrepräsentation und Wissensverarbeitung beschrieben. Diese bilden eine Grundlage zum Verständnis des Aufbaus existierender wissensbasierter Systeme, die in Abschnitt 3 dargestellt sind. Vorgehensweisen zur Evaluierung und dem klinischen Einsatz wissensbasierter Systeme werden in Abschnitt 4 besprochen. Eine abschließende Diskussion befindet sich in Abschnitt 5. Die Adressen der Entwickler und weiterführende Informationsquellen sind tabellarisch in Abschnitt 6 aufgeführt, dort findet sich nochmals eine Aufstellung der besprochenen Systeme. In Abschnitt 7 ist die Zusammenstellung der zitierten Literatur angegeben.

2. *Methodische Ansätze*

2.1 Allgemeiner Aufbau wissensbasierter Systeme

Der allgemeine Aufbau und die einzelnen Komponenten eines wissensbasierten Systems sind in Abb. 1 dargestellt. Man kann grundsätzlich zwischen den Komponenten des Systems und der Wissensbasis unterscheiden. Ein wissensbasiertes System sollte aus vier Komponenten bestehen: einer Wissenserwerbs-Komponente zur Eingabe und Pflege des Wissens; einer Problemlösungs-Komponente (Inferenzmaschine), mit der Schlußforderungen aus dem vorhandenen

Wissen gezogen werden; einer Erklärungs-Komponente, welche die Vorgehensweise des Inferenzmechanismus erläutert; eine Benutzerschnittstelle, über die alle Komponenten bedient werden können. In der Wissensbasis hingegen liegt das Wissen des Systems in Form von allgemeinem bereichspezifischen Wissen, aktuellem fallspezifischen Wissen und den Zwischen- und Endergebnissen, die bei der Problemlösung auftreten, vor. Bei Harmon (1989) wird am Beispiel des regelbasierten Expertensystems zur Therapiewahl bei bakteriellen Infektionen (MYCIN) gezeigt, wie eine Erklärungskomponente im Dialogmodus arbeitet.

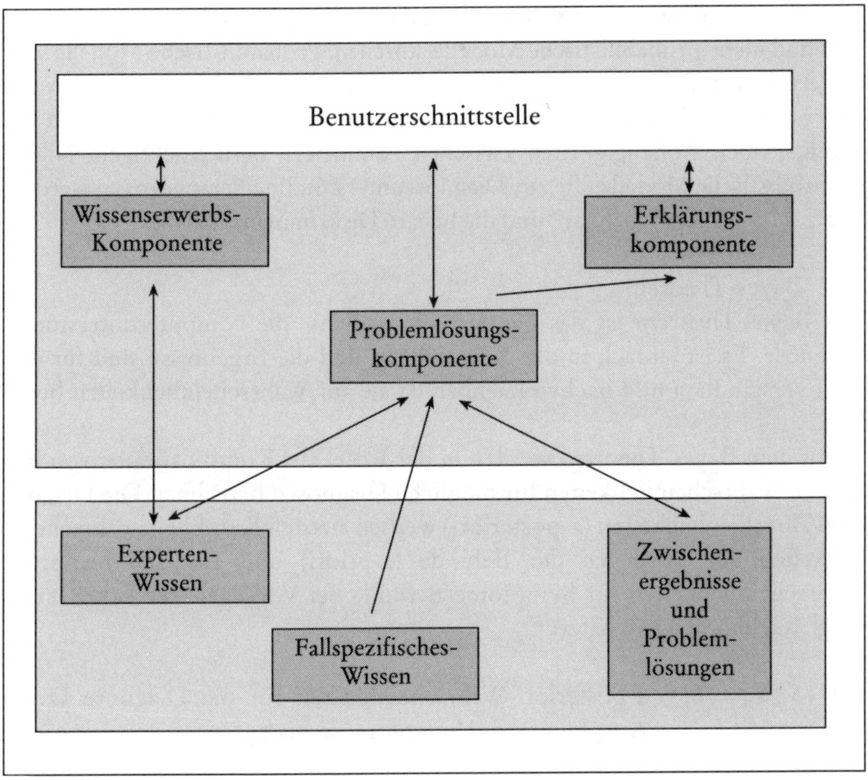

Abbildung 1: Komponenten eines wissensbasierten Systems

Man kann zwei Arten der Repräsentation von Wissen unterscheiden: Prozedurales und deklaratives Wissen. Prozedurales Wissen beschreibt die Vorgehensweise bei der Lösung von Problemen und wird programmiert. Deklaratives Wissen ist die Beschreibung eines Problems oder Sachverhalts ohne Wissen über die Abarbeitung. Dieses Wissen kann als Logik, Regeln, semantisches

Netz oder durch Frames dargestellt sein. Für den Aufbau von wissensbasierten Systemen werden häufig spezielle Programmiersprachen verwendet (z.B. LISP, PROLOG). Es können jedoch auch Shells oder Entwicklungsumgebungen eingesetzt werden. Bei einer Shell sind der Inferenzmechanismus, die Benutzerschnittstelle und der Formalismus zur Wissensrepräsentation schon vorgegeben, während bei Entwicklungsumgebungen mehrere Formalismen zur Wissensrepräsentation und Inferenzmechanismen zur Verfügung stehen.

2.2 Bayes-Theorem und logistische Regression

Modelle zur computerunterstützten Diagnosestellung kann man in probabilistische und nicht-probabilistische Modelle aufteilen. Probabilistische Modelle sind z.B. das Bayes-Theorem mit bedingter Unabhängigkeit der Merkmale, oder das Lancaster- und Bahadur-Modell, welche ebenfalls auf dem Bayes-Theorem basieren, jedoch Abhängigkeiten zwischen Parametern berücksichtigen. Nicht-probabilistische Modelle, die zur Diagnoseunterstützung herangezogen werden, sind z.B. „nächster Nachbar“ und die lineare Diskriminanzanalyse.

2.2.1 Bayes-Theorem

Das Bayes-Theorem ist das häufigste Modell für die computerunterstützte Diagnose. Es ist einfach in der Anwendung, und die Ergebnisse sind für den Arzt verständlich und nachvollziehbar, da sie auf Wahrscheinlichkeiten beruhen.

Mit dem Bayes-Theorem werden in der Regel aus Kombinationen von Befunden Wahrscheinlichkeiten für mögliche Diagnosen berechnet. Die Diagnose-Wahrscheinlichkeiten (a-posteriori) werden aus den Krankheitswahrscheinlichkeiten vor Vorliegen der Befunde (a-priori) und aus den bedingten Wahrscheinlichkeiten für Symptome/Befunde bei Vorliegen der Erkrankung (engl. likelihoods) geschätzt.

$P(D \mid S_1, S_2, ..., S_n)$	a-posteriori-Wahrscheinlichkeit für die Diagnose D bei Ausprägung der Symptome S_1 bis S_n.
$P(D)$	a-priori-Wahrscheinlichkeit für die Diagnose D
$P(S_i \mid D)$	„Likelihood“, d.h. Wahrscheinlichkeit für Symptom S_i bei Vorliegen von Diagnose D

Das Modell des Bayes-Theorems mit Unabhängigkeit der Symptome für 2 Differentialdiagnosen D_1, D_2, und den Symptomen $S_1, ..., S_m$, ist definiert als:

$$P(D_1 | S_1, ..., S_m) = \frac{P(D_1) * P(S_1 | D_1) * ... * P(S_m | D_1)}{P(D_1) * P(S_1 | D_1) * ... * P(S_m | D_1) + P(D_2) * P(S_1 | D_2) * ... * P(S_m | D_2)}$$

Die Wahrscheinlichkeit für Appendicitis bei Auftreten der Symptome $S_1, ..., S_m$ kann berechnet werden, wenn P(D) und $P(S_i | D)$ bekannt sind. Wenn z.B. in einer Datenbank zu akuten Bauchschmerzen Patientendaten mit anamnestischen und klinischen Parametern und der Diagnose Appendicitis abgelegt sind, so läßt sich die Wahrscheinlichkeit einer Appendicitis bei Vorhandensein bestimmter Parameter aus den Daten schätzen:

> P (akute Appendicitis | männlich, 50 Jahre, Schmerzen im rechten Unterbauch, Übelkeit, 38,9 °C, Loslaßschmerz, ...) = 0,74 (Beispiel)

Bedingte Wahrscheinlichkeiten für einen oder mehrere Parameter lassen sich aus der sog. Kontingenztafel bestimmen.

Eine häufig verwendete alternative Darstellung des Bayes-Theorems ist die „likelihood ratio"-Form:

$$\frac{P(D | F)}{P(D' | F)} = \frac{P(D)}{P(D')} \bullet \frac{P(F | D)}{P(F | D')}$$

$P(D) / P(D')$ Quotient der a-priori-Wahrscheinlichkeiten für und gegen die Diagnose (prior odds)

$P(D|F) / P(D' | F)$ Quotient der a-posteriori-Wahrscheinlichkeiten für oder gegen die Diagnose (posterior odds)

$P(F | D) / P(F | D')$ Quotient der Wahrscheinlichkeiten für einen Befund bei Vorliegen und Nicht-Vorliegen der Diagnose (engl. likelihood ratio)

Bei Voraussetzung der bedingten Unabhängigkeit und der Beschränkung auf zwei Parameter ergibt sich folgende Formel:

$$\frac{P(D | F_1,F_2)}{P(D' | F_1,F_2)} = \frac{P(D)}{P(D')} \bullet \frac{P(F_1,F_2 | D)}{P(F_1,F_2 | D')} = \frac{P(D)}{P(D')} \bullet \frac{P(F_1 | D)}{P(F_1 | D')} \bullet \frac{P(F_2 | D)}{P(F_2 | D')}$$

Setzt man auf beiden Seiten der Gleichung den Logarithmus ein, so wird aus der Multiplikation eine Addition:

$$\ln \frac{P(D \mid F_1,F_2)}{P(D' \mid F_1,F_2)} = \ln \frac{P(D)}{P(D')} + \ln \frac{P(F_1 \mid D)}{P(F_1 \mid D')} + \ln \frac{P(F_2 \mid D)}{P(F_2 \mid D')}$$

Mit Hilfe dieser Darstellung lassen sich diagnostische Scores definieren. Scores sind evaluierte und anerkannte Hilfsmittel zur Diagnosestellung (Ohmann, 1995a, 1995b). Sie basieren auf numerischen Gewichtungen von klinischen Symptomen/Zeichen oder Abweichungen physiologischer/biochemischer Parameter. Diese Gewichtungen werden zu einem Gesamtscore aufaddiert. Die Summe kann wieder in eine Wahrscheinlichkeit transformiert werden.

$$Score = b_0 + b_1 + b_2$$

Gilt Score = 0, so ist $P(D \mid F_1,F_2) = P(D' \mid F_1,F_2)$, d.h. die Wahrscheinlichkeiten der Diagnosen sind gleich.

2.2.2 Lineare logistische Regression

Bei der linearen logistischen Regression werden die a-posteriori-Wahrscheinlichkeiten $P(D \mid F_1,F_2)$ direkt geschätzt ohne den Umweg über a-priori-Wahrscheinlichkeiten oder „likelihoods". Die Methode hat mehrere Vorteile, z.B. keinen Selektionsbias und die Voraussetzungen zur Anwendung sind häufiger gegeben (multivariate Normalverteilung, multivariat unabhängige dichotome Variablen, multivariate dichotome Variablen mit bestimmten Abhängigkeitsmustern, etc.).

$$P(D \mid F_1,F_2) = \frac{\exp(\beta_0 + \beta_1 * F_1 + \beta_2 * F_2)}{1 + \exp(\beta_0 + \beta_1 * F_1 + \beta_2 * F_2)}$$

D ist die Diagnose, F_1, F_2 sind die Befunde und β_0, β_1, β_2 sind die Koeffizienten, welche durch die Maximierung der Likelihood-Funktion geschätzt werden.

2.3 Regelbasierte Systeme

Regelbasierte Systeme sind die am häufigsten verwendeten Wissensrepräsentationsformalismen. Ein Beispiel eines regelbasierten Systems ist MYCIN (Harmon, 1989). Regeln haben eine einfache und uniforme Struktur und sind für den Anwender verständlich und nachvollziehbar. Das Wissen wird hierbei durch Fakten (Datenbasis) und Regeln repräsentiert. Die Verarbeitung des Wissens erfolgt durch einen Interpreter (Inferenzmaschine). Der Interpreter wendet Regeln auf die Datenbank an.

Eine gebräuchliche Methode, um den Informationsgehalt von Fakten zu repräsentieren, ist die Darstellung als Objekt-Attribut-Wert-Tripel (O-A-W-Tripel). Ein Objekt ist eine physische Entität oder eine begriffliche Einheit. Attribute sind Charakteristika und Eigenschaften, die mit Objekten assoziiert werden. Jedes Attribut ist mit einem Wert versehen. Regeln dienen zur Repräsentation von Beziehungen und werden mit O-A-W-Repräsentationen verwendet. Die allgemeine Form einer Regel hat die folgende Struktur:

Wenn < Bedingung > dann < Konsequenz >

Die Bedingung ist die Prämisse und die Konsequenz die Schlußfolgerung der Regel. Zur Erläuterung von Regeln in O-A-W-Tripelform dient das folgende Beispiel aus Harmon (1989).

Wenn der Ort der Kultur Blut ist und
die Morphologie des Organismus Stäbchen ist und
die Gram-Färbung des Organismus gramneg ist und
der Patient ein „compromised host" ist,

dann
ist es wahrscheinlich (0.6), daß die Identität des Organismus Pseudomonas - aeruginosa ist.

Attribut	Objekt	Wert	(CF)
Ort	Kultur	Blut	–
Morphologie	Organismus	Stäbchen	–
Gram-Färbung	Organismus	Gramneg	–
„compromised"	Patient	wahr	–
Identität	Organismus	Pseudomonas-aeruginosa	0.6

In dieser Regel sind fünf O-A-W-Tripel enthalten. Die Schlußfolgerung „Identität des Organismus ist Pseudomonas-aeruginosa" wird gezogen, wenn die Prämisse wahr ist. Die Prämisse der Regel besteht aus vier Fakten, und ist jede dieser Fakten in der Datenbank enthalten, so ist die Prämisse wahr. Die Fakten in der Prämisse sind mit „und" verknüpft und müssen wie ein Boolscher Ausdruck abgearbeitet werden. Der Wahrheitswert wird mit den Gesetzen der Aussagenlogik bestimmt. Die Konsequenzen der Regeln können je nach System, die Wissensdatenbank durch hinzufügen, modifizieren oder entfernen von Fakten verändern. Neue Regeln können hinzugefügt oder andere gesperrt werden. Einer Regel kann auch ein Konfidenzfaktor (CF) zugeordnet sein, der aussagt, mit welcher Wahrscheinlichkeit die Regel zutrifft, vorausgesetzt die Prämisse ist wahr. Durch Konfidenzfaktoren kann „unsicheres" Wissen ausgedrückt werden.

Ein Interpreter kontrolliert und steuert die Auswahl und Ausführung der Regeln. Dies kann auf zwei Arten geschehen: rückwärtsverkettend oder vorwärtsverkettend. Bei der Rückwärtsverkettung wird ausgehend vom Ziel überprüft, ob das Ziel durch vorhandene Fakten und Regelanwendungen erreicht werden kann. Bei der Vorwärtsverkettung werden ausgehend von der vorhandenen Datenbasis Regeln angewandt, bis das Ziel erreicht oder keine Regel mehr anwendbar ist. Sind nun mehrere Regeln zutreffend mit eventuell unterschiedlichen Konsequenzen, so erhält man eine Konfliktmenge. Eine Konfliktlösungsstrategie hängt von der jeweiligen Regelmenge ab. Möglichkeiten der Konfliktlösung sind das Prinzip der Refraktion (Verbindung von Zyklen), die Regelordnung (Zuweisung einer Ausführungspriorität oder die Berücksichtigung der Reihenfolge), die Datenordnung (Auswahl der Regel, welche die aktuellsten Daten anspricht) oder eine Ordnung nach der Genauigkeit der Spezifikation (Auswahl der Regel, deren Bedingungsteil am genauesten zutrifft).

Wenn-dann-Regeln sind eine adäquate Art der Wissensrepräsentation, z.B. für Diagnosen. Ein Vorteil ist die einfache, uniforme und leicht lesbare Darstellung. Probleme können aber bei der Darstellung von komplexem Wissen auftreten. Vorteilhaft ist auch die Trennung von Wissen und Verarbeitung; dies erlaubt ein einfaches Einfügen, Entfernen und Modifizieren von Wissen. Nachteilig ist aber, daß eine Lösung möglicherweise von der Reihenfolge der Regeln in der Datenbasis abhängt.

2.4 Semantische Netze

Ein semantisches Netz ist ein deklarativer Wissensrepräsentationsformalismus, also unabhängig von der Anwendung. Die Darstellung erfolgt in graphisch strukturierter Form. Semantische Netze sind eine sehr flexible Methode der Wissensrepräsentation.

Ein semantisches Netz besteht aus Knoten und Kanten. Knoten repräsentieren in der Regel Objekte, Ereignisse oder Deskriptoren (zusätzliche Informationen über Objekte), während Kanten die Beziehungen zwischen den Knoten repräsentieren. Man unterscheidet individuelle Knoten (Einzelfälle) und generische Knoten. Diese werden auch als Konzeptknoten bezeichnet, stellen eine Klasse dar und können anderen generischen Knoten unter- oder übergeordnet sein. Kanten repräsentieren Relationen zwischen den Knoten. Die wichtigsten Relationen sind:

- Generalisierung („ist ein“)
- Individualisierung („ist Instanz von“)
- Aggregierung („ist Teil von“)

Die Generalisierung verbindet ein Konzept mit einem übergeordneten allgemeinen Konzept. Die Individualisierung verbindet ein Individuum mit seinem generischen Knoten und die Aggregierung verbindet ein Objekt mit seinen Attributen. Attribute können Teile, Eigenschaften oder Funktionen der Objekte sein. Ein semantisches Netz besitzt eine hierarchische Struktur, die durch die „ist ein"-Kante definiert wird und eine Vererbung von Eigenschaften bewirkt. Vererbung bedeutet, daß alle Individuen der untergeordneten Klasse sämtliche Eigenschaften der übergeordneten Klassen übernehmen. In Abb. 2 ist ein Beispiel eines semantischen Netzes dargestellt. Eine Generalisierung des PKW ist ein Auto und eine Generalisierung des Autos ist ein Fahrzeug. Durch die Aggregierungskante Rad „ist Teil von" Fahrzeug besitzt das Fahrzeug das Attribut Rad. Durch die Vererbung der „ist ein"-Kanten besitzt somit auch das Auto und der PKW das Attribut Rad.

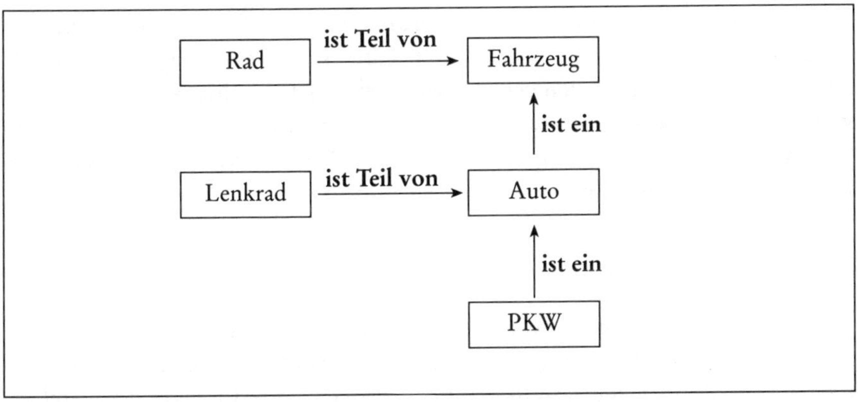

Abbildung 2: Beispiel eines hierarchischen semantischen Netzes mit Vererbung (Brüning, 1992)

Die drei Kantentypen Generalisierung, Individualisierung und Aggregierung haben nur eine strukturelle Bedeutung. Es gibt aber auch semantische Netze, deren Kanten eine inhaltliche Bedeutung haben, nämlich dann, wenn struktureller Aufbau und Inhalt des Netzes nicht streng getrennt sind. In Abb. 3 ist ein solches semantisches Netz dargestellt.

Ein bekanntes Beispiel eines semantischen Netzes ist UMLS *(Unified Medical Language System)*. UMLS besitzt neben dem semantischen Netz einen Metathesaurus und eine „Information Sources Map". Der Metathesaurus ist eine Sammlung von Konzepten verschiedener Quellen. Dies sind z.B. MeSH, DSM-IIIR, ICD-9-CM, SNOMED, usw. Für diese Konzepte sind Informa-

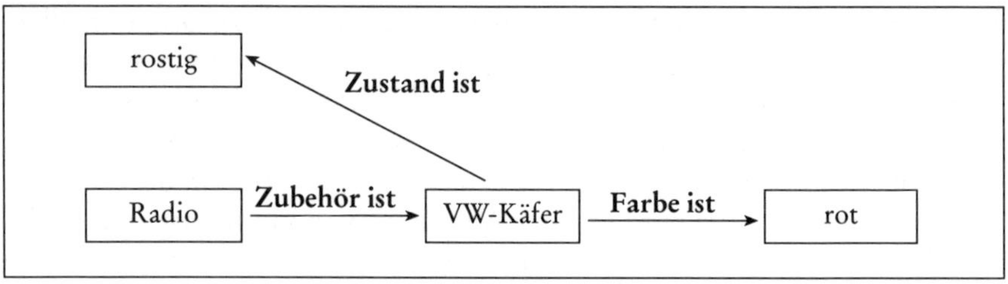

Abbildung 3: Beispiel eines semantischen Netzes mit Kanten, die eine inhaltliche Bedeutung tragen (Brüning, 1992)

tionen über deren Bedeutung, hierarchische und nicht-hierarchische Beziehungen sowie Zuordnungen zu existierenden Ordnungssystemen abgelegt. Das semantische Netzwerk enthält als Knoten 130 semantische Typen, denen die Konzepte des Metathesaurus zugeordnet werden können, und als Kanten 46 nicht-hierarchische und eine hierarchische „is a"-Beziehung. Beziehungen zwischen den Typen werden vererbt, wenn dies nicht explizit anders festgelegt wird. Die „Information Sources Map" beschreibt maschinenlesbar den Aufbau verschiedener Informationsquellen, z.B. von MEDLINE, TOXLINE oder DXplain. Für weitere Informationen zu UMLS siehe Kaltenborn (in diesem Band).

2.5 Frames

Frames gehören zu den am weitesten verbreiteten Wissensrepräsentationsformalismen und werden zur Darstellung von Objekten, Ereignissen, Situationen, etc. verwendet. Sie sind in der Lage, strukturierte Objekte darzustellen. Ein Frame ist ein Objekt, das aus einer Anzahl von Slots besteht. Jeder Slot hat einen Slotnamen und ggf. einen Slotwert. Slots müssen mit speziellen Instanzen oder Daten gefüllt werden. Dies können Default-Werte, Verweise auf andere Frames, Prozeduren, konkrete Werte oder Boolsche Ausdrücke sein. In Abb. 4 ist beispielhaft ein Frame für die klinische Datenerfassung dargestellt (Benoit, 1992). Verschiedene Slotarten sind notwendig, um eine möglichst vollständige Charakterisierung der durch Frames beschriebenen Objekte oder Ergebnisse zu geben. Um hierarchische Beziehungen darstellen zu können, werden zwei spezielle Slotarten verwendet:

- AKO („a kind of"), Hinweise auf übergeordnete Klassen
- Instanzen, Hinweise auf untergeordnete Klassen

Die Subklassenframes erben die einzelnen Slots von ihren Superklassenframes. Wie oben angedeutet, können Slots auch Prozeduren enthalten. Die Einfügung von Prozeduren ermöglicht eine Zusammenfassung der prozeduralen und deklarativen Repräsentation von Wissen. Mit Prozeduren können Slots in Abhängigkeit von anderen Slotwerten gefüllt oder Werte berechnet werden, wenn diese benötigt werden. Man unterscheidet zwei Arten von Prozeduren: „if added“ und „if needed“. Der „if added“ Typ paßt die Sloteinträge an die jeweilige Situation an. Der „if needed“ Typ holt sich Informationen, wenn sie benötigt werden.

Slotname	Slotwert
Anatomie	Leber
Lokalisation	rechter Lappen
Verletzung	Reißwunde
Länge der Verletzung	30 cm
Tiefe der Verletzung	4 cm
Komplikation	Blutung

Abbildung 4: Beispiel eines Frames zur klinischen Datenerfassung (Benoit, 1992)

Mit dem Füllen von Slots wird eine neue Instanz erzeugt (Instanziierung). Sind alle Slots eines Frame bekannt, so muß auch eine passende Instanz des Konzeptes existieren. Das Ziehen von Schlüssen wird bei Frames durch „pattern matching“ erreicht. Zu Informationen, die nicht explizit vorhanden sind, gelangt man über Verweise zu anderen Frames. Frames können auch vorwärts- und rückwärtsverkettet werden. In Abb. 5 ist eine Vorwärtsverkettung dargestellt. Wird z.B. ein Prototypenframe auf ein Faktenframe (eine Instanz) angewendet (Unifizierung), so werden dem Faktenframe die Slots des Prototypenframes zugeordnet. Die Rückwärtsverkettung von Frames erfolgt durch das Aufstellen von Zwischenzielen.

Die Darstellung von Wissen in Frames ist äquivalent zu anderen Darstellungsformen, d.h. jeder mit Frames dargestellte Inhalt kann auch mit anderen Formalismen dargestellt werden, z.B. mit einem semantischen Netz.

2.6 Fallbasiertes Schließen

Fallbasiertes Schließen ist das Lösen eines Falls basierend auf einem bekannten Fall. Um dies mit Computerunterstützung durchführen zu können, müssen verschiedene Konzepte des fallbasierten Schließens beachtet werden: Fallrepräsentation, Fallindexierung, Fallspeicherung und -retrieval, Falladaption,

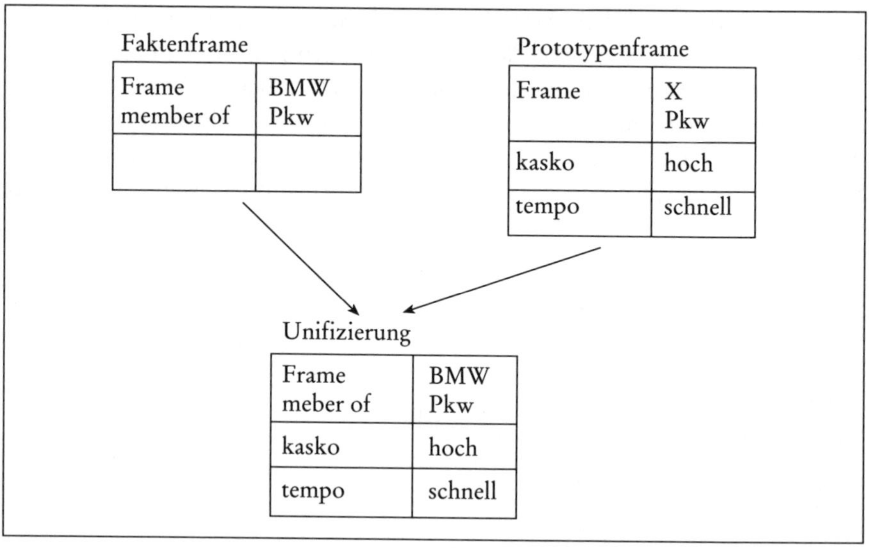

Abbildung 5: Beispiel für die Vorwärtsverkettung zweier Frames (Brüning, 1992)

Lernen und Verallgemeinern von Fällen. Diese Konzepte werden im folgenden besprochen.

Die Fallrepräsentation betrifft die computergerechte Fallbeschreibung. Hierzu muß eine Liste von Parametern (z.B. Symptome), die zu einem bestimmten Ergebnis (z.B. Diagnose) führen, festgelegt werden. Alle Fälle in einer Datenbasis müssen auf der selben Fallbeschreibung beruhen, um vom Computer schnell und korrekt eingelesen werden zu können.

Bei der Fallindexierung legt man fest, nach welcher Methode ein bekannter Fall selektiert werden soll, um die Lösung eines neuen Falls zu unterstützen. Methoden hierfür sind:

- nächster Nachbarschaftsschätzer
- induktiver Ansatz (z.B. Diskriminanzanalyse)
- wissensbasierter Ansatz
- Kombinaten der Ansätze

Der nächste Nachbarschaftsschätzer ist ein vollständig nicht-parametrischer Ansatz, d.h. es sind keine Voraussetzungen gegeben. Der Schätzer basiert auf einem Ähnlichkeitsmaß (bzw. Distanzmaß) zwischen klinischen Fällen. Soll ein neuer Fall klassifiziert werden, so wird aus der Datenbank mit allen bekannten Fällen derjenige herausgesucht, der dem neuen Fall am ähnlichsten ist.

Der neue Fall erhält dann die Klasse des ähnlichsten bekannten Falles (z.B. Diagnose). Als Ähnlichkeitsmaße können die absolute Distanz, die euklidische Distanz, oder weitere normalisierte Distanzen verwendet werden. Das fallbasierte Schließen mit dem nächsten Nachbarschaftsschätzer ist kein Lernvorgang, sondern ein Vergleich mit vorhandenen Daten. Es entsteht ein großer Aufwand für die Klassifikation eines neuen Falls, da dieser mit jedem Fall in der Datenbank verglichen werden muß. Die Klassifikation ist außerdem abhängig von der Skalierung der Parameter und der Wahl des Ähnlichkeitsmaßes (daher Normalisierung). Eine Erweiterung dieser Methode durch Betrachtung der k-nächsten Nachbarn eines Falls kommt am häufigsten vor.

Ziel ist die Bildung einer Fallsammlung und das Fall-Retrieval, d.h. die Identifizierung der ähnlichsten Fälle für das vorliegende Problem. Man unterscheidet hierbei zwei Methoden des Retrievals: das assoziative Retrieval und das hierarchische Retrieval. Beim assoziativen Retrieval werden alle Parameter unabhängig voneinander betrachtet. Jeder Fall der Fallsammlung wird untersucht (z.B. nächste Nachbarschaftsschätzer). Hingegen werden beim hierarchischen Retrieval die Fälle der Fallsammlung nach bestimmten Gesichtspunkten organisiert (z.B. von allgemeinen Fällen nach spezifischen Fällen). Es muß also nicht jeder Fall der Fallsammlung untersucht werden (z.B. Entscheidungsbaum).

Die Falladaption befaßt sich mit der Modifikation eines gefundenen Falles, der das bestehende Problem weitgehend erklärt, in einen Fall, der das bestehende Problem vollständig beschreibt. Hierzu müssen Adaptionsregeln (spezifisch für ein Problem) gefunden werden, oder es müssen Teile existierender Fälle verwendet werden, um die Modifikation durchführen zu können und so die vollständige Lösung für das beschriebene Problem zu finden.

Das Lernen erfolgt beim fallbasierten Schließen durch hinzufügen eines neuen Falles in die Fallsammlung. Das Lernen aus Erfolg/Mißerfolg der vorgeschlagenen Lösung kann durch eine Evaluierung erfolgen. Es muß festgelegt sein, welche Informationen und in welcher Form diese Informationen abgespeichert werden. Weiterhin muß festgelegt werden, wie ein neu einzufügender Fall für das Retrieval indexiert werden soll und wie er in die Fallsammlung integriert wird.

Ziel der Generalisierung ist die Einbindung abstrakter Informationen zur Charakterisierung der Fälle. Es müssen prototypische Fälle, die das Wesentliche einer Gruppe von spezifischen Fällen enthalten, gefunden werden. Ein Prototyp wird mit seinen spezifischen Fällen zusammen abgespeichert. Beim Fall-Retrieval wird zuerst der Prototyp auf eine Ähnlichkeit zu dem gegebenen Problem untersucht. Ist die Ähnlichkeit hoch, so werden die spezifischen Fälle betrachtet. Ist die Ähnlichkeit niedrig, so ist auch die Ähnlichkeit der spezifischen Fälle niedrig, und diese müssen nicht mit dem vorgegebenen Problem verglichen werden (Zeitersparnis).

Vergleicht man nun das fallbasierte Schließen mit den regelbasierten Systemen aus Abschnitt 2.3, so läßt sich folgendes feststellen: Beim fallbasierten Schließen ist die Wissenseinheit ein Fall aus einer Sammlung repräsentativer Fälle, während beim regelbasierten System die Wissenseinheit eine Regel ist, die von einem Experten aufgestellt oder automatisch aus einer Datenbank erzeugt wurde. Zur Wissensrepräsentation werden die Regeln in einem Expertensystem strukturiert abgelegt und ein „update" der Wissensbasis erfolgt durch Hinzufügen einer neuen Regel. Beim fallbasierten Schließen ist die Wissensrepräsentation durch die Fallindexierung gegeben, neue Fälle können hinzugefügt werden, um die Wissensbasis zu erweitern. Die Erklärung für eine Entscheidung beim fallbasierten Schließen erfolgt durch Präsentation des Falles, während bei regelbasierten Systemen die Regeln, welche zur Entscheidung geführt haben, gezeigt werden. Regelbasierte Systeme sind für gut definierte, enge Problembereiche geeignet. Unsicheres Wissen wird durch Konfidenzfaktoren und probabilistische Modelle erfaßt. Hingegen eignet sich das fallbasierte Schließen eher bei Problembereichen, die nicht gut verstanden werden. Unsicheres Wissen kann hier durch ein breites Spektrum von allgemeinen und speziellen Fällen dargestellt werden.

2.7 Neuronale Netze

Künstliche Neuronale Netze (KNN) wurden mit der Motivation entwickelt, die Informationsverarbeitung im menschlichen Gehirn nachzubilden. Das Gehirn ist zwar bei der Lösung arithmetischer Probleme schlechter als ein normaler Taschenrechner, aber unschlagbar was das Sehen, die Sprache oder die motorische Kontrolle betrifft. KNN werden heutzutage in verschiedenen Gebieten eingesetzt, z.B. bei der Klassifikation, Vorhersage, Funktionsapproximierung, kontinuierlichen Abbildung, Mustervervollständigung oder Kodierung. Eine Einführung in das Gebiet der KNN enthält Weiss (1991).

Eine menschliche Nervenzelle (Neuron) besteht aus drei Komponenten: Zellkern, Axon und Dendriten. Der Zellkern enthält alle für die Zelle lebenswichtigen Stoffe. Das Axon, ein Fortsatz der Nervenzelle, dient zur Weiterleitung von Informationen zu benachbarten Neuronen. Die klassische Lehrbuch-Meinung geht davon aus, daß die Informationsübertragung nach dem Alles-oder-Nichts-Prinzip funktioniert, d.h. entweder wird ein Impuls in voller Stärke übertragen, oder es wird kein Impuls übertragen. Einen abgeschwächten Impuls gibt es nicht. Die Dendriten empfangen Informationen von benachbarten Neuronen. Die Informationsübertragung im Gehirn erfolgt durch Aktionspotentiale (Nervenimpulse), die über das Axon fortgeleitet und an spezifische Kontaktstellen (Synapsen) auf das nachfolgende Neuron übertragen werden. Diese Übertragung kann sich excitatorisch (aktivitätssteigernd) oder inhibitorisch (aktivitätshemmend) auf das Neuron auswirken.

KNN weisen auch drei Bestandteile auf: das künstliche Neuron selbst, das verbindende Netzwerk und die verwendete Lernregel. Ein künstliches Neuron (siehe Abb. 6) ist ein stark vereinfachtes mathematisches Modell eines natürlichen Neurons. Die Werte x_1, x_2, .., x_n sind die Eingänge des künstlichen Neurons. Sie modellieren die Synapsen, an denen die Informationsübergabe zwischen zwei Neuronen stattfindet. Die Gewichte w_0, w_1, w_2, ..., w_n modellieren die Übertragungsfähigkeit der Synapsen. Negative Gewichte modellieren eine inhibitorische und positive Gewichte eine excitatorische Erregung. Der Wert a ergibt die gewichtete Summe der Eingänge und bildet das Argument der Aktivierungsfunktion g, deren Resultat am Ausgang y des künstlichen Neurons anliegt. Für g(a) wurde eine binäre Schwellwert-Funktion gewählt, um das Alles-oder-Nichts-Prinzip zu modellieren. Häufig werden in der Literatur auch andere Schwellenwert-Funktionen verwendet (lineare, sigmoide oder nicht-lineare Funktionen).

Das in Abb. 6 dargestellte künstliche Neuron wird in der Literatur als „Perceptron" bezeichnet. Die Beschreibung und erste Anwendung zur Klassifikation mit Hilfe eines Perceptrons gehen auf Minsky (1969) zurück. Ein Perceptron kann zur Klassifikation von Mustern der Form (x_1, ..., x_n; y) benutzt werden, wobei (x_1, ..., x_n) der Merkmalsvektor und $y \in \{0,1\}$ die Klasse des Vektors repräsentiert. Der Lernalgorithmus für ein Perceptron ist sehr einfach. Ein Trainingsmuster wird an die Eingänge des Perceptrons gelegt, und das Resultat am Ausgang berechnet. Entspricht die Ausgabe der Klasse des Trainingsvektors, so wurde der Vektor richtig klassifiziert. Entspricht die Ausgabe nicht der Klasse des Vektors, so müssen die Gewichte entsprechend angepaßt werden, damit dieses Muster korrekt klassifiziert wird:

$$w_i(t+1) = w_i(t) + (T\text{-}O)x_i$$
$$w_o(t+1) = w_0(t) + (T\text{-}O)$$

T bezeichnet die richtige Klasse und O die aktuelle Ausgabe des Perceptrons. Initial werden den Gewichten Zufallszahlen zugewiesen. Die Präsentation der Trainingsvektoren erfolgt solange bis ein Stopkriterium erfüllt ist. Das Stopkriterium ist im Idealfall die korrekte Klassifikation aller Trainingsmuster. Wenn die Klassen linear trennbar sind, so findet das Perceptron immer eine Lösung (Perceptron – Konvergenzkriterium), aber die Geschwindigkeit der Lösungsermittlung ist unbekannt und ändert sich mit der Reihenfolge der Trainingsvektoren. Sind die Klassen nicht linear trennbar, so ist das Verhalten des Perceptrons nicht vorhersagbar. Als Stopkriterium versucht man die minimale durchschnittliche quadratische Distanz der korrekten Klassifikation zur Ausgabe des Perceptrons zu finden (engl.: least mean square, LMS). Ob dabei das absolute Minimum der Fehlerfunktion gefunden wird, ist nicht bekannt. Hierzu ist es eventuell notwendig, die Menge der Trainingsvektoren mehrfach dem Perceptron zu präsentieren. Ein Zyklus der Präsentation aller Trainingsvektoren wird Epoche genannt.

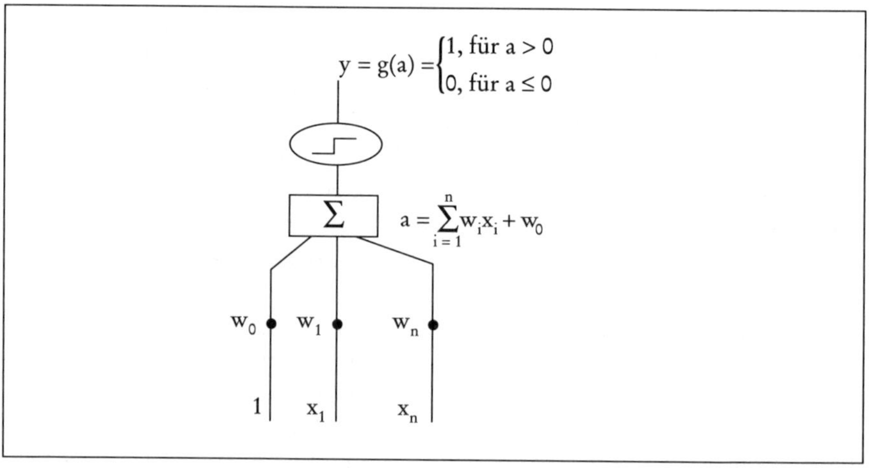

Abbildung 6: Modell eines künstlichen Neurons

Das Perceptron ist eine sehr einfache Recheneinheit (künstliches Neuron), die mit einem sehr einfachen Lernalgorithmus trainiert werden kann. Nachteilig ist aber, daß schon eine „exklusiv-oder"-Verteilung der Klassen nicht mehr mit einem Perceptron linear getrennt werden kann und daß mehrschichtige Netze aus Perceptronen nicht trainiert, sondern nur lokal optimiert werden können.

Das Multi-Layer-Perceptron (MLP) besteht aus mehreren Schichten von künstlichen Neuronen (siehe Abb. 7). Das Netz besitzt neben den Eingabeeinheiten, an denen die Merkmalsvektoren angelegt werden, verdeckte Einheiten, die keine Verbindung zum Eingang oder Ausgang besitzen, und den Ausgabeeinheiten, an denen man den Zustand des Netzes bzgl. eines bestimmten Eingabevektors ablesen kann. Man bezeichnet diesen Netztyp als „feed-forward", weil hier der Informationsfluß von einer Schicht zur nächsten in nur eine Richtung (von unten nach oben) möglich ist. Mit einem MLP kann man hoch komplexe Klassifikationsprobleme lösen. Das Netz muß nur ausreichend viele Schichten von Neuronen enthalten.

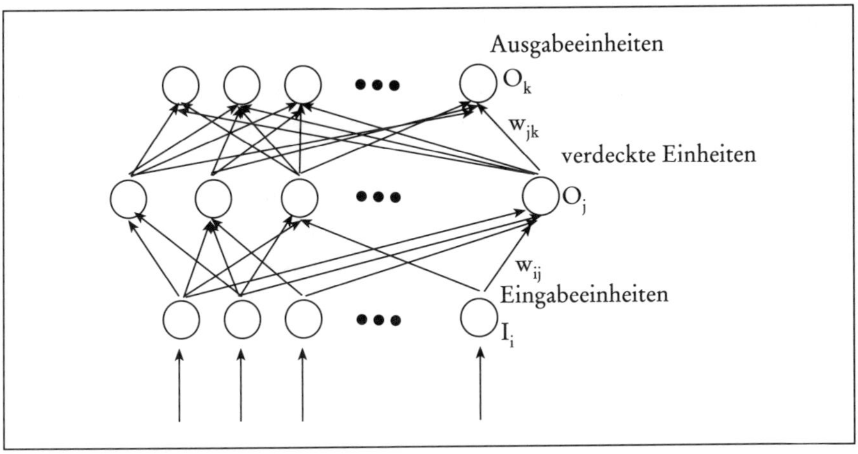

Abbildung 7: Multi-Layer-Perceptron (MLP)

Das Lernen eines MLP erfolgt wiederum durch Anpassung der Gewichte. Initial werden den Gewichten zufällige Werte zugeordnet. Legt man einen Trainingsvektor an, erhält man den zugehörigen Ausgabevektor. Durch den Vergleich des Ausgabevektors mit dem gewünschten Ergebnis wird der Fehler berechnet. Nun erfolgt die „Rückpropagierung" dieses Fehlers durch das Netz. Hierzu muß der Betrag jedes einzelnen Gewichtes zum Gesamtfehler berechnet werden, d.h., es muß die Ableitung des Fehlers E zu einem Gewicht w_{ij} ($\delta E/\delta w_{ij}$) berechnet werden. Das Gewicht w_{ij} wird dann leicht angepaßt, um den Gesamtfehler zu minimieren. Man verwendet in einem MLP keine binäre Schwellwert-Funktion, sondern ableitbare Funktionen. Häufig wird die Sigmoid-Funktion verwendet, weil für große Fallzahlen hierdurch die a-priori-Wahrscheinlichkeiten der Klassen angenähert werden.

Auch beim MLP hängt das Ergebnis von den Anfangsbedingungen ab (engl.: random state) und es ist unbekannt, wie schnell das Netz lernt. Das Auffinden des globalen Minimums eines Fehlers hängt im wesentlichen von der Wahl der Lernrate ab. Unter der Lernrate versteht man das kontinuierliche Anpassen der Gewichte. Bei einer kleinen Lernrate, dem nur leichten Anpassen der Gewichte, gibt es nur geringe Verbesserungen. Hingegen kann eine große Lernrate zu Oszillierungen führen. Wie auch beim Perceptron kann man bei einer Lösung nicht davon ausgehen, daß ein globales Minimum für die Fehlerrate gefunden wird. Das Lernen eines MLP kann unter Umständen sehr lange dauern, da man erstens sehr viele Trainingsvektoren und zweitens sehr viele Epochen zum Lernen von beliebigen Merkmalsoberflächen benötigt. Probleme können auch bei der Wahl der Netzwerk-Architektur auftreten. Verwendet man zu viele Schichten und verdeckte Einheiten im MLP, lernt dieses möglicherweise die Trainingsvektoren auswendig, was bei der unabhängigen Testung des Netzes zu eventuell schlechten Ergebnissen führt. In diesem Fall spricht man von einem Übertrainieren des Netzes (engl.: overfitting).

Ein einzelnes Perceptron ist äquivalent zu einer linearen Diskriminanzanalyse. „Exklusiv – oder“ – verteilte oder ineinander verschachtelte Bereiche von Klassen können nicht gelernt werden. Ein MLP mit zwei Schichten kann dieses Problem lösen. Auch lösbar sind konvexe Entscheidungsoberflächen. Beliebige Entscheidungsoberflächen können erst von einem MLP mit drei Schichten gelernt werden.

KNN werden in der Medizin selten eingesetzt, da nicht erklärbar ist, was in einer verdeckten Einheit eines MLP gelernt wurde. Dies trifft insbesondere für die Bestimmung von Diagnosen zu. Kein Arzt akzeptiert ein entscheidungsunterstützendes System, das zwar gute Leistungen auf Testdatenbanken zeigt, aber nicht in der Lage ist, das Ergebnis mit Symptomen, Zeichen oder (Labor-) Werten in Beziehung zu setzen. Zwei Beispiele für die Anwendung von KNN in der Biosignalverarbeitung sind in Cammann (1997) und Kestler (1997) zu finden.

3. Systeme in der Anwendung

In diesem Kapitel werden nun verschiedene wissensbasierte Systeme skizziert, die sich entweder in der Evaluierung oder im routinemäßigen Einsatz befinden. Es werden neben den Systemen, die im deutschen Forschungsschwerpunkt MEDWIS entwickelt wurden, bekannte amerikanische Systeme vorgestellt. Ein Versuch, alle wissensbasierten Systeme im ganzen deutschsprachigen Raum zu beschreiben, würde den Rahmen dieses Kapitels sprengen. Ein Ansprechpartner in Österreich ist Adlassnig (Adlassnig, 1987). Hier ist z.B. das Projekt CADIAG-II des Instituts für Medizinische Computerwissenschaften an der Universität Wien zu nennen. CADIAG-II ist ein medizinisches Diagnosesystem basierend auf *Fuzzy Logik* (Adlassnig, 1985). Ein neueres Projekt ist Hepaxpert-III (Adlassing, 1995) für die wissensbasierte Interpretation serologischer Tests für Hepatitis A, B, C und D. Ein Ansprechpartner zum Thema Medizin-Informatik und wissensbasierte Systeme in der Schweiz sind Scherrer und Baud (Baud, 1995).

3.1 MEDWIS-Projekte

MEDWIS (*Med*izinische *Wis*sensbasen) ist ein zum großen Teil schon abgelaufener Förderschwerpunkt des Bundesministeriums für Bildung, Wissenschaft, Forschung und Technologie. Die Koordination der Projekte wurde dem MEDIS-Institut der Gesellschaft für Strahlenforschung (GSF) übertragen. Ziel von MEDWIS ist die Bereitstellung von medizinischem Wissen in verschiedenen elektronischen Nutzungsformen. Hiermit soll die Qualität und Leistungsfähigkeit der medizinischen Versorgung verbessert und die Kooperation in der klinischen und methodischen Forschung gestärkt werden.

Es wurden exemplarisch Themengebiete der Medizin abgedeckt. Dies waren Stoffwechsel und Neurologie, Vorhaben zur Unterstützung der Diagnostik und Therapeutik (Bildgebende Verfahren, Arzneimittel und Intensivmedizin) und Vorhaben zu fachübergreifenden Themen (Lehr- und Tutorsysteme, Operative Medizin).

Im folgenden werden einige MEDWIS Projekte skizziert. Eine detaillierte Beschreibung des Förderschwerpunkts mit Laufzeiten und Projektplänen befindet sich auf den WWW Seiten der GSF.

3.1.1 Lehr- und Tutorsysteme

Zur Entwicklung und Evaluation medizinischer Diagnostik-Expertensysteme zur Wissensvermittlung sind im MEDWIS-Verbund A7 drei Projekte zusammengefaßt. Das Teilprojekt von Buscher befaßte sich mit der Entwicklung eines Tutorsystems für die hepatologische Diagnostik (1.7.1993 bis 31.3.1996), während das Teilprojekt von Schewe ein rheumatologisches Tutorsystem entwickelte (1.1.1993 bis 30.9.1995). Die Software für beide Tutorsysteme sowie ein System zur hämatologischen Diagnostik wurden von der Arbeitsgruppe von Puppe entwickelt (1.1.1993 bis 30.9.1995).

Ziel war die Entwicklung von intelligenten Tutorprogrammen. Ein intelligentes Tutorprogramm entsteht durch die Kombination eines wissensbasierten Systems mit einer „Didaktikkomponente" zur Unterstützung von fallbasiertem Lernen. In der Aus- und Weiterbildung von Ärzten ermöglicht dieses System ein aktives Lernen. Dem Student oder Arzt wird ein Fall präsentiert, der gelöst werden soll. Das Tutorsystem kann gezielt auf Fehler hinweisen und eine weitere Vertiefung des Lernstoffs anbieten. Der Nutzen eines intelligenten Tutorsystems liegt in der Vor- und Nachbereitung des Lernstoffs, es soll und kann keine Alternative zur praktischen Ausbildung sein.

Grundlage der Tutorsysteme ist die Expertensystemshell D3, die am Lehrstuhl von Puppe in Würzburg entwickelt wurde. D3 ist ein Programm, das über verschiedene Problemlösungsmethoden verfügt (heuristisch/assoziativ, fallvergleichend, statistisch/Bayes und kausal/überdeckend). Weitere Informationen über D3 findet man auf den WWW Seiten des Lehrstuhls für Künstliche

Intelligenz und Angewandte Informatik der Universität Würzburg. D3 kann dort via File-Transfer kostenlos bezogen werden.

3.1.2 Operative Therapie

Eine Beschreibung des MEDWIS Projekts A 70 „Expertensystem zur Unterstützung von Diagnosestellung und Therapiewahl bei akuten Bauchschmerzen“ befindet sich in Abschnitt 3.3.

3.1.3 Stoffwechsel

KBS-DIAMET (Stoffwechselkrankheiten Themengebiet I)

KBS-DIAMET (A Knowledge Based System for the Diagnosis of inborn error of metabolism diseases) ist ein wissensbasiertes System zur Diagnostik angeborener Stoffwechselkrankheiten. An diesem Projekt waren Trefz (Laufzeit: 1.4.1992 bis 31.3.1995) und Matthis (Laufzeit: 1.7.1992 bis 30.6.1995) beteiligt.

Das Projekt verfolgte drei Hauptziele: (1) das Wissen über Stoffwechselkrankheiten in einer Wissensbasis zu modellieren und zu pflegen, (2) das Wissen durch eine gut dokumentierte Fallsammlung zu ergänzen und (3) die Entwicklung eines Systems zur Unterstützung der ärztlichen Diagnostik. Als Prototyp wurde das wissensbasierte System für Stoffwechselkrankheiten entwickelt, welche die Schlüsselsyndrome Hypoglykämie, Laktatazidämie und Hyperammonämie aufweisen.

Für die Modellierung der Wissensbasis als ein kausal probabilistisches Netzwerk in KBS-DIAMET wurde die Lisp-Erweiterung CLOS verwendet. Hierdurch lassen sich pathophysiologische Vorgänge gut beschreiben. Über den Aufbau der Datenbank zur Diagnoseunterstützung bei angeborenen Stoffwechselkrankheiten ist in Frauendienst-Egger (1997) berichtet worden. Wichtig ist auch die Berücksichtigung von Unsicherheiten, die als Wahrscheinlichkeiten dargestellt werden können (Zuordnungen von Symptomen und Befunden zu Krankheiten durch statistische Auswertung des Patientenkollektivs oder durch einen Experten geschätzt). Das Netzwerk läßt Schlußfolgerungen in beide Richtungen zu, es kann von Symptomen auf Krankheiten geschlossen werden (Diagnoseunterstützung) oder umgekehrt (Aus- und Weiterbildung). Mit der Benutzeroberfläche kann das Netzwerk des medizinischen Fachgebiets graphisch dargestellt werden.

DIADOQ (Stoffwechselkrankheiten Themengebiet II)

Das MEDWIS Verbundprojekt A 74 „DIADOQ – Optimierte Betreuung durch wissensbasierte Qualitätssicherung: Beispiel Diabetes mellitus“ wurde koordiniert von Gries und Brenner und bestand aus insgesamt 9 Partnern aus Forschung und Industrie. Das Projekt begann am 1.7.1992 und endete am 31.12.1995.

Diabetes mellitus wurde zum Untersuchungsobjekt von DIADOQ gewählt, da es sich hierbei um eine Volkskrankheit mit großen sozialen Folgen handelt. Der Krankheitsprozeß ist weitgehend rational erfaßbar und für viele Bereiche (Diagnose, Prophylaxe und Therapie) liegen Konzepte vor. Ziel des Projektes war ein System, das Vorschläge für eine Qualitätsverbesserung der Versorgung von Patienten entwickelt. DIADOQ soll eine Überwachung von Patienten mit Diabetes mellitus erlauben und den Benutzer frühzeitig auf entstehende Probleme hinweisen. Es sollen Handlungsvorschläge angeboten werden, die zur Lösung des Problems (z.B. Diagnosestellung, Therapiewahl) beitragen. Auch Alternativen sollen aufgezeigt werden. Für den Aufbau einer Wissensbasis zum Problem des Diabetes mellitus wurde auf verschiedene methodische Ansätze zur Wissenrepräsentation zurückgegriffen, da für die Lösung vernetzter Probleme eine Kombination verschiedener Ansätze sinnvoll ist. Für die Konstruktion der Wissensbasis wurden deshalb Ansätze mit kausal-probabilistischen und mit neuronalen Netzen gewählt. Siehe hierzu Oppel (1995). Die Integration der Entscheidungsunterstützung ist in Moser (1997) dargestellt.

3.1.4 Neurologie I

Das Projekt HYBRIKON (*Hybri*der *Kon*siliar für die Neurowissenschaften) wurde geleitet von Graf von Keyserlingk (MEDWIS Verbund A 36, Teilbereich Aachen) unter Mitarbeit von Elgar und Schinzel. Die Projektdauer betrug drei Jahre (1.4.1992 bis 31.3.95). Ziel war der Aufbau eines wissensbasierten Systems (digitaler Hirn-Atlas) für den Einsatz im Krankenhaus und in der radiologischen Praxis. Der Aachener Teilbereich befaßte sich mit dem Aufbau der bildverarbeitenden Komponenten.

Der Teilbereich Freiburg unter der Leitung von Schinzel (Laufzeit: 1.4.1992 bis 31.3.1995) entwickelte hierfür die symbolischen Komponenten des „Hybriden Konsiliars“. Es handelt sich hierbei um ein wissensbasiertes System bestehend aus aktuellem Wissen aus neueren Veröffentlichungen, Monographien und Hirn-Atlanten. Die Grundlage bildet eine relationale Datenbank aus Faktenwissen und eine Komponente für regelbasiertes Wissen. Die logische Repräsentationsform basiert auf dem „Entity-Relationship“ Modell. Siehe hierzu Brendel (1993). Das System enthält einen symbolischen Hirnatlas, der Wissen über Arealhierarchien, Bahnverbindungen und räumliche Nachbarschaftsbeziehungen enthält.

3.1.5 Neurologie II

Der MEDWIS-Verbund A 4, Teilprojekt 1 unter der Leitung von Haux, befaßte sich mit der Erstellung von neurologischen Wissensbanken. Das Projekt hatte eine Laufzeit von 3 Jahren und 10 Monaten (1.4.1992 bis 31.1.1996). Das Ziel war die Entwicklung eines rechnergestützten neurologischen Nachschlagewerks (NeuroN).

NeuroN unterstützt den Arzt in den verschiedenen Stadien des Behandlungsprozesses, in denen er sich über Krankheiten, Symptome, Differentialdiagnosen, Untersuchungen und das weitere Vorgehen informieren kann. Das System ist nicht hypertext-orientiert, sondern es generiert auf der Grundlage eines Modells des Fachgebiets dynamische Dokumente, die zur Laufzeit aufgebaut werden. NeuroN ist aber kein Expertensystem, das aufgrund aktueller Patientendaten mit Hilfe einer Inferenzmaschine diagnostische und therapeutische Entscheidungen liefert. Ein weiteres Ziel des Projektes ist die Entwicklung einer Autorenumgebung zur Eingabe und Pflege des neurologischen Wissens. Weitere Informationen und ein Literaturverzeichnis sind auf den WWW Seiten der RWTH Aachen zu finden.

Das zweite Teilprojekt im MEDWIS-Verbund A 4 ist das „Heidelberger integriertes System zur patientenbezogenen Entscheidungsunterstützung in der Neurologie" (Laufzeit: 1.7.1992 bis 30.4.1996).

Ausgehend von Befunddaten (anamnestisch, klinisch, apparativ) soll die Plausibilität und Konsistenz diagnostischer und therapeutischer Hypothesen und Entscheidungen überprüft werden. Exemplarisch wird das System für den Bereich der cerebrovaskulären Erkrankungen eingesetzt. Als Teil des entscheidungsunterstützenden Systems wurde das Dokumentationssystem DAWIN II (Daten- und Wissensbanksystem für die Neurologie) entwickelt und in zwei Kliniken (Universitätsklinikum Mannheim, Heidelberg) eingesetzt. Die Wissensmodellierung basiert auf der Methode CommonKADS, in dem Modelle für das Domänenwissen, das Inferenzwissen und das Aufgabenwissen unterschieden werden. Siehe hierzu auch Brigl (1995).

3.1.6 Labor

WILAS

Das MEDWIS-Projekt A 101 WILAS (Entwicklung eines wissensbasierten Systems zur labormedizinischen Anforderung und Spezialbefundung) wurde geleitet von Wischnewsky (Sprecher des Verbundes) und hatte eine Laufzeit von zwei Jahren (Laufzeit: 1.1.1995 bis 31.12.1996). Ziel des Projektes war die Entwicklung eines transferierbaren wissensbasierten Multi-Agenten-Systems zur rationellen Anforderung und Befundung von Laboruntersuchungen. Aus Sicht der Labormedizin sollte eine schnellere und besser adaptierte Befundung erreicht werden. Weiterhin sollten Unterstützungen für die diagnostische Entscheidung einschließlich der Erarbeitung diagnostischer Strategien einbezogen werden. Aus Sicht der Informatik sollten verschiedene Wissensbasen entwickelt und diagnostisches Spezialwissen integriert werden. Hierzu war eine Multi-Agenten-Systemarchitektur mit hierarchischen, modularisierten Wissensbasen zu entwerfen. In WILAS wurden verschiedene kleinere wissensbasierte Systeme entwickelt (Befundung von Borreliose-Falldaten (Hessemann, Pohl, Würzburg), Urinprotein-Differenzierung (Guder, München), Schilddrüsendiagnostik (Hehrmann, Stuttgart)), die später als Gesamtsystem zu evaluieren waren (Guder, Frankfurt).

NELA

Das MEDWIS-Projekt A 103 NELA (Neuronal unterstütztes Expertensystem zur Liquoranalytik) unter der Leitung von Ultsch hatte eine Laufzeit von zwei Jahren (1.1.1995 bis 31.3.1997). Ziel des Projektes war die Entwicklung eines neuronal unterstützten, wissensbasierten Systems zur labormedizinischen Spezialbefundung von entzündlichen Krankheiten des menschlichen Zentralnervensystems für die Liquoranalytik. Neben dem herkömmlichen Expertenwissen zur Bewertung von Meßdaten, wird ein Klassifikator, der aus einem neuronalen Netz besteht, und ein maschineller Mechanismus zur Extraktion von symbolischem Wissen eingesetzt. Die benötigten Daten wurden mittels EG-standardisierten klinisch-chemischen Methoden gewonnen. Das im Neuronalen Netz gespeicherte Wissen wurde in eine symbolische Form konvertiert, um es mit anderen Methoden zur Wissensakquisition vergleichen zu können. Ein ausführliches Literaturverzeichnis zu NELA befindet sich auf den WWW Seiten des Instituts.

3.1.7 Arzneimittel

Das Projekt WAIN befaßte sich mit der Entwicklung eines allgemeinen Arzneimittel-Informationssystems mit dem Schwerpunkt Intensivmedizin und Nephrologie. WAIN wurde im MEDWIS-Verbund A88, A17, A13 entwickelt und hatte eine Laufzeit von drei Jahren (1.10.1993 bis 30.9.96). An diesem Projekt waren Keller (Ulm), Prokosch (Gießen), Dirks (Ulm) und Mergenthaler (Ulm) beteiligt. Das Arzneimittel-Informationssystem beinhaltet Informationen über Arzneimittel und kann zur Therapieoptimierung konsultiert werden. Außerdem wurde eine Wissensbank erarbeitet, die für entscheidungsunterstützende Verfahren und Verfahren zum Entscheidungsmonitoring bei der Therapie verwendet werden können. Ein medizinisches Data Dictionary wurde entwickelt, um eine einheitliche und kontrollierte Verwendung des Vokabulars zu sichern. Das Data Dictionary stellt durch die Bereitstellung eines semantischen Netzes, in dem sich pharmakologische Kausalzusammenhänge abbilden lassen, für sich genommen schon eine Wissensbasis dar. WAIN wurde in das Gießener Krankenhaus-Informationssystem WING integriert. Als Standard für die Wissensrepräsentation nach außen wurde die Arden-Syntax gewählt.

3.1.8 Intensivmedizin

ICONS ist ein Konsiliarius für die Intensivmedizin. An diesem MEDWIS-Teilvorhaben A 27 arbeiteten Gierl und Pollwein. Das Projekt lief vom 1.10.1992 bis zum 30.9.1995. Dieses Projekt war eng gekoppelt mit dem Teilvorhaben A 26 „Entwicklung einer Entscheidungshilfe zum Umgang mit probabilistischem und zeitlichem Wissen“ unter der Leitung von Schill. Das generelle Ziel des System ICONS war der Aufbau eines Konsiliarius (Beratungssystem für Diagnose und Therapie) für die Intensivmedizin in den Teilbereichen Infektologie bzw. Wasser- und Elektrolythaushalt. Eine Kurzbeschreibung, eine Internet-Version sowie eine ausführliche Literaturliste zu ICONS sind auf den WWW Seiten der Rostocker Universität zu finden.

ICONS (Schmidt, 1995) ist ein fallbasiertes System (siehe Abschnitt 2.6), das Antibiotika-Therapievorschläge für Patienten auf Intensivstationen mit zusätzlichen infektiösen Komplikationen liefert (Schmidt, 1994). Das System kann Störungen des Wasser- und Elektrolythaushalts erkennen, prognostizieren und ggf. Therapien vorschlagen. Langfristig soll das System zu einem Therapiekonsiliarius für die Intensivmedizin ausgebaut werden. Zur Adaption neuer Fälle wurden zwei Verfahren integriert, die auf dem Antibiogramm aus der Mikrobiologie aufbauen. Für das Retrieval von Prototypen und Fällen wurde ein Hash-Code-Verfahren implementiert, und zur Speicherung von Prototypen und Fällen wurde ein hierarchisches und generalisierendes Verfahren verwendet. Beschreibungen des Konzeptes Therapie sind in Form abstrakter Prototypen in der Wissensbasis abgelegt. Das Konzept Fall ist als Menge wichtiger Merkmale definiert worden. Alle Konzepte liegen in Form von Assoziationslisten vor, in welchen O-A-W-Tripel abgebildet werden. Die ersten Versionen von ICONS wurden in CommonLisp auf einem Apple Macintosh implementiert.

Ein weiteres Projekt zur Intensivmedizin war MIMIC (Medical Intelligent Monitoring in Intensive Care) unter der Leitung von Neumann (MEDWIS Verbund A 14, A 87, A 5). Das Projekt hatte eine Laufzeit von 3 Jahren (ab 1.10.1993). MIMIC ist ein wissensbasiertes System zur Entscheidungsunterstützung auf der Intensivstation.

3.1.9 Bildverarbeitung

Das MEDWIS Verbund Projekt WIZARD (Wissensbasierter Zugriff auf radiologische Dokumente und Daten, Projekte A 20, A35 und A34) hatte eine Laufzeit von 2 Jahren (ab 1.7.1994) und wurde geleitet von Wendler (Verbundsprecher).

3.2 Internationale Programme

3.2.1 DXplain

DXplain ist ein interaktives entscheidungsunterstützendes System mit den Eigenschaften eines elektronischen Medizinbuchs und eines medizinischen Referenzsystems. Entwickler von DXplain ist das Massachusetts General Hospital Laboratory of Computer Science (MGH-LCS). Siehe hierzu auch Hupp (1986) und Hupp (1987). Seit 1996 existiert eine Beta-Version als Internetservice. Ein Zugriff über WWW kann aber erst erfolgen, wenn man beim MGH als registrierter Benutzer bekannt ist.

DXplain liefert zu mehr als 2000 Krankheiten die entsprechenden Symptome und Anzeichen, sowie die Ätiologie, Pathologie und die Prognose. Weiterhin liefert das System zu jeder Krankheit bis zu 10 Literaturhinweise. Diese können vom Arzt eingesehen werden. DXplain kann eine bewertete Liste von Diagnosen für über 5000 spezielle Symptome und Laborwerte ausgeben, die für eine bestimmte Eingabe in Frage kommen. Wichtige Entwurfskriterien waren eine benutzerfreundliche graphische Umgebung und eine Erklärungskomponente, die das System in die Lage versetzt, alle vorgeschlagenen Aussagen zu definieren und zu begründen.

Der Diagnosealgorithmus von DXplain besteht aus zwei aufeinander folgenden Phasen. In der ersten Phase erfolgt eine Auswahl aller auf die angegebenen Symptome, Anzeichen und Werte passenden Krankheiten. In dieser Selektionsphase werden alle Krankheiten in einer 9-stufigen Einteilung zwischen unmöglich und sicher eingestuft. Die Einstufung erfolgt anhand der zutreffenden Ausdrücke und deren Befundgewichtung. In einer zweiten Phase wird die Wichtigkeit der Krankheiten bewertet und in einer Liste dem Benutzer dargestellt. In dieser Bewertungsphase bildet DXplain die Summe über die Produkte der Befundgewichtungskomponenten und die Auswirkungsstärken aller Ausdrücke. Die Auswirkungsstärken sind spezifische Werte für jede Krankheit-Befund-Kombination, welche durch einen Arzt festgelegt werden muß.

3.2.2 ILIAD

ILIAD ist ein entscheidungsunterstützendes System für den Bereich der inneren Medizin. Es existiert seit 1989 und wird seitdem kontinuierlich erweitert. Erhältlich ist ILIAD in der Version 4.5 für IBM-kompatible PCs mit Windows 3.1 und Windows 95 als CD-ROM. Das Programm wurde von Homer Warner entwickelt, und wird in der aktuellen Version von Applied Medical Informatics, Inc., Salt Lake City, Utah, USA vertrieben. Eine weiterführende Beschreibung von ILIAD findet man in Guo (1991) und Soreson (1989).

ILIAD hat ein weites Einsatzspektrum. Anhand von Symptomen kann das

System Diagnosen vorschlagen (Entscheidungsunterstützung) oder Diagnosen anhand von Symptomen erklären (Aus- und Weiterbildung). Es können auch kostengünstige Tests zur Verifikation von Diagnosen erstellt werden (Qualitätssicherung). In das System sind statistische Ergebnisse von mehr als 500 000 Fällen eingearbeitet worden, um Listen von Differentialdiagnosen erstellen zu können. Weiterhin enthält es 86 Fallsimulationen und ICD9 Codes für jede Diagnose.

Die Wissensbasis ist durch Bayessche und Boolsche Frames aufgebaut worden. Dies erlaubt eine Berechnung der Wahrscheinlichkeiten, sowie eine Darstellung der Zusammenhänge zwischen Symptomen bzw. Symptomen und Diagnosen. ILIAD ist in der Lage, auch aus nur teilweise vorhandenen Informationen Ergebnisse ableiten zu können. Bayessche Frames setzen sich aus den folgenden Komponenten zusammen: Alle Symptome einer Krankheit mit statistischen Wahrscheinlichkeiten, Symptomgruppen (Bündelungen von Symptomen, die häufig gemeinsam auftreten), der Status eines Symptoms (vorhanden, nicht vorhanden), die Prävalenz der Krankheit (a-priori-Wahrscheinlichkeit der Krankheit), die posteriori-Wahrscheinlichkeit (Wahrscheinlichkeit der Krankheit bei aktuell vorhandenen Symptomen) und die Kosten (Vergleichsmaß für Untersuchungen und Tests, die sich zum Nachweis einer Krankheit eignen). Die zweite Art Frame, über die ILIAD verfügt, ist das Boolsche oder regelbasierte Frame. Es setzt sich aus fünf Komponenten zusammen: Symptome, Symptomgruppen, Status der Symptome, eine logische Aussage (logische Verknüpfung der Symptome über das Vorhandensein einer Krankheit) und einer „Näher zu Wahr"-Funktion, die einen Hinweis über die Nähe zu einer Bestätigung der Aussage gibt.

3.2.3 Quick Medical Reference (QMR)

Quick Medical Reference ist ein Programm zur Diagnoseunterstützung. Es enthält Diagnosen aus der allgemeinen internistischen Medizin. QMR gibt es als PC Version unter Windows 3.1. Entwickelt wurde das Programm von J.D. Myers unter dem Namen Internist-1 (Miller, 1982) und wurde später in „Quick Medical Reference" von R.A. Miller umbenannt (Miller, 1986). Seit 1985 existiert eine kommerziell erhältliche Version unter dem Namen „Quick Medical Record", die von der Hearst Corporation vertrieben wird.

QMR soll dem Arzt helfen, ein Krankheitsbild mit außergewöhnlichen Ausprägungen bei einem Patienten bestimmen zu können. QMR ist ein Expertensystem zur Diagnoseunterstützung. Es soll eine Recherche weiterführender Literatur oder die Überweisung des Patienten zu einem Spezialisten überflüssig machen. Der Arzt gibt die Symptome des unbekannten Krankheitsbildes ein und wird ggf. nach fehlenden Untersuchungen gefragt, da eventuell Kleinigkeiten, die bei der Diagnostik außer acht gelassen wurden, zu einer Entscheidung führen können.

QMR beinhaltet einen Katalog von über 650 Diagnosen und über 4800 Symptomen. Zu beachten ist aber, daß das System nicht einen Anspruch auf vollständige Abdeckung der internistischen Medizin erhebt. Mit einer Verknüpfung von verschiedenen Symptomen/Diagnosen kann das System eine Liste aller möglichen Differentialdiagnosen erstellen. Dem Arzt werden für Symptome verschiedene Bewertungsmaßstäbe angezeigt. Eine Bewertung erfolgt, z.B. über „evoking strength" (0 – nicht spezifisch bis 5 – immer zu beachten (pathognomonisch)), über die Wahrscheinlichkeit, daß eine Diagnose die Ursache für das Auftreten bestimmter Symptome ist, oder die relative Häufigkeit des Auftretens eines Symptoms bei einem bestimmten Krankheitsbild. Die Bestätigung einer Hypothese erfolgt über das sog. „Rule-In"-, „Rule-Out"-Verfahren. Beim „Rule-In"-Verfahren erfolgt die Diagnosefindung über gegebene Symptome, während beim „Rule-Out"-Verfahren durch Ausschluß einiger Ausprägungen die Diagnose erhärtet oder verworfen wird.

3.3 Entscheidungsunterstützungssystem bei akuten Bauchschmerzen (ESAB)

ESAB ist ein Programm zur Entscheidungsunterstützung bei akuten Bauchschmerzen. Dieses System wurde wie alle in Abschnit 3.1 aufgeführten Projekte im Rahmen des MEDWIS Programmes entwickelt. ESAB (MEDWIS Projekt A 70) liegt als Test- und Evaluationsversion vor und kann bei den Autoren des Beitrags angefordert werden (Ohmann, 1995). Das System wurde für die Anwendung auf IBM-kompatiblen PCs mit Windows 95 konzipiert. Die Laufzeit des Projektes betrug 5 Jahre (1.4.1992 bis 31.3.1997). Projektkoordinator war Ohmann.

ESAB ist ein hybrides Entscheidungsunterstützungssystem, das verschiedene Wissensmodule zur Entscheidungsfindung enthält (Eich, 1997). Eine Ausprägung der Wissensmodule sind Regelmengen, die aus qualitätskontrollierten prospektiven Datensammlungen zu akuten Bauchschmerzen automatisch erzeugt wurden. Hierzu war eine ausführliche Evaluierung vorhandener Systeme zur Regelgenerierung notwendig (Ohmann, 1996). Eine weitere Ausprägung der Wissensmodule sind Scores. Die eingebundenen Scores (Ohmann, 1995a) basieren in der Regel auf multivariaten Analysen und zeigten in Evaluationsstudien gute Ergebnisse. Um diese Wissensmodule anwenden zu können, liegt das medizinische Vokabular als eine weitere Ausprägung von Wissen in einem semantischen Netz vor.

Das Gesamtsystem besteht aus drei Komponenten: einem Data Dictionary, einer Dokumentationskomponente, und dem wissensbasierten System. Alle Programmodule sind so konzipiert, daß sie für verschiedene klinische Fragestellungen eingesetzt werden können oder durch Übersetzung des Data Dictionaries ohne Veränderung in anderen Sprachen ausführbar sind.

Das Data Dictionary enthält das kontrollierte medizinische Vokabular des klinischen Anwendungsgebietes. Es wird zwischen Terminologie- und Dokumentobjekten unterschieden. Der medizinische Wortschatz wird in einem semantischen Netz als Verknüpfung von Terminologieobjekten erfaßt, die auch extern mit einer Standardklassifikation (SNOMED) verbunden sind. Dokumentobjekte enthalten die bei einer klinischen Dokumentation verwendeten Dokumente, Parameter und Antwortmöglichkeiten. Jedes Dokumentobjekt ist einem Terminologieobjekt zugeordnet. Für Aufbau und Pflege eines Data Dictionaries wurde ein Data Dictionary Editor und für die Punkt-zu-Punkt Übersetzung des medizinischen Vokabulars ein Data Dictionary Translator entwickelt. Mit Hilfe des Data Dictionary Editors ist es möglich, durch das semantische Netz der Terminologieobjekte zu navigieren oder die Struktur der klinischen Dokumente festzulegen. Jedem Parameter eines Dokuments können verschiedene Antwortmöglichkeiten zugeordnet werden (numerischer Wert, Zeit, Datum, Listenauswahl mit Einfach- oder Mehrfachantworten). Für das Gebiet der akuten Bauchschmerzen wurde ein Data Dictionary mit 580 Terminologie- und 501 Dokumentobjekten sowie 2136 Relationen untereinander entwickelt.

Um das wissensbasierte System anwenden zu können, ist eine Dokumentationskomponente notwendig. Mit ihr kann der Arzt alle wichtigen Daten eines Patienten eingeben. Es sind für das Gebiet der akuten Bauchschmerzen acht formularbasierte Dokumente für Anamnese, klinische Untersuchung, Laboruntersuchung, Ultraschall, Röntgen, Diagnose, Operation und Entlassung eingebunden worden, deren Vokabular direkt aus dem Data Dictionary geladen wird. Das Data Dictionary und die Dokumentationskomponente liegen in 10 landessprachlichen Versionen vor (deutsch, englisch, estnisch, lettisch, litauisch, russisch, polnisch, slowakisch, ungarisch und rumänisch) und wurden in nationalen und internationalen klinischen Studien umfassend evaluiert und eingesetzt (Ohmann, 1997). Mittlerweile existiert auch eine WWW Version der Dokumentation, die mit Hilfe von HTML und JavaScript erstellt und über CGI an eine Datenbank angeschlossen wurde.

Das wissensbasierte System enthält verschiedene Ansätze zur Diagnoseunterstützung. In der vorliegenden Version beinhaltet es diagnostische Scores und regelbasierte Systeme. Für die Einbindung von Scores mit beliebiger Struktur wurde zusätzlich ein Eingabemodul programmiert. Für verschiedene Krankheitsbilder wurden mit Hilfe multivariater Methoden Scores aus vorhandenen Datenbanken entwickelt (Ohmann, 1995b). Darüber hinaus wurden publizierte Scores eingebunden (Ohmann, 1995a). Die integrierten regelbasierten

Systeme wurden mit Hilfe von Methoden zur automatischen Wissengenerierung auf klinischen Datenbanken gewonnen. Hierzu wurden die Algorithmen ID3, NewID, PRISM und ITRULE auf einer deutschen, niederländischen und europäischen Datenbank getestet (Ohmann, 1996). Die im wissensbasierten System integrierten Module beziehen das benötigte Vokabular aus dem Data Dictionary. Nur mit dieser Vorgehensweise ist eine korrekte Anwendung der Wissensmodule auf den klinischen Daten eines Patienten gewährleistet. Der Arzt kann mit Hilfe einer graphischen Oberfläche das klinische Problem, seine Spezifikation, Population und die gewünschten Wissensmodule auswählen und auf den aktuellen Daten ausführen lassen. Fehlen Daten bei der Anwendung eines Entscheidungsunterstützungsmoduls, so werden diese automatisch durch eine Nachdokumentationskomponente dem Arzt angezeigt. In der vorliegenden Version wurden 9 publizierte Scores und ein deutscher Appendicitis Score (Ohmann, 1995b) mit dem Score-Beschreibungsmodul eingebunden. Weiterhin wurden Regelsätze in das Programm aufgenommen, die mit C4.5 erzeugt wurden. Die Basis bildet ein Regelsatz, der zwischen 12 Diagnosen differenziert. Mit weiteren Regelsätzen, die zwischen einer bestimmten Diagnose und allen anderen Diagnosen differenzieren, kann ein Verdacht erhärtet oder verworfen werden. Das wissensbasierte System wurde auf einer klinischen Datendank getestet und lieferte je nach Diagnose eine Richtigkeit zwischen 44 % und 88 % und positive prädiktive Werte von 53 % und 70 %.

4. Evaluierung und klinischer Einsatz

Die Evaluierung von wissensbasierten Systemen kann einige Probleme aufwerfen. Eine Evaluierung ist langwierig, kostenintensiv und meist schwierig in der Durchführung. Die Qualität durchgeführter Evaluationsstudien ist teilweise unzureichend. Ursachen hierfür sind, daß die Literatur und Forschung zur Evaluierung weit verstreut und fachübergreifend ist. Außerdem existieren bisher kaum bekannte Standards zur Durchführung von Evaluationsstudien.

Im Rahmen des MEDWIS-Arbeitskreises „Evaluation“ wurde ein Leitfaden zur Evaluierung von Wissensbasen entwickelt. Er kann bei den Autoren angefordert oder auf den WWW Seiten des Instituts eingesehen werden. Dort befindet sich auch eine umfassende Literaturliste zu diesem Themengebiet. Ziel des Arbeitskreises war die Qualitätsverbesserung der Evaluierung der MEDWIS-Projekte (siehe Abschnitt 3.1). Es sollten Standards zur Evaluierung von wissensbasierten Systemen erarbeitet und verbreitet werden. Aufgaben des Arbeitskreises waren außerdem die Entwicklung eines computerunterstützten Informationssystems zur Evaluierung, Schulungsseminare und die Beratung der MEDWIS-Projekte. Eine kurze Zusammenfassung des Leitfadens folgt in diesem Abschnitt.

Die Evaluierung ist ein iterativer Prozeß und sollte sich an folgender Phaseneinteilung orientieren:

- Verifizierung der Software
- Validierung der Wissensbasis
- Beurteilung der Funktionalität und der Benutzeroberfläche
- Beurteilung des klinischen Nutzens

Verifizierung ist die Untersuchung, ob ein Produkt die festgelegten Spezifikationen erfüllt und eine Überprüfung der internen Konsistenz. Man kann dies beispielhaft in einer Frage ausdrücken: „Bauen wir das System richtig?“ Hingegen handelt es sich bei der Validierung um eine Überprüfung der Richtigkeit und Zuverlässigkeit des in der Wissensbasis enthaltenen Wissens. Hier muß die Frage also lauten: „Bauen wir das richtige System?“

Das methodische Vorgehen bei der Evaluierung ist als einzuhaltende Vorgabe im Rahmen der Projektplanung festzulegen. Die detaillierte Durchführung ist in einem Studienprotokoll festzuhalten. Zu den Inhalten eines Evaluierungsprotokolls gehören 10 Punkte:

- Fragestellung, Ziel
- Patienten
- Methodik
- Interventionen
- Zielkriterien
- Untersuchungen und Beobachtungsparameter
- Biometrie
- Studienablauf am einzelnen Patienten
- Ethik und Datenschutz
- Verantwortlichkeiten

Durch die Verifikation eines wissensbasierten Systems wird festgestellt, ob es der Spezifikation entspricht. Dies setzt voraus, daß das System mit vorgegebenen Spezifikationen entwickelt worden ist. Deshalb sollte beim Software-engineering auf vorhandene Modelle zurückgegriffen werden (z.B. Wasserfallmodell, Spiralmodell, etc.). Die Wissensbasis des Systems muß zugänglich und auf interne Konsistenz prüfbar sein. So ist z.B. bei einem regelbasierten System die syntaktische (vorgegebene Syntax korrekt und Regel anwendbar), strukturelle (redundante Regeln, logische Inkonsistenzen, Vollständigkeit) und semantische Überprüfung (Identifikation von nicht zulässigen Werten bei Variablen) der einzelnen Regeln und des Regelwerks notwendig (Suen, 1990).

Bei der Validierung von wissensbasierten Systemen sind bestimmte Grundsätze zu beachten. Die Testung des Wissens sollte unabhängig vom Programm durchgeführt werden, damit keine Aspekte wie Funktionalität und Benutzerfreundlichkeit das Ergebnis verfälschen. Die Validierung sollte schrittweise durchgeführt werden und mit der Beurteilung einzelner Wissensmodule beginnen. Danach sollten die Beziehungen zwischen den Modulen und zuletzt das Gesamtsystem untersucht werden. Wesentlich für die Validierung ist die Benutzung definierter Bewertungsmaßstäbe, sog. Goldstandards (Nykänen, 1991; Wyatt, 1990). Die Validierung sollte sowohl in der Klinik als auch im Labor erfolgen. Mit diesem Vorgehen wird geprüft, ob die im Labor unter experimentellen Bedingungen erzielten Ergebnisse in der Klinik nachvollziehbar sind. Die Auswertung der Validierung sollte auf statistischen Methoden beruhen. Vorhersagen des wissensbasierten Systems sollten immer mit einem Standard verglichen und anhand von Standardmaßen (z.B. Sensitivität, Spezifität, Richtigkeit oder prädiktiver Wert) beurteilt werden. Die Testung des gesamten wissensbasierten Systems erfolgt am sinnvollsten mit Testfällen aus dem klinischen Anwendungsgebiet. Sind keine tatsächlichen Testfälle vorhanden, so können Testfälle durch unvoreingenommene Experten erzeugt werden. Die Testfälle sollten unterschiedliche Schwierigkeitsgrade aufweisen und möglichst alle Aspekte des Systems abdecken.

Die Evaluierung von Funktionalität und Benutzerfreundlichkeit ist die Voraussetzung für eine erfolgreiche Anwendung des wissensbasierten Systems in der Routine. Sie sollte sowohl im Labor als auch in der klinischen Anwendung erfolgen. Auch während der Entwicklung, kurz vor Einführung in der Klinik, und bei der routinemäßigen Anwendung sollte die Funktionalität und Benutzerfreundlichkeit des Systems evaluiert werden. Es gibt vier Studientypen, die in Frage kommen:

- Beobachtungsstudien, Beobachtung von Anwendern während der Benutzung
- Logbuchstudien, gewisse Daten werden automatisch bei der Benutzung des Systems erfaßt
- Reaktionsstudien, Erfassung von Nutzerkommentaren durch zusätzliche Eingabemöglichkeiten im Programm
- Nutzerumfrage, Fragebögen mit standardisierten Antwortskalen

Die zu evaluierenden Merkmale des wissensbasierten Systems sind Benutzerfreundlichkeit, Sicherheit, Effizienz, Zuverlässigkeit, Testbarkeit, Wartbarkeit, Flexibilität und Portabilität. Die Evaluierung von Testbarkeit, Wartbarkeit, Flexibilität und Portabilität läßt sich nicht durch Befragung des Benutzers erreichen. Hierzu kann man auf die Beschreibung von Design und Architektur des Produktes aus Sicht der Entwickler (Entwicklungs- oder Produktdokumentation) zurückgreifen und diese mit der Beurteilung von unabhängigen Softwareexperten nach standardisierten Kriterien vergleichen. Die Beurteilung des Produkts aus Sicht des Anwenders ist z.B. für die Bewertung des Produktsupports wichtig.

Bei der Evaluierung des klinischen Nutzens werden die Auswirkungen des Einsatzes des wissensbasierten Systems auf die Anwender, die Organisation, die Gesundheitsversorgung und die Qualität der Patientenversorgung untersucht. Eine vollständige Evaluierung des klinischen Nutzens umfaßt die folgenden Aspekte:

- Strukturqualität, z.B. Einfluß auf Aus- und Weiterbildung des Personals
- Prozeßqualität, z.B. Einfluß auf Diagnosestellung und Therapiewahl
- Ergebnisqualität, z.B. Lebensqualität, Morbidität, Mortalität

Es existieren verschiedene Studientypen, um den klinischen Nutzen zu evaluieren:

- randomisierte Studien
- prospektive Studien mit gleichzeitiger Kontrolle (nicht randomisiert)
- prospektive Studien mit historischer Kontrolle
- Studien ohne Kontrollgruppe
- sonstige Studien

Grundsätzlich lassen sich die Qualitätsmerkmale von Therapiestudien auf Evaluationsstudien übertragen: prospektiv ist besser als retrospektiv, kontrolliert ist besser als unkontrolliert, randomisiert ist besser als nicht-randomisiert, große Fallzahlen sind besser als kleine, etc. Allerdings muß man bei Evaluationsstudien spezielle Aspekte und Effekte auf die Aussagekraft des Ergebnisses berücksichtigen (Wyatt, 1990).

Nur ein geringfügiger Bruchteil aller wissensbasierten Systeme ist bisher ausreichend in der klinischen Routine evaluiert worden. Eine herausragende Stellung nimmt hier die computerunterstützte Diagnose bei akuten Bauchschmerzen ein. Das von de Dombal bereits um 1970 entwickelte Programm (de Dombal, 1991) wurde in mehreren multizentrischen und zum Teil internationalen klinischen Studien im Hinblick auf den klinischen Nutzen getestet. Dabei konnte eindrucksvoll bestätigt werden, daß durch einen Einsatz des Programmes die diagnostische Richtigkeit des Klinikers, die perforierte Appendixrate und die negative Appendektomie- bzw. Laparatomierate verbessert werden konnten. Weiterhin wurden eine Reduzierung schwerer Behandlungsfehler, unnötiger Krankenhausaufnahmen und unnötiger Spezialuntersuchungen sowie erhebliche finanzielle Einsparungen festgestellt. Dies war umso erstaunlicher als die Richtigkeit des Programmes nur bei ca. 65 % und damit niedriger als die des erfahrenen Klinikers liegt. Detaillierte Analysen ergaben, daß die gefundenen Verbesserungen die Folge verschiedener, überlagernder Effekte sind, etwa des „Hawthorne-Effekts" (Studiensituation), des „Checklist-Effekts" (strukturierte und standardisierte Datensammlung) und des Feedback (Adams, 1986). Die computerunterstützte Diagnose selber spielt dabei offensichtlich eine untergeordnete Rolle.

Betrachtet man die in Abschnitt 3.2 dargestellten Programme, so bleibt festzuhalten, daß nur spärliche Daten zur Evaluation vorliegen. Das Programm Internist bzw. QMR wurde 1982 an nur 19 Fällen (Miller, 1982) und 1989 an 31 Fällen (Bankowitz, 1989) evaluiert. Dies ist umso erstaunlicher, wenn man die große Anzahl von Diagnosen, die im System beschrieben werden (ca. 650), berücksichtigt. 1994 wurde in einer größeren Studie an 105 anspruchsvollen Fällen die Validität einiger wichtiger computerunterstützter Diagnoseprogramme getestet (DXplain, ILIAD, Meditel, QMR; Berner, 1994). Die Ergebnisse waren insofern enttäuschend, als zwar die tatsächliche Diagnose in 52 % bis 71 % der Fälle erkannt wurde, jedoch nur als eine Diagnose von einer Vielzahl vorhergesagter Diagnosen. Die richtige Diagnose wurde durchschnittlich an 6,6 bis 13,3-ter Stelle der Vorschlagsliste gefunden. Der Anteil sinnvoller computererzeugter Diagnosen an der Gesamtzahl computerunterstützter Diagnosen war enttäuschend niedrig (19 % - 37 %). Aus dieser Untersuchung kann die Schlußfolgerung gezogen werden, daß die unterschiedlichen Systeme für einen routinemäßigen Einsatz nicht geeignet sind. Die Programme decken nicht das gesamte Diagnosenspektrum ab, sie erzeugen lange Listen von Diagnosen, der überwiegende Anteil der computerunterstützten Diagnosen ist wenig hilfreich und sie können allenfalls als Erinnerer für nicht betrachtete Diagnosen dienen.

In einer Übersichtsarbeit wurden prospektive klinische Studien zum klinischen Nutzen computerunterstützter Entscheidungshilfen ausgewertet (Johnston, 1994). Dabei ergab sich erschreckenderweise, daß zwar 793 Arbeiten Nutzenaspekte behandeln, jedoch qualitativ hochwertige Studien nur in 28 Fällen durchgeführt wurden. Die in diesen Studien untersuchten Programme betrafen die Dosierung von Arzneimitteln (n = 4), die Diagnose (n = 5), die Prävention (n = 6) und die Behandlung (n = 13). Bis auf eine Ausnahme wurden bei den computerunterstützten Diagnoseprogrammen keine Effekte gemessen. Ein klinischer Nutzen konnte für vier Screening-Programme mit einer Funktionalität der Erinnerung (Johnston, 1994) und für 7 Programme zur Unterstützung der Behandlung festgestellt werden. Einen anderen erfolgreichen Anwendungsbereich stellt die computerunterstützte EKG-Analyse dar. Mindestens 15 Programme sind weltweit in Anwendung, die Richtigkeit stimmt mit der erfahrener Kardiologen überein und ein klinischer Nutzen wurde nachgewiesen (Ohmann, 1994).

Zusammenfassend läßt sich feststellen, daß durch computerunterstützte Diagnose- und Expertensysteme bisher kaum positive Effekte im Hinblick auf den klinischen Nutzen festgestellt wurden. Ausnahmen stellen Programme mit klar definierter und eingeschränkter Fragestellung (z.B. akute Bauchschmerzen) dar. Positive Effekte auf den Prozeß der Krankenversorgung wurden dagegen für Systeme zur automatischen Interpretation von Daten, zur computerunterstützten Dosierung von Arzneimitteln und zur computerunterstützten Erinnerung nachgewiesen.

5. Diskussion

Die wissensbasierten Systeme haben sich bis heute nicht flächendeckend in der Routine durchsetzen können. Dies gilt auch für das Paradebeispiel der computerunterstützten Diagnose bei akuten Bauchschmerzen (de Dombal, 1991). Das Programm wurde zwar in der englischen Nordwest-Region eingeführt (Clyma, 1993), eine dauerhafte routinemäßige Anwendung konnte jedoch außer von Studiensituationen und an einigen Krankenhäusern nicht erreicht werden. Die Gründe hierfür sind vielfältig. Zum Einen ist die mangelnde Benutzerfreundlichkeit vieler Programme zu nennen. Text-orientierte Oberflächen und lange Eingabe- und Antwortzeiten haben die bei vielen Ärzten eher skeptische Einstellung gegenüber Computern weiter verstärkt. Hier hat wegen der enormen technischen Entwicklung in den letzten Jahren ein grundlegender Wandel stattgefunden. Programme, die heute auf den Markt kommen, sind immer häufiger benutzerfreundlich, sicher und effizient. Einen weiteren Aspekt stellt die Diskrepanz zwischen dem Anspruch einzelner wissensbasierter Systeme und der tatsächlichen Leistungsfähigkeit dar. Dies gilt auch für die großen Programme wie QMR, ILIAD oder DXplain, die nie eine Leistungsfähigkeit erreicht haben, die für die Routine ausreicht. Die von vielen Ärzten empfundene Bedrohung, der Computer würde den Arzt ersetzen, ist angesichts der bisher erzielten Ergebnisse überflüssig. Damit entfällt auch das Risiko einer vermuteten Verschlechterung der ärztlichen Leistung durch eine unreflektierte, automatische Übernahme von Computerdiagnosen und Therapievorschlägen. Die Chancen für eine flächendeckende Einführung großer wissensbasierter Systeme in der Routine und für die daraus resultierende Verbesserung der Krankenversorgung stehen schlecht.

Wo können heute positive Ansätze gemacht werden? Eine wichtige Rolle werden zukünftig leistungsfähige und evaluierte wissensbasierte Systeme für die Aus-, Fort- und Weiterbildung von Studenten bzw. Ärzten einnehmen. Fallbasierte Systeme angereichert mit Hypertext und Bildinformation werden die Studentenausbildung sinn- und wirkungsvoll ergänzen. Durch geeignete Medien kann der Student in der von ihm gewünschten Umgebung Lehrveranstaltungen, Seminare, etc. vor- und nachbereiten und sich gezielt auf Prüfungen vorbereiten. Der Arzt kann sich für einen speziellen Fall über wissensbasierte Systeme wichtige Informationen beschaffen, die ihn bei seiner ärztlichen Tätigkeit unterstützen können. Neben indirekten Effekten über Lehre und Ausbildung ist weiterhin zu erwarten, daß definierte formale Entscheidungshilfen für spezifische Probleme weitreichende Auswirkungen auf die Krankenversorgung zeigen werden. Hierunter fallen z.B. Leitlinien, Scores, Entscheidungsbäume und Algorithmen. Diese Entscheidungshilfen wurden umfassend evaluiert und der Nutzen für die Krankenversorgung wurde eindeutig festgestellt. Dabei konnte eindrucksvoll nachgewiesen werden, daß positive Effekte dann am größten sind, wenn die Entscheidungshilfen unmittelbar am Patienten angewendet werden (Russel, 1992). Dies ist nur mit integrierten EDV-Lösungen machbar. Es ist daher zu erwarten, daß diese wissensbasierten Module zukünftig in Krankenhaus-Informationssystemen eingebunden werden. Die Chancen liegen in einer verbesserten Krankenversorgung, die sich an evaluierten Standards orientiert. Risiken sind überall dort zu sehen, wo Ärzte Computervorschläge, wie auch immer, nicht zur Unterstützung der eigenen Entscheidung, sondern als Ersatz für die eigene Entscheidungsfindung verwenden. Positive Effekte sind zukünftig auch von dezidierten Erinnerungs- und Feedback-Systemen zu erwarten. Als prominentes Beispiel soll hier die automatische Entdeckung von Arzneimittel-Interaktionen genannt werden, die bereits erfolgreich eingeführt wurde. Solche Systeme haben eine Wachhund-Funktion, die den Arzt auf mögliche Probleme aufmerksam macht. Die wesentliche zukünftige Aufgabe besteht darin, die schon heute vorhandenen kleinen und erfolgreichen heterogenen wissensbasierten Systeme unter einer Oberfläche zu integrieren und die Aufgaben zu verteilen. Eine Portierung auf WWW und Internet wäre hier sicherlich hilfreich.

6. *Zusammenstellung der Systeme*

Kap.	Name	Ziel (Methodik)	Ansprechpartner
2.4	UMLS	Abbildung der medizinischen Terminologie in einem semantischen Netz	U.S. Department of Health and Human Services National Institutes of Health National Library of Medicine 8600 Rockville Pike, Bethesda Maryland 20894, United States
3	CADIAG-II	Medizinisches Diagnosesystem basierend auf Fuzzy Logik	Prof. Dr. Klaus-Peter Adlassnig Institut für Medizinische Computerwissenschaften Universität Wien Spitalgasse 23 1090 Wien
3	HEXAPERT-III	Wissensbasierte Interpretation serologischer Tests von Hepatitis A, B, C und D	Prof. Dr. Klaus-Peter Adlassnig Institut für Medizinische Computerwissenschaften Universität Wien Spitalgasse 23 1090 Wien
3	Ansprechpartner im Bereich Medizin-Informatik und wissensbasierte Systeme in der Schweiz		Robert Baud und Jean-Raoul Scherrer Hospital Informatics Center 24 rue Micheli-du-Crest 12 11 Geneva 14 Schweiz
3.1	GSF	Koordination aller MEDWIS Projekte	Prof. Dr. van Eimeren GSF-Forschungszentrum MEDIS-Institut Neuherberg, Ingolstädter Landstr.1 85764 Oberschleissheim http://www.gsf.de/MEDWIS/medwis
3.1.1	Lehr- und Tutorsysteme	Entwicklung von Tutorsystemen mit Hilfe der Expertensystem Shell D3 für die hepatologische Diagnostik, Rheumatologie und die hämatologische Diagnostik	Prof. Dr. Hans-Peter Buscher DRK Krankenhaus Köpenick Medizinische Klinik II Salvador-Allende-Str. 2-8 12559 Berlin Prof. Dr. Stefan Schewe Med. Poliklinik der Universität München Pettenkoferstr. 8a 80336 München Prof. Dr. Frank Puppe Institut für Informatik Lehrstuhl für Künstliche Intelligenz Allesgrundweg 12 92218 Gerbrunn http://d3.informatik.uni-wuerzburg.de/
3.1.3	KBS-DIAMET	Wissenbasiertes System für Stoffwechselkrankheiten, Kausal probabilistisches Netzwerk für die Schlüsselsyndrome Hypoglykämie, Laktatazidämie und Hyperammonämie	Prof. Dr. F. K. Trefz Kinderklinik des Kreiskrankenhauses Reutlingen Steinenbergstr. 31 72764 Reutlingen Dr. Peter Matthis Universitätsklinikum Rudolf-Virchow der FU Berlin/Standort Charlottenburg Kinderklinik und Poliklinik (WE 16) Heubnerweg 6 14059 Berlin

3.1.3	DIADOQ	Kausal probabilistische und Neuronale Netzwerke	Prof. Dr. med. F. Arnold Gries und Dipl. Biol. H. H. Brenner Diabetes-Forschungsinstitut an der Heinrich-Heine-Universität Düsseldorf Auf'm Hennekamp 65 40225 Düsseldorf
3.1.4	HYBRIKON	Bildverarbeitende Komponenten (digitaler Hirnatlas) des Gesamtsystems	Prof. Dr. D. Graf v. Keyserlingk Institut für Anatomie, Klinikum der RWTH Aachen Pauwelstr. 30 52074 Aachen Prof. Dr. C. E. Elger Klinik für Epileptologik, Universität Bonn Sigmund-Freud-Str. 25 53127 Bonn
		Symbolische Komponenten des Gesamtsystems (entity-relationship Modell)	Prof. Dr. B. Schinzel Institut für Informatik und Gesellschaft, Abt. 1 der Universität Freiburg Friedrichstr. 50 79098 Freiburg http://www.iig.uni-freiburg.de/modell/prj_hybrikon.html
3.1.5	NeuroN	Neurologisches Nachschlagewerk, dynamische Dokumentation	Prof. Dr. R. Haux Universität Heidelberg Institut für Medizinische Biometrie und Informatik Abt. Medizinische Informatik Im Neuenheimer Feld 400 69120 Heidelberg http://www.imib.rwth-aachen.de/www/mitarb/cord/NeuroNPro.html
3.1.6	WILAS	Wissensbasiertes Multi-Agenten System zur rationellen Anforderung und Befundung von Laboruntersuchungen	Prof. Dr. Manfred Wischnewsky KI-Labor der Universität Bremen MZH Bibliothekstraße 28359 Bremen Prof. Dr. R. Hessemann und Dr. Bernhard Pohl Institut für Hygiene und Mikrobiologie der Universität Würzburg Josef-Schneider-Str. 2 97080 Würzburg Prof. Dr. med. Walter Guder Krankenhaus Bogenhausen Institut für Klinische Chemie Englschalkingerstraße 77 81925 München Prof. Dr. R. Hehrmann Diakonissenkrankenhaus Stuttgart Medizinische Klinik, Abt. 1 Rosenbergstr. 38 70176 Stuttgart
3.1.6	NELA	Neuronal unterstützendes Expertensystem zur Liquoranalytik	Prof. Dr. A. Ultsch Philipps Universität Marburg Fachbereich Mathematik AG Neuroinformatik und KI Hans-Meerwin-Straße 35032 Marburg http://www.mathematik.uni-marburg.de/~wina/nela.html

3.1.7	WAIN	Arzneimittel-Informationssystem mit Schwerpunkt Intensivmedizin und Nephrologie, Arden-Syntax	Prof. Dr. Frieder Keller Universitätsklinik Ulm Medizinische Klinik DE, Sektion Nephrologie Robert-Koch-Str. 8 89070 Ulm Prof. Dr. Hans-Ulrich Prokosch Institut für Medizinische Informatik und Biomathematik Domagkstr. 9 48149 Münster Dr. Dr. B. Dirks Klinikum der Universität Ulm Universitätsklinik für Anästhesiologie Prittwitzstr. 43 89075 Ulm Dr. E. Mergenthaler Klinikum der Universität Ulm Sektion Informatik in der Psychotherapie Am Hochsträß 8 89081 Ulm
3.1.8	ICONS	Konsiliarius für die Intensivmedizin, verwendet Methoden des fallbasierten Schließens	PD Dr. L. Gierl Rechenzentrum für die Medizinische Fakultät Dr. B. Pollwein Institut für Anästhesiologie, Klinikum Großhadern Marchioninistr. 15 81366 München Dr. Kerstin Schill Institut für medizinische Psychologie der LMU München Goethestr. 31 / 1 80336 München http://www.uni-rostock.de/HTML/Forschung/ICONS.index.html
3.1.8	MIMIC	Wissensbasiertes System zur Entscheidungsunterstützung auf der Intensivstation	Prof. Dr. Bernd Neumann Universität Hamburg Fachbereich Informatik Vogt-Kölln-Str. 30 22527 Hamburg
3.1.9	WIZARD	Wissensbasierter Zugriff auf radiologische Dokumente und Daten	Dr. Th. Wendler Philips GmbH Forschungslaboratorium Forschungsabteilung Technische Systeme Röntgenstr. 24-26 22335 Hamburg
3.2.1	DXplain	Interaktives entscheidungsunterstützendes System für die innere Medizin	http://lcsdxplain.mgh.harvard.edu
3.2.2	ILIAD	Entscheidungsunterstützendes System für die innere Medizin, basiert auf bayeschen und boolschen Frames	ILIAD Version 4.5 CD-ROM für Windows 3.1 oder Windows 95 ISBN 0-8151-1524-9 Homer Warner, MD, PhD; Chairman of the Medical Informatics Department, School of Medicine, University of Utah, Salt Lake City, Utah, USA
3.2.3	QMR	Regelbasiertes Programm zur Diagnoseunterstützung für die internistische Medizin	The Hearst Corporation, 1111 Bayhill Drive, San Bruno, CA 94066, USA, Fax: (415) 588-4003 http://www.firstdatabank.com

3.3	ESAB	Expertensystem zur Diagnoseunterstützung bei akuten Bauchschmerzen, Score und regelbasiertes System	Prof. Dr. Christian Ohmann Klinik für Allgemein- und Unfallchirurgie Fachbereich Theoretische Chirurgie Moorenstr. 5 40225 Düsseldorf http://www.tc.uni-duesseldorf.de/
4	Evaluierung	Leitfaden zur Evaluierung von Medizinischen Wissensbasen	http://www.tc.uni-duesseldorf.de/partners/ MEDWIS/Evaluation

Literatur

Adams, I. D., Chan, M., Clifford, P. C., Cooke, W. M., Dallos, V., de Dombal, F. T., Edwards, M. H., Hancock, D. M., Hewett, D. J., McIntyre, N., Sommerville, P. G., Spiegelhalter, D. J., Weelword, J. & Wilson, D. H. (1986). Computer-aided diagnosis of acute abdominal pain: a multicentre study. British Medical Journal, 2193, 800-804.

Adlassnig, K. P., Kolarz, G. & Scheithauer, W. (1985). Present state of the medical expert system CADIAG-II. Methods of Information in Medicine, 24, 13.

Adlassnig, K. P., Horak, W., Kolarz, G., Scheithauer, W., Peichl, P., Hay, U., Grabner, H., Marksteiner, A., Sachs, P., Gröger, I., Schneider, B., Dorda, W. & Haidl, B. (1987). Medizinische Experten- und Konsultationssysteme: Überblick und Anwendungsbeispiele. Acta Medica Austriaca, 5, 136-143.

Adlassnig, K. P., Chizzali-Bonfadin, C., Kreihsl, M., Schulz, F., Horak, W. & Hofmann, H. (1995). Hepaxpert-III: knowledge-based interpretation of serologic tests for Hepatitis A, B, C, and D. In R. A. Grees, H. E. Petterson & D. J. Protti (Eds.), Proceedings of the 8th World Congress on Medical Informatics (MEDINFO´95), (p. 1683). Amsterdam: North Holland.

Bankowitz, R. A., McNeil, M. A., Challior, S. M. & Miller, R. A. (1989). Effect of a computer-assisted general medicine diagnostic consultation service on housestaff diagnostic strategy. Methods of Information in Medicine, 28, 352-356.

Baud, R., Lovis, C., Rassinoux, A. M., Michel, P. A., Alpay, L., Wagner, J., Juge, C. & Scherrer, J. R. (1995). Toward a medical linguistic knowledge base. In R. A. Grees, H. E. Petterson & D. J. Protti (Eds). Proceedings of the 8th World Congress on Medical Informatics (MEDINFO´95), (pp. 13-17). Amsterdam: North Holland.

Benoit, R., Canfield, K., Teitelbaum, S., Cushing, B., Stamp, N., Durham, A., Ondrish, A., Woodman, M. & Bame, W. (1992). Frame-based clinical data entry: design issues for physician acceptances. In K. C. Lun, P. Degoulet, T. E. Piemme & O. Rienhoff (Eds.) Proceedings of the 7th World Congress on Medical Informatics (MEDINFO'92), (pp. 1280-1285). Amsterdam: North Holland.

Berner, E. S., Webster, G. D., Shugerman, A. A., Jackson, J. R., Algina, J., Baker A. L., Ball, E. V., Cobbs, C. G., Dennis, V. W., Frenkel, E. P., Hudson, L. D., Mancall, E. L., Rackley C. E. & Taunton, O. D. (1994). Performance of four computer-based diagnostic systems. The New England Journal of Medicine, 330, 1792-1796.

Brendel, O., Widdig, R., Piron, F. & von Keyserlingk, D. (1993). Knowledge representation and modelling HYBRIKON. In S. Andreassen, R. Engelbrecht & J. Wyatt (Eds.). Artificial intelligence in medicine (pp. 383-393). Amsterdam: IOS Press.

Brigl, B., Ringleb, P., Steiner, T., Mann, G., Leiner, F., Grau, A., Hacke, W. & Haux, R. (1995). Multiple Verwendbarkeit klinischer Dokumentationen am Beispiel eines wissensbasierten klinischen Arbeitsplatzes in der Neurologie. Medizinische Informatik, Biometrie und Epidemiologie in Medizin und Biologie, 3, 240-249.

Brüning, H. K. (1992). Wissensbasierte Systeme. Elektronische Weiterbildung unter Windows. Bonn: Addison-Wesley.

Cammann, H. & Michel, J. (1997). Ein neuronales Netz zur Identifizierung von Hochfrequenz Reaktionsmustern. In R. Muche, G. Büchele, D. Harder & W. Gaus (Hrsg.). Medizinische Informatik, Biometrie und Epidemiologie (GMDS'97), (S. 85-89). München: MMV Medizin Verlag.

Clyma, J. A. & Lancaster, G. (1993). Computer aided diagnosis of abdominal pain: implementation difficulties in the North Western Region. Archives of Emergence Medicine, 10, 314-320.

de Dombal, F. T. (1991). Diagnosis of acute abdominal pain. 2nd ed. Edinburgh: Churchill Livingstone.

Eich, H. P., Ohmann C. & Lang K. (1997). Decision support in acute abdominal pain using an expert system for different knowledge bases. Proceedings of the 10th IEEE symposium on computer-based medical systems, (pp. 2-7). Los Alamitos: IEEE Computer Society.

Frauendienst-Egger, G., Trefz, F. K. & Wieland J. (1997). METAGENE, Datenbank zur Diagnoseunterstützung angeborener Stoffwechselkrankheiten. In R. Muche, G. Büchele, D. Harder & W. Gaus (Hrsg.). Medizinische Informatik, Biometrie und Epidemiologie (GMDS'97), (S. 168-171). München: MMV Medizin Verlag.

Gross, R. (1975). Über diagnostische und therapeutische Entscheidungen. Klinische Wochenschrift, 53, 293-305.

Guo, D., Lincoln, M. J., Haug, P. J., Turner, C. W. & Warner, H. R. (1991). Exploring a new best information algorithm for Iliad. 15th Annual Symposium on Computer Applications in Medical Care (SCAMC), 624-628.

Harmon, P. & King, D. (1989). Expertensysteme in der Praxis. München: Oldenburg Verlag.

Hupp, J. A., Cimino, J. J., Hoffer, E. P., Lowe, H. J. & Barnett G. O. (1986). DXplain - a computer-based diagnostic knowledge base. In R. Salamon, B. Blum & J. Jorgenson (Eds.). Proceedings of the 4th World Congress on Medical Informatics (MEDINFO'86), (pp. 117-121). Amsterdam: North Holland.

Hupp, J. A., Cimino, J. J., Hoffer, E. P., Lowe, H. J. & Barnett G. O. (1987). DXplain - an evolving diagnostic support system. Journal of the American Medical Association, 258, 67-74.

Johnston, M. E., Langton, K. B., Haynes, R. B. & Mathieu, A. (1994). Effects on computer-based clinical decision support systems on clinician performance and patient outcome. Annals of Internal Medicine, 120, 135-142.

Kestler, H. A., Schwenker, F., Palm, G., Hombach, V. & Höher, M. (1997). Neuronale Netze zur Visualisierung und Klassifikation, Anwendung auf hochverstärkte EKG Signale. In R. Muche, G. Büchele, D. Harder, & W. Gaus (Hrsg.). Medizinische Informatik, Biometrie und Epidemiologie (GMDS'97), (S. 90-95). München: MMV Medizin Verlag.

Ledley, R. S. & Lusted, L. B. (1959). Reasoning foundations of medical diagnosis. Science, 130, 9-21.

Miller, R. A., Pople H. E. & Myers J. D. (1982). Internist-1. An experimental computer-based diagnostic consultant for general internal medicine. New England Journal of Medicine, 307, 468-476.

Miller, R. A., Masarie, F. E. & Myers J. D. (1986). Quick Medical Reference (QMR) for diagnostic assistance. MD Computing, 3, 34-48.

Minsky, M. & Papert, S. (1969). Perceptrons. Cambridge (MA): MIT Press.

Moser, W., Dietrich, T. & DIADOQ (1997). The DIADOQ computer-based patient record. In E. Keravnou, C. Garbay, R. Baud & J. Wyatt (Eds.). Artificial Intelligence in Medicine (AIME'97), (pp. 521-524). Berlin: Springer Verlag.

Nykänen, P., Chowdhury, S. & Wigertz, O. (1991). Evaluation of decision support systems in medicine. Computer Methods and Programs in Biomedicine, 34, 229-238.

Ohmann, C., Otterbeck, R., Franke, C. & Röher, H. D. (1994). Evaluation of knowledge-based systems. Workshop in cooperation with and supported by the German MEDWIS programme, 11 March 1994, Düsseldorf, Germany. Theoretical Surgery, 9, 230-237.

Ohmann, C., Belenky, G. & Platen, C. (1995). Integration of a data dictionary and a clinical database in an expert system for acute abdominal pain. In R. A. Grees, H. E. Petterson & D. J. Protti (Eds). Proceedings of the 8th World Congress on Medical Informatics (MEDINFO'95), (pp. 943-946). Amsterdam: North Holland.

Ohmann, C., Yang, Q., Franke, C. & the abdominal study group. (1995a). Diagnostic scores for acute appendicitis. European Journal of Surgery, 161, 273-281.

Ohmann, C., Franke, C., Yang, Q., Margulies, M., Chan, M., van Elk, P. J., de Dombal, F. T. & Röher, H. D. (1995b). Diagnosescore für akute Appendicitis. Chirurg, 66, 135-141.

Ohmann, C., Moustakis, V., Yang, Q. & Lang, K. & the acute abdominal pain study group (1996). Evaluation of automatic knowledge acquisition techniques in the diagnosis of acute abdominal pain. Artificial Intelligence in Medicine, 8, 23-36.

Ohmann, C., Eich, H. P., Keim, E. & the COPERNICUS abdominal pain study group. (1997). Multilingual decision-support for the diagnosis of acute abdominal pain. An European concerted action (COPERNICUS 555). In E. Keravnou, C. Garbay, R. Baud & J. Wyatt (Eds.). Artificial Intelligence in Medicine (AIME'97), (pp. 393-397). Berlin: Springer Verlag.

Oppel, U. G., Fischer, U., Hepp, K. D., Herfurth, S., Hierle, A., Liesenfeld, B., Lüddeke, H. J., Salzsieder, E. & Sell, C. (1995). Kausal-probabilistische Expertensysteme im MEDWIS-Projekt DIADOQ. Informatik, Biometrie und Epidemiologie in Medizin und Biologie, 26, 215-228.

Russel, I. & Grimshaw, J. (1992). The effectiveness of referral guidelines: a review of the methods and findings of published evaluations. Hospital Referrals. Oxford General Practice Series 22. Oxford (UK): Oxford University Press.

Schmidt, R., Gierl, L., Pollwein, B. & Filipovici, L. (1994). Fallbasierte Auswahlstrategie für die Antibiotika-Therapie in ICONS. In H. Kunath, U. Lochmann, R. Straube, K. H. Jöckel & C. O. Köhler (Hrsg.). Medizinische Informatik, Biometrie und Epidemiologie (GMDS'94), (S. 34-38). München: MMV-Verlag.

Schmidt, R., Pollwein, B., Boscher, L., Schmid, G. & Gierl, L. (1995). Der fallbasierte Konsiliarius ICONS für die Antibiotika-Therapie. In B. Bartsch-Spörl, D. Janetzko & S. Wess (Hrsg.). Fallbasiertes Schließen - Grundlagen und Anwendungen. Proceedings of the Workshop Case-Based Reasoning der Tagung KI-95 (pp. 54-62), Kaiserslautern: Universität Kaiserslautern.

Sorenson, D. K., Cundick, R. M., Fan, C. & Warner, H. R. (1989). Passing partial information among Bayesean and Boolean frames. 13th Annual Symposium on Computer Applications in Medical Care (SCAMC), 50-53.

Suen, C. Y., Grogono, P. D., Shinhai R. & Coallier, R. (1990). Verifying, validating and measuring the performance of expert systems. Expert Systems Applications, 1, 93-102.

Weiss, S. M. & Kulikowski, C. A. (1991). Computer systems that learn. Classification and prediction methods from statistics, neural nets, machine learning, and expert systems. San Francisco: Morgan Kaufmann.

Wyatt, J. & Spiegelhalter, D. (1990). Evaluating medical systems: what to test and how? Medical Informatics, 15, 205-217.

MARTIN CHRISTIAN HIRSCH

Wissensbasierte Systeme für die medizinische Lehre

1. Einführung

Unter „wissensbasierten Systemen für die Lehre" versteht man computerbasierte Materialien, die den Unterricht unterstützen. Häufig wird auch die aus dem amerikanischen Sprachraum stammende Abkürzung CBT (= Computer Based Training) verwendet. Im nachfolgenden Text wird diese Abkürzung verwendet.

CBT-Applikationen werden auf CD-ROMs, Disketten, Laserdisks/Videoplatten oder via Internet geliefert und umfassen neben Text, Foto und Grafik auch dynamische Medien wie Video, Animationen, frei drehbare 3D-Objekte, Echtzeitsimulationen und Tondokumente. Diese medienintegrierende Eigenschaft wird häufig mit dem Attribut „multimedial" zusammengefaßt.

Multimedialität ist aber nur ein Kennzeichen moderner CBT-Titel. Eine mindestens ebenso wichtige, und dabei deutlich potentere Eigenschaft ist die Interaktivität und Dynamik in der Benutzerführung. Diese beiden Elemente erlauben es nämlich zum einen, die Wissensvermittlung an die Bedürfnisse und Fähigkeiten des Lernenden anzupassen. Zum anderen ermöglichen sie kontextsensitives und assoziatives Durcharbeiten

Die Einsatzmöglichkeiten von CBT-Titeln umfassen drei wichtige Bereiche der Aus-, Fort- und Weiterbildung:

- Vorlesungen,
- Praktika und Seminare,
- Heimarbeit (Lehrbücher).

Gerade in der Medizin wird CBT-Titeln eine besondere Rolle zukommen, weil das Fach per se multimedial ist. Herztöne, Lungengeräusche, Bewegungsanomalien, EEG, EKG, CTG, Ultraschall, Sprachstörungen, Untersuchungsgänge und Patientengespräche, aber auch funktionelle Anatomie und die Dynamik der Physiologie sind mit multimedialen Mitteln einfacher und effektiver zu vermitteln als mit herkömmlichen Lehrmaterialien.

Insofern ist die Hoffnung berechtigt, daß der Einzug von CBT-Titeln in die medizinische Ausbildung sowohl ein tieferes Verständnis für das Leben in seiner Dynamik und Nichtlinearität als auch eine größere Praxisnähe der vorklinischen Ausbildung bringen wird.

2. *Historie, Technik und Zukunft*

Bei der Entwicklung multimedialer und interaktiver CBT-Titel lassen sich mehrere große Phasen unterscheiden. Der erste wichtige Schritt geschah Anfang/Mitte der 70er Jahre, mit der Erfindung des Personal Computers durch Firmen wie Apple, Commodore und Atari. Die Dezentralisierung von Rechenleistung war eine notwendige aber noch lange keine hinreichende Bedingung für den Einzug des Computers in der Aus-, Fort- und Weiterbildung. Der Apple II Personal Computer fand sehr schnell seinen Weg in die Schulen und Universitäten. Es gibt wohl heute in den USA kaum eine größere Schule, in der ein solcher Rechner nicht noch immer irgendwo im Einsatz ist. So beliebt der Apple II war, so groß war aber ein Manko: Benutzeroberfläche und -führung waren zu kompliziert, zu technisch, zu wenig intuitiv. Die Bedienung der Programme schluckte mindestens ebensoviel Aufmerksamkeit wie die dargestellten Inhalte selbst – und das konnte nicht Sinn der Sache sein.

Um den Durchbruch zu schaffen, war eine echte Revolution fällig. Diese kam 1984 in Form des Apple-Macintosh. Apple hatte es verstanden, Elfenbeintechnologie aus den Techno-Parks von Palo Alto serienreif zu machen. Maus, Fenster, Menüs, Buttons, Grafik, WYSIWIG (What you see is what you get), Icons, Desktop und einfachste Installation führten dazu, daß der Computer plötzlich von jedermann bedient und verstanden werden konnte.

Die Softwarefirma Microsoft verstand diesen Ansatz schnell und entwickelte das Betriebssystem Windows. Diese (schlechte) Macintosh-Kopie wurde sehr schnell zum Standard-Betriebssystem auf Personal Computern und ist heute das am meisten verwendete Betriebssystem der Welt.

Doch auch diese benutzerfreundlichen Oberflächen waren nur eine notwendige, bei weitem aber keine hinreichende Voraussetzung für professionelle CBT-Titel. Erst die Einführung multimedialer Techniken kann als Start ins CBT-Zeitalter angesehen werden. Auch hier war die Firma Apple das technologische Zugpferd. Mit Quicktime entwickelte Apple Ende der 80er Jahre eine universelle Softwarestrategie zur Darstellung dynamischer Daten. Synchronisierung von Prozessorleistung, Sound und Bild sowie die Komprimierung/Dekomprimierung umfangreicher Datenmengen sind das Herzstück von Quicktime.

Mit Quicktime konnten nun – theoretisch – Digitalvideo und hochwertiger Sound im Personal Computer Einzug halten. Leider dauerte es noch bis Mitte der neunziger Jahre, bis die Standard-Hardware so schnell wurde, daß diese dynamischen Medien auch in akzeptabler Qualität und Geschwindigkeit auf erschwinglichen Rechnern lauffähig wurden.

Von daher muß man sagen, daß erst jetzt ganz allmählich die Voraussetzungen entstehen, daß CBT-Titel auf dem Markt Verbreitung finden.

Und wenn wir gar von der Zukunft des CBT reden, dann reden wir von Rechenleistungen, die mehr als das 20fache eines Pentium/200 betragen. Wir reden von Fullsize-Video, frei drehbaren 3D-Modellen, von CD-Sound und Flachbildschirmen. Wir reden von portablen Workstations, die LCD-Displays mit 1200x1000 Bildpunkten besitzen und dabei tausende Farben darstellen können. Wir reden von breitbandigen Internet-Anbindungen, superschnellen multimedialen Datenbanken mit Internet-Zugriff, von 3D-Laserprojektoren für Hörsäle und Videokonferencing für Fernstudien. Wir reden von ständiger Verfügbarkeit von Informationen über Handy-ähnliche Minicomputer, wir reden von programmierbaren Assistenten, die auf Milliarden von Internet-Seiten ständig Informationen für den User zusammensuchen, diese aufbereiten und in geeigneter Form präsentieren.

Erst wenn wir diese technischen Perspektiven für die nächste Zukunft (ca. 7 Jahre) sehen, werden wir verstehen, was für ein Potential im CBT-Bereich steckt. Wir sollten also nicht länger darüber diskutieren oder sinnieren, ob, sondern nur in welcher Form CBT-Titel Einzug in die Zukunft der Lehre halten werden.

3. *Einsatz und Nutzungsmöglichkeiten*

Einsatz und Nutzungsmöglichkeiten von CBT-Titeln leiten sich vor allem aus ihren Vorteilen gegenüber dem Buch ab:

- zeitbasierte, dynamische und funktionelle Aspekte werden durch Animationen und Simulationen realitätsnah verdeutlicht (Herztöne, Lungengeräusche, EEG, EKG, Bewegungsanomalien, Sprachstörungen usw.)
- Komplexe, verzahnte, rückkoppelnde Systeme lassen sich durch multimediale Simulationen in ihrer ganzen Komplexität nachbilden und anschaulich vermitteln (Blutdruckregulation, Hormonsteuerung, Ökosysteme, autokatalytische Prozesse usw.)
- Das Begreifen komplexer, dreidimensionaler Strukturen und Zusammenhänge wird mittels frei drehbarer Objekte drastisch verbessert (Moleküle, Topographie des Bewegungsapparates, Hirnnervenkerne, Trabekelsystem, Zellorganellen usw.)

- Digitalvideo schafft einen visuellen Bezug zu realen Abläufen, der in Büchern nicht machbar ist (Anamnesegespräch, Patientenuntersuchung, physiotherapeutische Behandlungsmethoden, Trainingslehre usw.)
- Computerunterstützte Prüfungsvorbereitung in Form interaktiver Quizkarten motiviert beim Lernen und erlaubt mittels statistischer Rückmeldungen über den individuellen Lernerfolg effektive und zielgerichtete Prüfungsvorbereitung.
- Einordnen derselben Wissenseinheiten in unterschiedlichste Themenzusammenhänge ermöglicht interessenspezifischeren und vor allem effektiveren Wissenserwerb.
- Schnelles, nichtlineares, assoziatives und kontextbezogenes Bewegen im Wissensraum erlaubt eine Navigation, die den Anwender und nicht den Autor in den Mittelpunkt der Wissensvermittlung stellt.
- Die Wissensvermittlung ist sehr viel einfacher an den Wissensstand des „Lesers“ anpassbar als in einem Buch.
- Eine „konsumierbare“ Einheit, in Form eines Sprechertextes erlaubt einen kurzen und schnellen Einstieg in das jeweilige Wissensgebiet.
- Eine ständig verfügbare Visualisierung des „Wissensraumes“ gibt dem Anwender zu jedem Zeitpunkt visuelle Rückkopplung über das Ausmaß des Wissens, das aus diesem Wissensraum bereits erschlossen wurde.
- Ein computergestützter Index erlaubt einen deutlich schnelleren und flexibleren Zugriff auf das gewünschte Thema als ein Buch.

Aus diesen Vorteilen leiten sich Nutzungsmöglichkeiten in den drei Kernbereichen der Lehre ab:

- Vorlesung
  Hier ist der ‚Kitt‘, der die präsentierten Materialien didaktisch und inhaltlich zusammenhält, der Dozent selbst. Das CBT-System muß also vor allem multimediale Unterrichtsmaterialien bereitstellen, die der Dozent in der von ihm bevorzugten Weise zusammenstellt und präsentiert.
- Praktika und Seminare
  Im Gegensatz zu CBT-Titeln für die Vorlesung, interagieren CBT-Titel für Praktika und Seminare mit dem Lernenden. Hinzu kommt, daß die Lernenden in der Regel nicht viel Zeit für die Einarbeitung haben, da ein Praktikum oder Seminar in der Regel lediglich einen Nachmittag dauert. Die Programme müssen also in ihrer Benutzerführung intuitiv und einfach sein.
  Das inhaltlich und didaktisch klammernde Element ist immer noch der Dozent oder Praktikumsbetreuer.
- Heimstudium
  Die anspruchsvollsten CBT-Titel sind sicherlich solche für das Heimstudi-

um, da es weder einen Dozenten, noch einen Praktikumsleiter gibt, der die präsentierten Materialien inhaltlich und didaktisch zusammenhält. Diese Funktion muß im CBT-Titel selbst implementiert sein.

Auf diese drei Bereiche soll im Folgenden ausführlicher eingegangen werden.

3.1 Wissensbasierte Systeme für die Vorlesung

Im Gegensatz zu herkömmlichen Lehrmitteln (Dias, Videos, Folien) sind gute CBT-Materialien multimedial und interaktiv, so daß das Wissen an der Hörsaalwand praxisnah erarbeitet werden kann, was die Vorlesung oder das Seminar spannender und attraktiver macht.

Schon heute verwenden daher einige Dozenten multimediale Titel in ihren Vorlesungen. In der Tat gibt es inzwischen eine Reihe von Software-Titeln, die hier gewinnbringend eingesetzt werden können. In der Regel stehen dabei die Dozenten vor nicht unerheblichen Problemen: die meisten CBT-Titel verfolgen unterschiedliche didaktische Linien, jeder Titel besitzt eine eigene Benutzerführung und die meisten Titel sind mit Sprechtext u.ä. versehen, so daß der Dozent seine eigene, in jahrelanger Arbeit erworbene Vorlesungspraxis umstellen muß. Hinzu kommt, daß die Bedienung der Programme häufig zuviel Aufmerksamkeit abzieht, so daß sowohl Dozent als auch die Lernenden abgelenkt werden.

Es sind daher folgende wichtige Anforderungen an Vorlesungs-CBT-Titel zu stellen:

- Keine inhaltlich oder didaktisch klammernden Strukturen zwischen den einzelnen Materialien.
- Alle Materialien sollten mit denselben Werkzeugen bedient werden können, um häufiges Umlernen bei der Bedienung zu vermeiden.
- Die multimedialen Materialien müssen frei zusammenstellbar sein.
- Die Werkzeuge zur Bedienung sollten unauffällig, vielleicht sogar ganz verborgen sein.
- Die Wege zwischen den Materialien müssen sehr kurz gehalten werden.
- Die Materialien müssen sich reibungslos in die bisherige, erprobte Vorlesungspraxis einfügen lassen.

Im folgenden sei ein solches System skizziert: Das CBT-Projekt „Teaching Physiology" stellt dem Dozenten eine multimediale Datenbank mit Grafiken, Diagrammen, Fotos, 2D- und 3D-Animationen, 3D-Modellen, Digitalvideo, Sound und multimedialen Simulationen physiologischer Themen bereit. Auf diese Materialien kann der Dozent auf verschiedene Weise zugreifen. Zum einen gibt es inhaltlich sortierte Listen und Unterlisten, aber auch über das

Anklicken von graphischen Bestandteilen und Hypertext kann der Datenpool assoziativ durchforstet werden.

Der Dozent übernimmt per Mausklick die gewünschten Materialien in eine Liste, die er dann in der Vorlesung aufruft und mit Hilfe derer er die Vorlesung plant, gestaltet und dokumentiert. Weiterhin hat der Dozent die Möglichkeit, eigene Materialien (eingescannte Bilder etc.) ohne größeren Aufwand einzubinden.

Da alle Materialien über ein standardisiertes Bedienungsinterface verfügen, werden sie alle mit denselben Werkzeugen bedient. Der Dozent muß also nur einmal die Werkzeuge kennenlernen und kann dann in Zukunft alle Unterrichtsmaterialien bedienen.

Auf der Basis eines solch offenen Systems könnte der Dozent seine traditionelle Vorlesung soweit sinnvoll um multimediale Elemente ergänzen – ohne eine komplett neue Vorlesung konzipieren und erproben zu müssen.

Ein Beispiel für ein solches System ist das Programm „LecturePro“, auf das in Kapitel 6 kurz eingegangen wird.

3.2 Wissensbasierte Systeme für Praktika und Seminare

Während bei CBT-Titeln für die Vorlesung der Student nicht selber die Unterrichtsmaterialien bedienen muß, bleibt dies bei Applikationen, die für Praktika und Seminare gedacht sind, nicht aus. Im Gegenteil. Durch eigenes Handeln soll auch der operative Wissenserwerb angesprochen und so die Engrammbildung gefördert werden.

Im Gegensatz zu Systemen für das Heimstudium besitzen Systeme für Praktika und Seminare einen entscheidenden Nachteil: da Seminare und Praktika selten länger als 5h dauern, muß innerhalb dieses Zeitraums sowohl die Bedienung des Programms verstanden, wie auch der eigentliche Inhalt erlernt werden.

Benutzerführung und -steuerung müssen daher extrem einfach und intuitiv sein und das Programm darf keine komplizierten Inhaltshierarchien umfassen. Wenige, große und gut beschriftete Buttons sind ebenso ein Muß wie maximal 2-3 Hierarchieebenen und eine gute online-Hilfe.

Da in Seminaren und Praktika ein Dozent anwesend ist, sollten die CBT-Titel keine eigene Didaktik und keine eigenen Inhaltsschwerpunkte setzen, sondern so offen und flexibel sein, daß der Praktikums-/Seminarleiter sein bisheriges Konzept nur leicht modifizieren muß.

Es kann nicht darum gehen, den Lehrer zu ersetzen. Es muß darum gehen, dem Lehrer ein multimediales und interaktives Werkzeug an die Hand zu geben, mit dem er seinen Unterricht optimieren, dabei aber immer noch seinen eigenen Stil realisieren kann.

3.3 Wissensbasierte Systeme für das Heimstudium

Die komplexeste Form der CBT-Programme sind jene für das Heimstudium, also solche Programme, die ohne Anwesenheit eines Dozenten eingesetzt werden. Hier muß der Dozent nämlich mit ins Programm gesteckt werden. Das bedeutet, daß die Materialien durch einen didaktischen und inhaltlichen „Kitt" zusammengehalten und in Bezug zueinander gesetzt werden müssen.

Es soll an dieser Stelle versucht werden, einen allgemeinen Ansatz zur Konfiguration eines solchen CBT-Titels zu geben.

Betrachtet man die Summe aller Materialienkarten als *Wissensraum*, so müssen dem Anwender geeignete Steuerinstrumente an die Hand gegeben werden, mit denen er durch diesen Raum navigieren kann.

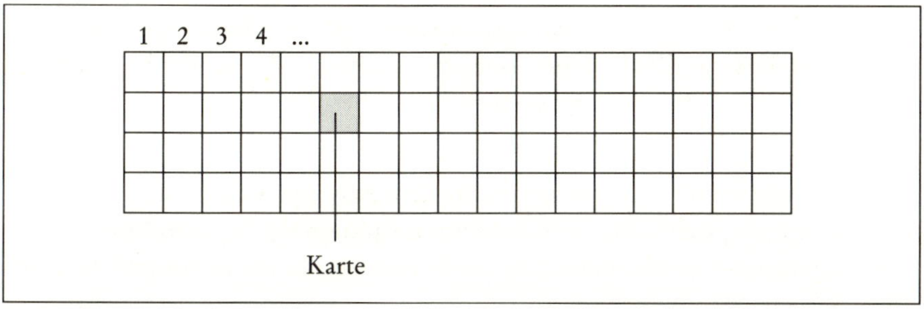

Abbildung 1: Der Wissensraum teilt sich in einzelne Sinneinheiten, die Karte, auf.

Die Fortbewegung von Karte zu Karte bezeichnet man als *„Globale Navigation"*, wohingegen die Kontrolle der jeweiligen Karteninhalte unter *„Lokale Navigation"* zusammengefaßt ist.

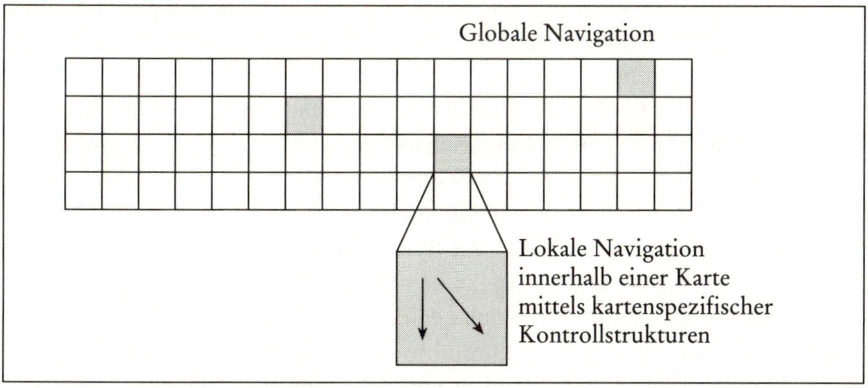

Abbildung 2: Innerhalb einer Sinneinheit gibt es lokale Navigationselemente.

Bei den Kontrollstrukturen der lokalen Navigation gibt es nun welche, die bei unterschiedlichsten Karten identisch sind (z.B. Zoom, 3D, Lesezeichen, Notizzettel u.a.). Diese Kontrollstrukturen nennt man *„allgemeine, lokale Kontrollstrukturen"*, während die, die sich von Karte zu Karte unterscheiden, *„spezielle, lokale Kontrollstrukturen"* heißen.

Um eine konsistente Benutzerführung und visuelle Kohärenz auf allen Karten so weit wie möglich zu gewährleisten, sollten die allgemeinen, lokalen Kontrollstrukturen aus den jeweiligen Karten herausgenommen und in einer übergeordneten Kontrolleinheit zusammengefaßt sein.

Neben diesen kartenspezifischen Funktionen regelt eine übergeordnete Kontrolleinheit auch die globale Navigation innerhalb des Wissensraumes. Diese zentrale Kontrolleinheit nennt man *Kontrolleinheit*.

Die globale Navigation und Orientierung erfolgt allein über die Kontrolleinheit. Diese stellt alle Funktionen bereit, die der Anwender benötigt, um sich im Wissensraum fortzubewegen und zurechtzufinden.

- *Fortbewegung im Wissensraum*
  Zur Navigation im Wissensraum sollte dem Anwender ein Steuerinstrument zur Verfügung stehen, das ihm das Durchwandern des Wissensraumes unter verschiedenen Gesichtspunkten erlaubt (Einsteiger, themenorientiert, Profi usw.).
  Während sich der Anwender einerseits frei im Wissensraum bewegen kann, wird ihm andererseits auf Wunsch auch eine Navigationshilfe in Form eines *roten Fadens* beiseite gestellt. Die Anzahl möglicher roter Fäden ist unbeschränkt. Es gibt also eine Reihe unterschiedlichster Routen durch den Wissensraum. Diese werden vom Autor des CBT-Titels festgelegt und stehen, nach verschiedenen Kriterien sortiert, per Popup-Menü jederzeit zur Verfügung. Darüber hinaus sollte der Anwender aber auch seine eigenen Routen im Wissensraum festlegen oder Routen wie „alle noch nicht gesehenen Karten" auswählen können.
  Über eine Liste aller Karten, die einen Notizzettel tragen, bzw. über eine Liste aller Karten, die mittels Lesezeichen gekennzeichnet sind, ist ein individuelles und kontextbezogenes Navigieren im Wissensraum ebenso möglich wie durch die Liste aller in einer Session besuchten Karten.
- *Orientierung und Orientiertheit im Wissensraum*
  Als sehr wichtig wird der Aspekt bewertet, daß der Anwender zu jedem Zeitpunkt wissen muß, wo er sich gerade im Wissensraum befindet, in welche Richtung er sich fortbewegt, und wo er schon gewesen ist. Auch der aktuelle rote Faden muß hier mit seinen verschiedenen Etappen visualisiert sein. Zudem muß der Anwender diese Übersicht auch als Navigationsin-

strument nutzen, also durch Mausklick zu anderen Karten wechseln können.

Für diesen Zweck ist eine Visualisierung des Wissensraumes zwingend erforderlich, die folgende Details umfaßt: aktuelle Position, aktueller roter Faden, alle bisher besuchten Karten. Darüber hinaus ist denkbar, über eine Farbcodierung Informationen darüber zu vermitteln, für welche Teile des Wissensraumes bereits ein Quiz absolviert wurde und wie dieser Quiz ausgefallen ist. So kann sich der Anwender zu jedem Zeitpunkt exakt darüber informieren, inwieweit er den Wissensraum bereits erschlossen hat. Eine solche Visualisierung könnte etwa folgendermaßen aussehen:

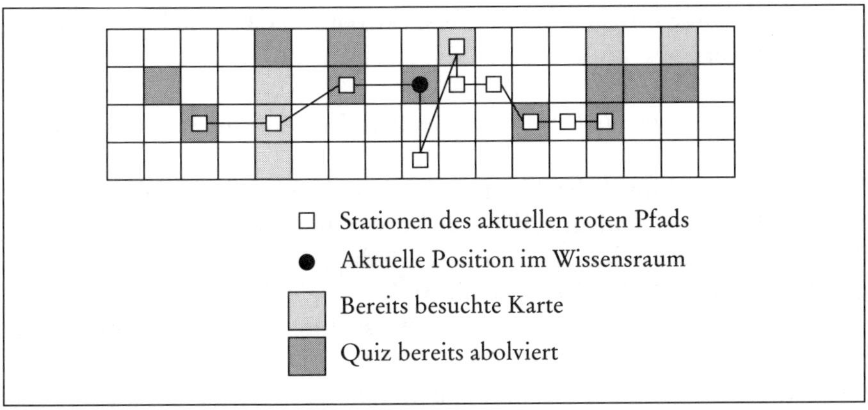

Abbildung 3: Globale Navigation im Wissensraum.

Nur ein CBT-Titel, der diese Anforderungen an Navigation, Orientierung und Orientiertheit erfüllt, wird die Grundvoraussetzung dafür haben, erfolgreich zu sein. Es sei daher allen Kollegen, die an derartigen Programmen arbeiten, ans Herz gelegt, diese Aspekte mindestens für ebenso wichtig zu erachten, wie die korrekte und didaktisch sinnvolle Präsentation der Inhalte.

CBT-Titeln, die inhaltlich und visuell sinnvoll und attraktiv gestaltet sind und zudem noch obige Ratschläge beherzigen, kann ohne weissagerische Fähigkeiten eine erfolgreiche Zukunft vorausgesagt werden. Und solche Titel werden es sein, denen die Zukunft gehört.

4. Perspektiven für den Einsatz wissensbasierter Systeme in der Lehre

Kombiniert man die in Kapitel 2 vorausgesagte technische Entwicklung mit den in Kapitel 3 geschilderten Einsatzmöglichkeiten, so ergibt sich eine Dialektik zwischen Didaktik und Benutzerführung einerseits und technischer Machbarkeit andererseits, die sehr viel Innovationskraft in sich birgt und ganz ohne Zweifel die Zukunft der Aus-, Fort- und Weiterbildung bestimmen wird – besonders in multimedialen Fächern wie Medizin.

So wie der Overhead-Projektor in den siebziger Jahren die Lehrmöglichkeit erweiterte, so werden CBT-Titel in Kombination mit LCD-Projektoren in 10 Jahren nicht mehr aus dem Lehrbetrieb wegzudenken sein.

Hier eine kurze Prognose für die Perspektiven von CBT-Titeln in den nächsten 10 Jahren:

4.1 Bewährt: Multimediale Simulationen statt Tierversuche im Studentenunterricht

Versuche mit multimedialen Simulationen von Tierversuchen (SimNerv und SimMuscle) zeigen eindeutig, daß ihre Verwendung eine echte Bereicherung des Studentenunterrichtes, ja sogar des Schulunterrichtes, darstellen. Da weder Parameter noch die Versuchsreihenfolge vorgegeben sind, kann sich der Anwender in der von ihm präferierten Weise durch die Inhalte durcharbeiten. Für einen Praktikumsversuch kann also jeder Dozent die von ihm bevorzugten Versuche und der von ihm präferierten Reihenfolge durchführen lassen. Er muß also sein didaktisches Konzept, das sich im Laufe seiner Lehrjahre herausgebildet hat, keineswegs verwerfen. In dieser Tatsache ist sicherlich ein Grund für die hohe Akzeptanz von Virtual Physiology zu suchen.

Desweiteren zeigen die Praxistests eindeutig, daß die Studenten mehr Spaß am Experiment haben, als es bei den realen Tierversuchen der Fall ist. Die Experimentierfreudigkeit nimmt zu, da man das Präparat nicht wirklich zerstören kann. Insgesamt haben wir bei der Praktikumsbetreuung festgestellt, daß die gesamte Lern- und Versuchsatmosphäre lockerer und konzentrierter ist. Die Lernkontrollen zeigen zudem, daß die Vermittlung des Lernstoffes gegenüber dem realen Versuch in keiner Weise beeinträchtigt ist.

Aufgrund dieser positiven Erfahrungen erscheint es sicher, daß in näherer Zukunft ein Großteil der realen Tierversuche in der vorklinischen Ausbildung durch CBT-Titel ersetzt wird. Kein anderes derzeit bekanntes Lehrmittel eignet sich dazu so gut, wie die multimedialen Simulationen.

4.2 Spannend: Interaktive Lehrveranstaltungen auf Basis von CBT-Titeln

Ebenfalls als sehr attraktiv erscheint die Perspektive, Vorlesungen künftig auf Basis von CBT-Titeln zu gestalten. Im Gegensatz zu dem klassischen Unterricht auf Basis von Dias, meist schwarzweißen Overhead-Folien und Videos hat der Dozent hier die Möglichkeit, alle Materialien auf einer Plattform zu organisieren und zu halten. Außerdem braucht er die Medien nicht ständig neu zusammenzustellen, je nachdem, ob er nun Mediziner, Physiker, Biologen oder Krankengymnasten unterrichtet, sondern hat für jede Zielgruppe seine CBT-Vorlesung, in der festgelegt ist, welche Materialien in welcher Reihenfolge gezeigt werden. Das ständige Umsortieren und Zusammensuchen der Materialien entfällt also – was einen erheblichen Zeitgewinn mit sich bringt.

Hinzu kommt, daß eine Reihe von Lehrgebieten viel besser und eindringlicher durch multimediale Lehrmittel erschlossen werden kann, als es bisher möglich war. Man denke nur an komplexe 3D-Körper aus der Anatomie, Herztöne, Lungengeräusche, Sprachstörungen, Patientenverhalten, pathologische Bewegungsabläufe, komplexe Systeme (Ökologie, Physiologie, hormonelle Regelkreise). Leben ist Bewegung – und um Leben zu lehren, sollte man die Dynamik der Bewegung abbilden können.

Das gleiche gilt für komplexe 3D-Strukturen. Wer mal versucht hat, die relative Lage der verschiedenen Kerngebiete des Gehirns aufgrund von 2D-Schnittbildern zu verstehen, oder wer vergeblich versucht hat, die komplexen Formunterschiede verschiedener Wirbel anhand von Lehrbuchabbildungen zu begreifen, der weiß, daß das Erfassen komplexer Strukturen ohne anschauliche, frei drehbare Modelle nur sehr unvollständig ist.

Hier bieten CBT-Titel nahezu optimal Abhilfe. Anatomische Modelle lassen sich frei drehen und so aus jedem Blickwinkel betrachten – und das mit einer standardisierten Benutzerführung, die es dem Dozenten gleichzeitig erlaubt, Animationen zu steuern.

CBT-Titel in Vorlesungen würden auch dem Trend entgegenwirken, daß immer mehr Studenten die Vorlesung verweigern. In der Tat ist es nur schwer einsehbar, daß man sich stundenlang in einen abgedunkelten Raum hineinsetzen soll, um sich anzuhören und anzusehen, was meist in Lehrbüchern farbiger und didaktisch besser aufbereitet vorliegt. Mittels multimedialer und interaktiver Vorlesung auf der Basis von LecturePro, kann der Dozent nun einen neuen, über das Lehrbuch hinausgehenden Aspekt in die Lehre einführen und so einen Kontrapunkt zum Lehrbuch setzen. Die Studenten erfahren, daß sie in der Vorlesung Dinge vermittelt bekommen, die das Lehrbuchwissen optimal ergänzen. Wir halten dies für einen vielversprechenden Ansatz, um Studenten wieder in die Hörsäle zu holen.

Ebenfalls interessant: Die für CBT-Titel notwendigen Investitionen sind für

Universitäten insgesamt preiswerter, da anstelle von Filmprojektor, Diaprojektor, Fernseher, Overheadprojektor und Videorekorder lediglich ein LCD-basierter Multimediaprojektor samt Computer angeschafft werden muß.

Unter diesen Gesichtspunkten scheint es sicher, daß CBT-basierte Vorlesungen schon in absehbarer Zeit Einzug in deutsche Hörsäle halten werden, sobald Anbieter entsprechend flexible CBT-Materialien anbieten.

4.3 Vielversprechend: Kombination von Virtual- und Interactive Physiology

Nimmt man die oben geschilderten Perspektiven für Vorlesungen und Praktika zusammen, so sieht man sehr schnell, daß es zwischen diesen beiden Lehrobjekten faszinierende Synergien geben könnte.

Hier zwei Beispiele:

Natürlich kann der Dozent in jede CBT-Vorlesung eine multimediale Simulation einbinden. Dadurch erhält der Dozent die Möglichkeit, Wissen nicht stumpf zum Mitschreiben zu präsentieren, sondern wirklich spannend zu entfalten. Es ist einfach ein Unterschied, ob der Student eine schwarzweiße-Overheadfolie mit einer Kurvenschar zur Refraktärzeit präsentiert bekommt, oder ob diese Kurven nach und nach experimentell an der Hörsaalwand gewonnen werden – in einem virtuellen, farbigen Labor. Hinzu kommt, daß Studenten gleichzeitig den experimentellen Ansatz jeder Wissenschaft intuitiv erfahren. Sie sehen, wie man die Kurven, die im Lehrbuch einfach als Ergebnis abgedruckt stehen, experimentell gewinnt. Auch wenn ihnen dieses Wissen nicht unmittelbar weiterhilft, so macht es doch Gelerntes anschaulicher und besser begreifbar. Und gerade für die experimentellen Wissenschaften ist dies absolut erforderlich. Das Hauptmanko der momentanen universitären Ausbildung ist, daß sie aufgrund der hohen Studentenzahlen immer theoretischer wird und den Praxisbezug verliert. Gerade dieser Gefahr kann durch CBT-basierte Vorlesungen in Kombination mit multimedialen Simulationen begegnet werden.

4.4 Revolutionär: Die wirklich interaktive Vorlesung

Doch sollte man den interaktiven Ansatz noch weiter steigern. Und zwar, indem der Dozent mit seinen Studenten in Interaktion tritt.

Folgendes Szenario ist denkbar: Der Dozent hält eine Vorlesung zur Nervenphysiologie und kommt zum Thema Refraktärzeit. An der Hörsaalwand prangt das virtuelle Labor von SimNerv. Der Dozent gibt ein paar einleitende Worte zum Versuch und fordert dann die Studenten auf, das Experiment durchzuführen. Zu diesem Zweck befinden sich im Auditorium mehrere Mäuse, mit denen nun ein Student die Parameter einstellen kann, die er für richtig hält. Erfolg/Mißerfolg des Ansatzes werden dann diskutiert.

Anderes Szenario: Der Dozent hält eine CBT-basierte Vorlesung. Nach ein paar multimedialen Tafeln kommt eine Lernkontrolle in Form einer Prüfungsfrage. Der Dozent fordert nun die Studenten auf, die Frage zu beantworten. Dazu soll der Student ein Tastenfeld verwenden, das an seinem Platz montiert ist. Dabei handelt es sich um eine einfache Zehnertastatur, die mit einem zentralen PC verbunden ist. Der Student drückt nun die Nummer der seiner Meinung nach richtigen Antwort. Der Computer registriert diese und stellt nun in Form eines wachsenden Balkens dar, welche Antwort von wievielen Studenten gewählt wurde. Es handelt sich also um eine Art TED-System, wie es häufig in Fernsehshows zu sehen ist.

Derartige Systeme sind für relativ wenig Geld zu haben und würden eine optimale Ergänzung zu LecturePro darstellen.

Interaktive Vorlesungen, wie sie in den beiden Szenarien dargestellt wurden, sind Mischungen von Seminaren und Vorlesungen. Unserer Meinung nach lassen sich nur so, also durch engste Einbindung der Lernenden in den Lehrprozeß, in Zukunft Lehrveranstaltungen attraktiv und zeitgerecht aufbauen.

4.5 Internet: Vorlesungsmaterialien online

Das Internet oder andere proprietäre online-Dienste avancieren mehr und mehr zu zentralen Informationsquellen der Wissenschaft und Universitäten. Gerade die Wissenschaftler nutzen die Möglichkeiten von eMail schon seit geraumer Zeit.

Warum sollte der Dozent dieses Medium nicht nutzen, um in Zukunft seine Vorlesungsmaterialien zusammenzusuchen?

Denkbar wäre eine zentrale CBT-Datenbank, in der sich Kataloge von Materialien befinden – oder offline Kataloge, die ein direktes Einloggen in die Datenbank erlauben, um sich die Materialien herunterzuladen.

Man müßte ein Verlagskonsortium gründen, das das CBT-Format standardisiert und dann in diesem Format Materialien über eine zentrale Datenbank anbietet.

4.6 Zusammengefaßt: Die Zukunft

Zusammengefaßt läßt sich etwa folgendes Bild eines zukünftigen Lehrbetriebs entwerfen: Der Dozent erstellt auf der Basis von CBT-Materialien aus einer zentralen Internet-Datenbank seine interaktiven und multimedialen Vorlesungen. Er geht in den Hörsaal, lädt die Vorlesung, und präsentiert das Wissen in ständiger Interaktion mit dem Auditorium. Das 3D-Modell eines pathologischen Herzens wird frei gedreht und von allen Seiten diskutiert. Dazu hört man die defekten Herztöne und sieht ein Digitalvideo über einen typischen Patienten.

Am Nachmittag geht es dann in das Praktikum. Hier führen die Studenten selbständig eine praktische Übung durch, die aus einem abwechselnden Miteinander von multimedialen Simulationen und Vorlesungsmaterialien besteht, die der Dozent zuvor zusammengestellt hatte.

Am Ende dieses Kurses kann der Student sein Wissen in Form eines interaktiven Quiz überprüfen und das Ergebnis unter einem von ihm gewählten Kürzel abspeichern, um es das nächste Mal wieder laden zu können.

Da die CBT-Materialien, die der Student aus der Vorlesung kennt, auch wieder im Praktikum erscheinen, hat er einen optimalen Synergie-Effekt und wird dazu angehalten, an den Lehrveranstaltungen teilzunehmen. Der Dozent wird stark entlastet, da die Organisation von Vorlesungen schneller vonstatten geht und das Praktikum seine Anwesenheit lediglich zur Einführung und zur Nachbesprechung erforderlich macht.

Ein solches Szenario wäre auf der Basis jetziger Technologien schon heute realisierbar.

5. *Probleme, Grenzen, Risiken*

Der Einsatz von CBT-Titeln in der Lehre steht gerade am Anfang. Aufgrund der stetig steigenden Hardware-Leistung bei fallenden Preisen scheinen sich die Grenzen der technischen Machbarkeit immer weiter hinauszuschieben. In der Tat vermute ich hier keine wesentlichen Einschränkungen – im Gegenteil. Die Zukunft der Hardware- und Preisentwicklung läßt rosige Zeiten auf den Einsatz von CBT-Titeln zukommen.

Limitierend wird sich ein ganz anderer Faktor auswirken: unsere mangelnde Erfahrung in der Gestaltung und Konzeptionierung echter interaktiver, multimedialer CBT-Titel. Während die Didaktik im Printbereich auf Jahrzehnte lange Erfahrung und Feinarbeit zurückblicken kann, sind die Erfahrungen im CBT-Bereich fast gleich Null. Wieviel Interaktivität darf, wieviel sollte sein? Wie sind die Sehgewohnheiten? Wie steuert man Sprechtexte? Wie interferrieren die Sinneskanäle, wenn Informationen gleichzeitig visuell und akustisch angeboten werden? Wie setzt man Farben sinnvoll ein? Wie sollte die Bildschirmaufteilung sein? Wieviele Icons machen noch Sinn? Wie verschafft man dem Anwender das Gefühl der Orientiertheit, das beim Buch so einfach zu erreichen ist? Wie schafft man einen Kompromiß zwischen Linearität und assoziativer Navigation, so daß sowohl Novizen wie auch Fortgeschrittene maximalen Nutzen aus der Applikation ziehen können? Wie stellt man eine effektive und sinnstiftende Anpassung an die individuellen Bedürfnisse des Anwenders her? usw. usw.

Auf all diese Fragen können nur langjährige Erfahrungen und Optimierungsarbeiten Antworten geben. Und hier liegt aber schon das nächste Problem: bis heute fehlen standardisierte und nachweislich bewährte Verfahren (bzw. gute Verfahren überhaupt), um die Güte von CBT-Titeln zu evaluieren. Hier liegt sicherlich eines der Hauptprobleme bei der Einführung, Durchsetzung und Verbreitung von CBT-Titeln.

Die Entwicklung von CBT-Titeln ist noch zu sehr von individueller Einschätzung, subjektiver Anschauung und dem Prinzip „ich glaube aber" abhängig, als daß sich hier in näherer Zukunft eine stringente Zielrichtung herauskristallisieren könnte.

Aber aller Anfang ist schwer. Es werden – mehr oder weniger zufällig – CBT-Titel entstehen, die Meilensteine sein werden. An diesen werden sich andere orientieren, sie weiterentwickeln und so wird sich im Laufe der Jahre ein brauchbarer Anforderungskatalog an CBT-Software herauskristallisieren, der das Niveau dann schlagartig erhöhen wird. In der Entwicklung derartiger „killing applications" sehe ich zur Zeit den limitierenden Faktor für den Fortschritt der CBT-Titel.

Wirkliche Gefahren für den breiten Einzug der CBT-Titel in die medizinische Ausbildung sehe ich eigentlich nur eine: daß Verlage und Autoren aufgrund zu vieler inhaltlicher und finanzieller Mißerfolge zu früh aufgeben und die Weiterentwicklung aufgeben. Hier wäre es Aufgabe der Politik, geeignete Fördermaßnahmen zu ergreifen, die es den medizinischen Fachverlagen ermöglichen, die „Durststrecke" in der Entwicklung komplexer CBT-Titel zu überstehen.

6. *Eigene Projekte*

In einer Kooperation des Georg Thieme Verlages (Stuttgart), dem Physiologischen Institut in Marburg (Prof. Dr. K. Voigt und Dr. H. Braun) und der Firma iAS, interActive Systems, Marburg wurden in den Jahren 1994-97 zwei größere Projekte realisiert, die die Entwicklung und Testung von CBT-Titeln in der Lehre zum Gegenstand haben: Virtual Physiology und Interactive Physiology.

6.1 Virtual Physiology

Bei Virtual Physiology handelt es sich um multimediale Simulationen von Tierversuchen. Im Rahmen dieser CD-ROM-basierten Multimediareihe wurden die Titel SimMuscle (Skelettmuskel), SimVessel (Gefäß- und Magenmuskel) und SimHeart (Herzmuskel) realisiert.

Vorbild für diese CBT-Titel war das Programm *SimNerv*, das vom Thieme-

Verlag in Stuttgart vertrieben wird. Diese multimediale Simulation ersetzt den Frosch-Nerven-Versuch und führt die Studenten über elektrophysiologische Experimente in die Welt der Nervenerregung ein. Das Programm ist seit drei Semestern im Einsatz, wurde mit 400 Fragebögen evaluiert und kann nunmehr als vollwertiger Ersatz für den Originalversuch angesehen werden.

SimNerv hat mehrere internationale Auszeichnungen erhalten und stellt, ohne Übertreibung, das zur Zeit weltweit beste Programm seiner Art dar. Besonders auf dem amerikanischen Markt ist die Resonanz der Fachleute sehr positiv.

Aufgrund der großen Nachfrage und der guten Erfahrungen mit SimNerv wurden noch drei andere Standard-Versuche multimedial simuliert:

- SimMuscle: simuliert den Frosch-Muskel-Versuch,
- SimHeart: simuliert den Frosch-Herz-Versuch,
- SimVessel: simuliert den Ratten-Darm-Versuch.

Ziel war es, diese vier Applikationen unter einem Programm zusammenzufassen und auf einer CD-ROM auszuliefern. Doppelklick auf das Programm würde einen virtuellen Raum öffnen, der vier Türen aufweist. An jeder Tür hängt ein Zettel, auf dem der Praktikumsabschnitt kurz erläutert ist. Anklicken der Türklinke startet dann die jeweilige Applikation.

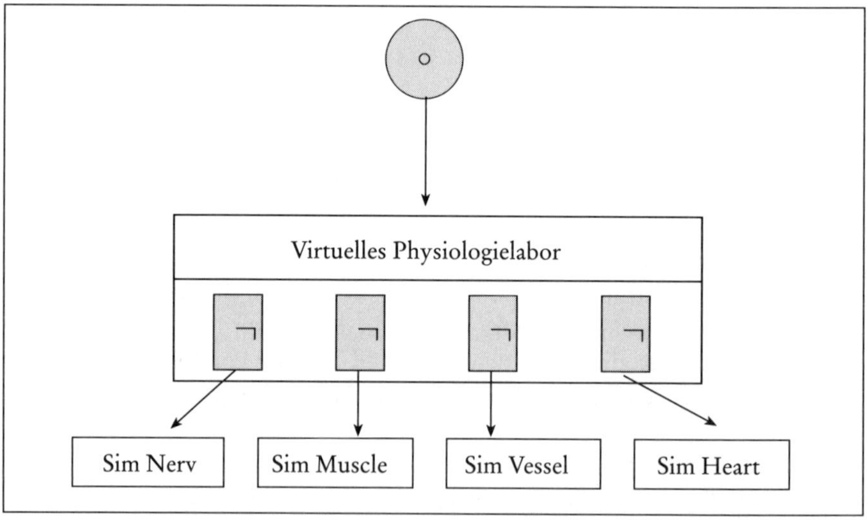

Abbildung 4: Schematisierte Übersicht des Virtuellen Physiologielabors.

Alle CBT-Titel weisen folgende Besonderheiten auf:

- Programmübergreifende, einfache und konsistente Benutzerführung,
- Geräte werden in realistischer Weise dargestellt,
- interaktive Digitalvideos zeigen den Vorgang des Präparierens,
- die physiologischen Prozesse werden mathematisch simuliert, so daß beliebige Reizparameterkonstellationen möglich sind,
- jedes Präparat hat ein individuelles Eigenschaftsprofil, so daß der Anwender die physiologischen Variabilitäten kennenlernt.
- didaktisch vielfältiger als die Originalversuche,
- frei wählbare Reihenfolge der Experimente.

Für folgende *Einsatzgebiete* ist das „Virtuelle Physiologielabor" konzipiert:

- Medizinische, biologische und pharmakologische Praktika
  Im virtuellen Labor lassen sich sämtliche Standardversuche zum jeweiligen Thema durchführen. Die realistische Darstellung der Geräte gewährleistet trotz Computersimulation eine realitätsnahe Ausbildung der Studenten.
- Vorlesungen und Seminare
  Dozenten können die Programme über ein LCD-Display per Overhead-Projektor an die Hörsaalwand projizieren und so die physiologischen Standardversuche vor versammeltem Auditorium vorführen. Vorlesungen zu den Grundlagen der Elektrophysiologie lassen sich auf diese Weise sehr viel spannender gestalten, da das zu vermittelnde Wissen an der Hörsaalwand entwickelt und nicht nur einfach präsentiert wird. Außerdem lernen die Studenten „nebenbei" den Umgang mit elektrophysiologischem Gerät.
- Schulen
  Durch die offene Architektur des virtuellen Labors kann jede Anwendergruppe den Inhalt an die speziellen Bedürfnisse des Umfeldes anpassen. In jedem Leistungskurs Biologie lassen sich nun unblutige Versuche zu allen Themen der Elektrophysiologie durchführen. Auf diese Weise werden Schüler optimal auf die Universität vorbereitet.
- Selbststudium
  Der interaktive Laborrundgang, eine on-line-Hilfe, die interaktive Hilfestellung, sowie die Einbindung der Praktikumsanleitung machen die Programme auch für das Selbststudium Zuhause oder in der Uni tauglich. Der Student kann sich somit optimal auf die jeweiligen Praktikumsversuche vorbereiten und sich praxisnah in den Themenkomplex einarbeiten.

6.2 Interactive Physiology

Interactive Physiology beschreitet neue Wege in der Durchführung von Vorlesungen und Seminaren in den Bereichen Biologie, Medizin und Pharmakologie. Dieses Projekt, das ebenfalls in Kooperation mit dem Georg Thieme Verlag realisiert wird, ist in zwei Teile gegliedert: LecturePro und ITMs.

- Bei *LecturePro* handelt es sich um eine universell einsetzbare Steuersoftware, mit der ein Dozent Vorlesungen vorbereiten, durchführen und nachbereiten kann. LecturePro steuert dabei die vom Dozenten zusammengestellten ITMs (Interactive Teaching Moduls).
- Bei *ITMs* handelt es sich um Fotos, Grafiken, Töne, Animationen, frei drehbare 3D-Modelle, Digitalvideo usw. also interaktive und multimediale Unterrichtsmaterialien, die der Dozent selber erstellen, auf CD-ROM erwerben, oder später mal über online-Datenbanken einkaufen kann.

Grundkonzept von Interactive Physiology ist die Trennung in ein universell anwendbares Steuerprogramm einerseits und in die programmiertechnisch eigenständigen Inhaltskarten andererseits. Dieses Konzept wurde voll umgesetzt. Das universelle Steuerprogramm nennt sich LecturePro-ControlMovie, die eigenständigen Inhaltskarten werden LecturePro-ITMs (Interactive Teaching Modules) genannt.

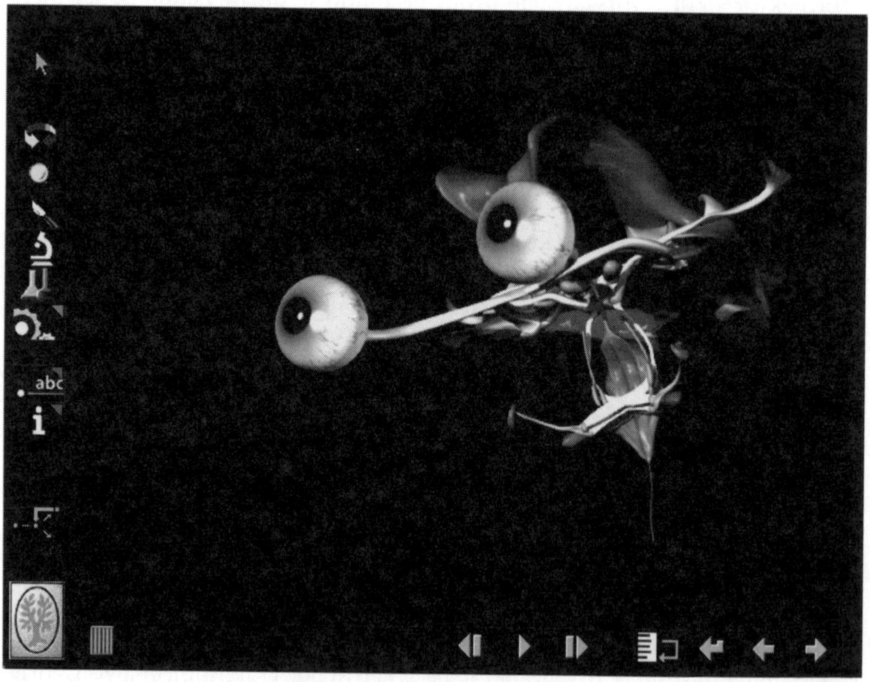

Abbildung 5: Die universell einsetzbaren Bedienungselemente von LecturePro.

Die universelle Steuereinheit von LecturePro, das sogenannte ControlMovie, zeichnet sich dadurch aus, daß es alle Werkzeuge und Steuerelemente enthält, die das einzelne ITM benötigt. Ein ITM teilt dem ControlMovie lediglich mit, welche Werkzeuge es benötigt. Daraufhin aktiviert das ControlMovie diese und macht sie so für den Anwender auswählbar. Klickt der Anwender auf eines dieser Werkzeuge, sendet das ControlMovie eine entsprechende und definierte Nachricht an das ITM, das dann die zugehörige Aktion einleitet. Dieser Austausch von Nachrichten zwischen ControlMovie und ITMs wird als messaging-system bezeichnet.

Für den Dozenten hat dieser Ansatz einen entscheidenden Vorteil: die Grundfunktionen der unterschiedlichsten ITMs werden alle mit denselben Werkzeugen durchgeführt. Hat er diese Werkzeuge verstanden, kann er alle ITMs bedienen.

Literatur

Brendel, H. (1990). CBT-Computer Based Training. Der PC in Ausbildung und Schulung. Bonn: IWT-Verlag.

Busch, R. (1997). Lernen aus dem Netz. c't, 6, 280-283.

Dix, A.J. (1993). Human-Computer Interaction. Haar: Prentice Hall Europe.

Euler, D. (1992). Didaktik des computerunterstützten Lernens. Nürnberg: Bildung und Wissen-Verlag.

Glowalla, U. & Schoop, E. (1992). Hypertext und Multimedia. Neue Wege in der computerunterstützten Aus- und Weiterbildung. Heidelberg: Springer Verlag.

Kaltenborn, K.-F. & Rienhoff, O. (1993). Virtual Reality in Medicine. Methods of Information in Medicine, 32, 407-417.

Reimann, P. & Schult, T.J. (1996). Schneller schlauer. Bildung im Multimedia-Zeitalter. c't, 9, 178-186.

Schult, T.J. & Reimann, P. (1996). Virtuell lehren leicht gemacht? c't, 1, 270-278.

Steinbrink, B. (1992). Multimedia: Einstieg in eine neue Technologie. Haar: Markt und Technik Verlag.

Anlaufadressen

ADVESCO Lernmedien GmbH, Breitwiesenstr. 9, CH-8207 Schaffshausen

ASK Akademische Software Kooperation ASK, Universität Karlsruhe, D-76128 Karlsruhe, http://www.ask.uni-karlsruhe.de

CBT Schweiz, Erlachstr. 21, CH-3000 Bern, http://www.cbt-ch.ch

CHOCOLATE Multimedia Production GmbH, Rauhensteingasse 7/18, A-1010 Wien.

dmmv Deutscher Multimedia Verband, Kaistr. 14, D-40221 Düsseldorf, http://www.dmmv.de

EIMF European Interactive Media Federation, Schellingstr. 106, D-80798 München, http://www.eimg.org

GMW Gesellschaft für Medien in der Wissenschaft e.V., c/o IWF, Nonnenstieg 72, D-37075 Göttingen.

iAS interActive Systems, Gesellschaft für interaktive Medien mbH, Scheppe Gewissegasse 28, D-35039 Marburg.

ILTEC International Learning Technology Center, Orleanstr. 10-12, D-81669 München.

Neue Medien – Interaktiv, Jakob-Haringer-Str. 5, A-5020 Salzburg.

OeMMV Österreichischer Multimedia Verband, p/A creative media GmbH, Ditscheinergasse 4/3, A-1030 Wien, http://www.oemmv.at

SIMA Swiss Interactive Multimedia Association, Utoquai 29/31, CH-8008 Zürich, http://www.sima.ch

ZIM, Zentrum für Interaktive Medien, Im MediaPark 5 b, D-50670 Köln, http://www.zim.de

ZKM Zentrum für Kunst und Medientechnologie, Kaiserstr. 64, D-76049 Karlsruhe

OLIVER OBST / THOMAS GANSLANDT

Das Internet – ein Überblick über medizinisch-wissenschaftliche Informations- und Kommunikationsmöglichkeiten

1. Historische Entwicklung des Internets

Das Internet kann vereinfacht als ein globales Computernetz von Universitäten, Regierungsstellen, Unternehmen, Privatpersonen, usw. bezeichnet werden. Es wurde 1969 als ‚ARPANET' geboren. Geburtshelfer war das amerikanische Verteidigungsministerium, das der Advanced Research Project Agency (ARPA) den Auftrag erteilt hatte, ein Kommunikationssystem für Computer zu erstellen, das auch nach einem Atomschlag noch funktionsfähig wäre. Im September 1969 war es dann soweit: Der Netzbetrieb zwischen vier Standorten an der University of Utah, der University of California und SRI International, Menlo-Park wurde aufgenommen. Kurze Zeit später schlossen sich andere Universitäten dem Verbund an. 1971 gab es bereits mehr als 30 Knoten im sogenannten ARPANET. In den Jahren 1973/1974 wurde dann das heute noch gültige Kommunikationsprotokoll Transmission Control Protocol/Internet Protocol (TCP/IP) entwickelt. 1983 war dieses Netz so groß geworden, daß es in einen militärischen Teil, das MILNET, und einen forschungsorientierten Teil, das ARPANET, aufgespalten werden mußte. Letzteres wurde über einige Zwischenstufen in INTERNET umbenannt. Um Universitäten den Zugang zu Hochleistungsrechnern zu verschaffen, schuf die National Science Foundation (NSF) ein Netz, das NSF-NET, das Übertragungsraten von 1987 bereits 1,5 und ab den 90ern 45 Mbit/s ermöglichte. Das NSF-NET bildet seit 1986 die Hauptverbindungswege des Internets in den USA.

Die vom ARPA entwickelte Struktur des Internets ist dezentral, so daß auf Ausfälle einzelner Rechner und Verbindungswege selbständig und flexibel reagiert werden kann. Dies ist auch der Grund dafür, warum es so schwer ist, gesetzwidrige Angebote auf Dauer aus dem Netz zu entfernen. Aus der Flexibilität der zugrundeliegenden Infrastruktur resultiert deshalb auch eine Resistenz gegenüber Versuchen einer inhaltlichen Zensur: eine vielzitierte Internetweisheit besagt, daß das Netz Zensurmaßnahmen als Fehlfunktion betrachtet und die Daten um die Problemstelle herumfließen läßt.

1984 wurde in Deutschland der Verein zur Förderung eines Deutschen Forschungsnetzes (DFN-Verein) gegründet. Zusammen mit der (damals) Deutschen Bundespost wurde das Wissenschaftsnetz aufgebaut, das den Universitäten und Forschungseinrichtungen erstmals einen breiten Internetzugang gewährleistete.

In den siebziger und achtziger Jahren wuchs das Internet mehr oder weniger unbemerkt von der Öffentlichkeit heran, um jetzt in den Neunzigern – den letzten zehn Jahren vor der Jahrtausendwende – um so stürmischer die Welt zu erobern und scheinbar eine Antwort auf alle nur erdenklichen Probleme zu geben. Weltweit ca. 100 Millionen Benutzer, Wachstumsrate um die 10 % monatlich, geschätzte 200 Millionen angeschlossene Computer bis zum Jahr 2000 – das sind die numerischen Eckdaten dieser rasanten Entwicklung.

Aufgrund intensiver Berichterstattung in den Medien tritt das Internet mehr und mehr in das Bewußtsein der Öffentlichkeit. Dies liegt nicht so sehr daran, daß sich für Otto Normalverbraucher ein überragender Nutzen aus diesem

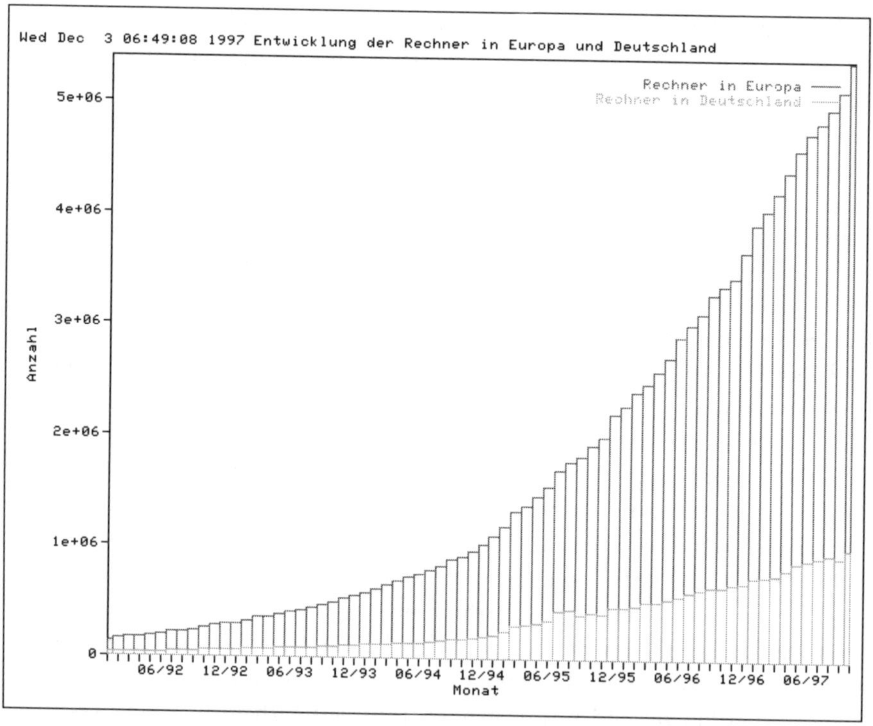

Abbildung 1: Statistik des Deutsches-Network Informations Center über das Wachstum des Internets in Deutschland und Europa (Stand 31.10.1997) (Mit freundlicher Genehmigung von DE-NIC [Online] http://www.nic.de/Netcount/netStatHosts.html)

„Netz aller Netze" ergeben würde, sondern eher an der Faszination einer Unterhaltung quer über Kontinente und Ozeane hinweg. Der medienwirksame Mißbrauch verdrängt dabei leider die Tatsache, daß das Internet ein riesiges Informations- und Wissenssystem darstellt, das von großem Nutzen in allen Fachbereichen sein kann. In der Medizin gibt es z.B. vielfältige Arten von Informationen, die nur noch über das Internet erhältlich sind, wie z.B. die aktuellen klinischen Studienergebnisse des CancerNet[1] oder multimediale Supplemente zu Zeitschriftenartikeln.

Während einzelne interessierte Mediziner schon seit Jahren die Informationsmöglichkeiten des Internets intensiv für sich nutzen, werden erst seit 1996 Dienstleistungen für die allgemeine deutsche Ärzteschaft angeboten. Der Burda-Verlag machte mit seinem „Health Online Service" für Ärzte den Anfang, Bertelsmann und Springer zogen Ende 1996 mit dem *Multimedica*-Dienst nach. Nachdem im Juli 1997 die drei beteiligten Firmen eine Kooperation auf diesem Sektor einläuteten, wird es in Deutschland demnächst nur noch einen medizinspezifischen Online-Dienst geben – Multimedica. Aber das Internet bietet mehr als dieses Angebot, und dies soll im folgenden dargestellt werden.

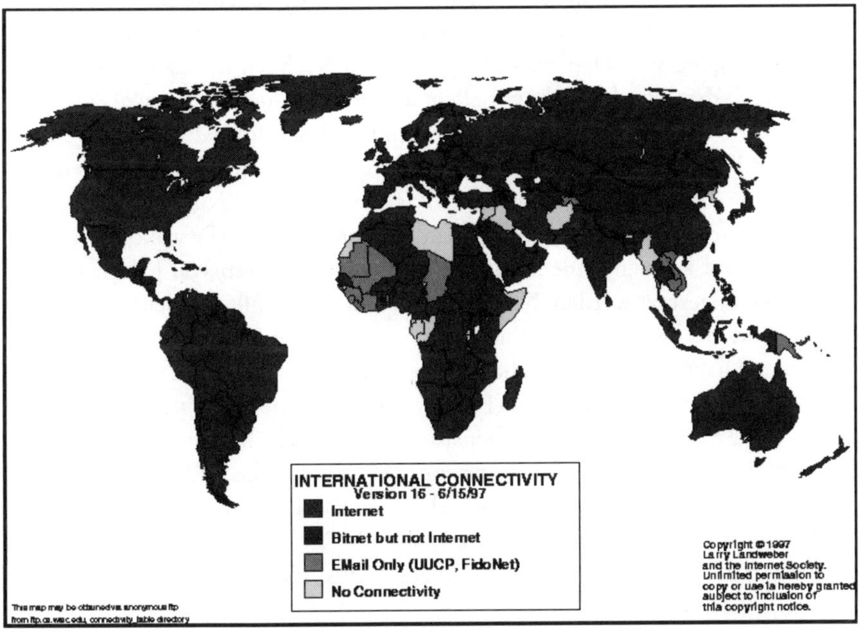

Abbildung 2: Grad der weltweiten Verbreitung des Internets

[1] Die Internetadressen aller im Text erwähnten Dienste werden im Anhang 7.1 aufgeführt.

2. Technische Beschreibung des Internets

2.1 Definition des Internets

Nach außen stellt sich das Internet als ein weltweites Datennetz dar, in dem jeder angeschlossene Computer mit den anderen kommunizieren kann. Unter dieser Oberfläche besteht das Internet aus einer Vielzahl von Sub-Netzwerken (betrieben von Universitäten, kommerziellen Anbietern, aber auch Privatpersonen), die über eine gemeinsame „Sprache" miteinander kommunizieren. Diese Sprache des Internet ist – wie schon erwähnt – das Transmission Control Protocol/Internet Protocol (TCP/IP). Das Protokoll regelt die Kommunikation zwischen den Rechnern im Internet, legt fest, wie Verbindungen aufgebaut werden können, und beschreibt, wie die Daten für die verschiedenen Dienste im Internet übertragen werden müssen. Dabei werden die Daten in Pakete aufgeteilt und von Netzwerk zu Netzwerk weitergereicht, bis sie ihren Zielpunkt erreicht haben. Die Datenpakete müssen dabei keineswegs immer die gleiche Strecke nehmen: wenn ein Netzstrang ausfällt, leitet das Netzwerk die Pakete auf die nächstbeste Strecke um. Diese Pakete sind die physikalische Grundlage für alle Internetdienste – die Zahl und Art der angebotenen Dienste ist dabei unbeschränkt: ausgehend von einigen basalen Diensten wie elektronischer Post und der Übertragung von Dateien von Rechner zu Rechner, die es schon seit der ARPANET-Zeit gibt, hat sich (vor allem durch individuelle Initiative) eine Vielzahl von Diensten entwickelt, die von multimedialen Informationssystemen wie dem World Wide Web bis hin zu spezialisierten wissenschaftlichen Anwendungen reichen. Diese Entwicklung wurde vor allem durch das offene Konzept des Internets gefördert: alle zugrundeliegenden Standards und Protokolle sind frei verfügbar und können ohne Zahlung von Lizenzgebühren von jedermann benutzt und umgesetzt werden. Neue Dienste und Protokolle werden in der Internetgemeinde als „Requests for comments" vorgestellt und können nach einer öffentlichen Diskussion als offizielle Internet-Standards anerkannt werden.

1994 hat der World Wide Web-Pionier John December die weltweit vorhandenen Netzwerke und Internetdienste ‚geographisch' kartiert. Seine ‚CyberMap' ist ein Versuch, sämtliche vorhandenen Netzwerke und existierende Internetdienste und ihre jeweiligen Beziehungen darzustellen (Abb. 3):

Das Internet – der innere Kreis – umfaßt alle Rechner, die über die – einzeln aufgeführten – Internetprotokolle (Email, News, FTP, usw., s.u.) miteinander kommunizieren können.

Mailboxnetze, wie z.B. America Online, T-Online, CompuServe, usw., können über bestimmte Relais wie USENET (s.u.) oder Email mit Internetrechnern in Verbindung treten. Sie werden deshalb zusammen mit dem Internet als ‚Matrix' bezeichnet.

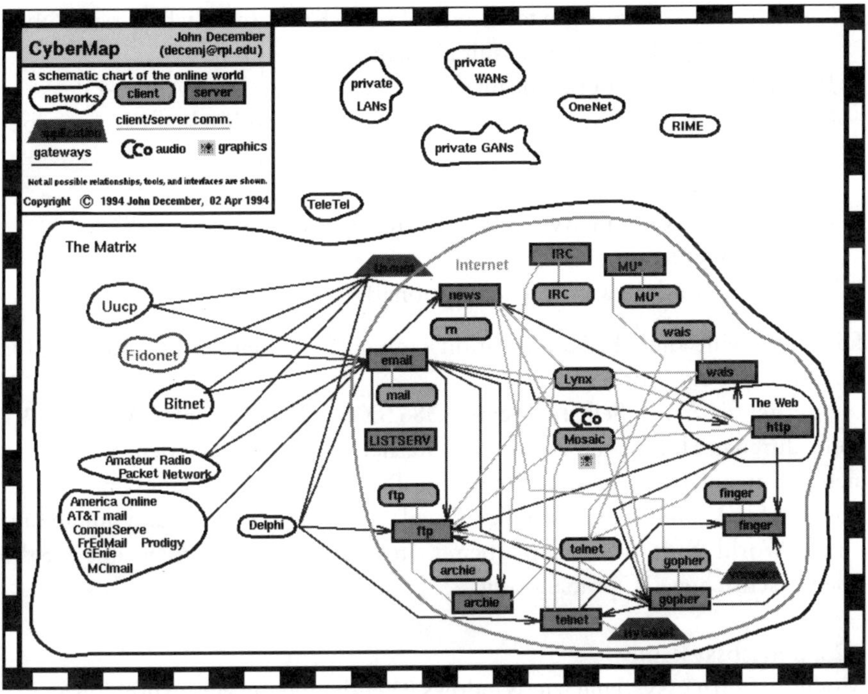

Abbildung 3: ‚Landkarte' des Internets und weiterer Netzwerke (mit freundlicher Genehmigung von J. December)

Über der Matrix schweben wie losgelöste Seifenblasen isolierte, kleinere Computernetze, die – noch – ohne Verbindung zum Internet sind.

2.2 Technische Voraussetzungen für den Internet-Zugang

2.2.1 PC/Computer

Nichts ist schneller überholt als eine Kaufempfehlung für einen Computer. Spätestens nach dem Kauf räumt der Händler schon die nächste Rechnergeneration in das freigewordene Regal. Trotzdem kann man folgende Voraussetzungen für einen funktionstüchtigen Internet-PC nennen:

- Pentium-Rechner mit min. 100 Megahertz Taktfrequenz
- Windows 95 – Betriebssystem
- 16 Megabyte Arbeitsspeicher
- Festplatte mit min. 3 (besser 5) Gigabyte Speicherplatz

- 57.6-Modem (intern o. extern) oder ISDN-Karte (die sich je nach Nutzungsumfang u.U. schnell bezahlt macht)
- 16-Bit-Soundkarte (optional: auf dem Internet gibt es auch Audio-Files)
- Graphikkarte mit 2 Megabyte Speicher (um die graphischen Elemente bequem betrachten zu können)
- 15 Zoll-Monitor
- 12-fach-CD-ROM-Laufwerk (für die Installation von Software)
- Lautsprecher/Kopfhörer (optional)
- Tintenstrahl- oder Laserdrucker (optional)

Diese oder eine ähnliche Kombination kann man zur Zeit der Drucklegung für ca. DM 2.500 erwerben.

Internet für Arme: Selbst mit einem 386 SX mit 33 MHz unter Windows 3.1 kann durchaus komfortabel auf das Internet zugegriffen werden, wenn man sich damit zufrieden gibt, daß einzelne Programme etwas langsamer laufen können. Und benutzt man lediglich Email (elektronische Post) und nur ab und zu das World Wide Web, dann arbeitet ein solcher Rechner ebensogut wie die oben beschriebene „Optimallösung“.

2.2.2 Betriebssysteme

Moderne Betriebssysteme wie Windows 95 enthalten die zum Anschluß an das Internet benötigte Software bereits in aller Regel, für ältere Geräte kann in den meisten Fällen entsprechende Software gratis aus dem Netz bezogen werden. In der Regel stellt der Internetprovider die Zugangssoftware zur Verfügung oder weist daraufhin, wo es diese zu erwerben gibt.

2.2.3 Provider

Um am Internet teilnehmen zu können, benötigt man einen Anbieter (Internet Service Provider), der die Verbindung über sein eigenes Subnetzwerk herstellen kann. Als Provider können dabei Universitätsrechenzentren (als Mitglieder des DFN-Vereins), kommerzielle Anbieter (z.B. UUNet, Xlink, ...), Online-Dienste (z.B. America Online, CompuServe, T-Online), aber auch private Initiativen wie der Individual Networking e.V. auftreten. Je nach den individuellen Bedürfnissen und finanziellen Möglichkeiten kann die Netzanbindung dabei in unterschiedlichen Qualitätsstufen erfolgen: im besten Fall verfügt man über eine Dauerverbindung zum Internet über ISDN, Kupferkabel oder Glasfaser, die Übertragungsraten von 64 kBit bis zu 155 Mbit/s bieten. Aufgrund der hohen Kosten ist diese Konfiguration hauptsächlich an Universitäten anzutreffen. Im Normalfall wird daher auf Wählverbindungen („Dial-up networking“) über ISDN oder normale Telefonleitungen zurückgegriffen, bei denen die Verbindung zum Internetprovider nur bei Bedarf aufgebaut wird. Für die Dauer der Verbindung ist der jeweilige Rechner voll ins Internet integriert und kann alle angebotenen Dienste nutzen. Eine weitere Zugangsmöglichkeit, die stark an Bedeutung verloren hat, ist der Terminalzugang: ein nur zur Textdarstellung befähigtes (sog. „dummes") Terminal, beispielsweise ein alter DOS-PC, steht über Wähl- oder Standleitung mit einem Terminalserver in Verbindung, der ans Internet angeschlossen ist. Das Terminal ist dabei nur über den Umweg des Terminalservers ans Internet angeschlossen und kann daher nur eine eingeschränkte Auswahl der Dienste nutzen (meist auf textbasierte Dienste beschränkt: z.B. Email).

2.2.4 Internet-Zugang für Informationsanbieter

Wenn man als Anbieter im Internet auftreten will, benötigt man einen Rechner mit Dauerverbindung (sog. Server), der die Informationen im Netz zur Verfügung stellt. Da eine Dauerverbindung in den meisten Fällen (Universitäten ausgenommen) nicht zur Verfügung steht, bietet es sich an, auf die Hilfe eines Internet Presence Providers zurückzugreifen, der die Daten auf einem eigenen Rechner mit Dauerverbindung im Internet anbietet (sog. Server-Hosting). Die hohen Kosten für eine Standleitung entfallen dabei, so daß man je nach Tarif des Providers nur für die tatsächlich abgerufenen Datenvolumina bezahlen muß. Die meisten Internet Provider bieten ihren Kunden die Möglichkeit an, kostenfrei oder gegen eine geringe Gebühr eigene Homepages zu basteln und ins Internet zu stellen. Der oben erwähnte Multimedica-Dienst bietet z.B. einen solchen Service mit großem Erfolg für niedergelassene Mediziner an.

2.3 Adressierung im Internet

Jeder Rechner im Internet wird über eine eindeutige Nummer identifiziert, die sich aus vier durch Punkte getrennte dreistellige Zahlen zusammensetzt (z.B. 128.176.0.12). Durch diese 32 Bit lange Internet-Protocol-Nummer oder IP-Nummer können prinzipiell vier Milliarden unterschiedliche Rechner angesprochen werden, allerdings ist dieser Adreßraum durch Besonderheiten bei der Vergabe der IP-Nummern bereits fast ausgeschöpft. Durch eine in nächster Zeit anstehende Erneuerung des IP-Protokolls wird der Adreßraum stark erweitert werden, so daß zumindest dieses Problem einer weiteren Ausdehnung des Internet nicht mehr im Wege stehen wird.

Weil IP-Nummern schwer zu merken sind und auf den ersten Blick wenig über den physikalischen Standort eines Rechners aussagen, wurde der „Domain Name Service" eingeführt, der jedem Rechner zusätzlich zur IP-Nummer einen eindeutigen Namen zuordnet. Der Name setzt sich dabei aus mehreren Bestandteilen zusammen, die wie in einer Hierarchie genauere Informationen über den Standort des Rechners geben können: am Ende der Adresse befindet sich die „Domain" des Rechners, in der Regel die Abkürzung des Ländernamens (z.B. „de" für Deutschland, „se" für Schweden). Vor dem Land wird die „Subdomain" notiert, eine Bezeichnung für die Institution, in der sich der Rechner befindet (z.B. „uni-muenster" für die Universität Münster). Ganz am Anfang der Adresse befindet sich der Name des Rechners selbst (z.B. „medweb"). Die Bestandteile werden wie bei den IP-Nummern durch Punkte getrennt, so daß sich für unseren Rechner in Münster folgende Domain-Adresse ergibt: „medweb.uni-muenster.de". Nach der Eingabe einer Domain-Adresse wird die dazugehörige IP-Nummer automatisch ermittelt – intern wird dann nur noch mit dieser Nummer gearbeitet. Durch die Domain-Adressen kann also jeder Rechner im Internet über einen (in der Regel) leicht zu memorierenden Namen identifiziert werden.

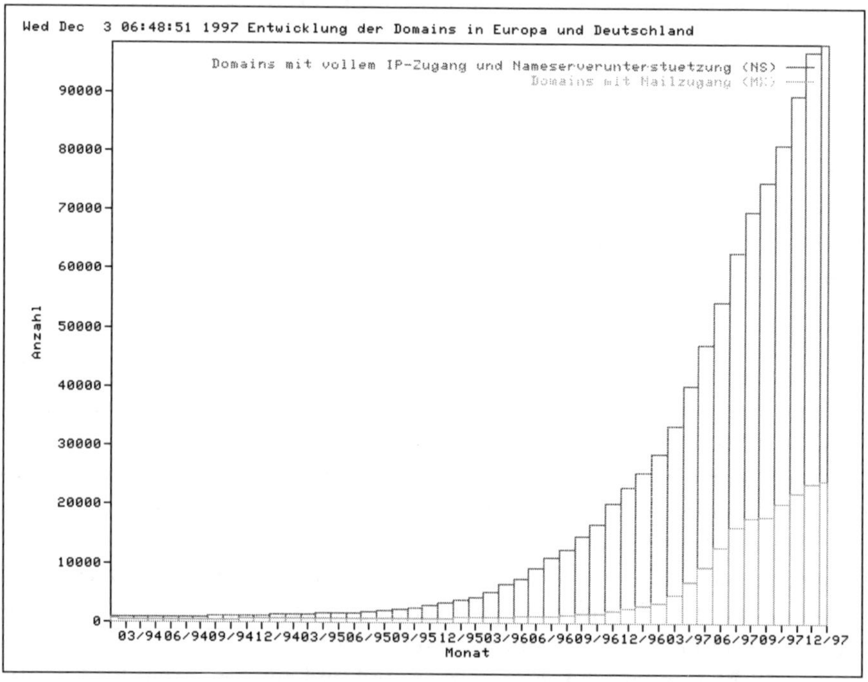

Abbildung 4: Statistik des Deutsches-Network Informations Center über das Wachstum der Domain-Namen in Deutschland (Stand 3.12.1997) (Mit freundlicher Genehmigung von DE-NIC [Online] http://www.nic.de/Netcount/netStatSubDomains.html)

Um zusätzlich eine einheitliche Möglichkeit zum Ansprechen der verschiedenen Dienste zu schaffen, wurde der „Uniform Resource Locator“ (URL) kreiert: er ergänzt den Domain-Namen um einen Bezeichner für den verwendeten Dienst und legt fest, wie einzelne Dokumente innerhalb eines Dienstes angesprochen werden können. Die drei Teile werden dabei in der folgenden Weise ausgeschrieben: „Dienst://Domain-Name/Dokument“. Jeder Dienst bekommt dabei ein eigenes Kürzel, das bei der Vorstellung der einzelnen Dienste im folgenden Abschnitt aufgeführt wird.

Für die Identifizierung von Personen gibt es eine weitere Konvention im Internet: vor den Domain-Namen des Rechners wird die Nutzerkennung der jeweiligen Person gesetzt, wobei als Trennzeichen das „@“ verwendet wird (atsign, deutsch auch als „Klammeraffe“ bekannt). Die Emailadressen der Autoren dieses Kapitels sind z.B. „obsto@uni-muenster.de“ und „ganslan@uni-muenster.de“. Bitte beachten Sie, daß Emailadressen nicht ein-eindeutig sind: eine Person kann mehrere Adressen auf verschiedenen Rechnern besitzen – außerdem sind auch Aliasnamen und unterschiedliche Schreibweisen möglich (so kann, wie in den obigen Beispielen, der Rechnername weggelassen werden, wenn an der jeweiligen Institution ein zentraler Mailrechner existiert, der die Post automatisch an die richtige Adresse weiterleitet).

3. Einsatz- und Nutzungsmöglichkeiten des Internets

3.1 Ein Szenario

Es geht um ein Menschenleben und es bleibt nicht viel Zeit: In der Notfallambulanz des Klinikums A. ist ein Patient mit akuten Vergiftungserscheinungen eingeliefert worden. Er hat ein Medikament bei sich, das in Deutschland vollkommen unbekannt ist. Während der Patient beatmet wird, setzt sich der diensthabende Arzt, Dr. W., an seinen PC und baut eine Verbindung zu einer toxikologischen Datenbank in den USA auf. Dort findet er schnell das gesuchte Medikament und das entsprechende Antidot. Kaum wird es dem Patienten infundiert, verbessern sich seine Vitalfunktionen. Trotzdem bleibt sein Zustand instabil. Dr. W. hofft, in einer der zahlreichen medizinischen Diskussionsgruppen auf dem Internet eine Antwort auf das Krankheitsgeschehen zu finden. Er durchsucht per Email eine Münchener Diskussionsgruppen-Datenbank. Nicht ganz eine Minute später erhält er eine Antwort. Es existiert eine elektronische Diskussionsgruppe namens „rare diseases“. Ihr gehören 120 Ärzte und Medizinwissenschaftler aus der ganzen Welt an, die sich mit seltenen Krankheiten und ihrer Diagnostik beschäftigen. Sie benutzen den Internet-Dienst der Diskussionsgruppe, um in einer Art virtuellem Kongreß miteinander kommunizieren, diskutieren und sich ihre Fälle gegenseitig vorstellen zu können. Dr. W. schickt eine Subskriptionsanfrage an diese Diskussionsgruppe und erhält kurze Zeit später die Aufnahmebestätigung. Nun ist er Teil des „Kongresses“ geworden und kann eine Anfrage mit der Beschreibung der Symptome und einer höflichen Bitte um Hilfe an alle 120 Teilnehmer der „rare diseases“-Expertenrunde schicken. Nach wenigen Minuten ertönt ein Signal von seinem PC: Eine Antwort auf seine Anfrage ist eingetroffen! Ein Dr. M. aus Cinncinati schreibt ihm, daß er die Symptome kennt. Es handele sich um die äußerst seltene ABC-Krankheit. Dr. M. beendet den Brief mit einer Frage nach dem Wetter in „Germany“ – in Cinncinati wären es schweißtreibende 90° Fahrenheit. Unter dem Brief steht die „Signatur“ – eine Art Visitenkarte, die angibt, daß Dr. M. an der Intensive Care Unit des Bethesda Hospitals der State University Ohio arbeitet. Dr. W. betrachtet sie kritisch, denn auf dem Internet gibt es keine Sicherheit für die Richtigkeit solcher Angaben (Ein im ganzen Internet bekannter Cartoon aus dem *New Yorker* zeigt einen Hund, der auf einem Bürostuhl vor einem PC sitzt und einem anderen Hund erklärt: ‚On the Net nobody knows you're a dog.‘). Doch der sachliche Ton des Briefes und eine kurze Zeit später eingehende weitere Antwort aus Australien bestärken ihn. Mit einem Internetclient namens *Netscape* wählt er die Datenbank MEDLINE an und findet dort etliche Artikel über die Therapie der seltenen Erkrankung. Die Suche und das Herunterladen der Zitate dauert nur wenige Minuten. Einen der vielversprechendsten Artikel bestellt er über das Internet bei Uncover, einen Dokumentenlieferdienst in Colorado, USA. Der Artikel kostet zwar 20 Dollar, wird aber innerhalb einer Stunde per Fax geliefert. Die restlichen Artikel bestellt er bei JASON, dem kostengünstigeren Liefersystem der nordrhein-westfälischen Hochschulbibliotheken (zu diesen Lieferdiensten siehe Kapitel 3.4.2 und 3.4.3). Er wird sie in spätestens 48 Stunden per Email erhalten.

Ärgerlicherweise ist ein besonders wichtiger Artikel aus einer japanischen Zeitschrift bei keinem dieser beiden Dienste zu bekommen. Er bittet die lokale Medizinbibliothek, ihm weiterzuhelfen. Er kann sich darauf verlassen, daß der zuständige Bibliothekar über das Internet eine Bibliothek ausfindig machen wird, die diese Zeitschrift besitzt. (Und tatsächlich wird ihm zwei Tage später der Artikel direkt aus Kyoto zugefaxt. Erstaunlicherweise kostet ihn dies überhaupt nichts. Dies liegt daran, daß ein wichtiger Wahlspruch im Internets lautet: „Eine Hand wäscht die andere“.)

Eine Stunde später läuft der Artikel aus Colorado auf seinem Faxgerät ein. Ein kurzer Blick genügt, um zu erkennen, daß die darin beschriebenen Krankheitssymptome genau auf seinen Patienten zutreffen. Die Studie wurde an einer seriösen Klinik durchgeführt, so daß Dr. W. nicht zögert – nach Absprache mit seinen Kollegen – die dort empfohlenen therapeutischen Maßnahmen einzuleiten. Wenige Stunden später hat sich der Patient sichtbar erholt. Die in den nächsten Tagen eintreffenden Artikel helfen Dr. W., einen grundlegenden Überblick über die Krankheit zu bekommen und ermöglichen es ihm, das Therapieschema exakt auf die Bedürfnisse des Patienten einzustellen. Nach einigen Tagen kann der Patient als geheilt entlassen werden.

Das Internet macht nur ein Teil der Informationsmöglichkeiten jedes Mediziners aus, aber die Benutzung dieser Internetressourcen wird bald zum alltäglichen Handwerkszeug in der Medizin gehören. Kurz bevor ein Krebspatient zu ihm kommt, kann sein Hausarzt im CancerNet (dem Internetangebot des National Cancer Institut der USA) nach neuesten Krebsmedikamenten, Therapiechancen und klinischen Krebsstudien suchen. Diese und weitere Informationen stehen prinzipiell jedem Interessierten auf dem Internet zur Verfügung und werden im weiteren ausführlich besprochen werden.

Dagegen soll die sogenannte Telemedizin, also die technische Nutzung von Internetprotokollen und Übertragungskanälen zur Übermittlung von medizinischen Informationen – etwa zur vorgeburtlichen Expertenbeurteilung von Röntgenbildern in abgeschiedenen Gegenden, wo kein Facharzt verfügbar ist, oder zur Beratung eines Notarztes während des Einsatzes – nicht das Thema dieses Kapitels sein, da sich diese Möglichkeiten momentan oft noch in einem Versuchsstadium befinden, d.h. zur Zeit nur einem eingeschränkten Nutzerkreis zur Verfügung stehen – im Gegensatz zu kostenfreien Informationen auf dem Internet, die jedermann zugänglich sind.

3.2 Dienste im Internet

Im folgenden wird beschrieben, welche Internetdienste es gibt, und wie man sich ihrer bedienen kann, um die ganze Bandbreite der auf dem Internet vorhandenen Information in ihrer Bedeutung einschätzen und sie für die alltägliche medizinische Praxis nutzen zu können.

Immer neue Programme erleichtern die Suche und Aufbereitung von Informationen aus dem Internet, denn das Informationsangebot und die Werkzeuge, um darauf zuzugreifen, wechseln schnell. Dabei ist es nicht wichtig, *irgendwelche* Informationen zu finden, sondern vor allem diejenigen, die *qualitativ hochwertig* sind. Gerade auch auf dem Internet ist die kritische Beurteilung der gefundenen Informationen essentiell.

3.2.1 Email

Der mit Abstand am häufigsten genutzte Internetdienst ist die elektronische Post. Electronic Mail oder kurz Email ist die einfachste, schnellste und bequemste Art, einem anderen Benutzer des Internets einen Brief oder eine Datei zu schicken. Eine Email ist im Gegensatz zur normalen, gelben Post (snail-mail, Schneckenpost genannt) oft nur wenige Minuten unterwegs – egal in welchen Teil der Erdkugel. Ein unschätzbarer Vorteil von Email liegt darin, daß man nicht nur Nachrichten an einzelne Personen, sondern im Broadcasting-Verfahren an viele Tausende zugleich schicken kann (und jeder weiß nach einiger Zeit, daß dies zugleich ihr größter Nachteil ist, da auf diese einfache Weise viel Schrott – sog. junk-mail – verschickt werden kann). Mit Email kann man nicht nur Standardtexte im ASCII-Format[2] verschicken, sondern auch – als Anlage: Attachment – alle möglichen anderen Dateien. Per Email können auch einige elektronische Zeitschriften bezogen werden.

Zum Schreiben, Empfangen und Versenden der Mail wird ein sogenannter User-Agent verwendet. Dieses Programm tritt in Kontakt mit dem lokalen Mailserver, auf dem der Benutzer eine persönliche Mailbox besitzt. Die Mail wird von einem Message-Transfer-Agenten weitergeleitet, der dafür sorgt, daß sie denjenigen Rechner erreicht, der die persönliche Mailbox des Adressaten enthält. Wählt sich der User-Agent des Adressaten dort ein, wird ihm diese Mail angezeigt.

Eine komfortable und einfache Möglichkeit, seine Mails zu schreiben und zu empfangen, sind sog. offline-User-Agenten, die auf dem eigenen PC installiert sind. Mit ihnen kann man in aller Ruhe Briefe schreiben, Texte einladen, ändern, abspeichern, usw. Erst in dem Moment, wo man den Brief abschicken oder seine Post empfangen möchte, tritt dieses Programm mit dem Message-Transfer-Agenten des Rechenzentrums (oder des privaten Anbieters) in Verbindung und überspielt die Mails. Die Belastung des Netzwerks (und damit eventuell entstandene Leitungskosten) werden damit so gering wie möglich gehalten. Beispiele sind Programme wie Pegasus und Eudora. Die verbreiteten World Wide Web-Programme wie Netscape (s.u.) enthalten meist ein eigenes komfortables Mailprogramm, so daß man nahezu alle Netzdienste von einem Programm aus nutzen kann. Für einen komfortablen Umgang mit Email bieten die Programme integrierte Texteditoren, Such- und Filterfunktionen, Ordner für die Verwaltung von Mails, sowie Adreßbücher für die Sammlung von Emailadressen.

3.2.2 Mailinglisten

Das Prinzip dieser Gruppen ist sehr einfach: Menschen aus aller Welt interessieren sich für ein bestimmtes Thema und unterhalten sich in lockeren Abständen darüber. Ein zentraler Mail-Rechner dient dabei als „Verteilerkasten“, der

[2] American Standard Code for Information Interchange – ein allgemein vereinbarter Zeichensatz, der als „kleinster gemeinsamer Nenner“ der Darstellung gilt.

die Beiträge an alle Teilnehmer weiterleitet. Will man an einer dieser Diskussionsgruppen oder Mailinglisten teilnehmen, muß man zuerst seine Subskriptionsanfrage an deren Mailserver senden. Dazu schickt man eine Email mit einem standardisierten Text an die angegebene Subskriptionsadresse. Dieser Text lautet meistens: „subscribe listname Vorname Zuname". Will z.B. Hans Maier an der Liste ‚cancer-l' teilnehmen, schickt er an die Subskriptionsadresse *listserv@sjuvm.stjohns.edu* den Text: „subscribe cancer-l Hans Maier".

Nach erfolgreicher Subskription erhält Hans Maier eine Bestätigung und empfängt ab sofort Beiträge der anderen Listenteilnehmer. Es empfiehlt sich, eine Zeitlang diesen Beiträgen zu lauschen (im Internetslang: lurking), bevor man eigene Diskussionsbeiträge leistet. Die Diskussionsbeiträge muß Hans Maier dann per Email an die Adresse *cancer-l@sjuvm.stjohns.edu* senden. Hinter dieser Adresse versteckt sich der Internetrechner der Mailingliste, der den Beitrag von Hans Maier an jede Emailadresse der Liste ‚cancer-l' weiterleitet. Das können zehn Leute sein, aber auch mehrere Tausend. Es existiert keine auch nur annähernd vollständige Liste aller vorhandenen Diskussionsgruppen, so daß man – wie Dr. W. in unserem Eingangsbeispiel – darauf angewiesen ist, bestimmte Datenbanken zu durchsuchen. Es wird geschätzt, daß es ca. 1.000 medizinische Mailinglisten von weltweitem Interesse gibt, dazu kommen noch tausende lokaler oder regionaler Natur.

3.2.3 Newsgruppen

Auch bei den Newsgruppen (auch Bulletin Boards genannt) handelt es sich wie bei den Mailinglisten um elektronische Diskussionsforen mit potentiell weltweiter und meist unbeschränkter Teilnahmemöglichkeit. Ein wichtiger Unterschied liegt darin, daß man zwar auch die Newsgruppen ‚subskribieren' kann, aber dann nicht *automatisch* jeden Beitrag der Gruppe erhält, sondern nur, wenn man den News-Dienst aufruft. Ist man bei einigen Mailinglisten subskribiert und verreist für 3 Wochen, wird man nach der Rückkehr einen total überfüllten Briefkasten vorfinden. Dies passiert bei einer Newsgruppe nicht. Sie ähnelt einer Litfaßsäule, die man aktiv aufsuchen muß, um die plakatierten Informationen lesen zu können. Ein weiterer Unterschied zwischen beiden Arten der Diskussionensgruppen ist der, daß Mailinglisten aufgrund des Subskriptionsverfahrens zu sachlichen und zielgerichteten Diskussionsformen tendieren.

Die allermeisten Newsgruppen werden über das sogenannte USENET verteilt, das 1979 von zwei Studenten ins Leben gerufen wurde. Es dient dem themenorientierten Informationsaustausch. Das USENET ist kein Computernetz oder eine Untermenge des Internet, sondern besteht aus all denjenigen Computern, die über bestimmte Protokolle wie z.B. das Network News Transfer Protocol oder das Unix-to-Unix-Copy Protocol Diskussionsbeiträge miteinander austauschen. Kein Thema, das in den über 10.000 weltweiten Newsgruppen nicht zu finden wäre – ganz abgesehen von den zigtausend weiteren Diskussionsforen mit lokaler, regionaler oder landesweiter Bedeutung. Die Gruppen sind hierarchisch durch ein System von Kategorienabkürzungen strukturiert. So wird z.B. die Fangruppe von Harald Schmidt mit *de.alt.fan.harald-schmidt* abgekürzt, die internationalen Ufologen mit *alt.ufo*, und in *rec.pets.dogs.health* kann man Gesundheitstips für Schoßhunde bekommen. Doch neben diesen exotischen Themenbereichen gibt es zahlreiche medizinisch orientierte, teils von wissenschaftlichen Austausch zwischen Ärzten, teils von hilfesuchenden Patienten dominiert. „sci" bedeutet, daß es sich um eine wissenschaftliche Gruppe handelt. In der Gruppe „sci.med" wird weltweit über die Medizin diskutiert. Weiter unterteilt wird diese Hierarchie in Gruppen wie sci.med.pharmacology, sci.med.dentistry, sci.med.cancer und sci.med.nursing – um nur einige zu nennen. Ein vorangestelltes „de." weist auf deutschsprachige Gruppen hin. Folgerichtig wird in der Gruppe de.sci.medizin.misc auf deutsch über allgemeine medizinische Themen gesprochen.

Die Newsgruppen im Internet sind zumeist unmoderiert, was schnell dazu führt, daß Diskussionen im Kreise laufen und immer wieder die gleichen Fragen gestellt werden. Dies wird in den meisten Gruppen noch dadurch verstärkt, daß es kein ‚Gruppengedächtnis' in Form eines Archivs gibt. Das Signal-Rausch-Verhältnis kann auch durch andere Faktoren wie z.B. hilfesuchende Patienten in einer wissenschaftlichen Medizinergruppe verschlechtert werden. Trotzdem kann man auch hier mit den geeigneten Suchwerkzeugen nützliche Informationen finden und bei Anfragen auf hilfsbereite Experten treffen. Die wichtigsten Hierarchien im USENET sind folgende:

ALT	Gruppen zu allen möglichen Themen, oft recht chaotisch
BIONET	Das BIOlogische NETzwerk
COMP	Computerthemen
MISC	Alles mögliche (Miscellaneous)
REC	Hobbys (Recreational Activities)
SCI	Wissenschaft (Science)
SCI.MED	Medizin (englisch)
SCI.MED.NURSING	Krankenpflege
SCI.MED.DENTISTRY	Zahnheilkunde
SOC	Soziales, Kulturen, Länder
TALK	Hier gehört derjenige hin, der gerne ein Schwätzchen hält
DE	Deutsche Gruppen
DE.SCI.MEDIZIN.MISC	Medizin (deutsch)

Wie man sich in diesem Dschungel von Diskussionsgruppen zurechtfindet, wird weiter unten anhand einer Suche nach Informationen über ein spezielles Thema beschrieben.

Internetanbieter wie America Online und CompuServe (seit Herbst 1997 auch zu America Online gehörend) bieten eigene Diskussionszirkel an. Dabei ist der letztere Dienst für Mediziner in Deutschland besonders interessant, da hier gleich mehrere fachspezifische Foren angeboten werden. Diese sind in der Regel moderiert, d.h. die Kommunikation wird von fachkundigen Betreuern in sinnvolle Bahnen gelenkt. Die weitaus reichhaltigste Auswahl findet man aber – wie schon gesagt – im Internet.

Seit 1996 finden sich auch in zunehmendem Maße Diskussionsgruppen auf dem Internet, die als eine Art Gästebuch auf bestimmten World Wide Web-Servern organisiert sind. Als Beispiel mögen die 39 Foren (von Akupunktur bis Urologie) des Deutschen Medizin Forums dienen. Diese Foren werden in aller Regel sehr viel seltener frequentiert als die Newsgruppen des Internets.

3.2.4 Telnet

Der Telnet-Dienst ermöglicht es, eine interaktive Verbindung zu denjenigen Rechnern im Internet aufzubauen, die diesen Dienst anbieten (meistens handelt es sich um Computer mit dem „Unix"-Betriebssystem). Über diese Verbindung kann man anschließend mit dem Rechner arbeiten, als ob man vor Ort wäre (allerdings ist man auf die Übertragung von Textdaten beschränkt). Ein mögliches Anwendungsgebiet ist es, seine persönliche Mailbox zu bearbeiten oder Programme auf dem jeweiligen Rechner zu starten (so kann man beispielsweise im Rahmen einer internationalen Zusammenarbeit eine Studienauswertung an einem anderen Zentrum durchrechnen lassen oder World Wide Web-Seiten auf einen entfernten Server pflegen), wozu man allerdings eine Nutzerkennung auf dem anderen Rechner benötigt. Weiterhin ist es möglich über Telnet spezialisierte Dienste, beispielsweise den Zugriff auf Datenbanken, anzubieten (z.B. auf den Katalog der größten Medizinbibliothek der Welt, der National Library of Medicine in den USA). Durch die Beschränkung auf Text muten solche Systeme meist etwas altmodisch an und sind oft wenig intuitiv zu bedienen. Dennoch werden gerade im Bibliotheksbereich noch viele Online-Kataloge per Telnet angeboten, so daß mit diesem Dienst eine Vielzahl von Informationen erschlossen werden kann.

3.2.5 FTP

FTP ist die Abkürzung für *File Transfer Protocol* und stellt einen der allerersten Internet-Dienste dar. Mittels dieses Protokolls lassen sich Dateien zwischen Internetrechnern hin- und herkopieren, genauso wie man auf seiner Festplatte Dateien von einem Verzeichnis in ein anderes kopiert. Downloaden nennt man neudeutsch den Vorgang, wenn man – was der weitaus häufigere Fall ist – Dateien eines entfernten Rechners auf seinen eigenen Rechner kopiert, also „herunterlädt". Bei einem Upload dagegen kopiert man eigene Dateien auf den entfernten Rechner. Für beide Arten des Dateitransfers benötigt man normalerweise eine Zugangsberechtigung (eine Benutzerkennung und ein Paßwort) zu dem entfernten Computer. Auf vielen Internet-Rechnern ist jedoch der Zugriff für jedermann gestattet. Für den Download braucht man in diesen Fällen keine Berechtigung, weshalb diese Art des FTP auch *„anonymous FTP"* genannt wird. Als Login (also Benutzerkennung) wird „anonymous" und als Paßwort seine eigene Emailadresse angegeben. Obwohl es anonymous FTP heißt, sollte man immer bedenken, daß der Download der Dateien mitprotokolliert wird.

Auf diesem Weg wird hauptsächlich Software angeboten, so z.B. von Microsoft, IBM, Netscape, aber auch von vielen Organisationen und Privatpersonen. So stellt z.B. National Library of Medicine elektronische Zeitschriften und Bibliographien zu speziellen Themen im Volltext auf ihrem anonymous-FTP-Server zur Verfügung.

3.2.6 Archie

Im Internet werden weit über 3 Mio. Dateien auf ca. 2.000 FTP-Servern zur Verfügung gestellt. Um diese riesige Menge an Dateien zu erschließen, wurde an der McGill-Universität in Montreal eine Software namens „Archie" entwickelt, die anonymous-FTP-Server durchsuchen kann. Ist Archie fündig geworden, gibt er den Dateinamen, das Verzeichnis und den Namen des Rechner aus, auf dem diese Datei sich befindet. Je nach Software läßt sich dann per Mausklick diese Datei mit in einer im Hintergrund laufenden FTP-Sitzung herunterladen. Der nächstgelegene (und einzige deutsche) Archie-Server an der Technischen Universität Darmstadt kann mit Telnet oder mittels bestimmte Archie-Clients abgefragt werden (Adresse: archie.th-darmstadt.de). Dieser Server ist jedoch oft überlastet, so daß man auf andere ausweichen muß – z.B. in Österreich oder Korea. Dies ist dank der Vernetzung und Internationalität des Internets jedoch problemlos möglich. Der Name Archie wurde für diesen Dienst ausgewählt, da er wie „Archiv" klang.

In der letzten Zeit ist mit dem „FTPSearch"-Dienst eine Alternative zum klassischen Archie entwickelt worden, die über das World Wide Web (s.u.) abgefragt werden kann.

3.2.7 Gopher

Dieses Informationssystem wurde 1991 an der University of Minnesota entwickelt und nach dem Wappentier der Universität benannt – der Taschenratte (amerikanisch: gopher). Gopher kann als der Vorgänger des WWW angesehen werden, denn mit dieser Software war es zum ersten Mal möglich, die verschiedenen Dienste des Internets wie Telnet, FTP und Archie unter einer einheitlichen und einfach zu bedienenden Menüoberfläche anzubieten. Neben diesen Diensten konnten auch Texte, Software und Binärdateien wie z.B. Bilder angeboten werden. Gopher litt unter der Einschränkung, daß die Menühierarchie und die mit ihr erreichbaren Inhalte streng voneinander getrennt waren: so konnte zwar eine übersichtliche Hierarchie von Dokumenten aufgebaut werden, aber eine Integration von Text und Graphiken sowie eine intuitive Navigation mit Verweisen innerhalb der Dokumente, wie sie das World Wide Web bietet, waren mit Gopher nicht möglich. Viele amerikanische Universitäten benutzten Gopher dazu, ihrer Klientel aktuelle Informationen über Campus Wide Information Systems zur Verfügung zu stellen. Neben Internetdiensten und Dateien enthalten die Gophermenüs auch Verweise (Links) zu anderen Gophern, so daß die ca. 6.000 Gopher-Server weltweit ein global vernetztes System bilden. Geographische und sachliche Hierarchien und Suchmaschinen wie VERONICA und JUGHEAD erleichtern die Orientierung.

VERONICA und JUGHEAD sind entgegen landläufiger Ansicht keine hochintellektuellen Akronyme (wie ‚Very Easy Rodent-Oriented Netwide Index to Computerized Archives‘ oder ‚Jonzy's Universal Gopher Hierarchy Excavation And Display‘), sondern die Namen von zwei Freunden der beliebten Comic-Figur „Archie“ Andrews.

Mit der rapiden Verbreitung des World Wide Web hat Gopher in den letzten Jahren zunehmend an Bedeutung verloren.

3.2.8 World Wide Web (WWW)

Ursprünglich als Medium für die Kommunikation zwischen Hochenergiephysikern am Schweizer Forschungszentrum CERN entwickelt, sollte das World Wide Web später eine Eigendynamik entwickeln, die es zum auffälligsten und meistgenutzten Dienst im Internet gemacht hat. Das WWW erweitert das von Gopher bekannte Konzept um die Möglichkeit, Text und Navigation miteinander zu verknüpfen. Das zugrundeliegende Prinzip ist der *Hypertext*, der es erlaubt, ein Dokument durch eingebettete Kommandos um zusätzliche Meta-Informationen zu erweitern, die das Dokument strukturieren und Verweise auf andere Dokumente zulassen. Auf diese Weise werden die Informationen im World Wide Web zu einem großen Gewebe vernetzt, in dem sich die Nutzer intuitiv durch das Verfolgen der Verweise (Links) im Text bewegen können. Mit der Forderung nach Layout- und Stilmitteln wurde das WWW nach und nach um Kommandos erweitert, mit denen Graphiken sowie später auch Klänge und Videos in die Dokumente integriert, und die Darstellung der Seiten beeinflußt werden konnte. Zusätzlich bietet das WWW Programmierschnittstellen, mit denen interaktive Angebote und Datenbankanbindungen einfach realisiert werden können. Durch die einheitlich definierte Kommandosprache Hypertext Markup Language (HTML) ist das WWW auf praktisch allen Betriebssystemen nutzbar – eine aufwendige Portierung von WWW-Angeboten auf andere Plattformen entfällt also. Mit der neuen Programmiersprache „Java“, die ebenfalls plattformunabhängig ist, erschließt sich dem WWW neben dem reinen Angebot von Dokumenten auch die Welt der Programme und Applikationen.

Der Erfolg des WWW liegt allerdings nicht nur in seiner Flexibilität und Leistungsfähigkeit, sondern auch in der Abkehr von den vorherrschenden textorientierten Benutzeroberflächen: das WWW war einer der ersten Internetdienste, der eine einfach zu benutzende und attraktiv gestaltete graphische Client-Software bieten konnte. Die im Rahmen der WWW-Entwicklung eingeführte URL-Schreibweise (s.u.) hat es ermöglicht, die meisten vorhandenen Internet-Dienste komfortabel über ein Programm (den WWW-Client oder WWW-Browser, typischerweise Netscape's *Navigator* oder Microsoft's *Internet Explorer*) auszuführen, so daß die Kenntnis eines Programms schon für die Nutzung fast des gesamten Netzes ausreicht. Mit diesem Handwerkszeug entstand die Metapher des „Internet-Surfens“: es war möglich, sich (lässig zurückgelehnt) mit der Maus in der Hand von Link zu Link zu klicken, ohne dafür gleich die technischen Details von Domain Name Service-Adressen und FTP-Kommandos auswendig können zu müssen. Der Charakter des Internets als Elfenbeinturm der Wissenschaftler und Studenten war damit unwiederbringlich verloren: die bunten Seiten des WWWs lockten gleich millionenweise „normale“ Menschen auf den Plan, und mit ihnen Kommerz und Werbung, die seitdem in bekannt grellbunter Weise über viele WWW-Seiten flimmern. Gleichzeitig hat das WWW aber auch den Bekanntheitsgrad des Internets in der Allgemeinbevölkerung enorm gesteigert und ein Publikationsmedium für fast jedermann geschaffen.

Dienst	Kürzel	Aufbau	Beispiel
Mail	mailto	mailto:user@hostname	mailto:hans.maier@uni-entenhausen.de
News	news	news://newsserver/newsgroup	news://news.uni-muenster.de/sci.med
FTP	ftp	ftp://ftpserver/dateipfad	ftp://ftp.uni-muenster.de/pub/readme.txt
Gopher	gopher	gopher://gopherserver[:Port]/dateipfad	gopher://trick.ntp.springer.de
WWW	http	http://webserver/dateipfad	http://medweb.uni-muenster.de/index.html

Tabelle: URL-Schreibweise der Internet-Dienste

3.3 Suchmaschinen, Suchdienste

3.3.1 Definition

Gerade durch die Einführung des World Wide Web hat die Informationsvielfalt im Internet enorm zugenommen: zur Drucklegung dieses Buches existieren Schätzungen, die von 300 Millionen Seiten alleine im WWW ausgehen, wobei das Angebot täglich zunimmt. Zwar mag das „Surfen" im Internet mit seinen intuitiven und launischen Sprüngen von Dokument zu Dokument spannend sein und gelegentlich zu Informationen führen, die man sonst wohl nicht gefunden hätte, jedoch stellt sich spätestens bei der Recherche nach einem konkreten Dokument das Problem, wie man in diesem Informationswust noch die Spreu vom Weizen trennen kann.

Dieses Kernproblem ist altbekannt und wird von akademischer und kommerzieller Seite mit verschiedenen Strategien angegangen. Man unterscheidet im wesentlichen:

- *geographische Indizes*: sie schlüsseln das Angebot nach Kontinenten, Ländern und Städten auf und sind daher nur dann nützlich, wenn der physikalische Ort der gesuchten Information bekannt ist und nur die Internetadresse gefunden werden muß (z.B. Suche nach den Internetseiten einer bestimmten Hochschule, Informationen über Urlaubsorte). Beispiel: Virtual Tourist (http://www.vtourist.com/)
- *thematische Indizes*: sie schlüsseln das Internet in einer Hierarchie von Themengebieten auf und eignen sich somit vor allem dann, wenn man generelle Informationen über ein bestimmtes Fachgebiet sucht. Nachteil dieser Indizes ist, daß im allgemeinen nur solche Angebote recherchierbar sind, die vorher eingetragen worden sind. Beispiel: Yahoo! (http://www.yahoo.com/)
- *automatische Suchmaschinen*: sie werden von Suchprogrammen (sog. „Robots") gespeist, die das Internet in regelmäßigen Abständen nach neuen Angeboten durchforsten, wobei von jeder Seite (zumindest auszugsweise) ein Volltextindex angelegt wird. Bei der Recherche in einem solchen Katalog können Stichwörter angegeben und logisch kombiniert werden, so daß sehr ausgefeilte Suchformulierungen möglich sind. Eine Suchmaschine kann auch Angebote finden, die nicht explizit dort angemeldet worden sind, solange nur ein Verweis von einer bereits indizierten Seite auf das neue Angebot existiert, der von den Robots verfolgt werden kann. Die Recherche in diesen Katalogen erfordert oft einiges an Feingefühl, da zu ungenaue Formulierungen zu einer unüberschaubar großen Treffermenge führt, während eine zu eingeengte Suchanfrage meist keine Treffer erzielt. Beispiel: Altavista (http://altavista.digital.com/).

Zusätzlich zu diesen umfassenden Katalogen gibt es eine Vielzahl von spezialisierten Indizes und Ressourcenlisten für die meisten Fachgebiete. Diese Listen bieten den Vorteil, daß sie meist von Profis aus ihrem eigenen Gebiet zusammengestellt worden sind und daher oft eine übersichtliche Strukturierung und Beschränkung auf das Wesentliche aufweisen. Fachgebietslisten sind am ehesten über die thematischen Indizes (wie z.B. Yahoo!) zu erreichen.

Der ernsthafte Betrieb eines Internet-Katalogs oder einer Suchmaschine erfordert angesichts der enormen Vielfalt des Angebots beträchtliche finanzielle Mittel. Die meisten Suchmaschinen finanzieren sich zur Zeit durch Werbeeinnahmen und Gang an die Börse.

3.3.2 Beispiele für Suchmaschinen und Indizes

Im folgenden soll eine Auswahl der bekanntesten Suchmaschinen kurz vorgestellt werden.

Der größte thematisch orientierte Katalog im Internet ist „Yahoo!". Yahoo! kann auf einen Stamm von über 50 Mitarbeitern zurückgreifen, die – im Gegensatz zu vielen Suchmaschinen – die Informationsangebote des World Wide Web intellektuell erfassen und in einem hierarchisch organisierten, gigantischem Inhaltsverzeichnis zur Verfügung stellen (http://www.yahoo.com). Die Themen sind in diesem Index hierarchisch aufgeschlüsselt, wobei von einem Set allgemeiner Überbegriffe ausgehend ein in die Tiefe immer weiter detailliertes Angebot folgt. Neben der Möglichkeit, sich entlang der Hierarchie durch den Index zu bewegen, kann auch über eine einfache Suchmaske nach Stichwörtern innerhalb des Angebots gesucht werden. Neue Angebote müssen in Yahoo! explizit eingetragen werden – wer es versäumt, seine Internetseiten anzumelden, kann über diesen Index auch nicht gefunden werden.

Ein Äquivalent von Yahoo! für den deutschsprachigen Bereich ist „Web.de", ein themenorientierter Katalog, der sich auf Angebote aus dem Inland beschränkt. Genau wie Yahoo! bietet er neben der hierarchischen Aufschlüsselung auch eine direkte Stichwortsuche an.

Eine bekannte Suchmaschine, die von einem Ableger der Firma Digital Equipment Corporation betrieben wird, ist Altavista. Sie bietet eine quasi-Volltextrecherche über das gesamte Internet an, die über eine einfache Eingabemaske gestartet werden kann. Neben der direkten Eingabe von Stichworten kann die Suche durch Steuerzeichen weiter spezifiziert werden – so kann beispielsweise durch Voranstellen eines Pluszeichens das Vorkommen eines Wortes in den Fundstellen erzwungen werden, während sonst bei mehreren Stichworten auch Seiten angezeigt werden, die nicht alle der gesuchten Worte enthalten. In gleicher Weise kann durch ein vorangestelltes Minuszeichen ein Suchwort aus den Fundstellen ausgeschlossen werden. Auf diese Weise kann

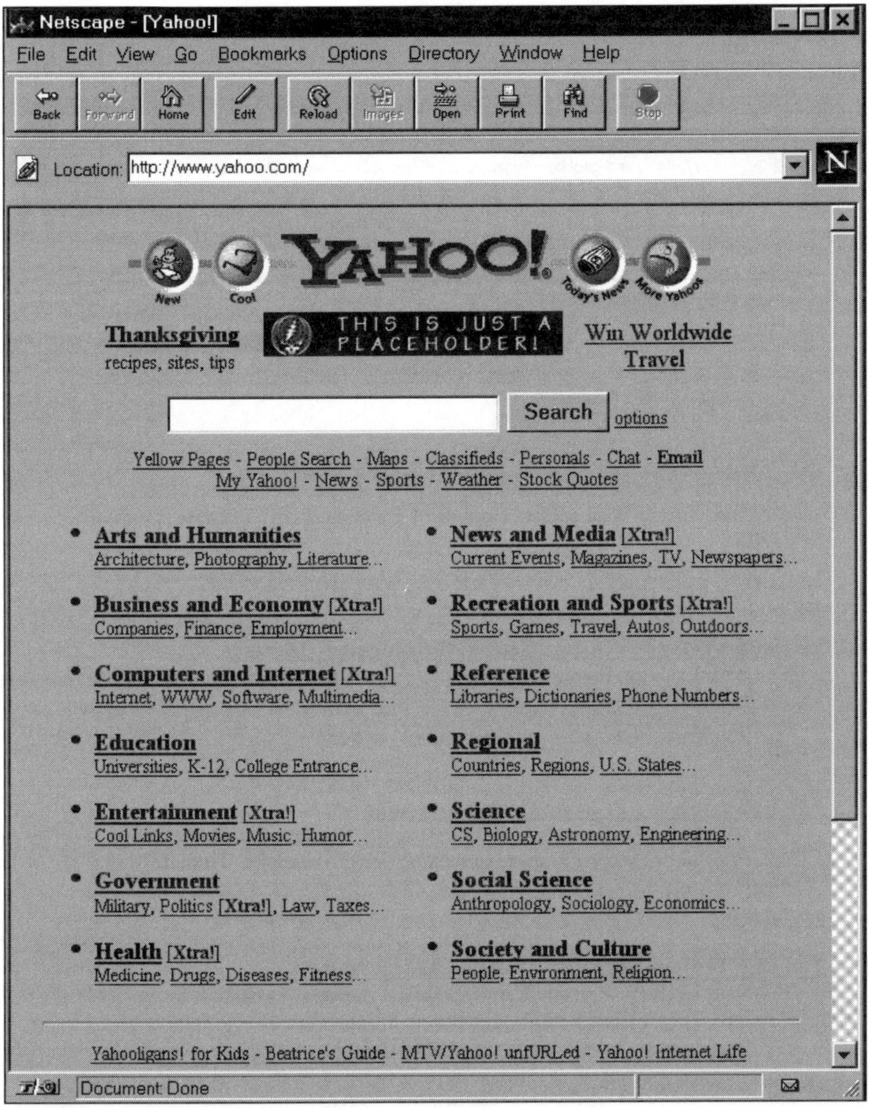

Abbildung 5: Der thematische Index YAHOO!

zum Beispiel eine Recherche definiert werden, die alle Seiten mit den Worten „Urology“, „Prostate“, aber nicht „Adenoma“ enthalten (Suchformel „+urology +prostate -adenoma“).

Eine weitere, von Wired Ventures betriebene Suchmaschine ist HotBot. Das zugrundeliegende Prinzip ist hierbei das gleiche, lediglich die Suchmaske bietet

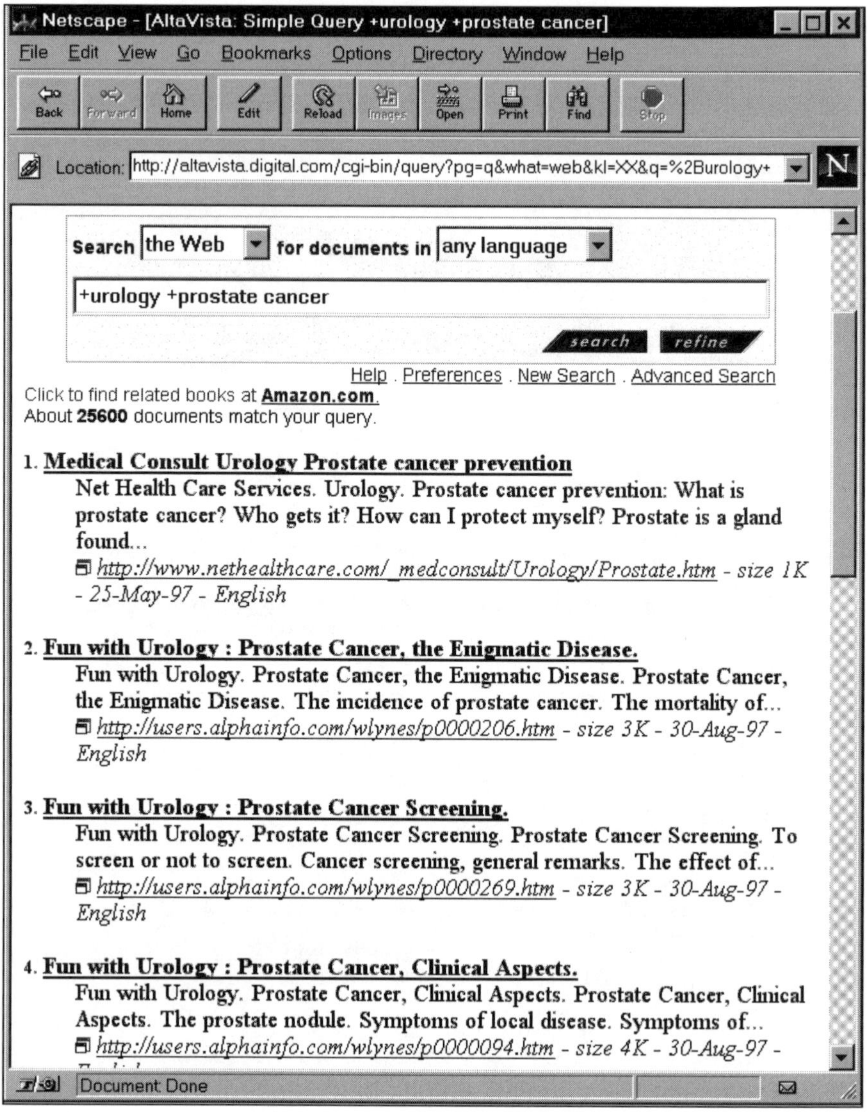

Abbildung 6: Die automatische Suchmaschine ALTAVISTA

Möglichkeiten, die Suche auf zusätzliche Datentypen (z.B. Bilder) auszudehnen.

Weitere bekannte Suchmaschinen sind Lycos (bietet zusätzlich einen themenorientierten Katalog) und Excite (verwendet Algorithmen, um thematisch verwandte Internetseiten zu gruppieren).

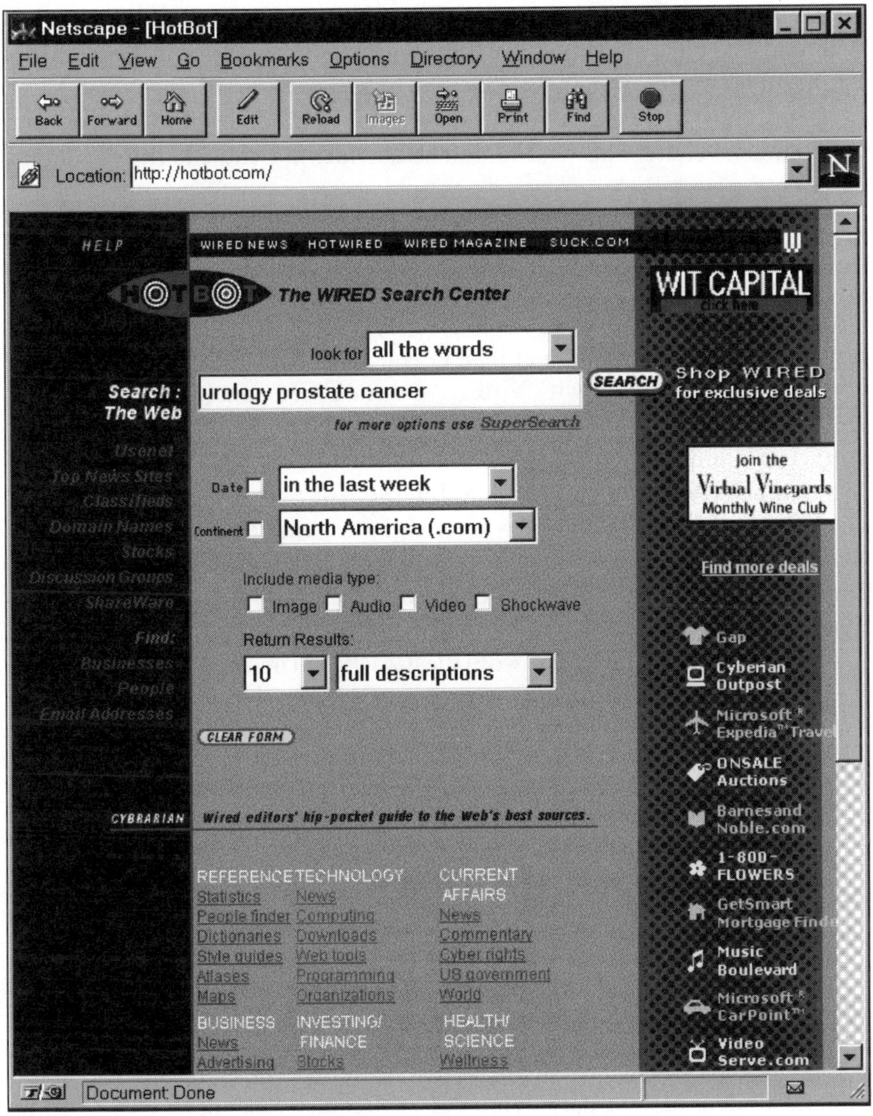

Abbildung 7: Die automatische Suchmaschine HotBot

3.3.3 Beispiele für Internet-Recherchen

Im folgenden soll am Beispiel des Prostatakarzinoms demonstriert werden, auf welche Art und Weise Informationen im Internet gefunden werden kann.

3.3.3.1 Wie findet man Therapieschemata zum Prostatakarzinom?
Während sich vor zwei Jahren zur Beantwortung dieser Frage noch eine Suche mit Veronica in den ca. 6.000 weltweiten „Gopher-Servern“ angeboten hätte, ist dieses erste weltweite Menü-System zur Erschließung des Internets nun vollkommen veraltet und wird höchst selten noch für aktuelle Informationen benutzt.

Für die Beantwortung bietet sich heutzutage eine Suche in Yahoo! an.

Wählt man mit seinem WWW-Browser Yahoo! USA an, erscheint ein Menü von 14 Sachgebieten, angefangen von „Arts“, „Business“ und „Computers“ bis hin zu „Health“, „Science“ und „Society“. Über den Unterpunkt „Diseases“ im „Health“-Menü gelangt man in eine Liste medizinischer Themen, die von A wie „AIDS“ bis V wie „Vitiligo“ reicht. Unter Cancer findet man dann die Informationstexte des sogenannten „CancerNet“. Es handelt sich im wesentlichen um die Physician Data Queries (PDQ), die vom National Cancer Institute der USA kostenlos auf dem Internet zur Verfügung gestellt werden. Die PDQ enthalten sowohl Arzt- als auch Patienteninformationen zu über 90 Krebsarten – angefangen vom „Adrenocortical carcinoma“ bis zum „Wilms’ Tumor“. Sie stellen als kommentierte Kompilierungen der aktuellsten klinischen Krebsliteratur einen der wertvollsten medizinischen Angebote auf dem Internet dar. Hier findet man sowohl die gesuchten Therapieschemata, als auch die dazugehörigen Patienteninformationen. Die Information wird im Volltext angezeigt und kann natürlich auch ausgedruckt und abgespeichert werden – was angesichts der raschen Aktualisierungszyklen nicht geraten wird.

Das CancerNet besitzt auch eine Homepage auf dem WWW mit weiteren Informationen wie noch laufenden oder noch nicht veröffentlichten klinischen Studien. Da die Internetverbindungen zu den USA oft überlastet sind, hat das Institut für Medizinische Statistik, Dokumentation und Datenverarbeitung der Medizinischen Einrichtungen der Universität Bonn die Aufgabe übernommen, das CancerNet parallel für Deutschland anzubieten, zu „spiegeln“ wie man sagt. Neben den PDQ-Informationen kann man dort auch in der onkologischen Literaturdatenbank CancerLit suchen.

Eine weitere Möglichkeiten, im WWW Informationen zum Prostatakarzinom zu finden, besteht darin, eine der zahlreichen Suchmaschinen (s.o.) zu befragen. Es ist fast egal, welche Suchmaschine man benutzt – die Stichwortsuche nach *prostate cancer* findet jedesmal tausende von WWW-Seiten. Nach einem Gewichtungsalgorithmus werden die relevantesten Treffer als erste angezeigt, unter denen auch wieder das CancerNet zu finden ist. Unter den anderen Suchergebnissen sind weitere ‚Volltreffer‘, die u.a. zum Oncolink der University of Pennsylvania führen, neben dem CancerNet die „Erste Adresse“ für Krebsinformationen auf dem Internet. Das Oncolink ist eine große

Sammlung aller möglichen Informationen und Informationsbröckchen zum Thema Krebs. Darunter finden sich durchaus auch populärwissenschaftliche wie z.B. Zeitungsberichte über die Prostataleiden von Francois Mitterand und General Schwarzkopf. Ein weiterer Treffer weist zum Prostate Cancer Info-Link, eine Seite, die sowohl Patienteninformationen als auch Kongreßankündigungen anführt. Auf der „University of Michigan Prostate Cancer Site" erfährt man etwas über ein „Prostate Cancer Genetic Project" und lokale Krebsstudien. Eine zentrale Anlaufstelle für Patienten ist in den USA die American Cancer Society, die mit einer eigenen WWW-Seite das Informationsbedürfnis interessierter Laien zu stillen versucht. Hier finden wir neben Lebensmaßregeln, Diagnoseratschlägen und Behandlungsoptionen auch dezidierte statistische Daten z.B. über die Krebsneuerkrankungsrate in kalifornischen Städten.

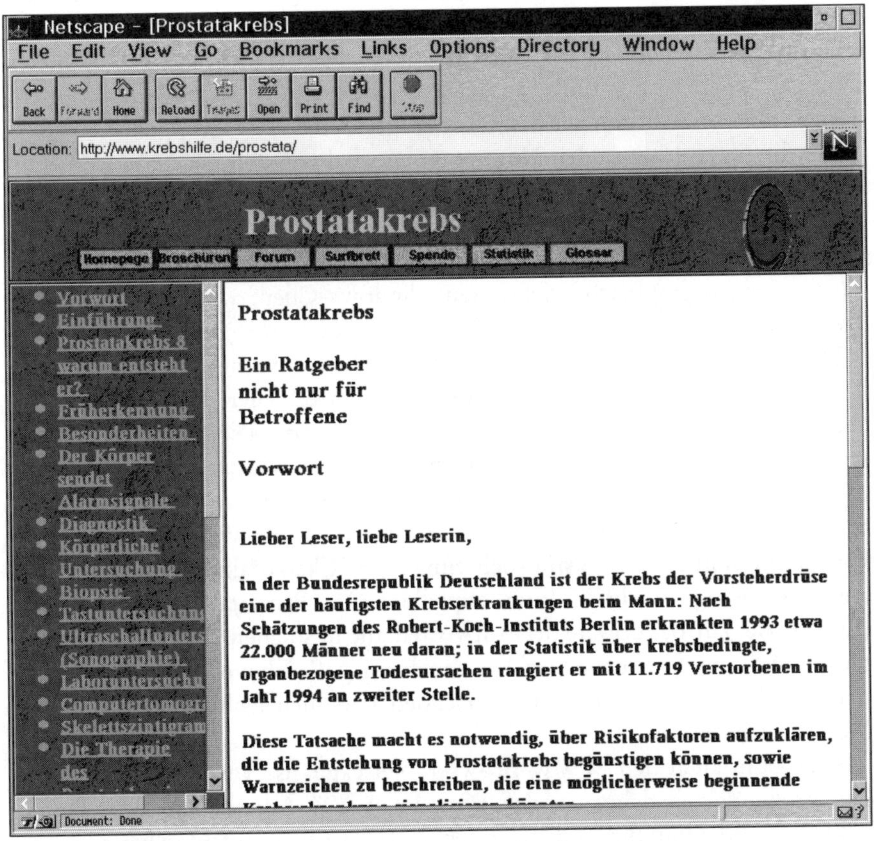

Abbildung 8: Ratgeber der Deutschen Krebshilfe zum Prostatakrebs

Aber warum in die Ferne schweifen? Mittlerweile stehen die von deutschen Servern angebotenen Informationen denen der angloamerikanischen kaum noch nach. Mit der Hannoveraner Suchmaschine „MetaGer“, findet man u.a. die Infoseiten der Deutschen Krebshilfe. Hier werden sowohl Krebsratgeber online bereitgehalten, als auch Verweise zu nationalen und internationalen Informationsmöglichkeiten. Außerdem kann man per WWW-Formular die zahlreichen, kostenlosen Broschüren der Krebshilfe bestellen (und natürlich auch Spenden leisten). Auf den WWW-Seiten von „www.krebsinfo.de“ finden sich unter der Adresse http://www.krebsinfo.de/ki/daten/prostata/prostata_dat.html detaillierte Statistiken und Überlebensraten zum Prostatakarzinom, die aber eher an den Fachmann gerichtet sind.

3.3.3.2 Wie findet man Diskussionsgruppen zum Prostatakarzinom?
Neben den herausragenden und hochqualitativen Daten des CancerNet findet sich im Internet – wie wir gesehen haben – eine Vielzahl weiterer onkologischer Informationen. Die aktuellsten werden aber oft nicht auf WWW-Seiten angezeigt, sondern per Email ausgetauscht oder finden sich in themenorientierten Diskussionsforen wie den oben vorgestellten Newsgruppen.

Für die Navigation in den Newsgruppen wird von den meisten Internetanbietern ein Lese- und Verwaltungsprogramm, ein sogenannter „Newsreader“ zur Verfügung gestellt. Dabei kann es sich um einen text-orientierten UNIX-Client wie *tin*, *nn* oder *pine* handeln, einen DOS-Client wie *Vmail* oder *Waffle* oder um einen graphisch-orientierten Windows-Client wie *Free Agent* oder *Trumpet*.

Die meisten Newsreader bieten die Möglichkeit, sowohl nach Benennungen der Gruppen als auch nach den Autoren und Betreffzeilen der Beiträge zu suchen. Gibt man das Stichwort „prostate“ ein, findet das Programm die Gruppe *sci.med.prostate.cancer*. Dort findet man z.B. Fragen wie die von *mynamehere*: „What causes prostate cancer?“, sowie zwei Antworten darauf, von denen die erste lediglich lapidar erklärt: „No one knows for sure“, während die Antwort von „John Smith“ sehr ausführlich einige der Riksikofaktoren schildert und ansonsten einige wichtige Internetquellen zum Prostatakarzinom auflistet (s.u.). Soviel zur Bandbreite der Antworten, die in solchen Gruppen zu erwarten ist. Dazu muß man wie hier damit rechnen, daß sich weder der Fragesteller namentlich noch die beiden antwortenden Personen fachlich in irgendeiner Weise ausweisen.

Man kann auch den WWW-Browser Netscape als Newsreader einsetzen. Der große Vorteil dabei ist, daß man die WWW-Adressen in dem Beitrag anklicken und damit direkt die angegebene Information aufrufen kann.

Die meisten Newsreader haben den Nachteil, daß man mit ihnen weder eine

From: jsmith@example.com (John Smith)
Newsgroups: sci.med.prostate.cancer
Subject: Re: What causes prostate cancer?
Date: Sat, 09 Mar 1996 23:44:15 GMT

mynamehere <ask@question.com> wrote:

>Can someone briefly tell me?

Eating too much fat, getting too fat, drinking oodles of coffee, oodles of pop, lack of exercise, sagging of organs in the lower interstitial cavity. In other words, growing older. But don't rule out a low probability occurrance for those under 50 year old.

Associated with the above and your genetic propensities, too little testoserone may hasten the genesis of prostate cancer, but too much testosterone after genesis fuels the cancers growth.

Some of the Web sites that have lots of info about prostate disease follow:

http://www.pslgroup.com/ENLARGPROST.HTM
http://205.206.104.83/jleach/
http://128.220.136.100/
http://wwwicic.nci.nih.gov/clinpdq/pif/Prostate_ca ncer_Patient..html
http://oncolink.upenn.edu/disease/prostate/index.h tml
http://wanda.pond.com/wellness/prostate.htm
http://www.cancer.med.umich.edu/prostcan/prostcan. html
http://rattler.cameron.edu/prostate.html
http://cure.medinfo.org/lists/cancer/pc-about.html #start
http://www.prostate.org/
http://www.comed.com/Prostate/index.html

Regards, John Smith

Volltext- noch eine retrospektive Suche durchführen kann. Diesem Manko hilft DejaNews ab. Hier wurden ab dem 19.3.1995 alle Beiträge von ca. 15.000 Newsgruppen archiviert. Eine komfortable Volltextsuche ermöglicht es, zu nahezu jedem Thema etwas in dieser riesigen, jeden Tag um 500 Mbyte wachsenden Datenbank zu finden. Eine Suche mit *prostat* cancer* ergibt immerhin 635 Treffer alleine für den Zeitraum von 23.10. – 4.12.1997. Die vierte Spalte in der Trefferanzeige gibt die Newsgruppen wieder, in denen die Stichworte *prostat** und *cancer* am häufigsten auftauchen. Dies sind ‚alt.support.cancer.prostate' und ‚sci.med.prostate.cancer'. Sucht man in älteren Beiträgen, stellt man fest, daß auch in der Newsgruppe ‚alt.politics.usa.republicans' das Prostatakarzinom (des republikanischen Präsidentschaftskandidaten Dole im Wahljahr 1996) ein Thema gewesen war.

Neben den mit DejaNews gefundenen Diskussionsgruppen des USENET gibt es auch noch Mailinglisten zum Thema Prostata und Krebs. Diese kann man auf verschiedene Arten finden: Entweder durchsucht man – wie Dr. W. in unserem Anfangsbeispiel – eine Mailinglistendatenbank, indem man eine Mail an listserv@vm.gmd.de schickt mit dem Text: *list global/cancer* und *list global/prostate*, oder man bedient sich der verschiedenen anderen Dienste auf dem Internet, in denen man nach Mailinglisten suchen kann. Dazu bietet sich besonders das „Directory of Electronic Discussion Lists" an, das mehrere hundert biomedizinischer Listen nicht nur gesammelt, sondern auch detailliert beschrieben hat.

Will man über die einem schnellen Wechsel unterliegenden Listen stets aktuell informiert sein, sollte man die Ankündigungsliste NEW-LIST subskribieren. Dazu schreibt man eine Mail an listserv@cs.wisc.edu mit dem Text: *subscribe new-list Vorname Nachname.* Dann bekommt man einmal in der Woche eine Mail mit jeweils 20-30 Ankündigungen von neuen Mailinglisten zugeschickt.

Die Beiträge, die in Mailinglisten geschrieben werden, werden in der Regel gesammelt und bilden so mit der Zeit ein riesiges Archiv von Fragen und Antworten, das mit Hilfe von speziellen Kommandos per Email durchsucht werden kann. Einen guten Einstieg in die Welt der Listeninformationen erhält man durch eine Mail mit dem Text *help*, den man an die Listserv-Adresse einer Liste schickt. Nachfolgender Kasten enthält als Beispiel den Infotext, den man als Antwort auf seine Subskription bei der Prostate-Liste zugeschickt bekommt.

3.4 Kostenfreie Recherchen in Inhaltsdatenbanken im Internet

3.4.1 MEDLINE

Eine der häufigsten Fragen in Zusammenhang mit Medizin und Internet gilt der Datenbank MEDLINE. Mit über 9 Mio. Zeitschriftenartikeln aus ca. 3.700 laufenden medizinischen Zeitschriften ist sie die wichtigste bibliographische Datenbank in der Medizin. Der Hersteller dieser und weiterer medizinischer Datenbanken wie AIDSLINE, CanerLit, TOXLINE usw. ist die National Library of Medicine. Sie ist eine staatliche Einrichtung innerhalb des National Institute of Health der USA und damit verpflichtet, diese Datenbanken einem möglichst breiten Publikum preisgünstig zur Verfügung zu stellen.

Trotzdem war es aufgrund der Anbietersituation in Deutschland bis 1996 für Privatleute sehr schwierig und kostspielig, Zugang zu dieser Datenbank zu bekommen. Seitdem hat sich diese Situation jedoch dramatisch (jedes andere Wort wäre hier fehl am Platze) geändert. Medline wird nun vollständig oder in Teilen von einer großen und ständig wachsenden Zahl von Internetanbietern kostenlos oder gegen eine geringe Gebühr offeriert[3]. Viele dieser Firmen sind neu auf dem Medizinmarkt im Internet und versuchen offensichtlich, durch

[3] Siehe Anhang 7.1.1

The Prostate Problems Mailing List
This is an unmoderated discussion list for questions and information relating to the variety of problems common to the Prostate Gland – Prostatitis, BPH (Benign Prostatic Hyperplasia) and Prostate Cancer; their symptoms, diagnosis, treatment alternatives, complications and their impact – physical and emotional. This list is entirely free, and is run completely by volunteers.
The Prostate Problems Mailing List welcomes all those with involvement or interest in Prostate Problems – patients, loved ones, health care professionals and other concerned people interested in participating in an honest discussion of concerns, treatment options, and general information on prostate problems. There is no charge to use the Prostate Problems mailing list, and it is run completely by volunteers.
The Prostate Problems Mailing List is an outgrowth of the very supportive PRODIGY Medical Support BB – Cancer – Prostate topics and the incorporation of the equally important Prostatitis and BPH (Benign Prostatic Hyperplasia) topics with the goal of helping patients understand their problems and make informed treatment decisions.
Hundreds of Prostate patients and their loved ones have exchanged patient oriented information that included case oriented physician input that is otherwise extremely difficult to find elsewhere. This latest extension to the INTERNET should be even more useful by allowing many more people to be reached and helped.
The Prostate Problems Mailing List will also help provide information for those people unable to directly reach other alternate sources of prostate information such as the Usenet newsgroups:

„alt.support.cancer.prostate,"
„alt.support.prostate.prostatitis"
„sci.med.diseases.cancer"

or Web pages, such as:

Prostatitis Home Page <URL:http://www.fullfeed.com/prosfnd/>

While some of the messages will be devoted to announcements and discussions of medical advances, as well as to therapeutic treatment (both main stream and alternative) the main focus of the Prostate Problems Mailing List is intended to be a forum for prostate patients and their loved ones to exchange experiences on coping with the disease.
If you have the interest, please subscribe to the list. Once you subscribe you receive our welcome message, which has a considerable amount of information. To subscribe to this list, send an email to listserv@sjuvm.stjohns.edu, with a blank subject line. Put the following command in the message body (use your own full name, of course, instead of First Last):

subscribe prostate First Last

Also, you can always contact the current list owner at: PROSTATE-Request@SJUVM.STJOHNS.EDU

das kostenlose Angebot von Medline Kunden zu gewinnen. Darüber hinaus ist es natürlich auch für diejenigen Dienste, die sich an die Gesamtheit der Ärzteschaft wenden, ein Muß, Medline im Programm zu haben. Diese Versuche sind aber durchaus kritisch zu betrachten, denn zum einen verschwindet dieses kostenlose Angebot oft nach einer Anlauf- oder Testphase wieder, zum anderen können die Suchmaschinen, die die Anbieter auf die Rohdaten der National Library of Medicine aufsetzen, selten die Vollständigkeit und Treffsicherheit der professionellen Medline-Anbieter gewährleisten.

Mit dem Auftauchen des Medline-Produzenten auf dem Internet, der National Library of Medicine, Bethesda, MD, wurde der Internetzugang zu Medline jedoch qualitativ auf ein höheres Niveau gehoben.

Seit April 1996 ist jedem Interessenten weltweit die direkte Suche in der Original-Medline-Datenbank möglich (das Suchinterface wird *Internet Grateful Med* genannt). Von April 1996 bis Juni 1997 war dazu der Abschluß eines Vertrags notwendig. Die Recherchekosten wurden von der Kreditkarte abgebucht. Seit Juni 1997 ist dies nicht mehr notwendig, die Recherche ist vollkommen kostenfrei geworden. Der Vorteil dieses Angebots liegt vor allem darin, daß man die Daten direkt vom Originalanbieter in einer ausgefeilten Suchoberfläche angeboten bekommt, die die Datenbankstruktur optimal abbildet und damit eine hohe Treffergenauigkeit ermöglicht.

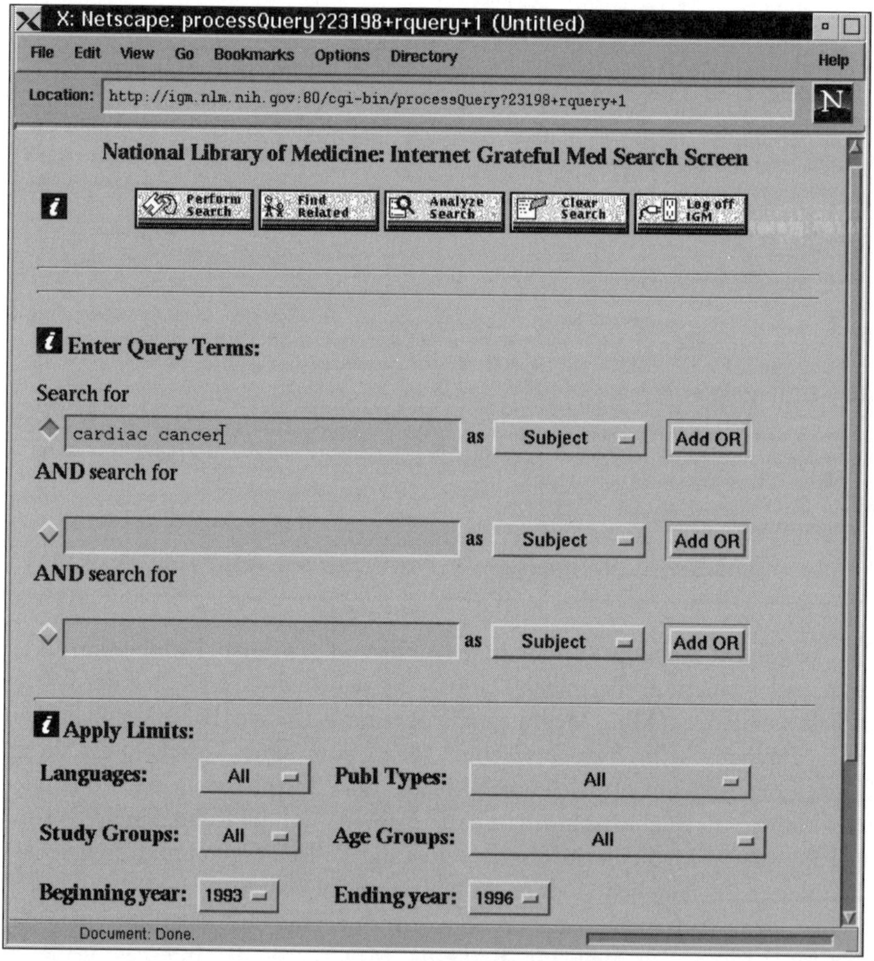

Abbildung 9: Internet Grateful Med: Suchinterface für MEDLINE

Seit Anfang 1997 bietet neben der National Library of Medicine auch das National Center for Biotechnology Information (NCBI) die gesamte Medline-Datenbank plus aller Artikel, die noch nicht indexiert wurden (PreMedline), kostenlos mittels einer überaus schnellen Suchmaschine im Internet an. Es ist zu hoffen, daß dieser – PubMed genannte – Service noch lange aufrechterhalten wird, denn er hat die Medline-Recherche aus folgenden Gründen auf ein neues Niveau angehoben:

- höchste Aktualität durch Aufnahme von Datensätzen der Zeitschriftenverleger
- Verweis zum Volltext des Artikels (sofern ihn der Verleger auf dem Internet anbietet)

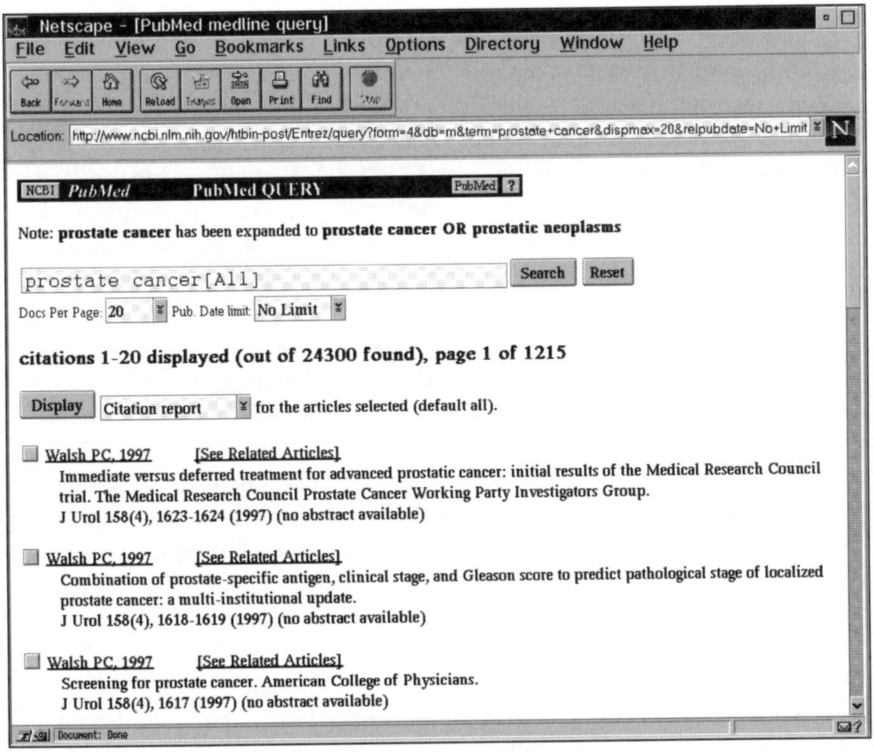

Abbildung 10: PubMed: Suchinterface für MEDLINE

Die Dienste Internet Grateful Med und PubMed bieten neben Medline auch folgende Datenbanken an: Aidsline, Premedline, Oldmedline, Healthstar, Histline, usw..

Obwohl die Verbindungen über den Atlantik oft überlastet sind, sind die Antwortzeiten durchaus akzeptabel, da im wesentlichen nur Textinformationen übermittelt werden müssen. Fast alle Funktionalitäten, die man von der CD-ROM-Recherche her gewohnt ist, wie Eingrenzung nach Sprache des Artikels, nach der Art der Veröffentlichung, Altersgruppen usw., sind auch hier möglich, wie die Internet Grateful Med Suchmaske deutlich zeigt. Selbstverständlich kann auch in den Medical Subject Headings (MeSH) gesucht werden und somit die Treffermenge sinnvoll sachlich eingegrenzt werden. Bei Eingabe von *prostate cancer* wird darauf verwiesen, daß der exakte MeSH-Begriff, mit dem alle relevanten Dokumente versehen sind, *prostatic neoplasms* lautet. Jeder gefundene Artikel kann mit Abstrakt angezeigt und ausgedruckt werden.

3.4.2 UNCOVER

Noch aktueller als Datenbanken wie Medline, PreMedline und Embase sind Zeitschrifteninhaltsdatenbanken wie Current Contents, JADE und Uncover. Letztere war der erste Table-of-Contents-Service im Internet. Uncover stellt die Inhaltsverzeichnisse von 17.000 Zeitschriften aller Fachgebiete (davon 3.000 aus der Biomedizin) seit Jahrgang 1988 zur Verfügung. Eine weltweite Gruppe von Bibliotheken scannt die eingehenden Zeitschriftenhefte, die digitalisierten Inhaltsverzeichnisse werden in einer Datenbank mit nun über 7 Mio. Zitaten gesammelt. Die Suche in Uncover ist kostenlos und seit der Einführung eines WWW-Suchzugangs schnell und einfach. Vorteilhaft ist es, daß man sich automatisch die Inhaltsverzeichnisse einer Auswahl der neuesten Hefte per Email zuschicken lassen kann (Reveal-Service). Außerdem gibt es die Möglichkeit, eine einmal durchgeführte Suche automatisch wöchentlich wiederholen zu lassen. Auch hierbei werden die Ergebnisse automatisch zugeschickt (Search-Service). Beide Dienste kosten zusammen nur 25 Dollar im Jahr. Uncover bieten darüber hinaus noch die Möglichkeit an, die recherchierten Artikel überaus einfach bestellen zu können. Die Lieferung wird innerhalb von 1-24 Stunden per Fax oder Luftpost garantiert. Die Kosten betragen je nach Zeitschrift, Lieferweg und anfallender Copyrightgebühren 10-30 Dollar.

3.4.3 JADE/JASON

Das JASON-Projekt der nordrhein-westfälischen Hochschulbibliotheken bietet einen ähnlichen Such-, Bestell- und Lieferservice an. Das ‚Front-End' bildet die hier „JADE" genannte Inhaltsdatenbank *Inside First* der British Library und die *Internationale Bibliographie der Zeitschriftenliteratur* aus dem Zeller-Verlag. JADE enthält 5 Mio. Zitate aus 20.000 Zeitschriften seit Jahrgang 1992. Bestellt und geliefert werden können 77.000 Zeitschriften. Die Kosten sind vom Ministerium für Wissenschaft und Forschung NRW auf 3-12 DM pro Artikel festgelegt worden und damit im internationalen Vergleich konkurrenzlos günstig – eine Folge von Bibliothekssubventionen und deutschen Copyright-Bestimmungen. Die „Vorreiter"-Bibliothek Bielefeld bietet seit 1996 diesen Service weltweit über das Internet an, weitere (nordrheinwestfälische) Bibliotheken haben oder werden dieses Angebot ihren Nutzern ebenfalls über das Internet zur Verfügung stellen.

3.4.4 Bibliotheks- und Buchhandelskataloge

Obwohl nicht ganz so aktuell wie Zeitschriftenartikel, sind Bücher eine ebenfalls sehr wichtige und kompakte Wissensquelle. Was seinen Weg in ein Buch gefunden hat, sollte – so meint man – zuverlässiger sein als mancher Zeitschriftenartikel. Neben der größten Medizinbibliothek der Welt, der National Library of Medicine, bietet auch die Deutsche Zentralbibliothek der Medizin in Köln ihre Bestände zur kostenlosen Recherche auf dem Internet an. Ein leicht zu benutzendes Menü führt in beiden Fällen den Benutzer durch den Katalog. Die bibliographische Beschreibung der gefundenen Titel kann man sich bei der National Library of Medicine sogar als Email zuschicken lassen. Dies ist bei der Deutschen Zentralbibliothek für Medizin nicht möglich, dafür kann man die hier aufgespürten Bücher per Bibliotheksfernleihe bestellen. Es wird sogar angezeigt, ob sie momentan ausgeliehen sind oder nicht.

Unter mehreren tausend Bibliotheken bieten auch ca. 300 Medizinbibliotheken weltweit ihre Ressourcen – Kataloge, Infobroschüren, Auskunftsdienste, interaktive Führungen, Mitarbeiter, usw. – auf eigenen Homepages im Internet an (Zugriffsadressen siehe Anhang).

Neben Bibliotheken haben auch Buchhandlungen und Verlage das Internet als Medium der Kommunikation mit ihren Kunden entdeckt. Als Beispiel für hunderte von Online-Buchhandlungen ist hier die medizinische Buchhandlung J.F.Lehmanns und der ABC-Bücherdienst zu nennen. Dort kann z.B. das Verzeichnis aller deutschen lieferbaren Bücher (600.000 Titel) kostenlos durchsucht werden. Gewünschte Titel können anschließend online (und kostenpflichtig) bestellt werden.

Beim amerikanischen Pendant Amazon Books kann in über 1 Mio. englischsprachiger Bücher gesucht werden. Zudem kann man sich per Email automatisch informieren lassen, sobald ein neues Buch zu dem gewünschten Thema erscheint.

4. Indexierungs- und Standardisierungsinitiativen im Internet

Eine kürzlich durchgeführte Untersuchung zeigte (Brown 1997), daß 36,7 % aller Internetnutzer medizinische Information auf dem Netz suchen. Dieser Anteil soll in den nächsten Jahren auf über 80 % steigen. Die Studie von Brown untersuchte ebenfalls die Qualität der medizinischen Internetinformationen. Sie kam zu dem Ergebnis, daß über die Hälfte aller untersuchten WWW-Seiten von Institutionen und Privatpersonen stammen, die voreingenommene oder zweifelhafte Informationen anbieten. Deshalb versuchen einige Institutionen, die von Haus aus mit medizinischen Information von befaßt sind, durch kooperative Erschließung und Evaluation von medizinischen Internetquellen eine gewisse Leitungs-, Schutz- und Filterfunktion auszuüben.

4.1 Kriterien für die Evaluation von Internetquellen

Was ist eine gute und was eine schlechte Informationen auf dem Netz? Anhand welcher Kriterien lassen sich Informationen im Internet bewerten? Nach Rettig (1996) ähneln sich die Bewertungskriterien für Internet- und traditionelle Publikationen in vielen Punkten. In gleicher Weise stellt das *International Committee of Medical Journal Editors* fest, daß elektronisches Publizieren denselben Maßstäben genügen muß wie ‚normales' Publizieren. Darüber hinaus erfordere jedoch die Natur des Internets besondere Sorgfalt und zusätzliche Hinweise im Internetdokument (Horton 1997). Für die Bewertung von Internet-Ressourcen wurden verschiedentlich Kriterien vorgeschlagen. Nach einer Studie von Murray (1997) kann man die am häufigsten genannten Evaluationskriterien unter folgenden fünf Punkten zusammenfassen:

Autorität, Inhalt und Objektivität

Wird die Seite von einer unabhängigen Organisation, einer renommierten Gesellschaft oder Firma gemacht? Oder beruht das Dokument auf den Anstrengungen einer Einzelperson? Geht aus jeder Seite hervor, wer dafür verantwortlich ist? Was für Informationen enthält die Seite? Handelt es sich um Originalarbeiten oder nur einer Ansammlung von Hypertextlinks? Ist die Information objektiv, beruht sie auf Fakten, die angeführt werden oder handelt es sich um die Meinung eines Einzelnen? Wird die Seite von kommerziellen Unternehmen gesponsert? Hat dies Einfluß auf den Inhalt? Wird die Seite ihren Ansprüchen gerecht? Enthält sie alle Informationen in einer Tiefe und Darstellung, die dem behandelten Gebiet angemessen ist?

Aktualität, Aktualisierung und Revision
Ist die präsentierte Information so aktuell wie möglich? Wird die Seite regelmäßig aktualisiert? Ist der letzte Revisionsstand mit Datum angegeben?

Beweiskraft und Genauigkeit
Ist die dargestellte Information akkurat, beweiskräftig und rechtsgültig? Werden Quellen und Studien, auf die sich bezogen wird, angeführt?

Zugriffsmöglichkeit, Benutzerfreundlichkeit
Hat die Seite eine übersichtliche, stringente Struktur und ein ansprechendes, einheitliches Layout? Sind die vorhandenen Informationen einfach und schnell zu finden (Suchmaschine)? Ist eine Online-Hilfe vorhanden und wenn ja, ist diese nützlich? Ist der Zugriff auf bestimmte Nutzergruppen beschränkt, kostenpflichtig oder benötigt man spezielle Software?

Zielgruppe
Werden die Informationen so präsentiert, daß sie dem Niveau des Lesers entsprechen und für jeden relevant sind? Unterscheidet sich die wirkliche Nutzerschaft von der beabsichtigten? Ist bei jeder Information angegeben, für welche Zielgruppe sie geeignet ist (ob Wissenschaftler, Arzt oder Konsument)?

Die Suche nach und die Bewertung von Internetdokumenten kann dem Endnutzer dadurch erleichtert werden, indem den Internetdokumenten standardisierte Metainformationen beigefügt werden, die das Dokument sowohl formal und inhaltlich beschreiben als auch Informationen über die Qualität enthalten können. Die Formalbeschreibung reichert das Dokument mit Schlüsselbegriffen wie z.B. den Medical Subject Headings an, um die Auffindbarkeit und die Einordnung in einer Fachgebiets-Hierarchie zu erleichtern. Qualitätsinformationen können von unabhängigen Stellen vergeben und dem Dokument als eine Art Qualitätssiegel (Seal of Approval) fälschungssicher „aufgestempelt“ werden.

Die bekannteste und am weitesten gediehene Standardisierungsinitiative ist der sogenannte Dublin Core Metadata Set (Details [Online] URL:http://purl.oclc.org/metadata/dublin_core/). Im Dublin Core of Meta Data Sets zeichnet sich eine internationale Standardisierung der Formalbeschreibung von Internetdokumenten ab, die auch die verschiedenen Klassifikationssysteme berücksichtigt.

4.2 IBIS – Internet-basiertes Informationssystem
Das Internet-basierte Informationssystem IBIS ist das erste Projekt in deutschen Bibliotheken zur kooperativen elektronischen Informationserschlies-

sung. Es dient damit vorrangig der Informationsversorgung von Wissenschaft und Lehre. Elektronische Dokumente werden von ausgebildeten, wissenschaftlichen Fachspezialisten der beteiligten Bibliotheken – den Fachreferenten – arbeitsteilig ausgewählt, erschlossen, gespeichert und archiviert. Diese Dokumente sollen im lokalen Netz der Universitäten und – soweit lizenzrechtlich zulässig – auch öffentlich zugänglich sein. IBIS wird vom Bundesminister für Forschung und Technologie gefördert und soll – über die Erschließung von Internetquellen hinaus – eine Komplettlösung für die auf Internet und lokalen Angeboten basierenden Dienstleistungen einer elektronischen Bibliothek sein. IBIS wurde als Pilotsystem von den Universitäten Bielefeld und Dortmund aufgebaut, mittlerweile sind aber fast alle nordrhein-westfälischen Hochschulbibliotheken daran beteiligt.

4.3 Das Modell GMDS – Erschließung medizinischer Interquellen durch Experten

Die Deutsche Gesellschaft für Medizinische Informatik, Biometrie und Epidemiologie (GMDS) hat eine Arbeitsgruppe mit dem Titel „AG Internet – Bewertung von Internet-Ressourcen" ins Leben gerufen. Aus der Projektbeschreibung wird deutlich, daß der GMDS das Problem der ungewissen Qualität der medizinischen Internetquellen bewußt ist, und daß sie die Bewertung von WWW-Seiten als eine ihrer Aufgaben ansieht:

„Ziel des Projektes ist die Erstellung eines Konzeptes und der Implementierung einer Datenbank für klassifizierte und evaluierte medizinische Informationen im Internet. Eines der großen Probleme im Internet ist das Herausfinden qualitativ guter Information zu medizinischen Problemfeldern. Die Projektgruppe soll sich daher in einem ersten Projekt mit der Aufgabe befassen, wie Angebote im Internet beschrieben, klassifiziert und beurteilt werden können. [...] Die Gruppe stellt sich der Aufgabe, medizinische Informationsangebote und -methoden auf dem weltweiten Internet kritisch zu beobachten, zu analysieren, zu beeinflussen und zu fördern."

Die GMDS will dabei folgende Ziele erreichen:

1. Methodik für die Bewertung von Internet-Ressourcen
2. Förderung qualitativ guter medizinischer Anwendungen
3. Förderung der Idee des Internetzugriffs für Ärzte von ihrem Arbeitsplatz aus
4. Erkennen von Defiziten
5. Competence Center für Anfragen
6. Rechtliche Konsequenzen für Anbieter
7. Informationsaustausch untereinander

8. Kooperation mit anderen Fachgesellschaften
9. Abhalten von Tagungen und Workshops
   [Online verfügbar unter der URL:http://www.med.uni-muenchen.de/ibe/internet/gm ds.html]

4.4 OMNI: Organizing Medical Networked Information
OMNI steht für Organizing Medical Networked Information und ist ein breit angelegter Versuch, einen qualifizierten Zugang zu hochqualitativen medizinischen (Internet)Ressourcen zu bieten. Mit Hilfe einer speziellen Datenbank werden die begutachteten Quellen entweder hierarchisch strukturiert angeboten (nach National Library of Medicine Classification oder nach Universal Decimal Classification) oder können mit Schlagwörtern durchsucht werden. Dazu werden die einzelnen Quellen mit Medical Subject Headings (MeSH) indexiert. Geplant ist zudem die Verwendung des Unified Medical Language Systems, was natursprachliche Suchen ermöglichen würde. Das OMNI-Team sieht sich in der Tradition von Referateorganen und zieht Parallelen zum ersten Erscheinen der wichtigsten medizinischen Bibliographie, des Index Medicus. Und in der Tat erinnert die von OMNI durchgeführte sachliche Erschließung von Internetdokumenten an die von Zeitschriftenartikeln.

4.5 Weitere Indexierungsinitiativen
Zwei weitere bedeutende Versuche, die medizinischen Internetquellen mit Hilfe des MeSH-Thesaurus der National Library of Medicine sachlich zu erschließen, sind das *CliniWeb* in Oregon und das *Karolinska-Institut* in Stockholm.

5. Internetbenutzung deutscher Mediziner und sonstiger Nutzer

Noch 1996 gab es in Deutschland nur eine Handvoll Mailinglisten und knapp 30 Newsgruppen, die sich mit Themen rund um die Medizin beschäftigten. Dies war nicht viel, wenn man die über tausend medizinischen elektronischen Diskussionsgruppen weltweit in Betracht zog. Verglichen mit anderen – vor allem angloamerikanischen – Ländern stellte sich bei diversen Umfragestudien immer wieder heraus, daß sich die Internetnutzung von deutschen Medizinern noch im Kinderstadium befindet. Trotz einer breiten gesellschaftlichen Aufmerksamkeit, was das Internet angeht, und einer stetig steigenden Resonanz unter den in der Medizin tätigen Personen, scheint es noch ein weiter Weg zu sein, bis eine Mehrzahl von Medizinern Internetdienste in ihre alltägliche Praxis integrieren werden. Dies liegt sowohl an der Hemmschwelle aufgrund der fehlenden Vertrautheit mit der Technik und dem Internet als auch an wenigen Anwendungen, die dem Arzt wirklich Nutzen bringen – und da zählt nun mal vor allem der Nutzen für den Geldbeutel.

Nach einer Studie der Universitätsbibliothek Münster unter Medizinern, die schon im Internet aktiv waren, benutzte die große Mehrheit der Befragten (83,3 %) das Netz zwischen einer Stunde pro Woche und zwei Stunden am Tag. Fast jeder fünfte der als überlastet geltenden Mediziner (19,1 %) nahm sich täglich mehr als zwei Stunden Zeit für das Internet. Das Internet schien für den Großteil der Mediziner zu einem Teil der täglichen Routine geworden zu sein. Bevorzugte medizinische Internetadressen waren überwiegend Diskussionslisten nordamerikanischer Provenienz und Dienstleistungen des National Institute of Health, darunter vor allem Literatur- und Therapiedatenbanken. Weniger als jede fünfte der genannten Internetquellen war deutschen Ursprungs. Als Vorteile des Internets wurde von mehr als zwei Dritteln der befragten Mediziner genannt, daß sie sich durch das Netz besser informiert fühlten. Die Erwartungshaltung der Befragten gegenüber der Bibliothek war deutlich ausgeprägt. Alle drei untersuchten Benutzergruppen: Mediziner, Medizinstudenten und ‚Sonstige' (Krankenpfleger, MTAs, usw.) begrüßten zu einem großen Prozentsatz die bibliothekarischen Internetdienste „Übersichtliches Internetangebot", „Einführungskurse ins Internet" und „Bewertung von Internetquellen".

6. Ausblick: Möglichkeiten und Grenzen, Chancen und Risiken des Internets

> The medical colonisation of cyberspace has only just begun. It is difficult to predict the future of medicine in this new world. Some have already proclaimed the death knell of medical journals. Others point out that the Internet cannot yet compete with a good library as a source of scientific information. [Mark Pallen][4]

Der Rahmen dieses Buches erlaubt es nicht, hier allzusehr ins Detail zu gehen. Trotzdem soll im folgenden auf die Chancen und Risiken des Internets eingegangen werden.

6.1 Chancen des Internets

Das Internet bietet unwissenschaftlichen genauso wie wissenschaftlichen Bestrebungen in der Tat Möglichkeiten, die zuvor nicht verfügbar oder einfach nicht vorstellbar waren. Der stark wachsende Bereich der Telemedizin

[4] Mark Pallen: „Guide to the Internet: Logging in, fetching files, reading news" In: British Medical Journal 16 Dec 1995, 311(7020): 1626-1631

steht dabei in der Aufmerksamkeit der Medien naturgemäß mit an erster Stelle. Und zu Recht ist es weltbewegend, wenn eine Operation in Rußland von einem Spezialisten aus Texas geleitet wird, wenn Notärzte in Deutschland mit Spezialisten über vor (Unfall)Ort gemachte Röntgenbilder diskutieren, wenn in Karlsruhe ein Roboter operiert, der künftig aus dem Internet bedient wird.

Weitere Vorteile, die das Internet in der Zukunft ermöglichen wird:

1. täglich oder stündlich aktualisierte Arzneimitteldatenbanken,
2. täglich erreichbare Experten oder Datenbanken, in denen Expertenwissen abfragbar ist,
3. umfassende Wissendatenbanken mit – speziell für den Kliniker – einfachstem Zugang zu allen benötigten Patienten-, Fakten- und Literaturinformationen,
4. effizienter Austausch von Patienteninformationen unabhängig vom Untersuchungsort,
5. direkter Kontakt des Patienten mit dem Arzt, größere Eigenständigkeit des Patienten,
6. direkter Kontakt des Studenten mit dem Hochschullehrer, größere Eigenständigkeit des Studenten,
7. elektronische Vorabveröffentlichungen von Forschungsarbeiten mit Peer-Review von jedermann,
8. praktische „Evidence-Based-Medicine“, da jeder weltweit – ob Student, Patient oder Arzt – Zugang zu allen Informationen zu einer bestimmten klinischen Fragestellung hat.

6.2 Möglichkeiten und Grenzen des Internets

Da die Möglichkeiten und Grenzen des Internets im wesentlichen auf der Qualität der dort verfügbaren Information beruht, können hier analog zu Kapitel 4 folgende Kriterien unterscheiden werden:

1. Aktualität

Das Internet hat das Potential, die jeweils aktuellsten verfügbaren Informationen bereitzustellen. Ob auch von diesem Potential Gebrauch gemacht wird, ist jeweils festzustellen. Dabei kommt es nicht nur darauf an, ob die Daten aktuell sind, sondern auch, wie häufig sie aktualisiert werden und ob dies regelmäßig oder ad-hoc geschieht. Die Entwicklungsgeschichte einer gedruckten Publikation kann normalerweise über Auflage und Publikationsdatum leicht nachvollzogen werden. Im Internet können Informationen leicht ersetzt werden, ohne daß sich notwendigerweise die Veränderungen auch nachvollziehen lassen.

Hier müssen Mechanismen geschaffen werden, die dem Benutzer eine Transparenz des Herstellungs- und Revidierungsprozeßes gewährleisten.

2. Archivierung

Aus dem oben genannten ergibt sich die zwingende Notwendigkeit einer Archivierung der Internetquellen. Im Gegensatz zum gedruckten Medium Buch, für das in Form eines Netzwerks aus kirchlichen, privaten und staatlichen Bibliotheken Archivierungswerkzeuge bestehen, die sich seit Jarhunderten bewährt haben, existiert bisher nichts vergleichbares für die – unter Umständen genauso wichtigen – Internetdokumente. Einige wenige Initiativen beschäftigen sich mit diesem Problem, das sowohl durch die flüchtige und rasch sich wandelnde Natur des Speichermediums als auch durch die schiere Menge eine große Herausforderung an die Gesellschaft darstellt, sich auch hier ihr Gedächtnis zu bewahren.

3. Konstanz

Eine weltweit organisierte Archivierung von Internetdokumenten könnte auch bei dem Problem der fehlenden Konstanz Abhilfe schaffen. Es ist nicht gerade selten, daß Internetquellen, ja ganze Server von heute auf morgen verschwinden, nicht mehr auffindbar sind, Zugriffsfehlermeldungen und schwarze Informationslöcher produzieren. Der Grund liegt oft darin, daß Institutionen aus dem Boden schießen, die für kurze Zeit ein mehr oder weniger wertvolles Internetangebot produzieren, das genutzt und zitiert wird, dann aber durch ökonomische oder sonstige Probleme wieder genauso schnell vom Markt verschwinden, wie sie gekommen sind. Diese Bermuda-Dreiecks-Mentalität vieler Internetseiten kann auch etablierte und dauerhafte Organisationen wie Universitäten, große Unternehmen oder Nationalbibliotheken befallen, wenn Hypertextlinks in Leere weisen oder Informationen – sei es temporär, versehentlich oder für immer – auf dem WWW-Server verschwinden.

4. Relevanz

Die Relevanz bzw. Nützlichkeit der Internetdokumente für den jeweiligen Zweck des Benutzers ist für ihn nicht immer leicht zu erkennen. Dies liegt sowohl an der schieren Menge der Information als auch an der fehlenden Evaluation, Aufarbeitung, Strukturisierung und Zusammenstellung.

5. Qualität

Informationen im Internet sind häufig von unbekannter Herkunft und fragwürdiger Zuverlässigkeit. Review-Prozeße, wie sie sich bei den gedruckten Medien bewährt haben und durch die die Qualität der Informationen überprüft werden kann, existieren noch nicht, sind aber dringend notwendig. Durch die Kommerzialisierung des Internets treten aber nun vermehrt Akteure als Informationsanbieter auf, die traditionelle, hochqualitative Informationen wie z.B. renommierte wissenschaftliche Zeitschriften oder Datenbanken in dieses Medium portieren. Diese Entwicklung wird die Qualität mancher Bereiche des Internets zwangsläufig verbessern und sich auch auf die kostenfreien Angebote semi- oder nicht-professioneller Anbieter (wie z.B. der Fachgesellschaften) qualitätssteigernd auswirken.

Das Problem der Fehlinformation soll im nächsten Abschnitt behandelt werden.

6.3 Risiken des Internets

6.3.1 Fehlinformation, Kriminalität und öffentliche Gesundheit

Das Problem der bewußten und unbewußten Falschmeldungen auf dem Internet ist besonders in der Medizin von elementarer Bedeutung, da es vor allem die medizinischen Informationen sind – neben Pornographie und Software –, die die Menschen auf dem Netz suchen und für die sie bereit sind, Geld zu bezahlen. Wer interessiert sich schon für Harald Schmidt? – Aber alle interessieren sich für ihre Gesundheit! Persönliche Wehwehchen und Krankheiten waren seit Beginn ein Hauptthema der News-Foren und Chat-Kanäle. Und während Ärzte in der Anfangsphase nur allzu gerne sich im Mittelpunkt der Online-Aufmerksamkeit gesonnt haben mögen, und bereitwillig Ratschläge, Rezepturen und Anweisungen erteilten, haben sie nun vor den Massen der raterheischenden Laien die Flucht ergriffen. Outet sich dennoch ein Mediziner in einer der übervielen Selbsthilfegruppen oder einem zu einer Patientengruppe mutierten ehemals wissenschaftlichen Forum (à la de.sci.medizin.misc), so überfordern die Scharen der Ratsuchenden sehr schnell zuerst seine Mailbox und dann seine Hilfsbereitschaft. Die Folge ist, daß sich Mediziner in aller Regel in geschlossene Mailbox-Gesellschaften zurückziehen und damit zumindest die Gefahr vorhanden ist, daß der öffentliche Bereich selbsternannten Heilern überlassen wird.

Das WWW ermöglicht nicht nur jedem Gemischtwarenhändler, seine eigene elektronische Gemüsezeitung zu veröffentlichen. Jeder, der sich zum Arzt berufen fühlt, stürzt sich mit Begeisterung auf diese einzigartige Möglichkeit, seine zweifelhaften medizinischen Ratschläge unter das Volk zu bringen und damit Popularität zu erlangen. Schon früh gelangte diese potentielle Gefährdung der Öffentlichkeit in die Medien. So berichtete der amerikanische Fernsehsender CNN am 30.8.1995 unter der Überschrift „Medizinischer Rat auf dem Internet kann schädlich für ihre Gesundheit sein: Wie können Sie Fehlinformationen auf der Datenautobahn vermeiden?“ über die qualitative Spannweite der auf dem Netz vorhandenen medizinischen Informationen. Es wäre nur noch eine Frage der Zeit, bis die Regierung den Verkauf schädlicher oder zweifelhafter medizinischer Produkte im Internet verbieten bzw. alle medizinischen „Transaktionen“ auf dem Internet kontrollieren müßte. Die Federal Trade Commission der USA warnte noch im November 1997 vor ‚ungesunden‘ Internetinformationen und forderte die Bevölkerung auf, ihr im Rahmen eines „North American Health Claim Surf Day“ zweifelhafte Seiten zu melden (Abb. 11).

Für das Internet gelten zwar die gleichen Gesetze wie für andere Medien, und was in einer Tageszeitung verboten ist, sollte auch im Internet nicht erlaubt sein, aber Gesetzesüberschreitungen sind hier sowohl aufgrund der

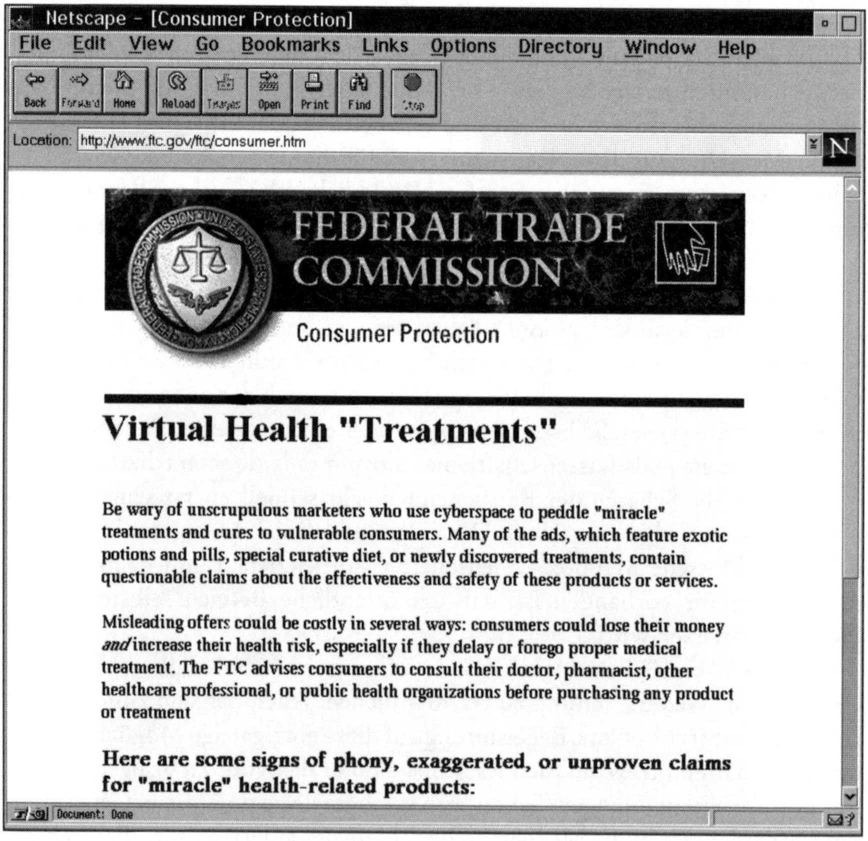

Abbildung 11: Warnung der Federal Trade Commission vor Scharlatanerie auf dem Internet

länderübergreifenden Struktur (das Angebot ist in Deutschland strafbar, aber der Server steht in den Niederlanden) als auch wegen der möglichen technischen Verschleierung der Verbrechensfährten (anonymous mailing, nichtknackbare Schlüssel, schnell wechselnde IP-Adressen) schwierig oder kaum strafrechtlich zu ahnden.

6.3.2 Informationsüberflutung

> „In der medizinischen Literatur werden jährlich in über 10000 Fachzeitschriften weltweit rund zwei Millionen Artikel veröffentlicht. Gleichzeitig wird im Sinne einer „Evidence Based Medicine" gefordert: Ärztliche Entscheidungen sollen auf Basis des aktuellen Wissensstandes getroffen werden. Der Mediziner ist damit gezwungen, kontinuierlich alle aktuellen Publikationen zu seinem Fachgebiet zu suchen und kritisch zu bearbeiten. Der Zugang zur Literatur ist zwar dank elektronischer Datenbanken und umfangreicher Suchalgorithmen einfacher geworden, praxisrelevante Studienergebnisse werden jedoch unbefriedigend berücksichtigt. Der Grund dafür liegt sowohl im Umfang der Datenbasis und in der fehlenden Indexierung wie auch in der unzureichenden Zeit für umfangreiche Literaturstudien."
> (COHORT INFO: Aktuelles Thema: Evidence Based Medicine. [Online] URL:http://www.med.uni-muenchen.de/ibe/phstud/report1.html)

Das Internet verheißt zwar einerseits die Lösung vieler Informationsmängel, führt aber andererseits paradoxerweise zu ihrer Verschärfung, da der größte Vorteil des Internets: „Jeder Idiot kann auf dem Internet publizieren" gleichzeitig auch einen immensen Nachteil mit sich bringt, denn jeder Idiot tut es auch – mit entsprechenden Resultaten. Außerdem können Verleger wie Wissenschaftler nun endlich frei von den Fesseln und Limitierungen gedruckter Erzeugnisse (wie z.B. Seitenzahlen, Gewichts- und Medienbeschränkungen) ihrer gemeinsamen Publikationslust frönen.

Die Folge dieser Entwicklung ist, daß eine gehörige Portion Geduld und Zeit aufgebracht werden muß, um aus dem Wust an Informationen im Netz diejenigen herauszufischen, die man benötigt.

6.3.3 Information – der Schlüssel zur Macht im 21. Jahrhundert

Eine der größten Gefahren der Datenautobahn ist die ungleiche Verteilung der Zugänge zur Information und damit der Zugänge zur Macht im kommenden Informationszeitalter. Das heute vorherrschende Nord-Süd-Gefälle wird durch das Internet nicht aufgehoben oder abgeflacht, wie es die Protagonisten dieses neuen Mediums teilweise kritiklos zeichnen, sondern – soweit heute absehbar – eher noch vergrößert (Rawlins 1996). Das Internet verstärkt wie jedes neue Medium die Kluft zwischen arm und reich, zwischen vorindustriellen, industrialisierten und nachindustriellen Ländern. Die Möglichkeiten des Internets und gerade auch die Segnungen der Telemedizin sind nur von einem kleinen Prozentsatz der Weltbevölkerung voll auszuschöpfen, da nur wenigen die notwendigen Voraussetzungen hinsichtlich Ausbildung, Infrastruktur, Technik und Finanzen gegeben ist. Es besteht die Gefahr, daß sich Informationseliten ausbilden. Diese müssen nicht unbedingt nur in den wohlhabenden Nationen zu finden sein, ist doch selbst in den reichen Nationen der Zugang zu diesen Informationen nicht allen Bevölkerungsschichten de facto möglich.

Ein mögliche Lösung dieses gefährlichen Ungleichgewichts besteht in der kostenfreien Zurverfügungstellung der Internetressourcen durch Bibliotheken – inklusive Schulung und Hilfestellung.

6.3.4 Die psychosoziale Seite der Internetkommunikation

> „Schreiben Sie keinen Brief, wenn Sie auch etwas telefonisch sagen können; telefonieren Sie nicht, wenn Sie etwas auch im persönlichen Gespräch sagen können; sagen Sie nichts, was Sie nicht auch durch ein Lächeln ausdrücken können; lächeln Sie nicht, wenn auch ein Augenzwinkern alles sagt; und zwinkern Sie nicht, wenn auch ein Nicken genügt."
>
> [Earl Long, Politiker, Lousiana, 1895-1960]
>
> (Aus Wang, C.B. (1995). Im Dschungel der Informationstechnologie, S. 208. Frankfurt: Campus.)

Auf der einen Seite trifft man im Internet sehr hilfsbereite Menschen, auf der anderen Seite ist zu beobachten, daß eine Auseinandersetzung per Email schneller die sachliche Ebene verläßt und öfter ausfallend wird, als dies von Angesicht zu Angesicht der Fall wäre. Die Folge sind ärgerliche Mißverständnisse, verletzte Gefühle und als Extrem das bekannte ‚Flaming" (öffentliche Attacken per Email), mit dem wohl schon jeder Teilnehmer einer elektronischen Diskussionsgruppe mindestens einmal konfrontiert worden ist.

Der Ton macht bekanntlich die Musik, aber versuchen Sie mal, per Email Töne zu übermitteln! Email kennt keine warmklingenden Worte und erst recht keine freundliche Mimik, die Worte abschwächen oder ihren Sinn zurechtrücken kann (wenn wir von den rudimentären Smileys einmal absehen).

6.4 Empfehlungen zur weiteren Entwicklung des Internets

Versucht man die rasante Eroberung des Informationssektors durch das Internet zu erklären, werden gerne Parallelen mit der revolutionären Erleichterung des Zugang zu Informationen durch die Erfindung des Buchdrucks im 15.Jahrhundert gezogen, auch wenn Forscher wie z.B. Neil Postman auf wichtige qualitative Unterschiede hinweisen. Die Frage scheint nicht mehr zu sein, *ob* die globalen Kommunikationsmöglichkeiten mittels des Internets die Zukunft der menschlichen Gesellschaft verändern wird, sondern vielmehr *in welchem Umfang* dies der Fall sein wird. Auch und gerade die Medizin wird hiervon in besonderem Maße betroffen sein, da sich – wie aus dem Anfangsszenario sichtbar wurde – hier nicht nur einzigartige Möglichkeiten verteilter Wissensnutzung eröffnen, sondern die Medizin auch inzwischen als ideales Werbeumfeld gilt.

Laut Umfragen unter Online-Nutzern ist das größte Manko des Internet momentan vor allem die fehlende Repräsentanz von Informationen aus der unmittelbaren persönlichen Umgebung, seien es Dienstleistungen, Gastronomie, Behörden, Handel und eben auch und sicher nicht an letzter Stelle die medizinische Versorgung. Die Nutzung des Internets hängt vom Nutzen für den Teilnehmer ab. Nach einer Benutzerumfrage des Instituts für qualitative Markt- und Wirkungsanalysen in Köln (Grünewald 1996) haben viele Neueinsteiger einen großen ‚Hunger' nach Nutzung und verbringen deshalb sehr viel Zeit im Internet. Ein anderer Teil der Befragten war dagegen bereits so lange online, daß sich bei ihnen bereits Frust und Enttäuschung über mangelnde ‚Leistungen' oder manch ‚langweiligen' Inhalt breit gemacht hatte und Nutzungsdauer sowie -Häufigkeit bereits stark rückgängig waren. Hier ist ganz klar die Gefahr der Frustration durch den mangelnden wirklichen Nutzen zu konstatieren.

Für den niedergelassenen Arzt bedeutet das Internet spätestens seit der Novelle der Musterberufsordnung mehr als nur ein nützlicher Informationspool. Der 100. Deutsche Ärztetag in Eisenach legte am 30.5.1997 fest, daß mit bestimmten Einschränkungen jeder Arzt öffentlich abrufbare Arztinformationen in Computerkommunikationsnetzen anbieten darf (Informationen: [Online] URL:http://www.multimedica.de/homepages/mphARHo.htm). Neben dem wissenschaftlichen Nutzen der Internetkommunikation mit dem Kliniker aus Minnesota kann nun jeder Arzt das Internet als eine Art ‚Werbeplattform' für sich benutzen. Obwohl auch hier – wie bisher – eine anpreisende Herausstellung weiterhin verboten ist, könnte sich die Internetpräsentation der Arztpraxis langfristig in höheren Patientenzahlen oder einer besseren Kommunikation mit dem Patienten (und damit einer stärkeren Arztbindung) bezahlt machen.

Alle beteiligten Akteure, ob Mediziner, Studenten, Lehrende, Dienstleister wie die Bibliotheken, Pharmafirmen, Krankenkassen, Ministerien, usw. sollten aktiv dazu beitragen, durch Bereitstellung von nützlichen, gehaltvollen und hoch-qualitativen Informationen den Nutzwert des Internets zu erhöhen, um die gewaltigen Möglichkeiten dieses Informations- und Wissenssystem auszuschöpfen. Insbesondere gilt es, dem Benutzer Internetinformationen evaluiert, bewertet, aufbereitet und für jedermann nutzbar zur Verfügung zu stellen. Ein hervorragendes und vorbildliches Beispiel in dieser Richtung ist die Arbeitsgruppe Internet der GMDS, die am 29. September 1997 in einer Pressemitteilung eine kostenlose Hotline für ratsuchende Ärzte ankündigte (s. Anhang 7.1.2.7).

7. Anhang

7.1 Quellenhinweise

7.1.1 MEDLINE

PubMed Retrieval System
http://www4.ncbi.nlm.nih.gov/PubMed/

HealthGate Medline
http://www.healthgate.com/HealthGate/MEDLINE/search.shtml

Medline Database at Community of Science, Inc.
http://muscat.gdb.org/repos/medl/

Medscape Medline Search
http://www.medscape.com/textSearch.form.fcgi

Helix Medline Access
http://www.helix.com/

Avicenna Medline Access
http://www.avicenna.com/

Internet Grateful Med Medline Search
http://igm.nlm.nih.gov/

Ovid On Call Medline and Medical Databases
http://preview.ovid.com/libpreview/

Infotrieve Medline Service Provider
http://www.infotrieve.com/

MD Answers at SilverPlatter
http://php2.silverplatter.com/physicians/

Paper Chase Medical Literature Searching
http://enterprise.bih.harvard.edu/paperchase/

Document Delivery at SilverPlatter
http://php2.silverplatter.com/docdel.htm

Überblick über alle Angebote: http://www.docnet.org.uk/drfelix/

7.1.2 Literatur

7.1.2.1 Literatur zum Kapitel 1

Lynch, D.L. &. Marshall, T.R. (eds.). (1993). *Internet system handbook*. Reading, Mass.: Addison-Wesley. (Details zur Geschichte des Internet)

7.1.2.2 Literatur zum Kapitel 2

Liste mit einer Zusammenstellung überregionaler Anbieter von Zugangspunkten ins Internet (Internet Service Provider oder Online-Dienste). [Online] URL:http://www.rrzn.uni-hannover.de/inet-zu-de.html

Adressen lokaler Firmen, welche Zugangspunkte ins Internet betreiben. [Online] URL:http://www-cache.rrzn.uni-hannover.de/such-prov.html.

7.1.2.3 Literatur zum Kapitel 3

Weiterführende Literatur:

Gehrke, B. (1997). MED-ONLINE Guide 1998. München: MD-Verlags-GmbH.

Kyas, O. (1996). Internet professionell. Bonn: ITP.

Weitere Rezensionen von (medizinischen) Internetbüchern finden Sie [Online] URL:http://medweb.uni-muenster.de/zbm/liti.html

Eine weitere empfehlenswerte deutsche Informationsquelle ist die Zeitschrift MED-ONLINE NEWS.

7.1.2.4 Literatur zum Kapitel 4

Appleyard, R.J. & Malet, G. (1996). A proposal for using Metadata encoding techniques for health care information indexing on the WWW. [Online] URL:http://medir.ohsu.edu/appleyar/d004245.html

Deutsche Gesellschaft für Medizinische Informatik, Biometrie und Epidemiologie. (1997). Arbeitsgruppe „Internet". [Online] URL:http://www.med.uni-muenchen.de/ibe/internet/gmds.html

Obst, O. (1996). Internet: Das erste OMNI-Seminar in London. Bibliotheksdienst, 30, 90-93.

Projekt IBIS der Universitätsbibliotheken des Landes Nordrhein-Westfalen. [Online] URL:http://www.hbz-nrw.de/ibis/ibis-hbz.html#Ziele

7.1.2.5 Literatur zum Kapitel 5

Health On The Net Foundation: Health On the Net Foundation Survey – conducted on the Internet during February/March 1997. [Online] URL: http://www.hon.ch/cgi-bin/quest/quest_internet.html.

Lazinger, S.S., Bar-Ilan, J. & Peritz, B.C. (1997). Internet use by faculty members in various disciplines: a comparative case study. Journal of the American Society of Information Science, 48, 508-18.

Liebscher, P., Abels, E.G. & Denman, D.W. (1997). Factors that influence the use of electronic networks by science and engineering faculty at small institutions. Part II.

Preliminary use indicators. Journal of the American Society of Information Science, 48, 496-507.

Obst, O. (1995). Internetbenutzung an der ULB Münster. Bibliotheksdienst, 28, 121-128.

Obst, O. (1995). Use of Medical Internet Sources in Germany. In Lacroix, E.-M. (ed.). Health Information for the Global Village, Proceedings of the 7th International Congress on Medical Librarianship (S. 408), Washington, D.C.: Local organizing Committee, 7th International Congress on Medical Librarianship.

Wallingford, K.T. (ed.). (1996). National Library of Medicine survey of online customers: usage patterns and Internet readiness. Bethesda, MD: National Library of Medicine.

Wie He P. & Jacobson T.E. (1996). What are they doing with the Internet? A study of user information seeking behaviors. Internet Reference Services Quarterly, 1, 31-51.

7.1.2.6 Literatur zum Kapitel 6

American Medical Internet Association. (1997). White Paper: Criteria for Assessing the Quality of Health Information on the Internet. [Online] URL:http://www.mitretek.org/hiti/showcase/documents/criteria.html

British Health Internet Association. (1996). BMIA-REC-Quality Standards for Medical Publishing on the Web-7/12/96. [Online] URL: http://www.bhia.org/document_park/standards.htm

Brown, M.S. (1997). Consumer Health and Medical Information on the Internet: Supply and Demand. [Online] URL: http://etrg.findsvp.com/health/mktginfo.html

CNN berichtete bereits im August 1995 unter der Schlagzeile „Medical Misinformation on the Information Superhighway: Medical Advice on the Internet can be hazardous to your Health“ über dieses Problem (der Text war bis vor kurzem online erhältlich unter der URL: http://www.cnn.com/HEALTH/online_medicine/8-30/index.html, schauen Sie nun unter http://medweb.uni-muenster.de/~obsto/int4med/cnn.html)

Grünewald, S. & Schützendorf, R. (Hrsg.) (1996). Die Seele im Netz : Präsentations-Seminar, März 1996, Maternushaus Köln. Köln: IFM.

Health On the Net Foundation. (1997). Health On the Net Foundation Code of Conduct for Medical Web Sites. [Online] URL: http://www.hon.ch/HONcode/Conduct.html

Horton, R. (1997). Sponsorship, Authorship, and a Tale of Two Media. Lancet, 349, 1411

Murray, P.J. (1997). Reviewing and Evaluating Web Sites – Some Suggested Guidelines. Nursing Standard Online, 45(11). [Online]: URL: http://www.nursing.standard.co.uk/vol11-45/ol-art.htm

Ogle, P. L. (1997). The Web beckons you; better check it out: Web Sites provide instant access to information and disinformation. Diagnostic Imaging, 5. [Online] URL: http://www.dimag.com/db_area/archives/1997/5comm.htm

Rawlins, G.J. (1996). Moths to the Flame: The Seductions of Computer Technology. M.I.T. Press.

Rettig, J. (1996). Beyond Cool: Analog Models for Reviewing Digital Sources. Online 5, 52-64

Silberg, W.M., Lundberg, G.D. & Musacchino, R.A. (1997). Assessing, Controlling, and Assuring the Quality of Medical Information on the Internet. Journal of the American Medical Association, 277, 1244-1245

Stocker, D. & Cooke, A. (1995). Evalation of Networked Information Sources. In Helal, A. & Weiss, J.W. (eds.), Information Superhighway. 17th International Essen Symposium (S. 287-312). Essen: Universitätsbibliothek Essen.

Tate, M. & Alexander, J. (1996). Teaching Critical Evaluation Skills for World Wide Web Resources. Computers in Libraries, 16, 49-55

7.1.2.7 Weitere Quellen

Deutsche Gesellschaft für Medizinische Informatik, Biometrie und Epidemiologie. AG Internet. (1997, 29. September). Pressemitteilung. [Online]
URL:http://www.med.uni-muenchen.de/ibe/internet/presse1.html:

Die Arbeitsgruppe Internet der Deutschen Gesellschaft für Medizinische Informatik, Biometrie und Epidemiologie (GMDS) e.V. bietet einen kostenlosen Informationsdienst für Ärzte an. Interessierte Kollegen können sich per E-Mail an die folgenden Mitglieder der Arbeitsgruppe wenden. Beantwortet werden Fragen zur Suche nach Informationen im Internet . Die Arbeitsgruppe unterstützt keine technischen Fragen zum Internetzugang, Software- oder Hardwarebeschaffung. Bitte richten Sie Ihre Anfragen an ein Mitglieder der Arbeitsgruppe in Ihrer Nähe.

Bonn	Dipl.-Inform. Jochen Rüchardt	ruechard@imsdd.meb.uni-bonn.de
Bonn	Dr. Gustav Quade	gustav@imsdd.meb.uni-bonn.de
Berlin	Dipl.-Pol. Anke Scheiber	ifg.ph-doc@tu-berlin.de
Berlin	Dr. Wolfgang Fabricius	w.fabricius@bgvv.de
Frankfurt	Dr. W. Kirsten	W.Kirsten@add.uni-frankfurt.de
Greifswald	Dr. Frank Heydenreich	kid@uni-greifswald.de
Heidelberg	Prof. Claus Köhler	c.o.koehler@dkfz-heidelberg.de
München	Dr. Klaus Adelhard	ade@ibe.med.uni-muenchen.de
München	Dr. Sixtus Allert	allert@ch-i.med.uni-muenchen.de

Die Arbeitsgruppe Internet möchte mit dieser Aktion die Nutzung des Internets durch Ärzte fördern und zur Verbreitung dieses neuen interessanten Informationsmediums beitragen.

Zimmer, D.E. (1997, 16. Mai). Suche dein Heil im Internet. Die Zeit, S. 35

7.2 Internetadressen

Allgemeine Einstiegspunkte: geographisch

Welt: Virtual Tourist Homepage in Buffalo	http://www.vtourist.com/webmap	Eine Weltkarte der WWW-Server
Europa (Technische Universiteit Eindhoven)	http://www.tue.nl/europe/	Eine Karte der europäischen WWW-Server
Deutschland (FU Berlin)	http://www.entry.de/fbl.html	Eine Auflistung der deutschen WWW-Server

Allgemeine Einstiegspunkte: sachlich
Fachübergreifende Sammlungen (einschließlich Medizin)

WWW Virtual Library	http://vlib.stanford.edu/Overview.html	Die fachübergreifende Sammlung der W3-Organisation
Yahoo!	http://www.yahoo.com	+100.000 intellektuell systematisierte Einträge (Yahoo! Deutschland s.u.)
The Argus Clearinghouse (Internet Resource Guides)	http://www.clearinghouse.net/	Zusammenstellungen der wichtigsten Fachführer für Internetressourcen
Bulletin Board for Libraries (BuBL)	http://bubl.ac.uk/	Verweise auf Internetquellen, elektronische Zeitschriften, Inhaltsdienste von Zeitschriften und vieles mehr

Zeitschrifteninhaltsdatenbanken/Dokumentenliefersysteme

Uncover	http://uncweb.carl.org/	7 Mio. Zitate aus 17.000 Zeitschriften (Beginn: Herbst 1988), kostenfrei
JADE/JASON-Projekt Nordrhein-Westfalen	http://www.ub.uni-bielefeld.de/netahtml/jabl1.html	5 Mio. Zitate aus 23.000 Zeitschriften ab 1992+, 77.000 bestellbare Zeitschriften

Suchmaschinen

Lycos	http://www.lycos.com	Eine der ersten Suchmaschinen im Netz
Altavista	http://altavista.digital.com	Schnelle Suchmaschine der Digital Equipment Corporation, ca. 50 Mio. indexierte Seiten
HotBot	http://hotbot.com	Suchmaschine von Wired Ventures, angeblich noch größer als Altavista
OpenText Web Index	http://w ww.opentext.com	Open Text-Suchmaschine
Infoseek	http://www.infoseek.com	Infoseek-Suchmaschine
Fireball	http://www.fireball.de	Unter dem Namen „Kitty/Flipper“ einst die erste Suchmaschine im deutschen Raum

Bibliothek der Uni Konstanz: Deutsche Suchmaschinen	http://www.uni-konstanz.de/ZE/Bib/dt-suchm.html	Eine sehr gute Zusammenstellung über die Suchmaschinen des deutschsprachigen Raums
Internetsuchmaschinen, zus.gestellt von der Zahnklinik Münster	http://medweb.uni-muenster.de/institute/zmk/dienstleistungen/adressen/f_url_4_1.html	Umfangreiche Sammlung über die verschiedensten Suchmaschinen (Personen, Dokumente, Software, ...)

Einstiegspunkte: Medizin
Medizinische Einstiegsmöglichkeiten weltweit

Hardin Meta Directory	http://www.lib.uiowa.edu/hardin/md	Eine Liste von Sammlungen von Internetsammlungen in der Medizin
Harvard University Biopages	http://golgi.harvard.edu/biopages	DER zentrale Einstiegspunkt für Biologen im Internet. Achtung: sehr lange Liste!
Ex-Harvard Medicine Virtual Library	http://www.ohsu.edu/cliniweb/wwwvl/	Sammlung medizinsicher Ressourcen, wurde ehemals in Harvard gepflegt
CliniWeb (Oregon Health Sciences University)	http://www.ohsu.edu/cliniweb/	CliniWeb bietet 10.000+ klinische medizinische Ressourcen in MeSH-strukturierter Form
OMNI-Projekt Großbritannien	http://omni.ac.uk	4.000+ selektierte, evaluierte und annotierte ‚high quality' Internetquellen
Virtual Hospital der University of Iowa	http://indy.radiology.uiowa.edu	DAS Beispiel für die Möglichkeiten medizinischer, multimedialer Internetinformationen für Patienten und Mediziner
The Medical Matrix Medical Matrix List	http://www.medmatrix.org/ mailto:listserv@sjuvm.stjohns.edu (im Text: subscribe mmatrix-l)	Professionelle Zusammenstellung klinischer Ressourcen durch die American Medical Internet Association. Mailingliste.
Karolinska Institute, Stockholm	http://www.mic.ki.se/Diseases/index.html	Das schwedische DIMDI-Pendant MIC hat hier eine wertvolle Liste von krankheitsrelevanten Internetinformationen zusammengestellt, nach MeSH untergliedert
Committee on Institutional Cooperation: HealthWeb	http://healthweb.org/	Ein kooperativer Versuch von 20 amerikanischen Medizinbibliotheken, medizinische Quellen auf dem Internet für ihre Benutzer zu erschließen
Merck	http://www.merck.com/	Das Merck-Manual in elektronischer Form, kostenfrei

Krebsinformationen

CancerNet	http://wwwicic.nci.nih.gov mailto:cancernet@icib.nci.nih.gov (im Text: help)	DIE renommierte, vertrauenswürdige und hochaktuelle Krebsinformation weltweit. Ohne Konkurrenz. Spiegel in Deutschland: http://imsdd.meb.uni-bonn.de
Oncolink der University of Pennsylvenia	http://cancer.med.upenn.edu	Weitere hochqualitative Krebsinfos, auch populärwissenschaftlicher Natur
University of Michigan Cancer Site	http://www.cancer.med.umich.edu:80	-,-
American Cancer Society	http://www.cancer.org	Hauptsächlich Patienten- und Laieninformationen der amerikanischen Krebsgesellschaft
Prostate Cancer InfoLink, CoMed Philadelphia	http://comed.com/Prostate/	Ausgezeichnete Prostatakrebsseite mit u.a. vielen Konferenzankündigungen
Deutsche Krebshilfe	http://www.krebshilfe.de	Neben dem IMSDD (s.oben) zentrale deutsche Anlaufstelle für Krebsinfos
www.krebsinfo.de	http://www.krebsinfo.de	Publikationen folgender Institutionen: Deutsche Krebsgesellschaft e.V., Deutsche Krebshilfe e.V., Tumorzentrum München

Fachübergreifende und medizinische Einstiege in Deutschland

Dino: Deutsches Internet-Organisationssystem	http://www.dino-online.de/	ca. 15.000 Web-Seiten, 300 medizinische
Universität Erlangen: Internetressourcen für Mediziner	http://www1.uni-erlangen.de/fau/med/internet_med.html	recht umfangreiche Erlanger Sammlung, Fortschreibung unsicher, letztes Update 5.5.1998
Health Online Service	http://www.multimedica.de	Bietet Medline, Aidsline, Psychrembel, Arzneimittelinfos, Volltextzeitschriften und -bücher gegen Monatsgebühr für Ärzte und Studenten an.
Frankfurter Index deutscher Medizinserver	http://www.klinik.uni-frankfurt.de/findex/index2.htm	
Antonius	http://www.klinik.uni-frankfurt.de/antonius/	Erste Suchmaschine für deutschsprachige medizinische Internetquellen
Deutsches Medizinforum	http://www.medizin-forum.de/forum	„Versuch" einer zentralen dt. Anlaufstelle
Medivista	http://www.medivista.de/	Deutsche Suchmaschine für Internetquellen

Medizinindex Deutschland	http://www.medizin.de/	Ständig aktualisierte Datenbank der Medizin-Server Deutschlands
Yahoo Deutschland	http://www.yahoo.de	Deutscher Ableger von Yahoo
Web.de	http://web.de	Deutscher Internetkatalog

Medizinische Diskussionsgruppen

Datenbank der Listserv-Mailinglisten	mailto:listserv@vm.gmd.de	Im Text: *list global* schreiben, um Infos über alle Listen zu bekommen; *list global/medicine* für „medizinische"
Weitere Datenbanken von Mailinglisten	http://www.tile.net/tile/listserv/index .html http://www.liszt.com	Diese Datenbanken enthalten fachübergreifende Mailinglisten, darunter je nach Sammlung zwischen 50 und 300 medizinsche
Directory of Electronic Discussion Lists	http://www.n2h2.com/KOVACS	Mehrere hundert Mailinglisten, davon eine große Anzahl biomedizinischer, werden hier beschrieben
Deja News	http://www.dejanews.com/	Stichwortsuche in Newsgruppenbeiträgen
Where is the archive for newsgroup X ?	http://www.pitt.edu/~grouprev/Usenet/-Archive-List/newsgroup_archives.html	Hinweise, wo und wie Archive von Newsgruppen zu finden sind

Gedruckte Informationen/Einführungen

Internetbücher zur Medizin	http://medweb.uni-muenster.de/zbm/liti.html	Eine stets aktuelle Liste der verfügbaren Internetbücher, rezensiert und bewertet
M.Pallen: A Guide to the Internet for Medical Practitioners (BMJ 7020)	http://www.qmw. ac.uk/~rhbm001/bmjguide/NET1.HTM, weitere Teile dieser Einführung: NET2.HRTM, NET3.HTM, NET4.HTM	Sehr gute Einführung, die schon 1995 im British Medical Journal veröffentlicht wurde
Deutschsprachiges WWW-Kompendium	http://www.nads.de/~ klute/WWW-Buch/1/Inhalt	bei Addison-Wesley auch im Druck

Bibliotheken, Buchhandlungen, Verlage

Bibliotheken weltweit	http://sunsite.berkeley.edu/Libweb/	Thomas Dowling's Liste weltweiter Bibliotheken
Medizinbibliotheken weltweit I	http://www.gen.emory.edu/MEDWEB/alphakey/medical_libraries.html	Liste medizinischer Bibliotheken der Emory University in Atlanta
Medizinbibliotheken weltweit II	http://www.arcade.uiowa.edu/hardin-www/hslibs.html	Eric Rumsey's Medizinbibliothekenliste weltweit

Deutsche Bibliotheken	http://www.laum.uni-hannover.de/iln/bibliotheken/bibliotheken.html	Uni Hannover-Liste fast aller deutschen Bibliotheken
Deutsche Medizin-bibliotheken	http://medweb.uni-muenster.de/agmb/biblio.html	AGMB: Liste deutschsprachiger Medizin-bibliotheken
National Library of Medicine	http://www.nlm.nih.gov oder telnet://locator.nlm.nih.gov	login: locator
Deutsche Zentralbibliothek für Medizin	http://www.uni-koeln.de/zentral/zbib-med/index.html OPAC:http://opac.zbmed.uni-koeln.de/	

Buchhandlungen

FJ Lehmanns	http://www.LOB.de/	bekannte medizinische Buchhandlung
Amazon	http://www.amazon.com	2,5 Mio. Titel, Awareness-Dienst
ABC-Bücherdienst	http://www.telebuch.de	Bücherkataloge in vier Sprachen

Verlage

Swets-Liste	http://www.swets.nl/plinkaf.html	Die Zeitschriftenagentur SWETS stellt hier Links zu tausenden von Verlagen weltweit zur Verfügung
Chemiefakultät der FU Berlin Liste	http://www.chemie.fu-berlin.de/outerspace/verlage.html	hauptsächlich deutsche, aber auch ausländische Verlage

Diese Sammlung von Internetadressen wird unter der URL:http://medweb.uni-muenster.de/zbm/liste/liste.htm ständig aktualisiert.

ENTWICKLUNGSPERSPEKTIVEN FÜR DEN INFORMATIONS- UND WISSENSTRANSFER

KARL-FRANZ KALTENBORN

Die amerikanischen Programme IAIMS und UMLS als Integrierungsansätze im Informations- und Wissenstransfer in der Medizin und im Gesundheitswesen

1. *Einleitung*

Die deutsche Fachinformationspolitik[1], die sich traditionell durch eine starke Fixierung auf Bibliographie- und Faktendatenbanken auszeichnete, bewirkte – was die Medizin betrifft – lange Zeit eine Isolierung der Online-Nutzung gegenüber dem medizinischen Nutzungskontext und verzichtete zudem auf Integrierungsansätze hinsichtlich informationstechnischer Entwicklungen (Kaltenborn, 1993). Demgegenüber sind insbesondere zwei amerikanische Programme im Kontext des Informations- und Wissenstransfers in der Medizin und im Gesundheitswesen hervorzuheben, die durch ihren integrativen Ansatz die Verkürzungen eines reinen Online-Denkens transzendieren:

- IAIMS *(Integrated Academic Information Management Systems)*
- UMLS *(Unified Medical Language System)*

In bezug auf das IAIMS Programm sollen im folgenden zwei Aspekte – die sich wandelnden Zielorientierungen der IAIMS Initiative sowie das Problem begleitender Programmevaluation – kurz skizziert werden. Diese inhaltliche Begrenzung[2] bietet sich insofern an, als die initialen informationstechnischen Zielsetzungen des IAIMS Konzeptes in Form von universitären Computer-Netzwerken mit Zugang zu zahlreichen Informationssystemen in den USA (und auf der Basis eines entsprechenden Technologietransfers auch in universitären und klinischen Einrichtungen des deutschsprachigen Raums) vielenorts

[1] Zur Fachinformationspolitik siehe Kuhlen (1995) und Seeger (1997).
[2] Hingewiesen sei auf umfangreichere Darstellungen dieser Thematik in Kaltenborn (1993, 1994, 1995).

verwirklicht sind. Andererseits erscheint aufgrund der Neuorientierung des IAIMS Konzeptes, die sich seit einiger Zeit abzeichnet, eine Darstellung dieses Programms im Rahmen des vorliegenden Werkes geboten, da auch weiterhin wichtige Beiträge aus den USA zum Problem des Informations- und Wissenstransfers in der Medizin unter der Bezeichnung IAIMS firmieren dürften. Die IAIMS Initiative mag daher auch zukünftig als Quelle der informationspolitischen Inspiration dienen, aber auch Gegenstand einer kritischen Reflexion zu den Folgen, Möglichkeiten und Grenzen des Einsatzes der Informationstechnologie in der Medizin und im Gesundheitswesen sein.

Aufgrund der stetigen Weiterentwicklung des UMLS beschränkt sich der vorliegende Beitrag auf einen Kurzbericht, ergänzt durch die Angabe aktuell gehaltener Information der *National Library of Medicine* (NLM) im Internet (im Anhang).

2. *Das IAIMS Programm: Terminologie, Ursprung und Zielorientierungen*

Zur Gründungszeit des IAIMS Programms Anfang der 80er Jahre stand das Akronym IAIMS für *Integrated Academic Information Management Systems.* Vor einigen Jahren wurde das *A* im Sinne von *Advanced* interpretiert und das Programm in *Integrated Advanced Information Management Systems* umbenannt, um den erreichten Entwicklungsfortschritt zu dokumentieren. Folgt der künftige Sprachgebrauch dem Vorschlag von Stead (1997), so werden die neuen Zielorientierungen des IAIMS Programms durch die Bezeichnung *Integrated Area Information Management Systems* verdeutlicht.

In seinem Ursprung geht das IAIMS Programm zurück auf die Arbeit eines Planungskomitees der *Association of American Medical Colleges* über die Zukunft medizinischer Bibliotheken von Universitätskliniken. Dem von der *National Library of Medicine* (NLM) geförderten Komitee gehörten Bibliothekare, Wissenschaftler und Dekane medizinischer Hochschulen an. Das Ergebnis dieser Planungsarbeiten fand seinen Niederschlag in dem von Matheson und Cooper im Jahr 1982 vorgelegten Report mit dem Titel: „Academic Information in the Health Sciences Center – Roles for the Library in Information Management.“ Entsprechend den darin enthaltenen Empfehlungen gewährte die *National Library of Medicine* (NLM) finanzielle Unterstützung für die Planung von IAIMS Prototypen. Die ersten Finanzmittel wurden bereits 1983 der Columbia University, der Georgetown University, der University of Maryland und der University of Utah zur Verfügung gestellt (Cooper, 1984). Noch im gleichen Jahr nahm die NLM die IAIMS Initiative in ihr Long-Range-Programm auf und stellte 1984 weitere finanzielle Mittel bereit

(Cooper, 1984; Lindberg, West & Corn, 1992). Die IAIMS Initiative hat im Laufe der zurückliegenden Jahre ihre Zielorientierungen mehrfach neu definiert (Lorenzi, 1992; Stead, 1997). Die Entwicklung des IAIMS Konzeptes vollzog und vollzieht sich, wie es Stead (1997) formuliert, vor dem Hintergrund des Wandels der Informationstechnik und der computerbasierten Applikationen sowie des Gesundheitswesens selbst.

Zu Anfang der 80er Jahre richtete sich die Aufmerksamkeit der IAIMS Initiative vorrangig auf die Rolle der Bibliothek bei der Informations- und Literaturversorgung der Universitätsklinik. Die im Report von Matheson und Cooper (1992) entworfene und von anderen weitergeführte Vision war die einer elektronischen Bibliothek („a library without walls"). In diesem Sinne betonten auf dem ersten IAIMS Symposium, dessen Vorträge im *Bulletin of the Medical Library Association* des Jahres 1983 publiziert sind, zahlreiche Autoren die Bedeutung der Medizinbibliothek für das Informationsmanagement und sahen in ihr die prädestinierte Institution für diese Aufgabe.

Mitte der 80er Jahre erfuhr die IAIMS Perspektive sowohl eine institutionelle als auch eine inhaltliche Erweiterung: Die Idee des Informationsmanagements wurde auf die gesamte Institution des Universitätsklinikums ausgedehnt und richtete sich auf medizinische Informationsinhalte im weitesten Sinne. Das im Oktober 1984 von der NLM veranstaltete Symposium (National Library of Medicine [NLM], 1984), auf dem erste Erfahrungsberichte einzelner IAIMS Institutionen vorgetragen wurden, sowie die späteren Symposien in den Jahren 1986 und 1988, die im *Bulletin of the Medical Library Association* veröffentlicht sind, markieren diese neue, auf die Gesamtinstitution gerichtete Orientierung des Informationsmanagements. In dieser Zeit hat die IAIMS Initiative die geradezu klassische Formulierung ihrer Leitidee erfahren: Lösung der Informations- und Kommunikationsprobleme in der Medizin durch die Organisation und das Management von Informationsquellen (Ball & Lunin, 1988). Entsprechend des IAIMS Konzeptes sollten über lokale und nationale Netze vielfältige Informationsquellen wie Bibliographie- und Faktendatenbanken, Krankenhausinformations- und -kommunikationssysteme, persönliche Datenbanken mit Forschungsdaten, Softwarepakete et cetera an den Arbeitsplätzen von Ärzten und Forschern, von Lehrenden und Lernenden sowie von Pflege- und Verwaltungspersonal zur Verfügung gestellt und gemäß den jeweiligen Zugriffsberechtigungen und dem individuellen Informationsbedürfnis genutzt werden können. Paradigmatisch für diesen Ansatz sind die folgenden IAIMS Projekte: das IAIMS Projekt der Georgetown University (Broering & Bagdoyan, 1992), das IAIMS Projekt *Virtual Notebook System* (VNS) am Baylor College of Medicine (Gorry, 1992) sowie das IAIMS Projekt ACOGQUEST der Amerikanischen Gesellschaft für Geburtshilfe und Gynäkologie (DeGeorges, Van Hine & Pearse, 1992). Zudem wurden ebenfalls Mitte der 80er Jahre auf dem von der NLM organisierten Symposium „IAIMS und die universitäre Ausbildung im Gesundheitswesen“ die Möglichkeiten und Chancen diskutiert, die Universitätsausbildung im Rahmen der IAIMS Initiative zu fördern (National Library of Medicine [NLM], 1986).

Bei den IAIMS Projekten wurde Mitte der 80er Jahre auch immer deutlicher, daß eine ausschließlich technische Orientierung nicht ausreicht, sondern um die Perspektive des „institutionellen Wandels“ ergänzt werden muß (Lindberg, 1984). Zahlreiche Publikationen beschäftigten sich in der Folgezeit mit den erforderlichen Planungsstrategien und notwendigen Organisationsstrukturen für eine erfolgreiche IAIMS Entwicklung und Implementierung (National Library of Medicine [NLM], 1984; Feng & Weise, 1988; West, 1988; Wilson, McCarter, McKay & Estime, 1988; Broering & Bagdoyan, 1992; Frisse, 1997).

Seit Beginn der 90er Jahre deutet sich eine erneute Ausweitung der IAIMS Zielsetzungen durch die Verknüpfung des IAIMS Programms mit der Entwicklung elektronischer Krankenakten und die Einbindung des IAIMS Konzeptes in das amerikanische *High Performance Computing and Communications* (HPCC) Programm an (Lindberg et al., 1992).

Wesentliche Zukunftsperspektiven für IAIMS wurden auf dem Symposium des IAIMS Konsortiums im Jahr 1996 vorgetragen und im folgenden Jahr im *Journal of the American Medical Informatics Association* publiziert. Übereinstimmend wird in den verschiedenen Beiträgen für eine Erweiterung des IAIMS Ansatzes votiert: Während die bisherigen IAIMS Projekte vorrangig an Universitätskliniken oder bei medizinischen Fachgesellschaften angesiedelt waren, wird für die Ausweitung des IAIMS Ansatzes auf lokale und regionale Einrichtungen der Krankenversorgung eingetreten (Detmer, 1997; Fuller, 1997; Stead et al., 1997). Ein weiterer Diskussionspunkt bezog sich auf die Zukunft des IAIMS Ansatzes in dem durch „managed care“ charakterisierten Gesundheitswesens der USA[3] (Detmer, 1997; Stead, 1997). Detmer (1997) formulierte in diesem Zusammenhang drei Herausforderungen für das amerikanische Gesundheitswesen:

1. die stärkere Verwissenschaftlichung der klinischen Medizin durch Evaluationswissenschaften (z.B. Biostatistik, klinische Epidemiologie, Gesundheitssystemforschung und Informatik),
2. die verstärkte Auseinandersetzung mit moralischen Implikationen der Informationstechnologie, und

[3] Vergleiche hierzu auch den Beitrag von Kaltenborn (in diesem Band) über Bedarf, Nutzung und Nutzen von Information und Wissen in der Medizin und im Gesundheitswesen.

3. der Nachweis gegenüber der amerikanischen Öffentlichkeit, daß die Telekommunikations- und Computer-Revolution die Gesundheitsversorgung, die medizinische Ausbildung, die biomedizinische Forschung und die Gesundheitssystemforschung verbessert sowie Kostenbewußtsein, Qualität und den Zugang zu Gesundheitsdienstleistungen sichert.

Fuller (1997) berichtet unter Bezugnahme auf die *Healthcare Financial Management Association,* daß „fortschrittliche Einrichtungen" des Gesundheitswesens verfügbare Finanzmittel für Informationssysteme einzusetzen beabsichtigen, mit der Erwartung von Kostenvorteilen durch Produktivitätssteigerung im klinischen Bereich, genauere Kostenrechnung, erhöhten Durchsatz, Optimierung von Leistungsanforderungen und Personalabbau.

Clayton (1994) hat in bezug auf das IAIMS Programm zwei grundlegende Defizite hervorgehoben: (1) den Mangel an definitiven Evaluationsstudien über den Nutzen von IAIMS Investitionen und (2) das Fehlen einer Vorreiterrolle bei den Institutionen, die Materialien für computerunterstütztes Lernen entwickeln. Stead bekräftigt diese Analyse, wenn er ausführt „IAIMSs have universally under-performed in the area of evaluating their own results" (Stead, 1997).

Die Notwendigkeit für begleitende Evaluationsforschung erscheint jedoch um so dringender aufgrund (1) der Ausweitung der IAIMS Zielsetzungen insbesondere in qualitativer Hinsicht auf Qualitätssicherung und Kostenkontrolle in der Krankenversorgung in einem von „managed care" charakterisierten, vorwiegend privatwirtschaftlich organisierten Gesundheitswesen und (2) der deutlich werdenden Diskrepanzen zwischen den Erwartungen „fortschrittlicher Einrichtungen" des Gesundheitswesens (Fuller, 1997) und dem IAIMS spezifischen Verständnis des Informationstechnologieeinsatzes. Unabhängig von der IAIMS Diskussion hat Loewy (1996) auf Differenzen zwischen Rhetorik und Realität im Diskurs um medizinische Qualitätssicherung und Kostenkontrolle aufmerksam gemacht („although the language used often refers to quality control, this all too frequently becomes an euphemism for cost control") und die Qualitäts/Kosten-Rhetorik als Verschleierungstaktik des privatwirtschaftlichen Profitstrebens bei „managed care" beziehungsweise bei „frequently micromanaged care" bezeichnet („to hold costs down so as to maximize their own corporate profits").

3. *Das Unified Medical Language System (UMLS)*

Aufgrund der IAIMS Zielsetzung, Informationssysteme unterschiedlichster Provenienz und Lokalität zu integrieren und die darin gespeicherte Information für den Benutzer zugänglich zu machen, ergibt sich auf der terminologischen Ebene das Problem, daß die einzelnen Bereiche unterschiedliche Vokabulare besitzen, um medizinische Konzepte zu beschreiben. Eine Integration unterschiedlicher Informationssysteme ist deshalb auf der Anwendungsebene nur möglich, wenn ein universales Übersetzungsinstrument bestehende Differenzen in der medizinischen Terminologie verschiedener Vokabulare und Thesauri kompensiert. Da Informationsquellen zudem verschiedene inhaltliche Schwerpunkte aufweisen und heterogen in lokalen sowie nationalen und internationalen Netzen lokalisiert sind, besteht die Schwierigkeit, eine problemorientierte Auswahl der in Frage kommenden Informationsquellen vorzunehmen sowie einen benutzerfreundlichen Zugang zu diesen Informationsquellen zu ermöglichen.

Für diese Zwecke hat die NLM bereits 1986 im Kontext der IAIMS Initiative die Entwicklung des UMLS begonnen, um die kritische Verbindung zwischen dem Informationsbedürfnis eines Benutzers und den zur Verfügung stehenden maschinenlesbaren Daten- und Informationsquellen zu lösen (Humphreys & Lindberg, 1993; Lindberg, Humphreys & McCray, 1993).

Wissensbasen und Vertriebsformen des UMLS

Das UMLS besteht aus vier maschinenlesbaren Wissensbasen:

- Metathesaurus
- SPECIALIST Lexikon (SPECIALIST Lexicon)
- semantisches Netzwerk (Semantic Network)
- Informationsquellen-Verzeichnis (Information Sources Map).

Die NLM stellt amerikanischen und ausländischen Forschungseinrichtungen das UMLS für wissenschaftliche Zwecke auf der Grundlage einer entsprechenden Vertragsvereinbarung kostenlos zur Verfügung (Humphreys & Lindberg, 1993; Lindberg, Humphreys & McCray, 1993). Das UMLS wird auf CD-ROMs beziehungsweise via Internet vertrieben (siehe Information im Anhang).

Metathesaurus

Der Metathesaurus enthält vollständig oder selektiv die biomedizinischen Konzepte und Begriffe von circa 30 Informationsquellen wie Bibliographie- und Fakten-Datenbanken, Expertensystemen und klinischen Dokumentationssystemen (Humphreys & Lindberg, 1993; Lindberg, Humphreys & McCray, 1993). Beispielhaft seien folgende Informationsquellen angeführt: DSM-III-R (Diagnostic and statistical manual of mental disorders), ICD (International classification of diseases), SNOMED (Systematized nomenclature of medicine), AI/RHEUM (National Library of Medicine, Expertensystem), DXplain (Expertensystem), Library of Congress Subject Headings, MeSH (Medical Subject Headings;

Thesaurus zahlreicher NLM Datenbanken, z.B. der Datenbank MEDLINE; in verschiedenen Sprachen, darunter auch deutsch).

Die inhaltlich zusammengehörenden Konzepte des Metathesaurus sowie die entsprechenden Synonyme sind verknüpft. In zahlreichen Fällen sind die Konzepte des Metathesaurus durch Definitionen, Annotationen oder sonstige Informationen näher beschrieben.

SPECIALIST Lexikon

Das SPECIALIST ist ein Lexikon mit biomedizinischem Vokabular in englischer Sprache, das von der NLM im Rahmen des *SPECIALIST natural language processing project* begonnen und jetzt für das UMLS weiterentwickelt wurde. Es enthält circa 89 000 lexikalische Eintragungen und über 155 000 Formen. Neben biomedizinischem Vokabular beinhaltet das Lexikon auch nicht-medizinische Begriffe aus dem englischen Wortschatz.

Semantisches Netzwerk

Das semantische Netzwerk ist ein Struktursystem und ermöglicht, Objekte des biomedizinischen Bereichs zu kategorisieren. Es umfaßt circa 135 semantische Kategorien (Typen), welche die Knotenpunkte eines Netzwerkes darstellen. Die einzelnen Kategorien sind auf komplexe Art hierarchisch miteinander verbunden (Humphreys & Lindberg, 1993; Lindberg, Humphreys & McCray, 1993).

Jedes Konzept des Metathesaurus ist einer oder mehreren semantischen Kategorien zugeordnet. Durch dieses Zuordnungsverfahren werden alle semantisch verwandten Konzepte konsistent kategorisiert. Wesentlich für die kategoriale Zuordnung ist die inhaltliche Bedeutung des betreffenden Konzepts im Ursprungsvokabular. Dieses Verfahren erlaubt, allgemeingültige Aussagen über eine Gruppe von Begriffen unterschiedlicher Provenienz zu machen.

Informationsquellen-Verzeichnis

Das Informationsquellen-Verzeichnis ist zur Beschreibung und Lokalisierung von biomedizinischen Informationsquellen bestimmt und besteht aus einer deskriptiven und einer prozeduralen Komponente (Humphreys & Lindberg, 1993; Lindberg, Humphreys & McCray, 1993; Rodgers, 1997). In der aktuellen Version des Informationsquellen-Verzeichnisses werden 72 Informationsquellen beschrieben, wobei 57 Informationsprodukte von der NLM und die restlichen von anderen Herstellern stammen. Informationsquellen sind hierbei neben den wichtigen bibliographischen Datenbanken auch Expertensysteme (AI/RHEUM, DXplain) sowie Bildmaterial des *Visible Human* Projektes[4] und der medizinhistorischen Abteilung der NLM.

[4] Zum *Visible Human Projekt* siehe den Beitrag von Penzel und Kesper in diesem Band.

Anwendungen des UMLS

Das UMLS ist bereits in zahlreichen intelligenten Retrievalsystemen eingesetzt worden, um den Benutzer beim Informationsretrieval zu unterstützen. Einen umfassenden Überblick über diese Projekte vermitteln Humphreys und Lindberg (1993) sowie Lindberg et al. (1993). Hingewiesen sei zudem auf eine UMLS Anwendung, die an der Columbia University entwickelt wird (Cimino, Johnson, Aguiree, Roderer & Clayton, 1992). Ziel dieses Forschungsvorhabens ist es, aus den Patientendaten automatisch Suchformulierungen für die bibliographische Recherche in der Datenbank MEDLINE abzuleiten. Hierbei werden die Patientendaten, die gemäß ICD verschlüsselt und im Krankenhausinformationssystem gespeichert sind, mit Hilfe des UMLS in entsprechende Schlagworte der MEDLINE Datenbank (MeSH, Medical Subject Headings) übertragen und anhand allgemeiner Fragestellungen in eine MEDLINE adäquate Suchformulierung übersetzt. So kann automatisch problembezogen für einen Patienten in der Literaturdatenbank Information gewonnen werden.

Anhang

Informationen über das IAIMS Programm im Internet

Fact Sheet: IAIMS Grants	http://www.nlm.nih.gov/pubs/factsheets/ iaims.html
IAIMS Grant Recipients, 1984 through 1997 (Liste der IAIMS Institutionen)	http://www.urmc.rochester.edu/iaims/con sortium/recipients.html

Informationen der *National Library of Medicine* über das UMLS im Internet

Fact Sheet: UMLS (insgesamt)	http://www.nlm.nih.gov/research/umls/umls.html
Fact Sheet: UMLS Metathesaurus	http://www.nlm.nih.gov/pubs/factsheets/ umlsmeta.html
Fact Sheet: UMLS Specialist Lexicon	http://www.nlm.nih.gov/pubs/factsheets/ umlslex.html
Fact Sheet: UMLS Semantic Network	http://www.nlm.nih.gov/pubs/factsheets/umlssemn.html
Fact Sheet: UMLS Information Sources Map	http://www.nlm.nih.gov/pubs/factsheets/umlssism.html
Fact Sheet: License Agreement (Lizenzvereinbarung einschließlich UMLS Metathesaurus Quellen)	http://www.nlm.nih.gov/research/umls/97 license.html
Fact Sheet: UMLS Knowledge Source Server	http://www.nlm.nih.gov/pubs/factsheets/umlskss.html
1997 UMLS Documentation	http://www.nlm.nih.gov/research/umls/UMLSDOC.HTML

Literatur

Ball, M. J. & Lunin, L. F. (1988). Perspectives on... Integrated Academic Information Management Systems (IAIMS). Introduction and overview. Journal of the American Society for Information Science 39, 102-104.

Broering, N. C. & Bagdoyan, H. E. (1992). The impact of IAIMS at Georgetown: strategies and outcomes. Bulletin of the Medical Library Association, 80, 263-275.

Cimino, J. J., Johnson, S. B., Aguirre, A., Roderer, N. & Clayton, P. D. (1992). The MEDLINE Button. Proceedings of the Annual Symposium on Computer Applications in Medical Care, 81-85.

Clayton, P. D. (1994). Integrated Advanced Medical Information Systems (IAIMS): payoffs and problems. Methods of Information in Medicine, 33, 351-357.

Cooper, W. G. (1984). The NLM IAIMS Initiative: Background and Goals. In: Planning for Integrated Academic Management Systems (S. 4-7). Proceedings of a symposium / sponsored by the National Library of Medicine, October 17, 1984. Bethesda (Md.): U.S. Department of Health und Human Services, Public Health Service, National Institutes of Health.

DeGeorges, K. M., Van Hine, P. & Pearse, W. H. (1992). ACOGQUEST: the model phase of the IAIMS project of the American College of Obstetricians and Gynecologists. Bulletin of the Medical Library Association, 80, 276-280.

Detmer, D. E. (1997). The future of the IAIMS in a managed care environment – a call for private action and public-investment. Journal of the American Medical Informatics Association, 4, S65-S71.

Feng, C. C. H. & Weise, F. O. (1988). Implementation of Integrated Information Services. Library / Computer Center Partnership. Journal of the American Society for Information Science 39, 126-130.

Frisse, M. (1997). IAIMS – planning for change. Journal of the American Medical Informatics Association, 4, S13-S19.

Fuller, S. (1997). Regional health information-systems – applying the IAIMS model. Journal of the American Medical Informatics Association, 4, S47-S51.

Gorry, G. A. (1992). IAIMS development at Baylor College of Medicine. Bulletin of the Medical Library Association, 80(3), 247-252.

Humphreys, B. L. & Lindberg, D. A. (1993). The UMLS project: making the conceptual connection between users and the information they need. Bulletin of the Medical Library Association, 81, 170-177.

Kaltenborn, K.-F. (1993). National programmes for promotion of efficient use of information technology and their impact on libraries of medical schools. In S. Bakker & M. C. Cleland (Hrsg.), Information transfer: New age – new ways (S. 159-162). Dordrecht: Kluwer.

Kaltenborn, K.-F. (1994). Informationen aus IAIMS (Integrated Advanced Information Management Systems). Ein Bericht über das amerikanische IAIMS Programm zum Informationsmanagement im medizinischen und medizinbibliothekarischen Bereich. In W. Neubauer & R. Schmidt (Hrsg.), Information und Medienvielfalt (S. 431-448). 16. Online-Tagung der DGD. Proceedings. Frankfurt am Main: Deutsche Gesellschaft für Dokumentation.

Kaltenborn, K.-F. (1995). Informationsmanagement in der Medizin. Programme und Initiativen in den USA zur effizienten Nutzung der Informationstechnologie in der Medizin und im Gesundheitswesen. Biomedical Journal (43), 4-8 (Teil I), (44), 4-10 (Teil II).

Kuhlen, R. (1995). Informationsmarkt. Chancen und Risiken der Kommerzialisierung von Wissen. Konstanz: Universitätsverlag.

Lindberg, D. A. B. (1984). Welcome. In: Planning for Integrated Academic Management Systems (S. 3). Proceedings of a symposium / sponsored by the National Library of Medicine, October 17, 1984. Bethesda (Md.): U.S. Department of Health und Human Services, Public Health Service, National Institutes of Health.

Lindberg, D. A., Humphreys, B. L. & Mccray, A. T. (1993). The Unified Medical Language System. Methods of Information in Medicine, 32, 281-291.

Lindberg, D. A., West, R. T. & Corn, M. (1992). IAIMS: an overview from the National Library of Medicine. Bulletin of the Medical Library Association, 80, 244-246.

Loewy, E. H. (1996). Guidelines, managed care, and ethics. Archives of Internal Medicine 156, 2038-2040.

Lorenzi, N. M. (1992). Introduction: Integrated Academic Information Management Systems (IAIMS). Bulletin of the Medical Library Association, 80, 241-243.

Matheson, N. W. & Cooper, J. A. D. (1982). Academic Information in the Academic Health Sciences Center: Roles for the Library in Information Management. Journal of Medical Education 57, 1-93.

National Library of Medicine (1984). Planning for Integrated Academic Information Management Systems. Proceedings of a symposium / sponsored by the National Library of Medicine, October 17, 1984. Bethesda (Md.): U.S. Department of Health und Human Services, Public Health Service, National Institutes of Health.

National Library of Medicine (1986). IAIMS and Health Sciences Education. Support of Health Sciences Education by Integrated Academic Information Management Systems (IAIMS). Proceedings of a symposium / sponsored by the National Library of Medicine, March 12, 1986. Bethesda (Md.): U.S. Department of Health und Human Services, Public Health Service, National Institutes of Health.

Rodgers, R. P. C. (1997). Automated retrieval from multiple disparate information sources: the World-Wide-Web and the NLM's sourcerer project. Journal of the American Society for Information Science, 46, 755-764.

Seeger, T. (1997). Informationspolitik – IuD-Politik – Fachinformationspolitik. In M. Buder, W. Rehfeld, T. Seeger & D. Strauch (Hrsg.), Grundlagen der praktischen Information und Dokumentation (S. 846-880). München u.a.: Saur.

Stead, W. M., Olsen, A. J., Benner, S. A., Blackwelder, M., Cooperstock, L., Paton, J. A., Russell, F. K. & Van Hine, P. (1997). The IAIMS – an essential infrastructure for increasing the competitiveness of health-care practices. Journal of the American Medical Informatics Association, 4, S73-S76.

Stead, W. W. (1997). The evolution of the IAIMS – lessons for the next decade. Journal of the American Medical Informatics Association, 4, S4-S9.

West, R. T. (1988). Programmatic Intent of IAIMS – Past and Future. The National Library of Medicine's IAIMS Grant Program: Experiences and Futures. Journal of the American Society for Information Science 39, 142-145.

Wilson, M. P., McCarter, R. J., McKay A. B. & Estime, R. (1988). The Management of Change: Lessons Learned from the IAIMS Experience. Journal of the American Society for Information Science 39, 113-117.

HERMANN HEIMPEL

Medizinische Ausbildung und die neuen Informationsmedien

1. Einleitung

Computergestützte Lern- und Prüfungssysteme in der Ausbildung von Medizinstudenten sind in den USA und Canada seit den achtziger Jahren verbreitet, entwickelt, eingesetzt, evaluiert und wissenschaftlich diskutiert worden. Nachdem ihr Einsatz zunächst in Reformstudiengängen wie an der Havard- oder Mc Masters – Universität erprobt wurde, sind sie heute integraler Bestandteil des Curriculums an allen angesehenen Ausbildungsstätten der angelsächsischen Länder (McLeod et al., 1997). Im deutschen Sprachraum sind dagegen nur an einigen Fakultäten (Stade et al., 1997) fachspezifische Ansätze entstanden, deren Einbindung in das Curriculum fast vollständig fehlt. Englischsprachige Lernprogramme stehen heute zwar -zunehmend im Internet nutzbar- in großer Zahl zur Verfügung. Sie dienen aber überwiegend der Weiter- und Fortbildung und sind ebenso wie die eigentlichen Ausbildungsprogramme einzelner medizinischer Fakultäten wegen der unterschiedlichen Terminologie und der unterschiedlichen Lernkultur angelsächsischer Ausbildungsstätten nur beschränkt verwertbar. Dies gilt insbesondere für die sprachlich geprägte Interaktion mit virtuellen Patienten. Zweifellos sind die Begründungen für und die Erfahrungen mit dem Einsatz der neuen Medien für Lernen und Lehren im Medizinunterricht aber auch auf Deutschland zu übertragen. Diese Erkenntnis hat in jüngerer Zeit zur Förderung neuer Initiativen im Bereich der medizinischen Ausbildung geführt. Derzeit werden insbesondere fallbasierte interaktive Programme entwickelt. Für den Erfolg dieser Initiativen ist die inhaltliche und didaktische Qualität (Schulz et al., 1997) und die dem Fortschritt der medizinischen Erkenntnis angepaßte kontinuierliche Programmpflege eine notwendige, aber nicht hinreichende Bedingung. Ebenso notwendig ist die Bereitschaft der medizinischen Fakultäten und der Hochschullehrer, die neuen Medien lernpsychologisch und curricular in den Gesamtprozeß der Sozialisation während des Medizinstudiums einzubinden und die gewohnten Lehrformen selbstkritisch zu überdenken. Hindernis für eine solche Entwicklung ist weniger die mangelnde Akzeptanz der neuen Medien als solche – denen medizinische Hochschullehrer als Forscher oder Klinikmanager ja durchaus positiv gegenüberstehen-, als der weitgehende Verzicht auf eine wissenschaftlich fundierte und zu fakultätsspezifischen Lösungen führende Reform des Medizinstudiums allgemein (Robert Bosch Stiftung, 1995). Charakteristisch dafür ist die weit verbreitete Meinung, eine Modernisierung der Ausbildung könnte durch eine erneute Novellierung der Approbationsordnung für Ärzte erreicht werden.

Die Darstellung in diesem Kapitel konzentriert sich auf die Situation in den deutschsprachigen Ländern und geht von drei Hypothesen aus:

1. Der Einsatz der neuen Informationsmedien kann die medizinische Ausbildung verbessern
2. Medizinstudenten sind auf den Einsatz der neuen Informationsmedien in den medizinischen, insbesondere den ärztlichen Berufen vorzubereiten
3. Vermittlungsformen im Studium müssen Vermittlungsformen in der Weiter- und Fortbildung entsprechen

2. *Definitionen und Instrumente*

In Deutschland fehlt ein Terminus, der etwa entsprechend dem Begriff „medical education" die gesamte Phase der Professionalisierung der Ärzte umfaßt. Im folgenden wird der Begriff *medizinische Ausbildung* für den Gesamtkomplex der Aus-, Weiter- und Fortbildung nach deutscher Terminologie, der Begriff *Medizinstudium* für die Bildungsphase zwischen Studienbeginn und Studienabschluß, also dem heutigen dritten Abschnitt der ärztlichen Prüfung, gebraucht. Der Einsatz der neuen Medien in der Fort- und Weiterbildung ist bedeutend weiter fortgeschritten als im Medizinstudium. Dieser Bereich wird im folgenden nur insoweit behandelt, als er Bezug zu den Problemen und Lösungsvorschlägen des Medizinstudiums hat.

Als *neue Informationsmedien* werden Instrumente der Wissensvermittlung und des Wissenserwerbs bezeichnet, welche die direkte Interaktion des Studierenden mit dem Computer im Lernprozeß verlangen und dessen spezifische Möglichkeiten nutzen. Unter *Wissen* wird dabei im Sinne von Merton (Merton et al., 1957) sowohl der kognitive Bereich („Knowledge", d.h. Kenntnisse medizinisch wichtiger Fakten aus Naturwissenschaften, Biowissenschaften, Psychologie, Sozialwissenschaften, Krankheitslehre und ihrer wissenschaftlich-logischen Zusammenhänge) als auch der psychomotorische Bereich („Skills", d.h. die Beherrschung praktischer Fertigkeiten und intellektueller Methoden und Techniken) verstanden. Zu den letzteren gehören vor allem Gewinnung, Verarbeitung und Vermittlung von Information einschließlich Strategien der Entscheidungsfindung, die Fähigkeit zu Kommunikation und Kooperation und die allgemeinen methodischen Grundlagen der medizinischen Forschung.

Zu den Instrumenten gehören vor allem *interaktive audiovisuelle Lehr- und Lernprogramme,* bei denen bestimmte Aktionen des Lernenden, z.B. die Zuordnung von Begriffen zu stehenden oder bewegten Bildern, oder die Entscheidung zum nächsten Prozeßschritt bei fallbasierten Systemen didaktisch kommentiert wird. Solche interaktiven Lehr- und Lernprogramme bilden die Basis für *computergestützte Prüfungen,* mit denen die Mustererkennung, insbesondere aber das Entscheidungsverhalten, weit besser beurteilt werden können als mit schriftlichen Prüfungsformen (Heimpel, 1995 a, b). Mit Einschränkung zu den interaktiven Programmen oder Programmteilen sind solche zu rechnen, welche allein Verzweigungen innerhalb eines Wissensbereichs (z.B. den Aufruf von Abbildungen zu einem Befund oder einer Erkrankung) zulassen. Sie sind durchaus von didaktischem Wert, da die Wahl der Verzweigung eine aktive, auf physiologischen oder pathophysiologischen Kenntnissen basierende, vom Programm unmittelbar zu korrigierende und kommentierende Entscheidung bedeutet. Solche Programme erlauben es, spielerisch Begriffe mit Mustern zu verbinden – eine Funktion, die für visuelle Muster auch von didaktisch geschickt aufgebauten Lehrbüchern geleistet werden kann, aber nur von wenigen Studierenden mit besonders zweckmäßigem Lernstil genutzt wird. Ein fließender Übergang besteht zu *elektronischen Atlanten und Nachschlagewerken.* Zu den neuen Informationsmedien, die im Studium genutzt werden, gehören *wissensbasierte Systeme* wie Datenbanken, vor allem Systeme zur Literaturrecherche, die nicht nur für die Beteiligung an der Forschung im Rahmen der Dissertation, sondern auch zur fallbezogenen Information in klinischen Praktika eingesetzt werden können (Gulich et al., 1994).

3. Der Einsatz der neuen Informationsmedien kann die medizinische Ausbildung verbessern

3.1 Die Ausgangslage

Zur Prüfung der ersten Hypothese ist es notwendig, einige Problemfelder zu erörtern und das allgemeine Ausbildungsziel zu definieren. Die Weiterentwicklung des Medizinstudiums muß im Rahmen der allgemeinen bildungspolitischen, technologischen und lernpsychologischen Entwicklung gesehen werden. Um zu Entwicklungskonzepten zu kommen, die von den Medizinischen Fakultäten insbesondere in dem Bereich der Universitätsklinika realisiert werden können, müssen einige Besonderheiten genannt werden, welche das Medizinstudium von den meisten anderen Studiengängen unterscheidet.

1. An der Lehre sind über 30 Fächer beteiligt, teilweise aus mehreren Fakultäten, darüber hinaus eine Reihe extramuraler Institutionen, wie Akademische Lehrkrankenhäuser, Institutionen des öffentlichen Gesundheitswesens und niedergelassene Ärzte. Ihre Struktur, personelle Zusammensetzung und Arbeitsweise ist nicht allein von den Aufgaben in Lehre und Forschung, sondern in hohem Maße von den Aufgaben der Gesundheitsversorgung bestimmt. Die Fächer des Universitätsklinikums haben darüber hinaus Aufgaben in der Weiterbildung, so daß der Anteil der permanent als Hochschullehrer tätigen Personen innerhalb der an der Lehre Beteiligten relativ klein ist. Die Unterrichtsgestaltung in den klinischen Abschnitten muß auf die funktionsbestimmten, in den einzelnen Fächern unterschiedlichen Arbeitsabläufe Rücksicht nehmen; interdisziplinäre, an Problemen und Querschnittsthemen der medizinischen Praxis orientierte Lehrveranstaltungen sind allein aus logistischen Gründen nur begrenzt organisierbar. Der Forderung, die Studierenden in den klinischen Studienabschnitten möglichst weitgehend in die Realität der Diagnostik und Therapie einzubinden, steht die Rücksichtnahme auf die Interessen der Patienten gegenüber. Dieses Dilemma ist auch durch geeignete Praktikumsformen (Gulich et al., 1994) nur teilweise zu lösen. Das Problem der Patientenselektion wird sich verschärfen, da aus ökonomischen Gründen die Aufgaben der Universitätskliniken zunehmend auf die Maximal- und Spezialversorgung konzentriert werden sollen. Vor allem in Großstadtklinika ohne regionale Versorgungsaufgaben dürfte sich damit das Spektrum der Patienten, die für den Unterricht zur Verfügung stehen, noch weiter von dem entfernen, dem die Mehrzahl der Absolventen in ihrer späteren beruflichen Tätigkeit gegenüberstehen wird.

2. Der Wissenszuwachs auf dem Gebiet der Biomedizin übertrifft nach wie vor den anderer Gebiete. Ärzte von heute werden mit Erkenntnissen der Regulationsbiologie, Mikrobiologie, Immunologie, Molekularbiologie und Epidemiologie, den Möglichkeiten und Gefahren der technischen Diagnostik, der Operationstechnik, der Pharmakotherapie, der künstlichen Organe und der Transplantation konfrontiert, die zur Zeit ihres Studiums nicht vorstellbar waren. Studenten von heute werden ihren Beruf unter technologischen, gesellschaftlichen und ökonomischen Rahmenbedingungen der Informationsgesellschaft ausüben, für die sichere Prognosen nicht möglich sind. Zu vermitteln sind deswegen neben den anthropologischen Grundlagen und allgemeinen methodischen und kommunikativen Fähigkeiten vor allem Strategien der lebenslangen Wissensrevision.

3. Das Medizinstudium ist die Basis für ein breites Spektrum naturwissenschaftlich und sozialwissenschaftlich geprägter Berufe. Absolventen des Medizinstudiums werden ihren Beruf in verschiedenen „Welten“ ausüben: Im Bereich der berufsständisch geprägten und am einzelnen Patienten orientierten

Primärmedizin und der Praxis zahlreicher Fachgebiete und Schwerpunkte, im Versorgungs- oder Forschungskrankenhaus, in der Grundlagenforschung, in der Industrie und im öffentlichen Gesundheitswesen. Die derzeitige Weiterbildungsordnung kennt bereits 41 Gebiete, aus denen sich in der variablen Kombination mit zahlreichen Spezialqualifikationen ein kaum mehr zu übersehendes Spektrum ärztlicher Tätigkeitsprofile ergibt.

4. Ideologisch befrachtete Prinzipien wie die „Einheitlichkeit des Arztberufes" verstellen den Blick auf die Erkenntnis, daß die eigentliche Berufsausbildung nach Ende des Studiums in von den Ärztekammern festgelegten Weiterbildungsgängen, in Zukunft verstärkt in Postgraduiertenstudien erfolgt. Angesichts des besprochenen vielfältigen Spektrums der medizinischen Berufe ist eine Zieldefinition gefragt, die dem grundlegenden, für die Berufsausbildung aber gleichzeitig begrenzten Charakter des Medizinstudiums gerecht wird. Nach den vom Murrhardter Arbeitskreis formulierten Vorstellungen (Heimpel, 1991; Robert Bosch Stiftung, 1995) steht am Ende des Studiums „der in den wissenschaftlichen und praktischen Grundlagen der Medizin ausgebildete und zur Weiterbildung befähigte Arzt, der eigenverantwortlich, aber nicht selbständig tätig ist." Wissenschaftlich fundierter Umgang mit Information, rationelle Strategien des Wissenserwerbs und die Entwicklung allgemeiner ärztlicher Fähigkeiten müssen deswegen den gleichen Stellenwert erhalten wie die Vermittlung medizinischen Wissens selber.

3.2 Defizite des Medizinstudiums und der Einsatz der neuen Informationsmedien

Die Auflistung der Defizite und die daraus resultierenden Forderungen nach Veränderungen der medizinischen Ausbildung sind in den letzten 20 Jahren im wesentlichen gleichgeblieben (Heimpel, 1993; Robert Bosch Stiftung, 1995; Wissenschaftsrat, 1992). Immer wieder genannte Probleme, zu deren Lösung der Einsatz neuer Medien beitragen kann, lassen sich wie folgt zusammenfassen:

1. Das Studium ist weitgehend mit dem Erwerb von Faktenwissen ausgefüllt; die Vermittlung von Anschauung und Verständnis tritt dahinter zurück.

Abläufe im Makrobereich (z.B. Herz/Kreislauf; Magen/Darm; Nerven/Muskeln) sind optisch oder akustisch erfaßbare Bewegungsabläufe. In der klinischen Praxis werden sie durch direkte Beobachtung oder über technische Hilfsmittel, z.B. das Stethoskop oder das Ultraschallgerät, wahrgenommen. Da Standbilder in Form von Diapositiven oder Atlanten für die Mustererkennung ungenügend sind, wurde eine bessere Vermittlung durch Schallplatten, Tonbänder, Lehrfilme und Videobänder versucht. Diese Medien sind jedoch für vom Studenten aktiv gestaltete Lernvorgänge aus technischen Gründen nicht geeignet. Computerprogramme haben den Vorteil, Bild und Ton zu verbinden, sind infolge der rasanten Fortschritte und der Kostensenkung der Hard- und Softwaretechnik leichter verfügbar und können interaktiv durch den Lernenden gesteuert werden (langsam/schnell; leise/laut; Wiederholung etc.). Zentral gehaltene Programme können kostengünstig aktualisiert und in CP-Pools sowie über Intra- oder Internet zur Verfügung gestellt werden. Studierende können sie zeit- und ortsunabhängig und in selbstorganisierten Gruppen nutzen. In der Physiologie kann ein Teil der Tierversuche durch Computersimulationen (z.B. Simnerv, Simheart) ersetzt werden.

Für das Training bewegungsabhängiger Untersuchungsverfahren stehen zahlreiche CBT (Computer Besed Training) in englischer Sprache, und einige deutsche Produkte zur Verfügung. Beispielhaft genannt seien Programme zur Herz- und Lungenauskultation (Criley et al., 1996; Mangione et al., 1992), zur Physiologie und klinischen Bewertung von Pupillenreaktionen und Augenbewegungen, zur Echokardiographie (Projektgruppe Autodidakt der Universität Ulm, 1995) und Tutorensysteme zur Sonographie (Banholzer, 1996). Weitere deutschsprachige Programme finden sich u. a. im deutschen Multimedia-Softwarekatalog und in der *Homepage* der Abteilung für Unterrichtsmedien der Universität Bern (www.iawf.unibe.ch/).

Dem vertieften Verständnis der Anatomie und Physiologie dienen auch nicht-bewegungsabhängige Darstellungen wie elektronische Kurse oder Atlanten (Downing, 1995; Chevrel, 1995). Sie erreichen zwar mit für Studenten erschwinglichen Multimedia-Pc's noch nicht die Auflösung, Farbechtheit und Ästhetik optimaler Druckwerke. Diese stehen jedoch wegen der hohen Preise zum Selbstlernen nur begrenzt zur Verfügung. 3-D Modelle wie z.B. Voxel/Man vermitteln über Druckwerke hinausgehende räumliche Informationen. Sind elektronische Bildwerke vom Studierenden in seiner Lernumgebung, d.h. einem Raum für Lerngruppen oder über Telefonleitung zum Server der Mediothek abrufbar, so können sie im physiologischen, pathophysiologischen oder klinischen Kontext mit Lehrbuch, Skript, Aufzeichnung oder Erinnerung an einen erlebten Patienten verwendet werden. Eine solche Zusammenschau führt zu einer Mustererkennung, die für das Lernen auf einer Stufe höherer Komplexität und für praktisches ärztliches Handeln nutzbar ist.

2. Die Praxis kommt gegenüber der Theorie zu kurz; Studenten werden ungenügend darin ausgebildet, Patienten zu untersuchen und mit zunehmender Selbstständigkeit rationell begründete ärztliche Entscheidungen zu treffen.

Die Einübung von Untersuchungstechniken und ihrer Bewertung ist in der Realität der klinischen Ausbildung aus logistischen und medizinischen Gründen nur beschränkt möglich. Die Verteilung der bei Untersuchungskursen zur Verfügung stehenden pathologischen Phänomene ist von Zufällen abhängig. Mit Multimedia lassen sich spontane und provozierte, visuelle und akustische Phänomene darstellen und in Verbindung mit anamnestischen Daten interaktiv zur simulierten Problemlösung verwenden. Technik und Gefahren invasiver Eingriffe können ohne Belästigung oder Gefährdung von Patienten und ohne logistische Probleme vor- und nachtrainiert werden.

Ein wesentliches Ziel der medizinischen Ausbildung ist die Entwicklung der Fähigkeit, ärztliche Entscheidungen zu treffen, die den Interessen der Patienten ebenso wie der rationellen Nutzung struktureller und gesundheitsoekonomischer Ressourcen gerecht werden. Dazu muß Grundlagenwissen mit klinischer Erfahrung verknüpft und systematisch vermitteltes Wissen fallorientiert angewendet werden. Diagnostische und therapeutische Entscheidungen müssen sich an den jeweiligen technischen Möglichkeiten von Diagnose und Therapie orientieren. Bei Einsatz herkömmlicher Unterrichtsformen allein bereitet es erhebliche Schwierigkeiten, diesen Anforderungen einer entscheidungsorientierten und praxisrelevanten Ausbildung gerecht zu werden. Vorlesungen und Lehrbuchstudium sind dazu kaum geeignet; strukturierte klinische Blockpraktika werden im deutschen Medizinstudium nur ausnahmsweise eingesetzt und verlangen einen hohen Zeiteinsatz engagierter ärztlicher Lehrer, wenn damit mehr erreicht werden soll als die Einübung handwerklicher Fähigkeiten (Gulich et al., 1994). Interaktive multimediale Unterrichtsprogramme sind nach Erfahrungen angelsächsischer Ausbildungsstätten – an denen entscheidungsorientierte klinische Praktika schon seit Jahrzehnten ein selbstverständliches Instrument der ärztlichen Ausbildung sind- dazu geeignet, diese Defizite teilweise auszugleichen.

Der erste Schritt der Diagnostik ist die Mustererkennung, die z.B. in Form von stehenden Patientenbildern (z.B. Ikterus) oder Bewegungsabläufen (z.B. Gangstörung) dargestellt werden kann. Sie führt selten sofort zur Diagnose (z.B. bei dermatologischen Krankheitsbildern), weit häufiger über pathophysiologische Konstrukte oder/und über a priori Wahrscheinlichkeiten (prädiktive Werte des primär erkannten Musters) zum diagnostischen Entscheidungsprozess, d.h. zur Auswahl weiterführender Untersuchungen. Vor allem hier liegt die Stärke eines interaktiven Computerprogramms, in dem die Diskussion mit einem erfahrenen Diagnostiker simuliert wird (Weinstein et al., 1980). Ebenso simulierbar ist die stufenweise Nutzung der theoretisch möglichen diagnostischen einzelnen Maßnahmen, so daß das Zwischen- oder Endprodukt des simulierten Entscheidungsprozesses eine Reihe von Diagnosen mit unterschiedlicher Wahrscheinlichkeit sein kann. Die Simulation von Therapieentscheidungen folgt demselben Prinzip. Vorteilhafterweise werden diagnostische und therapeutische Simulationen kombiniert, da in der klinischen Praxis im Sinne der *evidence-based medicine* die Auswahl diagnostischer Tests, nicht nur von ihrer diagnostischen Mächtigkeit, sondern von den therapeutischen Konsequenzen abhängig zu machen ist.

Fallbasierte, entscheidungsorientierte multimediale Unterrichtsprogramme werden für die medizinische Ausbildung in den medizinischen Fakultäten des angloamerikanischen Kulturkreises verbreitet eingesetzt (Hooper et al., 1996; Hayes et al., 1996; Wofford et al., 1997). Sie erlauben eine sofortige Korrektur von Entscheidungen und stellen damit einen direkten Bezug zwischen Entscheidung und Ergebnis her. Im deutschen Sprachraum hat das Projekt CASUS zum Ziel, die wichtigsten Erkrankungen auf dem Gebiet der inneren Medizin darzustellen und den deutschen Fakultäten zur Verfügung zu stellen (Fischer et al., 1996). Einige deutschsprachige Programme wurden publiziert (Friedl et al., 1996; Kallinowski et al., 1997) und vereinzelt auch evaluiert.

3. Die Ausbildung ist nicht problemorientiert, sondern fachorientiert

Entsprechend der Struktur der medizinischen Fakultäten und der Universitätsklinika nimmt der Unterricht in den einzelnen, im Zuge der Spezialisierung der Medizin entstandenen Fächern den überwiegenden Anteil der Unterrichtszeit ein. Die Studierenden müssen sich in systematischer Form gleichzeitig mit verschiedenen Stoffgebieten beschäftigen, ohne daß ihnen die inhaltlichen Zusammenhänge dieser Unterrichtsangebote aufgezeigt werden. In der Vorklinik gilt dies zum Beispiel für die Anatomie, Physiologie und Biochemie als Teilansichten normaler Lebensvorgänge, in den späteren Studienabschnitten für den Beitrag der methodisch-diagnostischen und der eigentlichen klinischen Fächer für die Lösung diagnostischer und therapeutischer Probleme. Der ärztliche Alltag und die medizinische Forschung sind dagegen in weitem Umfang durch die interdisziplinäre Zusammenarbeit bestimmt. Die horizontale Integration – d.h. die Zusammenfügung der von den einzelnen Fächern vermittelten Methoden und Erkenntnissen zu einer Gesamtschau des gesunden und kranken Menschen – sollte frühzeitig im Studium beginnen. Die an den Lehrgegenständen und Lernzielen orientierte Durchführung gemeinsamer Veranstaltungen gewinnen deswegen zunehmend an Bedeutung. In einigen Reformcurricula, zum Beispiel im neuen Ausbildungssystem der Harvard Universität (Tosteson, 1990) und im Berliner Reformstudiengang (Scheffner, 1993; Haller et al., 1995), werden alle wichtigen Lehrinhalte durchgehend und von Beginn des Studiums an zu integrierten Unterrichtsblöcken zusammengefaßt. Eine derartige Struktur wurde auch vom Wissenschaftsrat vorgeschlagen. Ein solcher fächerübergreifender Unterricht ist für die Studierenden besonders attraktiv, erfordert jedoch einen höheren logistischen und personellen Aufwand als konventionelle Veranstaltungen, z.B. fachspezifische Vorlesungen oder Seminare, und hat sich deswegen bisher im Medizinstudium nur wenig durchgesetzt. Multimediale Unterrichtsveranstaltungen können in Zusammenarbeit von Fachärzten, Hochschullehrern und Studenten primär interdisziplinär erstellt und orts- und zeitunabhängig stattfinden.

4. Das Krankheitsspektrum, das für die klinische Lehre zur Verfügung steht, hat sich weit von den nicht-akademischen Bereichen der Medizin entfernt. Wichtige ärztliche Situationen mit Schlüsselqualifikation für die Gesundheitsversorgung können im Universitätsklinikum nicht demonstriert werden.
In multimedialen Trainingsprogrammen kann das Spektrum paradigmatischer Fälle nach epidemiologischen (Krankheits-Inzidenz und -Prävalenz) und didaktischen (Schlüsselqualifikation für ärztliches Handeln) Gesichtspunkten definiert werden. In einer solchen „virtuellen Poliklinik“ wird der Lernende mit auf realen Fällen basierenden Simulationen verschiedener Krankheitsbilder konfrontiert, die er erkennen, diagnostizieren und behandeln muß. Dabei hat der Lernende die Möglichkeit, medizinisches Wissen und ärztliche Entscheidungsfähigkeit entweder fall-/symptomorientiert (z.B. ohne Kenntnis der Diagnose) oder systematisch in den jeweiligen Fachbereichen zu erarbeiten. Die Auswahl von Fallsammlungen muß zu prinzipiellen Überlegungen der Fakultäten zur Auswahl paradigmatischer Lerninhalte führen. Dabei sollten neben den im Universitätsklinikum tätigen Hochschullehrern der traditionell dort angesiedelten Fächer Ärzte aus allgemeinen Krankenhäusern und aus dem niedergelassenen Bereich, insbesondere aus dem Bereich der Allgemeinmedizin, zur Mitarbeit gewonnen werden.

5. Angebote für eine selbstgewählte Konzentration auf naturwissenschaftliche, biomedizinische oder psychosoziale Aspekte sind ungenügend oder werden von den Studenten nicht angenommen.
Um dem Fortschritt der wissenschaftlichen Erkenntnis und der Entwicklung erweiterter Fähigkeiten für den zukünftigen Arzt ohne Verlängerung des Studiums und ohne Überlastung der Aufnahmefähigkeit des Studenten Rechnung zu tragen, sollten bis zum Ende des Studiums zunehmend individuelle Wahl- und Vertiefungsmöglichkeiten geschaffen werden. Die Verfügbarkeit multimedialer Lehrmittel kann Studierenden helfen, bereits während des Studiums selbstgewählte Ausbildungsschwerpunkte zu setzten. Dabei sind neben einer individuellen Auswahl aus den obengenannten Programmen für das Medizinstudium fachorientierte, primär für die Weiter- und Fortbildung geschaffene Programme geeignet, die in zunehmender Zahl von Fachgesellschaften und kommerziellen Anbietern Offline oder über Internet verfügbar sind. Wahlcur-

ricula müssen sich nicht auf Einzelveranstaltungen beschränken. Sie könnten darüber hinaus dazu genutzt werden, Qualifikationen zu erwerben, die in der zunehmend kursorientierten Weiterbildung angerechnet werden könnten. Denkbar sind zum Beispiel Qualifikationscurricula zur Vorbereitung auf die medizinische Forschung, die Primärmedizin oder einzelne fachärztliche Berufe.

6. Der Lehr- und Prüfungsstoff ist überfrachtet. In den bundeseinheitlich nach dem multiple choice (MC)-Verfahren durchgeführten schriftlichen Prüfungen werden Kenntnisse verlangt, die in vielen medizinischen Berufen keine Bedeutung haben, die nur für die Prüfung gelernt und rasch wieder vergessen werden.

Prüfungen haben vielfache Funktionen und Effekte, die über die Eingangskontrolle zur Ausübung der ärztlichen Tätigkeit hinausgehen. Nur für die letztgenannte Funktion ist die Festlegung von bundeseinheitlichen Prüfungsformen und Prüfungsinhalten durch das *Institut für medizinische Prüfungsfragen* in Mainz (IMPP) legitimiert. De facto haben allerdings die bundeseinheitlichen, in der Approbationsordnung festgelegten Prüfungen nach dem MC-Verfahren auch die Funktion der Fortschrittskontrolle innerhalb des Studiums und die der quantitativen Leistungsbewertung als einer Komponente der späteren Aussichten auf dem Arbeitsmarkt übernommen. In Hinsicht auf Standardisierbarkeit, interinstitutionelle Vergleichbarkeit, Kosteneffektivität und Qualitätssicherung ist die MC-Prüfung anderen Prüfungsformen überlegen Nach vielfachen Erfahrungen hat jedoch das MC-Verfahren negativen Einfluß auf den Lern- und Arbeitsstil von Medizinstudenten. Kenntnisse werden so erworben, daß sie zum Zeitpunkt der Prüfung vorhanden sind, dann aber schnell wieder vergessen werden. Erfahrungen in klinischen Praktika und Seminaren zeigen, daß Sachverhalte so gelernt werden, daß sie in Form der Prüfungsfragen wiedererkannt werden, nicht aber im Kontext einer realen Entscheidungssituation.

Aus diesem Grund sind Überlegungen notwendig, das MC-Verfahren durch andere Prüfungsverfahren zu ergänzen und teilweise zu ersetzen (Heimpel, 1995 a). Die *mündliche Prüfung* hat den Vorteil des Diskurses und der Realitätsnähe zur ärztlichen Berufsausübung. Bei entscheidungsorientierter Durchführung wird die Fähigkeit zur Generierung und die Fähigkeit zur Testung von Hypothesen bewertet. Wesentlichen Nachteile sind der hohe Zeitaufwand und die fehlende Standardisierung durch externe Qualitätssicherung. Die Prüfungsqualität ist in hohem Maße von Erfahrung, Können und Einstellung des Prüfers abhängig, bei entscheidungsorientierter Durchführung von der Einsicht des ärztlichen Prüfers in sein eigenes Entscheidungsverhalten.

„Gerechte“ Vergleiche zwischen einzelnen Studenten und einzelnen Institutionen sind kaum möglich.

Hohe Reliabilität mit ausreichender Validität dürften mit den in Deutschland noch weitgehend unbekannten, in anderern Ländern aber durchaus eingeführten *audiovisuellen Prüfungen* am PC oder PC-ähnlichen Terminals erreichbar sein (Heimpel, 1995b; Loke, 1995). Interaktive audiovisuelle Lernprogramme können sowohl als Lehrmittel wie auch als Prüfungsmedium verwendet werden; ihr entscheidender Vorteil vor MC-Prüfungen liegt in der Möglichkeit bei annähernd korrekter Terminologie (die jeder Arzt beherrschen muß) die Generierung diagnostischer und therapeutischer Hypothesen zu verlangen. Computeradaptierte MC-Prüfungen könnten den schriftlichen Teil der Approbationsprüfungen ersetzen (Hornke, 1995), zur Erfolgbestätigung am Ende einer Pflicht- oder Wahlpflichtveranstaltung eingesezt werden und die mündliche Prüfung ergänzen. Vor allem sind sie jedoch als integrierter Anteile eines computerunterstützten Ausbildungsprogramms zur Selbstkontrolle geeignet.

3.3 Prinzipielle Probleme

3.3.1 Das Problem des Transfers

Ein wesentliches Problem der Ausbildung ist der Transfer von Kenntnissen, Fähigkeiten und Einstellungen zwischen verschiedenen Erlebnis- und Lernsituationen der Studierenden. Dies gilt für die ungenügende Verbindung von Lehren und Lernen, insbesondere prüfungsorientiertem Lernen und ärztlichem Handeln. Ähnliche Probleme sind auch aus anderen akademischen Ausbildungsgängen bekannt, spielen aber im Medizinstudium eine besonders wichtige Rolle. Als Beispiele sind die für das Patientenverständnis wichtige Selbsterfahrung, die Übertragung von Informationen aus der nicht-medizinischen Literatur und der Laienpresse, die Anwendung von Buchwissen auf die klinische Problemlösung, der horizontale und vertikale Transfer zwischen verschiedenen Unterrichtsveranstaltungen, vor allem aber die Anwendung der Theorie der Medizin zur praktischen Problemlösung in den klinischen Abschnitten zu erwähnen. Mit der Einbindung der neuen Informationsmedien in die Aus- und Weiterbildung darf keine neue, in den Gesamtprozeß der Sozialisierung nicht integrierte Lernwelt geschaffen werden. Sie müssen deswegen ihren Platz in einer Lernspirale finden, in der identische biomedizinische und psychosoziale Probleme auf verschiedenen Ebenen des Lernfortschrittes und im integrierten Wechsel verschiedener Vermittlungsformen vermittelt und verstanden werden. Die neuen Informationsmedien dürfen reale Anschauung und praktisches Training nicht ersetzen, sondern sollen sie unterstützen (Friedman,

1996). Die realistische, wenn auch notwendigerweise paradigmatische Anschauung wird aufgrund der notwendigen emotionalen Einbeziehung des Lernenden am Anfang, der Einbeziehung indvidueller Patientenperspektiven in ärztliche Entscheidungen und wegen der in keinem Unterrichtssystemen abbildbaren Vielfalt ärztlicher Realität unabdingbar bleiben. Die neuen Medien können aber dazu beitragen, den Prozeß von der beteiligten, aber doch passiven Anschauung zu Beginn des Studiums zum entscheidungsrelevanten Verständnis klinischer Situationen effektiver zu machen. Sie können den akademischen Lehrer nicht ersetzen, ihn jedoch von einem Teil seiner Aufgaben entlasten und ihm erlauben, die vor allem in den klinischen Fächern begrenzte, nur zu bestimmten Wochentagen und Tageszeiten verfügbare Zeit Aufgaben in der Lehre zu widmen, die weder durch Printmedien noch durch audiovisuelle Medien zu erfüllen sind. Dazu gehört unter andererem der Bereich der ärztlichen Haltungen und Wertvorstellungen („attitudes" nach Merton et al., 1957). Unabdingbare Voraussetzung zur Verbesserung der Ausbildungsqualität ist deswegen Akzeptanz und Verständnis der computergestützten Verfahren nicht nur bei den Studierenden, sondern primär bei den Hochschullehrern.

3.3.2. Das Problem der Evaluation

Von Kritikern des Einsatzes der neuen Informationsmedien im Medizinunterricht wird eingewandt, daß eine berufsrelevante Ergebnisevaluation mediengestützer Studiengänge bisher weitgehend fehlt. Diese Kritik gilt allerdings gleicherweise für die konventionellen Vermittlungsformen. Unter Verwendung der oben erwähnten zur Erfolgskontrolle verwendeten Instrumente, zu denen in anderern Ländern vor allem die standardisierte praktische – klinische Prüfung (OSCE – Oral Standardized Clinical Examination) zählt, haben mediengestütze Studiengänge im intra- und interuniversitären Vergleich überwiegend Vorteile gezeigt. Aufgrund dieser Erfahrungen hat die Dachorganisation der amerikanischen medizinischen Ausbildungsstätten die verstärkte Nutzung der neuen Informationsmedien empfohlen und eine nationales Projekt initiiert, mit dem Medienprogramme einzelner Hochschulen verglichen und anderern Ausbildungstätten verfügbar gemacht werden sollen (Salas et al., 1997).

Bei der Ergebnisevaluation einzelner Lehrveranstaltungen konnte gezeigt werden, daß gleiche Lerninhalte, die über computerunterstützte Multimediaprogramme angeboten wurden, effektiver gelernt wurden und weniger Zeit in Anspruch nahmen als im konventionellen Gruppenunterricht (Santer et al., 1995; Kallinowski et al., 1997). Mögliche Gründe hierfür sind die stärkere Interaktivität mit dem Medium, das individuell bestimmbare Lerntempo und der Reiz eines innovativen, noch nicht gewohnten Mediums (Najjar, 1996). Studien von Levie & Lentz (*cit.* nach Najjar, 1996) und anderen belegen, daß die Kombination multimedialer Elemente, wie z.B. Animation mit erklärendem Sprechertext, zu einem effektiveren Lernen führen als die Präsentation von Ton und Bild/Animation allein oder zeitlich versetzt. Computergestützte Lernveranstaltungen oder medienunterstüzte medizinische Curricula dürfen nicht durch den Erfolg bei computergestützten Prüfungen allein, sondern müssen durch eine geeignete Kombination verschiedener Prüfungsformen bewertet werden. Auch wenn Patienten in Zukunft verstärkt in einer Cyber-Welt leben, werden sie keine Cyber-Wesen werden.

4. Medizinstudenten sind auf den Einsatz der neuen Informationsmedien in den medizinischen, insbesondere den ärztlichen Berufen vorzubereiten

Die Situation des Arztes wird zunehmend durch die enge Verflechtung der Medizin mit Organisation und Administration gekennzeichnet. Der Einfluß, den die Informationstechnologie auf die Planung, Ausführung und Kontrolle von Abläufen haben kann, wird von ärztlicher Seite oft unterschätzt. De facto werden jedoch in zunehmendem Maße vernetzte Computer zur Standardisierung und Planung therapeutischer, diagnostischer und pflegerischer Prozesse unter Kostengesichtspunkten eingesetzt, die mit medizinischen Inhalten kombiniert werden müssen. Im Krankenhaus mit seiner besonders hohen Informationsdichte wird von seiten der Administration die Bedeutung der Informationstechnologie erkannt; die Realisierung geschieht oft unter Vernachlässigung der klinischen Kommunikationsbedürfnisse. Solange sich von ärztlicher Seite kein Problembewußtsein bildet, das den übergreifenden Informationsbedarf berücksichtigt, ist ein Anwachsen dieser Asymmetrie zu befürchten. Ärzte zeigen gegenüber Informationsproblemen eine geringe Planungsbereitschaft, da das Verständnis für die Bedeutung der Optimierung von Informationsstrukturen für den Erfolg der eigenen Tätigkeit in Krankenversorgung und klinischer Forschung nicht ausreicht. Werden von ärztlicher Seite Lösungen für Informationsprobleme realisiert, so entstehen meist lokal praxistaugliche, aber nicht verallgemeinerungsfähige Inselansätze. Zwischen Arzt und Informationswissenschaftlern besteht eine erhebliche Kommunikationslücke. Grundlagen der medizinischen Informatik müssen deswegen sowohl explicit, d.h. mit eigenen Veranstaltungen, als auch implicit durch Beteiligung an computergestützten Abläufen in den klinischen Praktika vermittelt werden.

Der rapide Fortschritt der Informationstechnologie führt zu einer Vermehrung der aus Diagnostik und Therapiekontrolle anfallenden Daten, die ausgewertet und in den Kontext der Probleme des einzelnen Patienten gesetzt werden müssen. Bereits heute läßt sich nachweisen, daß der Arzt in der Konfrontation mit der täglichen Datenflut Fehler macht, wobei Unterlassungsfehler eine größere Rolle spielen als aktiv begangene. Es ist deswegen notwendig, bereits im Medizinunterricht elektronische Informationsmedien nicht nur als Werkzeuge der Informationsvermittlung, sondern auch als Hilfsmittel einer problemorientierten Informationsaufbereitung einzusetzen.

Aufgrund der raschen Zunahme des Wissens, der diagnostischen und therapeutischen Verfahren und der zunehmenden Spezialisierung gewinnt die elektronische Archivierung, Aufbereitung und Vermittlung medizinischen Wissens weiter an Bedeutung. Die Ermittlung und Auswertung im Druck niedergelegter Information aus Literaturdatenbanken wie Medline dürften heute in Deutschland allen Studierenden der Medizin möglich sein (Kaltenborn et al., 1991). Erfahrene Forscher und Kliniker müssen Studenten beim rationellen und kritischen Umgang mit dieser Informationsquelle unterstützen, da gerade die Leichtigkeit des Zugangs zur Oberflächlichkeit und Scheininformation verführt. Medizinisches Wissen ist darüber hinaus direkt aus Datenbanken und Expertensystemen zugänglich, deren Inhalt nicht mehr oder mit zeitlicher Verzögerung und unvollständig in gedruckter Form erscheint. Mit staatlicher Unterstützung werden in aller Welt von seiten der Industrie und Institutionen der Medizininformatik Systeme entwickelt, die das Wissen in strukturierter Form über elektronische Werkzeuge am ärztlichen Arbeitsplatz zur Verfügung stellen. Dazu kommen, teilweise schon heute realisiert, die Konsultation mit Techniken der Datenfernübertragung, Videokonferenzen, und die elektronische Bearbeitung bildgebender Verfahren bis hin zur virtuellen Realität. Sowohl vom praktisch tätigen Arzt wie vom klinischen Forscher wird also in Zukunft ein grundlegendes Verständnis allgemeiner und medizinischer Informationsprozesse und der fundamentalen Strukturen der elektronischen Datenverarbeitung gefordert werden, wobei der Arzt nicht nur Empfänger, sondern vor allem auch Quelle der Information ist.

Persönliche Zugänge zu den genannten Informationen über externe Anbindung an das Universitätsnetz, das auch einen kostengünstigen Zugang zu Angeboten im World Wide Web erlaubt, sind an vielen Universitäten möglich. Bisher wird diese meist aufgrund der Initativen von Rechenzentren oder Medizininformatikern geschaffene Möglichkeit von den Studienkomissionen und Hochschulehrern wenig beachtet und zur Vorbereitung auf eigene Unterrichtsveranstaltungen und zu deren Vertiefung kaum genutzt.

Die elektronische Verfügbarkeit des Wissens und seiner Umsetzung in diagnostische und therapeutische Entscheidungen wird das Wissensmonopol der Ärzte abbauen. Beispiele sind Computerprogramme zur Selbstdiagnose, Diätregelung, allgemeiner Lebensführung und Medikamenteneinahme bei

Diabetes, Allergien, Säuglingsbetreuung und Störungen des Bewegungsapparats (Sechrest et al., 1996; Tomita et al., 1995; Mercer et al., 1995) oder elektronische Ratgeber zur Selbstmedikation, zum Beispiel im Bereich der Homöopathie. Im Internet sind vor allem für chronische Erkrankungen zahlreiche Foren verfügbar, in denen Patienten, Selbsthilfegruppen, wissenschaftliche informierende Ärzte und Außenseiter zu Wort kommen. Derartige Beratungs- und Entscheidungsinstrumente werden nicht nur von Patienten und Selbsthilfegruppen, sondern mit kommerziellen Absichten von nichtärztlichen Anbietern genutzt, um ihre Gesundheitsleistungen gezielter offerieren zu können. Patienten oder Bezugspersonen informieren sich immer häufiger über das Internet über die neusten Diagnose- und Behandlungsmöglichkeiten schwerwiegender Erkrankungen wie Krebs oder Aids, so daß das spezielle, wenn auch ungenügend oder einseitig verstandene Sachwissen des Patienten durchaus grösser sein kann als das des nicht-spezialisierten Arztes, der aktuelles Wissen über viele Erkrankungen vorzuhalten hat. Medizinstudenten als zukünftige Ärzte werden lernen müssen, mit dieser völlig geänderten Informationsverteilung mit Hilfe der kritischen Beherrschung der neuen Informationsmedien umzugehen.

5. Vermittlungsformen im Studium sollen Vermittlungsformen in der Weiter- und Fortbildung entsprechen

Es ist einleuchtend und in der Medizinpädagogik unbestritten, daß die Ausbildungssituation sich im Ablauf des Curriculums zunehmend der Realität der Berufswirklichkeit anzupassen hat. Diese bereits zu Beginn des Jahrhunderts (Flexner, 1913) erhobene Forderung ist auf die neuen Informationsmedien zu übertragen. Ein wesentliches Ziel des Medizinstudiums als erster Abschnitt des lebenslang fortgeführten Informations- und Ausbildungsprozesses ist die Befähigung und die positive Einstellung zur Informationsverarbeitung und zum lebenslangen Lernen (General Medical Council, 1993; Association of American Medical Colleges, 1984; Wissenschaftsrat, 1992). In der Weiter- und Fortbildung werden Printmedien zunehmend durch die neuen Medien ersetzt oder ergänzt. Gründe dafür sind nicht nur die Eignung für bestimmte Bereiche der Wissensvermittlung (s. o.), sondern auch wirtschaftliche Vorteile wie niedrigere Preise für *updates* und für Bildmaterial. Die neuen Medien bieten dem wissenschaftlich vorgebildeten, in ihrer Nutzung versierten Arzt Hilfe bei Problemlösungen für den einzelnen Patienten, die weit über Buch und Zeitschrift hinausgehen. Dazu gehören neben den bereits erwähnten Instrumenten wissensbasierte elektronische Systeme zur Unterstützung von Differentialdiagnose und Therapie (Pauker et al., 1981; Berner et al., 1994). Ärzte werden sich Fachzeitschriften und Monographien, die auch selten vorkommende Fälle ihrer Praxis abdecken, nicht mehr leisten können und nicht die Zeit haben, sich auf dem Weg der konventionellen Bibliotheksnutzung die für einen problematischen Einzelfall notwendigen Informationen zu verschaffen. Auf Datenbanken basierende Informationssysteme sind nicht nur schneller und weit kostengünstiger aktualisierbar, sondern werden dem Arzt auch zunehmend eine Online zugängliche Information ermöglichen, die die Vielzahl individueller Variablen des einzelnen Patienten berücksichtigen.

6. Realisierung

Um den neuen Medien den notwendigen Stellenwert im Medizinstudium zu verschaffen, sind finanzielle, strukturelle und das Selbstverständnis der Hochschullehrer betreffende Veränderungen notwendig, die ohne Anspruch auf Vollständigkeit abschließend genannt werden.

Medizinstudenten sollten von Beginne des Studiums an Zugang zur Computernutzung haben. Die vom BMFT vor über 10 Jahren eingerichteten PC-Pools sind ergänzungs- und erweiterungsbedürftig; die Öffnungszeiten sind vielerorts zu verlängern. Zweck dieser Rechner ist nicht mehr der Erwerb fundamentaler Computerkenntnisse, die bei Studienanfängern vorauszusetzen sind (Asgari-Jirahndeh et al., 1997), sondern der Umgang mit in der medizinischen Forschung und Versorgung genutzten EDV-Techniken, deren Software durch die Rechenzentren zur Verfügung gestellt und gepflegt werden muß.

Im Curriculum sind Unterrichtsveranstaltungen in medizinischer Informatik vorzusehen. Die Mitbearbeitung im Kursus der Biomathematik ist nicht ausreichend. Dazu sind Lehrstühle des Faches an allen Fakultäten bereitzustellen. Daß dies noch nicht der Fall ist, ist umso erstaunlicher, als Kenntnisse der medizinischen Informatik zum Handwerkszeug aller ärztlichen Berufe gehören, während vertiefte Kenntnisse jedes einzelnen klinischen Faches nur von einem kleinen Teil der Absolventen im späteren Berufsleben gebraucht werden. Die Verlagerung spezieller Ausbildungsinhalte in die Weiterbildung und Konzentration des („Grund-") Studiums auf die Grundlagen der medizinischen Anthropologie und des ärztlichen Handelns würde einer intensivierten Ausbildung in medizinischer Informatik Platz schaffen, stößt allerdings auf den Widerstand der betroffenen Fächer (Robert Bosch Stiftung, 1995; Wissenschaftsrat, 1992).

Als Nachfolger der klassischen Mediotheken müssen virtuelle Mediotheken geschaffen und gepflegt werden. Unter „Pflege“ ist dabei nicht allein die Hard- und Softwareanpassung an die Fortschritte der Computertechnologie, sondern die an den Fortschritten der wissenschaftlichen Erkenntnisse und den Anforderungen der medizinischen Berufe orientierte Weiterentwicklung des didaktischen und inhaltlichen Programmangebots zu verstehen. Diese muß aus regionalen oder nationalen Projekten gespeist werden, die weiter finanziell zu fördern sind. Das IMPP oder eine andere deutschsprachige Bildungseinrichtung könnte dabei die Funktion eines Koordinations- und Beratungszentrums entsprechend dem Zentrum der *American Association of Medical Colleges* (Salas et al., 1997) übernehmen.

Es sind Modelle zu schaffen, welche den Einbau der neuen Medien in den Medizinunterricht erproben. Die weitgehenden Erfahrungen in den hochentwickelten westlichen Ländern sind wegen der grundsätzlichen Unterschiede zu deutschen Curricula und der deutschen Studienlandschaft nur begrenzt übertragbar. Ansätze finden sich im „Arztbild der Zukunft“ des Murrhardter Kreises (Robert Bosch Stiftung, 1995) und der Planung des Berliner Reformcurriculums (Scheffner, 1993; Haller et al., 1995). Auch dabei ist Förderung durch Bund und Länder notwendig. Um derartige Modelle in die Curricula der einzelnen Fakultäten zu übertragen, müssen Entwicklungskomissionen gebildet werden, in denen Studiendekanate, Abteilungen für medizinische Informatik, Rechenzentren und Bibliotheken mit den vielen jüngeren Hochschullehrern und Studierenden zusammenarbeiten können, die an der Entwicklung und Nutzung der neuen Informationsmedien in der medizinischen Ausbildung interessiert sind.

Literatur

Asgari-Jirahndeh, N. & Haywood, E. J. (1997). Computer awareness among medical students: a survey. Medical Education, 31, 225-231.

Association of American Medical Colleges. (1984). Physicians for the twenty-first Century. The GPEP-Report. Washington, D.C.: Association of American Medical Colleges.

Banholzer, P., Abdominelle Sonographie. Interaktiver Atlas. (1996). München: Urban & Schwarzenberg.

Berner, E. S., Webster, G. D., Shugerman, A. A., Jackson, J. R., Algina, J., Baker, A. L., Ball, E. V., Cobbs, C. G., Dennis, V. W., Frenkel, E. P. & et al. (1994). Performance of four computer-based diagnostic systems. The New England Journal of Medicine, 330, 1792-1796.

Chevrel, J. P. (1995). The modern teaching of modern anatomy. Surgical and Radiological Anatomy, 17, 285-286.

Criley, J. M., Criley, D. & Zalace, C. (1996). Multimedia instruction of cardiac auscultation. Transactions of the American Clinical and Climatological Association, 108, 271-284.

Downing, S. W. (1995). A multimedia-based histology laboratory course: elimination of the traditional microscope laboratory. Medical Informatics, 8, 2, 1695

Fischer, M. R. G., Schauer, S., Gräsel, C., Baehring, T., Mandl, H., Gärtner, R., Scherbaum, W. & Scriba, C. (1996). Modellversuch CASUS. Ein computergestütztes Autorensystem für die problemorientierte Lehre in der Medizin. Zeitschrift für ärztliche Fortbildung, 90, 385-398.

Flexner, A. (1913). Medical education in the United States and Canada: A report to the Carnegie Foundation for the advancement of teaching. Carnegie Foundation for the Advancement of Teaching, Bulletin No.4, 47-124.

Friedl, R., Wieshammer, S., Kehrer, J., Ammo, C., Hübner, D., Lehmann, J. & Heimpel, H. (1996). Ein fallbasiertes, interaktives und multimediales Lernsystem zum Thema Herzinfarkt, Angina pectoris und Mitralstenose. Medizinische Klinik, 91, 564-69.

Friedman, C. P. (1996). Top ten reasons the World Wide Web may fail to change medical education. Academic Medicine, 71, 979-981.

General Medical Council. (1993). Recommendations on undergraduate medical education. London: General Medical Council

Gulich, M., Adler, G., Fetzer, A. & Heimpel, H. (1994). Entwicklung ärztlicher Fähigkeiten im „Blockpraktikum Innere Medizin". Der Internist, 35, 664-669.

Haller, R., Burger, W. & Scheffner, D. (1995). Der Reformstudiengang am Klinikum Rudolf Virchow der Freien Universität Berlin. In Robert Bosch Stiftung (Hrsg.), Das Arztbild der Zukunft. Analysen künftiger Anforderungen an den Arzt. Konsequenzen für die Ausbildung und Wege zu ihrer Reform. 3. Auflage (S. 356-369). Gerlingen: Bleicher Verlag.

Hayes, K. A. & Lehmann, C. U. (1996). The interactive patient: a multimedia interactive educational tool on the World Wide Web. MD Computing, 13, 330-334.

Heimpel, H. (1991). Die Entwicklung der ärztlichen Berufe – Konsequenzen für die Ausbildung in der Medizin. Überlegungen des Murrhardter Kreises. In Robert Bosch Stiftung (Hrsg.), Reform der Medizinerausbildung – Widerstreit und Konsens. Beiträge und Ergebnisse der 2. Bad Boller Konsultation im November 1989. Band 33 Materialien und Berichte. (S. 25-33). Gerlingen: Bleicher Verlag.

Heimpel, H. (1993). Gestaltungsrecht der Universitäten und staatliche Aufsichtspflicht als Voraussetzung zur Reform der medizinischen Ausbildung. In D. Habeck, U. Schagen, & G. Wagner (Hrsg.), Reform der Ärzteausbildung. (S. 109-113). Berlin: Blackwell Wissenschafts-Verlag.

Heimpel, H. (1995 a). Multiple-Choice (MC)-Prüfungen aus der Sicht eines Klinikers. In K. Westhoff (Hrsg.), 1. Symposium zu Prüfungen in der Medizin. (S. 102-106). Lengerich: Pabst Science Publishers.

Heimpel, H. (1995 b). Wie kann klinische Entscheidungsfähigkeit geprüft werden? In G. Boelcke, F. H. Kemper & F. Richter (Hrsg.), Prüfungsmethoden in der medizinischen Ausbildung und der Einfluß von Prüfungen auf Lehre und Lernen. (S. 267-283). Mainz: Institut für medizinische Prüfungsfragen.

Hooper, J., O'Connor, J. & Cheesmar, R. (1996). Learning clinical biochemistry using multimedia interactive clinical cases. Clinica Chimica Acta, 248, 119-123.

Hornke, L. F. (1995). Computeradaptive MC-Prüfungen in der Medizin. In K. Westhoff (Hrsg.), 1. Symposium zu Prüfungen in der Medizin. (S. 102-106). Lengerich: Pabst Science Publishers.

Kallinowski, F., Mehrabi, A., Gluckstein, C., Benner, A., Lindinger, M., Hashemi, B., Leven, F. J. & Herfarth, C. (1997). Computer-basiertes Training – Ein neuer Weg der chirurgischen Aus- und Weiterbildung. Der Chirurg, 68, 433-438.

Kaltenborn, K. F. & Ennis, M. (1991). Evaluation of the effects of modern information technoloy on university education and research in the health sciences. Theoretical Surgery, 6, 29-37.

Loke, E. (1995). Multimedia clinical examination: the time honoured art and science mirrored digitally. International Journal of Bio-Medical Computing, 40, 115-119.

Mangione, S. & Dennis, S. (1992). CompuLung: a multimedia CBL on pulmonary auscultation. Proceedings of the Annual Symposium of Computer Application in Medical Care, 820-821.

McLeod, P. J., Steinert, Y., Nasmith, L. & Conochie, L. (1997). Faculty development in Canadian medical schools: a 10-year update. Canadian Medical Association Journal, 156, 1419-1423.

Mercer, Z. & Sweeney, M. A. (1995). Developing patient education programs with multimedia technology incorporating patient feedback into program design. Medical Informatics, 8, 1186-1189.

Merton, R. K., Reader, G. G. & Kendall, P. L. (1957). The student – physician. Cambridge MA: Havard University Press.

Najjar, L. J. (1996). Multimedia information and learning. Journal of Educational Multimedia and Hypermedia, 5, 129-150.

Pauker, S. G. & Kassirer, J. P. (1981). Clinical decision analysis by personal computer. Archives of Internal Medicine, 141, 1831-1837.

Projektgruppe Autodidakt der Universität Ulm (1995). Das Herz. Heidelberg: Springer-Verlag.

Robert Bosch Stiftung. (1995). Das Arztbild der Zukunft. Analysen künftiger Anforderungen an den Arzt. Konsequenzen für die Ausbildung und Wege zu ihrer Reform. 3. Auflage. Gerlingen: Bleicher Verlag.

Salas, A. A. & Anderson, M. B. (1997). Introducing information technologies into the medical curriculum: Activities of the AAMC. Academic Medicine, 72, 191-193.

Santer, D. M., Michaelsen, V. E., Erkonen, W. E., Winter, R. J., Woodhead, J. C., Gilmer, J. S., D'Alessandro, M. P. & Galvin, J. R. (1995). A comparison of educational interventions. Multimedia textbook, standard lecture, and printed textbook. Archives of Pediatrics and Adolescent Medicine, 149, 297-302.

Scheffner, D. (1993). Reformstudiengang Medizin – Entwurf für ein neues Curriculum. Deutsches Ärzteblatt, 90, B730-732.

Schulz, S., Auhuber, T., Schrader, U. & Klar, R. (1997). Qualitätskriterien für Elektronische Publikationen in der Medizin.
http://www.imbi.uni-freiburg.de/medinf/cbt_qk.htm:

Sechrest, R. C. & Henry, D. J. (1996). Computer-based patient education: observations on effective communication in the clinical setting. Journal of Biocommunication, 23, 8-12.

Stade, D. U., Fischer, M. R. G., Holzer, M., Dietrich, J. W., Rau, R. & Toepfer, M. (1997). Multizentrische Evaluationsstudie EVA für medizinische Mediotheken – Bereicht über die Ergebnisse der ersten Studienphase. In Baur, M., Fimmers, R. & Blettner, M. GMDS '96. (S. 153-157). München: MMV.

Tomita, M., Takabayashi, K., Honda, M., Yamazaki, S., Suzuki, T., Tomioka, H., Nishimoto, M., Nakano, M., Satoh, Y. & Nojiri, M. (1995). Computer assisted instruction on multimedia environment for patients. Medical Informatics, 8, 1192

Tosteson, D. C. (1990). New pathways in general medical education. New England Journal of Medicine, 322, 234-238.

Weinstein, M. C. & Fineberg, H. V. (1980). Clinical Decision Analysis. Philadelphia: W.B. Saunders Company.

Wissenschaftsrat. (1992). Leitlinien zur Reform des Medizinstudiums. Köln: Eigenverlag.

Wofford, J. L. & Wofford, M. M. (1997). The multimedia computer for case simulation: survival tool for the clinician educator. MD Computing, 14(2), 88-93.

WALTHER UMSTÄTTER

Die Rolle der Digitalen Bibliothek im Wissensmanagement

Einleitung

Die Digitale Bibliothek kann ohne Übertreibung als eine Revolution auf dem Wege unserer modernen Gesellschaft angesehen werden, in der die Wissenschaft immer stärker zur Grundlage medizinischen, politischen, sozialen und wirtschaftlichen Handelns wird. Diese Grundlage der Wissenschaftsgesellschaft erfordert eine neue Form der Sicherung und Verfügbarmachung der großen Massen geistigen Eigentums. Schon allein der Wechsel von der früheren „Little Science" mit ihrer relativ kleinen geistigen Elite zur „Big Science" mit ihren weltweit kooperierenden Millionen von Wissenschaftlern, erzwingt die Frage nach einer theoretischen Basis dieser Entwicklung, wobei die Brisanz im biomedizinischen Bereich weitaus am größten ist, da dieser wissenschaftliche Apparat weltweit die höchste Verbreitung, die größte „Man Power" und insgesamt auch die meiste Finanzkraft hat. Durch die stark ausgeprägte Interdisziplinarität der Wissenschaften sollte aber der medizinische Bereich hier nicht nur für sich betrachtet werden, da die Digitale Bibliothek die Art wissenschaftlichen Arbeitens und Publizierens in der gesamten Wissenschaft gleichmäßig revolutioniert.

Der Begriff ‚Bibliothek' wurde dem Griechischen entlehnt und bedeutet soviel wie Buchablage, Buchbehälter, schrieben Krabbe und Luther (1953) in ihrem „Lehrbuch der Bibliotheksverwaltung", und erweiterten den Begriff nicht nur auf „das Gebäude bzw. die Räumlichkeiten, die zur Aufbewahrung von Büchern bestimmt sind, sondern auch auf alle Einrichtungen, die zum Zwecke einer ordnungsmäßigen Betreuung der Bücher mit einem solchen Bücherhaus verbunden sein müssen". In ihrer baulichen Ausprägung sind Bibliotheken heute meist dreigegliedert, in Nutzung, Lagerung und Verwaltung. Der Italiener Leopoldo Della Santa leitete 1816 mit einer programmatischen Schrift diese Epoche des Bibliotheksbaues ein, die sich auf das Prinzip der Raumaufteilung in Magazin, Verwaltungs- und Benutzerräume gründete.

In einer Neuauflage des Lehrbuchs der Bibliotheksverwaltung von Krabbe und Luther haben Ewert und Umstätter (1997) der lokationsorientierten Definition der Bibliothek eine zeitlosere funktionsorientierte Definition gegenübergestellt, nach der die Bibliothek eine Einrichtung ist, die unter archivarischen, ökonomischen und synoptischen Gesichtspunkten publizierte Information für ihre Benutzer sammelt, ordnet und verfügbar macht.

Daraus ergibt sich für die Digitale Bibliothek, daß sie im Gegensatz zur klassischen Bibliothek nicht beschränkt ist auf gedruckte Bücher bzw. andere analog gespeicherte und publizierte Dokumente, sondern durch die wesentliche Erweiterung um binäre Informationen gekennzeichnet ist. Im Gegensatz zur klassischen Dokumentation weist sie die Dokumente nicht nur bibliographisch nach, sondern stellt sie auch im Volltext zur Verfügung. Sie erweist sich damit als eine viergegliederte Bibliothek. Die Großschreibung des Wortes „Digitale" Bibliothek ergibt sich aus der Tatsache, daß es natürlich keine digitale Bibliothek geben kann, sondern daß es sich hier um einen Namen für die genannte Definition handelt.

Wissenschaftliche Bibliotheken haben seit jeher die Aufgabe gehabt, die Ergebnisse der Wissenschaft in Schrift, Bild und seit einiger Zeit auch in Film- und Tondokumenten verfügbar zu halten. Daß dazu neuerdings auch Animationen, Hypermedia-Dokumente, Programme, Simulationen, Modelle oder visualisierte Gedankenexperimente gehören können, wird noch zu oft übersehen, obwohl es gerade im medizinischen Bereich hierfür schon zahlreiche interessante Beispiele gibt. Die Datenbank AVline der amerikanischen National Library of Medicine, die speziell audiovisuelle Medien verzeichnet, belegt diese Feststellung sehr schön.

Insbesondere die Ausbreitung der audiovisuellen Medien auf digitaler Ebene und die des Internets hat dazu geführt, daß man heute zwischen der Elektronischen, der Virtuellen und der Digitalen Bibliothek unterscheiden muß. Durch den Begriff digital library soll zum Ausdruck gebracht werden, daß die moderne Bibliothek in der Lage ist, jedwede digitalisierbare Information zu speichern bzw. zu archivieren und verfügbar zu machen. Auch wenn das Ziel der electronic library durchaus schon im sog. papierlosen Zeitalter gesehen wurde, ein etwas provokativer Begriff von F.W. Lancaster (1980), so war sie doch weitgehend auf die Automatisierung der Bibliotheken beschränkt. Durch die zunehmend multimedialen Möglichkeiten der PCs hat sich später der Begriff virtual library ausgebreitet. Dieser sollte deutlich machen, daß wir in der Lage sind, Teile von Bibliotheken komplett in Rechnern darzustellen, so daß der Benutzer am PC die Möglichkeit hat, sich navigierend durch eine Bibliothek hindurch zu bewegen und dort gewissermaßen in die Regale und in die Bücher einzutauchen. Im Interesse einer präzisen Terminologie definieren wir die Virtuelle, ebenso wie die Elektronische Bibliothek, als Teilbereiche der Digitalen Bibliothek (Ewert und Umstätter, 1997).

1. Digitalisierung

Durch die zunehmende Digitalisierung der Information – und dies gilt nicht nur für die Archivierung und die Verbreitung, sondern auch und insbesondere für die Erhebung von Daten, wie Anamnese, Befunddokumentation, Meßergebnisse, Röntgenaufnahmen, etc. – erfahren alle Informationen eine Vereinheitlichung der „Schrift", die als ubiquitär verbreiteter Binär-Code, Bild, Ton, Text und Programme voll integrierbar macht. Auch wenn diese meist mikroskopisch kleine „Schrift", die nur aus zwei Zeichen besteht – bei den CD-ROMs sind es die „Pits" und „Lands" – in ihrer vielzähligen Wiederholung mit dem unbewaffneten Auge nicht lesbar ist, so hat sie den unschätzbaren Wert, mit Hilfe von Mikroprozessoren automatisch analysiert, kontrolliert, weiterverarbeitet, transponiert und transportiert werden zu können. Ein kaum weniger wichtiger Vorteil dieser „Schrift" ist die extrem hohe räumliche und bei der Datenübertragung auch zeitliche Informationskompression, die damit möglich wird.

Die Digitale Bibliothek ist trotz ihrer äußerst hohen Abhängigkeit von der modernen Technologie, der klassischen Bibliothek so weit überlegen, daß es zu ihrer Fortentwicklung keine Alternative gibt. Diese Aussage gilt für die Präsentationsmöglichkeiten, die Produktionszeit, die Reproduktionssicherheit, die Speicherung, den Transport, die Verfügbarkeit und ebenso für die Vervielfältigung von Information. Die Technologieabhängigkeit ist dagegen eine reine Frage der Redundanz, im Sinne ausreichender Kopien, da durch die Redundanz die technischen Unsicherheiten kompensiert werden können. Auch wenn wir in Zukunft das gedruckte Wort weiterhin auf Papier lesen werden, und damit das Buch als Ausgabemedium seine Bedeutung in vollem Umfang behält, so gibt es keinen Zweifel darüber, daß schon heute Bücher fast ausschließlich in digitaler Form produziert, archiviert und bei Bedarf aus den Rechnern heraus gedruckt werden. Unter dem Stichwort des Publishing on Demand erzeugen und verbreiten die Verlage die Druckerzeugnisse aus dieser digitalen Archivierung heraus.

1.1 Informationstheoretische Voraussetzungen

Die Bedeutung der Digitalen Bibliothek richtig einschätzen zu können erfordert klare Vorstellungen davon, was man unter Information bzw. Wissen versteht. Während Norbert Wiener in den vierziger Jahren unseres Jahrhunderts über die Filtertheorie zu einer ganz ähnlichen Definition der Informationseinheit kam, wie Claude Shannon über die Nachrichtentheorie, unterschieden sich ihre Vorstellungen darin, daß Wiener eher ein Kontinuum annahm, während Shannon das Diskontinuum liebte, wie Wiener in seiner Autobiographie schreibt (Wiener, 1962, S. 228). Die diskrete Betrachtung der Information führte bei einer Sitzung, in der Wiener im Winter 1943/44 „eine Gruppe von Neurophysiologen, Fernmeldeingenieuren und Rechengerätfachleuten in Princton zu einer zwanglosen Sitzung“ zusammengebracht hatte, zu der allgemeinen Auffassung, daß Information grundsätzlich „nach der Zahl von Jas und Neins zu messen“ sei, deren Einheit diese Expertengruppe Binary Digit oder abgekürzt Bit nannte (Wiener, 1962, S. 233). John W. Tukey benutzte die Einheit dann im Zusammenhang mit der Arbeit am ENIAC-Computer 1946, was in der Folge dazu führte, daß die breite Öffentlichkeit zu der Annahme verleitet wurde, das Bit hätte ausschließlich etwas mit Computern zu tun.

Damit war, wie Wiener glaubte, die „Wissenschaft der Kybernetik“ und damit die „Theorie der Kommunikation und der Steuerungs- und Regelungsvorgänge bei Maschinen und bei lebenden Organismen“ geboren. Aus heutiger Sicht können wir allerdings feststellen, daß damit nicht nur die Kybernetik begründet wurde, ein Begriff den Wiener eingeführt hat und der für das Verständnis der Lebensvorgänge bekanntermaßen erhebliche Bedeutung gewann, sondern das Informationszeitalter. Die damit einhergehende allgemeine Digitalisierung schaffte das Fundament für die heutige Wissenschaftsgesellschaft.

Mit der Feststellung, jedwede Information kann in Bit gemessen werden, verbindet sich auch die Tatsache, daß das Bit auch ein Maß für die Redundanz, für das informationstheoretische Rauschen und bemerkenswerterweise ebenso ein Maß für das Wissen ist, weil alle diese Größen ineinander übergehen können. Damit läßt sich der Informationsgehalt der Digitalen Bibliothek heute recht gut abschätzen und in seinem Kostenaufwand kalkulieren.

Auch wenn Information in äußerst vielfältiger Weise gespeichert vorliegt, in Formen, Mustern, chemischen Strukturen, vernetzten Nervenzellen, gesprochenen Sätzen, Schriftzügen, etc., so ergibt sich aus der Theorie eindeutig, daß sie immer auch in eine binäre Form transponiert und dort gemessen werden kann, und daß der Informationsgehalt von Bibliotheken damit eindeutig bestimmbar ist. Dies ist somit die Grundlage einer modernen Bibliothekswissenschaft.

1.2 Information, Rauschen, Redundanz und Wissen

Information im bibliothekarischen Bereich bedeutet, daß ein Autor eine Nachricht an die Leser sendet, die für diese verständlich und neu sein muß. Ist sie nicht verständlich, so handelt es sich um informationstheoretisches Rauschen bzw. Noise. Ist sie nicht neu, so sprechen wir definitionsgemäß von Redundanz. Information ist, im Gegensatz zu wiederholt anders lautenden Behauptungen, durch Shannon und Weaver eindeutig definiert, wird aber oft mit Interpretation und anderen verwandten Begriffen verwechselt (Umstätter, 1991).

Damit gibt es drei kaum zu unterschätzende Fehlerquellen bei der Informationsbestimmung in Bibliotheken:

1. Das sogenannte Rauschen, das auch als Noise bezeichnet wird
2. Die Fehlinformation
3. Die Redundanz

1.2.1 Das Rauschen
Als Rauschen müssen wir z.B. in Büchern, Zeitschriften, Bildern oder auch gesprochenen Tonaufnahmen Texte ansehen, die für den Leser durch Inhaltsleere, Mehrdeutigkeiten oder Widersprüche zumindest teilweise ohne wirkliche Aussage bleiben. Dieser Anteil ist oft größer als man gemeinhin annimmt, da die Unschärfe unserer Sprache, ebenso wie die Unschärfe von Bildern oder Tönen, vieles unserer interpretatorischen Willkür überläßt. In diesen Bereich fällt natürlich auch die Unschärfe von Meßwerten und Diagnosen, die ihrerseits in die Literatur mit einfließen.

1.2.2 Die Fehlinformation
Die Fehlinformation stellt ein noch größeres Problem für die klassische Bibliothek dar, weil sie einerseits fast immer und untrennbar mit richtigen und wichtigen Informationen vermischt ist. So haben wir bei großen Zahlensammlungen ebenso mit Fehlern zu rechnen, wie bei langen Texten, die selten nur richtige Aussagen enthalten. Im Gegensatz zum informationstheoretischen Rauschen, das wir gar nicht erst verstehen, sind diese falschen Informationen, die uns oft zu gefährlichen Theorien verleiten, von richtigen für den Leser nicht sofort unterscheidbar. Diese Informationen müssen zunächst als wahr angenommen werden und sind nur nach eingehender Prüfung als unrichtig oder zumindest als zweifelhaft identifizierbar. Diese Prüfung durch Verifikation oder Falsifikation kann normalerweise nur durch Wissenschaft erreicht werden. Popper schreibt in diesem Zusammenhang: „In der Logik der Forschung versuchte ich zu zeigen, daß unser Wissen durch Versuch und durch Eliminierung von Irrtümern wächst" und „daß wir auf der wissenschaftlichen Ebene bewußt nach unseren Irrtümern suchen" (Popper, 1979). Diese Irrtümer sind aber in den klassischen Bibliotheken mehrfach archiviert und führen zahlreiche Leser wiederholt in die Irre.

Je weiter ein Wissenschaftler in sein Fachgebiet eindringt, desto mehr solcher Fehlinformationen kann er aufgrund seines Wissens in der Literatur identifizieren. Da er sie in den klassischen Bibliotheken allerdings nicht rückgängig machen kann, sieht er sich gezwungen Berichtigungen zu verfassen, von denen er allerdings nicht weiß, wie weit diese die Zielgruppe auch wirklich erreichen.

Es ist nicht nur eine der größten Chancen der Digitalen Bibliothek, solche Fehlinformationen möglichst gering zu halten, es ist schon eher ein unausweichlicher Zwang, Widersprüche, Richtigstellungen oder die zahllosen Zweifel in unseren Bibliotheken auch noch nachträglich am Ort ihrer Entstehung anbringen zu können. Durch Einfügungen sogenannter Links oder auch durch schlichte Eliminierung, wenn damit nicht die Gefahr besteht das Geschichtsbild zu verzerren, kann Wissen so wieder zuverlässiger gemacht werden.

1.2.3 Die Redundanz

Bei der Redundanz müssen wir äußerst verschiedene Formen unterscheiden. Die einfachste ist die blanke Wiederholung, die in Bibliotheken geradezu zwangsläufig auftritt. Jedes Buch ist nichts anderes als eine Kopie eines Originalmanuskripts, und damit zunächst reine Redundanz. Daß es für einen bestimmten Leser, der normalerweise das Original nicht kennt, eine Informationsquelle darstellt, bleibt davon unberührt. Die Leser, die in verschiedenen Bibliotheken die gleichen Bücher vorfinden, erkennen aber rasch, daß auf diesem Wege Information für sie automatisch zu Redundanz wird. Sinn dieser Redundanz ist die raschere Verfügbarkeit von Information und die archivalische Sicherung. Redundanz kann in Information übergehen, wenn das Original verschwunden ist. Durch Alterung, Zerstörung oder auch nur durch Verschmutzung wird Information leicht zu Noise, wenn sie verstümmelt oder abgewandelt wird. So kann eine Meßreihe durch die Feststellung, die Werte seien als Fälschung entlarvt worden oder mit untauglichen Mitteln entstanden, diese weitestgehend in Noise umwandeln, da ihre Aussage in Nichtssagendes absinkt. Dies ist auch der Grund, warum Information immer in ausreichendem Maße in redundanter Absicherung vorliegen muß.

Datenbasen mit Literaturhinweisen, Kataloge und Bibliographien sind in Bibliotheken Redundanzen besonderer Art. Sie werden erzeugt, um eine rasche Auffindung zu ermöglichen. Damit hat Redundanz neben ihrer sichernden und archivierenden Bedeutung in Bibliotheken auch eine wichtige informationslogistische Funktion, deren Aufgabe es ist, die richtige Information, zur richtigen Zeit, am richtigen Ort, in der richtigen Form, für vertretbare Kosten vorzuhalten.

Auch Autoren erzeugen Redundanzen, um eine wichtige Aussage rascher zu verbreiten, um sie leichter verfügbar zu machen und um ihre Richtigkeit zu unterstreichen. Es sollte daher unter anderem der Sinn von Diplom- und Magisterarbeiten sein, Ergebnisse aus Dissertationen zu überprüfen und durch Wiederholung abzusichern. Damit zeigen diese Autoren, daß sie in der Lage sind, zeitgemäße Forschung zu veri- bzw. falsifizieren. Außerdem erzeugen sie eine höchst wichtige Redundanz in der Literatur, die die Wissenschaft zu dem macht, was sie sein sollte, eine möglichst verläßliche objektive Wahrheitssuche. Der Verzicht auf überflüssige Wiederholung allgemein bekannter Grundlagen gehört allerdings ebenso dazu, wie die Referenz auf das, was man im Original prüfen können muß. Dagegen erspart die wörtlich zitierte Wiederholung von Aussagen, die nicht erst über ein kompliziertes Literaturstudium in verschiedenen Bibliotheken realisiert werden muß, viel Zeit.

Da Bücher in Größe und Umfang handlich sein sollten, sind Autoren gezwungen, Themen unter einem Titel, in überschaubaren, in sich geschlossenen Komplexen von durchschnittlich einigen Hundert Seiten, zu beschreiben. Aussagen aus anderen Büchern müssen somit durch Zitierung, Zusammenfassung oder Rekapitulation für den jeweils angesprochenen Leserkreis wiederholt werden. So betrachtet sind Bücher in Bibliotheken Knoten in einem vernetzten geistigen Gewebe, in dem die Redundanzen den Grad der Vernetzung bestimmen. In einer Digitalen Bibliothek werden solche Vernetzungen teilweise über hypermediale Links hergestellt, um damit überflüssig gewordene Redundanzen zu minimieren. Diese Möglichkeit besteht allerdings nicht nur für ganze Digitale Bibliotheken sondern auch für digitale Handbücher, die durch ihre hohen Integrations-, Vernetzungs- und Speicherkapazitäten ganze Sammlungen von Büchern in sich zu beherbergen vermögen.

Die überaus hohe Belastung des bibliothekarischen Informationsangebotes durch das mit Noise und Redundanz übersäte Papier kostet uns heute Millionenbeträge bei der Speicherung, aber auch beim Zugriff, da die Wiedergewinnung aus den Magazinen zunehmend zeit- und personalintensiv ist. Hier eröffnet der Zugriff auf digital archivierte Bestände über die sogenannten FTP-Server (s. Obst & Ganslandt in diesem Band) ungeahnte Erleichterungen und Einsparungen.

Neben der einfachen, der verkürzten oder der leicht abgewandelten Wiederholung kennen wir auch raffiniertere Formen der Redundanz, die zur Sicherung einer Information von unverzichtbarer Bedeutung sind. Die interessanteste Form der Informationskompression ist das Wissen, das allerdings nur eine sehr spezielle Form der Informationskompression darstellt.

1.2.3.1 Datenkompression und -sicherung

Betrachtet man beispielsweise den Blutzuckergehalt eines Patienten, so hat dieser Meßwert aus statistischer Sicht einen unbestimmbar hohen Fehler. Erst durch die Wiederholung der Blutzuckerbestimmung unter möglichst identischen Bedingungen gewinnt diese durch Redundanz an Zuverlässigkeit. Damit beginnt das heute viel diskutierte Total Quality Management (TQM) bei genauer Betrachtung mit der Redundanz. Obwohl es sich beim TQM um eine Festlegung der International Standard Organization (ISO) und dort speziell um die ISO Norm 9000 handelt, bei der es um die Beziehung von Qualität zu Produktions-, Amortisations-, Reklamationskosten und Regreßansprüchen geht, erkennen wir heute immer deutlicher, daß die Verläßlichkeit einer guten Informationsversorgung eine wichtige Aufgabe des Bibliothekswesens ist.

Nun können allerdings identische Bedingungen oft nicht eingehalten werden, so daß wir als Alternative die Bestimmung einer Abklingkurve nach einmaliger Glukosebelastung verfolgen. Hier haben wir es, trotz unterschiedlicher Meßwerte im Laufe der Zeit, insofern mit einer Redundanz zu tun, als die Meßwerte die bekannte Funktion nur zu bestätigen brauchen. Auch Schwingungen, Symmetrien, Spiegelungen, Resonanzen oder gleichförmige Bewegungen erweisen sich so betrachtet als Formen verschiedener Redundanzen. Sie alle können in Informationsspeichern hochgradig komprimiert werden.

An dieser Stelle ist es wichtig darauf hinzuweisen, daß wir zwischen Datenkompression, Informationskompression und Informationsabstraktion zu unterscheiden haben. Da normalerweise Daten aus einem Gemisch aus Information, Redundanz und Rauschen bestehen, die aus Kostengründen oft alle gleichermaßen komprimiert werden müssen, kommt es bei ihnen nur darauf an, sie auf möglichst kleinem Raum, bzw. bei Datenübertragung auf möglichst kurze Zeit zusammenzudrängen. Im Gegensatz dazu bemüht man sich bei der Informationskompression um eine Abtrennung von Noise und Redundanz, soweit das ohne Informationsverlust möglich ist. In vielen Fällen finden wir allerdings neben der Kompression auch eine Informationsabstraktion, in der, wenn auch weniger wichtige Teile der Information, verloren gehen. Dies spielt insbesondere bei Bild- und Tondokumenten eine große Rolle, bei denen mit allen möglichen Tricks die Zahl der Bits reduziert wird, indem z.B. alle Frequenzen, die unser Ohr ohnehin kaum wahrnimmt, rigoros herausgefiltert werden. Soweit Abstraktionen kaum sicht- bzw. hörbar sind, spielen sie keine Rolle. Wenn aber beispielsweise in manchen Computerprogrammen auch nur ein Bit an Information fehlt, sind diese schon unbrauchbar. Damit muß in der Digitalen Bibliothek aus Kostengründen auf ein Gleichgewicht zwischen Datenkompression und Datenqualität geachtet werden.

1.2.3.2 Das Wissen

Eine besondere Form der Verbindung von Information und Redundanz stellt das Wissen dar. In ihm besteht die Redundanz einer Information darin, daß sie letztere kausal, funktional oder heuristisch begründet. Wenn wir beispielsweise eine Erkältung mit dem Befall von Influenza-Viren erklären, so ist damit nicht nur der unspezifische Begriff Erkältung biomedizinisch wiederholt, es ergeben sich aus der diagnostischen Bestimmung des Virus auch eine Reihe von Implikationen, die sich aus der Kenntnis von Vireninfektionen ableiten lassen. Wir können damit den Namen einer Krankheit weitgehend als Redundanz für die dazugehörige Diagnose ansehen. Durch diese Redundanz gewinnt eine Information an begründeter Zuverlässigkeit und wird zu Wissen.

Wissen als begründete Information ist somit probabilistisch, im Gegensatz zur Information, die durch Possibilistik bestimmt ist (Fühles-Ubach, 1997). Das bedeutet, daß Wissen mit dem Maß der Wahrscheinlichkeit dafür, daß es richtig ist, bestimmt werden kann, während der mittlere Informationsgehalt einer Nachricht mit seiner Unwahrscheinlichkeit wächst. Dies ergibt sich zwangsläufig aus der Informationstheorie von Shannon und Weaver. Vereinfacht läßt sich feststellen, unser Wissen um eine Krankheit ist um so höher einzuschätzen, je wahrscheinlicher die sich aus ihm ergebenden Aussagen sind.

Als Begründungen dienen uns häufig auch mathematische Gleichungen, die eine Aussage aus einer anderen herleiten. Man denke beispielsweise an das Phänomen der Massenanziehung, das vor den Überlegungen von Kepler und Galilei zunächst rein beschreibend zur Kenntnis genommen wurde. Erst durch die systematische Untersuchung dieses Vorgangs gelangte man zu funktionalen Zusammenhängen und damit zu den Erkenntnissen der Mechanik. Damit erhielt das Gravitationsgesetz Newtons eine Definition dessen, was wir als Masse bezeichnen, und eine unendliche Zahl an physikalischen Fallbewegungen, sowie die elliptischen Beschleunigungen der Himmelskörper umeinander, können einfach erklärt werden.

Mathematische Gleichungen sind so betrachtet Relationen, die Informationen und ihre Redundanzen auf ein Minimum zurückdrängen. Dadurch, daß sie eine Erscheinung durch eine andere erklären, enthalten sie formalisiert dargestelltes Wissen. Wenn wir beispielsweise den mittleren Informationsgehalt H einer Zeichenkette betrachten, der sich aus der Wahrscheinlichkeit p_i, mit der diese Zeichen auftreten, ergibt, so enthält die Gleichung $H = \Sigma (p_i \text{ x ld } 1/p_{i)}$ nicht nur eine Klärung dieses Zusammenhangs, sondern auch die sehr knappe Darstellung der Informationstheorie. Die präzise Abbildung dieses funktionalen Zusammenhanges auf einem Bildschirm würde tausende von Bytes erfordern. Die Gleichung enthält dagegen 18 Byte und die bereits oben angesprochene Feststellung, daß der Informationsgehalt dem Logarithmus dualis ld folgt und somit binär sein muß.

2. *Informationsmanagement und Wissensmanagement*

Das Informationsmanagement ist in den letzten Jahrzehnten interessanterweise im Dokumentationsbereich, im Informatikbereich und im Wirtschaftsbereich unabhängig voneinander etwa zeitgleich mit unterschiedlichen thematischen Schwerpunkten entstanden. Damit hat es, wie in einer übersättigten Lösung, drei Kristallisationsspunkte gegeben, die den dringenden Bedarf in dieser Gesellschaft deutlich machten. Während die Wirtschaftswissenschaftler das Informationsmanagement hauptsächlich unter dem finanziellen Aspekt der Information sehen, in dem sie Information als Handelsware betrachten, konzentrieren sich die Informatiker vorwiegend auf die Frage der Informationszugänge, die sie mit komplizierten logistischen Absicherungen in ihren Rechnernetzen bewerkstelligen müssen.

Für Archivare, Bibliothekare und Dokumentare ist die Verwaltung von Information und Wissen kein neues Problem, soweit sie meist auf Papier fixiert war. Dagegen hat auch für sie die Digitale Konvergenz, in der Archive, Bibliotheken, Dokumentationen, Krankenhäuser, Museen, Rundfunk- und Fernsehanstalten bzw. auch viele andere Einrichtungen auf die gleichen Speichermedien zugreifen, ihre Verwaltungsaufgaben stark verändert.

Seine besondere Verbreitung hat das Informationsmanagement im letztgenannten Sinne in den USA zweifellos dem sogenannten Paperwork Reduction Act von 1980 zu verdanken, der dazu führte, daß in den amerikanischen Verwaltungen Information Resources Manager eingesetzt wurden, die auf ein verbessertes Informationsmanagement zu achten hatten. Der Erfolg dieser Aktivitäten auf staatlicher Seite blieb nicht ohne Folgen für die Industrie und für viele andere Bereiche. Durch die notwendige Unterscheidung zwischen Information und Wissen hat man sich in den letzten Jahren immer stärker der Frage des Wissens- und natürlich auch der des Wissenschaftsmanagements zugewandt. Insbesondere in den amerikanischen Universitätsbibliotheken findet man daher neuerdings die Bezeichnung „Library and Knowledge Management."

Der Bibliothekar als Informationsverwalter bzw. als Wissensverwalter in der wissenschaftlichen Bibliothek muß sich zunehmend mit den neuen Formen der Informations- und Wissensrepräsentation beschäftigen. Dazu gehören beim Informationsmanagement in erster Linie die multimedialen Möglichkeiten der modernen Computertechnologie, aber auch das Interpersonal- bzw. Workgroup-Computing mit seinen weltweiten Kooperationsangeboten im Internet. Die Computerunterstützung bei der Zusammenarbeit von Arbeitsgruppen, die sich nicht nur auf die modernen Computerprogramme mit entsprechenden Angeboten bezieht, sondern ihren Niederschlag auch in der allgemeinen objektorientierten Philosophie der Betriebssysteme und Datenbanken findet, ist zweifellos eine wichtige Voraussetzung für ein zeitgemäßes wissenschaftliches Arbeiten.

Speziell im Bereich der Wissenspräsentation können wir heute drei grundlegende Arten unterscheiden:

1. Die verbale Beschreibung von Zusammenhängen mit Hilfe der Syntax natürlicher Sprache.
2. Die mathematische Beschreibung von Zusammenhängen mit Hilfe von Gleichungen.
3. Die Darstellung in Computermodellen und Expertensysteme mit ihren Wissensbanken und Inferenzmaschinen (inference = Folgerung).

Obwohl die ersten beiden Formen dieser Darstellungen von Wissen nicht neu sind, erleben sie in der Digitalen Bibliothek eine erhebliche Erweiterung in ihrem Angebotsspektrum, indem Texte mit der Metasprache SGML beispielsweise zusätzlich strukturierbar sind und indem mathematische Beschreibungen durch die Computer in fast beliebiger Form präsentiert werden können. Darüber hinaus bieten die Darstellungsmöglichkeiten in Computermodellen und Expertensystemen ein noch kaum abschätzbares Potential an Wissensrepräsentationsmöglichkeiten. Bevor wir allerdings auf diese Tatsache eingehen können, müssen wir noch zwischen:

- IRM – Information Resources Management,
- IM – Informationsmanagement,
- WM – Wissensmanagement und
- WSM – Wissenschaftsmanagement

unterschieden.

2.1 Information Resources Management

Wie sich aus dem bereits Gesagten ergibt, entstand das IRM insbesondere durch die Förderung im Paperwork Reduction Act von 1980. Damit verbunden war zunächst eine erhebliche Reduktion des gedruckten Ausstoßes an Papier seitens der US-Regierung und die Bemühung um eine zuverlässige digitale Archivierung im sogenannten SGML-Format (siehe weiter unten). Aus informationstheoretischer Sicht bedeutet dies die Vermeidung von Noise und überflüssiger Redundanz, indem bestimmte Informationen gezielt über Retrievalsysteme suchbar sind. Anstelle einer Übernahme und Durchsicht von umfangreichen Regierungspapieren kann so gezielt die Information abgerufen werden, die für die bestimmten Zielgruppen relevant sind.

Ziel des Information Resources Managements ist es, alle relevanten Informationen zu sammeln, zu ordnen und verfügbar zu machen, und dies unter archivarischen, ökonomischen und synoptischen Gesichtspunkten. Daraus erkennen wir die weitgehende Übereinstimmung mit den Aufgaben der Bibliotheken. Die optimale Verwaltung vorhandener Informationen beschränkt sich allerdings nicht nur auf den publizierten Anteil in dieser Welt.

Insofern gewinnt das Information Resources Management auch in vielen Wirtschaftsunternehmen und ebenso im Gesundheitsbereich, mit der dort oft bedeutungsvollen Geheimhaltung personenbezogener Daten, zunehmend an Gewicht.

Eine zentrale Rolle spielt dabei zweifellos die bereits erwähnte Informationslogistik. Sie läßt sich hervorragend durch Indexierung bewerkstelligen, indem Informationsflüsse in Form von Dokumenten durch Indizes, im Sinne von Hinweiskennungen, gesteuert werden. Das gilt sowohl für die sofortige Zustellung eines Dokumentes, als auch für die Indexierung auf Abruf in Archiven, Bibliotheken und Dokumentationsstellen. Dokumente sind in diesem Zusammenhang als Oberbegriff verschiedener Dokumenttypen, wie Krankenakten, Bilder, Bücher, Befunde oder Tonaufzeichnungen, handhabbare informetrische Einheiten, die sich auf verschiedenen Informationsträgern befinden können und damit sehr unterschiedlichen Umfang und variable Gestalt zeigen. Damit fällt die Speicherung und Verwaltung von Krankenakten, Röntgenbildern, Laborwerten, etc. ebenfalls unter diesen Fragenkomplex.

2.2 Das Informationsmanagement

Dem Information Resources Management gegenüber schließt das Informationsmanagement bei genauer Betrachtung auch die Frage der Erzeugung von Information ein. Es verwaltet nicht nur die bereits vorhandenen Ressourcen, es steht neben dem Sammeln, Ordnen und Verfügbarmachen von Information auch vor der Aufgabe, wie, wo und wann neue Informationen unter optimalen Bedingungen kostengünstig erzeugt werden können oder müssen. Dazu gehört die natürliche Entstehung von Information, beispielsweise aus Anamnesen und Diagnosen ebenso, wie die maschinelle oder industrielle aus Automaten oder Computern. Die Erzeugung von Information kann in Befragungen, Tests etc. forciert aber auch gezielt unterdrückt werden. Als eine besondere Form dieser Entwicklung können die KIS (Krankenhausinformationssysteme) angesehen werden.

Als kaum vermeidbar muß die Tatsache angesehen werden, daß der Begriff Informationsmanagement oft auch nur als verkürzter Ausdruck für das Information Resources Management verwendet wird. Andererseits gibt es auch noch Bemühungen, zwischen Information Resources Management und der seltener benutzten Bezeichnung Information Resource Management zu unterscheiden.

2.3 Das Wissensmanagement

Durch den im allgemeinen erheblich höheren Wert des Wissens, im Gegensatz zu vielen Informationen, haben sich Bibliothekare schon immer bemüht, die

Erwerbung und Archivierung von Wissen der reinen Informationsbeschaffung vorzuziehen. Dabei muß allerdings berücksichtigt werden, daß viele Informationen und Redundanzen zum Beleg und zur Begründung neuen Wissens dienen und somit oft unverzichtbar sind.

Dem Informationsmanagement gegenüber kommt es beim Wissensmanagement darauf an, die Informationen so in Beziehungen zu setzen, daß Inferenzmaschinen oder auch menschliche Experten aus ihren Angaben heraus möglichst klare Entscheidungen fällen können. Die kausale, funktionale oder heuristische Relationierung von Information kann von einfachen Wenn-Dann-Beziehungen, die in diesem Sinne als vereinfachte Kausalitäten zu sehen sind, bis hin zu komplexen Wahrscheinlichkeitsabschätzungen reichen.

Bei der Verwaltung von Wissen muß klar unterschieden werden, daß die Erzeugung des Wissens selbstverständlich weiterhin bei den wissenschaftlich Tätigen liegt, daß allerdings die Sammlung, Verfügbarmachung und Präsentation von möglichst gut begründeter Information neue bibliothekarische Fähigkeiten, bis hin zur Verwaltung von Wissensbanken erfordert.

2.4 Das Wissenschaftsmanagement

Unter Wissenschaft ist der gezielte Versuch einer Wissensvermehrung durch methodisches Problemlösen zu verstehen. Dazu gehört neben geistigen, handwerklichen bzw. instrumentellen Methoden, die für jeden normalen Menschen, bei entsprechend theoretischer und praktischer Ausbildung, nachvollziehbar sein müssen, die Verfügbarkeit des Wissens der Bibliotheken in dieser Welt. Zur Verdeutlichung des Begriffs Methode sei angemerkt, daß als methodischer Ansatz zur Gewinnung von Wissen ebenso experimentelle wie evolutionsstrategische Erwägungen zum Zuge kommen. Dazu gehört das Prinzip der Hypothesenbildung durch Versuch und Irrtum, die Überprüfung von Inter- und Extrapolationen, von Abstraktionen und Verallgemeinerungen. Das Vorgehen beruht meist auf möglichst widerspruchsfreier Deduktion, Induktion und Klassifikation. Die Problemlösung bezieht sich selbstverständlich nicht nur auf ungelöste Probleme, die erst als solche erkannt werden müssen, sie betrifft in starkem Maße auch die Falsifikation der scheinbar schon gelösten Probleme.

Hier liegt ein großer Vorteil der wissenschaftlich ausgerichteten Digitalen Bibliothek, die mit wissenserzeugenden Strategien ausgerüstet werden kann. So lassen sich widersprüchliche Befunde bei bestimmten Krankheitsbildern gezielt ermitteln und entsprechend indexiert verlinken, um nur ein einfaches Beispiel zu nennen.

Das moderne Wissenschaftsmanagement muß zweifellos die Möglichkeiten des IRM bzw. die des IM und insbesondere die des bibliothekarischen WM in seine Überlegungen einbeziehen, um im Rahmen der heutigen „Big Science“ (Price, 1997) Strukturen einer Groß- bzw. Projektforschung mit hochgradiger Arbeitsteilung zu planen, mit denen der internationale Wettbewerb um die Spitzenforschung finanzierbar bleibt. Dabei spielt in absehbarer Zukunft das Workgroup-Computing eine entscheidende Rolle. Während in Bibliotheken und Dokumentationseinrichtungen die gemeinsame Erstellung von Datenbanken und Datenbasen seit Jahren Routine ist, muß sich das Wissenschaftsmanagement nun darauf einstellen, daß Wissenschaftler selbst am gemeinsamen internationalen Aufbau von Informations- und Wissensbanken und insbesondere an digitalen Handbüchern beteiligt sein werden, die natürlich von Bibliothekaren und Dokumentaren verwaltet, koordiniert, gepflegt und weiterentwickelt werden müssen. Damit entsteht eine weltweit verfügbare Digitale Bibliothek, die von Wissenschaftlern wie bisher aufgebaut wird, und die organisatorisch und archivalisch von Bibliothekaren bzw. Dokumentaren auf ihre Authentizität hin überwacht und ebenso wie eine bisherige Bibliothek permanent gepflegt werden muß.

Da wir an der Art der Publikationen in den Bibliotheken seit mehreren Jahrzehnten einen klaren Trend vom genialen Einzelwissenschaftler zum wissenschaftlichen Teamwork beobachten können, und nun die Digitalisierung diesem Trend eine neue Qualität verleiht, entstehen in Forschung und Lehre Strukturen, die dieser Entwicklung Rechnung tragen. Von zentraler Bedeutung bei diesen strukturbildenden Maßnahmen sind zweifellos die verschiedenen Formen von Daten- bzw. Wissensbanken. Vereinfacht kann man sagen, daß in der wissenschaftlich ausgerichteten Digitalen Bibliothek an die Stelle der Büchersammlung die Verwaltung von Wissen durch Informations- und Wissensbanken tritt, in denen das Buch als Ausgabeform nur noch eine von mehreren Möglichkeiten darstellt.

3. Daten, Datenbanken, Datenbasen, Informationsbanken und Wissensbanken

Das Wort Datenbase oder Datenbasis stammt vom amerikanischen Wort database bzw. vom ursprünglichen data base, das nach Martha Williams (1975) in erster Linie den Literaturdatenbanken vorbehalten sein sollte. Somit war bei bekannten Hosts, als Anbieter von Datenbasen, auch als Befehl für die Öffnung einer database die Eingabe „BASE“ notwendig. In Deutschland hat man sich verständlicherweise lange gegen die Assoziationen mit den weiblichen und chemischen Basen gewehrt, so daß man lieber von Datenbanken sprach. Literaturdatenbanken können Literaturhinweissysteme (mit Autor, Titel, Quelle und Indexierung), Freitextsysteme (mit zusätzlichen Abstracts) oder auch Volltextsysteme sein (s. Schwarz & Umstätter in diesem Band). Im Gegensatz zu diesen inzwischen klassischen Retrievalsystemen beinhalten Datenbanken (engl. Databanks bzw. data banks), präziser auch als Faktendatenbanken bezeichnet, meist Zahlen und Fakten, die vorwiegend in relationalen Datenbanken abgelegt sind. Als Überbegriff verwendete man bei den Datenbasen und -banken die Bezeichnung Informationsbanken. In Unkenntnis dieser Entwicklung, bei den bibliothekarisch und dokumentarisch relevanten Retrievalsystemen, entstand in der Informatik die Bezeichnung Database Management System (DBMS) für relationale Datenbanken. Seitdem kann im deutschen Sprachgebrauch zwischen Datenbanken und Datenbasen nicht mehr sinnvoll unterschieden werden. Auch der Versuch von Eysenbach (1994), bei einer Unterscheidung zwischen Datenbank und Datenbasis, letzterer die Bedeutung der Datensammlung und damit den Inhalt einer Datenbank zuzusprechen, ist ebenso zum Scheitern verurteilt, da man bei den relationalen Datenbanken die Inhalte schlicht als die gespeicherten ‚Daten' bezeichnet. Versuche zur Bildung des Singulars „Datum" sind in diesem Zusammenhang eher verwirrend. Bei den Retrievalsystemen spricht man im Gegensatz zu den Daten eher von Dokumenten oder records.

Definitorisch kann man festlegen, daß Datenbanken Beziehungen zwischen einer Vielzahl von digital erfaßten Daten schaffen, um diese wiederauffindbar (erinnerlich) zu machen, um sie übersichtlicher organisieren bzw. gezielt umorganisieren zu können und um Strukturierungen vorzunehmen, die zur Weiterverarbeitung benötigt werden.

Zur Extraktion von Wissen dienen Literaturdatenbanken oft als Grundlage für den Aufbau von Faktendatenbanken, in denen alle wichtigen Daten und Fakten gesammelt werden, die für den Aufbau von faktischen Wissensbanken notwendig sind. Letzte benötigen Fakten in einer so relationierten, oft auch kausal bedingten Form, daß die sogenannten Inferenzmaschinen daraus ihre Schlüsse ziehen können. Datenbasen, Datenbanken und Wissensbanken im Sinne der früheren Nomenklatur können so als Kaskade zur Wissensgewinnung verstanden werden.

Bei den Informationsbanken ist es sinnvoll zwischen

1. Datenbanken mit festen Strukturen und
2. Datenbanken mit variablen Strukturen

zu unterschieden.

3.1 Datenbanken mit festen Strukturen

Hierzu gehören die meisten hierarchischen, relationalen und Faktendatenbanken. In ihnen werden feste Feldlängen für die Daten vorgegeben, die nicht überschritten werden können. Damit ergibt sich das Dilemma, entweder die Feldlängen sehr großzügig auszulegen und so größere Mengen an leeren Speicherplätzen in Kauf zu nehmen oder möglichst kurze Feldlängen anzustreben, in denen überlange Datenketten nicht selten nur verstümmelt aufnehmbar sind. Der am häufigsten gewählte Ausweg ist die Codierung der Feldinhalte mit einem Code möglichst fester Feldlänge, wie der internationale Code für die Klassifikation aller Krankheiten. Eine solche Codierung bringt allerdings auch den Vorteil einer Hierarchienbildung mit sich. Bei den Modernen Datenverwaltungssystemen besteht zunehmend die Möglichkeit auch bei großzügigem Angebot an Feldlängen, überflüssige Speicherplätze durch Datenkompression zu kompensieren.

3.1.1 Hierarchische Datenbanken

Die hierarchischen Datenbanken gehören fast schon der Geschichte an. Aus ihrer Theorie heraus lassen sich allerdings auch heute noch interessante Ordnungsprinzipien gewinnen. Bei hierarchischen Datenbanken werden Informationen über klare Mono- oder Polyhierarchien aufgeteilt. Diese Hierarchien können beispielsweise binär, dekadisch oder mit wechselnden Aufteilungen klassifiziert sein. Insbesondere bei Menüführungen finden wir diesen Typus, der heute auch mit Lernfähigkeiten angeboten werden kann. Insofern nutzt auch die Digitale Bibliothek noch Datenbankstrukturen mit Hierarchien, die allerdings nicht mehr auf den veralteten Speicherverwaltungstechniken beruhen.

Eine der großen Schwierigkeiten bei Hierarchien ist es, knappe Überschriften zu finden, die rasch erkennen lassen, was sich auf den darunterliegenden Ebenen finden läßt. Wenn sich beispielsweise in der Dezimalklassifikation unter „Angewandte Wissenschaften, Medizin, Technik" auch die „Hauswirtschaft" und die „Kekse" befinden, so gibt es immer nur eine gewisse Wahrscheinlichkeit, mit der diese Auswahl a priori richtig getroffen wird. Auf jeder Ebene, auf der wir eine solche Entscheidung treffen, können wir also einen Fehler machen. Bei reinem Zufall wäre die Wahrscheinlichkeit, auf Anhieb die richtige Wahl zu treffen, in einem dekadischen System 1 zu 9. Bei systematischer Auswahl werden wir also spätestens beim zehnten Versuch die richtige zweite Ebene erreicht haben. Wir könnten sie allerdings bei klar erkennbarer Benennung auch schon im ersten Versuch erreichen. Erfahrungen zeigen allerdings, daß für die Auswahl der jeweils richtigen Ebenen eher zwei Versuche notwendig sind. In einer Untersuchung wurden je 1,8 Versuche gebraucht um auf die richtige nächste Ebene zu gelangen. Damit ergaben sich 3,2 Versuche für die Auswahl zweier richtiger Ebenen, 5,8 Versuche für die Auswahl von drei richtigen Auswahlentscheidungen usf. Wählt man ein binäres System, so sind natürlich die Fehler pro Ebenen (bei maximal zwei Möglichkeiten) geringer. Es müssen aber so viel mehr Entscheidungen getroffen werden, daß die Hierarchie noch weitaus unüberschaubarer wird. Darüber hinaus wird auch eine systematische Suche immer schwieriger, da man sich nicht alle bereits getesteten Suchentscheidungen merken kann, und somit einige Suchwege meist mehrmals geprüft werden.

Bibliotheken haben daher in ihren Klassifikationen neben der dekadischen Hierarchie auch die 26 Buchstaben des Alphabets als Klasseneinteilung gewählt, um die Zahl der hierarchischen Ebenen zu reduzieren. Damit können bereits über drei Ebenen maximal 17576 Themen angesprochen werden. Auf jeder Ebene sind allerdings 26, nicht selten zeitraubende, Entscheidungsmöglichkeiten zu prüfen und zu fällen.

Bei menügeführten DV-Systemen versucht man daher Begriffe mit hoher Auswahlwahrscheinlichkeit hervorzuheben, indem ihre Überschriften besonders gestaltet sind oder zur rascheren Identifikation Piktogramme (sogenannte Icons) entsprechende Assoziationen hervorrufen. Bei lernenden Systemen können solche Icons auch in der Hierarchie nach oben wandern oder durch Highlighting auffälliger gestaltet sein. Hierarchische Klassifikationen gewinnen in der Digitalen Bibliothek überall dort an Bedeutung, wo Endnutzer eingewiesen werden müssen.

3.1.2 Relationale Datenbanken

Relationale Datenbanken sind nicht nur am besten mit Tabellen zu vergleichen, sie haben in den Tabellenkalkulationen auch interessante Vorbilder. Der Unterschied zwischen relationalen Datenbanken und Tabellenkalkulationsprogrammen liegen hauptsächlich darin, daß relationale Datenbanken weitaus mehr Dokumente aufnehmen können, während Tabellenkalkulationsprogramme weitaus mehr Möglichkeiten der Datenmanipulation und -relationierung bieten. Sie sind in erster Linie für formalisierte Daten geeignet. Dies betrifft sowohl die meist festen Feldlängen, als auch die weitgehend definierten Inhalte. Auf diesen Datenbankbereich beschränkt sich der größte Teil der Aktivitäten der Informatiker, was sich nicht zuletzt an dem Marktumsatz für relationale Datenbanken erkennen läßt, der 1995 allein in den USA etwa 4 Milliarden Dollar betrug (Nabil, Halem, und Naqvi, 1995).

Die dortigen Database Management Systeme enthalten typischerweise Namen, Adressen, Zahlenwerte, Währungen, Codes, etc., die oft auch Plausibilitätskontrollen unterwerfbar sind. Dabei ist zu bemerken, daß die Relationen in erster Linie die Felder betreffen, deren Inhalte verglichen, verrechnet oder durch Programme sogar umformuliert werden können. Ihr Einsatz für Wissensbanken setzt daher auch weitgehend formalisierte Beziehungen der Informationen voraus. Mit solchen Strukturen können Inferenzmaschinen auch am ehesten wirksam werden.

Probleme der relationalen Datenbanken sind einerseits die notwendigen Vorbereitungen beim Import von Daten, da die Relationen berücksichtigt werden müssen, und andererseits die Verarbeitungsgeschwindigkeit. Relationale Datenbanken gehören eher zu den etwas langsam arbeitenden Systemen, da sie bei Suche und Ausgabe oft die Relationierungen erst abarbeiten müssen. Im Vergleich zur Datenstruktur der dokumentenorientierten Retrievalsysteme wird dies bei den beiden folgenden Beispielen (Abb. 1 und 2) deutlich.

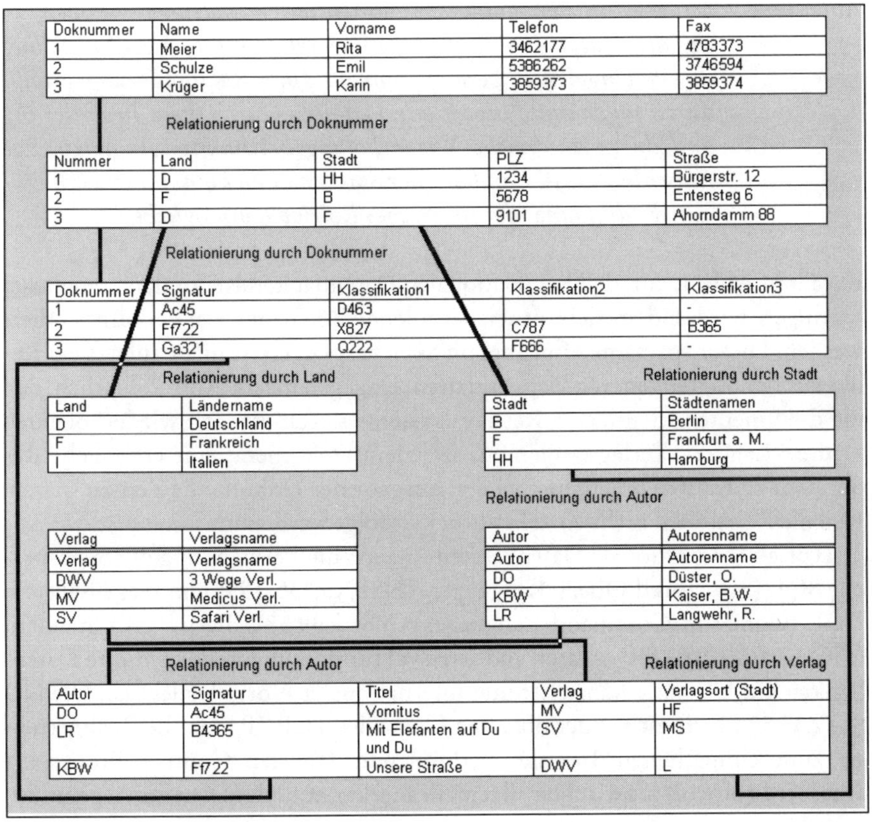

Abbildung 1: Struktur in relationalen Datenbanken mit den Verknüpfungen der einzelnen Tabellen, die als eigene Files abgelegt sind weshalb der Import und die damit verbundene Verteilung von Daten in solche Datenbanken schwierig ist.

Doknummer:	1
Name:	Meier
Vorname:	Rita
Telefon:	3462177
Fax:	4783373
Land:	Deutschland
Stadt:	Hamburg
PLZ:	1234
Straße:	Bürgerstr. 12
Signatur:	Ac45
Klassifiaktion1	D463
Autor:	Düster, O.
Titel:	Vomitus
Verlag:	Medicus Verl.
Verlagsort:	Hof

Doknummer:	2
Name:	Schulze
Vorname:	Emil
Telefon:	5386262
Fax:	3746594
Land:	Deutschland
Stadt:	Berlin
PLZ:	5678
Straße:	Entensteg 6
Signatur:	Ff722
Klassifiaktion1	X827 C787 B365
Autor:	Kaiser, B.W.
Titel:	Unsere Straße
Verlag:	3 Wege Verl.
Verlagsort:	Ludwigsburg

Doknummer:	3
Name:	Krüger
Vorname:	Karin
Telefon:	3859373
Fax:	3859374
Land:	Deutschland
Stadt:	Frankfurt a. M.
PLZ:	9101
Straße:	Ahorndamm 88
Signatur:	Ga321
Klassifiaktion1	Q222 F666
Autor:	Langwehr, R.
Titel:	Mit Elefanten auf Du und Du
Verlag:	Safari Verl.
Verlagsort:	Münster

Abbildung 2: Struktur in den dokumentenorientierten Retrievalsystemen, in die die Daten (Dokumente) ohne relationierte Verschlüsselung direkt eingelesen werden können. Ihre Relationierung erfolgt durch sogenannte invertierte Dateien. Durch diese Invertierung und durch zahlreiche Wiederholung bestimmter Angaben, wie Klassifikations-, Landes- oder Städtenamen kommt es zu erheblicher Redundanz, die ein rasches Retrieval ermöglicht.

Es fällt in Abb. 1. auf, daß bei relationalen Datenbanken Redundanz möglichst verringert wird, indem sich oft wiederholende Zeichenketten verkürzt codiert werden. Dieser sparsame Umgang mit Speicherplätzen ist nicht zuletzt ein Relikt aus den Zeiten teuerer Magnetplatten. Dagegen macht Abb. 2 deutlich, daß die dokumentenorientierten Retrievalsysteme durch die sich wiederholenden Städte-, Länder-, Verlagsnamen etc. in jedem Dokument, eine erhebliche Redundanz in Kauf nehmen, um bei der Ausgabe der Dokumente Zeit zu sparen, weil die Relationen nicht einzeln zurückverfolgt werden müssen.

Typisch für relationale Datenbanken ist auch die Verwendung der Suchsprache SQL (Structured Query Language, ANSI X3.135-1986) im Gegensatz zur CCL (Common Command Language, ANSI Z39.58), die im ISO-Standard (ISO 10162/10163 SR – search and retrieve) für dokumentenorientierte Datenbanken mit US-amerikanischer und internationaler Norm festlegt ist. Die NISO Z39.50 Norm ist auf der obersten Ebene des TCP/IP (das alle Rechnernetze zum einheitlichen Internet verbindende Transfer Control Protocol / Internet Protocol) inzwischen allgemein anerkannt und international genutzt.

3.2 Datenbanken mit variablen dokumentenorientierten Strukturen

Da die Übernahme von Volltexten in der Digitalen Bibliothek eine besondere Bedeutung erlangt, sind Datenbanken mit variablen dokumentenorientierten Strukturen zunehmend wichtig. Ihr Einsatzgebiet reicht von Adressendateien, über Bibliographien, die Volltexte von Zeitschriftenaufsätzen oder ganzen Büchern, bis hin zu den Bild- und Objektbeschreibungen, wie Röntgenaufnahmen oder Krankenberichten.

Im Gegensatz zur meist formalen Relationierung von Wissen in herkömmlichen Expertensystemen, wird Wissen in Volltexten durch die Syntax der natürlichen Sprache abgebildet und dem menschlichen Geist verständlich präsentiert. Darüber hinaus können heute in solche Texte hypermediale Objekte eingebunden werden, die bestimmte Zusammenhänge in Animationen, Modellen, Simulationen, etc. deutlich machen.

In linguistischen Ansätzen bemüht man sich nun über das sog. Parsing, in dem Satzstrukturen vom Computer ermittelt werden, das Volltextretrieval zu verbessern bzw. zu erleichtern. Die Problematik beim Volltextretrieval liegt heute in einer geradezu babylonischen Sprachverwirrung. So verstehen einige darunter nichts anderes, als daß ein beliebiges Wort in einem kompletten Text gesucht werden kann, während man im professionellen Bibliotheks- und Dokumentationsbereich des inzwischen klassischen Online-Retrievals dies als schlichte Stringsearch bezeichnet, in der ein Text nach einer bestimmten Zeichenkette abgesucht wird. Dagegen versteht man hier unter Volltextretrieval eine Reihe von Recherchemöglichkeiten, die notwendig sind, um möglichst gezielt bestimmte Textteile in Volltexten auffindbar zu machen. Dazu gehören neben den einfachen Bool'schen Operatoren (s. Schwarz & Umstätter in diesem Band), den Links-, Innen- und Rechts-Maskierungen oder den feldübergreifenden Suchen beispielsweise die vielfältigen Kontextoperatoren.

Typische Textretrievalsysteme kehren sozusagen die Beziehungen der relationalen Datenbanken um. In ihnen werden nicht Tabellen mit klar strukturierten Feldern in Relation gebracht, sondern die Gesamtheit der Feldinhalte eines Dokuments zu anderen Feldinhalten anderer Dokumente. Dadurch, daß diese Relationen in invertierten Dateien aufbereitet werden, entsteht eine Redundanz, die erheblich zur raschen Auffindung von Textbeziehungen dient. So wird in einer invertierten Datei jedes Wort der gesamten Datenbank in eine sortierte Liste aufgenommen, in der verzeichnet ist, in welchen Dokumenten und an welchen Stellen in diesen Dokumenten das Wort vorkommt. Man könnte auch sagen, daß hier jedes Wort hypertextartig nutzbar wird. Daß dabei manchmal auch von einer Indexierung gesprochen wird ist eher verwirrend, wenn man den intellektuellen Aufwand bei echten Indexierungen berücksichtigt.

Volltextextretrieval nutzt die Relationen, die wir in der Syntaktik natürlicher Sprache finden.

Es ist höchst bemerkenswert, daß es in Behörden, Geldinstituten, Krankenhäusern oder Versicherungen noch so zahlreich Datenbanken gibt, in denen das Personal einen Namen wie Umstätter nicht finden kann, weil er entweder nur unter Umstaetter oder unter W. Umstaetter, Walther Um..., Dr. W. Um..., Prof. Dr. W. Um... etc. zu finden ist. Diese Computersteinzeit hätte viel erheiterndes, wenn sie nicht so teuer wäre und wiederholt Anlaß zu den ärgerlichsten Begebenheiten böte.

3.2.1 SGML als Basis für dokumentenorientierte Datenbanken

Von besonderer Bedeutung für die Digitale Bibliothek ist der durch das WWW (World Wide Web) des Internets rasant beschleunigte Einsatz der Standard Generalized Markup Language (SGML). Sie erlaubt als Metasprache eine zusätzlich verbesserte Wissensrepräsentation, wie sie sich in unserer natürlichen Sprache darstellt. Der Einsatz der HTML (Hypertext Markup Language) im Bibliotheksbereich, als bekannteste Document Type Definition (DTD) im Rahmen der SGML, kann zur Zeit kaum überschätzt werden. Während IBM zunächst in den späten sechziger Jahren eine General Markup Language (GML) kreierte, wurde SGML 1986 von der ISO unter der Nummer 8879 standardisiert. Sie sollte ihre Bedeutung zunächst im Austausch einheitlich digitalisierter Daten für den Buchdruck finden, fand aber 1989 durch die Übertragung dieser Idee auf die Möglichkeiten des Internets dort eine explosionsartige Verbreitung. Tim Berners-Lee und Robert Cailliau im Genfer Forschungszentrum CERN kreierten mit HTML eine DTD, die bereits heute zu der bekanntesten Publikationsform unserer Zeit gerechnet werden muß.

Durch diese Schubkraft erfuhr SGML einen ungeahnten Aufschwung. Sie wurde zur gleichzeitigen Grundlage herkömmlicher und elektronischer Publikationen. Als reine ASCII-Codierung hat sie auch hervorragende Eigenschaften für die digitale Archivierung, da dieser American Standard Code for Information Interchange inzwischen eine etwa dreißigjährige fast unveränderte internationale Geschichte aufweist, was im Computerbereich als höchst außergewöhnlich anzusehen ist.

Die Entwicklung von HTML (mit HTML 2.0, 3.0, 3.4, Netscape, Java, XML etc.) hat heute eine so hohe Dynamik, daß man ihr kaum noch folgen kann. Trotzdem ist sie im Rahmen der SGML aus bibliothekarischer Sicht, durch ihre Standardisierung, von besonderer Zuverlässigkeit.

Die Grundidee bei SGML liegt zunächst darin, daß wir einen einfachen ASCII-File haben, in dem die Steuerzeichen für die Druckaufbereitung, die Hyperlinks, die Schriftart, die Sonderzeichen, etc. durch einfache Anweisungen in spitzen Klammern erreicht werden. Damit wird eine weitgehende Unabhängigkeit von bestimmten Betriebssystemen und Programmiersprachen erreicht. Während beispielsweise die Archivierung eines Winword-Files voraussetzt, daß man auch das Programm von Microsoft mit archiviert, was zu entsprechenden Copyright-Fragen führt, ist dies bei ASCII-Files kaum ein Problem.

Ein weiterer wichtiger Punkt gegenüber Formatierungssprachen wie RTF-Files (Rich Text Format von Microsoft) oder TEX-Files (Tau Epsilon Xi von Donald Knuth) einerseits und Seitenbeschreibungssprachen wie Postscript (1985 von Adobe) oder dessen Weiterentwicklung PDF (mit dem Acrobat Viewer) andererseits, ist bei SGML die logische Struktur, die auch ein Dokument-Parsing ermöglicht. Das bedeutet, daß die syntaktische Analyse der jeweiligen Document Type Definition auf Konsistenz überprüfbar ist. Als ein Indiz für die zunehmende Bedeutung der SGML im Publikationswesen kann unter anderem gewertet werden, daß die meisten Textverarbeitungssysteme und einige Datenbankprogramme inzwischen auch HTML-Dateien ausgeben können. Daneben erlaubt WordPerfect auch die Erzeugung von SGML-Dateien mit beliebigen Dokumenttypdefinitionen.

Die Markup Tags haben große Ähnlichkeit mit den Feldbezeichnungen von Datenbankdokumenten, wie sie von Dokumentaren konzipiert werden. Der Autor eines SGML-Dokuments legt beispielsweise fest, welche Textteile als Titel, Untertitel, Paragraph, Zitat, Abkürzung, etc. gekennzeichnet werden sollen. Damit entsteht automatisch die Möglichkeit, in einem geeigneten Retrievalsystem gezielt in diesen Bereichen zu recherchieren. Man könnte sagen, daß die Autoren von SGML-Dokumenten auf diesem Wege nicht nur normale Publikationen verfassen, sie schaffen gleichzeitig die Voraussetzung für eine Volltextindexierung. Bei einer Vereinheitlichung der DTD für bestimmte Publikationsformen können so z.B. konsistente Datenbanken mit zuverlässigen Retrievalmöglichkeiten entstehen.

SGML hat drei Komponenten. Die erste bestimmt den Zeichensatz, die zweite den Dokumententyp und die dritte enthält den eigentlichen Text mit den Markup Tags. Diese Komponenten können auch als verschiedene Files selbständig abgelegt bzw. transportiert werden.

In dieser Meta-Sprache (einer Sprache, die eine Sprache definiert), sind neben hierarchischen, auch äußerst komplexe Strukturen denkbar, mit denen bestimmte Objekte und Objektklassen zu kennzeichnen und entsprechend identifizierbar sind. Auf diesem Wege lassen sich fast beliebige Relationen zwischen einzelnen Objekten in einem Text, mit Bild und Ton realisieren.

Solche Dateien können auch mit Wenn-Dann-Schleifen abgearbeitet werden, was bei genauer Betrachtung einer zwingenden Kausalität und damit am ehesten dem entspricht, was wir mit Wissen bezeichnen. SGML ist damit als eine Archivsprache anzusehen, mit der auch Wissensbanken strukturiert werden können.

Es darf und soll nicht verschwiegen werden, daß SGML auch Lieferant für Datenbanken mit festen Strukturen sein kann. Das entscheidende ist aber seine Basis, die äußerst flexible natürliche Sprache, deren Objektorientierung im

Rahmen von SGML und der darauf anwendbaren objektorientierten Programmiersprache JAVA, ausgezeichnet nutzbar ist.

3.2.2 Der Gedanke vom Xanadu als hypermediale Datenbank

Xanadu ist ein mythischer Platz aus S.T. Coleridges Werk Kubla Khan, der T. Nelson, den Vater der ‚Hypertextphilosophie', 1974 zu der Vorstellung einer weltweit vernetzten Informationslandschaft verleitete. Sie wurde in den folgenden zwanzig Jahren immer realistischer, auch wenn sie sich heute auf der Basis von HTML im Internet völlig verselbständigt hat. Nelson's Konzeption enthielt über das, was wir im Internet heute bereits täglich nutzen, noch Ideen für die Digitale Bibliothek, deren breite Realisierung noch aussteht. Dazu gehören beispielsweise hypergrams mit verzweigten Bildern, hypermaps mit transparenten Overlays und branching movies mit verzweigten Bewegtbildern. Während die Grundidee des Hypertexts zunächst die mehrschichtige Vernetzung von reinen Texten durch die sogenannten Links war, denkt man heute immer mehr über die Verlinkung von Objekten, wie Bilder, Bewegtbilder, Töne oder Computerprogramme, durch die sogenannten Hyperlinks, nach.

Frühe Ansätze für solche Visionen stammen bereits von Vannevar Bush, der mit seinem Buch „As We May Think" auch T. Nelson inspirierte. Im Jahre 1986 hat dann William Gibson im „Neuromancer" den cyberspace und vermutlich auch die virtual library geprägt. In diesen Vorstellungen mischten sich meist Informations- und Wissensrepräsentation mit Ansichten über Denkvorgänge, ohne daß es ausreichend klare Erkenntnisse zu den neuronalen Denkvorgängen des Menschen gab. Bis heute beobachten wir eine erstaunliche Begriffsverwirrung bei den Themen Information, Wissen, Denken und Bewußtsein, die sich unübersehbar auf das Wissensmanagement auswirkt.

3.2.3 Das hypermediale Volltextretrievalsystem für Wissenselemente

Von der wissenschaftlichen Seite aus betrachtet könnten die Überlegungen zum Xanadu in ein Digitales Lehr- und Handbuch münden, in dem das Wissen dieser Welt in Wissenselementen abgelegt wird. Diese Wissenselemente sind Definitionen, Aussagen, Antworten, Beobachtungen, Belegmaterialien, etc., die durch ihre hypermediale Vernetzung begründet sein müssen.

Es ist durchaus möglich und wünschenswert, daß auf diesem Wege nicht nur ein Digitales Lehr- und Handbuch auf der Ebene eines Workgroup-Computings entsteht, sondern eine überschaubare Zahl solcher konkurrierender Wissensbasen. Hier bietet sich insbesondere die Medizin mit ihrer stark international ausgerichteten Kooperation, mit ihrer ausgeprägten dokumentarischen Entwicklung und mit ihren Erfahrungen im UMLS (s. Kaltenborn in diesem Band) besonders an.

Zwei wichtige Entwicklungen der letzten Jahre machen das hypermediale Volltextretrievalsystem für Wissenselemente in der Digitalen Bibliothek zwingend:

1. Der Paradigmenwechsel bei den dokumentenorientierten Datenbanken
2. Die objektorientierte Grundphilosophie der modernen Computer

3.2.3.1 Der Paradigmenwechsel bei den dokumentenorientierten Datenbanken
Unter dem Paradigmenwechsel bei den dokumentenorientierte Datenbanken ist zu verstehen, daß man im bibliothekarisch-dokumentarischen Bereich nicht mehr wie bisher Dokumente mit festen Vorgaben in eine Datenbank importiert und dort retrievalfähig macht, sondern, daß die Dokumente möglichst authentisch und oft sehr individuell außerhalb des Retrievalsystems archiviert bleiben, durch dieses aber gezielt suchbar sind. Auch hier ist HTML nicht nur der bekannteste weltweit im Internet eingesetzte Dokumenttyp, auf ihn sind auch die Volltextindizes wie AltaVista, HotBot, Lycos u.a. Suchmaschinen, die sich auf dieser Ebene zweifellos noch weiter entwickeln werden, eingestellt. Sobald die „Feldbezeichnungen" und Metadaten bei HTML von den jeweiligen Autoren und Bibliothekaren stärker berücksichtigt werden, ist die Information dieser Welt in den Suchmaschinen noch gezielter abrufbar als bisher. Damit wächst der internationale Druck auf die Wissenschaftler von heute, den Umgang mit diesen neuen Möglichkeiten zu erlernen und optimal zu nutzen. Die damit einhergehende Volltextindexierungsmöglichkeit bedeutet, daß in einem natürlichsprachlichen Text zusätzliche Hinweise („Markups") wie <Geburtsdatum>1.2.70</Geburtsdatum> eingefügt und zu Recherchezwecken ausgenutzt werden können.

Insofern ist es kein Zufall, daß OCLC (Online Computing Library Center) als bekanntestes Bibliotheksverbundsystem der Welt mit seinen Bemühungen in der Metadata-Arbeitsgruppe seit 1995 den darin erarbeiteten Dublin Core (1995) zu einem weltweit anerkannten Standard machen möchte. In Zusammenarbeit mit der amerikanischen Library of Congress hat man darüber hinaus in der Katalogisierung, unter dem Feld USMARC 856 bereits ein Link eingeführt, um von den bibliographischen Angaben direkt auf die digitalen Primärdokumente verweisen zu können. Auch dies ist ein Teil des inzwischen real werdenden Xanadus.

Denkt man das Paradignum der datenbankexternen Archivierung konsequent weiter, so können Wissenschaftler beispielsweise unter HTML beliebig viele Einzeldokumente im Sinne von strukturierten Wissenselementen erzeugen, die einerseits in einen bestimmten Kontext gebracht, wie ein normales Lehr- und Handbuch lesbar sind und andererseits beliebige Erweiterungen, Optimierungen und Berichtigungen durch neue Multimedialinks erfahren können (Abb. 3). Sie müssen allerdings in bestimmten Zeitabständen archiviert und von einem Herausgeberkonsortium auf Publikationsfähigkeit überwacht werden, um eine ausreichende Qualität zu sichern, so wie es das bisherige Verlagswesen tat. Durch die Erzeugung beliebiger Indizes und durch die Volltextretrievalfähigkeit

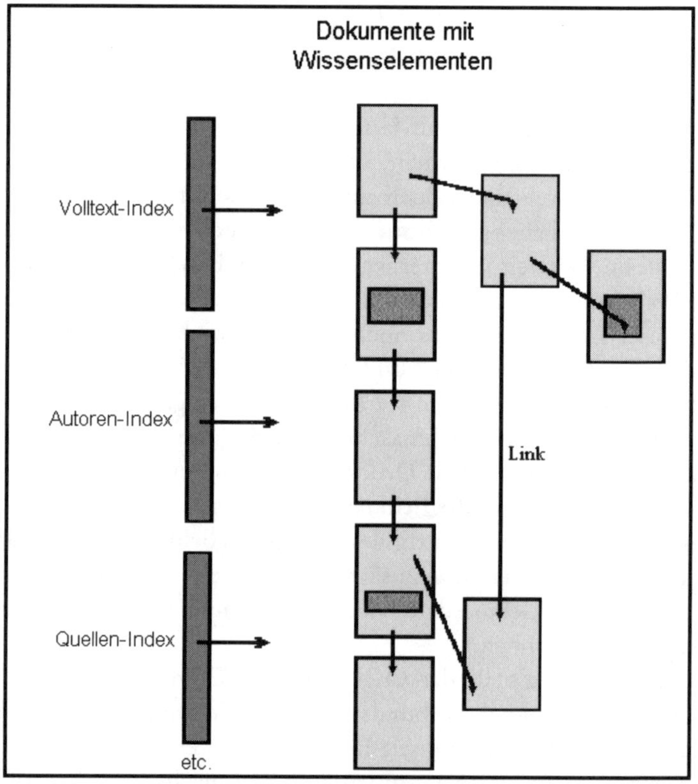

Abbildung 3: Datenbankexterne Archivierung mit optimiertem Wissensmanagement. Dokumente mit Wissenselementen werden hypertextartig aneinandergereiht, so daß sie linear wie ein herkömmliches Buch lesbar sind und gleichzeitig hypermedial vernetzt durchlaufen werden können. Alle Worte sind in einer Volltextdatenbank suchbar. Darüber hinaus sind Textelemente mit einer Metasprache wie SGML zusätzlich indexierbar. Jedes Dokument enthält in entsprechenden Feldern zusätzliche Angaben, wie Autor des Dokuments, Quelle, Entstehungsdatum, Klassifizierung, Indexierung, etc., die in entsprechenden Indizes gezielt recherchierbar sind.

ist jederzeit feststellbar, welche Wissenselemente noch fehlen, ob Doppelungen vorkommen, wo Widersprüche auftauchen, etc. Überflüssige Redundanz und Noise sind jederzeit eliminierbar, Fehler korrigierbar und Ergänzungen ohne Zeitverzögerung möglich. Wie im herkömmlichen Publikationswesen sollten mehrere solcher Handbücher, von verschiedenen Editoren und Herausgebern überwacht, im Wettbewerb stehen.

3.2.3.2 Die objektorientierte Grundphilosophie der modernen Computer

Unsere heutige Objektorientierung ist eng mit der Programmiersprache Smalltalk verbunden und geht auf eine Idee zurück, die A. Kay 1970 formulierte. Es begann damit, daß man im Xerox-PARC (Palo Alto Research Center) Dialogschnittstellen von Benutzern testen ließ. Dabei entstand ein System, das dem Menschen bei der Suche nach Begriffen sowie von Strukturen in komplexen Zusammenhängen entgegenkommt. Insofern ist es kein Zufall, daß die Begrifflichkeit der Menschen und Objektorientierung miteinander verwandt sind. Die Erfahrungen des Xerox-PARC Projektes fanden insbesondere durch die Apple Computer und bei der Neukonzeption des NeXT Computers von S. Jobs, durch diese von Grund auf objektorientierte Maschine, eine gewisse Akzeptanz. In der Folge nutzte man bei Microsoft diese Erfahrung, um der Objektorientierung durch die Betriebssysteme Windows NT und Windows 95 zum allgemeinen Durchbruch zu verhelfen.

Im Zusammenhang mit der Wissensorganisation ist es hier wichtig sich klar zu machen, daß sich menschliches Denken auf komplexe neuronale Begriffsstrukturen stützt, die in unserer Sprache Namen erhalten. Sie können klassifiziert werden, zeigen Vererbung und brauchen zu ihrer Identifizierung Definitionen. Für ein exaktes Wissen erfordern sie Begründungen, die sich aus ihrer Vernetzung heraus möglichst widerspruchsfrei erklären. Eine solche Begriffswelt läßt sich heute am anschaulichsten und einfachsten durch dokumentierte Wissenselemente in SGML darstellen, die sowohl hypermedial als auch über ein Volltextretrievalsystem gezielt assoziiert werden können. Von einer gewissen Größe an könnte man bei einer solchen Sammlung von Wissenselementen auch von einer Digitalen Bibliothek mit optimiertem Wissensmanagement sprechen.

Auf der Grundlage eines Volltextretrievalsystems zur Sammlung von Literaturhinweisen, Exzerpten und Faktenbanken als Basis für die Erzeugung von Wissensbanken müßten zunächst im Umfeld elektronische Dokumente gesammelt werden, die auf Brauchbarkeit für ein digitales Lehr- und Handbuch zu überprüfen sind. Aus ihnen werden gegebenenfalls die Wissenselemente extrahiert bzw. erzeugt und durch die Klassifikationen an die richtigen Stellen verwiesen. Als Autor erzeugt man somit kein einmalig geplantes und in sich geschlossenes Buch, sondern baut mit vielen anderen Autoren im Workgroup-Computing gemeinsam an einem wissenschaftlichen Werk, das sich unaufhörlich vergrößert, verbessert und verfeinert. Bei jeder neuen Beobachtung bzw. Erkenntnis wird geprüft, ob sie mit Elementen des Digitalen Lehr- und Handbuches im Widerspruch stehen, ob sie eine Veränderung oder eine Erweiterung erfordern bzw. ob sie vorhandene Aussagen obsolet machen. Möglicherweise können auch komplette Umstrukturierungen erforderlich werden. Dieses Wissensmanagement ist zweifellos die Grundlage für die Wissenschaftsgesellschaft von morgen, in der es nicht zuletzt um die finanzielle Existenz auf der Basis einer modernen Spitzenforschung geht.

Schluß

Das Ziel der amerikanischen National Information Infrastructure (NII) ist es, den allgemeinen Zugang zu den verteilten digitalen Datenbeständen der USA zu vertretbaren Kosten für jeden Bürger möglich zu machen (Nabil, Fordham, und Yesha, 1995). Dieses Angebot muß unter marktwirtschaftlichen und juristischen Gesichtspunkten gesehen werden und soll gemeinsam mit Japan bis zum Jahre 2010 voll entwickelt sein (Slonin und Laurie, 1995). Seit längerem wird in den USA daher eine „National Knowledge Bank" aufgebaut, die auf dem NREN (National Research and Education Network) basiert. Es begann mit dem *wired campus,* mit der electronic library within the electronic university und nicht zuletzt mit IAIMS (s. Kaltenborn in diesem Band) und mündet nun in die moderne Wissensverwaltung. Die National Knowledge Bank wird wichtige Lehrbuchinformationen aus Wissenschaft und Technik anbieten. Das Ziel ist eine Umgebung zu schaffen, in der Wissenschaftler elektronisch vernetzt zusammen arbeiten, experimentieren und neues Wissen erzeugen können (Herzog, 1990). Daß damit zunächst nur die Basis für den Aufbau von digitalen Lehr- und Handbüchern bzw. für ein hypermediales Volltextretrievalsystem zur Verwaltung von Wissenselementen geschaffen wird, sollten diese Ausführungen deutlich machen.

Es ist klar, daß die Wissenschaftsgesellschaft gezwungen ist, auf einer neuen Ebene ihr Geld zu verdienen, da herkömmliche Produkte zunehmend von Automaten und Robotern erzeugt werden, während sich das Wissen und die Architektur von wissensbasierten Systemen zum wichtigsten Produktionsfaktor des Menschen wandelt. Dieses Wissen muß immer von Menschen verantwortet werden, wobei die Informations- und Wissensbanken der Digitalen Bibliothek, zum Schutz, zur Überwachung und zur Verbreitung geistigen Eigentums, eine entscheidende Rolle spielen.

Literaturverzeichnis

Dublin Core (1995). http://www.oclc.org:5046/conferences/metadata/general.html

Ewert, G. und Umstätter, W. (1997). Lehrbuch der Bibliotheksverwaltung. Stuttgart: Hiersemann.

Eysenbach, G. (1994). Computer Manual für Mediziner und Biowissenschaftler. München. Urban&Schwarzenberg.

Fühles-Ubach, S. (1997). Analysen zur Unschärfe in Datenbanken und Retrievalsystemen – unter besonderer Berücksichtigung der Redundanz. Diss. Humboldt-Univ. zu Berlin: http://hub.ib.hu-berlin.de:80/wumsta/ubach/index.htm

Herzog, K. (1990). Collection development for the electronic library. Computers in Libraries. (Nov.) 9-13.

Krabbe, W. und Luther, W. (1953). Lehrbuch der Bibliotheksverwaltung. Stuttgart: Hiersemann.

Lancaster, F.W., Drasgow, L., Marks, E. (1980). The Impact of a Paperless Society on the Research Library of the Future. Final Report to the National Science Foundation II. Urbana: NSF.

Nabil, R.A.; Fordham, B.S. und Yesha, Y. (1995). Some Key Issues in Database Systems in a Digital Library. In R.A. Nabil & B.K. Bhargava & Y. Yesha (Eds.), Digital Libraries. (S. 9-19) Heidelberg: Springer.

Nabil, R.A., Halem, M. und Naqvi, S. (1995). Promising Research Directions in Digital Libraries. In R.A. Nabil & B.K. Bhargava & Y. Yesha (Eds.), Digital Libraries. (S. 21-29) Heidelberg: Springer.

Popper, K. P. (1979). Ausgangspunkte. Meine intellektuelle Entwicklung. Hamburg: Hoffmann & Campe.

Price, D.J de Solla (1974). Little Science, Big Science [Deutsche Übersetzung]. Frankfurt a.M.: Suhrkamp.

Slonin, J. und Laurie, L.B. (1995). Networked Information Systems As Digital Libraries. In R.A. Nabil & B.K. Bhargava & Y. Yesha (Eds.), Digital Libraries. (S. 51-61) Heidelberg: Springer.

Umstätter, W. (1991). Die Skalierung von Information, Wissen und Literatur. Nachrichten für Dokumentation, 43 (4) 227-242.

Williams, M. (1975). Criteria for evaluation and selection of data bases and data base services. Special Libraries, 66 (12) 561-569.

Wiener, N. (1962). Mathematik mein Leben. Düsseldorf: Econ.

KARL-FRANZ KALTENBORN

Informations- und Wissenstransfer in der Informationsgesellschaft

Unsere Kunst umfaßt dreierlei:
die Krankheit, den Kranken und den Arzt.
Der Arzt ist der Diener der Kunst. Der Kranke
muß gemeinsam mit dem Arzt der Krankheit widerstehen.
(Corpus Hippocraticum, Hippokrates, um 460-375 v. Chr.)

1. *Einleitung*

Die Informationsmedien des medizinischen Informations- und Wissenstransfers, die vor einigen Jahren zunächst als proprietäre Computerinstallationen beziehungsweise als informationstechnische Insellösungen zum Einsatz kamen, haben dieses Anfangsstadium überwunden, werden gegenwärtig zunehmend lokal und global vernetzt und gleichzeitig mit den Informationssystemen der administrativen und ärztlichen Krankenverwaltung und -versorgung integriert.[1]

Diese Entwicklungstendenzen stellen keine lineare Weiterentwicklung von Bisherigem dar, sondern begründen etwas Neues und verlangen deshalb auch eine andere Betrachtungsweise und ein entsprechendes Verständnis: Die vernetzten Informationssysteme mit ihrer informationstechnologischen und organisatorischen Infrastruktur sowie mit ihren Informations- und Wissensinhalten sind als Konstruktion einer *zweiten, digitalen Wirklichkeit* beziehungsweise als *Informations- und Wissensraum* zu verstehen.[2] Ärztin und Arzt figurieren für

[1] Vergleiche hierzu die Beiträge über Informationsmedien sowie den Artikel von Kaltenborn über IAIMS und von Umstätter über die Rolle der Digitalen Bibliothek (alle in diesem Band).

[2] Diese *zweite, digitale Wirklichkeit* beziehungsweise der *Informations- und Wissensraum* soll mit einigen Hinweisen und Beispielen kurz charakterisiert werden. Schmiede (1996a, S. 31) hat diesen Prozeß der Ausbildung einer intermediären, informationellen Realität im Zusammenhang mit der Entstehung und Ausbreitung moderner Betriebsorganisation beschrieben und herausgearbeitet, daß Informationssysteme moderner Betriebsorganisation ein informationelles Abbild der Realität darstellen und zugleich als Steuerungsinstrumente der Produktion wiederum auf die Realität zurückwirken: „Der Zugang zu der vorgefundenen Realität und ihre Veränderung erfolgt nicht mehr unmittelbar, sondern durch verändernde Operationen im formalen System, die dann die steuernde Regel für die Umformung der Wirklichkeit abgeben. Wir haben es mithin mit einer strukturellen Verdoppelung von Realität zu tun: Neben und über die konkrete Realität tritt die

Teilbereiche ihres Arbeits- und einen großen Teil ihres Informationshandelns als *Akteure in diesem Informations- und Wissensraum*.[3]

Zudem hat das medizinimmanente und gesellschaftliche Problembewußtsein für »medizinisches Wissen« in den zurückliegenden Jahren zugenommen; das Ausmaß, mit dem medizinisches Wissen an Aufmerksamkeits- und Stellenwert gewonnen hat, ist bemerkenswert, da Wissen und Wissensvermittlung in der Geschichte der Medizin seit jeher von grundlegender Bedeutung waren.[4] Zur Akzentuierung dieses Problembewußtseins haben vorrangig folgende Ursachen beigetragen: (1) Die Informations- und Kommunikationstechnologien eröffneten neue Informations- und Kommunikationsmöglichkeiten, und die informationstechnologischen Lösungsansätze zur Bewältigung des exponentiellen Wachstums medizinisch-wissenschaftlicher Literatur und Information erwiesen sich als sehr hilfreich und unverzichtbar, aber doch nicht als definitive, umfassende Lösung;[5] (2) die zunehmenden Bestrebungen zu einer verstärkten Verwissenschaftlichung der klinischen Medizin, aber auch die Intentionen zur Rationalisierung wenn nicht gar zur „Ökonomisierung" der Krankenversorgung haben ebenfalls das Interesse an medizinischen Wissensinhalten und -formen gefördert[6] und (3) die moderne Medizin hat eine Gestaltungsmacht – einen Machbarkeitswahn (Kaupen-Haas, 1997, S. 106) – entfaltet, der die Auseinandersetzung mit ihren Erkenntnispotentialen und ihrem Wissen unumgänglich machte.[7]

Die informationstechnischen Veränderungen des medizinischen Informations- und Wissenstransfers und die verstärkte Auseinandersetzung mit medi-

zweite des formalen Systems, das von der ersten abstrahiert wurde; gleichwohl ist diese zweite Realität nicht weniger wirklich als die erste, denn sie ist als reine Form unabhängig von der ersten existenzfähig und verändernden Operationen zugänglich." Zum Verständnis der *zweiten, digitalen Wirklichkeit* beziehungsweise des *Informations- und Wissensraums* kann zudem auf die Virtuelle Realität als analoges Phänomen verwiesen werden. Bei der Virtuellen Realität tritt ebenfalls zwischen Akteur und Realität die computergenerierte Realität als Vermittlungsinstanz, die virtuelles Abbild des Realen ist und zugleich Eigenständigkeit verkörpert und dem Akteur die Manipulation der Realität erlaubt (Kaltenborn, 1994). Vergleiche zur Konzeption des *Informations- und Wissensraums* zudem Baukrowitz (1996), Baukrowitz & Boes (1996), Boes (1996), Wersig (1997) sowie Umstätter (in diesem Band).

[3] Im folgenden wird zum Zweck der sprachlichen Vereinfachung der Begriff *Informationsraum* verwendet (obgleich hierin auch Wissen lokalisiert ist).

[4] Vergleiche Lauer (in diesem Band).

[5] Vergleiche zur Problematik des Informations- und Wissenszuwachses die Beiträge von Lauer, Nitzsche (über medizinimmanente und medizintranszendente Determinanten des Informationsbedarfs) sowie Umstätter (alle in diesem Band).

[6] Vergleiche die Beiträge von Nitzsche über medizinimmanente und medizintranszendente Determinanten des Informationsbedarfs, von Kaltenborn über IAIMS sowie von Koller und Lorenz (alle in diesem Band).

[7] Vergleiche beispielsweise Beck (1986), Beck-Gernsheim (1994), Fritsche (1994), Gerok (1995), Wagner (1995) und Kaupen-Haas (1997).

zinischem Wissen sind eingebunden in die Entwicklung der Gegenwartsgesellschaft. Diese wird als „Informations- und Wissensgesellschaft" beschrieben, für welche die Informatisierung der Arbeits- und Alltagswelt (in national unterschiedlichem Ausmaß) charakteristisch ist, die mit der Ausdifferenzierung eines globalen Informationsraums weltumspannende Informations- und Kommunikationsverhältnisse schafft und für die Information und Wissen wichtige Ressource ist, aber auch Risiken birgt. Allerdings ist die Gegenwartsgesellschaft mit der Charakterisierung als Informationsgesellschaft nicht erschöpfend beschrieben; vielmehr verweisen Bezeichnungen wie Arbeitslosengesellschaft, autistische Gesellschaft, postmoderne Gesellschaft, posttraditionale Gesellschaft, Risikogesellschaft et cetera als konkurrierende Gesellschaftsbeschreibungen ebenso auf zentrale Aspekte und konstitutive Merkmale der gegenwärtigen Gesellschaft.[8]

Da sich – wie oben beschrieben – die Informationsgewinnung des Endnutzers in der Informationsgesellschaft gewandelt hat und sich immer mehr als *Informationshandeln im Informationsraum* darstellt, soll im folgenden hierauf eingegangen werden. Ziel ist es, in dieser Erörterung auch die Eigentümlichkeiten medizinischen Wissens[9] und die Gründe für das in den letzten Jahren gestiegene Problembewußtsein für medizinisches Wissen zu berücksichtigen, soweit diese für das Informationsgeschehen relevante Aspekte aufweisen. Der Beitrag schließt mit Überlegungen zu gesellschaftlich bedingten Realisierungschancen für medizinisches Wissen und den Aufgaben der Medizin.

2. *Zur global-gesellschaftlichen Konstruktion des medizinischen Informationsraums*

Medizinische Information und Wissen, selbst Produkte sozialer Konstruktionsprozesse im Sinne einer „social construction of medical knowledge",[10]

[8] Vergleiche zur Informations- und Gegenwartsgesellschaft Bell (1985), Beck (1986), Spinner (1994), Stehr (1994), Giddens (1995a, 1995b), Baukrowitz (1996), Baukrowitz & Boes (1996), Beck (1996a, 1996b), Boes (1996), Egloff (1996), Giddens (1996a, 1996b), van Haaren (1996), Lash (1996a, 1996b), Lempp (1996), Schmiede (1996a, 1996b), Tauss, Kollbeck & Mönikes (1996) und Wenzel (1996) sowie Wersig (1997).

[9] Siehe Blois (1984) und Fleck (1983); Besprechung in der Einleitung zu diesem Band von Kaltenborn.

[10] Obgleich die gesellschaftliche Konstruktion medizinischen Wissens jenseits der hier behandelten Thematik angesiedelt ist, soll hierauf kurz eingegangen werden. Von besonderem Interesse sind in diesem Zusammenhang aufgrund der Authentizität und Nähe zur Medizin die Ansätze des in der Mikrobiologie forschenden polnischen Arztes Ludwik Fleck (1896-1961), dessen Begründung der soziologischen Betrachtungsweise in der Wissenschaftstheorie Schäfer und Schnelle in ihren instruktiven Einleitungen zu Fleck's Schriften (1983, 1994) darlegen. Nach Fleck (1983,

werden von zahlreichen gesellschaftlichen Akteuren in den Informationsraum transferiert. An der gesellschaftlichen Konstruktion des medizinischen Infor-

S. 177) muß „Erkenntnis als eine Funktion von drei Elementen verstanden werden: Sie ist eine Relation zwischen dem individuellen Subjekt, dem bestimmten Objekt und der gegebenen Denkgemeinschaft (Denkkollektiv), in dem das Subjekt handelt." Das Denkkollektiv produziert durch intra- und interkollektiven Gedankenaustausch in einem sozialen Prozeß einen Denkstil, der „nicht nur die Entwicklung komplexer Ideen, Probleme und Standards bestimmt, sondern selbst auch die Inhalte und die Begrenzungen einer Beobachtung" (Fleck, 1983; S. 178). „Ihn [den Denkstil] charakterisieren gemeinsame Merkmale der Probleme, die ein Denkkollektiv interessieren; der Urteile, die es als evident betrachtet; der Methoden, die es als Erkenntnismittel anwendet... Zugehörig einer Gemeinschaft, erfährt der kollektive Denkstil die soziale Verstärkung (...), die allen gesellschaftlichen Gebilden zuteil wird und unterliegt selbständiger Entwicklung durch Generationen" (Fleck, 1994, S. 130). Dem Denkstil kommt eine doppelte Funktion zu, er definiert einerseits die Probleme, die als forschungswürdig gelten, und bestimmt andererseits die Beobachtungsweise des Gegenstandes. Die denkstilabhängige Konstruktion medizinischen Wissens erfährt ihre gesellschaftliche Beeinflussung im Sinne einer gesellschaftlich mitbedingten Gegenstands*sicht* und Gegenstands*auswahl*.

In bezug auf die Bedeutung der gesellschaftlich beeinflußten Gegenstandssicht bei der Konstruktion medizinischen Wissens sei auf die Ausführungen von Fleck (1983, 1994) und insbesondere auf seine detaillierte Fallstudie zum Syphilisbegriff und zur Wassermann-Reaktion verwiesen. Gabbay (1982), der die Entwicklung des Krankheitskonzeptes von Asthma untersuchte, formuliert die soziale Konstruktion medizinischen Wissens sowie die Methodenproblematik ihrer Analyse folgendermaßen: „According to the traditional view, medical science has only advanced to the extent that these subjective elements have been stripped away; the application of rigorous scientific principles has left a core of timeless, objective factual knowledge which – because it is free of its historical, cultural and social origins – is a true reflection of nature. Against this view, I wish to argue that medicine is inherently social. Far from subjective cultural elements being mere vestigial contaminants, they are the very stuff of which medical knowledge is composed. When we analyse physicians' concepts of, say, diseases, we find in spite of the scientific gloss, that their moral values, social attitudes or political prejudices are deeply embedded in their knowledge – shaping, structuring and indeed constituting it. Furthermore, since these cultural attitudes are part and parcel of the society that physicians live in, it would follow that such concepts of disease must in some sense actually embody aspects of social organisation. I shall explore a number of promising tactics in pursuit of an overall strategy whereby we could elucidate the social construction of medical knowledge, only to find that each tactic, however fruitful, evanesces on close examination, losing its effectiveness as a methodological ploy."

Die für die Konstruktion medizinischen Wissens bedeutsame gesellschaftsabhängige Problemauswahl beschreibt Fleck (1994, S. 102) mit der ihm eigenen Anschaulichkeit: „Will man eine Entdeckung als solche untersuchbar machen, so muß man sich auf den *sozialen Standpunkt* stellen: d.h. sie als *soziales Geschehen* [Hervorhebung jeweils im Original] betrachten. Es gab eine mächtige soziale Stimmung für Syphilisprobleme, die durch alte, vorwissenschaftliche Ideen hervorgerufen war: erstens durch die Idee der Syphilis als ethisch betonter Lustseuche, zweitens durch eine hartnäckig nach Realisierung verlangende Idee der syphilitischen Blutveränderung. Der Nachdruck, die Bedeutung, die Entwicklungskraft, die durch die spezielle moralische Betonung der Syphilis der Forschung gegeben wurden, sind nicht hoch genug einzuschätzen. Die Tuberkulose, die seit Jahrhunderten viel mehr Schaden stiftet, erhielt leider keinen so starken Nachdruck, weil sie leider nicht die «verfluchte entehrende Krankheit» ist, vielmehr oft als die «romantische» angesehen wird. Keine lauen Vernunftgründe, keine Statistik kann hier helfen: die Tuberkuloseforschung bekommt von der Gesellschaft keinen so starken Anstoß, keine soziale Spannung sucht hier in der Forschung Luft. Wir haben deshalb in der Tuberkuloseforschung keine Erfolge zu buchen, die nur

mationsraums sind außer der Medizin und ihrer Institutionen zahlreiche andere Wissenschaften sowie politische, wirtschaftliche und soziale Organisationen und Institutionen, Unternehmen, Interessengruppen et cetera im globalen Maßstab beteiligt.[11] Wenn auch die Gesamtheit der Akteure, die an dem Auf- und Ausbau des medizinischen Informationsraums mitwirken, kaum überschaubar ist, so lassen sich doch einflußreiche Akteure und deren spezifische Informationsmedien[12] identifizieren, die für das globale medizinische Informationsgeschehen besonders bedeutsam sind, dieses sogar dominieren. Andererseits eröffnet der Informationsraum auch ressourcenarmen Informationsanbietern Partizipationsmöglichkeiten am Informationsgeschehen, die mit konventionellen Medien nicht zu realisieren wären.

Der medizinische Informationsraum ist in seiner Ausdehnung global und weltoffen, weist jedoch Kompartimente unterschiedlicher Zugänglichkeit auf. Die Zugänglichkeit wird durch verschiedene Mechanismen gesteuert, etwa bei medizinischen Hosts durch Entgeltregelungen für Recherchen, bei Internetsuchmaschinen durch (für Benutzer oftmals intransparente) Suchalgorithmen et cetera.

Technologische Innovationen und permanente Informations- und Wissensproduktion in der Medizin bedingen den beständigen Wandel des medizinischen Informationsraums.[13]

entfernt mit der Wassermann-Reaktion oder mit Salvarsan zu vergleichen wären. Sicher wäre Völkerwettkampf auf dem Felde der Pemphigusforschung unmöglich, kein Ministerialdirektor würde die besten Forscher seiner Nation für sie begeistern, denn sie ist eine sozial unwichtige Krankheit. Es ließen sich keine Kliniken, keine erfahrenen Leiter, keine begeisterten Assistenten, keine öffentlichen Fonds dafür finden; keine gemeinschaftlichen Diskussionen, kein Wettkampf, keine öffentliche Anerkennung förderten die Forschung."

Diese Fleck'sche (1994) Konzeption eröffnet eine in ihrer Bedeutsamkeit kaum zu überschätzende Perspektive für das Verständnis gesellschaftlicher Konstruktionsprozesse medizinischen Wissens: Die gesellschaftlich beeinflußte Definition, Ressourcenzuteilung und Bearbeitung forschungswürdiger medizinischer Problemstellungen verzerrt in systematischer Weise den medizinischen Wissensbestand – und dies selbst dann, wenn die Einzelstudien (als Informationsgrundlage zur Wissensproduktion) ohne *bias* sind beziehungsweise wären. Die Reichweite der Wissenskonstruktion durch gesellschaftliche Attribution von Forschungswürdigkeit und Ressourcenallokation wird deutlich, wenn anstelle der zeitgebundenen Beispiele von Fleck aktuelle gewählt werden. Die von Bräutigam (1998, S. 40) an der evidenzbasierten Medizin vorgebrachte Kritik betrifft nicht nur diese Form der Wissensaggregation, sondern gilt umfassender für die Konstruktion medizinischen Wissens: „Gut evaluiert ist vielfach nur das, was sich leicht untersuchen läßt und raschen Gewinn verspricht, etwa der Einsatz von Medikamenten. Verhaltensmedizin, Rehabilitation oder Prävention hingegen sind schwer erfaßbar." Im Sinne des Gewinns ignoriert zum Beispiel die industrielle Forschung seltene Krankheitsbilder, da sich Forschungsinvestitionen für Medikamente zu deren Behandlung nicht lohnen (Blech, 1998), während die Entwicklung von Lifestyle-Medikamenten („jünger, schöner, potenter") zu bevorzugten Forschungsschwerpunkten der Pharmaindustrie gehört (Weber, Barrett, Mandel & Laderman, 1998).

[11] Vergleiche die Beiträge zu den medizinischen Informationsmedien in diesem Band.

[12] Zum Beispiel MEDLINE, EMBASE et cetera (siehe auch Schwarz & Umstätter in diesem Band).

[13] Beispielsweise läßt sich im Internet durch die Wiederholung einer Informationssuche mit ei-

Die Gesamtheit des medizinischen (Welt-)Wissens ist trotz der beeindruckenden Größendimension und Wachstumsdynamik des medizinischen Informationsraums – man denke etwa an die Entwicklung des Internets – nicht annähernd vollständig darin abgebildet. Zu diesen Defiziten der Informations- und Wissensrepräsentation im Informationsraum addieren sich als Folge gesellschaftlicher Konstruktionsprozesse selektive Inkongruenzen, systematische Verzerrungen, Hyperrealitäten sowie Fehl- und Falschinformationen.[14]

Da beides, das medizinische Wissen und der medizinische Informationsraum, gesellschaftlich konstruiert sind, zeichnet sich die medizinische Information und das medizinische Wissen des Informationsraums durch einen zweifachen gesellschaftlichen Konstruktionsprozeß aus, ist mithin in doppelter Weise von der Gesellschaft durchdrungen und bestimmt.

3. Zur Bedeutung von Defiziten des medizinischen Informationsraums

Je bedeutsamer der Informationsraum für das ärztliche und generelle Informationshandeln wird, umso mehr trägt der darin lokalisierte Informationsvorrat zu Theorie und Praxis der Medizin und – um es in der Formulierung von Berger und Luckmann (1980) auszudrücken – zur „gesellschaftlichen Konstruk-

ner identischen Rechercheformulierung demonstrieren, daß man oft bereits nach einem kurzen Zeitintervall mit anderen Rechercheergebnissen, mit anderen Informationsquellen, ja mit einer anderen Informations- und Wissenswelt konfrontiert wird.

[14] Systematische Verzerrungen des medizinischen Informationsraums in Relation zu dem medizinischen (Welt-)Wissensbestand werden in verschiedenen Beiträgen des vorliegenden Bandes untersucht. Mit diesem Erkenntnisinteresse analysiert Nitzsche (in diesem Band) die geographische Repräsentation der medizinischen Literatur der Entwicklungsländer Asiens, Afrikas und Lateinamerikas in gängigen medizinischen Informationsmedien. Siehe auch die Beiträge von Koller & Lorenz (Publikationsbias), Obst & Ganslandt und Umstätter (alle in diesem Band) sowie die Untersuchungen von Kaltenborn (1997, 1998a) über die Repräsentation von Information und Wissen zu speziellen medizinischen und soziologischen Themengebieten im Informationsraum des Internets (gemeinsames Sorgerecht, Kindschaftsrechtsreform, Hyperrealitäten gewisser Statements von Interessengruppen et cetera). Hingewiesen sei auch auf aktuelle ökonomische Entwicklungen, die von großer Relevanz für den medizinischen Informationsraum und somit für das medizinische Informationsgeschehen sind; hierzu schreibt Lash (1998, S. 41 f), der Monopolisierungsbestrebungen globaler Kulturindustrien untersucht: „Robert Maxwell begann sein zum Scheitern verurteiltes Medienimperium mit einem Inhaltsmonopol: Sein Verlag Pergamon Press erwarb die Exklusivrechte für medizinische, wissenschaftliche und Fachtitel, die von Institutionen und Einzelpersonen benötigt wurden, und erhöhte dann rücksichtslos den Preis auf rund tausend Dollar pro Jahr. Das ist etwas anderes als die bloße Massenproduktionsstrategie der Verlage in den klassischen Kulturindustrien. Jetzt wird diese Inhaltsdominanz von Reed-Elsevier, die Maxwells Titel erworben haben, um elektronische Fachdatennetzwerke anzulegen, zu künftigen Telekommunikationsmonopolen hochgefahren." Zur Kommerzialisierung von Wissen vergleiche Kuhlen (1995).

tion der Wirklichkeit“ bei.[15] Das gesellschaftliche Produkt »Informationsraum« wirkt auf die Medizin und die Gesellschaft zurück.

3.1 *Defizite des medizinischen Informationsraums und die ärztliche Versorgungsqualität*

Im folgenden soll der Bedeutung und den Konsequenzen von Defiziten in der Repräsentanz medizinischer Information und Wissen im Informationsraum nachgegangen werden. Informationsdefizite beeinträchtigen je nach ihrer Lokalisation in der komplexen medizinischen Wissensstruktur (Blois, 1984)[16] in differenter Form Theorie und Praxis der Medizin:

Informations- und Wissensdefizite der unteren Wissensebenen stellen eine Gefährdung der ärztlichen Versorgungsqualität dar. Es ist unmittelbar evident, daß Informationen und Wissen beispielsweise über Wirkungen und Nebenwirkungen von Medikamenten, über das operative Vorgehen bei chirurgischen Eingriffen, über die initiale Symptomatik bestimmter Krankheitsbilder et cetera für die medizinische Praxis wichtig sind, und daß Informationsdefizite Schaden verursachen.

Informations- und Wissensdefizite der oberen Wissensebenen tangieren neben der ärztlichen Versorgungsqualität zudem die Humanität der medizinischen Praxis, beeinträchtigen die fachwissenschaftliche und öffentliche Reflexion der gesellschaftlichen Nebenfolgen der modernen Medizin und schließen bestimmte medizinische Paradigmen aus.

3.2 *Defizite des medizinischen Informationsraums und die Humanität der medizinischen Praxis*

Als Ausgangspunkt der Überlegungen zur Bedeutung der hierarchisch höheren Wissensebenen für die medizinische Praxis soll ein Zitat aus dem Editorial der Zeitschrift *Psychiatrische Praxis* dienen, worin sich die Schweizer Autoren Finzen, Hoffmann-Richter, Dittmann und Haug (1996) für den Erhalt deutschsprachiger fachmedizinischer Zeitschriften einsetzen. Die Autoren verweisen darauf, daß mit dem Verlust deutschsprachiger Publikationsorgane Darstellungsmöglichkeiten für kulturspezifische Aspekte der Medizin verlustig gehen und der medizinische Diskurs verarmt: „Ganze Wissenschaftsdisziplinen und Teildisziplinen sind bedroht, wenn sich da nichts ändert. Das gilt

[15] Dem wissenssoziologischen Verständnis von Berger und Luckmann (1980, S. 3) entsprechend darf „Wissenssoziologie ... ihr Interesse nicht nur auf die empirische Vielfalt von »Wissen« in den menschlichen Gesellschaften richten, sondern sie muß auch untersuchen, auf Grund welcher Vorgänge ein bestimmter Vorrat von »Wissen« gesellschaftlich etablierte »Wirklichkeit« werden konnte.“

[16] Siehe auch Besprechung der Blois’schen Konzeption medizinischen Wissens in diesem Band (Kaltenborn, im Beitrag über Information und Wissen in der Medizin).

für die Medizinsoziologie und die noch speziellere Psychiatriesoziologie ebenso wie für die theoretische Sozialpsychiatrie, die Psychiatriegeschichte und für alle Ansätze in der Psychiatrie, die sich mit der wissenschaftlichen Erforschung und der Evaluation des psychiatrischen Alltags befassen. Ihre Fragestellungen sind großenteils kulturspezifisch. Das gilt im weitesten Sinne übrigens auch für die klinische Psychiatrie. Oft hängen sie mit den Rahmenbedingungen des jeweiligen Gesundheits- und Versorgungssystems zusammen. Allein die Tatsache, daß zahlreiche Fragestellungen für uns wichtig sind, im angelsächsischen Kulturraum aber ohne Belang, führt ohne deutschsprachige Publikationsmöglichkeiten zur Verarmung des wissenschaftlichen Diskurses."

Die kulturspezifischen Wissensinhalte sind jedoch nicht nur für die Psychiatrie, Sozialpsychiatrie, Medizinsoziologie et cetera bedeutsam, wo dieser Sachverhalt unmittelbar evident ist,[17] sondern für die Medizin insgesamt. Auch die „organische" Medizin ist durch Paradigmenpluralismus charakterisiert, welcher neben dem naturwissenschaftlichen Paradigma mit einem materialistisch-mechanischen Menschenbild auch das psychosomatische Paradigma und das biopsychosoziale Modell sowie die „Unkonventionellen Medizinischen Richtungen" (UMR) umfaßt.[18] Das heißt, auch in den Erklärungsmodellen für „organische" Krankheitsbilder sind Anteile kulturspezifischer Wissensbereiche enthalten, und die Rahmenbedingungen des Gesundheits- und Versorgungssystems sind in gleicher Weise auch für „organische" Krankheiten bedeutsam.

Während Finzen et al. (1996) darauf hinweisen, daß sich für wissenschaftliche Beiträge, die sich thematisch mit diesen kulturspezifisch höheren Wissensbereichen der Medizin auseinandersetzen, die Veröffentlichungschancen verringern, wird das Problem noch zusätzlich dadurch akzentuiert, daß auch die Erschließung dieser Publikationen in bevorzugten medizinischen Informationsmedien generell sowie auch aufgrund einer dem *national tailoring* verpflichteten Literaturerschließung reduziert ist.[19] Für Nutzer, die informations-

[17] Die Modelle beziehungsweise Paradigmen, die zur Erklärung und Behandlung psychischer Störungen herangezogen werden und daher in den angeführten Fachdisziplinen bedeutsam sind, umfassen das biologische Modell, das psychodynamische Modell, das behavioristische Modell, das kognitive Modell, das humanistisch-existentielle Modell und das soziokulturelle Modell (Comer, 1995, S. 33 ff). Die meisten Modelle beziehen hierarchisch höheres Wissen im Sinne von Blois (1984) in ihre Theorieansätze mit ein.

[18] Siehe hierzu den Beitrag von Nitzsche (in diesem Band) über medizinimmanente und medizintranszendente Determinanten des Informationsbedarfs.

[19] Über die im Weltmaßstab am häufigsten benutzte amerikanische medizinische Datenbank MEDLINE urteilen Urquhart und Hepworth (1995, S. 95, S. 180): „MEDLINE is commendably comprehensive, but for some users the coverage is not satisfactory... Researchers need more up-to-date information than MEDLINE can often offer, and for them, services such as Current Contents, Reference Update and EMBASE Alert CD are worth considering. The file formats often provide for bibliographic software as well, an added advantage for the researcher... MEDLINE is

politisch benachteiligten Kulturkreisen angehören, hat dies (zur Zeit noch) die Unterrepräsentation dieser kulturspezifischen Wissensanteile im medizinischen Informationsraum zur Folge.[20]

Zieht man die von Blois (1984) konzipierte Hierarchie medizinischen Wissens in modifizierter Form heran,[21] so gehören die von Finzen et al. (1996) als unabdingbar angeführten kulturspezifischen Inhalte den höchsten Hierarchieebenen medizinischen Wissens an. Blois (1984) hat in seiner Analyse medizinischen Wissens ausgeführt, daß eine Medizin, die sich nur auf die unteren Ebenen des Wissens konzentriert, in ihrer Praxis inhuman wird. Blois (1984, S. 252) unterstreicht in diesem Kontext, daß die Inhumanität nicht in der Medizintechnik begründet ist, sondern in der Beschränkung auf die unteren Wissensebenen: „It is when we think about patients only in terms of low-level attributes that we dehumanize the practice of medicine. The employment of technology has little to do with it, and dehumanization is done poorly by machines, though well by people."

Blois (1984) hat hiermit unseres Erachtens eine Tiefendimension medizinischen Wissens freigelegt, die auch auf die Problematik der Unterrepräsentation kulturspezifischer, hierarchisch höherer Wissensanteile im medizinischen Informationsraum übertragbar ist (oder zumindest Anlaß für eine kritische Reflexion sein sollte). Die Folgen einer ungenügenden Repräsentation und Rezeption kulturspezifischer Wissensanteile, die den höheren Hierarchieebenen zuzuordnen sind, wären demnach nicht nur in der „Verarmung des wissenschaftlichen Diskurses" zu sehen, auf die Finzen et al. (1996) zu Recht aufmerksam machen, sondern auch in der Gefährdung einer humanen Medizin.

not sufficient for the needs of psychiatrists, or for those *interested in the psychological, or social aspects of care*" [Hervorhebung von KFK]. Zur Informationspolitik des *national tailoring* vergleiche Kaltenborn (in diesem Band) über Bedarf, Nutzung und Nutzen von Information und Wissen.

[20] Dies gilt vor allem dann, wenn sich Institutionen – wie dies oft der Fall ist – bevorzugt oder ausschließlich auf MEDLINE konzentrieren.

[21] Vergleiche hierzu die Ausführungen von Kaltenborn (in diesem Band) über Information und Wissen in der Medizin. Blois (1984, S. 60) merkt zu den höheren Wissensebenen an: „We will not explore here the medical importance of these descriptive levels higher than the individual human, and it must suffice to remark that the recognition of their significance to medicine is a fairly recent phenomenon. These higher descriptive levels are now being studied under such names as 'medical anthropology' and 'medical sociology.' It seems certain that we cannot adequately describe or account for such things as diseases without reference to these higher hierarchical levels." Auch Gorman (1995) und Smith (1996) erachten Information über soziale Einflußfaktoren auf die Krankenversorgung – d.h., wissenschaftliche, politische, rechtliche, ethische Information sowie Managementkenntnisse mit Bedeutung für die Krankenversorgung; Erwartungen und Haltungen von Kollegen und Patienten in bezug auf Gesundheit, Krankheit und die Praxis der Medizin – als wichtig für den Arzt.

3.3 Defizite des medizinischen Informationsraums und die Nebenfolgen der modernen Medizin

Umfassend informiert zu sein, um schädigende Nebenfolgen zu vermeiden, wird bereits im *Corpus Hippocraticum* (Hippokrates, um 460-375 v. Chr.)[22] angemahnt: *Der Arzt soll sagen, was vorher war, erkennen, was gegenwärtig ist, voraussagen, was zukünftig sein wird. Diese Kunst muß er üben. Auf zweierlei kommt es bei der Behandlung der Krankheiten an: zu nützen oder wenigstens nicht zu schaden.* Diese Leitmaxime – *voraussagen, was zukünftig sein wird* sowie *wenigstens nicht zu schaden* – weist die Medizin bereits in ihren Ursprüngen als *moderne* Wissenschaft aus, welche die unbeabsichtigten Nebenfolgen ihres Wissens reflektiert, eine selbstreflexive Haltung einnimmt, was vor dem Hintergrund leidvoller Erfahrungen infolge Nicht-Wissens nur zu verständlich ist.

Wie bei den Informations- und Wissensdefiziten der unteren Wissensebenen bereits ausgeführt wurde, stellen entsprechende Informationsmängel über mögliche Nebenwirkungen eine Gefährdung der ärztlichen Versorgungsqualität bei der Behandlung individueller Patienten dar. Die moderne Medizin mit ihrer Gestaltungsmacht ist jedoch nicht nur mit dem Nebenfolgenproblem bei einzelnen Patienten konfrontiert, sondern hat „völlig neue Lagen geschaffen, das Verhältnis des Menschen zu sich selbst, zu Krankheit, Leiden und Tod, ja sogar die Welt verändert“ (Beck, 1986, S. 329). Die moderne Medizin, einerseits um die Behandlung des individuellen Patienten bemüht und dabei möglicherweise ausgesprochen erfolgreich, hat andererseits gesellschaftsverändernde Nebenfolgen zu vergegenwärtigen, die sich in ihrer Reichweite dem unmittelbaren Wahrnehmungshorizont des Arztes und seiner meist prävalierenden Konzentration auf die unteren Hierarchieebenen medizinischen Wissens entziehen, erst in der Distanz von der individuellen Fallproblematik Kontur gewinnen und im Ensemble mit anderen Wissenschaftsdisziplinen erschlossen werden können.[23]

Aber nicht erst ärztliches Handeln in den Praxisfeldern der modernen Medizin (Gentechnologie und Reproduktionsmedizin, fötale Chirurgie, Transplantationsmedizin et cetera), sondern bereits die Wissensinhalte der modernen Medizin entfalten gesellschaftliche Wirkungen und verändern Norm- und Wertvorstellungen in kaum überschaubarem Ausmaß.[24] Die besondere Brisanz

[22] Zur Entstehungsgeschichte des *Corpus Hippocraticum* siehe Lauer (in diesem Band).

[23] Zur Veranschaulichung sei beispielsweise auf die instruktive Darstellung über die Folgen der Gentechnik von Beck-Gernsheim (1994) verwiesen.

[24] Wie Corrêa und Loyola (1998) berichten, hatten alle Frauen ihrer Stichprobe, die reproduktionsmedizinische Diagnostik und Therapie in Anspruch nahmen, von diesen Leistungen der modernen Medizin aus den brasilianischen Medien erfahren. Die in Brasilien Ende der 80er Jahre zur Hauptsendezeit ausgestrahlte und später wiederholte *soap opera* „Barriga de Aluguel“ über

liegt darin, daß die von der modernen Medizin und ihrem Wissen ausgehenden Probleme auf eine posttraditionale beziehungsweise individualisierte Gesellschaften treffen, in der die Menschen aus traditionalen Bindungen und Wertemustern freigesetzt sind, eigene Norm- und Wertentscheidungen treffen können und müssen, mit den Wahl- und biographischen Gestaltungsmöglichkeiten aber auch Zwänge und soziale Unsicherheiten erfahren.

Trotz der Schwierigkeit, geeignete Lösungsperspektiven für diese brisante Problematik der modernen Medizin zu entwickeln, kann doch gelten, daß ein offener Informations- und Wissenstransfer eine erste, unabdingbare Voraussetzung für erfolgversprechende Lösungsansätze und gesellschaftliche Gestaltungsinitiativen darstellt. Ein Informations- und Wissenstransfer ist anzustreben, der die traditionellen fachwissenschaftlichen Abschottungen überwindet und die Erfahrungen der individuellen Ebene mit dem Leid aber auch den Erwartungen, Hoffnungen und Ansprüchen der Patienten an die (moderne) Medizin ebenso kommuniziert wie die Nebenfolgenproblematik auf der gesamtgesellschaftlichen Ebene, der im Endergebnis die Diskordanzen zwischen erwünschten und unerwünschten Folgen auf der individuellen und gesellschaftlichen Ebene offenlegt und dadurch im Grunde erst politisches Handeln erlaubt.

3.4 Defizite des medizinischen Informationsraums und der Paradigmenpluralismus in der Medizin

Das Problem der notwendigen Repräsentanz auch der höheren medizinischen Wissensebenen zur Gewährleistung einer humanen Medizin impliziert neben den aufgezeigten Aspekten noch eine weitere Dimension, die sich auf die Bedeutung der Paradigmenvielfalt in der Medizin bezieht.

Die einzelnen Paradigmen der Medizin, einschließlich der Psychologie und Psychiatrie, für organische und psychische Störungen und Krankheitsbilder zeigen eine evidente Affinität zu bestimmten Wissensebenen: Das einzelne Paradigma fokussiert vorrangig auf einige wenige Wissensebenen, während die gesamte Bandbreite medizinischen Wissens nur von der Gesamtheit medizinischer Paradigmen abgedeckt zu werden scheint. In diesem Sinne stellt der Paradigmenpluralismus in der gegenwärtigen Medizin, wenn eine Paradigmenintegration über die gesamte Wissenshierarchie hinweg nicht gelingt, eine sinnvolle Anpassungsleistung an die Komplexität medizinischen Wissens

Leihmutterschaft hatte am meisten zum öffentlichen Wissen um diese reproduktionsmedizinische Technologie beigetragen, mehr als die Tatsache der ersten In-vitro-Fertilisation selbst. Corrêa und Loyola (1998) weisen darauf hin, wie sehr Ärzte(interessen), Medien sowie das Wissen um und die Inanspruchnahme von reproduktionsmedizinischen Maßnahmen Norm- und Wertvorstellungen über Mutterschaft, Vaterschaft, Kindheit und die Biologie des Lebens beeinflussen.

dar.[25] Dies bedeutet, daß der Paradigmenpluralismus zur Darstellung der komplexen medizinischen Wissenshierarchie notwendig ist. Die Unterrepräsentanz der höheren Wissensebenen würde die dort angesiedelten Paradigmen benachteiligen.

3.5 Gestaltung des medizinischen Informationsraums

Als Konsequenz aus diesen Überlegungen ist für die Konstruktion des medizinischen Informationsraums zu fordern, kulturspezifischen medizinischen Wissensinhalten sowie den verschiedenen medizinischen Paradigmen Beachtung zu schenken und für deren Repräsentanz im Informationsraum Sorge zu tragen.[26] Medizinisches Wissen sollte umfassend – sowohl in der horizontalen als auch vertikalen Dimension der medizinischen Wissensstruktur – im Informationsraum repräsentiert sein oder, falls medizinische Information und Wissensinhalte nicht in digitaler, sondern konventioneller Form vorliegen, im Informationsraum erschlossen und dergestalt zugänglich gemacht werden.[27]

4. Zum ärztlichen Informationshandeln im Informationsraum

Sieht man von der Informationsgewinnung durch zwischenmenschliche Kommunikation ab, so war Informationshandeln auch in der Vergangenheit vorrangig medienbezogen. Die neuen Informationstechnologien optimieren einerseits den Prozeß der Informationsgewinnung, andererseits entkleiden sie ihn seiner sozialen Einbettung. Die Verlagerung des Informationshandelns in die zweite Realität des Informationsraums, die zunehmend mit einer Formalisierung und Verlagerung auch ärztlicher Tätigkeiten einhergehen wird, bedeutet nämlich: Herauslösung des Informationshandelns aus der konkreten Realität und infolgedessen eine Verringerung sozialer Kontakte, insbesondere von

[25] Zur Problematik, mehrere Wissensebenen in der Medizin in vertikaler Richtung zu integrieren, siehe Blois (1984).

[26] Vergleiche auch Nitzsche, der sich in seinem Beitrag (über medizinimmanente und medizintranszendente Determinanten des Informationsbedarfs) für den ungehinderten Zugang zu allen medizinrelevanten Informationen ohne Beschränkung auf bestimmte Paradigmen ausgesprochen hat. Die Beiträge über die Informationsmedien (in diesem Band) offerieren Informationsmaterial zur Gestaltung des Informationsraums, um diesem Anliegen zu entsprechen.

[27] Nitzsche hat die Unverzichtbarkeit der Printmedien in seinem Beitrag (über medizinimmanente und medizintranszendente Determinanten des Informationsbedarfs) herausgearbeitet und eine Gleichbehandlung digitaler und konventioneller Medien angesichts der Heterogenität der Benutzererwartungen gefordert.

face-to-face Kommunikation.[28] Das heißt, Informationshandeln erfährt im Informationsraum eine Rarefizierung sozialer Handlungsaspekte zugunsten individueller, isolierter Mensch-Computer-Interaktionen.

Informationshandeln ist integraler Bestandteil des ärztlichen Handelns und der Arztrolle und erfährt von der ärztlichen Rolle her seinen Sinnbezug, Normativität und Wertorientierung. Informiert zu sein, ist für die Ärztin und den Arzt eine moralisch begründete Erwartung (Heubel, in diesem Band). Aus rechtlicher Sicht bedingt der informationstechnologische Ausbau des Informationswesens mit der Verbesserung der Informationsversorgung eine Anhebung des Sorgfaltmaßstabs für die ärztliche Praxis (Meurer, in diesem Band), das heißt, es wird eine sanktionierbare Muß-Norm begründet. Individuell wird die Nutzung von Informationsmedien als bedeutungsvoll zur Optimierung der beruflichen Aufgabenbewältigung erfahren. Der aktuelle wissenschaftliche Erkenntnisstand dient der begründeten Auswahl unter verschiedenen Handlungsoptionen beziehungsweise der Erweiterung und Auffindung zunächst nicht erkannter Handlungsoptionen.[29] Da Ärztin und Arzt auch unter (Wissens-)Unsicherheit handeln müssen,[30] liegt die besondere Bedeutung er-

[28] Zur Veranschaulichung sei in Zehnjahresintervallen das typische Informationshandeln eines Arztes einer Universitätsklinik beschrieben, der zur Therapie eines Krankheitsbildes zusätzliche Informationen benötigt. Im Jahr 1978: Der Arzt geht in die Klinikumsbibliothek, um in Handbüchern, in Zeitschriften oder im *Index Medicus* Literatur zu finden. Möglicherweise bespricht er sich mit seiner Oberärztin, ob die Klinik die Kosten für eine vermittelte Recherche übernimmt. Bei positiver Entscheidung für eine Online-Suche tritt er dann in Telefonkontakt mit dem bibliothekarischen Informationsvermittler zur Auftragserteilung oder begibt sich selbst dorthin, um bei der Recherche zwecks Einsicht in die Abstracts anwesend zu sein. Nach entsprechender Informationsgewinnung und Entscheidung bezüglich eines Medikamentes, bespricht er mit der Stationsschwester die neue medikamentöse Therapie. Fazit: Zahlreiche soziale Kontakte mit *face-to-face* Kommunikation. Im Jahr 1988: Der Arzt geht in die Klinikumsbibliothek, um Handbücher und verschiedene medizinische Zeitschriften einzusehen. Zudem führt er an der CD-ROM-Station, der einzigen im Klinikum, eine MEDLINE-Recherche durch, wofür er sich die verschiedenen MEDLINE-CD-ROM-Jahrgänge beim Bibliothekar ausleiht. Nach entsprechender Informationsgewinnung und Entscheidung bezüglich eines Medikamentes, bespricht er mit der Stationsschwester die neue medikamentöse Therapie. Fazit: Zahlreiche soziale Kontakte mit *face-to-face* Kommunikation; die individuelle Mensch-Computer-Interaktion ist eingebunden in die soziale Situation der öffentlichen Medizinbibliothek. Im Jahr 1998 (und etwas später): Der Arzt wählt sich ins Universitätsnetz ein, führt eine Literatursuche in verschiedenen Informationsmedien durch und beschafft sich mittels *document delivery* via Universitätsnetz die benötigten Zeitschriftenaufsätze und weitere Informationsmittel. Nach entsprechender Informationsgewinnung und Entscheidung bezüglich eines Medikamentes gibt er die neue medikamentöse Therapieanordnung in das Krankenhausinformationssystem ein. Fazit: Keine sozialen Kontakte, keine *face-to-face* Kommunikation. Überführung von zwischenmenschlicher Kommunikation in Mensch-Computer-Interaktion. Vergleiche hierzu auch Mettler-Meibom (1990).

[29] Vergleiche hierzu auch Wersig (1997).

[30] Die Medizin als Handlungswissenschaft *kann nicht* nicht *handeln*, denn handeln oder nicht-handeln, beides hat Wirkungscharakter – um diesen Sachverhalt in Analogie zur Definition des metakommunikativen Axioms von Watzlawick, Beavin und Jackson (1974) zu formulieren.

gänzender Information und zusätzlichen Wissens in dem Umstand begründet, daß hierdurch Entscheidungsunsicherheit verringert werden kann.

Informationshandeln ist jedoch ebenfalls durch Unsicherheitsmomente charakterisiert: Informationshandeln trifft auf den gesellschaftlich konstruierten Informationsraum, mit seinen Informations- und Wissensangeboten, Informationsüberflutungen aber auch Wissensdefiziten und systematischen Verzerrungen. Dabei verlangt Informationshandeln, dem technischen und informationellen Doppelcharakter des Informationsraums entsprechend, einerseits Medienkompetenz zur Bewältigung der technischen Anforderungen und andererseits Informations- und Wissenskompetenz zur Bewertung und Synthese von Information und Wissen, zur Beurteilung von Fehl- und Falschinformation et cetera.[31] Kompetenzdefizite führen zu verringertem Informations- und Wissensretrieval und fehlerhafter Wissenssynthese.[32] Das heißt, der bereits weiter oben beschriebenen doppelten Konstruktion des medizinischen Wissens im Informationsraum folgt die Rekonstruktion des Wissens durch den individuellen Benutzer mit vergleichbaren Kontingenzen und Verzerrungsmöglichkeiten.

Aufgrund dieser Problematik scheint aus der Perspektive der Benutzer die Aktualität des eigenen Wissens und die Intersubjektivität des Wissens gefährdet zu sein.[33] Zusammen mit der bereits weiter oben beschriebenen sozialen Isolierung im Informationsraum kreiert dies die latente Gefahr des „peripheren Individuums“ (Schmiede, 1996a, S. 47) im Informationsraum, und der Arzt wird in Anbetracht der vielfältigen Wissensangebote, Diskurse und Kontroversen sowie aufgrund der Rezeptionsprobleme zum „Laien“.[34]

31 Vergleiche hierzu auch den Beitrag von Kaltenborn (in diesem Band) über Information und Wissen.

32 Vergleiche hierzu den Beitrag von Kaltenborn (in diesem Band) über Bedarf, Nutzung und Nutzen von Information und Wissen in der Medizin (insbesondere die Literaturangaben in Fußnote 93). Zur Bedeutung von Medien- und Informationskompetenz für die Rekonstruktion medizinischen Wissens vergleiche Kaltenborn (1991).

33 Vergleiche hierzu die explorative Studie von Kaltenborn (in diesem Band) über Bedarf und Nutzung von Information und Wissen. Bezüglich der Unsicherheitsproblematik vergleiche z.B. das Zitat: „Ja, manchmal gibt es dieses schlechte Gewissen bei mir schon einmal, wenn es darum geht, welche Informationsmöglichkeiten noch vorhanden wären. Ich denke dann mal, es müßte noch mehr geben. Es ist ein ganz allgemeines Manko, daß man nicht weiß, wo man die Informationen abrufen kann und welche Informationen überhaupt zur Verfügung stehen.“ Oder zur Vertrauens-/Mißtrauensproblematik: „Gut, es gibt manche pharmazeutische Firmen, da denke ich, sind die Informationen auch verläßlich. Aber ich denke, vieles wird von den Firmen auch nicht unbedingt gesagt, und ich nehme an, daß da auch irgendwelche Informationen zurückgehalten werden. Oder, daß man nicht gleich alle Informationen bekommt, wenn man dann nachfragt. Und ich denke schon – also ich vertraue den Leuten da eigentlich schon ziemlich, die diese Datenbank bearbeiten. Ja.“

34 „Es muß betont werden, daß alle Experten zur Gruppe der Laien gehören, sobald sie mit der Fülle der abstrakten Systeme, den diversen Arenen des Expertenstreits, konfrontiert sind, die heu-

Vor diesem Unsicherheitshintergrund lassen sich aber auch Gegentendenzen beobachten: Angestrebt wird eine integrierte Mediennutzung, bei der einerseits das jeweilige Informationsmedium seinen spezifischen Part spielt und andererseits die genutzten Informationsmedien synergistisch wirken und wechselseitig Korrektivfunktion ausüben. Außerdem gewinnt die persönliche Diskussion des Forschungsstandes mit Kollegen einen großen Stellenwert als Korrektiv des eigenen Informationshandelns, zur Wiedererlangung und Aufrechterhaltung des aktuellen, intersubjektiv gültigen Wissensstandes sowie für die Attribution von Vertrauen beziehungsweise Mißtrauen gegenüber den Wissensangeboten und -produzenten.[35]

Dieses Vertrauensmoment des Informationshandelns wird künftig noch bedeutsamer werden, wenn sich die medizinische Praxis immer mehr auf wissenschaftliche Evidenz stützen will und wird.[36] Folgt man Giddens (1995a, S. 39),

te unser Leben beeinflussen" (Giddens, 1996a, S. 164). Während Giddens (1996a) die Gebundenheit des Expertentums an das eigene Spezialgebiet hervorhebt, außerhalb dessen auch der Experte "bloß Laie" ist, stellt sich die Situation in der Medizin insofern als gravierender dar, als auch im jeweiligen Spezialgebiet der Expertenstatus aufgrund der Informationsüberflutung und Wissensvermehrung gefährdet ist. Wenn Giddens (1996a, S. 165) in seinem schönen Beispiel auf die "Diplome und akademischen Urkunden, die im Sprechzimmer eines Psychotherapeuten an der Wand hängen," verweist, um "Klienten beim ersten Kontakt ein Gefühl der Sicherheit zu geben", so wird in Anbetracht des Wissenszuwachses doch die Begrenztheit dieser Symbole deutlich. Williamson, German, Weiss, Skinner und Bowes (1989) beschreiben die Problematik der Informationsüberlastung auf der Basis einer empirischen Studie, in der zwei Drittel der befragten niedergelassenen Ärzte mit verschiedenen Spezialisierungen und die Hälfte der ärztlichen "opinion leader" angaben, das Wachstum der Literatur sei nicht mehr zu bewältigen; bei einer gleichzeitig durchgeführten Wissensüberprüfung der Ärzte stellten die Autoren bedeutsame Wissenslücken fest. Die Autoren kommentieren die Problematik folgendermaßen: "The rapidly advancing frontiers of science make it extremely difficult for even subspecialists to keep up with their own subspecialties." (Interessanterweise erwiesen sich einige Antworten auf Wissensfragen, die in der 1989er Umfrage aufgrund des damals aktuellen Forschungsstandes als falsch klassifiziert wurden, durch spätere Forschungen doch als richtig: ein ungewollter, aber überzeugender Nachweis des rapiden Wissenszuwachses; vergleiche hierzu Smith, 1996). In der rezenteren Studie von Shelstad und Clevenger (1996) berichteten circa 50 % der Befragten über das Problem der Informationsüberlastung.

[35] Zur Bedeutung von Kollegen als Informanten und Ratgeber siehe die Literaturübersicht von Kaltenborn über Bedarf, Nutzung und Nutzen von Information und Wissen (in diesem Band). Zusätzlich zu den in diesem Review besprochenen Studien vergleiche zu dieser Thematik die folgenden Arbeiten, die allerdings zum Teil bereits vor längerer Zeit erhoben wurden beziehungsweise in denen die Befragten bestimmten Facharztrichtungen angehörten: Salasin & Cedar (1985), Williamson et al. (1989), Woolf & Benson (1989), Connelly, Rich, Curley & Kelly (1990), Dee & Blazek (1993), Gravois, Bowen, Fisher & Patrick (1995) sowie Gravois, Fisher, Patrick & Bowen (1995). Die Studie von Williamson et al. (1989) zeigte, daß das Erfahrungswissen des Arztes und das seiner Kollegen nicht nur für die Qualitätsbeurteilung von wissenschaftlichen Publikationen sondern auch für die Implementierung von Forschungsergebnissen in der eigenen Berufspraxis einen zentralen Stellenwert besitzt.

[36] Siehe in diesem Zusammenhang zur evidenzbasierten Medizin Koller und Lorenz sowie zu den neuen Zielsetzungen der IAIMS Initiative Kaltenborn (alle in diesem Band).

so ist Vertrauen „in fundamentaler Weise mit den Institutionen der Moderne verbunden"; Vertrauen wird *Expertensystemen*[37] entgegengebracht, die aus ortsgebundenen Interaktionszusammenhängen herausgelöst sind, Vertrauen überbrückt die raum-zeitliche Distanzierung und das damit einhergehende Defizit vollständiger Information über diese *Expertensysteme*. Das in *Expertensysteme* gesetzte Vertrauen korrespondiert andererseits auf Seiten der Nutzer notwendigerweise mit der auf Erfahrung beruhenden Gewißheit, daß „solche Systeme im allgemeinen so funktionieren, wie man es von ihnen erwartet" (Giddens, 1995a, S. 43), und daß „Zugangspunkte" implementiert werden, die Vertrauen aufbauen und bewahren (Giddens, 1995a, S. 109 f).[38] In neueren Veröffentlichungen hat Giddens besonders die Bedeutung *aktiven Vertrauens* hervorgehoben und die Entstehungsmechanismen herausgearbeitet: „Wenn sich Skeptizismus und die Kenntnis der Auseinandersetzungen zwischen den Experten verbreiten, dehnen sich zugleich die Mechanismen aktiven Vertrauens aus" (Giddens, 1996b, S. 321). Hiermit ergeben sich durchaus Annäherungen und Gemeinsamkeiten mit der Position von Beck (1986, 1996a, 1996b), der zwar von der Feudalisierung der Erkenntnispraxis[39] ausgehend auf das offene Feld konfliktvoll konkurrierender Wissensakteure verweist, jedoch bei widersprechenden Expertenmeinungen in der Rückbindung an die „wechselseitige Kritik sozialer Akteure" (Beck, 1996b, S. 311) durchaus Klärungsmöglichkeiten sieht.

Für die Medizin, so können die bisherigen Ausführungen zusammengefaßt werden, sind (1) medien- sowie informations- und wissenskompetentes Informationshandeln auf der individuellen Ebene[40] und (2) die kontinuierliche wissenschaftliche und gesellschaftliche Kritik der medizinischen Wissenskonstruktionen und deren Repräsentationen im Informationsraum wichtig, zur Verbesserung der

[37] Hierunter sind nicht nur Expertensysteme in einem engeren Informatikverständnis zu verstehen, sondern umfassender „Systeme technischer Leistungsfähigkeit oder professioneller Sachkenntnis, die weite Bereiche der materiellen und gesellschaftlichen Umfelder, in denen wir heute leben, prägen" (Giddens, 1995a, S. 40 f). Im vorliegenden Text werden *Expertensysteme* entsprechend der Konzeption von Giddens durch kursive Schreibweise gegenüber Expertensystemen im engeren informationstechnischen Verständnis abgegrenzt.

[38] Vergleiche hierzu den Beitrag von Koller und Lorenz (in diesem Band) zu Methoden der Aggregation medizinischen Wissens. Das von Koller und Lorenz beschriebene Verfahren des *local tailoring* wäre im Sinne der Installation solcher Zugangspunkte zu verstehen.

[39] „Der Wissenschaft, der die Wahrheit abhanden gekommen ist, droht, daß andere ihr vorgeben, was die Wahrheit sein *soll*" [Hervorhebung im Original] (Beck, 1986, S. 275).

[40] In der Zeitschrift *JAMA* wurde im Jahr 1993 eine über mehrere Jahre fortgeführte Artikelserie unter dem Titel *Users' Guides to the Medical Literature* gestartet, die es sich zur Aufgabe machte, die Informations- und Wissenskompetenz der Leserschaft zu fördern. Von den Autoren Oxman, Sackett und Guyatt (1993) wurden im ersten Artikel dieser Serie u.a. die Frage einer problemgerechten Literaturauswahl behandelt und auf die Prüfung der Vertrauenswürdigkeit medizinischer Literatur eingegangen („deciding which articles to read, and which to believe").

Informations- und Wissensangebote sowie für die begründete Attribution von Vertrauen und Mißtrauen gegenüber Wissensprodukten und -produzenten.[41]

5. Zum öffentlichen Informationshandeln im Informationsraum

Informationshandeln ist aber nicht nur für die Ärztin und den Arzt wichtig, sondern auch die Patienten und Bürger könn(t)en in den Informationsraum eintreten und Nutzen ziehen.

Der öffentlichen Auseinandersetzung über die Erfolge und unbeabsichtigten Nebenfolgen der Medizin sowie über ihr Wissen und Nicht-Wissen kommt eine zentrale Funktion zu – gerade vor dem Hintergrund der großen Gestaltungsmacht der modernen Medizin und der Relevanz und Anwendungsbreite medizinischen Wissens, das – im Kontext mit Wissensinhalten anderer Disziplinen – in die Ausgestaltung von Intimbeziehungen[42] ebenso einfließt wie in die Risikobeurteilung von Atomkraftwerken.

Wissenschaftliche und medizinische Aussagen sind als Handlungsressource unentbehrlich in einer Informations- und Wissensgesellschaft. Expertenwissen wird aber auch von Interessengruppen und politischen Parteien selektiv-ideologisch rezipiert, interessegeleitet und -gefiltert in den öffentlichen Diskurs eingespeist und zur politischen Einflußnahme verwandt.[43] Das heißt, daß „Theorien, Forschungsergebnisse und Ideen der Experten *in gefilterter Form kontinuierlich* das Laienpublikum erreichen“ [Hervorhebung von KFK] (Giddens, 1996a, S. 168). Ähnlich wie bereits für die medizininterne Rezeption von medizinischen Informationen und Wissensangeboten beschrieben, wird auch

[41] In diesem Sinne sprechen Koller und Lorenz (in diesem Band) auch zu Recht davon, daß evidenzbasierte Medizin „keine einfachen Kochrezepte“ bietet, sondern eine intellektuelle und praktische Herausforderung für den Kliniker darstellt, die kritische Reflexion und Evaluation des Resultats verlangt.

[42] Zum Wandel der Intimität durch Wissen in modernen, durch institutionelle Reflexivität charakterisierte Gesellschaften vergleiche beispielsweise Giddens (1993).

[43] Vergleiche als Einzelfallstudie über konkurrierendes Expertenwissen, selektive Rezeptionen wissenschaftlicher Auffassungen und politische Einflußnahme beim Gesetzgebungsverfahren zum neuen Kindschaftsrecht Kaltenborn (1998a, 1998b). Finzen (1998) hat darauf hingewiesen, daß die medizininterne Fixierung auf den *Impact Factor* des *Science Citation Index* - Impact-Factor-Kult(ur) der Medizin - auch das gesellschaftliche Informationsgeschehen nachhaltig tangiert, so daß infolgedessen die Transformation wissenschaftlichen Wissens in Alltagswissen hinsichtlich der Informationsquellen selektiver geworden ist und vorwiegend den »High-Impact-Journals« wie *Science* und *Nature, Lancet* und *New England Journal of Medicine* entstammt. Wie bereits eingangs in bezug auf die Relevanz der kulturspezifisch höheren medizinischen Wissensinhalten herausgearbeitet wurde, bedeutet die Vernachlässigung der eigenen kulturkreisspezifischen Wissensinhalte infolge eines selektiven Informationstransfers aus ausländischen Zeitschriften eine Verarmung des gesellschaftlichen Diskurses sowie vor allem eine Gefährdung der Humanität der Medizin.

in der Gesellschaft medizinisches Wissen rekonstruiert, werden die „Adressaten und Verwender wissenschaftlicher Ergebnisse in Politik, Wirtschaft und Öffentlichkeit zu *aktiven Mitproduzenten* im gesellschaftlichen Prozeß der Erkenntnisdefinition“ [Hervorhebung im Original] (Beck, 1986, S. 257), so daß – wie im medizinimmanenten Bereich – wiederum Unsicherheitsmomente resultieren und die Vertrauens- / Mißtrauensproblematik virulent wird. Insofern werden wissenschaftliche Aussagen in der späten Moderne als „bestreitbare, diskursive Auseinandersetzung und Kritik zugängliche propositionale Wahrheiten“ behandelt und nicht mehr wie früher unbefragt als formelhafte Wahrheiten akzeptiert (Lash, 1996b, S. 345; Giddens, 1996a, 1996b). Das heißt, medizinische Wissenskonstruktionen werden nicht nur medizinimmanent, sondern auch gesellschaftlich hinterfragt.[44]

Die Chance, Wissen(schaft) kritisch zu hinterfragen und von verschiedenen Wissensangeboten auszuwählen, das heißt, die Möglichkeit einer wissen(schafts)nutzenden aber auch wissen(schafts)kritischen Öffentlichkeit hängt von der öffentlichen informationellen Grundversorgung ab. Die neuen Informations- und Kommunikationsmedien ermöglichen den Bürgern, beispielsweise von Interessen- oder Selbsthilfe-Gruppen,[45] den gezielten Zugriff auf Information und Wissen und bieten über nationale und globale Netzwerke auch *social support* in Form emotionaler, einschätzungsmäßiger, informativer und instrumenteller Unterstützung;[46] insofern sind die Informations- und Kommunikationsmedien neben den traditionellen Massenmedien[47] eine wichtige infrastruk-

[44] Vergleiche hierzu auch die explorative Studie von Kaltenborn (in diesem Band) über Bedarf und Nutzung von Information und Wissen. Beispielsweise heißt es in einem Interview: „Auf jeden Fall wird auch die Umweltmedizin ein neuer Bereich sein, in dem viele Informationen notwendig sein werden. Das ist das Problem. Das ist das A und O. Die Problematik nimmt zu, *und auch unsere Bürger werden aufmerksamer in dieser Richtung*“ [Hervorhebung von KFK].

[45] Den Informationsbedarf und das Informationshandeln von Mitgliedern verschiedener Selbsthilfe-Gruppen hat Lyra (1990) untersucht. Giddens (1996b, S. 331) beurteilt sehr optimistisch soziale Bewegungen und Selbsthilfe-Gruppen als Kristallisationspunkte für Demokratisierungen, indem sie sich den staatlichen Instanzen oder Experten widersetzen und den Tendenzen der Subpolitik entgegenwirken. Beck (1986), auf den sich hier Giddens (1996b) bezieht, versteht unter Subpolitik jenen Vorgang im gesellschaftlichen Modernisierungsprozeß, bei dem die Politik ihre gesellschaftsgestaltende Einflußnahme an wissenschaftlich-technisch-ökonomische Instanzen verliert. Paradigmatisch behandelt Beck (1986) in diesem Zusammenhang die Subpolitik betrieblicher Rationalisierung sowie „die Subpolitik der Medizin als Extremfallstudie“. Gegentendenzen zu einer unkontrollierten Subpolitik sieht auch Beck (1986, 1996a, 1996b) in einer kritischen Öffentlichkeit, wenngleich er diese gegenläufigen Tendenzen weniger betont als Giddens.

[46] Entsprechende Beobachtungen und Erfahrungen resultieren aus der Teilnahme an einer Autismus-Diskussionsliste im Internet (gemeinsam mit Dr. G. W. Himmelmann).

[47] Lash (1996a, 1996b) hat auf die Bedeutung der Medien im Sinne einer ästhetischen Reflexion wissenschaftlichen Wissens hingewiesen (siehe auch das eingangs geschilderte Beispiel zur Darstellung der Leihmutterthematik in brasilianischen Medien). Massenmedien können jedoch auch direkt auf den wissenschaftlichen Diskurs einwirken. Wie Phillips, Kanter, Bednarczyk und Tastad

turelle Basis für die gesellschaftliche Distribution, Kritik und Nutzung medizinisch-wissenschaftlichen Wissens.

Neben der Versorgung des öffentlichen und gesellschaftlichen Bedarfs an medizinischer Information und Wissen ist in der kurativen Medizin die angemessene Informationsversorgung des individuellen Patienten und dessen Zugang zu Informationsquellen wichtig.[48] Auch bei dieser Informationsnutzung stellen sich Unsicherheitsmomente ein und die Vertrauens- / Mißtrauensproblematik muß bewältigt werden, wobei jedoch für den Patienten die Beziehung zum Arzt unterstützend sein kann.[49]

Die Komplexität medizinischen Wissens muß der Teilhabe des Patienten an der ärztlichen Entscheidungsfindung und Behandlung nicht entgegenstehen – im Gegenteil. Aufgrund der komplexen Wissensstruktur der Medizin ist es bei vielen Fragestellungen erst mittels inferenzstatistischer Methoden möglich, Zusammenhänge und Wirkungen zu erschließen, das gewonnene Wissen ist probabilistisch und vorläufig. Die Vertikalität medizinischen Wissens, die das Krankheitsgeschehen nur unter Beachtung aller, insbesondere aber auch der hierarchisch höheren Wissensebenen (Blois, 1984) ganzheitlich zu erschließen erlaubt, sowie die Individualität und Vielgestaltigkeit krankhafter Phänomene und die zahlreichen Übergangs- und Grenzzustände zwischen Gesundheit und Krankheit (Fleck, 1983),[50] tragen zur Komplexität medizinischen Wissens bei. Gerade diese Komplexität und Kontingenzen medizinischen Wissens verleihen der individuellen Erfahrung und dem individuellen Erfahrungswissen des Arztes und des Patienten eine neue Würde.

Die Perspektive des Patienten wird vorrangig den oberen Wissensebenen verpflichtet sein, so daß durch die Einbeziehung der Patientenperspektive die Ganzheitlichkeit der Betrachtung gewonnen beziehungsweise gefördert wird – als notwendige Voraussetzung, das Krankheitsgeschehen auch human zu erfassen.[51] Patienten werden mit den neuen Informationsmedien aber auch in der

(1991) in ihrer Studie festgestellt haben, werden medizinische Artikel, über die in einer verbreiteten Tageszeitung (The New York Times) berichtet wurde, anschließend häufiger in der wissenschaftlichen Literatur zitiert.

48 Zur Informationsversorgung des Patienten vergleiche die Arbeiten von Dunsmore & Quine (1995), Entwistle, Sheldon, Sowden & Watt (1996), Larson, Nelson, Gustafson & Batalden (1996), von Tattersall, Butow & Ellis (1997) sowie Köhler (1998).

49 In der Studie von Arnold und Holm (1996) wurden Ärzte als vertrauensvollste Informationsquelle genannt, gefolgt von Magazinen, Zeitungen, Radio und Fernsehen.

50 Vergleiche hierzu den Beitrag von Kaltenborn (in diesem Band) über Information und Wissen in der Medizin.

51 Die englische Sprache differenziert hier anschaulich zwischen der Patientensicht (*illness*) und der Sicht der (modernen) Medizin (*disease*). Vergleiche hierzu auch Blois (1984). Die Einbeziehung des Kranken und nicht nur der Krankheit wird bereits im *Corpus Hippocraticum* angemahnt: *Unsere Kunst umfaßt dreierlei: die Krankheit, den Kranken und den Arzt. Der Arzt ist der Diener der Kunst. Der Kranke muß gemeinsam mit dem Arzt der Krankheit widerstehen.*

Lage sein, sich gezielt über neueste Entwicklungen und Forschungsergebnisse zu informieren. Wenn es der Ärztin und dem Arzt in Kommunikation und Kooperation mit dem Patienten gelingt, medizinisches Wissen angemessen auf einen konkreten Sachverhalt auf der Basis erfahrungsbasierter Intuition anzuwenden, mögen sie erreichen, was Slawson, Shaughnessy und Bennett (1994) als weitgestecktes Ziel ärztlichen Handelns bezeichnet haben: Weisheit.[52]

Öffentliches Informationshandeln und die Informationsnutzung individueller Patienten in der kurativen Medizin sind jedoch gleichfalls und mitunter sogar in stärkerem Maße mit den Problemen konfrontiert, die bereits für die ärztliche Informationsgewinnung skizziert wurden. Die gewinnbringende Nutzung von Informations- und Wissensressourcen mittels neuer Informationsmedien dürfte daher zur Zeit nur von einer kleineren Bevölkerungsgruppe realisiert werden können. Bei aller Problematik, diesen Bevölkerungsanteil in Deutschland zu quantifizieren, könnten als erste Annäherung und mögliche Bezugsgröße die circa 5,5 Prozent der Bevölkerung genannt werden, die, mit PC und Modem ausgestattet, zur „Online-Elite" gehören, vorwiegend jüngere, männliche Bundesbürger, die zudem über eine höhere Schul- und Berufsausbildung sowie über eine gehobene Berufstätigkeit verfügen (Ruhrmann, 1996). Diese, in sozialer Hinsicht bereits privilegierte Bevölkerungsgruppe erschließt sich durch Informations- und Wissensaneignung weitere soziale Handlungsressourcen, die es ihr erlauben, „das Leben relativ unmittelbar zu meistern, wie zum Beispiel im Hinblick auf die persönliche Gesundheit (etwa die Lebenserwartung), den finanziellen Status, den persönlichen Lebensstil, berufliche Karrierechancen, langfristige materielle Sicherheiten, oder die Fähigkeit, Sachverstand ausfindig zu machen, um diese Aufgaben zu lösen und damit den gesellschaftlich differenzierten Umgang mit relevanten Wissensformen zu erleichtern" (Stehr, 1994, S. 199). In der heutigen Gesellschaft, die in ihrem Gesundheitsgefährdungspotential gleichzeitig auch „Risikogesellschaft" (Beck, 1986) ist, sind wissensfundierte Handlungsressourcen, die zur Vermeidung von Gesundheitsgefährdungen und zur Bewältigung von Krankheit befähigen, zugleich Folgen als auch Fundament sozialer Ungleichheit. Gesellschaftliche Gruppierungen, die in geringerem Maße oder keinen Zugang zu Informationsmedien und Wissensangeboten besitzen, haben Nachteile zu vergegenwärtigen, müssen reduzierte gesellschaftliche Einflußnahme wenn nicht gar Marginalisierung erdulden (Stehr, 1994; Lash 1996a, 1996b).

Eine Medizin, welche die eigene Informiertheit als Handlungsressource begreift und fördert, wird nicht umhin können, die Informiertheit des Patienten

[52] Der Aids-Therapeut Jäger berichtet, daß „die Patienten ... über erhebliche Kenntnisse, die sie sich zum Teil aus dem Internet holen", verfügen. „Das kommt dem Gespräch mit dem Arzt entgegen" (Jäger, 1998, S. 29).

und, in einem präventiven und umfassenderen Sinne, des Bürgers zu reflektieren, wissenschaftlich zu untersuchen und zu unterstützen.[53] Für die Medizin bedeuten die gesellschaftlichen Modernisierungstendenzen mit der Infragestellung wissenschaftlichen Expertenwissens und die Informiertheit der Patienten und Bürger die partielle Aufgabe ihrer Wissenssouveränität und die Erosion einer verläßlichen statussichernden Grenzziehung zwischen Experten- und Laientum,[54] jedoch auch – wie aus den bisherigen Ausführungen hervorging – die Eröffnung von Chancen bei der Wahrnehmung ihrer Aufgaben.

6. *Medizinisches Wissen und gesellschaftliche Realisierungschancen*

Das populäre, besonders im Informationswesen häufig angeführte Zitat *Wissen ist Macht*[55] verdrängt möglicherweise die im Grunde dialektische Beziehung zwischen Wissen und Macht, läßt in den Hintergrund geraten, daß der gesellschaftliche Kontext eine gewichtige Rolle bei der Realisierung von Wissen spielt, daß nach Stehr (1994, S. 211) „die Kontrolle der für die Implementation von Wissen notwendigen sozialen und kognitiven Bedingungen ... einen bestimmten Grad von Macht" erfordert. Bell (1985), der wesentlich die Diskussion um die Informationsgesellschaft initiierte und mit seinem Gedankengut beeinflußte, hat speziell die gesellschaftlich bedingten Realisierungschancen des medizinischen Wissens im Fokus, wenn er betont, daß „Ärzte, von einem fest umrissenen Wissensbestand aus[gehen], ... jedoch beim Einsatz dieses Wissens für soziale und wirtschaftliche Zwecke an die Politik ihres jeweiligen Situs gebunden" sind (Bell, 1985, S. 274).

Die Problematik gesellschaftlich bedingter Realisierungschancen medizinischen Wissens firmiert im öffentlichen Diskurs unter den Themen: Kostendämpfung im Gesundheitswesen, Lohnnebenkostensenkung zur Standortsicherung angesichts der Globalisierung der Wirtschaft, Rationalisierung im Gesundheitswesen und Rationierungsnotwendigkeiten von Gesundheitsleistungen aufgrund der Fortschrittsfalle der modernen Medizin. So geht David L. Sackett, der Vater der evidenzbasierten Medizin, davon aus, daß Rationierungen ärztlicher Leistungen zukünftig unverzichtbar sind: „Ich bin

[53] Zur informationellen Grundversorgung in der Informationsgesellschaft vergleiche van Haaren (1996) und Kubicek (1996). Die Beiträge zu den Informationsmedien in diesem Band enthalten auch für interessierte Patienten und Bürger nützliche Hinweise. Zur Informiertheit des Patienten siehe auch Heimpel sowie Obst und Ganslandt mit Hinweisen auf entsprechende Aktivitäten medizinischer Fachgesellschaften (alle in diesem Band).

[54] Wie Lauer (in diesem Band) ausführt, kehrt die Tendenz zur Geheimhaltung medizinischen Wissens in der Medizingeschichte immer wieder, wenn es gilt, sich standesgemäß abzugrenzen.

[55] Zum Inhalts- und Bedeutungswandel des Zitats *Wissen ist Macht* vergleiche Nitzsche (1998).

überzeugt, daß sich ohne Rationierung kein Gesundheitssystem auf Dauer erhalten läßt" (Sackett, 1998, S. 40).[56]

Die Gefahr einer solchen Argumentation besteht aber gerade darin, daß die gesellschaftliche Ohnmacht einer sozial verpflichteten Medizin mit dem Hinweis auf die kostenverursachende Gestaltungsmacht der modernen Medizin wegdiskutiert und möglicherweise legitimiert wird. Wenn nämlich – wie Giddens (1995b, S. 646) in bezug auf das amerikanische Gesundheitswesen darlegt – trotz hoher Gesundheitsaufwendungen Teile der Bevölkerung ausgegrenzt werden oder wenn sich zwischen Erster und Dritter Welt zu dem Wohlstandsgefälle ein Gesundheitsgefälle dazugesellt,[57] dann sind Rationierungen im Gesundheitsbereich keine zukünftigen Schreckensvisionen einer in ihre Fortschrittsfalle getappten Medizin, sondern traurige Realität auf der Basis sozialer Ungleichheit im globalen Maßstab.

Aber auch in unserer Gesellschaft – so lautet die Zeitdiagnose – sind wir mit diesen Tendenzen und der Gefahr konfrontiert, gesellschaftliche Realisierungsformen medizinischen Wissens sozial ungleich zu verteilen, da „die Notwendigkeit und damit auch der hohe moralische Wert unseres Sozialsystems erneut in Frage gestellt werden. Es drängt sich einem dabei der Eindruck auf, daß die knapper werdenden Geldmittel nicht der eigentliche Grund dafür sind, sondern eher der willkommene Anlaß, eine allmählich lästig gewordene Soli-

[56] An diesem Punkt stellt sich natürlich die Frage, inwieweit Rationierungsintentionen in die Produktion medizinischen Wissens eingehen. Antman, Lau, Kupelnick, Mosteller und Chalmers (1992) vermuten beispielsweise, daß effiziente Therapieformen zur Behandlung des Herzinfarkts aus Kostengründen nicht in Übersichtsartikeln empfohlen wurden („some therapies may have been considered too costly").

[57] Um einige Beispiele anzuführen: Unter der Überschrift „Psychische Gesundheit und Geschäft: Paranoid sein allein genügt nicht..." schreibt Comer (1995, S. 585) über das Medikament Clozapin, das, wenn auch mit dem Risiko einer Agranulozytose, bei Schizophrenie eingesetzt werden kann und als atypisches Neuroleptikum der zweiten Generation signifikant wirksamer ist und zahlreiche Nebenwirkungen der früheren Medikamente nicht mehr aufweist: „Die meisten schizophrenen Patienten in den Vereinigten Staaten konnten sich dieses teure Paket [Medikament inklusive wöchentlicher Bluttests zur Früherkennung der Agranulozytose] nicht leisten, und darüber hinaus weigerten sich ihre Versicherungen (einschließlich der staatlichen Medicaid und der Veterans Administration), es zu bezahlen, weil sie die Kosten für überzogen hielten. Daher kamen Hunderttausende therapieresistenter schizophrener Patienten, denen Clozapin ohne das Risiko von Spätdyskinesien hätte helfen können, nicht in den Genuß dieser medikamentösen Therapie... Doch einstweilen stellt die ganze Episode ein weiteres Beispiel der alten Erblast unserer Gesellschaft dar: die unangemessene und oftmals gefühllose Behandlung schizophrener Menschen, wie sie sich in dem Horror der Anstaltsverwahrung, der Lobotomien und dem Scheitern der Deinstitutionalisierung niederschlägt." Zu kostenbedingten Hindernissen der Aids Prävention in den ärmeren Regionen der Welt aufgrund gesellschaftlicher Armut vergleiche Schuh (1998, S. 34). Corrêa und Loyola (1998) berichten über die Gleichzeitigkeit einer hohen Müttersterblichkeit bei der Geburt in Brasilien, die in 96% durch eine einfache und billige Therapie, würde sie denn zur Verfügung stehen, zu verhindern wäre, und das Hochziehen einer modernen und teuren Reproduktionsmedizin.

darität langsam aufzukündigen“ (Lempp, 1996, S. 28).[58] Die Infragestellung der gesellschaftlichen Solidarität und die individuelle Überantwortung von Gesundheit und Krankheit werden umso problematischer als Gesundheit selbst eine neue gesellschaftliche Wertsetzung erfährt, wenn „Gesundheit als Heilserwartung der säkularisierten Moderne und Gesundheit als Leistungszwang, um in der individualisierten Marktgesellschaft sich behaupten zu können“ in Erscheinung tritt (Beck-Gernsheim, 1994, S. 319).

Die Realisierungsabhängigkeit medizinischen Wissens vom gesellschaftlichen Kontext bindet die Medizin und auch deren Informations- und Wissenstransfer an die Gesellschaftsentwicklung. So stellt sich die Frage nach der Zukunft des medizinischen Informations- und Wissenstransfers im Grunde (auch) als Frage nach der Zukunft der Gesellschaft und der gesellschaftlichen Stellung des (kranken) Individuums in ihr. Entwickelt sich die gegenwärtige Gesellschaft zu einer informierten Gesellschaft, die – wie Egloff (1996) die verheißungsvollen Visionen der Informationsgesellschaft zusammenfaßt (und kritisch hinterfragt) – ökonomische Wettbewerbsfähigkeit mit der Schaffung neuer Arbeitsplätze verbindet, ökologische Vorteile bringt, Demokratie fördert und der Dritten Welt neue Entwicklungschancen offeriert? Wird der sozial gleiche Zugang zu informationellen Ressourcen als gesellschaftliche Gestaltungsaufgabe gesehen und behandelt? Oder ist das Ergebnis der Informatisierung vieler gesellschaftlicher Bereiche doch nicht die „informierte Gesellschaft“, sondern die „atomisierte Information und das periphere Individuum“ (Schmiede, 1996a, S. 47)? Führt die Informatisierung der Arbeitswelt[59] infolge der informationstechnischen Rationalisierungspotentiale zur „Arbeitslosengesellschaft“, mit wenigen Gewinnern und mehrheitlich Verlierern? Gerät das (kranke) Individuum in die doppelte Zwangslage schwindender gesellschaftlicher Solidarität für Gesundheitsleistungen und zunehmender Bedeutung der Gesundheit als Garant für die Teilhabe am gesellschaftlichen Arbeitsmarkt und sozialen Leben? Nimmt die Gesellschaft diese sozialen Probleme immer weniger wahr, entwickelt sie stattdessen eine autistische Einstellung ihnen gegenüber, und bewegen wir uns folglich auf eine „autistische Gesellschaft“ zu (Lempp, 1996), in der die Verantwortlichkeit für andere verlorengeht?

[58] Schmiede (1996b, S. 118) hat, ungefähr den gleichen Zeitraum anvisierend, auf der Basis einer Literatur- sowie Wirtschaftsdatenanalyse gezeigt, daß „in den achtziger und neunziger Jahren die bisher stärkste Umverteilung zugunsten der Gewinn- und Vermögenseinkommen in der Geschichte der BRD stattgefunden“ hat.

[59] Zur Informatisierung der Arbeitswelt vergleiche Baukrowitz (1996), Baukrowitz & Boes (1996), Boes (1996), Egloff (1996), Schmiede (1996a, 1996b) und Wenzel (1996).

7. *Medizinisches Wissen und Solidarität*

Die Diskrepanz zwischen Wissensressourcen und -potential auf der einen und der tatsächlichen gesellschaftlichen Realisierung medizinischen Wissens auf der anderen Seite stellt für die Medizin (und die Gesellschaft) eine ethische Herausforderung dar, gewissermaßen in Fortführung ihrer Verantwortung für die Produktion humanen Wissens und die Ermöglichung eines menschenwürdigen medizinischen Fortschritts.

Die Medizin, mit ihrem Auftrag des Gesunderhaltens und Heilens eingebunden in gesellschaftliche Erfordernisse und Machtkämpfe, sieht sich infolgedessen mit einem Problemhorizont konfrontiert, der sich von den Rationalisierungsanforderungen und Rationierungsdiskussionen ärztlicher Leistungen bis zu den ärztlichen Utopien spannt, deren Formulierung selbst in der »Philosophie der Hoffnung« ein Wagnis darstellt: „Der Satz darf letzthin gewagt werden: gerade weil der Arzt, auch am einzelnen Krankenbett, einen *fast wahnwitzigen* utopischen Plan vor sich latent hat, weicht er ihm scheinbar aus. Dieser endgültige Plan, der letzte medizinische Wunschtraum, ist nichts Geringeres als *Abschaffung des Tods*" [Hervorhebung im Original] (Bloch, 1973, S. 539). Während der letzte medizinische Wunschtraum „nicht ohne gemischte Gefühle vorkommt" (Bloch, 1973, S. 541), sieht sich die Medizin bei der Realisierung medizinischen Wissens einem Aufgabenfeld gegenüber, für das sie von humaner und gesellschaftlicher Solidarität und Verantwortlichkeit getragene Lösungsansätze entwickeln und deren Implementierung sie unterstützen muß. Die Medizin ist hierbei mit der Schwierigkeit konfrontiert, daß die (un)beabsichtigten Folgen des medizinischen Wissenseinsatzes ihr eigenes Wissen übersteigen, Entwicklungen und Dynamiken auslösen können, für deren Verständnis medizinisches Wissen allein nicht ausreicht, so daß sich die Medizin der wissenschaftlichen Kooperation versichern und der gesellschaftlichen Kritik stellen muß – dies, ohne letztendlich Sicherheit gewinnen zu können und doch handeln zu müssen.

Gerade in Anbetracht des skizzierten Problemhorizontes der Medizin und der eingeforderten Solidarität erfahren medizinische Information und Wissen, die gesellschaftliche Konstruktion des handlungsleitenden medizinischen Informationsraums und dessen individuelle und gesellschaftliche Nutzung ihre Bedeutung und Legitimation.

Und in diesem umfassenden, solidarischen und verantwortlichen Sinne wollen wir den Einsatz neuer Medien zur Erschließung des medizinischen Wissensbestandes zum Wohle der Patienten verstanden wissen, wenn wir abschließend nochmals auf die von N. Sohn und R. Robbins (1985) im *New England Journal of Medicine* unter der Thematik „computerunterstützte

Chirurgie" geschilderte Akutsituation mit intraoperativer Informationssuche für das seltene Krankheitsbild *Sklerosierende Mesenteritis* zurückkommen.[60] Während die beiden Autoren N. Sohn und R. Robbins über den erfolgreichen Einsatz von MEDLINE für die intraoperative Therapieentscheidung berichten, fügt J. J. Elia, vom Herausgeber um einen Kommentar gebeten, hinzu: „This sort of thing will be happening more and more as health workers come to appreciate the convenience of electronic 'consultations.' The trick will be to maintain old-fashioned quality controls on the advice that is dispensed: there can be few things more dangerous than high-speed misinformation."

Literatur

Antman, E. M., Lau, J., Kupelnick, B., Mosteller, F. & Chalmers, T. C. (1992). A comparison of results of meta-analyses of randomized control trials and recommendations of clinical experts. Treatments for myocardial infarction. JAMA - Journal of the American Medical Association, 268, 240-248.

Arnold, D. E. & Holm, R. P. (1996). The quantity and quality of medical information available to the public. South Dakota Journal of Medicine, 49, 69-74.

Baukrowitz, A. (1996). Neue Produktionsmethoden mit alten EDV-Konzepten? Zu den Eigenschaften moderner Informations- und Kommunikationssysteme jenseits des Automatisierungsparadigmas. In R. Schmiede (Hrsg.), Virtuelle Arbeitswelten. Arbeit, Produktion und Subjekt in der »Informationsgesellschaft« (S. 49-77). Berlin: Ed. Sigma.

Baukrowitz, A. & Boes, A. (1996). Arbeit in der „Informationsgesellschaft". Einige Überlegungen aus einer (fast schon) ungewohnten Perspektive. In R. Schmiede (Hrsg.), Virtuelle Arbeitswelten. Arbeit, Produktion und Subjekt in der »Informationsgesellschaft« (S. 129-157). Berlin: Ed. Sigma.

Beck, U. (1986). Risikogesellschaft. Auf dem Weg in eine andere Moderne. Frankfurt am Main: Suhrkamp.

Beck, U. (1996a). Das Zeitalter der Nebenfolgen und die Politisierung der Moderne. In U. Beck, A. Giddens & S. Lash (Hrsg.), Reflexive Modernisierung. Eine Kontroverse (S. 19-112). Frankfurt am Main: Suhrkamp.

Beck, U. (1996b). Wissen oder Nicht-Wissen? Zwei Perspektiven «reflexiver Modernisierung». In U. Beck, A. Giddens & S. Lash (Hrsg.), Reflexive Modernisierung. Eine Kontroverse (S. 289-315). Frankfurt am Main: Suhrkamp.

Beck-Gernsheim, E. (1994). Gesundheit und Verantwortung im Zeitalter der Gentechnologie. In U. Beck & E. Beck-Gernsheim (Hrsg.), Riskante Freiheiten. Individualisierung in modernen Gesellschaften (S. 316-334). Frankfurt am Main: Suhrkamp.

Bell, D. (1985). Die nachindustrielle Gesellschaft. Frankfurt am Main: Campus. (Original erschienen 1973: The coming of post-industrial society)

Berger, P. L. & Luckmann, T. (1980). Dies gesellschaftliche Konstruktion der Wirklich-

[60] Siehe Kaltenborn im Vorwort dieses Bandes.

keit. Eine Theorie der Wissenssoziologie. Frankfurt am Main: Fischer. (Original erschienen 1966: The social construction of reality)

Blech, J. (1998, 20. Mai). Die Waisen der Pharmaforschung. Die industrielle Forschung ignoriert seltene Krankheiten, denn ihre Behandlung lohnt sich finanziell nicht. Die Zeit, S. 28.

Bloch, E. (1973). Das Prinzip Hoffnung. Zweiter Band. Frankfurt am Main: Suhrkamp.

Blois, M. S. (1984). Information and medicine. The nature of medical descriptions. Berkeley: University of California Press.

Boes, A. (1996). Formierung und Emanzipation. Zur Dialektik der Arbeit in der „Informationsgesellschaft". In R. Schmiede (Hrsg.), Virtuelle Arbeitswelten. Arbeit, Produktion und Subjekt in der »Informationsgesellschaft« (S. 159-178). Berlin: Ed. Sigma.

Bräutigam, H.-H. (1998, 12. März). Daten allein heilen nicht. Die Zeit, S. 40.

Comer, R. J. (1995). Klinische Psychologie. Heidelberg: Spektrum.

Connelly, D. P., Rich, E. C., Curley, S. P. & Kelly, J. T. (1990). Knowledge resource preferences of family physicians. Journal of Family Practice, 30, 353-359.

Corrêa, M. V. & Loyola, M. A. (1998). Medicalization of reproduction: new reproductive technologies, images of the child and the family among a group of woman from the city of Rio de Janeiro, Brazil. 14th World Congress of Sociology, Montreal, Canada. 26.07.-01.08.1998.

Dee, C. & Blazek, R. (1993). Information needs of the rural physician: a descriptive study. Bulletin of the Medical Library Association, 81, 259-264.

Dunsmore, J. & Quine, S. (1995). Information, support, and decision-making needs and preferences of adolescents with cancer – implications for health-professionals. Journal of Psychosocial Oncology, 13, 39-56.

Egloff, N. (1996). Postindustrielle Dienstleistungsgesellschaft oder industrielle Arbeitsgesellschaft? Zum gesellschaftstheoretischen Kontext der These von der „Informationsgesellschaft". In R. Schmiede (Hrsg.), Virtuelle Arbeitswelten. Arbeit, Produktion und Subjekt in der »Informationsgesellschaft« (S. 79-106). Berlin: Ed. Sigma.

Entwistle, V. A., Sheldon, T. A., Sowden, A. J. & Watt, I. S. (1996). Supporting consumer involvement in decision making: what constitutes quality in consumer health information? International Journal for Quality in Health Care, 8, 425-437.

Finzen, A. (1998). Der Impact Factor. Die Veränderung der Wissenschaftskultur durch die Quantifizierung wissenschaftlicher Leistung. Medizinische Welt, 49, 128-134.

Finzen, A., Hoffmann-Richter, U., Dittmann, V. & Haug, H.-J. (1996). Deutsch lesen – Englisch schreiben. Fachzeitschriften zwischen Science Citation Index und Nulltarif. Psychiatrische Praxis, 23, 1-3.

Fleck, L. (1983). Erfahrung und Tatsache. Gesammelte Aufsätze. Frankfurt am Main: Suhrkamp.

Fleck, L. (1994). Entstehung und Entwicklung einer wissenschaftlichen Tatsache. Einführung in die Lehre vom Denkstil und Denkkollektiv. Frankfurt am Main: Suhrkamp.

Fritsche, P. (1994). Ärztlich-ethische Aspekte zur Ambivalenz des medizinischen Fortschritts. Urologe [A], 33, 521-530.

Gabbay, J. (1982). Asthma Attacked? Tactics for the reconstruction of a disease concept. In P. Wright & A. Treacher (Eds.), The problem of medical knowledge: examining the social construction of medicine (pp. 23-48). Edinburgh: Edinburgh University Press.

Gerok, W. (1995). Grenzen des Wissens und des Handelns in der Medizin. Deutsche Medizinische Wochenschrift, 120, 1015-1021.

Giddens, A. (1993). Wandel der Intimität. Sexualität, Liebe und Erotik in modernen Gesellschaften. Frankfurt am Main: Fischer.

Giddens, A. (1995a). Konsequenzen der Moderne. Frankfurt am Main: Suhrkamp. (Original erschienen 1990: The consequences of modernity)

Giddens, A. (1995b): Soziologie. Graz: Nausner & Nausner.

Giddens, A. (1996a). Leben in einer posttraditionalen Gesellschaft. In U. Beck, A. Giddens & S. Lash (Hrsg.), Reflexive Modernisierung. Eine Kontroverse (S. 113-194). Frankfurt am Main: Suhrkamp.

Giddens, A. (1996b). Risiko, Vertrauen und Reflexivität. In U. Beck, A. Giddens & S. Lash (Hrsg.), Reflexive Modernisierung. Eine Kontroverse (S. 316-337). Frankfurt am Main: Suhrkamp.

Gorman, P. N. (1995). Information needs of physicians. Journal of the American Society for Information Science, 46, 729-736.

Gravois, S. L., Bowen, D. M., Fisher, W. & Patrick, S. C. (1995). Dental hygienists' information seeking and computer application behavior. Journal of Dental Education, 59, 1027-1033.

Gravois, S. L., Fisher, W., Patrick, S. C. & Bowen, D. M. (1995). Information-seeking practices of dental hygienists. Bulletin of the Medical Library Association, 83, 446-452.

Haaren, v. K. (1996). Leitbilder einer sozialen Informationsgesellschaft. In J. Tauss, J. Kollbeck & J. Mönikes (Hrsg.), Deutschlands Weg in die Informationsgesellschaft (S. 919-929). Baden-Baden: Nomos.

Jäger, H. (1998, 20. August). Der Kampf um Lebensqualität. „Wir müssen unser Pulver gut einteilen.“ Ein Gespräch mit dem Münchner Aids-Therapeuten Hans Jäger. Die Zeit, S. 29.

Kaltenborn, K.-F. (1991). Endnutzerrecherchen in der CD-ROM-Datenbank Medline. Teil II: Evaluations- und Benutzerforschung über Recherchequalität und Nutzer-Computer/Datenbank-Interaktion. Nachrichten für Dokumentation, NfD. Zeitschrift für Informationswissenschaft und -praxis, 42, 177-190.

Kaltenborn, K.-F. (1994). Virtuelle Realität – Anwendungen, Möglichkeiten und Grenzen einer neuen Computertechnologie. Biomedical Journal, (39), 4-14.

Kaltenborn, K.-F. (1997). Das Kindeswohl im Sorgerechtsverfahren. Eine Longitudinalstudie zur lebensgeschichtlichen Bedeutung der Sorgerechtsregelung nach Trennung und Scheidung der Eltern. In G. Lehmkuhl & U. Lehmkuhl (Hrsg.), Scheidung, Trennung, Kindeswohl. Diagnostische, therapeutische und juristische Aspekt (S. 80-134). Weinheim: Deutscher Studien Verlag.

Kaltenborn, K.-F. (1998a). Internet and the Open Society. A case study of the impact of the Internet on legal reforms (Kindschaftsrecht, Children Act) and family systems. 14th World Congress of Sociology, Montreal, Canada. 26.07.-01.08.1998.

Kaltenborn, K.-F.(1998b): Kindheitsbilder und Expertenwissen. DISKURS, 8 (1), 54-65.

Kaupen-Haas, H. (1997). Medizinische Soziologie. In H. Korte & B. Schäfers (Hrsg.), Einführung in die Praxisfelder der Soziologie (S. 97-110). Opladen: Leske u. Budrich.

Köhler, C. O. (1998). Patienteninformierung - Eine neue Aufgabe der Ärzte? Praxis-Computer (in Druck, erscheint im Oktoberheft).

Kubicek, H. (1996). Allgemeiner Zugang und informationelle Grundversorgung in der Informationsgesellschaft. In J. Tauss, J. Kollbeck & J. Mönikes (Hrsg.), Deutschlands Weg in die Informationsgesellschaft (S. 156-182). Baden-Baden: Nomos.

Kuhlen, R. (1995). Informationsmarkt. Chancen und Risiken der Kommerzialisierung von Wissen. Konstanz: Universitätsverlag

Larson, C. O., Nelson, E. C., Gustafson, D. & Batalden, P. B. (1996). The relationship between meeting patients' information needs and their satisfaction with hospital care and general health status outcomes. International Journal for Quality in Health Care, 8, 447-456.

Lash, S. (1996a). Reflexivität und ihre Doppelungen: Struktur, Ästhetik und Gemeinschaft. In U. Beck, A. Giddens & S. Lash (Hrsg.), Reflexive Modernisierung. Eine Kontroverse (S. 195-286). Frankfurt am Main: Suhrkamp.

Lash, S. (1996b). Expertenwissen oder Situationsdeutung? Kultur und Institutionen im desorganisierten Kapitalismus. In U. Beck, A. Giddens & S. Lash (Hrsg.), Reflexive Modernisierung. Eine Kontroverse (S. 338-364). Frankfurt am Main: Suhrkamp.

Lash, S. (1998, 26. Februar). Wenn alles eins wird. Wir leben im Zeitalter der globalen Kulturindustrie. Darin liegen auch Chancen. Die Zeit, S. 41-42.

Lempp, R. (1996). Die autistische Gesellschaft. Geht die Verantwortlichkeit für andere verloren? München: Kösel.

Lyra, S. (1990). Studien zum Aufbau eines Informationsdienstes für Gesundheitsselbsthilfegruppen. Diplomarbeit, Fachhochschule Hannover (Allgemeine Dokumentation), Hannover.

Mettler-Meibom, B. (1990). Wie kommt es zur Zerstörung zwischenmenschlicher Kommunikation? Überlegungen über längerfristige Tendenzen und die Anwendung von Computern. In W. Rammert (Hrsg.), Computerwelten - Alltagswelten. Wie verändert der Computer die soziale Wirklichkeit? (S. 65-90). Opladen: Westdeutscher Verlag.

Nitzsche, J. (1998). Information oder Wissen. Jahrestagung der Arbeitsgemeinschaft für medizinisches Bibliothekswesen, Berlin. 21.09.-23.09.1998.

Oxman, A. D., Sackett, D. L. & Guyatt, G. H. (1993). Users' guides to the medical literature. I. How to get started. The Evidence-Based Medicine Working Group. JAMA – Journal of the American Medical Association, 270, 2093-2095.

Phillips, D. P., Kanter, E. J., Bednarczyk, B. & Tastad, P. L. (1991). Importance of the lay press in the transmission of medical knowledge to the scientific community. New England Journal of Medicine, 325, 1180-1183.

Ruhrmann, G. (1996). Multimedia im Alltag: Zur Differenzierung der Chancen- und Risikodiskussion in der Informationsgesellschaft. In J. Tauss, J. Kollbeck & J. Mönikes (Hrsg.), Deutschlands Weg in die Informationsgesellschaft (S. 230-246). Baden-Baden: Nomos.

Sackett, D. L. (1998, 12. März). Doctor's Digest. Ein Gespräch mit David L. Sackett, Vorkämpfer der „evidenzbasierten Medizin“. Die Zeit, S. 40.

Salasin, J. & Cedar, T. (1985). Information-seeking behavior in an applied research / service delivery setting. Journal of the American Society for Information Science, 36, 94-102.

Schmiede, R. (1996a). Informatisierung, Formalisierung und kapitalistische Produktionsweise. Entstehung der Informationstechnik und Wandel der gesellschaftlichen Arbeit. In R. Schmiede (Hrsg.), Virtuelle Arbeitswelten. Arbeit, Produktion und Subjekt in der »Informationsgesellschaft« (S. 15-47). Berlin: Ed. Sigma.

Schmiede, R. (1996b). Informatisierung und gesellschaftliche Arbeit. Strukturveränderungen von Arbeit und Gesellschaft. In R. Schmiede (Hrsg.), Virtuelle Arbeitswelten. Arbeit, Produktion und Subjekt in der »Informationsgesellschaft« (S. 107-128). Berlin: Ed. Sigma.

Schuh, H. (1998, 25. Juni). Eine Seuche, zwei Welten. Obwohl die Mittel zur Eindämmung von Aids bekannt sind, breitet sich die Krankheit in vielen Ländern rasch aus. Die Zeit, S. 34.

Shelstad, K. R. & Clevenger, F. W. (1996). Information retrieval patterns and needs among practicing general surgeons: a statewide experience. Bulletin of the Medical Library Association, 84, 490-497.

Slawson, D. C., Shaughnessy, A. F. & Bennett, J. H. (1994). Becoming a medical information master: feeling good about not knowing everything. The Journal of Family Practice, 38, 505-513.

Smith, R. (1996). What clinical information do doctors need? British Medical Journal, 313, 1062-1068.

Sohn, N. & Robbins, R. D. (1985). Computer-assisted surgery. New England Journal of Medicine, 312, 924.

Spinner, H. F. (1994). Die Wissensordnung. Ein Leitkonzept für die dritte Grundordnung des Informationszeitalters. Opladen: Leske u. Budrich.

Stehr, N. (1994). Arbeit, Eigentum und Wissen. Zur Theorie von Wissensgesellschaften. Frankfurt am Main: Suhrkamp.

Tattersall, M. H N., Butow, P. N. & Ellis, P. M. (1997). Meeting patients information needs beyond the year 2000. Supportive Care in Cancer, 5, 85-89.

Tauss, J., Kollbeck, J. & Mönikes, J. (1996). Einführung: Wege in die Informationsgesellschaft. In J. Tauss, J. Kollbeck & J. Mönikes (Hrsg.), Deutschlands Weg in die Informationsgesellschaft (S. 14-80). Baden-Baden: Nomos.

Urquhart, C. J. & Hepworth, J. B. (1995). The value to clinical decision making of information supplied by NHS library and information services. British Library Research and Development Department. Report 6205.

Wagner, G. (1995). Die Modernisierung der modernen Medizin. Soziale Welt – Zeitschrift für sozialwissenschaftliche Forschung und Praxis, 46, 266-281.

Watzlawick, P., Beavin, J. H. & Jackson, D. D. (1974). Menschliche Kommunikation. Formen, Störungen, Paradoxien. Bern: Huber. (Original erschienen 1967: Pragmatics of human communication. A study of interactional patterns, pathologies, and paradoxes)

Weber, J., Barrett, A., Mandel, M. & Laderman, J. (1998, 20. Mai). Jünger, schöner, potenter. Pillen wie Viagra und andere Kassenschlager verwandeln die Pharmaindustrie und womöglich die ganze Gesellschaft. Die Zeit, S. 29-30.

Wenzel, H. (1996). Die Technisierung des Subjekts im Zeitalter der Information. Zum Verhältnis von Individuum, Arbeit und Gesellschaft heute. In R. Schmiede (Hrsg.), Virtuelle Arbeitswelten. Arbeit, Produktion und Subjekt in der »Informationsgesellschaft« (S. 179-200). Berlin: Ed. Sigma.

Wersig, G. (1997). Der Weg in die Informationsgesellschaft. In M. Buder, W. Rehfeld, T. Seeger & D. Strauch (Hrsg.), Grundlagen der praktischen Information und Dokumentation (S. 974-999). München: Saur.

Williamson, J. W., German, P. S., Weiss, R., Skinner, E. A. & Bowes, F. (1989). Health science information management and continuing education of physicians. A survey of U.S. primary care practitioners and their opinion leaders. Annals of Internal Medicine, 110, 151-160.

Woolf, S. H. & Benson, D. A. (1989). The medical information needs of internists and pediatricians at an academic medical center. Bulletin of the Medical Library Association, 77, 372-380.

Autorenverzeichnis

Hans-Peter Eich, Dipl.-Inform., Heinrich-Heine-Universität Düsseldorf, Medizinische Einrichtungen, Klinik für Allgemein- und Unfallchirurgie, Funktionsbereich: Theoretische Chirurgie, Moorenstraße 5, 40225 Düsseldorf, e-mail: eich@uni-duesseldorf.de, http://www.tc.uni-duesseldorf.de, Tel.: 0211/8119029, 8116142

Thomas Ganslandt, Koesters Kaempken 16a, 48161 Münster, Tel.: 02534/65003, Fax: 0251/9726040, e-mail: ganslan@uni-muenster.de, Homepage: http://medweb.uni-muenster.de/~ganslan/

Prof. Dr. Hermann Heimpel, Medizinische Universitätsklinik, Robert-Kochstraße 8, 89081 Ulm, e-mail: hermann.heimpel@medizin.uni-ulm.de, Tel.: 0731/5024499, Fax: 0731/5024498

PD Dr. Friedrich Heubel, Philipps-Universität Marburg, c/o Kommission für Ethik in der ärztlichen Forschung, Klinikum Lahnberge, Baldingerstraße, 35033 Marburg, Tel.: 06421/286488

Dr. Martin Christian Hirsch, Philipps-Universität Marburg, Institut für normale und pathologische Physiologie, Deutschhausstraße 1-2, 35033 Marburg oder interActive Systems, Scheppe-Gewissegasse 28, 35039 Marburg, e-mail: 100774.3003@CompuServe.com, Tel.: 06421/92770, 927713, 92233

Dr. Karl-Franz Kaltenborn, Philipps-Universität Marburg, Medizinisches Zentrum für Methodenwissenschaften und Gesundheitsforschung, Institut für Med. Informatik, Bunsenstraße 3, 35033 Marburg, e-mail: kaltenbo@mailer.uni-marburg.de, Tel.: 06421/31600

Dr. Karl Kesper, Philipps-Universität Marburg, Zentrum für Innere Medizin, Medizinische Poliklinik, Baldingerstraße, 35033 Marburg, e-mail: kesperk@mailer.uni-marburg.de, Tel.: 06421/284963

Dr. Michael Koller, Philipps-Universität Marburg, Klinikum Lahnberge, Institut für Theoretische Chirurgie, Baldingerstraße, 35033 Marburg, e-mail: koller@mailer.uni-marburg.de, Tel.: 06421/282250

Prof. Dr. Hans H. Lauer, Philipps-Universität Marburg, Geschichte der Medizin, Biegenstraße 43, 35033 Marburg, Tel.: 06421/62238, 62281

Prof. Dr. Wilfried Lorenz, Philipps-Universität Marburg, Klinikum Lahnberge, Institut für Theoretische Chirurgie, Baldingerstraße, 35033 Marburg, Tel.: 06421/286251

Prof. Dr. Dieter Meurer, Philipps-Universität Marburg, Fachbereich Rechtswissenschaften, Universitätsstraße 6, 35032 Marburg, e-mail: meurer@mailer.uni-marburg.de, Tel.: 06421/283119

Dr. Jörg Nitzsche, Deutsche Zentralbibliothek für Medizin, 50924 Köln, e-mail: nitzsche @ medicus.zbmed.uni-koeln.de

Dr. Oliver Obst, Westfälische Wilhelms-Universität Münster, Leiter der Zweigbibliothek der Medizin, Domagkstraße 9, 48129 Münster, e-mail: obsto@uni-muenster.de, Tel.: 0251/8358550

Prof. Dr. Christian Ohmann, Heinrich-Heine-Universität Düsseldorf, Medizinische Einrichtungen, Klinik für Allgemein- und Unfallchirurgie, Funktionsbereich: Theoretische Chirurgie, Moorenstraße 5, 40225 Düsseldorf, e-mail: ohmannch@uni-duesseldorf.de, http://www.tc.uni-duesseldorf.de, Tel.: 0211/8117403, 8116142

PD Dr. Thomas Penzel, Philipps-Universität Marburg, Zentrum für Innere Medizin, Medizinische Poliklinik, Baldingerstraße, 35033 Marburg, e-mail: penzel@mailer.uni-marburg.de, Tel.: 06421/286435

Dr. Iris Schwarz, Humboldt-Universität zu Berlin, Institut für Bibliothekswissenschaft, Dorotheenstraße 26, 10099 Berlin, e-mail: iris=schwarz@rz.hu-berlin.de, Tel: 030/20934268

Prof. Dr. Walther Umstätter, Humboldt-Universität zu Berlin, Institut für Bibliothekswissenschaft, Dorotheenstraße 26, 10099 Berlin, e-mail: walther=umstaetter@rz.hu-berlin.de, Tel.: 030/20934236, 20934248

Dr. Christian Wißmann, Deutsches Patentamt, Dienststelle Berlin, Leiter der Bibliothek, Gitschinerstraße 97, 10969 Berlin, Tel.: 030/25992210